INTRODUCTION TO BIOMEDICAL ENGINEERING

의공학개론

대한의용생체공학회 지음

대한의용생체공학회
The Korean Society of
Medical & Biological Engineering

의공학개론

첫째판 1쇄 인쇄 | 2025년 2월 24일
첫째판 1쇄 발행 | 2025년 3월 4일

지 은 이 대한의용생체공학회
발 행 인 장주연
출판기획 이성재
책임편집 배진수
편집디자인 최정미
표지디자인 김재욱
일러스트 유학영, 김경열
제 작 황인우
발 행 처 군자출판사(주)
등록 제 4-139호(1991. 6. 24)
본사 (10881) **파주출판단지** 경기도 파주시 회동길 338(서패동 474-1)
전화 (031) 943-1888 팩스 (031) 955-9545
홈페이지 | www.koonja.co.kr

* 파본은 교환하여 드립니다.
* 검인은 저자와의 합의 하에 생략합니다.

ISBN 979-11-7068-231-8 (93510)

정가 40,000원

집필진

김광기 | 가천대 의공학과
김도원 | 전남대 의공학부
김영모 | 건양대 의공학과
김영호 | 연세대 의공학부
김지원 | 건국대 바이오메디컬공학과
김행근 | 가천대 의공학과
김형식 | 건국대 메카트로닉스공학과
남기창 | 동국대 의과대학
남승윤 | 국립부경대 스마트헬스케어학부 의공학전공
박기주 | 경희대 생체의공학과
박상혁 | 국립부경대 스마트헬스케어학부 의공학전공
배태수 | 중원대 의료기기산업학과
변경민 | 경희대 생체의공학과
손영돈 | 가천대 의공학과
신중호 | 국립부경대 스마트헬스케어학부 의공학전공
신항식 | 울산대 의과대학
신현정 | KAIST 기계공학과
이규백 | 고려대 바이오의공학부
이병권 | DGIST 전기전자컴퓨터공학과
이종하 | 계명대 의용공학과
이충근 | 분당서울대병원 의료기기연구개발센터
장진호 | DGIST 전기전자컴퓨터공학과
정세훈 | 세종대 인공지능데이터사이언스학과
최낙의 | ㈜ 팀누비즈 대표이사
최성용 | 한양대 바이오메디컬공학과
한영기 | 경북대 의생명융합공학과

발간사

〈의공학개론〉의 발행은 대한의용생체공학회의 오랜 숙원 사업이었고, 2025년 드디어 첫번째 판본을 발간하게 되었습니다.

〈의공학개론〉은 학부생의 의공학 분야를 이해할 수 있도록 돕는 개론용 교과서로 활용하거나 또는 각 챕터별 주제의 초반부 교재로 사용하기에 적합할 것입니다.

2장 세포생물학의 기초는 세포생물학의 전반적인 내용을 간단하게 다룹니다. 7장 바이오칩, 10장 생체재료 및 조직공학, 12장 생물정보학 파트와 함께 학습하는 것을 추천합니다. 7장 바이오칩 파트는 어레이칩과 미세유체칩에 대하여 설명하며, 특히 미세유체칩의 원리와 생물학 및 의학적 응용에 대해 자세히 설명합니다. 10장 생체재료 및 조직공학 파트는 생체재료에 대한 간단한 소개와 함께 조직공학의 개념과 원리 그리고 바이오프린팅에 대하여 집중적으로 설명합니다. 12장 생물정보학 파트는 급격하게 증가하는 방대한 생물학 정보로부터 수학, 통계학 컴퓨터 과학을 이용하여 원하는 정보를 추출하는 방법에 대하여 설명합니다.

3장 바이오신호처리는 4장 생체계측과 함께 학습하는 것이 좋습니다. 두 파트의 내용 중 일부는 중복되기도 하지만, 바이오신호처리 파트에서는 바이오신호의 특성에 기반한 바이오신호처리의 원리를 설명하고 추가적으로 인공지능을 이용한 바이오신호처리의 원리에 대해서도 설명합니다. 생체계측 파트는 전통적인 의료용 계측기기의 종류에 대하여 설명하고 신호의 획득, 처리, 저장에 대한 내용이 수록되어 있습니다.

5장 의료영상은 6장 바이오광학과 함께 학습하는 것을 추천합니다. 5장 의료영상은 다른 파트에 비하여 다루고 있는 내용이 다양하고 깊어 학습량이 많으므로 의료영상 과목에서 참고용 교재로 사용이 가능할 수도 있을 것으로 판단되며, 바이오광학은 개론 교과서에 적합한 수준의 내용을 다루고 있습니다.

8장 생체고체역학 및 유체역학은 9장 재활공학과 함께 학습하는 것을 추천합니다. 8장 생체고체역학 및 유체역학은 제목이 의미하는 바와 같이 인체의 고체역학과 혈류와 관련된 유체역학을 설명합니다. 고체역학은 9장 재활공학에서 다루는 각종 보조기와 로봇의 역학과 밀접한 관련이 있으므로 재활공학을 학습하기 전에 학습하는 것을 권합니다.

11장 의료기기 규제 및 법규는 의료기기 회사에서 필요한 의료기기 규제과학(regulatory affair, RA) 전문가가 다루는 내용에 대하여 설명합니다.

본 교과서가 의공학 전공 학부생의 수준에 맞추어 집필이 되었기를 바라지만, 필자들이 모두 해당 분야를 전공한 교수 또는 해당 분야의 박사이기 때문에, 전공자인 집필자의 눈높이와 학부생의 눈높이에 차이가 있을 것으로 보입니다.

본 교과서에 대한 피드백을 최대한 충실하게 받아서, 향후 발간하게 될 두번째 판본은 또한 개론 교과서임에도 첫번째 판본에서 충분히 다루지 못한 다양한 임상 활용 의료기기, 기계식 인공장기, 생체재료 분야에 대해서는 두번째 판본에서 보완되기를 기대합니다.

가능한 이해하기 쉬우면서도 알찬 교과서를 출간하고자 했습니다. 〈의공학개론〉이 교과서로서 이용하는 학부생과 교수님들에게 만족스러운 도서가 되길 바랍니다.

2025년 2월

고려대학교 바이오공학과 교수 **이규백**

축 사

드디어 우리가 그토록 기다리던 〈의공학개론〉이 세상에 나오게 되었습니다.

초본을 열어보다가, 문득 30여 년 전 처음으로 의공학과에서 강의를 시작하면서 가장 어려웠던 시간, 즉, 마땅한 교재가 없어 여기저기 외국 문헌에서 발췌하여 모두에게 생소한 의공학이라는 내용을 설명할 수밖에 없었던 시절이 생각났습니다. 강의하는 사람도, 듣는 학생들도 매우 어색한 분위기를 접하곤 했었습니다.

의공학이란 공학 모든 분야의 이론과 경험을 의료현장에 접목시켜 궁극적으로는 우리 모두가 건강한 삶을 누리고자 하는 학문입니다. 최근 들어 일반인들에게도 익히 알려진 학문입니다.

인체의 모든 현상은 복잡하고 신비하기에 의료현장의 분야는 테두리가 없을 정도로 넓고, 또 앞으로 나아가야할 분야가 무궁무진합니다. 이는 공학의 모든 분야, 앞으로 개척될 자연과학과 공학 분야가 서로 더 접목되어야 한다는 것을 의미합니다.

본 책은 공학 여러 분야의 기초를 의학에 접목시키는 것에서부터, 현재의 관련 분야, 나아가 앞으로의 확장될 분야까지도 소개가 되어있어 국내 의공학발전에 튼튼한 토대가 될 것입니다.

이제 1979년 여러 선배님들의 노력으로 어렵게 설립된 '대한의용생체공학회'에서 의공학이라는 멋있는 내용을 후학들에게 소개하고, 더 배우고자 하는 동기부여의 길을 열어주셨습니다.

대학에서 강의를 하시는 분들과 배우고자 하는 모든 분들 간의 단단한 다리를 건설해 주셨음에 우리 모두 감사한 마음을 표하고, 축하드립시다.

본 교재가 보다 많은 분들이 테두리 없이 발전하는 의공학이라는 우주에서 마음껏 뛰어놀 수 있는 터전이 될 것입니다.

이 책이 나오기 위해 첫걸음을 만들어주신 전임 제 32대 이규백 회장님, 그리고 여러 분야를 총망라하여 진두지휘하시고 편찬해 주신 신현정 교수님과 출판사 관계자님께도 감사와 축하의 말씀 드립니다.

2025년 2월

인제대학교 의공학부 명예교수 **신정욱**

축 사

의료기술의 발전과 융합이 가속화되는 현대 사회에서 의공학(Biomedical Engineering)은 의학과 공학을 잇는 중요한 가교 역할을 합니다. 이러한 변화 속에서 기초부터 응용까지 체계적으로 정리된 〈의공학개론〉은 의공학을 배우고자 하는 학생과 연구자, 실무자들에게 필수적인 지침서가 될 것입니다. 그동안 의공학 분야를 종합적으로 정리한 체계적인 교과서가 부족한 상황이었는데, 이번에 출판되는 〈의공학개론〉은 이러한 아쉬움을 해소하고, 훌륭한 학습서로서의 역할을 충분히 할 것입니다.

이 책은 의공학과, 바이오메디컬공학과, 의료IT 공학과, 의용공학과, 메디컬융합공학과, 의료기기 산업학과, 바이오헬스학과 등 의공학 관련 학과에서 의공학이라는 학문을 공부하는 학생들이 반드시 알아야 할 핵심 내용을 체계적으로 정리한 교과서입니다. 특히 의공학 전공자가 기초 소양을 다질 수 있도록, 단계적이고 논리적인 학습이 가능하도록 구성하여 독자들이 자연스럽게 학문의 기초를 익히고, 이를 바탕으로 심화된 지식을 쌓을 수 있도록 돕습니다.

또한, 최신 의공학 기술과 이론을 균형 있게 담아내어 학문적 깊이와 실무적 응용력을 동시에 길러줄 교재로, 의료영상, 생체계측, 바이오신호처리, 바이오광학, 바이오칩, 생체역학, 재활공학, 생체재료, 생물정보학, 의료기기 규제 및 법규 등 다양한 분야를 포괄적으로 다루고 있습니다. 이론적 학습뿐만 아니라 실제 연구와 산업 현장에서 활용할 수 있는 능력을 배양할 수 있도록 구성된 점이 돋보입니다.

의공학은 단순한 학문적 연구를 넘어 인간의 건강과 생명을 증진시키고 실질적인 영향을 미치는 학문 분야입니다. 이러한 점에서 〈의공학개론〉은 미래 의료기술을 선도할 전문가들에게 강력한 길잡이가 될 것이며, 새로운 혁신을 이끄는 데 중요한 역할을 할 것입니다.

의공학을 처음 접하는 입문자부터 심화된 학습을 원하는 전문가까지, 이 책을 통해 의공학의 매력을 깊이 경험하고, 실질적인 응용 능력을 키우는 기회가 되기를 기대합니다.

독자 여러분들의 무궁한 학문적 성장과 연구 발전을 기원하며, 혁신적 의공학을 만들어가는 길에 이 책이 든든한 동반자가 되기를 바랍니다.

2025년 2월

대한의용생체공학회 회장 **이상민**

목 차

01 머리말

02 세포생리학의 기초

03 바이오 신호 처리

목 차

목 차

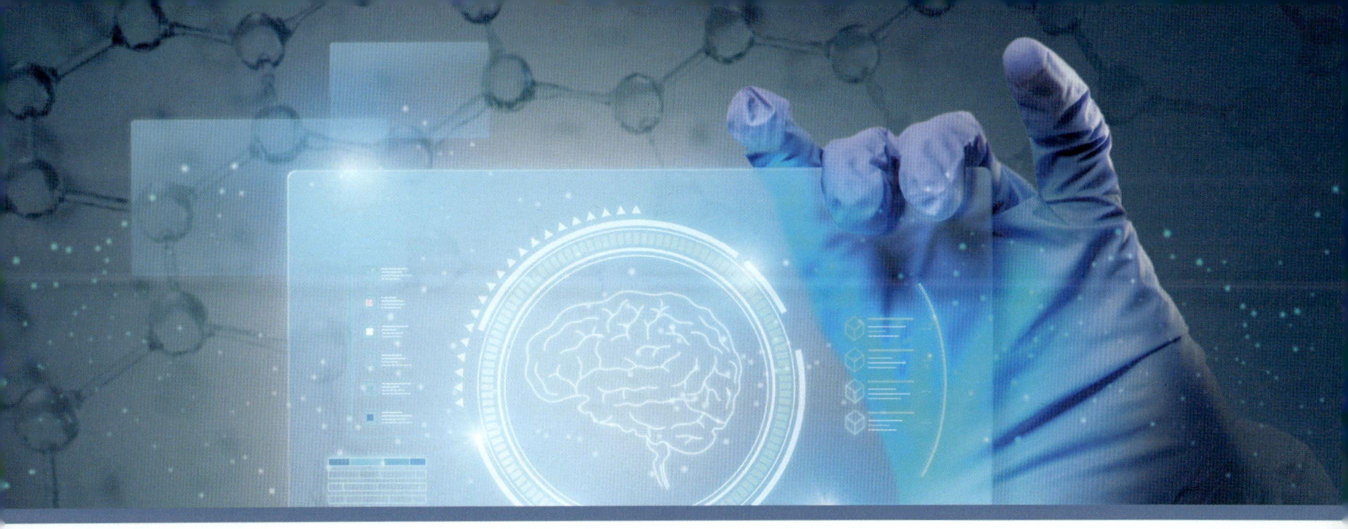

Chapter 01 머리말
Preface

CHAPTER

01 머리말
Preface

이규백

01 의공학의 역사와 의학의 발전

1) 의학과 과학의 융합: 의공학의 기원

인류 역사에서 의학이라는 개념은 수천년 전까지 거슬러 올라 간다. 질병의 진단과 치료를 위한 의학적 접근 방식도 16세기 중반까지는 과학보다 철학에 가까웠으며, 의학적 진단과 치료 방식 역시 과학적 방법론보다는 경험적 지식에 의존하는 경우가 많았다. 특히, 인체의 해부학적 구조에 대한 이해는 매우 제한적이었다. 고대 로마 시대의 의사 Galen of Pergamon(갈레노스, 129~216년경)은 원숭이와 돼지의 해부학적 연구를 기반으로 한 해부학 이론을 주장했으며, 이는 약 1300년 동안 서양 의학의 중심 개념으로 자리 잡았다. 하지만 1543년, 벨기에 출신의 해부학자 Andreas Vesalius(안드레아스 베살리우스)는 인체 해부학에 대한 새로운 관점을 제시하며 획기적인 변화를 일으켰다. 그는 일곱 권으로 구성된 《De Humani Corporis Fabrica》 (인체 구조에 관하여)를 출판하며, 기존의 잘못된 해부학적 개념을 정정하고, 인체 구조에 대한 보다 정확한 정보를 제공하였다.

Vesalius 이후, 해부학적 지식이 의학적 진단과 치료에 통합되면서 의학이 점차 과학적 탐구의 영역으로 발전하기 시작했다. 그러나 과학적 접근 방법에 대한 개념이 없는 상태에서 약 150년의 시간이 지나고, 17세기 초, Francis Bacon(프랜시스 베이컨)이 실험과 검증을 기반으로 한 과학적 방법론의 필요성을 주장한 이후에 본격적으로 현대적 의미의 과학적 연구가 시작되었다. 1665년, Robert Hooke(로버트 훅)이 현미경을 개발하면서 최초로 세포를 관찰하였고, 이 발견은 생물학과 의학 분야에 커다란 영향을 미쳤다. 하지만 의료 진단과 치료에 과학적 원리를 기반으로 한 기기가 본격적으로 사용되기까지는 약 200년의 시간이 더 필요했다.

02 의료기기의 등장과 발전

19세기에 들어서면서, 의학 분야에서 과학적 원리를 적용한 다양한 의료기기(medical devices)가 등장하기 시작했다. 1816년, 프랑스의 의사 René Laennec(르네 레네크)은 폐 질환의 진단을 위해 청진기(stethoscope)를 발명했다. 이는 단순하지만 획기적인 도구로, 의사가 환자의 폐와 심장 소리를 보다 명확하게 들을 수 있도록 해주었다. 이후, 1850년에는 독일의 물리학자 Hermann von Helmholtz(헤르만 폰 헬름홀츠)가 검안경(ophthalmoscope)을 개발하면서, 망막 질환을 직접 진단할 수 있는 길을 열었다. 이러한 의료기기들은 의사들이 보다 정확하게 환자의 상태를 평가할 수 있도록 도와주었으며, 본격적으로 의료기기를 활용한 현대 의학의 기반을 형성하는 계기가 되었다.

20세기에 들어서면서, 의료기기의 발전 속도는 더욱 가속화되었다. 특히, 영상의학(imaging technology)의 등장은 의학의 발전을 획기적으로 앞당기는 계기가 되었다. 1895년, 독일의 물리학자 Wilhelm Röntgen(빌헬름 뢴트겐)은 X-ray(엑스선)를 발견하였으며, 이 기술은 인체 내부를 비침습적으로 관찰할 수 있는 첫 번째 영상 진단 기기로 자리 잡았다. 뢴트겐은 이 공로로 1901년 최초의 노벨 물리학상 수상자가 되었으며, X-ray 촬영 기술은 이후 전 세계적으로 빠르게 확산되었다. X-ray는 골절, 종양, 폐 질환과 같은 다양한 질병을 진단하는 데 혁신적인 기여를 하였다. 이후 1970년대에는 영국의 공학자 Godfrey Hounsfield(고드프리 하운즈필드)와 미국의 물리학자 Allan Cormack(앨런 코맥)이 공동으로 컴퓨터 단층촬영(computed tomography, CT) 장치를 개발하였다. 기존 X-ray 기술은 단순한 투영 영상만 제공했지만, CT는 단층(slice) 영상을 구현함으로써 보다 정밀한 해부학적 정보를 제공할 수 있게 되었다. 이들의 연구는 1979년 노벨 생리학·의학상을 수상하며, 의료영상 기술의 발전을 더욱 촉진하는 계기가 되었다.

03 혁신적인 치료 기술과 인공장기의 개발

영상 진단뿐만 아니라, 치료 기술에서도 획기적인 발전이 이루어졌다. 1938년 영국의 Phillip Wiles(필립 와일즈)는 최초로 인공 엉덩이 관절(artificial hip prosthesis)을 성공적으로 이식하였다. 1960년 미국의 Wilson Greatbatch(윌슨 그레이트배치) 등은 최초의 인공 심장 박동기(pacemaker)를 개발하여 환자에게 적용하였으며, 같은 해 Albert Starr(앨버트 스타)와 Lowell Edwards(로웰 에드워즈)는 최초의 인공 심장판막(artificial heart valve)을 이식하였다. 1945년 네덜란드의 Willem Kolff(빌럼 콜프)는 최초의 혈액투석장치(hemodialysis machine)를 개발하여 신부전 환자의 생명을 연장하는 데 기여하였다. 특히, 미국의 John F. Kennedy(존 F. 케네디) 대통령은 1960년대 완전한 인공 심장(total artificial heart) 개발을 국가 과학기술 프로젝트로 선정하며 연구 지원을 아끼지 않았다. 비록 완전 인공심장은 아직도 완전히 개발되지 않았지만, 이 연구 과정에서 좌심실보조장치(ventricular assist device, VAD)와 체외 막산화기(extracorporeal membrane oxygenator, ECMO)가 개발되었다. 이 장치들은 현재 심부전 및 급성 폐 기능부전 환자의 생명을 연장하는 데 필수적인 의료기기로 자리 잡았다.

04 의료기기의 디지털 혁신과 미래 방향

현대의 의료기기는 단순한 기계적 장치에서 벗어나, 디지털 신호 처리 및 인공지능(AI) 기술이 접목된 형태로 발전하고 있다. 특히 영상의학 분야에서는 CT, MRI와 같은 고해상도 의료영상 기술이 발전하면서 정확한 질병 진단이 가능해졌으며, 최근에는 AI를 활용하여 의료 영상을 분석하고, 의사의 진단을 보조하는 기술이 빠르게 발전하고 있다. 또한, 디지털 데이터(big data) 분석 기법이 발전하면서, 빅데이터를 활용한 질병 예측 및 환자 맞춤형 치료 계획이 가능해지고 있으며, AI 기반 진단 시스템이 정확도를 높이고, 진단 시간을 단축하는 역할을 하고 있다. 이렇듯 21세기 의공학은 단순한 기술 개발을 넘어, 의료 접근성을 향상시키고 전 세계 인구에게 보다 효과적인 의료 서비스를 제공하는 핵심 요소가 될 것이다.

용어정리

검안경(Opthalmoscope) 눈을 검사하기 위하여 사용하는 도구이며, 특히 망막과 유리체의 건강 상태 검사에 반드시 필요함

심실보조장치(Ventricular assist device, VAD) 기능이 떨어진 심장의 펌프 기능 일부 또는 전부를 대체하기 위하여 사용되는 전기기계 장치. 일반적으로 좌심실보조장치(Left ventricular assist device, LVAD)가 사용되며, 심장의 기능이 많이 떨어져 있는 경우에는 우심실보조장치(Right ventricular assist device, RVAD)와 같이 사용됨

엉덩이 관절 치환 (Hip joint replacement) 인공 엉덩이 관절(artificial hip prosthesis)을 사용하여 엉덩이 관절을 대체하는 정형외과 수술 절차. 일반적으로 완전 엉덩이 관절 치환(total hip replacement)이 행해지며, 비구(acetabulum)와 넙다리 머리(femoral head)를 대체함

엑스선(X-ray) 자외선보다 짧은 전자기파 중 하나. 독일 물리학자 뢴트겐이 처음 발견하여 이름 붙였으며, 그의 이름을 따라 뢴트겐선(Röntgen radiation)이라고도 함. 파장은 10-0.01 nm 이며, 주파수는 30 PHz-120 EHz의 영역을 가짐. 흔히 빠른 전자를 물체에 충돌시킬 때 방출되는 투과력이 강한 복사선(전자기파)으로 이를 이용한 의료 검사를 X선 검사라고 함

인공 심장판막(artificial heart valve) 인공판막은 크게 기계판막과 조직판막 두 가지가 있으며, 조직판막은 동물의 조직 또는 인간의 조직으로 만든 판막으로 조직이기 때문에 항응고제 사용 기간이 짧아 수술 후 관리가 편하지만 조직판막의 수명이 10-15년 정도로 재수술이 필요할 수 있음. 기계판막은 주로 인조 다이아몬드로 만들어서 내구성이 튼튼하고 평생 사용할 수 있으나, 판막 표면에서 혈액이 응고될 수 있으며, 혈액이 응고되어 판막 주위에 붙어 버리면 판막이 움직이는데 장애가 됨. 그러므로, 항응고제 복용이 굉장히 중요하고, 항응고제만 잘 복용해서 되는 것이 아니라 음식을 잘 골라서 섭취해야 하며 다른 약 복용을 자제해야 하는 여러 가지 제한점이 많이 있음

자기공명영상(Magnetic resonance imaging, MRI) 강한 자기장 내에 위치시킨 인체에 라디오파를 전사해서, 반향되는 자기장을 측정하여 영상을 얻는 진단 검사. Magnetic Resonance Imaging을 줄여서 흔히 MRI라고 함. 화학 분석기술 중 하나인 핵자기공명(NMR)에서 발전한 것으로, 예전에는 NMRI(nuclear magnetic resonance imaging), 즉 핵자기공명영상이라 불렸으나, 이름에 핵이 들어가니 방사성 물질을 쓸 것 같은 어감이라 일반인 환자들에게 오해를 사서 검사를 기피하는 경우가 많아 핵을 뺀 이름인 MRI로 변경됨

청진기(Stethoscope) 청진기는 의료기기 중 하나로, 심장이나 폐 등 체내의 소리, 조금 더 자세히 설명하면 보통 체내에서 발생하는 심음(心音)과 호흡음을 비롯한 동맥음, 장잡음, 혈관음을 청취해 정상 상태의 여부를 측정하기 위해 사용되는 도구

체외 막산화기(Extracorporeal membrane oxygenator) 생명을 유지할 수 없을 정도로 가스 교환과 혈액 공급이 떨어진 사람에서 심장과 허파의 기능을 동시에 도와주는 체외 생명 보조장치의 일종

컴퓨터단층촬영(computerized Tomography, CT) X선 발생장치가 있는 원동형의 기계를 사용해 내부를 촬영하는 기술, 또는 그러한 기술을 사용한 의학 검사. 단편적인 X선 촬영과 달리 인체 등의 내부 구조를 절편으로 잘라 횡단면상을 획득하고, 이를 합성하여 3D 영상 모형으로 구현하기도 함

혈액투석장치(Hemodialysis machine) 일반적으로 신장투석(Renal dialysis)을 의미함. 콩팥이 기능을 하지 못 할 만큼 손상되어 그 기능을 대체하기 위해 받아야 하는 의료행위이며, 반투과성막을 사이에 두고 한쪽에는 노폐물이 많은 피를 한쪽에는 깨끗한 투석액을 흘려보내 물질의 농도차에 의한 확산으로 피 속의 노폐물을 빠져나가게 하는 방식. 삼투현상에 의해 피 속의 수분이 빠져나가지 않도록 투석액의 농도를 조절해야 하며 피 속의 단백질 등의 물질이 빠져나가지 않도록 하기 위하여 선택적으로 통과시키는 필터 역할의 반투과성막을 이용해야 함

참고 문헌

1. Empiricism and its configurations in the history of epistemology, Partner, Nancy; Foot, Sarah, eds. SAGE, Handbook of Historical Theory. Sage. The first philosopher who developed an empiricist program of scholarly knowledge was Francis Bacon (1561–1626), whose followers systematized arguments (2013).
2. B. R. Singer, "Robert Hooke on memory, association and time perception (I)" Notes Rec. R. Soc. Lond. 31:115-131 (1976)
3. Roguin, A. "Rene Theophile Hyacinthe Laënnec (1781–1826): The man behind the stethoscope". Clinical Medicine & Research. 4: 230–235 (2006)
4. Hermann Von Helmholtz and the Foundations of Nineteenth-Century Science, David Cahan, University of California Press. (1993)
5. Squire's Fundamentals of Radiology, Novelize, Robert. Harvard University Press. 5th ed. (1997)
6. "The Nobel Prize in Physiology or Medicine 1979". NobelPrize.org. Retrieved 2023-10-28.
7. Computed Tomography: Principles, Design, Artifacts, and Recent Advances. Hsieh J. SPIE Press (2003).
8. "Wilson Greatbatch Makes Hearts Beat". Prototype Online: Inventive Voices podcast - The Smithsonian's Lemelson Center for the Study of Invention and Innovation. Smithsonian Institution. (1996).
9. Matthews AM "The development of the Starr-Edwards heart valve". Texas Heart Institute Journal. 25: 282–93 (1998).
10. Replacement of Renal Function by Dialysis: A Text Book of Dialysis. John Francis Maher, Springer (1989).
11. Savarese, Gianluigi; Becher, Peter Moritz; Lund, Lars H.; Seferovic, Petar; Rosano, Giuseppe M. C.; Coats, Andrew J. S. "Global burden of heart failure: a comprehensive and updated review of epidemiology". Cardiovascular Research. 118: 3272–3287 (2023)
12. Thiele H, Zeymer U, Akin I, Behnes M, Rassaf T, Mahabadi AA, et al. "Extracorporeal Life Support in Infarct-Related Cardiogenic Shock". The New England Journal of Medicine. 189: 1286–1297 (2023)
13. Magnetic Resonance in Medicine. A critical introduction. Rinck, Peter A. e-Textbook (14th ed.). TRTF – The Round Table Foundation: TwinTree Media. "Magnetic Resonance in Medicine" (2024)
14. Artificial Intelligence: A Modern Approach (4th ed.), Russell, Stuart J.; Norvig, Peter, Hoboken: Pearson (2021)

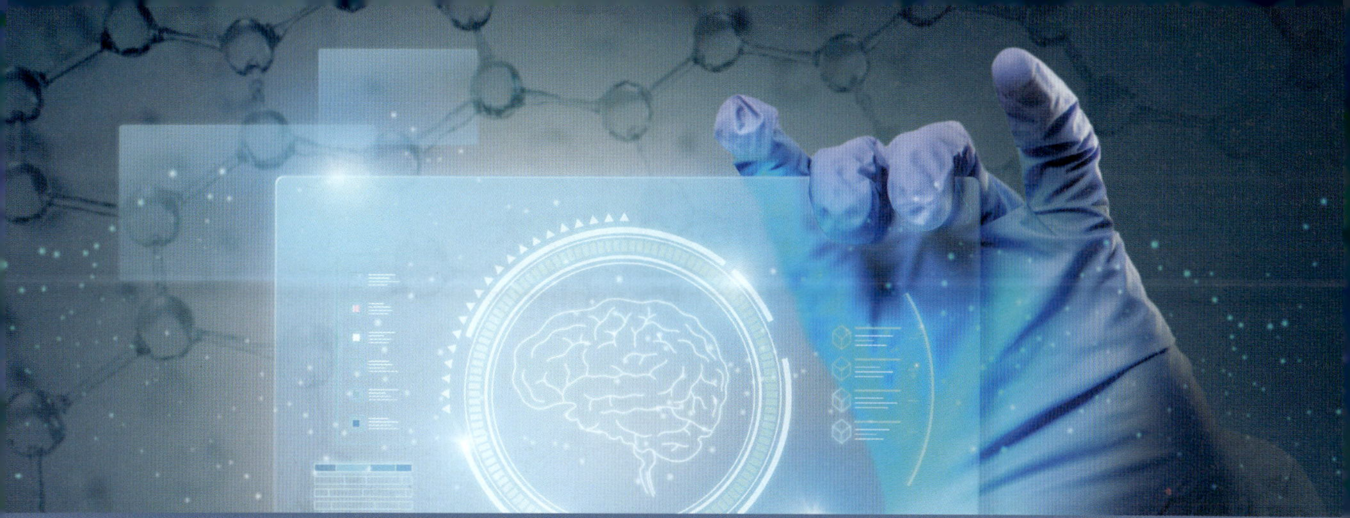

Chapter 02 세포생리학의 기초

Basics of Cellular Physiology

CHAPTER

02 세포생리학의 기초
Basics of Cellular Physiology

신현정

학습개요

1. 생명체의 기본 단위인 세포의 다양한 기능과 역할을 학습한다.
2. 세포를 구성하는 원소와 생체분자의 역할을 이해하고, DNA와 유전 정보가 생명체에 미치는 영향을 학습한다.
3. 대사, 구조적 지원, 방어, 정보 전달, 증식, 분화, 운동 등 세포가 수행하는 다양한 기능을 파악한다.
4. 세포가 생화학적 및 물리적 자극에 반응하여 기능을 조절하는 과정을 이해한다.
5. 물리적 자극이 세포의 구조와 기능에 미치는 영향을 학습하고, 기계생물학과 세포 역학의 의의와 응용 가능성을 탐구한다.

01 세포생물학의 역사

세포설의 역사는 많은 과학자의 관찰과 발견을 통해 단계적으로 발전했다. 1665년 Robert Hooke는 코르크를 현미경으로 관찰하면서 작은 구획들을 'cell'이라고 명명했고, 이는 현대 세포 이론의 토대를 마련했다. 이어서 Antonie van Leeuwenhoek은 더 발전된 현미경을 사용하여 다양한 미생물을 관찰하여 세포가 생명체의 기본 단위임을 추가로 입증했다. 1831년 Robert Brown은 세포 내에 항상 존재하는 '핵'을 발견하여 세포의 구조적 이해에 기여했다. 1838년과 1839년에 Matthias Schleiden과 Theodor Schwann은 식물과 동물 조직이 세포로 이루어져 있다는 세포설을 독립적으로 제안했으며, 이들의 작업은 세포설이 생물학적 이론으로 자리매김하는 데 결정적인 역할을 했다. Rudolf Virchow는 모든 질병의 기본적인 단위도 세포라는 점을 강조하며, '모든 세포는 이미 존재하는 세포로부터 나온다'는 현대 세포 이론(modern cell theory)을 완성했고 세포 이론은 이후 의학과 생물학 연구의 근간이 되었다.

이러한 역사적 발견과 이론의 발전은 세포가 모든 생명현상의 기본 단위임을 확립했으며, 세포 간의 복잡한 상호작용과 생명현상에 대한 이해를 가능하게 했다(표 2-1). 18세기 말, Louis Pasteur, Robert Koch, Jean Jacques Theophile Schloesing 등은 단세포 생물이 감염, 발효, 지구적 질소 순환에 중요한 역할을 한다는 사실을 밝히며 세포가 단순한 구조적 단위를 넘어 중요한 생명 활동의 주체로 기능한다는 인식을 확립했다. 이로써 세포가 생명 시스템의 기본 단위로 필수적인 역할을 담당한다는 개념이 생물학의 주요 기초 개념으로 자리 잡았다. 이러한 발견들은 생명과학에서 세포가 중심적인 역할을 담당하는 것을 명확히 하여 현대 생물학의 발전에 크게 기여했다. 이 같은 과학적 발전은 오늘날 생명 과학의 여러 분야에서 이어지고 있고 현대의 세포 이론은 세포가 갖는 생명의 구성단위로서의 중요성을 강조하며 모든 생물학적 프로세스가 세포에서 시작되고 세포에서 종결된다는 근본적인 이해를 제공한다.

표 2-1. 세포 생물학의 주요 발견 및 이론 발전 연대표

1. 로버트 훅의 세포 발견(1665년, Robert Hooke's Cell Discovery)
로버트 훅은 코르크를 현미경으로 관찰하며 수많은 작은 방을 '셀'이라 명명했다. 이는 현대 세포 이론의 기초가 되었으며, 세포가 생명체의 기본 단위로 인식되기 시작했다는 점에서 중요하다.
2. 안톤 반 레이우엔훅의 미생물 발견(1675년, Antonie van Leeuwenhoek's Discovery of Microorganisms)
안톤 반 레이우엔훅은 발전된 현미경을 이용해 미생물을 발견하고 다양한 생명체의 관찰을 통해 세포가 생명체의 기본 구성단위임을 입증했다.
3. 로버트 브라운의 핵 발견(1831년, Robert Brown's Discovery of the Nucleus)
로버트 브라운은 세포 내에 항상 존재하는 '핵'을 처음으로 발견했다. 이는 세포의 구조적 이해에 크게 기여했다.
4. 슐라이덴과 슈반의 세포설 제안(1838, 1839년, Schleiden and Schwann's Cell Theory)
매트티어스 슐라이덴과 테오도어 슈반은 각각 식물과 동물 조직이 세포로 구성되어 있다는 세포설을 독립적으로 제안했다. 이들의 제안은 생물학적 이론으로서 세포설이 자리 잡는 데 결정적 역할을 했다.
5. 루이 파스퇴르의 세균 이론 확립(1861년, Louis Pasteur's Germ Theory)
루이 파스퇴르는 세균이 병을 일으키고 발효를 담당한다는 사실을 밝힘으로써, 세포 이론에 기반한 현대 미생물학의 기초를 마련했다. 이러한 발견은 세포가 단순한 구조적 단위를 넘어 중요한 생명 활동의 주체로 기능한다는 인식을 강화했다.

1973년, Herbert Boyer 와 Stanley Cohen은 서로 다른 종의 유전 물질을 세포에 삽입하여, 세포가 특정 단백질을 생산할 수 있는 '공장' 역할을 수행할 수 있음을 실증적으로 보여주는 실험을 성공적으로 수행했다. 이 연구는 재조합 DNA 기술의 기초를 마련했으며, 이를 통해 생물학적 약물(예: 인슐린, 성장 호르몬, 항체)을 대량으로 생산하는 데 크게 기여했다(그림 2-1). 이러한 성과는 현대 생명공학과 유전자 조작 기술의 토대를 다지는 중요한 전환점이 되었으며, 이후 세포는 생명체의 기본 단위를 넘어, 다양한 생리적 기능을 수행하고, 치료제 개발과 질병 치료에 활용되는 중요한 연구 모델로 자리 잡았다.

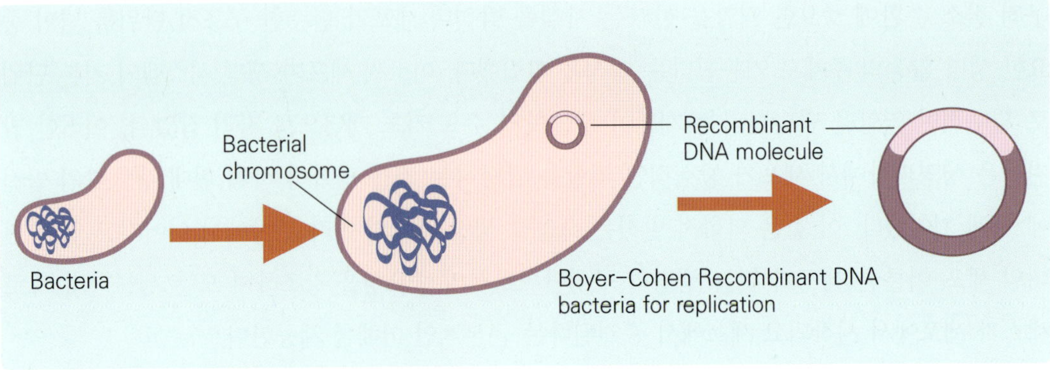

그림 2-1. **보이어-코헨 재조합 DNA:** 박테리아에서 추출한 DNA 조각을 플라스미드에 삽입하고, 이를 다른 박테리아에 도입하여 유전적으로 변형된 박테리아를 생성하는 과정을 나타낸다.

현대 연구에서는 세포가 생화학적 신호뿐 아니라 물리적 자극에 반응하는 복합적 시스템임이 강조되며, 이러한 자극이 세포 구조와 기능에 미치는 영향을 연구하는 기계생물학(mechanobiology)이 각광받고 있다. 기계생물학은 세포가 압력, 장력, 전단응력과 같은 물리적 자극을 어떻게 인식하는지와 세포 내부 신호를 유도하여 형태와 기능 변화 등 어떠한 방식으로 세포에 다양한 반응을 일으키는 지를 연구한다. 기계생물학은 세포가 압력, 장력, 전단응력과 같은 물리적 자극을 어떻게 인식하는지와 이를 통해 세포 내부 신호를 유도하여 세포에 어떻게 형태와 기능 변화 등, 다양한 반응을 일으키는지를 연구한다. 이러한 과정은 기계전달(mechanotransduction)을 통해 이루어지며, 세포는 기계적 자극을 화학적 신호로 전환하여 세포골격을 재구성하거나 유전자 발현을 변화시키며 이를 통해 세포의 생리적 적응을 조절한다.

더 나아가 최근에는 세포가 단순히 외부 자극에 반응하는 수동적인 존재가 아닌 스스로 물리적 힘을 생성하여 주변 환경과 상호작용하는 능동적인 주체라는 점이 밝혀진 바 있는데, 이러한 연구는 세포 역학(cell mechanics)이라는 학문 분야로 발전하고 있다. 세포 역학은 세포가 물리적 힘을 감지하고 생성하여 구조와 기능을 어떻게 조절하는지를 탐구한다. 이 연구는 암세포의 전이, 조직 재생, 면역세포의 이동과 같은 생명 현상을 이해하는 데 중요한 역할을 한다.

02 기본 세포 유형의 기원과 분기

생물학 연구는 생명체를 그들의 형태적 특징과 생리적 기능에 따라 분류하는 체계를 전통적으로 발전시켰다. 이러한 분류는 세포와 조직을 그룹화하여 각 세포 유형이 수행하는 역할과 기능을 이해하는 기초가 된다. 최근에는 유전자 발현 패턴과 같은 분자적 정보를 이용하여 세포를 기능적, 형태적 특성에 따라 더 정밀하게 분류하는 접근법이 중요해지고 있다. 이러한 분류는 생명체 간의 진화적 관계를 이해하고 계통수를 구축하려는 계통학(phylogenetics)과 분류학(taxonomy) 연구로 이어져 생명체의 다양성과 계통적 연관성을 과학적으로 설명할 수 있다. 계통 분류학(phylogenetic taxonomy)은 생명체의 유전자 정보를 바탕으로 세포가 어떻게 기원하고 분화해왔는지 탐구한다. 이를 통해 개체 간의 유전적 유사성과 차이점을 분석하고, 생명체의 진화적 경로(evolutionary pathways)를 재구성할 수 있다. 이러한 연구는 세포의 구조 및 기능적 다양성을 이해하는 데 중요한 단서를 제공한다.

1) 원핵세포(Prokaryotes)와 진핵세포(Eukaryotes)

세포는 크게 원핵세포(prokaryotes)와 진핵세포(eukaryotes)로 구분할 수 있다. 원핵세포는 핵막이 없어 유전 물질이 세포질에 자유롭게 떠 있으며, 막으로 둘러싸인 소기관이 없는 단순한 구조를 가진 세포 유형이다. 대표적인 원핵세포에는 박테리아(bacteria)와 고세균(archaea)이 있다. 원핵세포는 대개 지름이 1–5 μm로 작고, 빠르게 분열하여 증식하며, 열악한 환경에서도 높은 적응력을 보여 다양한 환경에서 생존할 수 있다. 반면, 진핵세포는 보다 복잡한 구조를 가지며, 핵막으로 둘러싸인 핵(nucleus)을 중심으로 세포 내 기능을 조직화한다. 진핵세포는 막으로 둘러싸인 다양한 소기관(organelles)을 포함하고 있으며, 동물, 식물, 균류, 원생생물 등의 기본 단위로 이루어진다. 일반적으로 진핵세포는 원핵세포보다 크고 복잡한 구조를 보인다(그림 2-2). 진핵세포의 주요 소기관은 다음과 같다.

- **미토콘드리아**(mitochondria): 세포의 에너지원인 ATP (adenosine triphosphate)를 생성하는 '세포의 발전소' 역할을 하며, 호흡 과정을 통해 에너지를 생산한다.
- **소포체**(endoplasmic reticulum, ER): 단백질과 지질 합성을 담당하며, '조면소포체(rough ER)'는 리보솜(ribosome)이 부착되어 단백질 합성에 중요한 역할을 하고, '활면소포체(smooth ER)'는 지질과 스테로이드 합성 및 독소 해독에 관여한다.

- **골지체**(Golgi apparatus): 소포체에서 합성된 단백질과 지질을 수송하고 수정하여 세포 밖으로 분비하거나 세포 내에 분포시키는 역할을 한다.
- **리소좀**(lysosomes): 세포 내 소화기관으로 노폐물과 불필요한 세포 성분을 분해하여 세포의 항상성을 유지하는 데 기여한다.

Prokaryotes vs Eukaryotes

Prokaryotes

- Simple, single-celled organisms (unicellular).
- No membrane-bound organelles.
- Smaller than eukaryotic cells: ~0.1 to 5.0 micrometers in size.
- No prominent nucleus: Genetic material is located in the nucleoid region, not enclosed by a nuclear membrane.
- Circular DNA.
- Reproduction through Binary Fission: Divide asexually by simple splitting, leading to genetically identical offspring.
- Examples: Bacteria (e.g., E. coli, Streptococcus) and Archaea (e.g., extremophiles living in hot springs or salty environments).

Both

- **Cells**: Basic unit of life, enclosed by a cell membrane.
- **Contain DNA**: Genetic information stored as DNA.
- **Ribosomes**: Protein synthesis machinery, although prokaryotic ribosomes are smaller (70S) compared to eukaryotic ribosomes (80S).
- **Cell membrane**: Phospholipid bilayer that regulates the movement of substances in and out of the cell.
- **Cytoplasm**: Gel-like substance that contains enzymes, nutrients, and organelles where metabolic reactions occur.

Eukaryotes

- Mostly multicellular-some unicellular(e.g., amoeba, yeast).
- Membrane-bound organelles.
- Larger than prokaryotic cells. ~10 to 100 micrometers in size.
- Prominent membrane-bound nucleus.
- Reproduction through Mitosis and Meiosis: Mitosis for growth and repair, and meiosis for sexual reproduction, increasing genetic diversity.
- Examples: Animals (e.g., humans, cats), Plants (e.g., pine trees, roses), Fungi (e.g., mushrooms, yeast), Protists (e.g., amoeba, algae).

Prokaryotic Cell

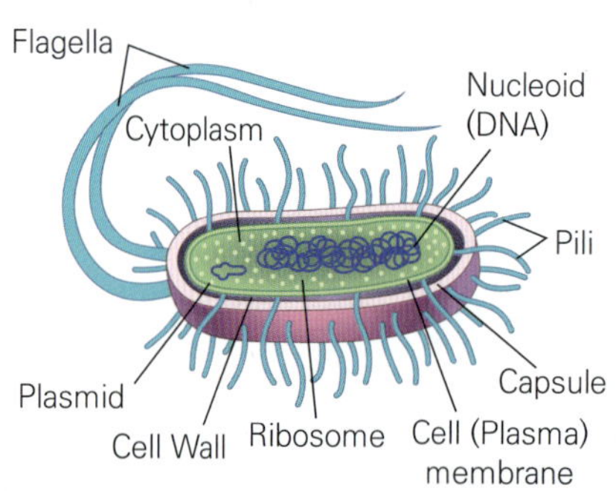

Eukaryotic Cell

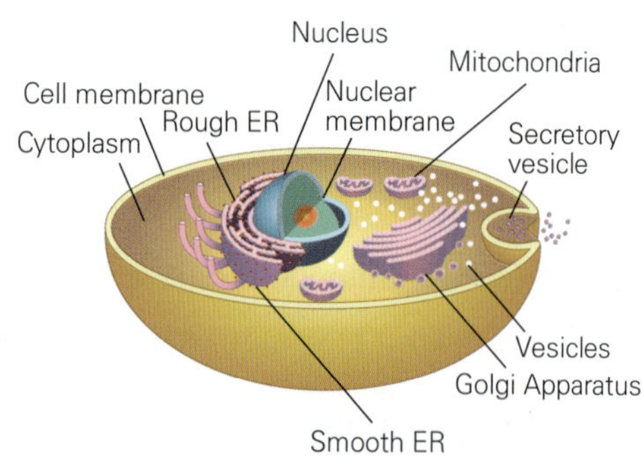

그림 2-2. **원핵세포와 진핵세포 구조의 공통점 및 차이점**

- **세포골격**(cytoskeleton): 세포의 역학적 특성을 결정하는 핵심 요소로 세포의 형태 유지, 소기관 위치 고정뿐만 아니라 세포 이동과 분열 과정에서 중요한 역할을 한다. 세포골격은 세포 내에서 동적인 구조로 기능하며, 세포의 이동, 모양 변화, 신호 전달 과정에서 지속적으로 재구성된다. 특히, 다음과 같은 세포골격의 구성 요소들이 세포역학과 관련된 다양한 기능 수행에 필수적이다(그림 2-3).
  - **미세소관**(microtubules): 튜불린 단백질로 이루어진 원통형 구조로 세포 내 소기관 이동 경로를 제공하고 세포 분열 시 염색체 분리를 돕는다. 미세소관은 세포의 이동 방향을 결정하고 세포 구조의 안정성을 유지하는 데 필수적이며, 세포의 일시적인 형태 변화와 이동성 조절에 기여하여 세포가 특정 방향으로 성장하거나 이동하는 데 중요한 역할을 한다.

Cytoskeletal Component	Structure	Subunits	Functions
Microfilaments (Actin filaments)	Twisted strands of actin forming a double helix. 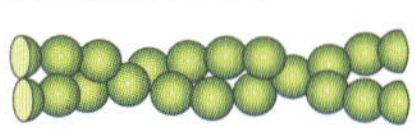 7 nm - end + end	Actin monomer 	• Maintain cell shape by resisting tensile forces. • Enable cell motility through crawling or contraction. • Facilitate cytoplasmic streaming and intracellular transport. • Assist in cytokinesis during cell division.
Intermediate filaments	Rope-like structures formed from intertwined protein fibers. 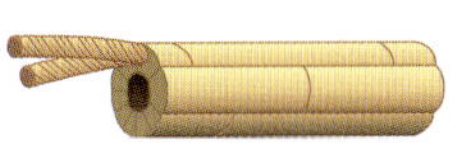 10 nm	Proteins like keratin, vimentin, or lamin 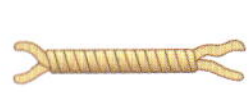	• Provide structural integrity by resisting mechanical stress. • Stabilize the nucleus and other organelles. • Play a role in cell-cell and cell-matrix adhesion.
Microtubules	Hollow cylindrical tubes made of tubulin dimers. 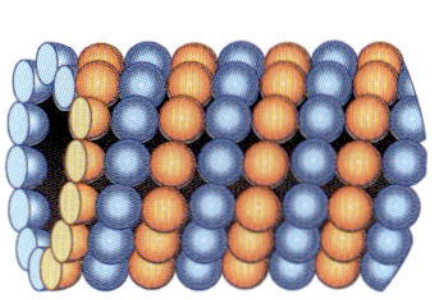 25 nm - end + end	α- and β-tubulin dimers 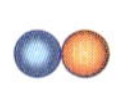	• Maintain cell shape by counteracting compressive forces. • Facilitate intracellular transport by serving as tracks for motor proteins. • Organize chromosomes during mitosis and meiosis. • Form the structural basis of cilia and flagella.

세포골격에서 발견되는 세 가지 유형의 섬유는 크기와 구조, 그리고 그것을 구성하는 단백질 소단위체에 따라 구분된다.

그림 2-3. **세포골격단백질의 종류와 기능**

- **중간섬유**(intermediate filaments): 중간섬유는 다양한 단백질로 구성되어 있어 세포에 기계적 강도를 부여하고 외부 자극에 대한 저항성을 높인다. 대표적으로 상피세포에서 발견되어 피부와 머리카락의 강도를 높이는 케라틴(keratin), 결합조직 세포에서 세포 형태를 안정화하는 비멘틴(vimentin), 신경세포의 축삭(axon) 지지에 중요한 뉴로필라멘트(neurofilament), 근육세포에서 근섬유 정렬을 돕는 데스민(desmin)이 있다. 중간섬유는 세포가 다양한 환경에서 구조적 안정성을 유지하도록 돕는다.
- **미세섬유**(microfilaments/actin filaments): 액틴 단백질로 구성되어 세포의 형태 변화와 이동을 직접적으로 조절한다. 미세섬유는 세포막 바로 아래 위치하여 세포의 이동과 관련된 형태 변화를 유도하며 세포의 미세돌기(filopodia) 및 세포판상돌기(lamellipodia) 형성을 통해 주변 환경과 상호작용을 가능하게 한다. 세포 이동성(motility)과 형태 변화에서 핵심적인 역할을 하며, 세포가 이동할 방향을 설정하고 물리적인 힘을 생성하여 환경과 소통하게 한다.

- **액포**(vacuoles): 주로 식물 세포에서 발견되며 영양소와 노폐물 저장, 세포 내 삼투압 조절 등의 기능을 한다.
- **엽록체**(chloroplasts): 식물 세포와 일부 원생생물에서 발견되며 광합성을 통해 빛 에너지를 화학 에너지로 전환하여 포도당을 생산한다. 이 과정에서 산소가 생성되며, 지구 생태계의 중요한 산소 공급원이 된다.

진핵세포는 이러한 다양한 소기관을 통해 각각의 기능을 분담하며, 복잡하고 효율적인 생명 활동을 수행할 수 있다. 원핵세포와 진핵세포의 구조적 차이는 생리적 기능과 복잡성에서 중요한 차이를 만들며, 세포의 진화와 환경에 대한 적응력을 이해하는 데 핵심적인 역할을 한다.

2) 세포분화의 역할(Role of cellular differentiation)

다세포 생명체는 발달 초기 단계에서 미분화 상태(undifferentiated state)의 세포로 구성된다. 이러한 세포는 특정 기능을 수행하지 않으며, 흔히 줄기세포(stem cells)로 알려져 있다. 줄기세포는 특정 조건과 신호에 의해 반응하여 다양한 세포 유형으로 분화할 수 있는 잠재력을 지니고 있으며, 이는 생명체의 조직과 기관 형성에 필수적이다. 분화(differentiation)란 세포가 특정 기능을 수행할 수 있는 상태로 변화하는 과정으로, 분화된 세포는 고유한 생리적 역할을 수행하며, 이를 통해 생명체는 복잡한 생리적 과정을 효율적으로 수행할 수 있다. 줄기세포는 재생

의학과 조직공학(tissue engineering)에서 중요한 연구 대상이다. 손상된 조직의 복구나 특정 기관의 재생을 위한 연구가 활발히 진행되고 있으며, 이는 질병 치료 및 유전자 치료 발전의 핵심 자원으로 사용된다.

3) 진핵세포 유형 분류와 생명체 내 역할(Eukaryotic cell classification and their roles)

진핵세포는 분화 과정을 통해 다양한 유형으로 나뉘며, 각 세포는 생명체 내에서 고유한 역할을 수행한다. 이들은 단순한 형태적 구분을 넘어 생리적 과정에서 중요한 기초가 된다. 예를 들어, 근육세포는 수축하여 운동을 가능하게 하고, 신경세포는 전기 신호를 전달하여 정보를 처리하며, 혈액세포는 산소를 운반하고 면역 반응을 조절한다. 이러한 세포의 분화와 기능적 특성은 조직과 기관의 형성뿐만 아니라 복잡한 생리적 과정의 수행을 가능하게 한다. 세포 유형 간 협력은 생명체가 효율적으로 기능하도록 하며, 다세포 생명체의 생존과 적응에 핵심적인 역할을 한다. 다음 장에서는 이러한 세포의 특성과 기능적 차이에 대해 구체적으로 다루며, 각 세포 유형이 어떻게 생명체 내에서 협력하여 기능을 수행하는지를 설명할 것이다.

03 세포의 원소 및 분자 구성

세포와 인간을 포함한 대부분의 생명체는 주로 물(water)로 구성되어 있다. 일반적인 세포의 약 70%는 물로 이루어져 있으며 이는 세포 내에서 화학 반응이 일어날 수 있는 환경을 제공한다. 수분을 제외한 상태에서 세포의 질량을 구성하는 가장 중요한 원소는 탄소(carbon)로, 수분을 제외한 세포의 건조 질량에서 약 50%를 차지한다. 탄소는 생체 분자(biomolecules)의 주요 구성 요소로, 단백질(proteins), 탄수화물(carbohydrates), 지질(lipids) 및 핵산(nucleic acids) 등의 구조를 형성하는 데 필수적이다. 이외에도 질소(nitrogen)와 인(phosphorus)이 각각 약 14%와 4%를 차지하며 생체 분자의 다양한 기능적 그룹에 중요한 역할을 한다. 예를 들어, 질소는 아미노산(amino acids)과 핵산의 주요 구성 원소이며, 인은 ATP와 같은 에너지 저장 분자나 DNA, RNA의 골격을 구성하는 데 필수적이다. 또한 산소(oxygen), 수소(hydrogen), 황(sulfur)과 같은 원소들이 포함되어 있으며 각각 생리적 과정에 필수적인 역할을 수행한다. 특히 황은 메티오닌(methionine), 시스테인(cysteine) 등 필수 아미노산의 구성 원소로서 중요한 역할을 한다.

1) 정보를 포함하는 분자(Molecules that contain information)

DNA는 모든 생명체의 유전 정보를 저장하고 전달하는 기본 분자로 생명의 청사진 역할을 한다. 이 분자는 이중 나선(double helix) 구조를 가지며, 이러한 독특한 구조 덕분에 정보가 안정적으로 저장되고 정확하게 복제될 수 있다. DNA는 핵산의 일종으로, 네 가지 염기[아데닌(adenine, A), 구아닌(guanine, G), 사이토신(cytosine, C), 타이민(thymine, T)]가 당-인산 골격(sugar-phosphate backbone)과 결합된 긴 사슬 형태를 이루고 있다. 이 염기 서열의 배열이 유전 정보를 암호화하며, 이는 생명체의 발달과 성장, 생리적 기능을 조절하는 단백질 및 RNA 합성에 사용된다.

DNA는 생명 활동의 핵심적 역할을 수행한다. 세포 내 DNA는 환경 변화에 대한 반응이나 세포 분화를 통해 다양한 기능을 수행할 수 있도록 필요한 분자 생성에 대한 지침을 제공한다. 이는 현재 생성되는 모든 분자뿐만 아니라, 향후 환경 변화나 세포 특화에 필요한 분자들의 생산에 필수적인 정보를 담고 있다. DNA의 염기들은 특정한 방식으로 결합하며 A는 T와, G는 C와 상보적 결합(complementary base pairing)을 형성하여 이중 나선을 유지한다. 이러한 결합은 수소 결합(hydrogen bonds)에 의해 안정성이 강화되어 유전 정보를 안전하게 보관하는 구조적 특성을 제공한다.

DNA의 염기 서열(base sequence)에서 A, C, G, T 염기의 순서는 유전자 코드(genetic code)를 형성하여, 생명체의 발달과 기능에 필요한 모든 정보를 포함한다. 염기 A, C, G, T가 결합하여 특정 아미노산(amino acid)을 지정하며, 각 세 개의 염기 조합(트리플렛; triplet)은 하나의 아미노산을 지정하는 코돈(codon)으로 작용한다. 예를 들어, GAA와 GGG는 각각 글루탐산(glutamic acid)과 글리신(glycine)을 지정한다.

DNA 코드의 기본 단위인 트리플렛은 총 64가지($4^3 = 64$) 조합이 가능하며, 이는 단백질을 구성하는 20개의 아미노산을 암호화하는 데 충분한 조합을 제공한다. 64가지 중 일부 조합은 같은 아미노산을 암호화하기 때문에 유전 코드에는 중복성(redundancy)이 존재하지만, 동일한 아미노산을 지정하는 두 개의 코돈은 존재하지 않는다. 따라서 코돈은 특정 아미노산을 안정적으로 지정하여 단백질 합성을 정확하게 수행할 수 있게 한다.

2) 돌연변이, 표현형, 유전자형(Mutation, Phenotype, and Genotype)

돌연변이(mutation)는 DNA 복제 과정에서 발생하는 오류로, 세포 기능을 손상시키거나 새로운 기능을 가진 단백질을 생성할 수 있다. 예를 들어, 특정 유전자에서 발생한 돌연변이로 인해 혈액 응고에 중요한 단백질을 생성하지 못하는 경우, 혈우병(hemophilia)과 같은 질환이 발생할 수 있다. 돌연변이는 다양한 원인에 의해 발생할 수 있으며 자외선이나 화학 물질과 같은 외부 요인에 의해서도 촉진될 수 있다.

표현형(phenotype)은 유전자에 암호화된 정보가 실제로 나타나는 생물체의 물리적, 생리적 특성을 말한다. 표현형은 유전자뿐만 아니라 환경적 요인에 의해 영향을 받으며, 같은 유전자형(genotype)을 가진 개체라도 환경에 따라 서로 다른 표현형을 가질 수 있다. 반면 유전자형은 그와 관련된 유전자 정보 자체를 의미한다. 표현형과 유전자형 간의 관계를 이해하는 것은 유전자 조작, 질병 연구 등 현대 분자 생물학의 주요 주제 중 하나로 특정 유전자 변형이 어떤 표현형을 유도하는지를 이해하는 것이 중요하다. 특히 표현형에는 여러 종류가 있는데 세포의 모양, 크기, 배열과 같은 구조적 특성을 포함하는 물리적 표현형(physical phenotype)은 세포가 특정 기능을 수행하기 위해 갖추어야 할 형태적 특징을 나타낸다. 물리적 표현형은 세포가 속한 조직에서 세포의 기능을 지원하는 형태적 적응을 반영한다. 세포가 수행하는 고유한 기능적 특성을 반영하는 기능적 표현형(functional phenotype)은 세포의 역할이나 기능적 능력과 관련이 있으며 이는 세포가 특정 환경이나 조직에서 담당하는 생리적 활동에 직접적인 영향을 미친다. 그 밖에도 세포가 발현하는 유전자나 유전자 집합의 활성 수준에 따라 나타나는 발현적 표현형(gene expression phenotype)과 세포 내에서 일어나는 화학 반응과 대사 경로의 특성을 나타내는 생화학적 표현형(biochemical phenotype)을 포함한 세포 표현형들은 각각 세포의 다양한 측면을 보여주며 상호작용을 통해 개체의 생리적 특성을 결정하고 환경 변화에 적응하는 데 중요한 역할을 한다.

3) DNA 정보의 활용(Using information in DNA)

DNA의 정보는 전사(transcription) 과정을 통해 메신저 RNA (messenger RNA, mRNA)로 전달된다. 이 과정은 세포 내에서 특정 유전자가 활성화되었을 때, 필요한 유전자 부분만이 선택적으로 복사되는 방식으로 이루어진다. 전사 과정은 크게 세 단계로 나뉜다: 개시(initiation), 신장(elongation), 종결(termination)이다. 전사 과정의 개시 단계에서는 전사 인자(transcription factors)가 중요한 역할을 한다. 전사 인자는 DNA의 특정 서열에 결합하여 RNA 폴리머라제(RNA polymerase)가 유전자 시작 부위(promoter)에 결합할 수 있도록 돕는다. 전사 인자는 유전자의 발현을 조절하며 어떤 유전자가 활성화될지 또는 억제될지를 결정한다. 전사 인자는 세

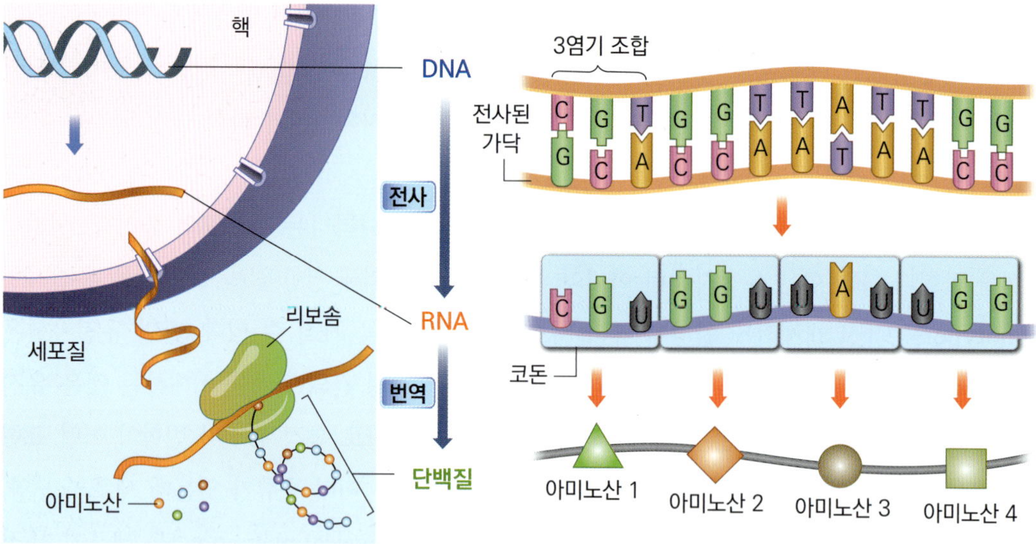

그림 2-4. Central Dogma of Molecular Biology: DNA에서 단백질까지의 유전 정보의 흐름

포 외부의 신호를 통해 활성화되거나 비활성화될 수 있으며 이러한 조절 과정을 통해 세포는 다양한 환경에 적응한다.

전사 과정에서 DNA의 구조적 특성, 즉 염색체 구성(configuration of chromosomes) 또한 중요하다. DNA는 염색질(chromatin)이라는 복합체로서 핵 내에 존재하며 히스톤 단백질(histone proteins)에 감겨 있는 상태이다. 유전자 발현이 필요할 때, 특정 영역의 염색질이 느슨해지며 전사 인자가 접근할 수 있도록 구성된다. 이를 염색질 리모델링(chromatin remodeling)이라고 하며, 이 과정이 이루어지지 않으면 전사 인자가 결합하기 어렵다. 전사된 mRNA는 핵에서 세포질(cytoplasm)로 이동하여 리보솜과 결합한다. 리보솜은 mRNA의 염기 서열을 해독하여 아미노산을 특정 순서로 결합시키고, 이를 통해 단백질을 합성한다. 이 과정이 번역(translation)이며, mRNA의 정보가 단백질로 변환되는 단계이다. 세포질의 리보솜에서 mRNA의 코돈(codon)에 따라 아미노산들이 순서대로 연결되어 단백질을 형성한다. mRNA는 아미노산을 지정하는 3개의 염기(코돈)로 구성되며, 각 코돈은 특정 아미노산을 지정한다. tRNA(전달 RNA)는 이 코돈을 읽고 그에 맞는 아미노산을 리보솜으로 운반하여 mRNA의 지시에 따라 아미노산이 순서대로 연결되면서 단백질이 형성된다(그림 2-4).

4) 단백질과 아미노산 구성 요소(Protein and amino acid constituents)

단백질은 조성에 따라 아미노산으로만 구성된 단순 단백질과 아미노산 외에 인산, 지질, 당질 등과 결합한 복합 단백질로 나눌 수 있다. 또한 형태에 따라 섬유상 단백질(fibrous protein)과 구상 단백질(globular protein)로 구분되며 기능에 따라 효소, 저장, 수송, 수축성, 호르몬, 구조 및 유해 단백질 등으로 분류되기도 한다.

효소 단백질은 살아있는 세포에 의해 생성되며 소화와 같은 생화학적 반응에서 촉매로 작용한다. 일반적으로 복합 단백질 또는 접합 단백질로 분류되며, 효소는 특정 기질(효소가 결합하여 작용하는 반응물)에 대해 높은 특이성을 가진다. 효소는 분해, 재배열, 합성 반응을 촉진하며, 특히 기질을 분해하는 효소는 이화효소, 더 복잡한 분자를 형성하는 효소는 동화효소, 반응 속도를 조절하는 효소는 촉매효소라고 한다. 모든 효소는 생화학 반응의 속도를 증가시키며, 따라서 유기 촉매로 분류된다. 예를 들어, 타액에 포함된 아밀라제는 전분의 구성 성분인 아밀로오스를 가수분해하는 역할을 한다. 한편, 호르몬은 성장, 발달, 대사 및 생식과 같은 생리적 과정을 조절하거나 통제하는 화학적 신호 전달 분자이다. 일반적으로 내분비 세포에서 분비되는 작은 단백질 또는 스테로이드 형태로 존재하며, 예를 들어 인슐린은 혈당 수치를 조절하는 중요한 단백질 호르몬이다.

단백질의 모양과 분자량은 다양하다. 일부 단백질은 구형이며, 다른 단백질은 섬유상 형태를 가진다. 예를 들어 헤모글로빈은 구상 단백질이지만, 콜라겐은 섬유상 단백질로 피부에 존재한다. 단백질의 형태는 기능에 중요한 역할을 하며 다양한 화학 결합에 의해 유지된다. 온도, pH, 화학물질 변화에 따라 단백질의 형태가 변형되면 기능 상실 또는 변성이 일어날 수 있다.

단백질은 세포의 질량 비율에서 가장 풍부한 생체 분자로, 주로 아미노산(amino acids)이 긴 사슬 형태로 결합된 구조를 이루고 있다. 아미노산은 알파 탄소(alpha carbon)에 결합된 아미노기(amino group, NH_2), 카복실기(carboxyl group, COOH), 수소 원자(hydrogen atom) 그리고 다양한 화학적 특성을 지닌 'R' 그룹(side chain)으로 구성된다. 이 'R' 그룹은 아미노산의 특성을 결정하며, 서로 다른 화학적 성질을 부여한다. 모든 단백질은 20가지 아미노산이 다양하게 배열된 구조로 이루어져 있다. 최근에 셀레노시스테인과 피롤리신이라는 두 가지 희귀 아미노산이 추가로 발견되었으며, 앞으로도 새로운 아미노산이 더 발견될 가능성이 있다. 아미노산의 일부는 필수 아미노산(essential amino acids)으로, 체내에서 합성되지 않기 때문에 반드시 음식물 섭취를 통해 공급받아야 한다. 예를 들어, 라이신(lysine), 메티오닌(methionine), 트립토판(tryptophan) 등은 필수 아미노산에 속한다. 반면, 알라닌(alanine), 글루탐산(glutamic acid) 등

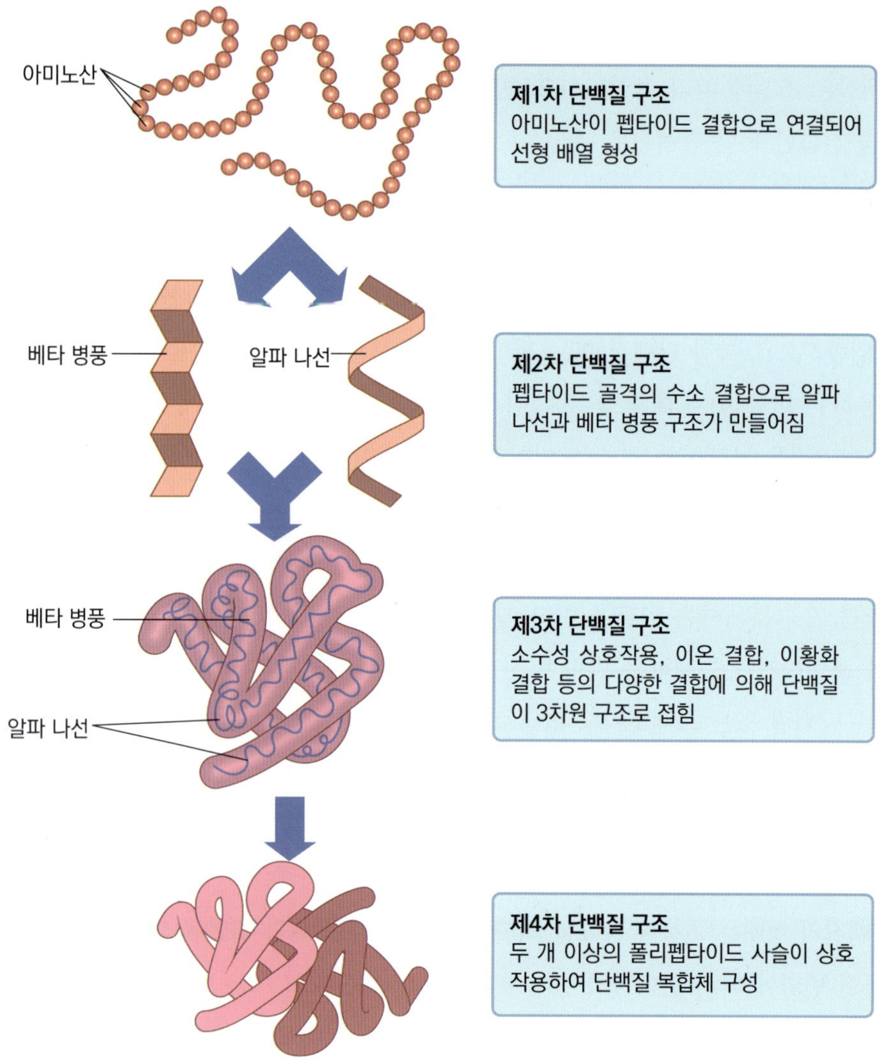

그림 2-5. **단백질의 구조**

비필수 아미노산(non-essential amino acids)은 체내에서 합성될 수 있다.

단백질은 이러한 아미노산들이 펩타이드 결합(peptide bond)으로 연결되어 형성되며, 단순히 연결된 아미노산의 사슬이 아닌 고유한 3차원 구조를 통해 특정 기능을 수행하며 단백질의 구조는 다음과 같은 네 가지 단계로 구분한다(그림 2-5).

- **1차 구조**(primary structure): 아미노산이 순서대로 결합된 선형 사슬 구조
- **2차 구조**(secondary structure): 알파 나선(alpha helix)과 베타 병풍(beta sheet)과 같은 규칙적인 패턴 형성

- **3차 구조**(tertiary structure): 2차 구조들이 상호작용하여 폴리펩타이드(polypeptide) 단백질의 입체적인 3차원 구조 형성
- **4차 구조**(quaternary structure): 여러 폴리펩타이드 서브유닛이 결합하여 기능적 단백질 구성

단백질의 구조는 그 기능을 결정하는 중요한 요소다. 예를 들어, 효소(enzymes)는 특정 화학 반응을 촉매하기 위해 특정 구조를 필요로 하며, 구조가 변형되면 기능을 상실할 수 있다. 따라서, 아미노산 서열이 어떻게 배열되고 구조가 형성되는지 이해하는 것은 단백질의 기능을 예측하고 생물학적 시스템에서의 역할을 이해하는 데 필수적이다.

5) 실험실에서의 DNA 복제 및 활용(Copying DNA in the laboratory)

세포에서 자연적으로 일어나는 DNA 복제 과정을 연구하면서, 이를 실험실에서도 수행할 수 있는 다양한 기술이 개발되었다. 이 기술들은 현대 생명과학과 의학 연구의 핵심 도구로 자리 잡았으며, 유전자 증폭, 분석, 진단, 법의학, 유전자 편집 등 여러 분야에서 활용된다. DNA 복제를 위해 사용하는 주요 효소는 다음과 같다.

- **제한 효소**(restriction enzymes): 특정 염기서열을 인식하여 그 위치에서 DNA를 절단하는 효소이다. 제한 효소는 끈적끈적한 끝(sticky ends)을 생성하여, DNA 조각들이 결합하기 쉽도록 한다. 이러한 특성은 유전자 클로닝(cloning) 및 유전자 조작(genetic engineering)에서 필수적이다.
- **DNA 리가제**(DNA ligase): 제한 효소로 절단된 DNA 조각들을 연결하여 새로운 DNA 가닥을 형성하는 효소이다. 이는 손상된 DNA를 복구하거나 벡터에 특정 유전자를 삽입할 때 주로 사용되며, 특히 플라스미드를 활용한 유전자 클로닝에서 필수적이다.
- **DNA 폴리머라제**(DNA polymerase): DNA 복제를 진행하는 효소로, 복제 시작을 위해 프라이머(primer)라는 짧은 염기 서열에 결합하여 새로운 DNA 가닥을 합성한다. 이 효소는 PCR (polymerase chain reaction; 중합효소 연쇄 반응)에서 주로 사용된다.
- **PCR**: PCR은 특정 DNA 조각을 대량으로 증폭하는 강력한 기술로, 현대 분자 생물학과 유전학 연구에서 필수적인 역할을 한다. 이 기술은 극소량의 DNA를 수백만 배로 증폭할 수 있으며, 유전자 분석, 감염 질환 진단, 법의학적 DNA 검출, 돌연변이 분석, 유전자 클로닝 등 다양한 응용 분야에서 사용된다. PCR은 세 단계로 이루어진다. 이 과정을 반복

하여 원하는 DNA 조각을 대량으로 증폭할 수 있다.

① **변성**(denaturation): 이중 나선 DNA를 열로 분리하여 단일 가닥으로 만든다.

② **프라이머 결합**(annealing): 특정 염기 서열에 상보적인 프라이머가 결합한다.

③ **신장**(extension): DNA 폴리머라제가 프라이머에 결합하여 새로운 DNA 가닥을 합성한다.

PCR은 특정 DNA 조각을 대량으로 복제하는 강력한 기술로 분자 생물학과 유전학 연구에서 획기적인 변화를 가져왔다. PCR 과정은 변성, 프라이머 결합, 신장 등의 세 단계를 수십 회 반복하여 매우 적은 양의 DNA도 수백만 배로 증폭할 수 있다. PCR은 유전자 분석, 감염성 질병 진단, 법의학적 DNA 검출, 돌연변이 분석, 유전자 클로닝 등 다양한 응용 분야에서 활용할 수 있다. 최근에는 PCR 기술의 발전과 더불어 차세대 염기서열 분석법(next-generation sequencing, NGS)이 등장하여 유전체(genome) 전체를 빠르고 정확하게 분석할 수 있게 되었다. PCR이 특정 DNA 조각을 증폭하여 분석하는 데 초점을 맞춘다면 NGS는 대량의 DNA 서열을 동시에 읽어내는 기술로 대규모 유전자 데이터를 처리하고 해독하는 데 매우 효율적이다. NGS는 PCR과 함께 사용되기도 하며 다음과 같은 경우에 특히 유용하다.

- **표적 시퀀싱**(targeted sequencing): PCR로 증폭된 특정 유전자를 NGS로 시퀀싱하여 돌연변이나 유전자 변이를 분석한다.
- **암 유전체 분석**: 암세포에서 발생한 돌연변이를 검출하고 분석하여 정밀한 유전자 변이 정보를 제공한다.
- **질병 진단과 치료**: 유전 질환의 원인을 밝혀내기 위해 환자의 유전체를 분석하며, PCR로 특정 유전자를 증폭하여 높은 정확도로 진단한다.

PCR과 NGS는 서로 보완적인 기술로 발전하면서 단일 유전자 분석에서 전체 유전체 분석으로 확장되는 과정을 보여준다. PCR의 높은 민감도와 NGS의 고속 대량 분석 능력을 통해 우리는 특정 유전자 변이뿐만 아니라 전체 유전체의 변이를 탐지할 수 있으며 이를 통해 개인 맞춤형 의료, 암 진단 및 치료, 유전성 질환의 조기 발견이 가능해졌다. 이와 같이 PCR과 NGS는 분자 생물학과 유전체학 연구에 필수적인 도구로 자리 잡았으며, 지속적인 기술의 진보로 인류의 생명과학 연구와 의학적 진단 분야에 획기적인 발전을 가져오고 있다.

04 세포의 기능

세포는 생명체의 기본 단위로 다양한 분자와 단백질로 구성되어 복잡한 생명 활동을 수행한다. 이들 분자와 단백질은 세포 내에서 서로 상호작용하며 에너지 생산, 구조적 지원, 방어 기능 등 여러 필수적인 생리적 과정을 가능하게 한다. 세포의 다양한 기능들은 개체의 생명 활동을 유지하는 데 필수적이며, 생리적 균형과 항상성을 유지하기 위해 상호 작용한다. 각 기능은 세포가 생명체의 구성 요소로서 수행하는 중요한 역할을 반영하며, 세포 생물학 연구에서 중대한 주제로 다루어진다(표 2-2).

1) 대사 활동(Metabolic activity)

세포는 생명 유지에 필요한 에너지를 생산하고 다양한 생화학적 반응을 통해 영양분을 분해하여 생체 에너지원으로 전환한다. 대사 활동은 세포가 생명체의 에너지를 얻고 유지하는데 필수적이며, 세포의 성장과 복구에 중요한 역할을 하는데 이 과정은 크게 이화작용(catabolism)과 동화작용(anabolism)으로 나뉜다.

표 2-2. 세포의 주요 기능과 생물학적 역할

Function	Description
대사 활동(Metabolic Activity)	에너지 생성과 생체 에너지원으로의 전환, 이화작용과 동화작용을 통해 영양분 분해 및 합성
구조적 지원(Structural Support)	세포골격을 통해 세포 모양 유지 및 내구성 강화
방어 및 보호(Defense and Protection)	면역세포를 통한 외부 병원체 방어
정보 전달(Signal Transduction)	호르몬, 신경전달물질, 사이토카인을 통한 정보 전달과 세포 간 상호작용
증식 및 분화 (Proliferation and Differentiation)	세포 분열 및 분화를 통해 성장과 조직 재생 기여
운동(Motility)	화학적 신호 및 물리적 자극에 따른 세포 이동
물질 운반(Transport)	영양분, 산소, 노폐물 등의 운반을 통해 세포 내외 환경 조절
세포간 소통(Cell-Cell Communication)	자가분비, 근접분비, 연접 매개 등 다양한 메커니즘으로 조직 내 기능 조율
접착 접합과 인테그린 (Adhesion and Integrins)	카데헤린과 인테그린 등을 통한 세포 간 및 세포외기질과의 물리적 접착
외부 자극에 대한 반응 (Response to External Stimuli)	생화학적 및 물리적 자극에 대한 세포의 반응과 적응

- **이화작용**은 세포 내에서 복잡한 분자를 분해하여 에너지를 방출하는 과정이다. 예를 들어, 포도당을 분해하여 ATP를 생성하는 세포 호흡 과정이 이화작용의 대표적인 예다.
- **동화작용**은 작은 분자를 합성하여 새로운 생체 물질을 형성하는 과정으로 에너지를 필요로 한다. 예를 들어, 아미노산을 합성하여 단백질을 생성하거나 지방산을 합성하여 세포막의 구성 요소로 사용하는 과정이 있다.

2) 구조적 지원(Structural support)

세포는 개체 내에서 조직과 장기의 기본 단위를 형성하며, 신체 기능을 수행하는 데 필요한 구조적 틀을 제공한다. 이러한 구조적 지원 기능은 세포골격을 통해 이루어지며, 세포의 형태를 유지하고, 세포 간 연결을 형성하며, 기계적 안정성을 부여하는 데 중요한 역할을 한다. 세포골격을 통해 세포는 형태를 유지하고 구조적 내구성을 확보할 수 있다. 예를 들어, 근육세포(muscle cells)는 세포골격을 활용하여 수축과 이완을 조절함으로써 신체의 운동을 가능하게 한다. 골세포(osteocytes)는 뼈 조직의 유지와 재형성을 조절하며, 뼈의 기계적 강도를 유지하여 신체의 지지와 보호에 기여한다.

3) 방어 및 보호(Defense and protection)

일부 세포는 면역 반응을 통해 외부 병원체로부터 신체를 보호하는 역할을 한다. 면역 시스템에서 중요한 역할을 하는 세포로는 백혈구(white blood cells)가 있으며, 그중 대식세포(macrophages)는 침입한 병원체를 포획하고 분해하며, T세포(T−cells)는 바이러스에 감염된 세포를 직접 공격한다. 이때, 항체는 특정 병원체와 결합하여 이를 비활성화 시키고, 다른 면역세포가 효과적으로 제거할 수 있도록 신호를 전달한다.

4) 정보 전달(Signal transduction)

세포는 호르몬, 신경전달물질, 사이토카인(cytokines) 등의 신호를 통해 다른 세포와 정보를 주고받는다. 이러한 정보 전달은 세포의 수용체(receptors)를 통해 이루어지며, 세포 간의 신속하고 정확한 반응을 가능하게 한다. 예를 들어 인슐린 수용체는 혈당 수치를 조절하기 위해 인슐린에 반응하고, 신경세포(neurons)는 전기적 신호를 전달하여 뇌와 신체의 각 기관 간의 상호작용을 조절한다. 또한 세포막에 존재하는 수용체는 특정 신호를 감지하여 세포 내부에 전달하고, 세포 내 신호 전달 경로를 통해 특정 반응을 유도한다.

5) 증식 및 분화(Proliferation and differentiation)

증식 및 분화 기능은 개체의 생명주기를 유지하고 조직을 재생하는 데 중요한 역할을 한다. 세포는 분열을 통해 수를 증가시키고, 필요에 따라 특수한 기능을 수행하도록 분화된다. 이 과정은 생명체의 성장과 조직 재생에 필수적이다. 세포분열은 크게 개체의 성장과 조직 복구에 기여하는 일반적인 세포 분열인 체세포 분열(mitosis)과 생식세포의 분열인 감수분열(meiosis)로 구분된다.

세포 분화(cell differentiation)는 미분화된 세포가 특정 기능과 구조를 갖춘 특수화된 세포로 변환되는 과정이다. 이 과정은 세포가 유전자 발현 패턴의 변화를 통해 특정한 형태와 기능을 가지게 하여 다양한 조직과 장기를 형성하는 데 중요한 역할을 한다. 세포 분화는 유전자와 환경적 신호에 의해 조절되며, 특정 유전자가 활성화되면서 세포는 점차적으로 특정 기능에 맞게 특화된다. 이 과정은 신체의 모든 조직과 기관이 형성되는 기본 기전으로, 이를 통해 개체의 다양성과 복잡성을 가능하게 한다. 예를 들어, 줄기세포는 분화를 통해 신경세포, 근육세포, 피부세포 등으로 발달할 수 있으며, 이는 개체의 성장, 발달, 조직 재생에 필수적이다.

6) 운동(Motility)

세포 운동은 특정 장소로 이동하여 생리적 기능을 수행하는 세포의 능력으로, 조직 치유, 면역 방어, 발달 과정 등 다양한 생리적 기능에서 필수적인 역할을 하며, 암 전이와 같은 병리적 상황에서도 중요한 의미를 갖는다. 이러한 세포 운동은 세포골격의 재배열을 통해 이루어진다. 세포 운동은 신호 전달 시스템에 의해 조절되며, 특정 화학적 신호나 물리적 자극에 반응하여 세포가 특정 방향으로 이동하도록 유도한다. 이 과정은 개별 세포 이동뿐만 아니라 세포 군집의 집단 이동 형태로도 나타날 수 있으며, 암 전이와 면역 반응 등 중요한 생리적 현상에 필수적이다. 세포 운동의 유형에는 개별 세포의 이동과 세포 군집의 집단적 이동이 있다. 개별 세포는 주로 암 전이 과정에서 암세포가 주변 조직으로 퍼지거나 면역 반응 중 백혈구가 염증 부위로 이동하는 등의 상황에서 중요한 역할을 한다. 반면, 세포 군집의 집단적 이동은 조직 형성이나 재생 과정에서 볼 수 있으며 조직의 형태를 형성하고 유지하는 데 기여한다.

- **개별 세포 운동**(individual cell migration): 예를 들어, 정자(sperm) 세포는 편모(flagella)를 이용해 난자까지 이동하여 수정 과정을 돕는다. 또한, 백혈구는 염증 부위로 이동하여 병원체를 제거하는 면역 반응을 수행한다. 개별 세포 운동은 주로 화학주성(chemotaxis)

에 의해 방향성을 가진다. 세포의 표면에 있는 수용체가 특정 화학적 신호를 감지하면 세포골격이 신호에 반응하여 이동 방향을 결정하고 세포가 해당 방향으로 이동하게 된다.

- **군집 이동**(collective cell migration): 조직 형성과 재생 과정에서는 여러 세포가 집단으로 이동하여 조직 구조를 형성하거나 손상된 부위를 복구한다. 예를 들어, 피부 상처가 치유될 때 주변의 여러 세포가 동시에 이동하여 손상된 부위를 덮는다. 세포 군집의 이동은 서로 상호작용하며 협력하는 방식으로 진행되며 세포 간 신호전달과 접착력이 중요한 역할을 한다.

7) 물질 운반(Transport)

세포는 영양분, 산소, 노폐물 등을 세포 내외로 운반하여 생명 활동에 필요한 물질을 공급하고 제거한다. 예를 들면 적혈구(red blood cells)는 산소를 운반하며, 내피세포(endothelial cells)는 혈관 내 물질의 흐름을 조절한다. 수동 운반(passive transport)은 농도 구배에 따라 물질을 이동시키며 능동 운반(active transport)은 에너지를 사용해 물질을 필요한 장소로 이동시킨다. 물질 운반 기능은 세포 내외의 환경을 조절하고 세포가 정상적인 기능을 수행할 수 있도록 돕는다.

8) 세포 간 소통(Cell-cell communication)

세포들은 복잡한 네트워크를 통해 조직 내에서 기능을 조율한다. 이러한 소통은 생체의 항상성 유지와 환경 변화에 대응하는 데 필수적이다. 세포 간 소통은 몇 가지 주요 메커니즘을 통해 이루어진다.

- **자가분비 신호**(autocrine signaling): 자가분비 신호는 세포가 스스로 분비한 신호 물질에 반응하는 현상이다. 이 방식은 주로 면역 반응과 암세포의 증식에서 관찰되며 세포는 성장인자나 사이토카인을 분비하고 이에 스스로 반응하여 자신의 활동과 생존에 영향을 미친다.
- **근접분비 신호**(paracrine signaling): 근접분비 신호는 세포가 분비한 화학 신호가 인근 세포에 영향을 주는 방식이다. 이는 신경세포가 신경전달물질을 분비해 주변의 신경 또는 근육 세포에 영향을 주거나 조직 복구 과정에서 인근 세포가 치유를 촉진하는 인자를 분비하는 경우에 명확하게 볼 수 있다.

- **연접 매개 소통**(junction–mediated communication): 세포는 갭 접합을 통해 직접적으로 서로 소통할 수 있다. 갭 접합은 세포 사이에 특수한 세포 간 연결을 통해 이온이나 분자 신호가 직접 전달되는 소통 방식이다. 이 방식은 심장 근육에서 매우 중요하며, 갭 접합을 통해 심장의 동기화된 수축이 보장된다.

세포 간 소통 경로에는 호르몬이나 신경전달물질과 같은 신호 분자가 포함되어 있으며, 이러한 신호들은 특정 수용체에 결합하여 세포 내 반응을 유도한다. 예를 들면, 이온 채널 연결 수용체(ion channel–linked receptors)는 리간드 결합에 응답하여 개방되고, 이로 인해 칼슘과 같은 이온이 세포 내로 유입되면서 전기적 잠재력을 변화시키고 추가적인 신호 이벤트를 유발한다. G단백 연결 수용체(G–protein–coupled receptors, GPCRs)는 내부 G단백을 활성화시켜 순환 AMP (cAMP)와 같은 이차 메신저의 생성을 촉진한다. 효소 연결 수용체(enzyme–linked receptors)는 리간드 결합 시 세포 내 효소를 활성화시켜 다른 단백질에 인산기를 추가하는 반응을 촉매하여 세포 내 신호 전달을 진행한다. 이러한 수용체들은 세포가 환경 신호에 반응하여 필요한 생리적 변화를 일으키는 기본적인 메커니즘을 제공한다. 따라서, 이 경로를 이해하는 것은 특정 신호를 모방하거나 억제하는 약물을 통해 세포 소통 문제를 교정할 수 있는 타깃 치료 개발에 중요하다.

9) 접착 접합과 인테그린을 통한 세포 간 소통 (Cell–to–cell communication through junctions)

접착 접합(adherence junctions)과 인테그린(integrins)은 세포와 세포외기질(extra–cellular matrix, ECM) 간의 물리적 접착을 매개한다. 접착 접합(adherence junctions)은 세포들이 서로 또는 세포외기질에 붙어 있을 수 있도록 하는 단백질 복합체이다. 이 접합은 세포의 물리적 연결을 유지하고, 세포 외부의 물리적 힘에 대응하여 세포 내 신호경로를 활성화하는 데 중요한 역할을 한다. 예를 들어, 카데헤린(cadherin)은 접착 접합에 주로 관여하는 단백질로 세포 간 결합을 강화하고 세포의 위치와 이동을 조절하는 데 필수적이다. 인테그린(integrins)은 세포막 단백질으로, 세포와 세포외기질 간의 접착을 매개한다. 이들은 세포가 외부 환경의 물리적, 화학적 신호를 감지하고 내부 신호로 전환하는 역할을 한다. 인테그린은 세포 이동성, 세포 생존, 그리고 조직의 재구성에 있어 핵심적인 역할을 하며 세포외기질의 구성 요소와 상호작용하여 세포의 행동을 조절한다. 이러한 단백질은 세포 간의 물리적인 소통뿐만 아니라 세포가 환경과 어떻게 상호작용하는지를 이해하는 데 중요한 단서를 제공한다. 특히 암세포의 침윤과 전이 과정에서 이러한 접착 분자의 역할은 치료적 목표를 설정하는 데 중요한 기준점이 된다.

10) 외부 자극에 대한 반응(Response to external stimuli)

세포는 외부 환경으로부터 다양한 자극을 받아 이에 반응하여 생리적 기능을 수행하며 이를 통해 변화하는 환경에 적응하고 생명 활동을 유지한다. 이러한 자극은 크게 생화학적 자극(biochemical stimuli)과 물리적 자극(physical stimuli)으로 나눌 수 있다. 각 자극은 세포의 신호 전달 경로에 의해 감지되고 세포 내부에서 다양한 기능적 변화를 유도하며, 이는 운동, 증식, 분화, 세포 사멸, 단백질 생성과 같은 생리적 반응으로 이어진다.

(1) 자극의 종류와 세포 반응

- **생화학적 자극**(biochemical stimuli): 생화학적 자극은 특정 분자나 화합물에 의해 유도되며 주로 세포막의 특정 수용체와 결합하여 세포 내부에서 신호 전달 경로를 활성화하고 세포 기능 조절에 관여한다.
  - **성장 인자**(growth factors): 조직의 성장이나 재생을 위해 중요한 역할을 하는 분자로 상처 치유 시 조직의 세포 증식을 촉진한다.
  - **호르몬**(hormones): 대표적인 예로, 인슐린은 혈당 조절을 위해 혈액 내 포도당 농도에 반응하여 방출되며 세포가 이를 감지하여 포도당을 흡수하도록 한다.
  - **사이토카인**(cytokines): 면역 반응을 조절하는 신호 분자로 염증 부위에서 분비되어 면역 세포를 특정 장소로 유도하고 방어 반응을 활성화한다.
  - **신경전달물질**(neurotransmitters): 신경 세포 간 신호 전달을 매개하며, 특정 자극에 반응하여 세포 활동을 조절한다.
- **물리적 자극**(physical stimuli): 물리적 자극은 외부 환경에서 발생하는 물리적 힘으로 인해 세포에 전달되는 자극으로는 기계적 압력, 장력, 유체의 전단응력과 같은 힘이 있다. 이러한 물리적 자극은 세포골격의 재배열을 유도하며 다양한 생리적 반응을 촉진한다.
  - **압축**(compression): 연골 세포(chondrocytes)와 같은 특정 조직은 압축을 통해 물리적 자극을 받는다. 연골은 체중과 같은 압축력이 작용할 때 물리적 자극을 인식하여 반응하며, 이를 통해 조직의 형태와 기능을 유지하고 손상을 방지하는 역할을 한다.

– **인장력**(tension): 인장력은 세포가 늘어나는 힘을 경험할 때 발생하는 자극으로 피부, 심장, 혈관 등 다양한 장기에 영향을 미친다. 예를 들어, 심장 근육 세포는 혈액 펌프 과정에서 발생하는 장력을 감지하고 이에 맞게 기능을 조절하며 혈관 세포는 혈압 변화에 의해 발생하는 장력에 반응하여 혈관의 수축과 이완을 조절한다.
– **유체 전단응력**(fluid shear stress): 혈액이 흐르면서 혈관 내피세포에 미치는 힘으로 혈관 내의 유체 흐름이 세포에 자극을 가한다. 이러한 전단응력은 혈관 내피세포가 혈관을 확장하거나 수축하게 하여 혈류를 조절한다. 또한, 우리 몸은 대부분 물로 구성되어 있기 때문에 간질 흐름(interstitial flow)에 의해 다양한 장기 내 세포가 유체 전단응력을 받게 된다. 이는 간질액의 흐름에 따라 세포가 느끼는 자극으로, 신체의 모든 장기에 걸쳐 세포 활동에 영향을 미친다.
– **기질의 경도**(substrate stiffness): 세포가 부착된 기질의 경도는 세포 형태와 분화에 영향을 미친다. 예를 들어, 줄기세포는 경도가 높은 기질에서는 뼈 세포로 분화하고, 부드러운 기질에서는 신경 세포로 분화한다.
– **전기적 자극**(electrical stimuli): 심장 세포나 신경 세포와 같이 전기적 자극에 반응하는 세포는 특정한 전기 신호에 의해 활성화된다. 예를 들어, 심장 세포는 전기 신호에 의해 수축하여 혈액을 순환시킨다.
– **온도 변화**(temperature changes): 체온의 변화는 세포 대사와 효소 활성에 영향을 미치며 특정 조건에서 세포 기능을 변화시킨다.

이렇게 외부 자극에 대한 세포의 반응은 생화학적 신호와 물리적 신호를 통해 조절된다. 세포의 운동, 증식, 분화, 사멸, 단백질 생성과 같은 다양한 생리적 기능을 유도하며, 이를 통해 세포는 생리적 조절과 항상성 유지에 기여한다(그림 2–6).

– **운동**(motility): 생화학적 신호나 물리적 신호에 반응하여 세포가 특정 장소로 이동할 수 있다. 예를 들어, 백혈구는 염증 부위에서 분비된 화학적 신호에 반응하여 병원체가 있는 위치로 이동한다. 이러한 운동성은 면역 반응 및 조직 복구 과정에서 중요한 역할을 한다.
– **증식**(proliferation): 성장 인자나 호르몬과 같은 생화학적 자극은 세포의 증식을 촉진한다. 상처가 발생한 조직은 주변 세포에게 증식을 유도하는 신호를 보내고 이에 반응하는 세포는 분열을 시작하여 조직 회복에 기여한다.

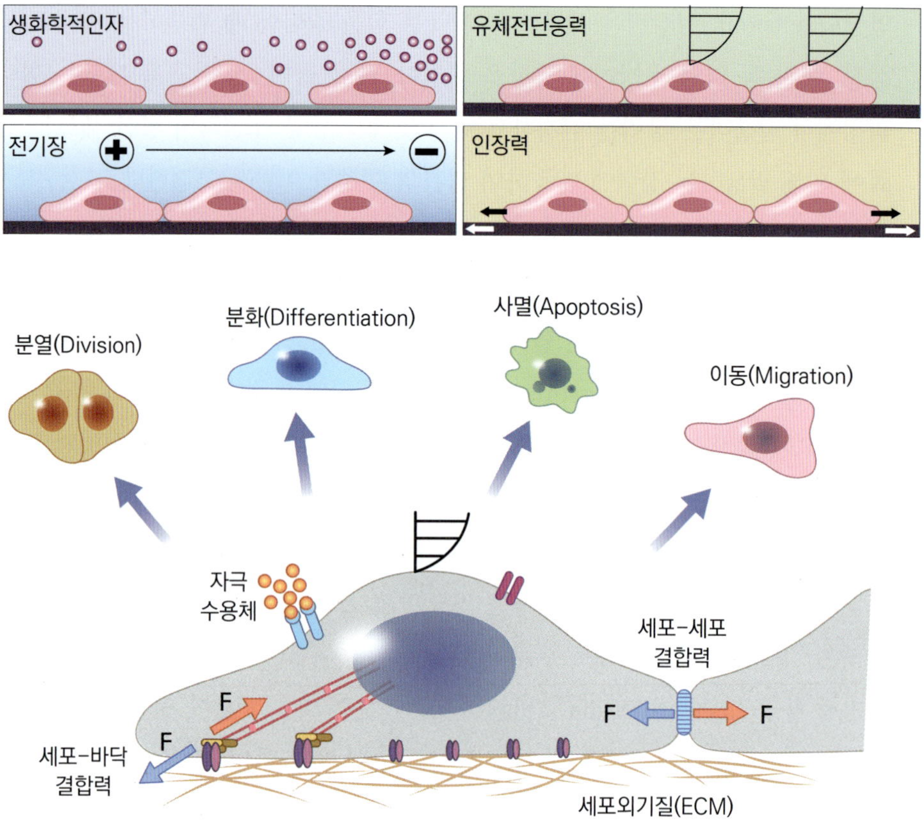

그림 2-6. **외부 자극에 따른 세포의 반응 경로**

- **분화**(differentiation): 세포는 기질 경도나 성장 인자와 같은 외부 자극에 따라 다양한 세포 유형으로 분화할 수 있다. 이는 조직의 성장과 발달, 그리고 재생에 중요한 역할을 하며 줄기 세포가 특정 자극에 반응하여 근육 세포나 신경 세포로 분화하는 것이 대표적이다.
- **세포 사멸**(apoptosis): 불필요하거나 손상된 세포는 특정 신호에 의해 세포 사멸을 유도하여 조직의 건강과 항상성을 유지한다. 이 중 면역 세포는 감염된 세포를 인식하고 제거하여 신체 방어에 기여한다.
- **단백질 생성**(protein synthesis): 세포는 외부 자극에 반응하여 특정 단백질을 생성한다. 예를 들어, 면역 반응 시 특정 항체가 생성되어 병원체를 방어하는데 기여한다. 단백질 생성은 세포의 자극에 따른 기능 수행을 위한 필수 과정이다.

05 물리적 자극과 세포의 반응 – 기계생물학(Mechanobiology)과 세포 역학(Cell Mechanics)

건축가 루이스 설리반(Louis Sullivan)의 "형태는 기능을 따른다(Form follows function)."라는 말처럼, 세포는 각기 다른 고유 기능을 수행하기 위해 독특한 형태와 구조적 특성을 가진다. 피부 표피세포는 외부 물질로부터 신체를 보호하기 위해 서로 단단히 결합하여 벽돌처럼 견고한 구조를 형성하고, 근육세포는 섬유 다발 형태로 배열되어 근육의 수축과 이완이 조화롭게 이루어지도록 한다. 이러한 세포들은 각기 다른 미세 환경에 존재하며 특정한 물리적 힘에 노출되면서 역할에 맞는 다양한 기능을 수행한다. 힘은 세포의 형태와 기능을 결정하는 중요한 요소로, 물리적 자극이 세포에 미치는 영향을 연구하는 학문인 기계생물학이 발전하게 되었다. 기계생물학은 세포와 조직이 압력, 장력, 전단응력과 같은 물리적 힘을 어떻게 감지하고 반응하는지 이러한 자극이 세포의 신호전달과 유전자 발현, 세포 기능에 미치는 영향을 연구한다. 특히, 세포가 외부 자극을 어떻게 기계전달을 통해 생화학적 신호로 변환하는지에 주목하며 세포 외부의 힘이 내부 반응을 일으키는 기작을 탐구한다.

1) 물리적 자극과 기계전달(Physical stimuli and mechanotransduction)

물리적 자극은 세포막의 특정 수용체에 의해 감지되며, 이 자극이 세포 내부로 전달되는 과정이 기계전달이다. 기계전달 과정은 세포가 외부 자극을 감지하고 반응하는 기초 메커니즘으로 다음과 같은 단계로 구성된다.

① **자극 수용**(sensing of mechanical stimuli): 세포막의 인테그린 등 기계수용체가 외부 물리적 자극을 감지한다. 이들 수용체는 세포외기질과 결합하여 압력, 장력, 전단응력 등의 물리적 자극을 인지하고 이에 따라 활성화된다.

② **신호 전달**(signal transduction): 수용된 자극은 세포골격(cytoskeleton)을 통해 세포 내부로 전달되며, 기계수용체의 활성화는 세포골격의 재배열과 함께 특정 신호전달 경로를 활성화하여 세포 내부에 일련의 생화학적 반응을 일으킨다. MAPK 경로(Mitogen-Activated Protein Kinase pathway)가 활성화되면 세포의 구조적 변화를 유도한다.

③ **유전자 발현 변화**(gene expression changes): 물리적 자극은 유전자 발현에 영향을 주어

세포의 기능을 조절한다. 압력이나 장력을 받은 세포는 세포골격 단백질이나 특정 효소의 발현을 조절하여 물리적 자극에 적응하도록 변화한다. 이 과정은 세포가 외부 환경 변화에 장기적으로 적응하는 데 중요하다.

④ **세포 형태와 운동성 변화**(changes in cell morphology and motility): 기계적 자극에 반응한 세포는 형태를 재구성하고 이동성을 조절한다. 예를 들어, 연골 세포는 압축 자극에 반응하여 구조적 안정성을 강화하고, 혈관 내피세포는 전단응력에 따라 배열과 구조를 변화시킨다. 이러한 형태 변화는 조직 재생과 방어 반응에 중요한 역할을 한다.

2) 세포 역학과 최근 연구 동향(Cell mechanics and recent research trends)

최근 연구에서는 세포가 단순히 외부 자극을 수동적으로 감지하는 것이 아니라 힘을 내는 주체로 작용한다는 점에 주목하고 있다. 세포는 스스로 힘을 생성하여 외부 환경에 영향을 미치고, 주변 조직과 상호작용할 수 있는 능동적인 존재이다. 이러한 연구는 세포가 물리적 환경에서 적극적으로 활동하는 방식에 초점을 맞추며, 세포가 어떻게 힘을 발휘하여 환경을 조절하는가에 대해 연구가 진행되고 있다. 이와 같은 연구는 세포 역학(cell mechanics)이라는 학문 분야의 중요성을 부각시킨다.

세포 역학은 세포가 생성하는 힘과 세포골격의 구조적 변화를 이해하는 데 중점을 두며, 세포가 물리적 환경에서 기능을 수행하기 위해 어떻게 힘을 생성해서 세포의 구조와 기능을 조절하는지를 탐구한다. 암세포의 침윤과 전이, 조직 재생, 면역 세포의 이동과 같은 과정에서 세포의 기계적 역할을 이해하는 데 기여하며 다양한 질병의 발생과 치료에 중요한 단서를 제공한다.

3) 기계생물학과 세포 역학의 응용 가능성(Potential applications)

기계생물학과 세포 역학에 대한 이해는 조직 재생 및 인공 장기 개발에서도 중요한 역할을 한다. 줄기세포로부터 근육 조직을 재생할 때, 생체 내 조직이 갖고 있는 특이적 배열과 인장력을 인가하여 기능성 근육 다발을 형성할 수 있다. 이 조직은 약물의 독성을 체외에서 평가하는 모델로도 사용될 수 있으며 환자의 질병 상태를 반영하는 인공 조직 개발에도 활용된다.

결론적으로, 기계생물학과 세포 역학은 세포와 조직이 물리적 자극에 어떻게 반응하는지를 심층적으로 이해하는 학문으로, 세포가 물리적 힘을 인식하고 생성하며 신체의 항상성과 생리적 기능을 조절하는 기전을 밝히는 데 기여한다.

연습문제

1. CRISPR-Cas9 기술의 기초 작동 원리를 설명하고, 특정 유전병 (예: 낫모양 적혈구 빈혈)을 치료하는 데 어떻게 적용될 수 있는지 논의하시오.
2. 세포가 외부 물리적 힘(예: 전단응력)을 감지하는 한 가지 기계전달 경로를 설명하세요. 이러한 메커니즘이 생체 재료 설계나 인공 장치(예: 인공 심장, 스텐트) 개발에 어떤 의미를 줄 수 있는지 논의하시오.
3. 미토콘드리아 기능 장애가 신경퇴행성 질환(예: 파킨슨병)과 어떻게 연관되는지 설명하고, 이 지식이 신약 개발에 어떤 시사점을 제공할 수 있는지 서술하시오.
4. 세포는 생리적 기능을 최적화하고 환경 변화에 적응하기 위해 특정 크기 범위를 유지한다. 그렇다면, 세포의 크기를 결정하고 조절하는 주요 기준과 원리는 무엇인가?
5. 암세포와 정상세포의 구조적 및 기능적 차이를 설명하고, 세포가 암화되는 주요 원인과 기작을 분석하시오.
6. 세포의 주요 이동 메커니즘을 설명하세요. 이 중 하나를 선택하여 암세포의 전이에 어떻게 기여하는지 분석하고, 이를 억제하기 위한 치료 전략을 제안하시오.
7. 인공지능(AI)이 세포 이미징과 분석에 어떻게 사용될 수 있는지 설명하고, AI 기술이 단일 세포 연구 및 신약 개발에서 어떤 새로운 가능성을 열어줄 수 있는지 논의하시오.
8. 세포골격의 구조적 변화가 근육피로의 발생과 진행에 어떤 영향을 미치는지 설명하고, 이와 관련된 지식을 운동 생리학 및 재활의학에서 어떻게 활용할 수 있는지 논의하시오.

용어정리

근접분비 신호(Paracrine signaling) 신호 물질이 인근 세포에 영향을 주는 방식

기계생물학(Mechanobiology) 세포가 물리적 힘과 기계적 신호를 감지하고 이에 반응하는 과정을 연구하는 학문

기계전달(Mechanotransduction) 세포가 기계적 자극을 감지하여 이를 생화학적 신호로 변환하는 과정

세포 간 연결(Cell-cell junctions) 세포 간 물리적 접착 및 신호 전달을 담당하는 구조로 갭 접합, 밀착 접합, 데스모좀 등이 포함됨

세포 골격(Cytoskeleton) 세포의 형태 유지, 이동, 분열 등에 중요한 역할을 하는 구조로 미세소관, 중간섬유, 미세섬유로 구성됨

세포 분화(Cell differentiation) 미분화된 세포가 특정 기능을 갖춘 세포로 변화하는 과정

세포 역학(Cell mechanics) 세포의 물리적 구조와 힘의 조절이 세포 기능에 미치는 영향을 연구하는 학문

세포 이론(Cell theory) 모든 생명체는 세포로 구성되며, 세포는 생명의 기본 단위이며, 모든 세포는 기존의 세포로부터 생성된다는 이론

세포외기질(Extracellular matrix, ECM) 세포 외부를 둘러싼 구조적 네트워크로 세포의 부착, 신호 전달 및 조직 형성에 관여함

원핵세포(Prokaryotic cell) 핵막이 없고 세포 내 소기관이 없는 단순한 구조의 세포로 박테리아로 대표됨

자가분비 신호(Autocrine signaling) 세포가 분비한 신호 물질에 스스로 반응하는 신호 전달 방식

줄기세포(Stem cell) 자가 복제 능력이 있으며 특정 세포로 분화할 수 있는 세포

중심 원리(Central dogma) 유전 정보는 DNA → RNA → 단백질의 순서로 전달된다는 개념

중합효소 연쇄 반응(Polymerase chain reaction, PCR) 특정 DNA 조각을 증폭하는 분자 생물학 기술

진핵세포(Eukaryotic cell) 핵막과 다양한 막성 소기관을 갖춘 복잡한 세포로 동물, 식물, 곰팡이, 원생생물이 포함됨

차세대 염기서열 분석(Next-generation sequencing , NGS) DNA 및 RNA의 염기서열을 대량으로 분석하는 기술

DNA(Deoxyribonucleic acid, DNA) 유전 정보를 저장하는 이중 나선 구조의 핵산

참고 문헌

1. Alberts, Bruce, et al. Molecular Biology of the Cell. 6th ed., Garland Science, 2014.
2. O'Connor, C.M., and J.U. Adams. Essentials of Cell Biology. 1st ed., Cambridge University Press, 2010.
3. Domach, Michael M. Introduction to Biomedical Engineering. Pearson College Division, 2009.
4. Rhoads, Dan. "History of Cell Biology: Timeline of Important Discoveries." Bitesize Bio, 22 July 2024, bitesizebio.com/166/history-of-cell-biology/.
5. Jacobs, Christopher R., Hayden Huang, and Ronald Y. Kwon. Introduction to Cell Mechanics and Mechanobiology. Cambridge University Press, 2012.

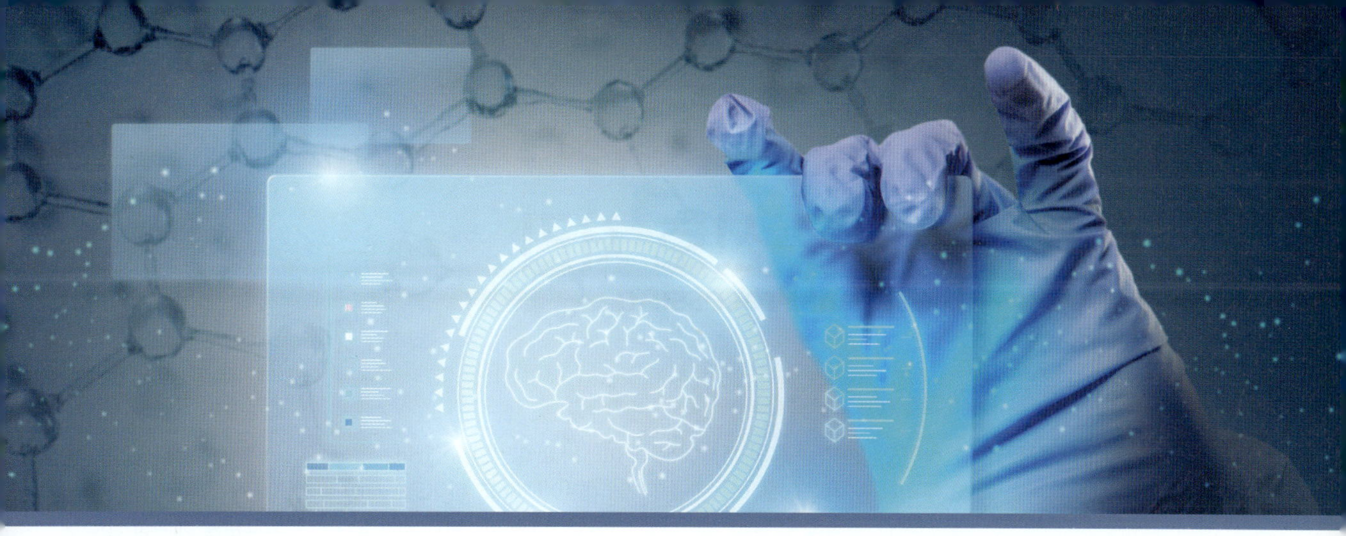

Chapter 03

바이오 신호 처리
Biosignal Processing

CHAPTER

03 바이오 신호 처리
Biosignal Processing

이병권

학습개요

1. 바이오신호의 종류와 특성에 대해 이해하고 설명할 수 있다.
2. 푸리에 해석과 이를 이용한 선형 필터를 이해하고, 바이오신호를 필터링할 수 있다.
3. 단시간 푸리에 변환과 웨이블릿 변환을 이해하고 바이오신호의 스펙토그램을 해석할 수 있다.
4. 인공 신경망의 기본적인 형태를 이해하고 기계학습의 과정을 설명할 수 있다.

01 바이오 신호 처리의 개요

바이오 신호 혹은 생체 신호는 생체 내 현상을 정량화하여 시간 혹은 공간에 대해 그 변화를 기록한 것이다. 생체에서 일어나는 여러 현상은 조직에 화학적, 전기적, 물리적 변화를 일으키며, 이러한 변화를 측정하고 분석하여 유용한 정보를 추출하는 일련의 과정을 바이오 신호 처리라고 한다. 바이오 신호 처리를 통해 얻어진 정보는 생체 내 변화를 보다 직접적인 방법으로 측정, 분석하여 정량적인 수치로 보여주므로 객관성이나 반복성이 탁월하여 특정 질병의 진단 기준이나 병리학 연구에 핵심적인 역할을 할 수 있다.

앞에서 기술된 다양한 바이오 센서나 바이오 영상기기를 통해 얻은 바이오 신호는 실시간으로 혹은 후처리 과정에서 분석할 수 있다. 신호를 수득하고 기록하는 방법은 다양하더라도 신호 처리의 기본이 되는 증폭, 디지털화, 보간, 주파수 분석, 필터링, 피크 검출 등의 방법은 대부분의 신호에 공통적으로 적용된다. 이러한 도구들은 통신이나 음향 등의 분야에서 개발되고 검증되었으며, 간단한 전기회로나 디지털 논리회로를 통해 구현할 수 있다. 이를 발전시킨 더 정교한 신호처리법도 다수 존재하며, 이들을 적용하여 추출된 데이터의 질을 대폭 향상시킬 수 있다. 이 장에서는 바이오 신호 처리의 여러 가지 방법들에 대하여 개괄적으로 알아보도록 한다.

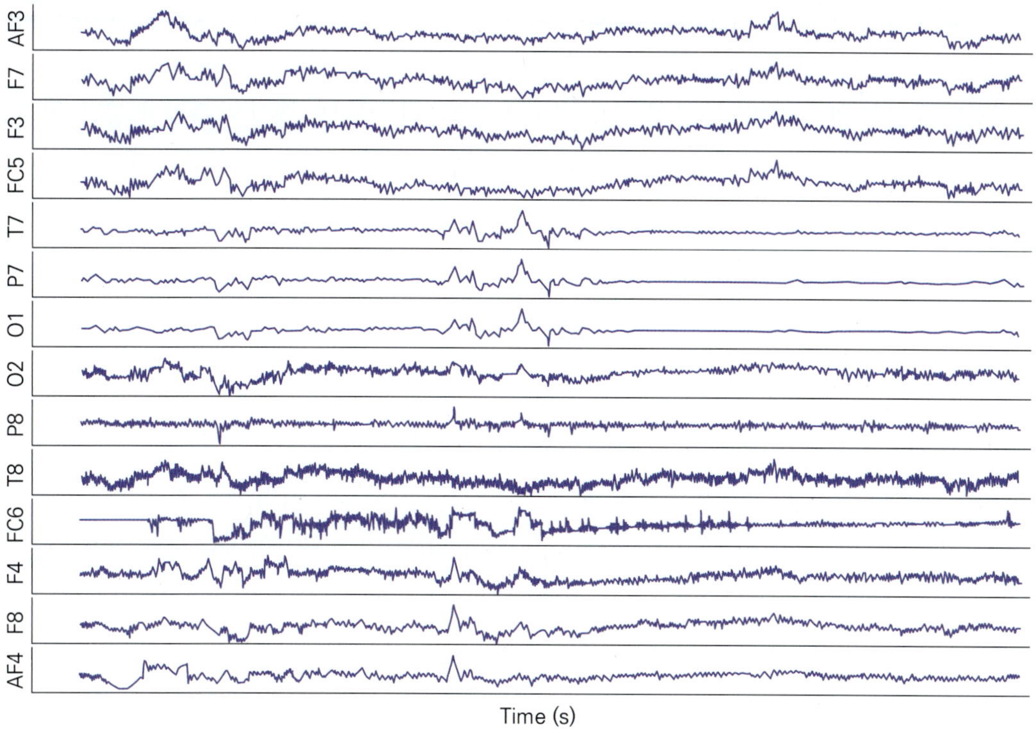

그림 3-1. **상용 뇌파 측정기의 14개의 전극으로 동시 측정한 EEG 그래프**

1) 바이오 신호의 종류

바이오 신호는 생체의 여러 성질의 변화를 측정한 결과이므로 그 종류가 매우 다양하다. 바이오 신호는 측정한 현상의 종류에 따라 바이오 전기 신호, 바이오 화학 신호, 바이오 역학 신호, 바이오 광학 신호 등으로 분류할 수 있다. 바이오 전기 신호는 생체에 복수의 전극을 부착하거나 삽입하여 신경계의 뉴런에서 발생하는 활동 전위로 인한 전극 사이의 전위차를 기록한 것으로, 심전도(ECG), 위전도(EGG), 뇌전도(EEG), 안전도(EOG) 등이 대표적이다(그림 3-1). 바이오 화학 신호는 체액 내 고체물질의 농도나 기체 분압을 측정한 것으로, 혈중 산소 포화도(pO_2)나 이산화탄소 포화도(pCO_2), 혈중 포도당 농도(혈당), 젖산 농도 등이 이에 해당된다. 바이오 역학 신호는 혈압과 같이 운동, 압력, 인장력 등과 관련된 측정치를 말한다. 바이오 광학 신호는 생체조직이 빛을 발산하거나 외부의 빛을 받았을 때 나타내는 성질을 기록한 것이며, 대표적으로 혈중 적외선 및 적색광의 흡수율을 측정해 분석하여 산소 포화도를 알아내는 방법이 있다.

이와 별개의 분류 방법으로, 바이오 신호의 정의역에 따라 바이오 시간 신호와 바이오 영상으로 분류하는 방법도 있다. 바이오 시간 신호는 말 그대로 시간에 따라 기록된 신호이며, 따라서 신호는 시간의 값을 가지는 1차원 직선 위에서 정의된다. 바이오 영상은 특정한 공간 영역에서 측정된 신호이므로, 2차원 평면 혹은 3차원 공간에서 정의된다. 이 장에서 우선 단순한 바이오 시간 신호에 적용되는 신호 처리 기법을 알아본 후, 이를 뒤따르는 장에서 바이오 영상으로 확장하는 순서로 학습하도록 한다.

2) 바이오 신호의 특성

바이오 신호는 여러 종류의 특성에 따라 분류할 수 있다. 이 특성에는 시간축의 구조, 통계적 구조, 신호의 지속 시간 등이 포함된다. 먼저 시간축의 구조에 따라서는 연속 신호와 이산 신호로 분류되는데, 연속 신호(continuous-time signal)는 일정 구간의 모든 실수값을 가지는 시간에 대해 정의된 신호를 뜻하며, $x(t)$로 표현된다. 이에 반해, 이산 신호(discrete-time signal)는 특정한 시간, 주로 정수값을 가지는 시간에서 정의된 신호를 의미하며, $x[n]$으로 표기한다. 모든 생체 신호는 기본적으로 연속 신호지만, 이산 신호의 개념이 필요한 이유는 디지털 신호 처리의 강점 때문이다. 연속 신호를 분석하는 아날로그 신호 처리는 대부분 실제 전기회로를 통해 원하는 미분방정식을 구현하는 방식이므로 복잡한 처리 과정의 경우 사용되는 회로의 규모가 복잡도에 정비례하여 늘어나고, 수치를 수정하기 위해서는 저항이나 축전기 등을 조작하거나 교체해야 하는 불편함이 존재한다. 반면, 디지털 신호 처리는 현대의 컴퓨터 기술을 이용해 연산을 처리하므로 아날로그 신호 처리에 비해 복잡한 과정을 구현하기 편리하다. 또한, 수정이 용이하고, 이진법을 사용하여 외부 잡음(noise)의 영향을 거의 받지 않아 어떤 환경에서도 동일한 결과를 낸다는 장점이 있다. 하지만 디지털 연산은 유한한 개수의 데이터를 전제로 하므로, 이러한 디지털 신호처리의 장점을 살리기 위해서는 연속 신호를 이산 신호로 변환하는 과정이 필요하며, 이를 샘플링이라고 칭한다(그림 3-2). 이산 신호의 서로 이웃한 값 사이의 시간 간격을 샘플링 주기라고 하며, 이 주기를 T_s라고 했을 때, 샘플링은 수식으로 다음과 같이 표현된다.

$$x[n] = x(nT_s) \tag{3.1}$$

샘플링 주기의 역수를 $f_s = \frac{1}{T_s}$로 표기하며 샘플링 빈도라고 칭한다. 디지털 신호의 경우, 샘플링에 이어 추가적으로 양자화(quantization)라는 단계를 거치는데, 이는 디지털 데이터는 유한

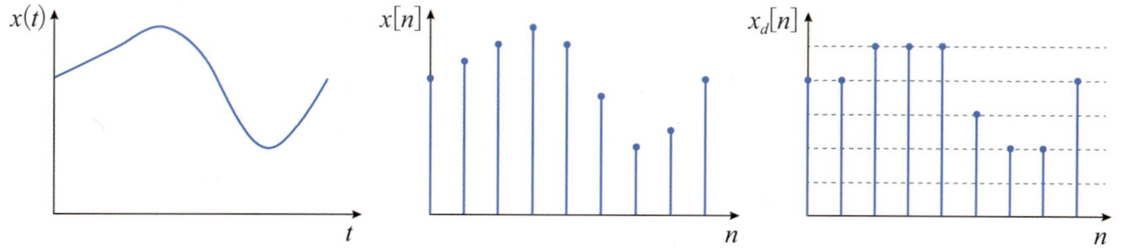

그림 3-2. **연속시간 신호를 샘플링하여 얻은 이산시간 신호와 이를 양자화하여 얻은 디지털 신호의 예**

한 정밀도를 가지므로 측정한 신호를 저장 가능한 가까운 값으로 바꾸는 과정을 일컫는다. 이 과정에서 실제 신호의 샘플링 값과 디지털 신호 사이에 차이가 발생하는 양자화 오류(quantization error)가 일어난다.

바이오 신호는 통계적 구조에 따라 확정 신호(deterministic signal)와 무작위 신호(random signal)로 분류할 수도 있다. 확정 신호는 정해진 시간에 대해 참값이 존재하는 신호이며, 무작위 신호는 참값이 존재하지 않아 평균, 자기상관계수 등의 통계값을 통해 분석해야 하는 신호이다. 이 분류를 쉽게 이해하기 위해서는 신호 자체의 근본적 특징보다는 분석하는 입장에서의 편의성에 따라 수학적 개념을 달리하고 있다는 것을 유념해야 한다. 예를 들어, 심전도를 측정했을 때, 심장의 박동과 직접 관련된 성분은 확정 신호로 취급하는 것이 편리하다. 신호의 발생 원인과 예상되는 양상이 명확하게 한정되어 있기 때문이다. 반면, 심전도에 포함된 잡음의 경우, 심장 박동과 관련되어 있지 않으며, 생체의 다른 기관의 영향, 주변 환경의 영향, 측정 기기의 정밀도의 한계 등 수많은 요인에 의해 발생하는 성분이므로, 불확실성이 높아 무작위 신호로 취급하는 것이 더 적합하다. 대부분의 바이오 신호는 확정 신호 성분과 무작위 신호 성분의 합으로 나타낼 수 있다. 앞서 언급한 디지털화에 따른 양자화 오류의 경우에도, 이산신호의 참값과 양자화된 값 사이의 차이를 규칙적으로 분석하기 어렵기 때문에 무작위 신호로 취급하여 양자화 잡음(quantization noise)이라고 부르기도 한다.

이 중 확정 신호는 주기 신호(periodic signal)와 과도 신호(transient signal)로 분류할 수 있다. 주기 신호는 일정한 주기를 가지고 반복되어 현재의 값과 한 주기 뒤의 값이 일치하는 신호를 말하며, 수식으로 다음과 같이 정의할 수 있다.

$$x(t) = x(t + T) \tag{3.2}$$

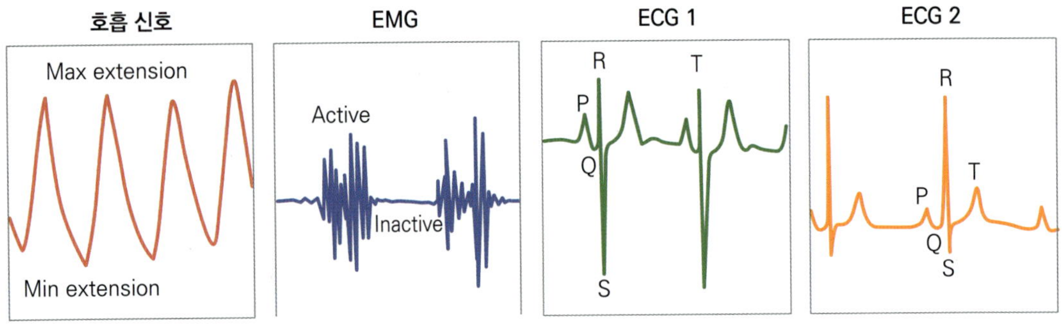

그림 3-3. **바이오신호 중 주기 신호와 과도 신호의 예**

여기서 T는 신호의 주기를 나타내며, 이와 같은 주기 신호는 한 주기 동안 정확히 정수 횟수만큼 진동하는 사인과 코사인 함수들의 합으로 나타낼 수 있다. 이와 반대로 과도 신호는 한정된 시간 구간 밖에서는 0이거나 측정의 정밀도와 비교하면 0으로 가정할 수 있을 만큼 미미한 값을 가지는 신호를 일컫는다. 호흡 신호, ECG 등은 주기 신호에 가까우며, EEG, EMG 등은 복수의 과도 신호의 합에 가깝다(그림 3-3).

무작위 신호는 실제 바이오 신호 속의 예측 불가능한 여러 요인들에 의한 잡음이나 변화를 다루기 위해 사용되는 개념이다. 주사위를 굴리면 무작위적으로 1, 2, 3, 4, 5, 6 중 하나가 나오듯이, 신호를 측정할 때마다 나올 수 있는 모든 신호 함수들을 모은 모집합 내에서 무작위적으로 한 신호가 선택되어 나오는 것으로 해석하며, 이 과정을 무작위 과정이라 한다. 즉, 자연 속에는 무작위 과정이 존재하며, 그 하나의 측정값이 무작위 신호라고 보는 것이다. 이와 같은 접근법은 우리가 원인을 일일이 분리해서 분석하기 어려운 현상에 대해 평균, 자기상관계수 등의 통계치를 기반으로 어느 정도 현상적인 분석을 가능하게 해 준다.

02 아날로그 선형 필터

필터는 바이오 신호를 분석하는 과정에서 매우 중요한 역할을 수행한다. 바이오 신호는 인간이 설계한 장치에서 발생한 신호가 아닌 생체 내의 현상을 임상 환경이나 실험실에서 측정한 것이므로, 통신 등의 분야와 비교해 예측할 수 없는 잡음이나 신호 편중(bias)과 같은 방해가 일어날 가능성이 더 높기 때문이다. 이러한 방해는 우리가 관심을 가지는 신호를 숨기거나 왜곡할 수 있어 적절한 필터링을 통해 제거할 필요가 있다(그림 3-4). 이 중 선형성과 시간불변성을 만족하는 필터의 경우, 입력 신호와 출력 신호를 복수의 부분 신호의 합으로 표현하여 각 부분 신호를 분석한 후 다시 중첩하는 형식으로 분석할 수 있다. 이러한 방법론 중에는 임펄스 응답, 주파수 응답, 웨이블릿 변환 등이 포함되는데, 이들은 신호 처리의 근간이 된다고 해도 무방할 정도로 강력한 도구이므로 선형 시간불변 시스템의 성질에 대하여 숙지할 필요가 있다.

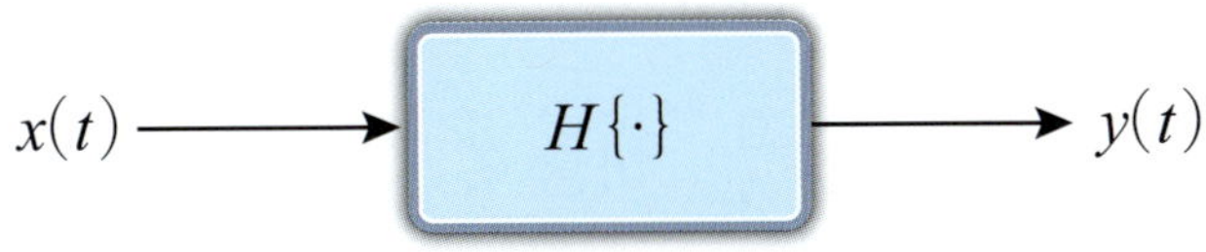

그림 3-4. **신호처리 시스템의 입력과 출력**

- **선형성**: 입력 신호 x와 출력 신호 y에 대해 다음 성질을 만족하는 신호 처리 시스템을 선형 시스템이라고 한다.
  - **가법성**: 시스템 H에 $x_1(t)$을 입력했을 때 출력이 $H\{x_1(t)\} = y_1(t)$, $x_2(t)$을 입력했을 때 출력이 $H\{x_2(t)\} = y_2$일 때, $H\{x_1(t) + x_2(t)\} = y_1(t) + y_2(t)$이다.
  - **동질성**: 시스템 H에 x를 입력했을 때 출력이 $H\{x(t)\} = y(t)$일 때, 임의의 실수 c에 대해 $H\{cx(t)\} = cy(t)$이다.

- **시간불변성**: 수식으로 표현하면 $H\{x(t)\} = y(t) \Rightarrow H\{x(t-d)\} = y(t-d)$이며, 이는 입력 $x(t)$를 임의의 시간 $|d|$만큼 지연하거나 (양의 d값) 앞당겼을 때 (음의 d값) 출력 또한 다른 변화 없이 입력만큼 지연 혹은 앞당겨지는 시스템을 말한다.

현실에 존재하는 선형 시간불변 시스템 중 대부분은 입력과 출력 사이의 관계를 다음과 같은 선형 미분방정식으로 설명할 수 있으며,

$$y + a_1\frac{dy}{dt} + a_2\frac{d^2y}{dt^2} + \cdots = b_0x + b_1\frac{dx}{dt} + b_2\frac{d^2x}{dt^2} + \cdots \qquad (3.3)$$

따라서 선형 시스템 혹은 선형 필터는 미적분학의 정리와 개념을 사용해 복잡한 구조도 대수적으로 혹은 도식적으로 분석할 수 있는 편의성을 보유하고 있다. 이 장에서는 선형 필터의 입출력 사이의 기본적인 관계에서 시작하여, 선형 필터를 분석할 때 매우 유용한 푸리에 해석

에 대해 간략하게 소개하고, 바이오 신호 처리에서 자주 쓰이는 대표적인 선형 필터의 예시를 소개한다.

1) 임펄스 응답과 합성곱

선형 시간불변 시스템의 장점은 입력 신호를 여러 조각으로 나눈 후 개별 조각이 만들어내는 출력을 중첩하여 출력 신호에 대한 수식을 얻을 수 있다는 것이다. 먼저, 너비가 $\Delta\tau$이고 아래 면적이 1인 사각 펄스 함수 $\delta_{\Delta\tau}(t)$를 다음과 같이 정의하면,

$$\delta_{\Delta\tau}(t) = \begin{cases} \dfrac{1}{\Delta\tau} & |t| < \dfrac{\Delta\tau}{2} \\ \dfrac{1}{2\Delta\tau} & |t| = \dfrac{\Delta\tau}{2} \\ 0 & |t| > \dfrac{\Delta\tau}{2} \end{cases} \tag{3.4}$$

입력 신호 $x(t)$는 그림 3-5에 표현된 것처럼 다음과 같이 펄스들의 중첩인 $x_{\Delta\tau}(t)$로 근사할 수 있으며, 펄스폭이 0에 한없이 가까워지면 $\delta_{\Delta\tau}(t)$은 시간의 디랙 델타 함수 혹은 임펄스 $\delta(t)$가 되어 $x_{\Delta\tau}(t)$의 극한값은 $x(t)$이다.

$$x_{\Delta\tau}(t) = \sum_{n=-\infty}^{\infty} x(\tau_n)\delta_{\Delta\tau}(t-\tau_n)\Delta\tau,\ \tau_n = n_{\Delta\tau}, \tag{3.5}$$

$$x_{\Delta\tau}(t) = \int_{-\infty}^{\infty} x(\tau)\delta(t-\tau)d\tau = x(t).$$

이때, 사각 펄스 $\delta_{\Delta\tau}(t)$를 선형 시간불변 시스템 H에 입력했을 때의 출력을 펄스 응답이라고

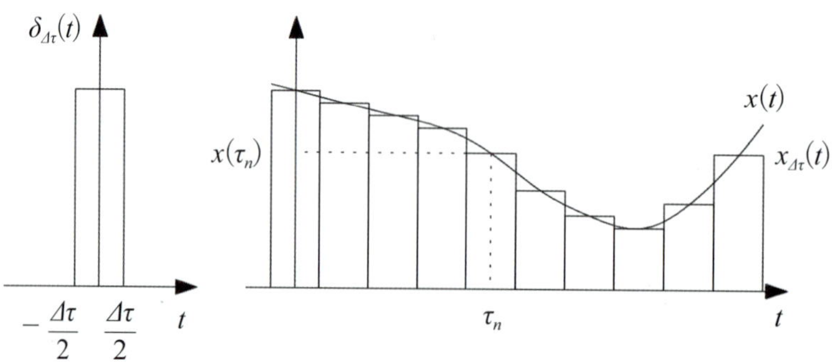

그림 3-5. **펄스 함수(왼쪽)와 시간 지연된 후 크기 변화된 펄스들의 선형 조합으로 근사한 임의의 함수(오른쪽).**

이름 붙이고 $H\{\delta_{\Delta\tau}(t)\} = h_{\Delta\tau}(t)$로 표기하자. 그러면, $x_{\Delta\tau}(t)$를 H에 입력했을 때의 출력은 선형 시간 불변 시스템의 중첩의 원리에 따라

$$y_{\Delta\tau}(t) = \sum_{n=-\infty}^{\infty} x(\tau_n)h_{\Delta\tau}(t - \tau_n)\Delta\tau \tag{3.6}$$

와 같이 적을 수 있으며, $\Delta\tau \to 0$에서 좌변의 극한값은 출력 신호이고, 우변은 적분의 정의에 부합하므로,

$$y(t) = \int_{-\infty}^{\infty} x(\tau)h(t - \tau)d\tau = (x * h)(t), \qquad h(t) = h_{\Delta\tau}(t) \tag{3.7}$$

이다. 여기서 $h(t)$를 임펄스 응답(impulse response)이라고 하며, 선형 시간불변 시스템의 출력은 입력과 임펄스 응답의 합성곱(convolution)의 형태가 됨을 알 수 있다. 합성곱에 대해서는 교환 법칙이 성립한다.

$$(x * h)(t) = \int_{-\infty}^{\infty} x(\tau)h(t - \tau)d\tau = (h * x)(t) = \int_{-\infty}^{\infty} h(\tau)x(t - \tau)d\tau \tag{3.8}$$

2) 푸리에 해석

19세기 초엽, 프랑스의 수학자 조제프 푸리에(Jean-Baptiste Joseph Fourier)는 함수 분석에 있어 매우 중요한 이론을 세웠다. 당대에 이 이론은 고체 물질 안에서 열전도를 설명하기 위해 사용되었으나, 점차 쓰임이 확장되었으며, 오늘날 푸리에의 발견은 어떤 복잡한 파형이라도 단순한 삼각함수의 합으로 표현하는 방법을 제공하여 수학, 물리학, 공학의 다양한 분야에서 막대한 비중을 차지하고 있다. 특히, 신호 처리 분야에서 푸리에의 이론은 필수적인 존재라고 할 수 있다.

- **푸리에 급수**: 푸리에의 이론에 따르면, 모든 주기함수는 한 주기 안에서 정확히 정수배 진동하는 사인함수와 코사인함수의 합으로 표현할 수 있다. 예를 들어, 그림 3-6에 표시된 사각파 신호의 경우, 다음과 같은 사인함수의 합으로 표현할 수 있다.

$$x(t) = \begin{cases} 1, & 0 < t < \dfrac{T}{2}, \\ -1, & -\dfrac{T}{2} < t < 0, \end{cases} \qquad x(t) = x(t + T) \tag{3.9}$$

$$x(t) = \frac{4}{\pi}\sin\frac{2\pi}{T}t + \frac{4}{3\pi}\sin\frac{6\pi}{T}t + \frac{4}{5\pi}\sin\frac{10\pi}{T}t + \frac{4}{7\pi}\sin\frac{14\pi}{T}t \cdots \tag{3.10}$$

여기서, 각 성분의 계수는 빠르게 진동하는 성분일수록 작아지므로, 첫 N개 성분을 더하면 $x(t)$의 근사함수를 얻을 수 있다. 아래 그림처럼 N이 증가할수록 근사값은 참값에 수렴하며, 특히 날카로운 모서리 부분이 선명하게 나타나게 된다. 이러한 무한급수를 푸리에 급수(Fourier series)라고 한다.

일반적인 주기신호에 대해, 푸리에 급수는

$$x(t) = a_0 + \sum_{k=1}^{\infty}(a_k\cos\omega_k t + b_k\sin\omega_k t), \qquad \omega_k = \frac{2k\pi}{T} \tag{3.11}$$

로 표현할 수 있으며, ω_n은 각진동수 혹은 각주파수라 부른다. 편의상 이 장에서는 ω를 주파수로 약칭하기로 한다. 여기서 계수들은 삼각함수의 성질을 이용해 계산할 수 있다. 한 주기 T 안에서 정수 번 진동하는 모든 삼각함수 중에서 한 삼각함수와 다른 삼각함수를 곱해서 0에서 T까지 적분하면 0이 되며, 이를 두고 두 함수가 직교한다고 한다. 반면, 같은 삼각함수를 제곱해서 적분하면 $\frac{T}{2}$가 나온다.

$$\int_{-\frac{T}{2}}^{\frac{T}{2}}\cos\omega_k t\cos\omega_l t\,dt = \int_{-\frac{T}{2}}^{\frac{T}{2}}\sin\omega_k t\sin\omega_l t\,dt = \begin{cases}\frac{T}{2}, & k = l\\ 0, & k \neq l\end{cases} \tag{3.12}$$

$$\int_{-\frac{T}{2}}^{\frac{T}{2}}\cos\omega_k t\sin\omega_l t\,dt = 0$$

따라서,

$$\begin{aligned} a_k &= \frac{2}{T}\int_{-\frac{T}{2}}^{\frac{T}{2}}x(t)\cos\omega_k t\,dt \\ b_k &= \frac{2}{T}\int_{-\frac{T}{2}}^{\frac{T}{2}}x(t)\sin\omega_k t\,dt \end{aligned} \tag{3.13}$$

와 같이 계수를 구할 수 있다.

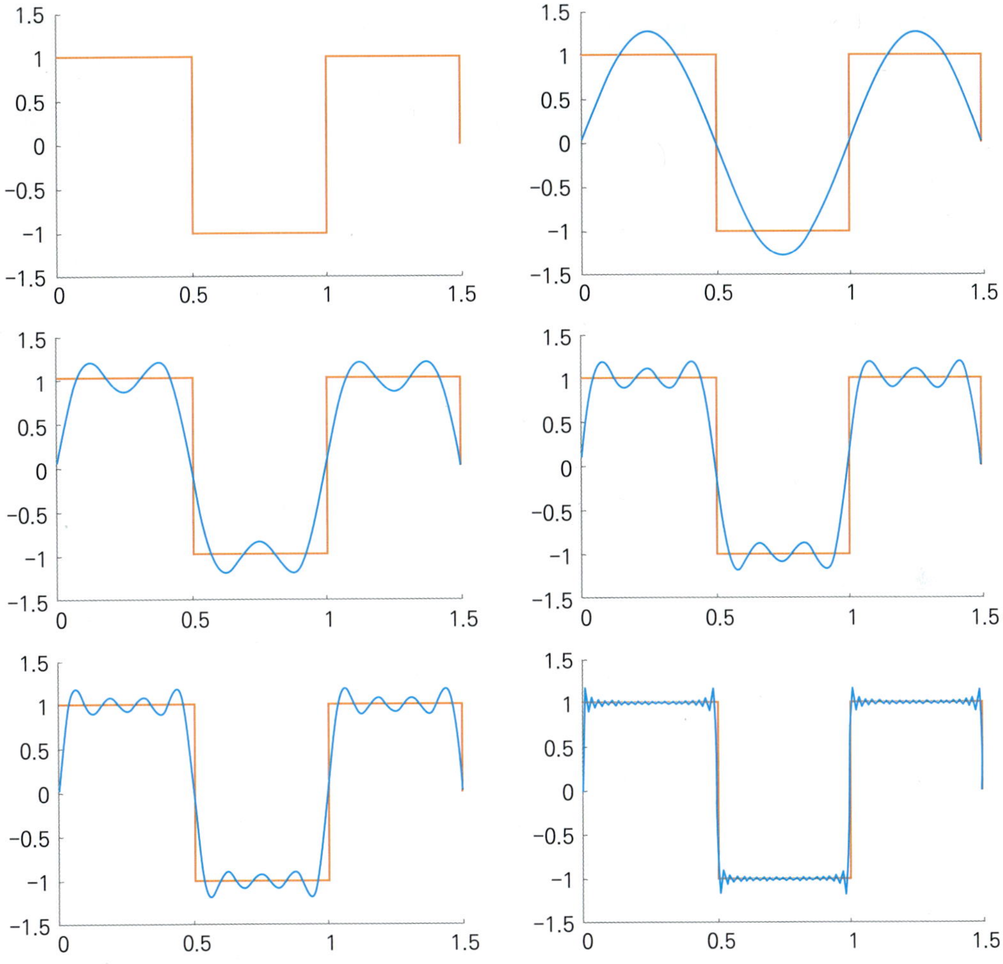

그림 3-6. **푸리에 급수의 부분합과 원본 함수의 비교.** 부분합에 포함되는 항의 개수가 증가할수록 원본 함수에 가까워지는 것을 볼 수 있다.

• **복소지수함수 푸리에 급수**: 푸리에 급수를 코사인과 사인이 분리된 형태가 아닌 한 주파수가 한 성분으로 통합된 형태로 표현하기 위해 복소지수함수(complex exponential)를 사용할 수 있다. 오일러 공식에서,

$$e^{j\theta} = \cos\theta + j\sin\theta,$$

$$\cos\theta = \frac{e^{j\theta} + e^{-j\theta}}{2}, \quad \sin\theta = \frac{e^{j\theta} - e^{-j\theta}}{2j} \tag{3.14}$$

이므로, $x(t)$는 삼각함수 대신 복소지수함수 푸리에 급수로 나타낼 수 있으며,

$$x(t) = \sum_{k=-\infty}^{\infty} c_k e^{j\omega_k t}, \qquad \omega_k = \frac{2k\pi}{T}, \tag{3.15}$$

삼각함수와 마찬가지로 주기 T 동안 정수 번 진동하는 복소지수함수 또한 다른 정수 번 진동하는 복소지수함수와 직교하므로, 복소 계수 c_k는 아래와 같이 구할 수 있다.

$$c_k = \frac{1}{T}\int_{-\frac{T}{2}}^{\frac{T}{2}} x(t)e^{-j\omega_k t}\, dt. \tag{3.16}$$

이 복소수 계수는 $e^{j\omega_k t}$ 성분의 진폭과 위상에 대한 정보를 포함한다. 또한, c_k가 복소수인 만큼, 실수 주기 신호에 국한하지 않고 복소수 주기 신호 $x(t)$ 또한 푸리에 급수로 나타낼 수 있다.

- **푸리에 변환**: 이러한 분석법은 주기함수가 아닌 일반적인 함수로 확장될 수 있다. 이를 위하여 주기가 무한히 길어지고 있는 상태인 $T \rightarrow \infty$를 생각해 보자. 먼저, (3.15)를 변형하면,

$$x(t) = \frac{1}{2\pi}\sum_{k=-\infty}^{\infty} c_k T e^{j\omega_k t}\Delta\omega, \qquad \Delta\omega = \frac{2\pi}{T} = \omega_{k+1} - \omega_k \tag{3.17}$$

이고, $T \rightarrow \infty$일때의 극한값을 구하면 ω_k은 연속변수 ω로, $c_k T$는 연속함수 $X(j\omega)$로, 무한급수는 무한적분으로 변하며, 다음과 같은 푸리에 역변환(inverse Fourier transform)을 얻게 되며,

$$x(t) = \frac{1}{2\pi}\int_{-\infty}^{\infty} X(j\omega)e^{j\omega t}\, d\omega, \tag{3.18}$$

마찬가지로, (3.16)을 다음과 같이 변형하고

$$c_k T = \int_{-\frac{T}{2}}^{\frac{T}{2}} x(t)\, e^{-j\omega_k t}\, dt, \tag{3.19}$$

$T \rightarrow \infty$를 가정하면 아래의 푸리에 변환(Fourier transform)을 정의하는 식이 된다.

$$X(j\omega) = \int_{-\infty}^{\infty} x(t)\, e^{-j\omega t}\, dt \tag{3.20}$$

(3.17)은 주기함수 $x(t)$를 진폭이 $\dfrac{c_k T\Delta\omega}{2\pi}$인 무수히 많은 복소지수함수의 합으로 표현하고 있으므로, 푸리에 역변환(3.18)도 진폭이 $X(j\omega)$에 비례하며 무한히 촘촘한 주파수 간격의 복소지수함수들을 중첩해 비주기함수를 포함한 일반적인 함수 $x(t)$를 구성하는 것으로 이해할 수 있다.

예제 1 $x(t) = 1$의 푸리에 변환은 $X(j\omega) = 2\pi\delta(\omega)$이다. $x(t) = \cos\omega_0 t$의 푸리에 변환을 구하시오.

풀 이

$$\begin{aligned} X(j\omega) &= \int_{-\infty}^{\infty} x(t)\, e^{-j\omega t}\, dt \\ &= \int_{-\infty}^{\infty} \cos\omega_0 t\, e^{-j\omega t}\, dt \\ &= \int_{-\infty}^{\infty} \frac{e^{j\omega_0 t} + e^{-j\omega_0 t}}{2}\, e^{-j\omega t}\, dt \\ &= \frac{1}{2}\int_{-\infty}^{\infty} [e^{-j(\omega-\omega_0)t} + e^{-j(\omega+\omega_0)t}]dt \\ &= \pi\delta(\omega-\omega_0) + \pi\delta(\omega+\omega_0). \end{aligned}$$

3) 주파수 응답

푸리에 분석이 신호 처리에서 중요한 이유는 푸리에 변환 시 합성곱이 곱셈으로 변하기 때문이다. 입출력의 관계식이 다음 합성곱으로 정의되는 선형 시스템의 경우,

$$y(t) = \int_{-\infty}^{\infty} x(\tau)h(t-\tau)d\tau \tag{3.21}$$

양변을 푸리에 변환하면,

$$\begin{aligned} Y(j\omega) &= \int_{-\infty}^{\infty}\left[\int_{-\infty}^{\infty} x(\tau)h(t-\tau)d\tau\right]e^{-j\omega t}\,dt \\ &= \int_{-\infty}^{\infty}\int_{-\infty}^{\infty} x(\tau)e^{-j\omega\tau}h(t-\tau)\,e^{-j\omega(t-\tau)}\,d\tau\, dt \\ &= \int_{-\infty}^{\infty} x(\tau)e^{-j\omega\tau}\left[\int_{-\infty}^{\infty} h(t-\tau)\,e^{-j\omega(t-\tau)}\,dt\right]d\tau \\ &= \int_{-\infty}^{\infty} x(\tau)e^{-j\omega\tau}\left[\int_{-\infty}^{\infty} h(\upsilon)\,e^{-j\omega\upsilon}\,d\upsilon\right]d\tau, \qquad \upsilon = t-\tau \\ &= \left[\int_{-\infty}^{\infty} h(\upsilon)e^{-j\omega\upsilon}d\upsilon\right]\left[\int_{-\infty}^{\infty} x(\tau)\,e^{-j\omega\tau}\,d\tau\right] \\ &= H(j\omega)X(j\omega). \end{aligned} \tag{3.22}$$

와 같이, 출력 신호의 푸리에 변환은 입력 신호의 푸리에 변환과 임펄스 응답의 푸리에 변환의 곱으로 표현되며, 임펄스 응답의 푸리에 변환 $H(j\omega)$을 시스템의 주파수 응답(frequency response)이라고 부른다.

특히, 입력 신호와 출력 신호 사이의 관계를 선형 미분방정식으로 표현할 수 있는 시스템의 경우, 방정식의 양변을 푸리에 변환할 시 미분 연산이 단순히 $j\omega$를 곱하는 것에 대응되는 것을 이용할 수 있다.

$$\frac{dx(t)}{dt} = \frac{1}{2\pi}\int_{-\infty}^{\infty} j\omega X(j\omega)\, e^{j\omega t}\, d\omega \tag{3.23}$$

따라서, 주파수 영역에서는 미분방정식을 푸는 과정 없이 바로 원하는 시스템을 표현할 수 있게 된다. 일반적으로,

$$y + \sum_{n=1}^{M} a_n \frac{d^n y}{dt^n} = \sum_{n=0}^{N} b_n \frac{d^n x}{dt^n} \tag{3.24}$$

와 같은 미분방정식으로 표현되는 시스템의 경우, 주파수 응답은

$$H(j\omega) = \frac{Y(j\omega)}{X(j\omega)} = \frac{\sum_{n=0}^{N} b_n (j\omega)^n}{1 + \sum_{n=1}^{M} a_n (j\omega)^n} \tag{3.25}$$

와 같이 $j\omega$에 대한 유리식으로 표현할 수 있다.

푸리에 변환은 합성곱을 곱셈으로, 미분을 상수곱으로 단순화하여 복잡한 신호 처리 시스템 분석의 편의성을 높여줄 뿐만 아니라, 단일 주파수 입력 신호에 시스템이 어떻게 작용하는지도 직관적으로 알려준다.

만일 $x(t) = Ae^{j\omega_0 t}$의 단일 주파수 신호를 시스템에 입력한다면, 출력은

$$y(t) = \int_{-\infty}^{\infty} h(\tau) A e^{j\omega_0 (t-\tau)}\, d\tau = Ae^{j\omega_0 t}\int_{-\infty}^{\infty} h(\tau) e^{-j\omega_0 \tau}\, d\tau = Ae^{j\omega_0 t}\cdot H(j\omega_0) \tag{3.26}$$

와 같이 입력 신호에 복소상수 $H(j\omega_0)$이 곱해진 형태로 나타난다. 이러한 이유에 의해 $H(j\omega)$에 주파수 응답이라는 명칭을 붙인다.

여기서부터는 소개한 이론을 바탕으로 아날로그 선형 필터의 종류와 원리에 대해 소개하고, 바이오 신호 처리에서 어떤 역할을 하는지 알아본다.

4) 아날로그 선형 필터의 실제

현대 디지털 회로의 발전에도 불구하고 아날로그 필터는 여전히 바이오 신호 처리에서 중요한 부분을 차지하고 있다. 아날로그-디지털 변환기의 입력 포트 또한 아날로그 기술로 설계되었으므로 수 GHz를 넘는 고속 샘플링 장비는 측정 가능한 전위차의 범위가 제한되어 있는 경우가 빈번하기 때문이다. 원하는 바이오 신호가 메모리에 제대로 기록되지 않는 대표적인 시나리오는 두 가지가 있다. 하나는 특정 주파수역대에 집중된 강한 잡음이 간섭하여 많은 샘플이 오염되는 경우이고, 다른 하나는 생체 내의 모종의 현상으로 인해 영점이 크게 변해 신호 전체가 측정 가능 범위 밖으로 옮겨지는 경우다(그림 3-7).

이를 방지하기 위해 바이오 신호의 디지털 변환 전 단계에서 아날로그 필터가 사용된다. 실제로 사용되는 아날로그 필터는 대개 저주파 통과 필터(low pass filter), 고주파 통과 필터(high pass filter), 대역 통과 필터(band pass filter), 대역 저지 필터(band stop filter)로 분류할 수 있다(그림 3-8).

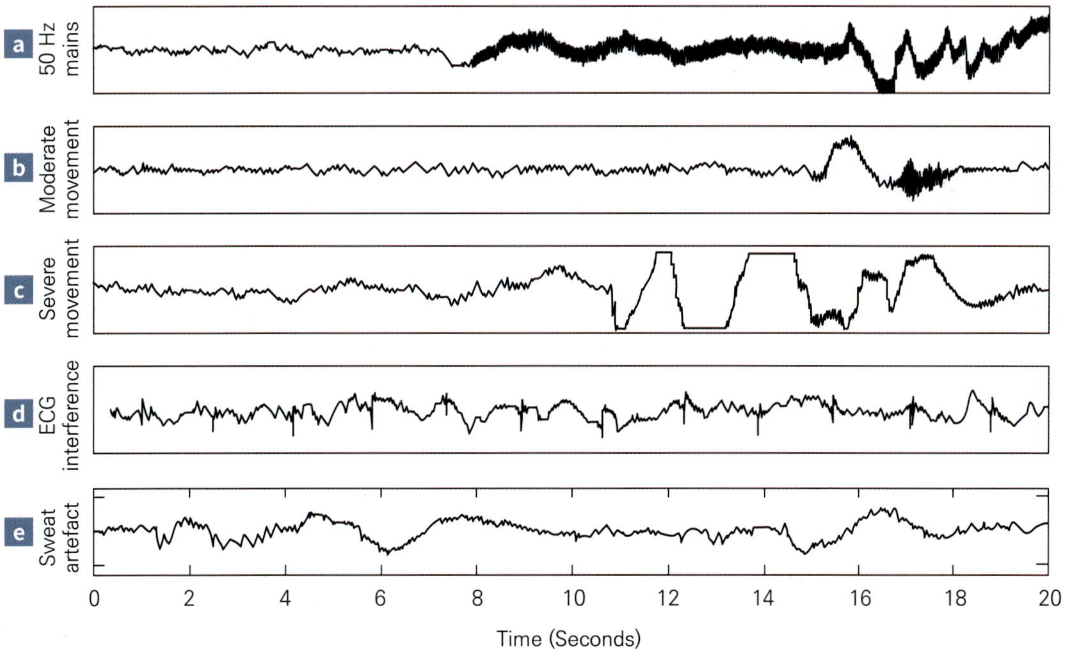

그림 3-7. EEG에서 흔히 나타나는 아티팩트의 대표적인 예. (a) 50 Hz 전원 간섭은 EEG에 50 Hz 전원 파형이 겹쳐 신호가 두꺼워진 것처럼 보인다. (b) 움직임은 EEG의 배경에 갑작스럽고 큰 변화를 일으키며, (c) 심한 움직임은 뇌파가 잘려 보일 수 있다. (d) 심전도(ECG) 간섭은 심전도의 맥박이 EEG에 중첩되어 뇌파가 맥동하는 것처럼 나타난다. (e) 발한으로 인한 아티팩트는 EEG의 영점이 천천히 이동하는 현상으로 나타난다.

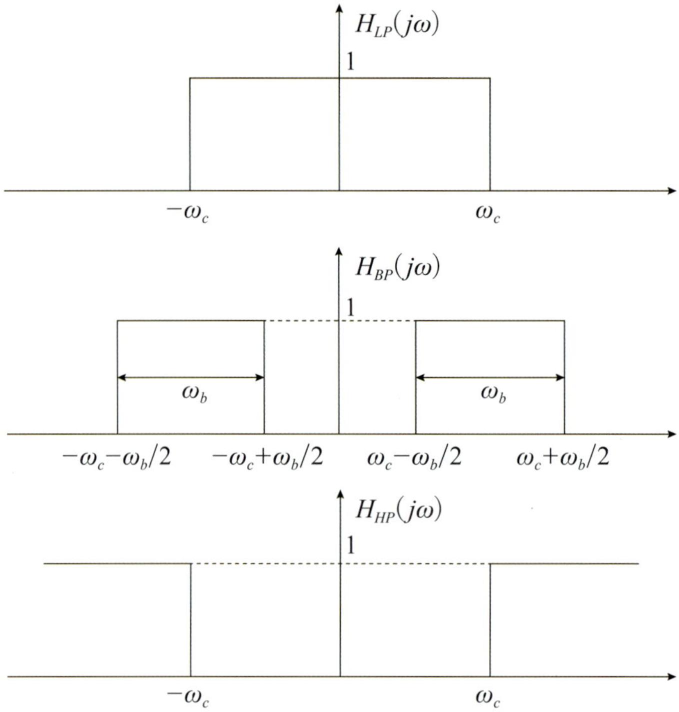

그림 3-8. ω_c이하의 주파수를 통과하는 이상적인 저주파 통과 필터, ω_c를 중심으로 ω_b만큼의 너비를 통과하는 이상적인 대역 통과 필터, ω_c 이상의 주파수를 통과하는 고주파 통과 필터의 주파수 응답 그래프

이상적인 저주파 통과 필터는 차단 주파수(cutoff frequency) ω_c를 경계로 주파수가 낮은 대역을 완전히 통과하며, 주파수가 높은 대역을 완전히 차단한다. 따라서, 이상적인 저주파 필터의 주파수 응답은

$$H_{LP}(j\omega) = \begin{cases} 1 & |\omega| < \omega_c \\ 0 & |\omega| > \omega_c \end{cases} \tag{3.27}$$

로 표현할 수 있으며, 이를 푸리에 역변환하여 시간 영역으로 이동하면,

$$h_{LP}(t) = \begin{cases} \dfrac{\omega_c}{\pi} & t = 0 \\ \dfrac{\sin \omega_c t}{\pi t} & t \neq 0 \end{cases} \tag{3.28}$$

와 같이 음의 시간과 양의 시간으로 무한히 퍼지는 형태이다. 그러나 실제 아날로그 필터는 미래의 신호를 예측할 수 없으며, 위의 임펄스 응답을 가지는 필터는 유한 차수의 선형 미분방정식으로 정의할 수 없으므로, 이상적인 필터는 실제 전기회로 설계로는 구현할 수 없다.

현실에서 구현할 수 있는 아날로그 저주파 필터의 가장 기본적인 형태인 1차 저주파 통과 RC 필터는 그림 3-9와 같으며,

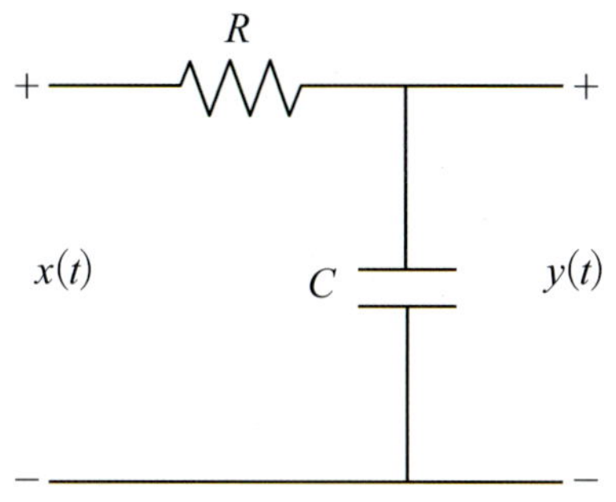

그림 3-9. 1차 저주파 통과 RC 필터의 회로도.

축전기의 임피던스 $\frac{1}{j\omega C}$와 저항 R을 고려하면 필터의 주파수 응답은

$$H(j\omega) = \frac{1}{j\omega RC + 1} \tag{3.29}$$

이며, 그 크기는 저주파에서 1에 수렴하고 고주파에서 주파수에 반비례한다. 두 영역을 구분하는 기점인 차단 주파수 ω_c는 주파수 응답의 크기가 $\frac{1}{\sqrt{2}}$ 혹은 약 3 dB가 되는

$$\omega_c = \frac{1}{RC} \tag{3.30}$$

으로 정의한다. 1차 저주파 RC 필터의 저항과 축전기의 위치를 바꾸면, 주파수 응답이 역수가 되어 1차 고주파 RC 필터가 된다(그림 3-10).

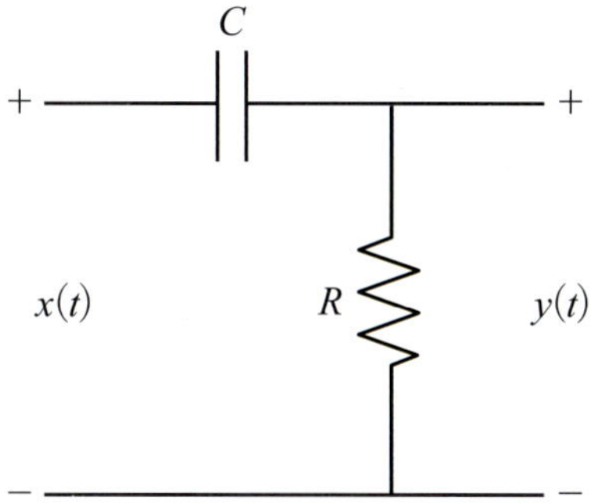

그림 3-10. 1차 고주파 통과 RC 필터의 회로도

$$H(j\omega) = \frac{j\omega RC}{j\omega RC + 1} \quad (3.31)$$

이러한 필터는 축전기의 고주파를 잘 통과하고 저주파를 잘 통과하지 않는 성질을 이용해 설계된다. 이와 같은 필터는 별도의 전원을 필요로 하지 않는 수동 필터(passive filter)지만, 더 복잡한 필터 디자인에서는 연산증폭기를 이용해 입력과 출력 사이를 분리하고, 경우에 따라 신호를 증폭하여 통과역대에서 입력보다 출력의 진폭이 커질 수 있도록 능동 필터(active filter)의 형태로 설계할 수 있다(그림 3-11).

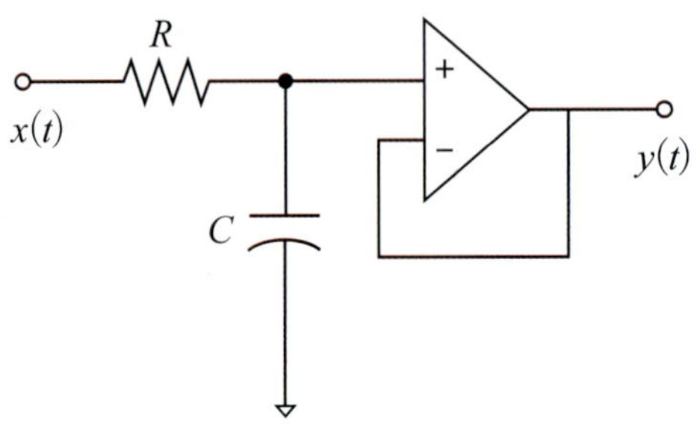

그림 3-11. **연산 증폭기를 사용한 1차 저주파 통과 RC 필터**

실제 아날로그 신호 처리에서는 여러 개의 전기회로 요소를 사용하여 보다 우수한 주파수 응답 특성을 보이는 필터를 설계해 사용한다. 대표적으로 쓰이는 네 가지 유형의 필터와 그 주파수 응답의 크기 $G(j\omega) = |H(j\omega)|$는 아래와 같다(그림 3-12). 여기서는 차단 주파수가 ω_c인 저주파 통과 필터를 소개하지만, $\frac{\omega}{\omega_c}$를 $\frac{\omega_c}{\omega}$로 치환하는 간단한 수식 조작을 통해 고주파 통과로 응용할 수 있다.

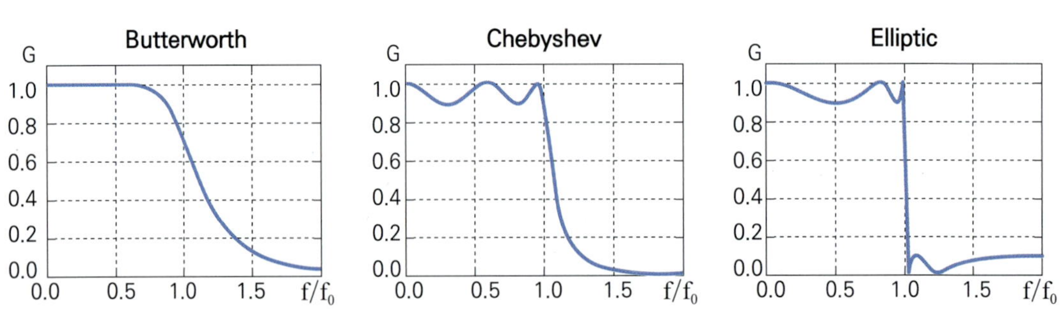

그림 3-12. **버터워스 필터, 체비쇼프 1종 필터, 타원 필터의 주파수 응답의 크기 비교**

• **버터워스 필터**(Butterworth Filter): 통과대역과 차단대역이 평평하고 신호의 뭉개짐(분산)이 적으나, 차단 진동수 전후의 차단특성은 둔한 편이다. 주파수 응답의 크기는

$$G(j\omega) = \frac{1}{\sqrt{1 + \left(\frac{\omega}{\omega_c}\right)^{2n}}} \tag{3.32}$$

이며, n은 필터의 차수이다.

• **체비쇼프 제1종 필터**(Chebyshev Type I Filter): 통과대역 끝의 차단특성이 날카로우나 통과대역에 물결과 같은 변화폭이 있으며, 차단대역 끝의 차단 특성은 무딘 편이며 통과대역 끝에서 비교적 큰 분산이 있다. 주파수 응답의 크기는

$$G(j\omega) = \frac{1}{\sqrt{1 + \varepsilon^2 T_n^2\left(\frac{\omega}{\omega_c}\right)}}, \quad T_n\,(cos\,\theta) = cos\,n\theta \tag{3.33}$$

이며, T_n은 체비쇼프 다항식, 상수 ε은 통과대역의 물결도(ripple factor)이다.

• **체비쇼프 제2종 필터**(Chebyshev Type II Filter): 차단대역 끝의 차단특성이 날카로우나 차단대역에 물결과 같은 변화폭이 있으며, 통과대역 끝의 차단특성은 무딘 편이며 차단 주파수 주변에서 비교적 큰 분산이 있다. 주파수 응답의 크기는

$$G(j\omega) = \sqrt{\frac{\varepsilon^2 T_n^2\left(\frac{\omega}{\omega_c}\right)}{1 + \varepsilon^2 T_n^2\left(\frac{\omega}{\omega_c}\right)}} \tag{3.34}$$

이며, 상수 ε은 차단대역의 물결도(ripple factor)이다.

• **타원 필터**(Elliptic Filter): 차단특성이 매우 날카롭지만, 차단대역과 통과대역에 물결과 같은 변화폭이 있으며, 차단 주파수 주변에서 상당히 큰 분산이 있다. 주파수 응답의 크기는

$$G(j\omega) = \frac{1}{\sqrt{1+ \varepsilon^2 R_n^2\left(\xi, \frac{\omega}{\omega_c}\right)}} \tag{3.35}$$

이며, R_n은 타원 유리식이고, ε은 물결도(ripple factor), $\xi \geq 1$은 선택도(selectivity factor)라 칭한다. 통과대역의 물결의 크기는 물결도에 의해 결정되며, 차단대역의 물결의 크기는 물결도와 선택도에 의해 결정된다.

이러한 아날로그 필터를 활용하여 바이오 신호를 정제할 수 있는 구체적인 방법을 다음 MATLAB® 코드와 출력한 그림 3-13의 예시를 통해 소개한다.

```
fs = 1000; % 샘플링 빈도(kHz) = 1/Ts
fc1 = 0.25; % 저주파 통과 필터 차단 주파수 (kHz) = omega_c1/2*pi
fc2 = 4; % 고주파 통과 필터 차단 주파수 (kHz) = omega_c1/2*pi

T = 100; % 총 측정 시간
N = fs*T; % 총 샘플수
t = (0:N-1)/fs; % 시간축

% 입력 신호
x = sin(2*pi*0.1*t)+0.1*sin(2*pi*10*t);

% 체비쇼프 1종 저주파 통과 필터
[b,a] = cheby1(2,0.01,fc1/(fs/2),'low');
y1 = filter(b,a,x);

% 체비쇼프 1종 고주파 통과 필터
[b,a] = cheby1(2,0.01,fc2/(fs/2),'high');
y2 = filter(b,a,x);

 % 그래프 생성
figure(1);
plot(t-0.9*T,x,t-0.9*T,y1,t-0.9*T,y2);
xlim([0,10]);
xlabel('시간(ms)')
ylabel('신호값(V)')
legend('입력','저주파 통과 출력',...
'고주파 통과 출력','location','northeast')
```

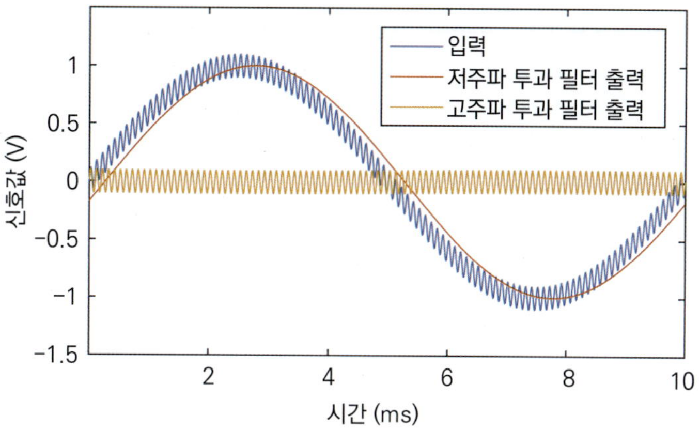

그림 3-13. **저주파 성분과 고주파 성분의 중첩으로 이루어진 입력에 체비쇼프 1종 저주파 통과 필터, 고주파 통과 필터를 각각 적용하여 얻은 출력의 비교**

실제 바이오 신호를 수득하고 디지털화하기 전에 전처리하는 과정에서, 상황에 따라 저주파 성분과 고주파 성분은 다음과 같이 그 요인이 다를 수 있다.

a) 저주파 성분이 측정하고자 하는 바이오 신호이며, 고주파 성분은 잡음이다.
b) 고주파 성분이 측정하고자 하는 바이오 신호이며, 저주파 성분은 배경의 출렁임이다.

만약 a)의 경우라면, 저주파 통과 필터를 적용해 빠르게 떨리는 잡음을 걸러내야 하며, b)의 경우라면 고주파 통과 필터를 적용해 배경의 출렁임을 제거하여 신호가 측정 가능 범위를 벗어나는 것을 막아야 한다. 또한, 바이오 신호가 존재하는 대역에 매우 날카로운 피크(매우 일정한 주파수)로 노이즈가 존재할 경우, 대역 차단 필터를 사용하는 것도 고려해 볼 수 있다.

03 디지털 선형 필터

과거에는 아날로그 필터가 신호 처리의 가장 주된 방법이었으나, 디지털 소자 및 집적회로의 발달로 인해 복잡 시스템 설계의 편의성, 다양한 환경에서의 안정도, 복제와 수정의 유연성 등의 면에서 압도적으로 우월한 디지털 필터에게 그 자리를 내어주게 되었다. 현대 신호 처리의 가장 핵심적인 부분을 차지하는 디지털 선형 필터는 (3.1)과 같이 아날로그 신호를 이산시간으로 샘플링한 후 컴퓨터 연산을 기반으로 신호를 처리할 때 사용한다.

이산시간 선형 시간불변 시스템은 다음과 같은 차분방정식으로 정의되며,

$$y + a_1 y[n-1] + a_2 y[n-2] + \cdots = b_0 x + b_1 x[n-1] + b_2 x[n-2] + \cdots \quad (3.36)$$

앞서 학습한 연속시간 선형 시간불변 시스템과 동일하게 입력을 여러 성분의 중첩으로 표현하면 출력은 각 성분으로 인한 출력의 중첩이 되는 성질을 가진다. 따라서 유사한 분석 방법이 유효하다.

1) 임펄스 응답과 합성곱

이산시간 선형 시간불변 시스템의 입력과 출력 사이의 관계는 연속시간 시스템의 경우와 비슷하지만 더욱 단순하다. 임펄스 함수를 다음과 같이 정의하고,

$$\delta[n] = \begin{cases} 1, & n = 0, \\ 0, & n \neq 0 \end{cases} \quad (3.37)$$

이 입력에 대한 이산시간 선형 시간불변 시스템 H의 출력 $H\{\delta[n]\} = h[n]$을 임펄스 응답이라고 하면,

$$x[n] = \sum_{m=-\infty}^{\infty} x[m]\delta[n-m] \,,$$
$$y[n] = \sum_{m=-\infty}^{\infty} x[m]h[n-m] = (x * h)[n] = (h * x)[n] \quad (3.38)$$

마찬가지로 출력은 입력과 임펄스 응답의 합성곱이 되는 것을 알 수 있다. 아날로그의 경우와 마찬가지로, 입력 신호 $x[n]$을 크기를 조절하고 시간을 지연한 임펄스 함수의 중첩으로 표현하면, 출력 신호는 개개의 임펄스에서 발생하는 임펄스 응답 $h[n-m]$의 중첩의 결과물이 되는 것이다.

2) 푸리에 해석

- **이산 푸리에 변환**: 연속시간 푸리에 변환은 자연계에 존재하는 아날로그 신호를 분석하기에 용이하지만, 실제 디지털 신호처리에서는 신호의 특정 구간을 샘플링하여 유한한 크기의 메모리에 저장하여 연산을 처리하게 된다. 그러므로, 실제 디지털 신호에 푸리에 해석을 적용하기 위해서는 유한한 이산시간 영역에서 정의된 수열을 푸리에 변환하여 유한한 이산 주파수 영역을 얻는 변환을 정의할 필요가 있다.

복소지수함수 푸리에 급수 (3.15)와 샘플링 (3.1)로 돌아가 생각해 보자. 할당된 메모리의 크기를 N이라 하면, 디지털 신호는 제한된 범위의 정수값 $n = 0, 1, 2, \cdots, N-1$에 대해서만 정의되므로, 주기 T를 갖는 임의의 연속시간 주기신호 $x(t)$를 $T_s = \dfrac{T}{N}$의 등간격으로 N번 샘플링한 것으로 보아도 무방하다. 이를 고려하여 (3.1)에 (3.15)를 대입하면,

$$x[n] = x(nT_s) = \sum_{k=-\infty}^{\infty} c_k e^{j\frac{2\pi k}{T}\cdot nTs} = \sum_{k=-\infty}^{\infty} c_k e^{j\frac{2\pi kn}{N}}, \quad n = 0, 1, 2, \cdots, N-1 \tag{3.39}$$

가 되는데, 여기서 $e^{j\frac{2\pi kn}{N}}$이 모든 $k + mN$(m은 정수)에 대해 동일한 값을 가진다는 것을 이용하면 무한급수를 유한급수로 정리하는 것이 가능하다. 즉, $k = 0, 1, 2, \cdots N-1$에 대해 $X[k] = \sum_{m=-\infty}^{\infty} c_{k+mN} N$으로 놓으면, 다음과 같이 이산 푸리에 역변환(inverse discrete Fourier transform)을 정의할 수 있다.

$$x[n] = \frac{1}{N}\sum_{k=0}^{N-1} X[k] e^{j\frac{2\pi kn}{N}}, \quad n = 0, 1, 2, \cdots, N-1 \tag{3.40}$$

유사한 논리를 (3.16)에 적용하면, 이산 푸리에 변환(discrete Fourier transform)의 식을 얻을 수 있다.

$$X[k] = \sum_{n=0}^{N-1} x[n] e^{-j\frac{2\pi kn}{N}}, \quad k = 0, 1, 2, \cdots, N-1 \tag{3.41}$$

이 식을 (3.1)과 (3.16)으로부터 유도하는 과정은 이 책의 범위에서 벗어나므로 생략한다.

이산 푸리에 변환의 정의에서, 시간 영역의 수열 $x[n]$과 주파수 영역의 수열 $X[k]$는 동일한 N의 길이를 가지며, 정변환과 역변환은 상수곱과 지수의 부호를 제외하고 동일한 형태를 가지는 대칭성을 확인할 수 있다.

선형대수학의 관점에서 이산 푸리에 변환은 모든 신호들을 포함하는 벡터 공간의 기저를 임펄스 함수의 집합에서 복소주기함수의 집합으로 변환하는 것이라고 볼 수 있다. 예를 들어, 길이 N인 이산시간 신호의 경우에는

$$\begin{bmatrix} 1 & 0 & \cdots & 0 \\ 0 & 1 & \cdots & 0 \\ \vdots & \vdots & \ddots & \vdots \\ 0 & 0 & \cdots & 1 \end{bmatrix}\begin{bmatrix} x[0] \\ x[1] \\ \vdots \\ x[N] \end{bmatrix} = \begin{bmatrix} 1 & 1 & \cdots & 1 \\ 1 & e^{j\frac{2\pi}{N}} & \cdots & e^{j\frac{2\pi(N-1)}{N}} \\ \vdots & \vdots & \ddots & \vdots \\ 1 & e^{j\frac{2\pi(N-1)}{N}} & \cdots & e^{j\frac{2\pi(N-1)^2}{N}} \end{bmatrix}\begin{bmatrix} x[0] \\ x[1] \\ \vdots \\ x[N] \end{bmatrix} \tag{3.42}$$

이며, 이는 서로 다른 두 임펄스 함수가 직교하며 서로 다른 두 복소주기함수도 직교하는 덕분이다. 이 책에서는 자세히 소개하지는 않지만, 실제로 이산 푸리에 변환을 계산할 때는 빠른 푸리에 변환(fast Fourier transform, FFT)을 이용한다. 이 알고리즘은 복소주기함수의 등비수열적 특성을 이용하여 매우 빠르고 효율적으로 이산 푸리에 변환을 계산한다.

- **샘플링 정리**: 이산시간 신호로 표현할 수 있는 최대 주파수는 2샘플당 1회이다. 이는 식(3.41)에서 N이 짝수일 때 $k = \frac{N}{2}$에 해당하며, 이보다 큰 k의 경우 $e^{j\frac{2\pi kn}{N}} = e^{-j\frac{2\pi(N-k)n}{N}}$이므로 음의 주파수에 해당하는 성분으로 볼 수 있다. 따라서, 샘플링으로 인해 정보가 손실되지 않는 최대 주파수는 샘플링 빈도의 절반인 $\frac{f_s}{2} = \frac{1}{2T_s}$ 이며 이에 대응되는 각 주파수는 $\omega_c = \frac{\pi}{T_s}$ 이다. 이보다 더 높은 주파수 성분이 신호에 포함된 경우, 에일리어싱(Aliasing; 위신호 현상)이 일어난다. 즉, 에일리어싱은 한 샘플당 반주기 이상을 진동하는 성분이 반주기 이하로 진동하는 성분으로 착각되는 현상을 말한다.

예를 들면, 연속시간 신호

$$x(t) = A\cos\left(\frac{\pi}{2T_s}t\right) - A\cos\left(\frac{3\pi}{2T_s}t\right) \tag{3.43}$$

를 T_s마다 샘플링한다면,

$$x[n] = x(nT_s) = A\cos\left(\frac{n\pi}{2}\right) - A\cos\left(\frac{3n\pi}{2}\right) = 0 \tag{3.44}$$

와 같이 $\frac{3\pi}{2T_s}$진동 성분이 $\frac{\pi}{2T_s}$로 내려와서 상쇄되는 것을 볼 수 있다(그림 3-14). 이와 같이 에일리어싱이 일어나면 기록 가능한 최대 진동수 $\frac{f_s}{2}$ 보다 낮은 진동수에 대한 정보마저 손상되므로, 반드시 디지털 샘플링 전에 에일리어싱 방지를 위해 아날로그 필터를 거쳐야 한다.

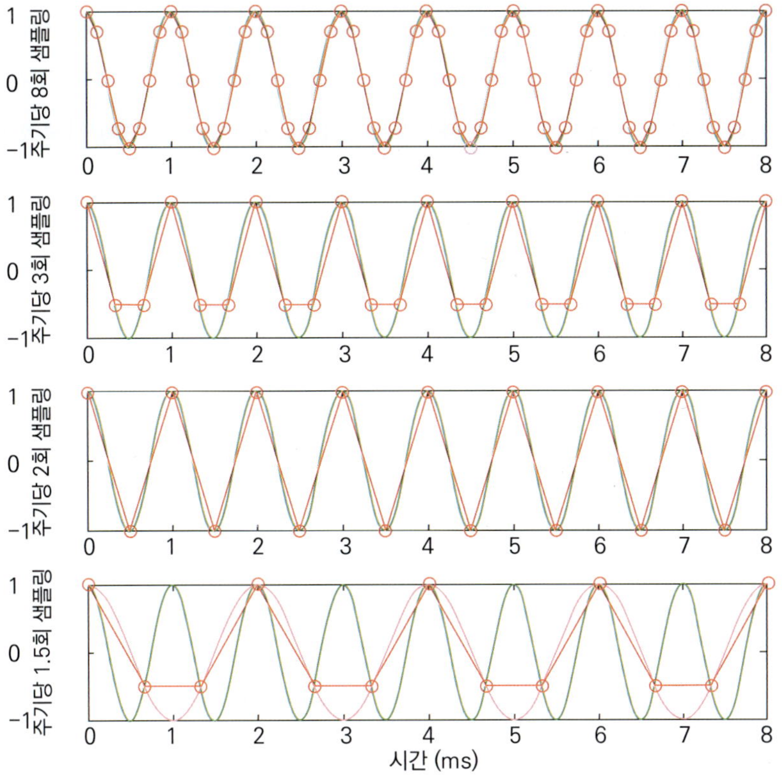

그림 3-14. 에일리어싱의 예. 주기당 2회 이상 샘플링하는 경우 기존 신호의 정보는 주파수 영역에서 보존된다. 주기당 2회 미만으로 샘플링하는 경우, 기존 신호의 정보는 보다 낮은 주파수의 신호와 구별할 수 없게 된다.

예제 2 아날로그 바이오신호 검출기는 500 kHz까지 검출해낼 수 있다. 이 바이오 신호의 정보를 손실하지 않고 기록할 수 있는 최소 샘플링 빈도를 구하시오.

풀 이 샘플링 빈도의 절반 이상의 주파수에서 에일리어싱이 일어난다. 따라서, 정보를 손실하지 않고 기록할 수 있는 샘플링 빈도는 1 MHz이다.

3) 주파수 응답

이산시간 시스템에 대해서도 연속시간 시스템의 경우와 유사한 원리로 주파수 응답이 정의된다. 길이 N의 입력과 출력 신호 사이의 이산시간 시스템을 정의하는 차분방정식이 다음과 같을 때,

$$y[n] + \sum_{d=1}^{N-1} a_d y[n-d] = \sum_{d=0}^{N-1} b_d x[n-d] \tag{3.45}$$

이산 푸리에 역변환의 (3.40)에서 유한한 길이 N을 가지는 이산시간 신호 $x[n]$을 d개 샘플만큼 지연하면,

$$x[n-d] = \sum_{k=0}^{N-1} X[k] e^{-j\frac{2\pi kd}{N}} e^{j\frac{2\pi kn}{N}}, \quad n = 0, 1, 2, \cdots, N-1, \quad 0 < d < N \tag{3.46}$$

이므로,

$$x[n-d] \overset{F}{\leftrightarrow} X[k] e^{-j\frac{2\pi kd}{N}} \tag{3.47}$$

이 되어, 시간 지연이 주파수의 복소지수함수의 곱셈에 대응되고, 입력과 출력 사이의 관계는 복소지수함수 $e^{-j\frac{2\pi kd}{N}}$의 유리식 $H[k]$을 곱한 형태로 변환된다.

$$Y[k] = \frac{\sum_{d=0}^{N-1} b_d e^{-j\frac{2\pi kd}{N}}}{1 + \sum_{d=1}^{N-1} a_d e^{-j\frac{2\pi kd}{N}}} X[k], \quad H[k] = \frac{Y[k]}{X[k]} = \frac{\sum_{d=0}^{N-1} b_d e^{-j\frac{2\pi kd}{N}}}{1 + \sum_{d=1}^{N-1} a_d e^{-j\frac{2\pi kd}{N}}} \tag{3.48}$$

여기서 한 가지 명확하게 이해하고 넘어가야 하는 문제가 있는데, $x[n-d]$의 첫 d개의 샘플, 즉 $n < d$인 구간에서 $x[n-d]$이 정의되지 않는 점이다. 그러나 이는 유한한 길이 N을 가지는 이산시간 신호를 주기 N을 가지는 이산주기신호로 취급함으로써 해결할 수 있다. 복소주기함수 $e^{-j\frac{2\pi kn}{N}}$는 N의 시간 동안 정수 번(k번) 진동하는데, 이는 처음 이산시간 푸리에 변환을 정의했을 때부터 우리가 $x[n]$을 주기 T를 가지는 연속주기 신호 $x(t)$를 $\frac{T}{N}$의 시간간격으로 샘플링한 것으로 간주했기 때문이다. 따라서, 지연이나 앞당김에 의해 시간 값이 $0 \le n < N$의 한 주기를 넘어가게 되면, 넘어간 샘플들이 다시 반대편 끝에서 나타나게 된다. 이는 나머지 연산자(modulo)로 간략히 표현할 수 있으며,

$$((n-d))_N = \begin{cases} n-d & n \geq d, \\ n+N-d & n < d, \end{cases} \quad 0 < d < N$$
$$x[((n-d))_N] \overset{F}{\leftrightarrow} X[k]\, e^{-j\frac{2\pi kd}{N}} \tag{3.49}$$

와 같이 푸리에 쌍으로 대응되는 것이 올바른 관계식이다.

여기서 우리는 중요한 사실을 발견할 수 있다. 유한한 길이 N의 이산 신호의 차분방정식을 세우고 이산 푸리에 변환을 이용해 분석할 때 수학적으로는 원통의 옆면과 같이 끝에서 끝으로 이어지는 주기 N의 이산주기 신호를 다루고 있다는 것을 숙지해야 바르게 푸리에 해석을 적용할 수 있다는 것이다. 따라서, 차분방정식(difference equation) 또한 다음과 같이 다시 써야 정확한 표현식이다.

$$y[n] + \sum_{d=1}^{N-1} a_d y[((n-d))_N] = \sum_{d=0}^{N-1} b_d x[((n-d))_N] \tag{3.50}$$

• **순환 합성곱**: 이는 이산 시간 합성곱에 대한 식(3.38)에 대해서도 마찬가지인데, 다음과 같이 길이 N의 이산 진동수 영역에서 두 신호의 곱의 형태는 이산 시간 영역에서 두 신호의 주기 N짜리 순환 합성곱(circular convolution)에 해당한다.

$$(x * h)_N = \sum_{m=0}^{N-1} x[m]h[((n-m))_N] \overset{F}{\leftrightarrow} X[k]H[k] \tag{3.51}$$

예제 3 다음 두 신호의 주기 4짜리 순환 합성곱을 구하시오.

$x[n] = \{0, 1, 0, 1\}, \quad h[n] = \{1, 1, 1, 0\}$

풀 이

$h[-m] = \{1, 0, 1, 1\}, \quad (x \times h)_4\,[0] = 0\cdot1 + 1\cdot0 + 0\cdot1 + 1\cdot1 = 1$

$h[1-m] = \{1, 1, 0, 1\}, \quad (x \times h)_4\,[0] = 0\cdot1 + 1\cdot1 + 0\cdot0 + 1\cdot1 = 2$

$h[2-m] = \{1, 1, 1, 0\}, \quad (x \times h)_4\,[0] = 0\cdot1 + 1\cdot1 + 0\cdot1 + 1\cdot0 = 1$

$h[3-m] = \{0, 1, 1, 1\}, \quad (x \times h)_4\,[0] = 0\cdot0 + 1\cdot1 + 0\cdot1 + 1\cdot1 = 2$

4) 디지털 필터의 실제

디지털 필터는 앞서 언급한 편의성, 안정성, 유연성 등의 장점 이외에도 정확히 원하는 형태의 주파수 응답을 가지는 필터를 설계하고 사용할 수 있다는 장점을 가지고 있다. 예를 들어, 이상적인 주파 통과 필터의 경우, 주파수 응답은

$$H[k] = \begin{cases} 1 & k < k_c \text{ or } k > N - k_c \\ 0 & k_c \leq k \leq N - k_c \end{cases} \tag{3.52}$$

이며, 샘플링 이전의 차단 주파수는 $\omega_c = \dfrac{2\pi k_c}{NT_s}$이다. 이에 대응하는 임펄스 응답은

$$h[n] = \frac{1}{N} \sum_{k=0}^{N-1} H[k] e^{j\frac{2\pi kn}{N}} = \frac{\sin \dfrac{\pi n(2k_c - 1)}{N}}{N \sin \dfrac{\pi n}{N}} \tag{3.53}$$

이고, 출력은 입력과 임펄스 응답의 순환 합성곱과 같다. 앞서 설명하였듯이, 디지털 신호는 유한한 길이 N을 가지고 있으며, 디지털 선형 필터를 적용하는 것은 빠른 푸리에 변환(fast Fourier transform) 등의 알고리즘을 통해 효율적으로 이산 푸리에 변환과 이산 푸리에 역변환을 수행하여 길이 N의 순환 합성곱 연산을 수행하는 것을 뜻한다. 따라서, 긴 신호의 경우 몇 개의 조각으로 나누어 처리해야 할 수 있으며, 한 번에 처리 가능한 신호 조각의 길이는 사용 가능한 메모리 크기뿐만 아니라 데이터 처리 능력에 의해 제한된다. 그러므로 아래에서는 디지털 필터를 적용하고 설계할 때 유한한 데이터 크기와 관련된 매우 중요한 개념인 스펙트럼 누설과 윈도우 함수에 대해 설명한다.

• **스펙트럼 누출**(spectral leakage): 이산 푸리에 변환과 순환 합성곱은 샘플링한 유한한 길이의 이산 신호를 이산 주기 신호로 간주한다. 따라서, 다음 그림과 같이 샘플링한 신호 안에 정확히 정수 번 진동하지 않는 사인파 성분이 존재할 경우, 주기 신호의 양 끝 샘플에서 인접한 주기의 다음 번 샘플과 불연속이 발생한다. 이러한 시간 영역의 불연속에 의해 주파수 영역에서 다른 주파수로 에너지가 누출되는 것을 스펙트럼 누출이라고 한다.

스펙트럼 누출은 디지털 신호 처리에서 필연적으로 나타나는 자연스러운 현상이며, 그 자체가 문제되는 것은 아니다. 그러나, 스펙트럼 누출의 형태가 사인파의 주파수에 따라 달라지는

것은 문제가 된다. 예를 들어, 정확히 k번 진동하는 다음 사인파의 경우,

$$x[n] = \cos\frac{2\pi k_0 n}{N} \tag{3.54}$$

불연속이 생기지 않아 스펙트럼 누출은 전혀 일어나지 않는다. 반대로 절반만큼 더 진동하는 다음 사인파의 경우,

$$x[n] = \cos\frac{\pi(2k_0+1)n}{N} \tag{3.55}$$

스펙트럼 누출이 최대로 일어난다(그림 3-15). 달리 말하면, 주파수 영역에서 정수 번째 샘플에 떨어지는 주파수는 스펙트럼 누출이 일어나지 않고, 정수에서 더 멀리 벗어난 위치의 주파수일수록 다량의 스펙트럼 누출이 일어난다. 실제 신호 처리에서는 이러한 현상을 방지하기 위해 의도적으로 모든 주파수에 대해 보다 균일한 양의 스펙트럼 누출이 일어나도록 스펙트럼 누출을 전체적으로 증가시키며, 그 방법은 아래 소개할 윈도우 함수를 이산 신호에 곱하는 것이다.

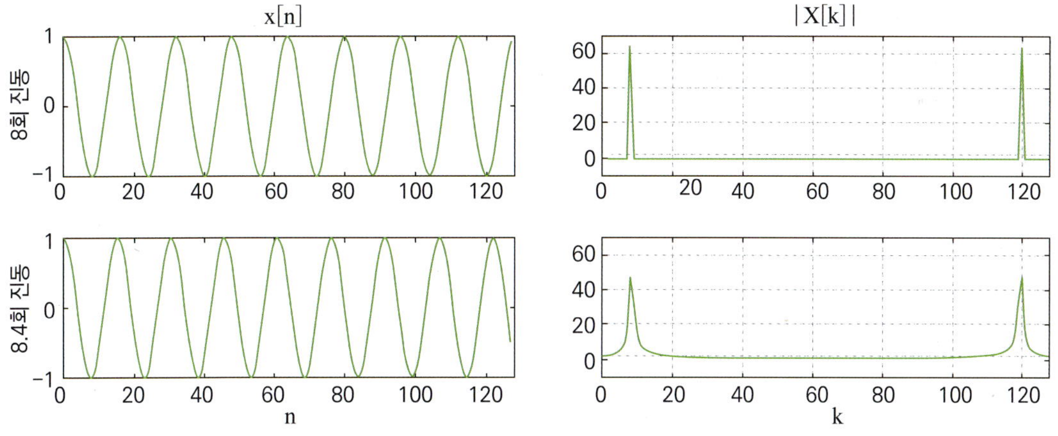

그림 3-15. **스펙트럼 누출의 간단한 예.** 사인파가 신호의 길이 동안 정확히 정수 번 진동하면 주파수 영역에서 날카로운 피크가 나타나지만, 그렇지 않으면 스펙트럼 누출이 일어나 피크가 무디어지고 주파수 영역이 전체적으로 오염된다.

• **윈도우 함수**: 윈도우 함수(window function)는 대체적으로 그 값이 0과 1 사이이며 완만하고 좌우 대칭의 종과 같은 형태이며, 신호의 시간 영역에 곱하여 추출한 신호의 끝부분에서 일어나는 불연속을 제거하기 위해 개발된 함수이다. 윈도우 함수를 곱함으로써 주파수 영역에는 시간 영역에 저주파 필터를 적용한 것과 유사한 흐려짐 현상이 발생하며, 결과적으로 스펙트럼 누출의 양은 모든 주파수에 대해 거의 균일해진다. 윈도우 함수를 고를 때는 ① 주파수 영역에서 영점 근처의 가장 큰 피크를 가리키는 메인 로브(main lobe; 주엽)의 날카로움을 가리키는 주파수 분해능(frequency resolution)과 ② 주변 주파수로 퍼지는 사이드 로브(side lobe; 부엽)의 차단율(suppression ratio)을 고려한다. 바이오 신호처리에서 애용되는 윈도우 함수는 해밍 윈도우, 카이저 윈도우 등이 있다.

• **해밍 윈도우**: 그림 3-16의 해밍 윈도우는 코사인과 상수의 선형 조합으로 나타낼 수 있다.

$$w[n] = 0.54 - 0.46\cos\left(\frac{2\pi n}{N-1}\right) \tag{3.56}$$

주파수 영역에서 첫 번째 사이드 로브의 차단도가 우수하여 모든 사이드 로브의 크기가 전 주파수 영역에 걸쳐 대체적으로 균일하다. 함수의 표현식이 수학적으로 단순하여 자주 사용된다.

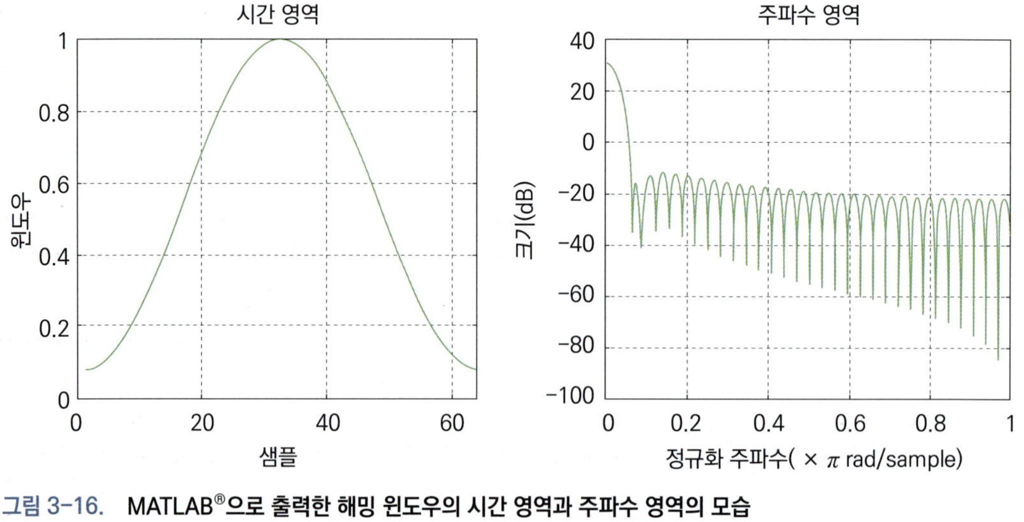

그림 3-16. **MATLAB®으로 출력한 해밍 윈도우의 시간 영역과 주파수 영역의 모습**

- **카이저 윈도우**: DPSS 윈도우는 도우 메인 로브의 에너지를 최대화하는 윈도우 함수이나, 계산이 난해하다는 단점이 있다. 이를 해결하기 위해 베셀 함수로 근사한 것이 카이저 윈도우(그림 3-17)이다. 길이 N인 카이저 윈도우의 식은

$$w[n] = \frac{I_0\left[\pi\alpha\sqrt{1-\left(\frac{2n}{N-1}-1\right)^2}\right]}{I_0[\pi\alpha]},\ 0 \le n < N \tag{3.57}$$

이며, I_0은 1종 변형 베셀 함수(Bessel function)이다. 용도에 따라 α를 조절하여 메인 로브의 너비와 사이드 로브의 차단도 사이에서 적절한 타협점을 찾을 수 있다.

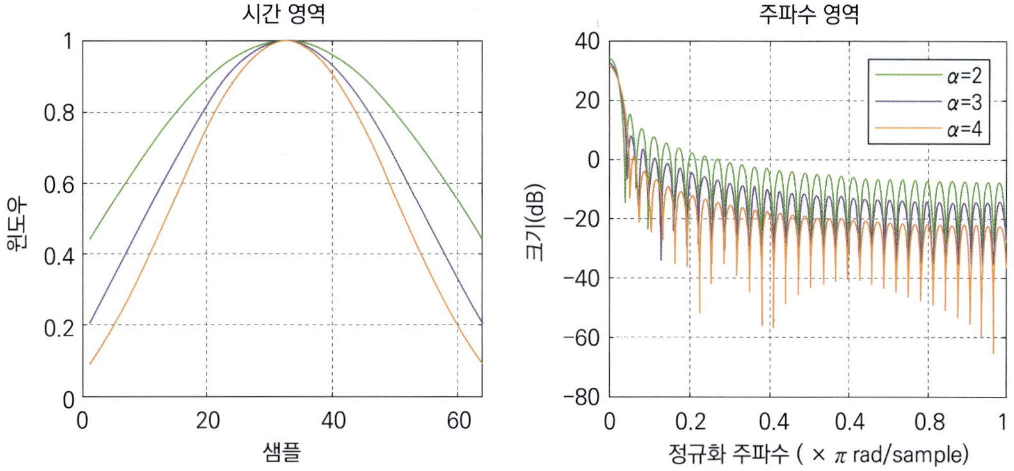

그림 3-17. **카이저 윈도우의 시간 영역과 주파수 영역의 모습.** 패러미터 α가 증가함에 따라 윈도우의 종 모양 형태가 좁아지며, 메인 로브가 넓고 무디어지고, 사이드 로브의 크기가 줄어든 것을 볼 수 있다.

04 단시간 푸리에 변환과 웨이블릿 변환

푸리에 변환은 현대 디지털 신호 처리에서 잘 알려진 강력한 도구이다. 그러나, 바이오 신호는 심박수에 따라 주기가 변화하는 ECG와 같이 단시간 내에서는 주기성을 띄더라도 장시간 측정할 경우 주기가 일정하지 않으며, 이러한 경우 푸리에 변환으로는 원하는 신호의 구조를 효과적으로 추출해 분석할 수 없다. 아래 그림처럼 시간에 따라 주파수가 연속적으로 변하는 사인파의 경우, 이산 푸리에 변환으로는 날카로운 피크가 나타나지 않고 뭉개진 모습을 볼 수 있다(그림 3-18).

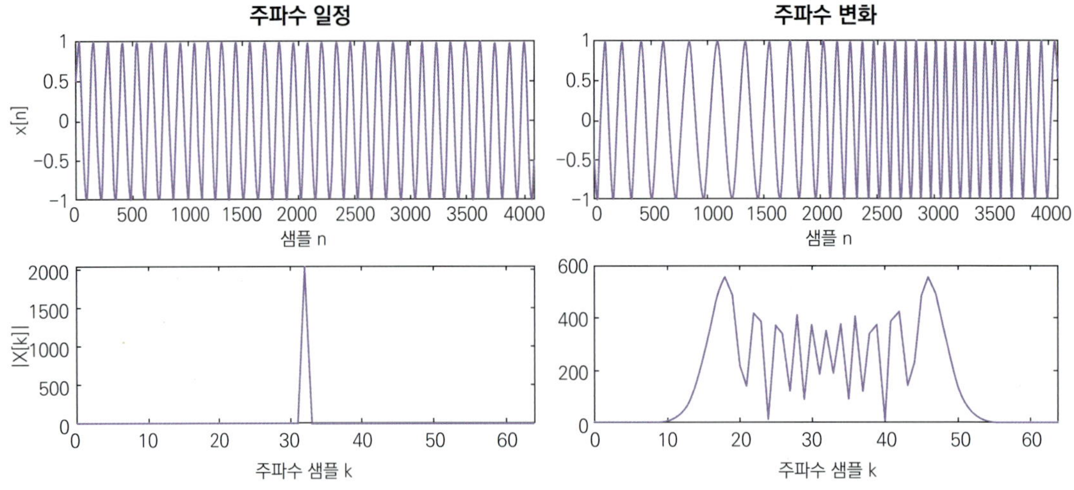

그림 3-18. **주파수가 변화하는 경우와 그렇지 않은 경우의 푸리에 변환 결과의 차이**

여기서는 주기가 일정하지 않고 변화하는 신호에 대해 효과적인 단시간 푸리에 변환(short time Fourier transform, STFT)과 이를 발전시켜 일반화한 웨이블릿 변환(wavelet transform)에 대해 소개한다.

1) 단시간 푸리에 변환

신호가 단시간 내에서 주기성을 보유하고 있는 경우, 신호에 짧은 윈도우를 씌워 윈도우를 시간 지연하면서 푸리에 변환을 반복적으로 수행하면 단구간의 신호에 대해 기존의 푸리에 해석을 활용할 수 있다. 이를 단시간 푸리에 변환(short–time Fourier transform)이라고 하며, 그 정의는

$$X(\tau,\ \omega) = \int_{-\infty}^{\infty} x(t)w(t - \tau)e^{-j\omega t}\,dt \tag{3.58}$$

인데, 여기서 $x(t)$는 연속시간 신호, $w(t)$는 윈도우 함수, τ는 윈도우의 중심이다. 실제 상황에서는 디지털 환경에서 단시간 푸리에 변환을 적용하므로, 이를 길이 N의 이산 신호 $x[n]$에 부합하도록 변형하면

$$X_m[k] = \sum_{n=0}^{N-1} x[n]w[n - mR]e^{-j\frac{2\pi kn}{N}} \tag{3.59}$$

이며, L은 각 윈도우의 길이, R은 이웃한 윈도우 사이의 일정한 지연 간격이다. 지연된 윈도우의 총 개수는

$$M = \left\lfloor \frac{N-L}{R} \right\rfloor + 1 \tag{3.60}$$

이므로, $X_m[k]$는 $N \times M$의 크기를 가진 행렬 데이터이며, 종방향 축은 주파수 영역이고 횡방향 축은 윈도우의 시간 지연(시간 영역)이다. 이러한 복소수 행렬 데이터의 크기를 시각화한 것을 스펙토그램(spectrogram)이라고 부르기도 한다(그림 3-19).

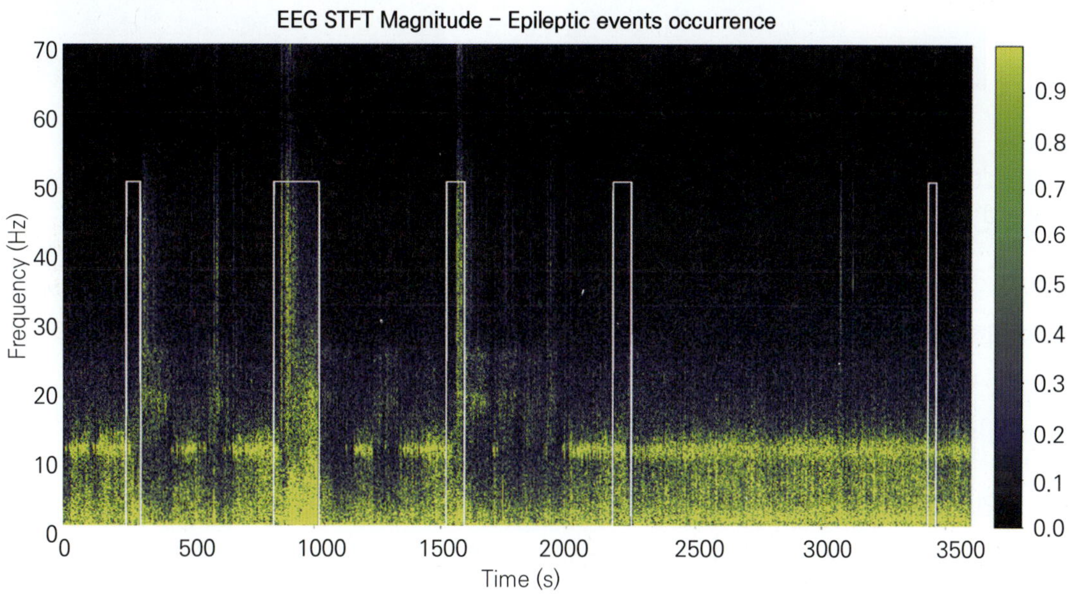

그림 3-19. **EEG 신호의 단시간 푸리에 변환과 그 위에 하얀색으로 표시된 뇌전증 발생 이력**

단시간 푸리에 변환의 역변환은 종방향으로 푸리에 역변환을 하고 횡방향으로 합을 구함으로써 얻을 수 있으며, 그 표현식은 다음과 같다.

$$x[n] = \frac{\sum_{m=0}^{M-1} \sum_{n=0}^{N-1} X_m[k] e^{j\frac{2\pi kn}{N}}}{\sum_{m=0}^{M-1} w[n - mR]} \tag{3.61}$$

단시간 푸리에 변환에서 가장 중요한 것은 윈도우의 크기의 선택이다(그림 3-20). 윈도우 크기가 너무 작으면 스펙트럼 누출이 과도하게 일어나 주파수 영역의 분해능이 떨어진다. 윈도우의

크기가 너무 크면 시간 영역의 해상도가 떨어진다. 즉, 시간에 따른 신호의 주기성의 변화를 제대로 관찰하지 못하게 된다. 따라서, 관찰하고자 하는 변화의 시간 규모에 따라 적절한 크기의 윈도우를 선택해야 한다.

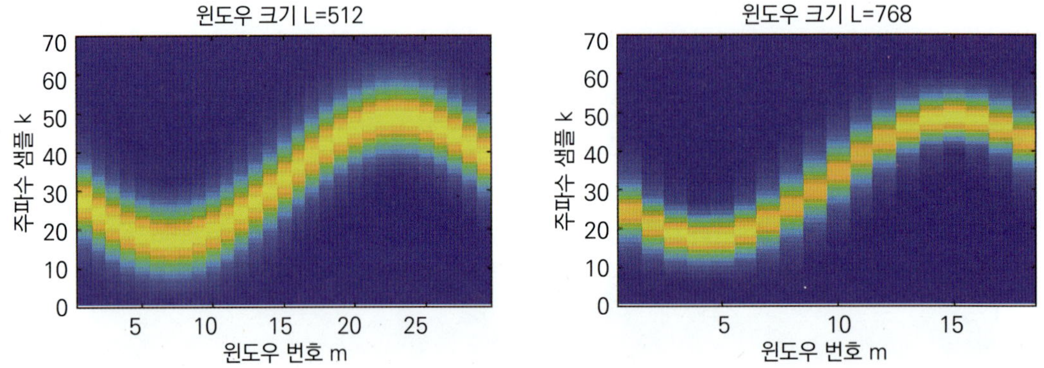

그림 3-20. **위의 그림 3-17의 주기 변화 사인파를 다른 윈도우 크기로 단시간 푸리에 변환한 결과.** 윈도우가 크면 주파수 영역의 분해능은 올라가지만, 시간 영역의 해상도가 떨어진다.

이러한 상충 관계(trade-off)에서 벗어나기 위해 고안된 것이 웨이블릿 변환이다.

2) 웨이블릿 변환

- **연속 웨이블릿 변환**: 윈도우 크기를 변화시키지 않고 시간축 평행이동만 하는 단시간 푸리에 변환에 비해 웨이블릿 변환(wavelet transform)은 다양한 길이의 웨이블릿 함수들을 사용해서 신호를 분석한다. 웨이블릿 집합은 일반적으로 펄스 형태의 과도함수인 모 웨이블릿(mother wavelet) $\psi(t)$을 시간 지연하고 폭을 조정하여 생성한 자녀 웨이블릿(child wavelet) $\psi_{a,b}(t)$으로 구성된 집합을 말한다(그림 3-21). 즉,

$$\psi_{a,b}(t) = \frac{1}{\sqrt{a}}\psi[a(t-b)] \tag{3.62}$$

이며, 양의 실수 a는 폭 조정 팩터, 실수 b는 시간 지연이다.

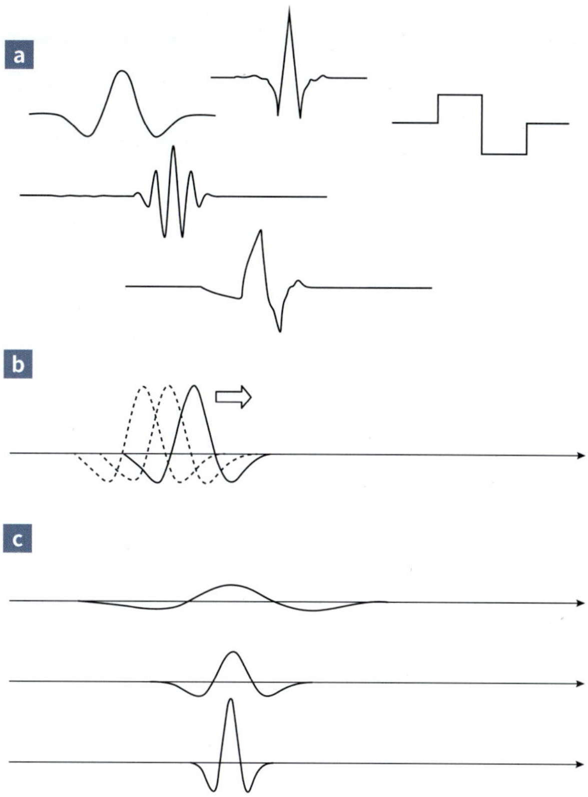

그림 3-21. **웨이블릿 변환의 모식도.** (a) 다양한 모 웨이블릿의 종류. (b) 모 웨이블릿을 시간 지연하는 과정. (c) 모 웨이블릿의 폭과 크기를 조정한 결과.

연속 웨이블릿 변환(continuous wavelet transform)은 다음과 같이 정의되며,

$$X_\psi(a,\ b) = \int_{-\infty}^{\infty} x(t)\psi^*_{ab}(t)dt, \quad a \in \mathrm{R}^+,\ b \in \mathrm{R} \tag{3.63}$$

*은 복소 켤레를 나타낸다. 웨이블릿 변환의 크기를 2차원에 나타낸 것을 스케일로그램(scalogram)이라고도 한다.

연속 웨이블릿 변환은 시각적으로 해석하기 용이하나, 1차원 연속 시간이 2차원 평면의 절반에 대응되므로, 중복되는 정보가 많고 연산에 드는 부담이 크다. 또한, 역변환의 계산 또한 2변수 적분을 필요로 한다. 따라서, 바이오 신호처리에서는 주로 아래 소개할 이산 웨이블릿 변환이 사용된다.

- **이산 웨이블릿 변환**: 푸리에 변환과 마찬가지로, 이산 웨이블릿 변환(discrete wavelet transform)은 신호의 벡터 공간의 기저를 임펄스 함수의 집합에서 웨이블릿 집합으로 바꾸어 주는 변환이며, 서로 다른 웨이블릿 함수는 직교한다. 이러한 웨이블릿 기저 $\{\psi_{kl}(t)\}$ 중 가장 실용적인 형태는 폭을 2의 제곱배로 조절하는

$$\psi_{kl}(t) = 2^{-\frac{k}{2}}\,\psi(2^{-k}t - 1) \tag{3.64}$$

이며, 정수 k는 폭 조정 팩터, 정수 l은 시간 지연 팩터이다. 직교 기저의 조건을 만족하는 웨이블릿 집합이 정해졌을 때, 연속시간 이산 웨이블릿 변환은 다음과 같이 정의한다.

$$X_{\psi}[k,\ l] = \int_{-\infty}^{\infty} x(t)\psi_{kl}^{*}(t)dt, \qquad k,\ l \in Z \tag{3.65}$$

연속시간 이산 웨이블릿 변환의 특징은 연속 시간 영역의 1차원 함수를 $(k,\ l)$의 이산 2차원 영역으로 변환한다는 것이며, 그 역변환은 다음과 같다.

$$x(t) = \sum_{k,\,l=-\infty}^{\infty} X_{\psi}[k,\ l]\psi_{kl}(t) \tag{3.66}$$

현대 바이오 신호 처리는 대부분 디지털 환경에서 이루어지므로, 실제로는 이산시간에서 이산 웨이블릿 변환을 계산하게 된다. 이산시간 이산 웨이블릿 변환의 경우, 자녀 웨이블릿의 길이가 모두 정수값을 가지면서 2의 지수배의 길이차가 나려면, 가장 마더 웨이블릿 $\psi[n]$이 2의 지수승의 길이를 가져야 하며, 신호 $x[n]$ 또한 2의 지수승의 길이를 갖도록 0을 더하는 작업(제로 패딩)을 거쳐야 한다. 이 조건이 만족되었을 때, 웨이블릿 집합은

$$\psi_{kl}[n] = 2^{-\frac{k}{2}}\psi(2^{-k}n - l),\ 0 \le k < \log_2 N,\ \ 0 \le l \le 2^{-k}N - 1 \tag{3.67}$$

을 구할 수 있으며, 웨이블릿 변환은

$$X_{\psi}[k,\ l] = \sum_{n=0}^{N-1} x[n]\psi_{kl}^{*}[n] \tag{3.68}$$

이고, 그 역변환 또한 다음과 같이 손쉽게 정의된다.

$$x(t) = \sum_{k,\,l=-\infty}^{\infty} X_{\psi}[k,\ l]\,\psi_{kl}[n] \tag{3.69}$$

이산시간 이산 웨이블릿 변환은 필터 뱅크의 개념을 차용하여 연산을 빠르게 수행할 수 있으나, 이 책의 범위에서 벗어나므로 생략한다.

웨이블릿 변환은 단시간 푸리에 변환과 마찬가지로 신호를 주파수축과 시간축으로 나누어 2차원 평면에서 시각적으로 분석할 수 있는 장점을 가지면서, 주파수가 낮은 성분에 대해서는 긴 웨이블릿(큰 k값)으로 분석하고, 주파수가 높은 성분에 대해서는 짧은 웨이블릿(작은 k값)으로 분석할 수 있는 장점 또한 가진다(그림 3-22, 23).

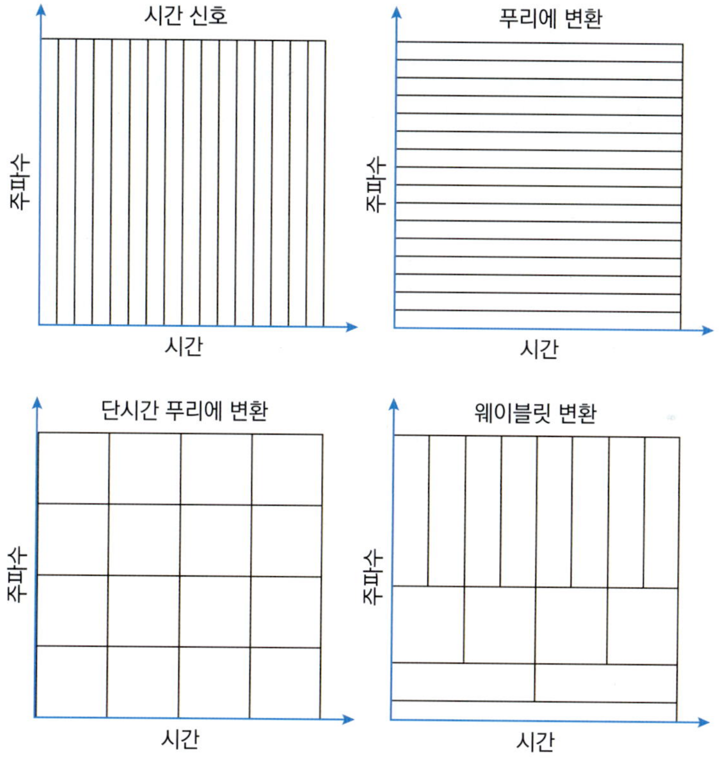

그림 3-22. **시간-주파수 공간을 각 변환 별로 기저함수들이 어떻게 나누어 대표하고 있는지 설명하는 그림.** 웨이블릿 변환의 경우, 짧은 자녀 웨이블릿일수록 짧은 시간 범위, 넓은 주파수 범위의 정보를 대표한다.

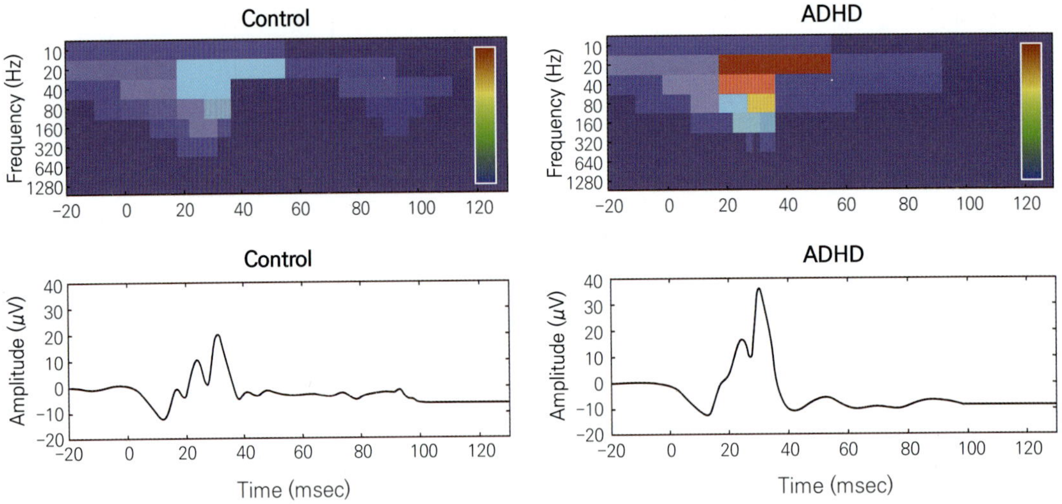

그림 3-23. **정상 아동과 ADHD 아동에 플래시로 시각 자극을 준 직후 측정한 ERG(망막전도) 신호를 가장 단순한 사각파 형태인 하르(Haar) 웨이블릿으로 분석한 결과.** 대부분의 신경 신호는 펄스 형태로 다양한 주파수가 동시에 나타나므로, 단시간 푸리에 변환보다 웨이블릿 변환이 효과적이다. 상단의 스케일로그램에서 짧은 웨이블릿(높은 주파수)일수록 시간 해상도가 높음을 볼 수 있다. ADHD 아동에서 정상 아동에 비해 ERG에 높은 에너지가 나타나는 주파수 역대와 그 지속 시간 범위를 한눈에 알 수 있다.

05 디지털 비선형 필터

디지털 비선형 필터는 입력과 출력 사이의 관계가 선형 차분방정식으로 정의할 수 없으며, 따라서 푸리에 해석을 사용할 수 없고, 모든 연산이 시간 영역에서 이루어져야 하는 필터이다. 출력은 대부분 간단한 알고리즘을 통해 계산되므로, 디지털 비선형 필터는 AI 신호처리의 가장 기본적인 형태라고 할 수 있다. 선형 필터보다 비선형 필터가 효과적인 경우는 대개 신호 중에 단일 샘플이 주변 샘플에서 멀리 벗어나는 이상점(outlier)이 상당수 존재할 때이다. 이러한 이상점들은 그 값이 매우 크거나 매우 작으므로, 선형 필터를 적용할 경우 합성곱을 통해 주변의 많은 데이터에 영향을 줄 수 있으나, 그 발생 빈도가 높지 않으므로 적절한 비선형 필터를 적용해 제거할 수 있다. 이러한 비선형 필터는 1차원 바이오 신호보다는 2차원 바이오 영상에서 노이즈 제거에 더욱 자주 사용된다.

- **중간값 필터**: 중간값 필터는 현재 시점에서 일정한 범위 내에 있는 신호를 크기 순으로 정

렬한 후 그중 중간에 있는 값을 출력하는 필터이다. 중간값을 찾는 범위를 필터의 크기라고 하며, 시간순으로 연산을 수행한다면 매 시점마다 정렬된 수열에서 범위를 벗어난 가장자리의 숫자를 빼고 새로 범위에 들어온 반대편 가장자리의 숫자의 위치를 정하는 알고리즘을 수행해야 한다.

- **쌍방 필터**: 쌍방 필터는 선형 필터의 일종인 가우시안 필터의 변형으로, 일정 범위 안에 있는 샘플의 가중 평균을 내는 것은 합성곱과 동일하지만, 가중치에 임펄스 응답 이외에도 주변 샘플들의 거리 및 신호값의 차이 또한 반영된다. 결과적으로 임펄스 응답의 크기보다 큰 변화는 유지되고, 임펄스 응답의 크기보다 작은 변화는 매끄러워지게 된다.

06 AI 바이오신호처리의 개요

1) 적응 필터

현대 바이오신호처리에서 머신러닝(machine learning; 기계학습)은 다음 부분에서 설명할 패턴인식 및 의사결정과 관련해서 매우 활발하게 연구가 진행되고 있으나, 머신러닝의 비교적 단순한 형식은 신호 처리 과정에도 활용되고 있다. 적응 필터(adaptive filter)는 훈련용 데이터를 통해 임펄스 응답 혹은 주파수 응답과 같이 필터 안에 존재하는 패러미터를 스스로 조절할 수 있는 알고리즘을 말하며, 이는 지도 학습(supervised learning)의 일종으로 볼 수 있다. 여기서 필터의 형태는 자유로우며, 선형 필터, 고전적 비선형 필터, 혹은 신경망을 사용한 필터일 수도 있다.

ECG의 노이즈 제거를 예를 들어 설명하자면, ECG에는 우리가 원하는 파형에 더해 외부의 전원장치의 간섭이나 센서 회로의 성능 미달이나 피험자의 움직임 등에서 발생하는 노이즈가 포함되어 있으므로, 이를 필터링하는 데 최적화된 필터가 필요하다. 필터의 최적 패러미터를 특정하기 위해, 먼저 훈련용 데이터로서 통제된 환경에서 아주 우수한 장비로 측정하여 노이즈가 매우 적은 목표 신호 $d[n]$를 준비하고, 동시에 일반 임상 환경에서 사용되는 장비 혹은 의도적으로 노이즈가 포함되도록 만든 장비로도 측정하여 입력 신호 $x[n]$을 준비한다.

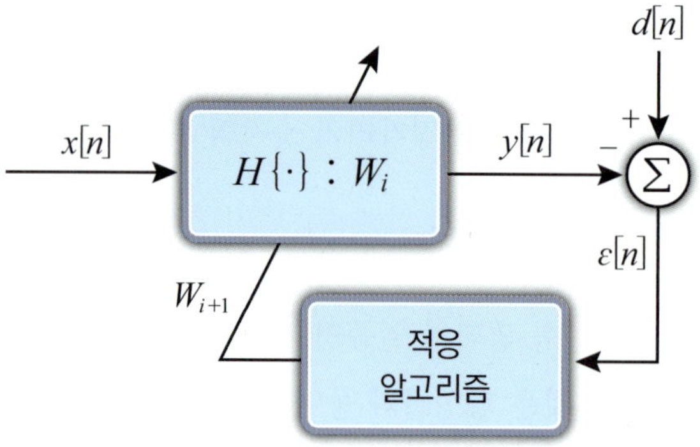

그림 3-24. **적응 필터의 기본 구조**

위의 그림 3-24에서 보이듯, 적응 필터를 $y[n] = H\{x[n]\}$이라고 하면, 우리의 목표는 $y[n]$이 $d[n]$과 최대한 가까워지도록 H와 관련된 L개의 패러미터 $W = \{w_l; l = 1, 2, \cdots, L\}$을 학습시키는 것이다. 만약 H가 선형 필터라면, W는 임펄스 응답 $h[n]$으로 놓을 수도 있고, 주파수 응답 $H[k]$으로 설정할 수도 있다. 최근에는 인공 신경망(artificial neural network, ANN)필터를 채용하여 W를 뉴런과 뉴런 사이의 가중치(weight)로 놓기도 한다.

패러미터의 집합 W를 갱신하는 적응 알고리즘(adaptive algorithm)에는 여러 가지가 있으나, 기본적으로는 최소자승법(least squares method)을 사용한다. 필터의 출력과 목표 신호 사이의 오류 $\varepsilon[n] = d[n] - y[n]$의 크기를 대표하는 목표함수(objective function)을 다음과 같이 정의하고,

$$J(y, d) = \frac{1}{N}\sum_{n=0}^{N-1}(\epsilon[n])^2 = \frac{1}{N}\sum_{n=0}^{N-1}(d[n] - y[n])^2 \tag{3.70}$$

목표함수가 최소값을 가지도록 최적화하는 것이다. 여기에는 여러 가지 알고리즘이 사용될 수 있으며, 대표적으로는 아래 식으로 설명되는 역전파(backpropagation) 알고리즘이 있다.

$$w_{l,\, i+1} = w_{l,\, i} + \eta \left.\frac{\partial J(y, d)}{\partial w_l}\right|_{W = Wi} \tag{3.71}$$

여기서 $W_i = \{w_{l,i} = 1, 2, \cdots, L\}$은 i번째로 갱신된 패러미터의 집합이고, η는 학습 속도이다. 다음 그림의 사례에서는 적응 알고리즘에 이산 웨이블릿 변환과 인공 신경망을 포함시킨 적응 필터를 통해 시험 ECG 데이터에서 매우 우수한 노이즈 제거 성능을 보여주기도 하였다(그림 3-25).

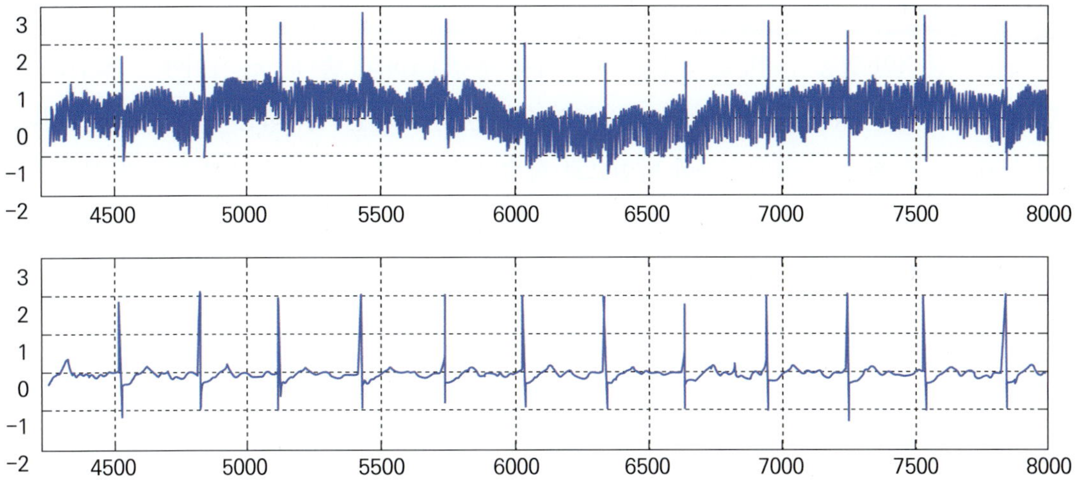

그림 3-25. **적응 알고리즘에 이산 웨이블릿 변환과 인공 신경망을 사용한 필터의 ECG 노이즈 제거 성능**

2) 패턴 인식과 의사 결정

고전적인 의미의 바이오 신호 처리는 측정한 신호를 이해하기 쉬운 형태로 정제하거나(필터) 가공하는(스펙토그램, 스케일로그램) 것을 의미하였고, 신호를 분석하여 진단 등의 결론을 내리는 작업은 의공학자와 의료인 등 사용자의 역할이었다. 그러나, 머신러닝 방법론과 하드웨어의 발전과 함께 이러한 작업 또한 AI에게 맡길 수 있게 되었으며, 인간의 판단의 개인차에 영향을 받지 않고 대량의 데이터를 분석할 수 있는 장점으로 인해 바이오 신호 처리의 가장 활발한 연구 분야가 되었다. 이와 같은 패턴 인식 및 의사 결정을 위한 두 가지 주요한 도구인 인공 신경망과 퍼지 논리(fuzzy logic)에 대해 아주 간략히 소개하기로 한다.

- **인공 신경망**: 인공 신경망은 이름 그대로 생체 뇌의 지적 활동의 기반이 되는 뉴런들의 네트워크를 반도체로 모방하여 인공지능을 구성하는 방법을 뜻한다. 인공 신경망이 앞서 언급한 장점 이외에 특별히 바이오 신호 처리에 강력한 이유는 크게 두 가지이다. 첫째로 대체로 선형적인 물리현상과 달리 많은 바이오 신호는 비선형성을 띄는데, 인공 신경망은 비선형 시스템을 분석하는 데 효과적이다. 둘째로 바이오 신호에는 다양한 원인으로 인한 노이즈가 포함되어 있는데, 인공 신경망은 이러한 노이즈에 대응할 수 있다. 인공 신경망의 문제점으로는 첫째로 충분한 훈련용 데이터와 결과 검증 과정이 필요하다는 점, 둘째로 학습의 결과가 최솟값이 아닌 국소적 극솟값으로 수렴할 수 있다는 점, 셋째로 지정한 뉴런의 개수에 따라 출력이 변할 수 있

다는 점 등이 있다.

가장 기본적인 인공 신경망은 기본적으로 입력 데이터 $x[n]$과 출력 $y[n]$ 사이에 노드(인공 뉴런) $h_k[n]$의 숨겨진 층상 구조(hidden layers)와 인접한 층 사이를 연결하는 시냅스로 구성된다. 이 시냅스들은 적응 필터와 유사한 방법으로 학습을 통해 그 결합의 세기(가중치)가 갱신되어 문제 해결 능력을 가지는 모델을 구성한다. 각 노드 안에서는 그림 3-26과 같이 입력에 가중치를 곱한 것을 모두 더한 위에 편중치를 더한 뒤

$$s = \sum_m w_{nm} x[m] + b[n] \tag{3.72}$$

아래와 같은 시그모이드 함수를 통해 0과 1 사이의 노드의 값이 결정된다(그림 3-27).

$$h[n] = g(s) = \frac{1}{1 + e^{-s}} \tag{3.73}$$

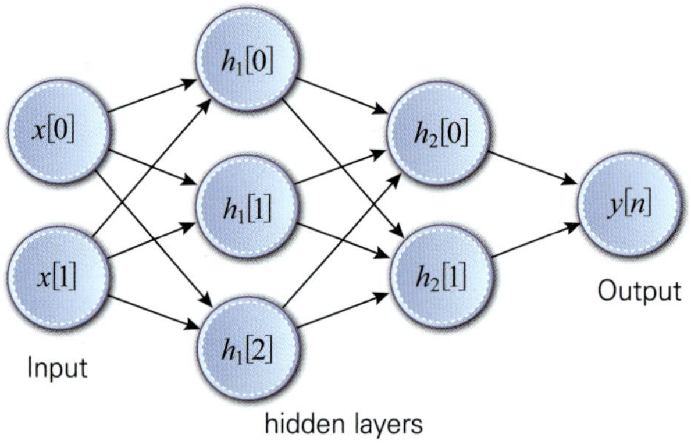

그림 3-26. 인공 신경망의 흐름도. 각 층의 뉴런은 다음 층의 뉴런에 기여하며, 그 가중치는 학습을 통해 반복해서 갱신되어 수렴한다.

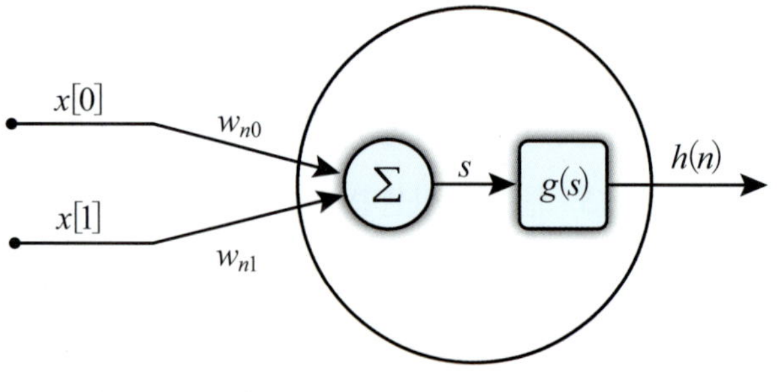

그림 3-27. 개별 노드(인공 뉴런)의 내부 구조

앞서 언급한 국소적 극솟값 문제를 해결하고 노드 숫자의 작은 변화에도 출력이 일정해지도록 하기 위해 뉴런들의 숫자를 늘리고 다층 구조를 가지도록 개선한 인공 신경망을 딥 인공 신경망(deep neural network, DNN)이라고 한다. 하드웨어의 발전으로 인해 최근의 신경망은 대부분 딥 인공 신경망이라고 할 수 있다.

인공 신경망은 1958년 처음 실현되어 그동안 많은 연구를 거쳐 여러 가지 파생 형태로 발전해 왔다. 그러한 파생 형태는 크게 합성곱 신경망(convolutional neural network, CNN), 순환 신경망(recurrent neural network, RNN) 등이 있으며, 이외에도 세부적인 파생 형태가 다수 존재한다.

• **합성곱 신경망**: 인간의 시신경을 모방하여 만든 인공 신경망의 구조로, 합성곱은 FFT 알고리즘을 통해 효율적으로 계산 가능한 점에서 착안하였다. 기본적으로 2차원 입력을 가정하므로, 1차원 입력 신호의 경우 일반적으로 이산 웨이블릿 변환을 통해 2차원 스케일로그램으로 전환하는 전처리 과정을 거친다. 합성곱 신경망은 입력 이미지에 여러 가지 2차원 선형 필터를 적용한 복제품들을 만든 후 이들의 크기를 줄인다. 이 과정에서 개수는 필터와 동일하고 크기는 입력보다 작아진 2차원 행렬의 집합이 생성되며, 이 행렬을 특징 맵(feature map)이라고 한다. 여기서 크기를 줄이는 단계를 풀링(pooling)이라고 하는데, 행렬을 일정한 간격의 바둑판으로 나누고 각 구획의 평균값이나 최댓값과 같은 대표값을 다음 층의 단일 노드로 전달한다. 이 과정의 반복은 최종적으로 각 특징 맵이 하나의 노드로 줄어들 때까지 계속되며, 마지막에는 기본적인 인공 신경망과 동일하게 각 노드의 선형 조합으로 출력이 결정된다(그림 3-28). CNN을 훈련시킬 때, 학습을 통해 갱신되는 것은 2차원 선형 필터들의 임펄스 응답과 마지막 선형 조합의 가중치이다. 실제로 사용되는 CNN은 대부분 최댓값 풀링을 사용하는데, 평균 풀링은 그 자체로서 저주파 통과의 성질을 띄는 작업이므로 고주파 통과 필터가 도출하는 특징 정보를 잘 전달하지 못하여, 학습 결과가 저주파 통과의 성질을 가지는 필터로만 수렴하기 때문이다.

합성곱과 풀링의 층상 구조가 깊을수록 2차원 선형 필터들의 조합이 기하급수적으로 늘어나므로, 다양한 종류의 특징(feature)을 인식할 수 있는 능력을 갖게 된다. 그러나 일반적으로 여러 가지 패턴을 인식하기 위해서는 다수의 필터가 필요하므로, 최적화할 수치들이 많아 학습에 필요한 데이터도 많이 필요하다.

합성곱 신경망은 본래 영상을 분석하기 위해 고안되었으나, 앞서 짧게 언급하였듯이 단시간 푸리에 변환의 스펙토그램이나 웨이블릿 변환의 스케일로그램과 같이 1차원 신호의 주파수 영

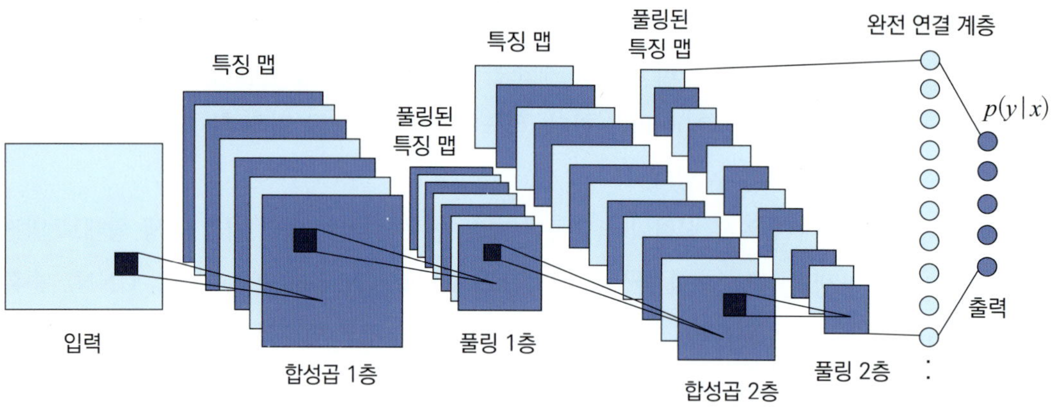

그림 3-28. **합성곱 신경망의 개념도.** 층수를 거듭할 때마다 구조 맵의 개수는 선형 필터의 종류 수만큼 늘어나며, 구조 맵의 크기는 풀링 바둑판의 한 구역의 크기만큼 줄어든다.

역에 관한 정보를 두 번째 차원으로 변환하는 기법을 사용하면 1차원 신호 분석에도 강력한 성능을 보이므로, ECG, EEG, EMG 등 기존 데이터베이스가 풍부한 바이오신호에 매우 적합한 분석 도구이다. 대표적으로 9층 구조의 CNN을 사용해 ECG를 다섯 집단으로 분류하여 전문가의 분석과 비교한 결과 93% 이상의 정확도를 기록한 유명한 연구 사례가 있다.

• **순환 신경망**: 순환 신경망은 시간의 함수로 주어져 전후 신호 사이에 인과 관계가 존재할 수 있는 경우에 적합한 구조로서, 다층 구조를 한 번 통과하여 결과를 도출하는 대신, 순차적으로 신호의 샘플들을 입력하면서 입력신호의 현재 값과 신경망 내 노드들의 직전 값이 노드들의 현재 값을 결정하는 구조이다(그림 3-29). 현재 출력값이 현재 입력값뿐만 아니라 현재 상태에 반영되어 있는 과거의 모든 입력값의 영향을 받으므로, 시간 순서로 인해 인과성을 가지는 언어 및 음성 신호나 신경 신호 처리에 적합하다. 가령, 현재 입력을 $x[n]$, 현재 상태를 $h[n]$, 현재 출력을 $y[n]$이라 하면, 상태 전달 차분 방정식은

$$\mathbf{h}[n] = \mathbf{W}_{hh}\mathbf{h}[n-1] + \mathbf{W}_{hx}\mathbf{x}[n] + \mathbf{b}_h$$
$$\mathbf{y}[n] = \mathbf{W}_{yh}\mathbf{h}[n] \quad (3.74)$$

이며, 입력, 상태, 출력은 모두 열 벡터이고, 입력 $\mathbf{x}$와 상태 $\mathbf{h}$가 여러 개의 채널을 가지는 벡터인 경우에는 가중치 $\mathbf{W}$는 2차원 행렬이다. 이는 인공 신경망에 시스템 제어 이론을 접목한 것으로, 이산시간 선형 시간불변 시스템의 상태 공간 방정식(state-space equation)을 변형해 머신러닝에

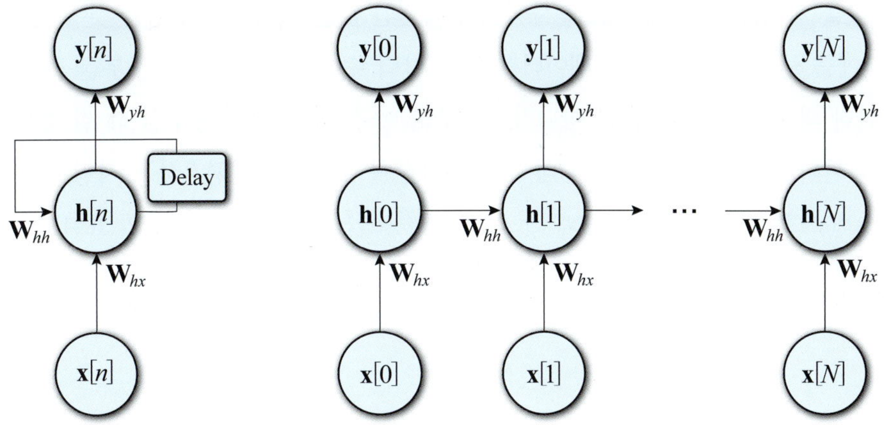

그림 3-29. **순환 신경망의 흐름도(왼쪽)와 펴진 형태의 흐름도**

차용한 형태라고 볼 수 있다.

순환 신경망의 가장 치명적인 단점은 시간축을 진행할수록 계속해서 같은 행렬을 상태에 곱해 가기 때문에 역전파 알고리즘(3.71)을 통한 학습 과정에서 $\mathbf{W}_{hh}$의 고유값(eigenvalue) 중 하나 이상의 절대값이 1을 초과할 경우 최종 출력값이 발산하는 기울기 폭발(gradient exploding)현상이 발생한다. 따라서, 이를 방지하기 위해 다음과 같이 상태 공간 방정식에 tanh 함수를 입힌다.

$$\begin{aligned}\mathbf{h}[n] &= \tanh(\mathbf{W}_{hh}\mathbf{h}[n-1] + \mathbf{W}_{hx}\mathbf{x}[n] + \mathbf{b}_h)\\ \mathbf{y}[n] &= \mathbf{W}_{yh}\mathbf{h}[\mathrm{n}]\end{aligned} \tag{3.75}$$

$\tanh z$는 양의 무한대에서 1에 수렴하고 음의 무한대에서 -1에 수렴하며, 그 미분은 $1 - \tanh^2 z$이므로, 역전파 알고리즘의 기울기 $\frac{\partial J}{\partial w_l}$를 계산할 때 tanh의 입력 대상이 커질수록 0으로 수렴하는 덕분에 기울기에 상한과 하한이 생기는 효과를 얻지만, 반대로 최솟값에서 먼 지점에서 기울기가 0으로 수렴하여 최적화에 실패하는 기울기 소실(gradient vanishing) 현상이 생기기도 한다. 이러한 양면적 문제를 해결하기 위해 단기 기억 정보인 $\mathbf{h}[n]$ 이외에도 장기 기억 정보인 $\mathbf{c}[n]$을 함께 갖춘 구조인 장단기 기억 신경망(long short-term memory network, LSTM)이 고안되었다.

- **퍼지 논리:** 인간의 경험적 지식, 판단, 의견은 종종 예, 아니오의 두 가지로 명확히 나타나지 않고 그 사이의 어딘가에 위치하곤 한다. 그러한 특성에 맞추어 디지털 논리 또한 0과 1의

이산적인 값을 가지는 것이 아니라 그 사이의 연속적인 값을 가지도록 구성한 것이 퍼지 논리의 특징이다. 예를 들면, 학생의 성적 데이터를 통해 학력 수준을 평가할 때 "공부를 잘 한다", "공부를 못 한다"의 두 가지 선택뿐만 아니라, "공부를 아주 잘 한다", "공부를 꽤 잘 한다", "공부를 조금 잘 한다", "공부를 못한다"의 네 가지로 표현할 수 있으며, 평가하는 사람에 따라 기준이 다를 수 있으므로 "공부를 50% 꽤 잘 하고 50% 조금 잘 한다" 라는 식의 표현도 가능하다 (그림 3-30).

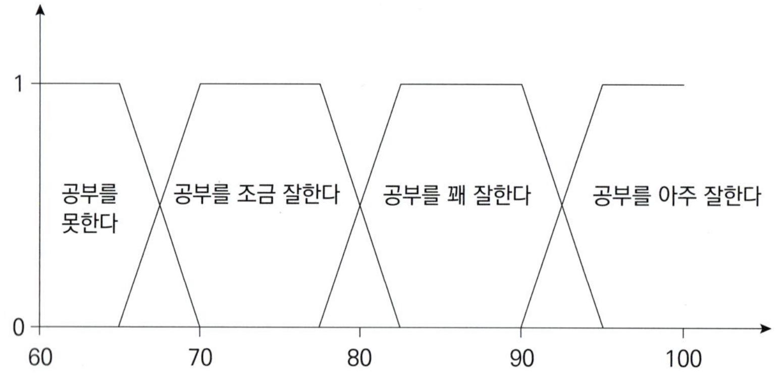

그림 3-30. 퍼지 논리로 학생을 네 개 집단으로 분류하는 기준의 예시. 퍼지 논리에서는 두 개 이상의 집단 사이에 중첩이 있어 한 대상이 두 개의 집단에 나뉘어서 소속될 수 있으며, 소속도의 총합은 1이다.

의학 연구 결과는 대부분 의료인 개인의 판단을 통해 이루어진 진단을 모은 통계에 기반하며, 바이오 신호는 노이즈 등의 오류가 포함되기 쉬우므로, 바이오 신호를 바탕으로 한 의사결정은 퍼지 논리를 적용하기에 매우 적절한 분석 대상이다. 기본적으로 신경망 내의 노드값 또한 퍼지 논리에 속한다고 볼 수 있으며, 적응 필터의 적응 알고리즘에도 퍼지 논리를 삽입하는 등을 통해 인간의 의사결정을 모방하여 불명확하거나 일부 부정확한 데이터가 존재하는 상황에서도 올바른 결과를 낼 수 있도록 학습시킬 수 있다. 퍼지 논리가 유용하게 쓰이는 이유는 바로 이것에 있을 것이다.

07 앞으로의 전망

머신러닝은 소프트웨어와 하드웨어 양면에서 매우 빠르게 발전하고 있으며, 바이오 신호 이외에도 많은 수요 분야가 있으므로, 앞으로도 새로 개발되는 인공 신경망을 바이오 신호에 알맞게 변형하여 적용하는 것만으로도 바이오 신호 처리 기술은 눈부신 발전을 이룰 것이다. 따라서, 의용생체공학 분야의 연구자들은, 신경망을 개발하는 역할보다는 바이오 신호에 알맞은 신경망의 적용법이나 전처리 방법을 고안하는 역할을 맡을 것으로 생각된다. 따라서, 머신러닝을 제대로 이해하고 최신 동향을 파악하는 것이 매우 중요하지만, 웨이블릿 변환이나 아날로그 및 디지털 선형 필터와 같은 고전적인 개념들을 상세히 공부하고 직관적으로 이해하는 것도 여전히 중요하다. 머신러닝 알고리즘들이 인간의 사고를 모사하는 만큼, 인간이 이해하기 쉬운 형태로 신호를 처리하는 고전적인 기술도 여전히 유효하기 때문이다. 양쪽을 모두 정확히 이해하고 여러 가지 방법론들의 특성과 장단점을 파악하고 있을 때 당면한 문제를 해결할 수 있는 최적의 방법을 최소한의 시행착오로 찾아낼 수 있을 것이다.

연습문제

1. 신축성 허리띠를 이용해 수면 중의 호흡 신호를 측정하여 디지털 메모리에 저장하였다. 어떤 종류의 바이오 신호인지 세 가지 분류법으로 기술하시오.
2. EEG 신호를 1초에 3000번 샘플링하여 에일리어싱이 일어나지 않았다. 측정 가능한 주파수의 최댓값은 무엇인가?
3. 다음 주기함수의 복소주기함수 푸리에 급수를 구하시오.
4. 디지털 선형 필터를 정의하는 차분 방정식이 다음과 같을 때,

   $$y[n] - 2y[n-1] = x[n] + x[n-1] - 4x[n-2] - 4[x-3]$$

   임펄스 응답과 주파수 응답을 구하시오.
5. ECG, EEG, EMG와 같은 바이오신호처리에서 합성곱 인공 신경망(CNN)과 웨이블릿 변환의 관계에 대해 서술하시오.
6. 세 개의 입력을 가지고 있는 신경망의 뉴런의 출력은 시그모이드 함수를 사용하여 계산된다. 입력값 세 개는 0.1, 0.9, 0.1이다. 이 세 개의 입력에 대한 가중치는 각각 0.39, 0.72, 0.26이고, 편중치는 0.48이다. 뉴런의 출력은 무엇인가?

용어정리

단시간 푸리에 변환(Short-time Fourier transform, STFT) 시간에 따라 신호의 주파수 성분이 변화하는 것을 분석하기 위해, 일정한 윈도 함수를 시간 지연시키며 푸리에 변환을 반복 수행하는 방법

디지털 신호(Digital signal) 이산적인 시간 영역에서 정의된 이산적인 값을 가지는 신호

선형 필터(Linear filter) 입력 신호와 출력 신호의 관계가 선형 시간불변인 필터

순환 신경망(Recurrent neural network, RNN) 시간 종속적인 데이터를 처리하기 위해, 이전 상태 정보를 반영하여 결론을 도출하는 신경망 구조

양자화 잡음(Quantization noise) 연속 신호를 디지털 신호로 바꾸는 과정에서 발생하는 오차

에일리어싱(Aliasing) 샘플링 속도가 충분히 높지 않을 때, 샘플링 간격 동안 반 주기 이상 진동하는 성분과 반 주기 이하로 진동하는 성분을 구별할 수 없어지는 현상

역전파 알고리즘(BackPropagation algorithm) 신경망의 출력 오차를 역으로 선형 전파하여 가중치를 조정하는 학습 방식

연속 신호(Continuous-time signal; 아날로그 신호) 연속적인 시간 영역에서 정의된 신호

웨이블릿 변환(Wavelet transform) 다양한 길이와 진폭을 가진 웨이블릿을 이용하여 신호의 시간-주파수 분석을 다양한 시간 및 주파수 해상도로 수행할 수 있는 변환

윈도우 함수(Window function) 유한한 구간에서 신호를 분석할 때 경계를 부드럽게 하여 스펙트럼 누출을 일정하게 유지하기 위해 곱하는 함수

이산 신호(Discrete-time signal) 정수 등 이산적인 시간 영역에서 정의된 신호

임펄스 응답(Impulse response) 선형 시스템에 단위 임펄스를 입력했을 때의 출력 신호

적응 필터(Adaptive filter) 입력 신호에 따라 자동으로 계수를 조정하는 필터

주파수 응답(Frequency response) 시스템에 단일 주파수 신호를 입력했을 때의 특성을 나타내는 복소함수

퍼지 논리(Fuzzy logic) 전통적인 참/거짓의 이진 논리와 달리 불확실한 데이터를 다룰 수 있는 논리 체계

푸리에 변환(Fourier transform) 신호를 사인파의 선형 조합으로 인식하고 주파수 영역으로 변환하여 분석하는 방법

합성곱(Convolution) 하나의 함수와 또 다른 함수를 반전 후 시간 평행이동한 값을 곱한 다음, 구간에 대해 적분 하여 평행이동한 시간차에 대한 새로운 함수를 출력하는 수학 연산자

합성곱 신경망(Convolutional neural network, CNN) 다양한 선형 필터를 사용하여 영상에서 특징을 추출하는 신경망 구조

참고 문헌

1. N. Bajaj, J. Carrión, and F. Bellotti, PhyAAt: Physiology of Auditory Attention to Speech Dataset (2020).
2. D. Belo, J. Rodrigues, J. R. Vaz et al., "Biosignals learning and synthesis using deep neural networks," Biomed Eng Online 16 (2017).
3. S. Motamedi-Fakhr, M. Moshrefi-Torbati, M. Hill et al., "Signal processing techniques applied to human sleep EEG signals --A review," Biomedical Signal Processing and Control 10, 21-33 (2014).
4. P. Podder, M. Hasan, M. Islam et al., "Design and Implementation of Butterworth, Chebyshev-I and Elliptic Filter for Speech Signal Analysis," International Journal of Computer Applications 98, 12-18 (2014).
5. L. Bongiorni, and A. Balbinot, "Evaluation of recurrent neural networks as epileptic seizure predictor," Array 8, 100038 (2020).
6. P. A. Constable, F. Marmolejo-Ramos, M. Gauthier et al., "Discrete Wavelet Transform Analysis of the Electroretinogram in Autism Spectrum Disorder and Attention Deficit Hyperactivity Disorder," Frontiers in Neuroscience 16 (2022).
7. S. Poungponsri, and X.-H. Yu, "An adaptive filtering approach for electrocardiogram (ECG) signal noise reduction using neural networks," Neurocomputing 117, 206-213 (2013).
8. U. R. Acharya, S. L. Oh, Y. Hagiwara et al., "A deep convolutional neural network model to classify heartbeats," Comput Biol Med 89, 389-396 (2017).
9. G. Pan, J. J. Li, Y. Qi et al., "Rapid Decoding of Hand Gestures in Electrocorticography Using Recurrent Neural Networks," Front Neurosci 12, 555 (2018).
10. M. Simão, P. Neto, and O. Gibaru, "EMG-based online classification of gestures with recurrent neural networks," Pattern Recognition Letters 128, 45-51 (2019).

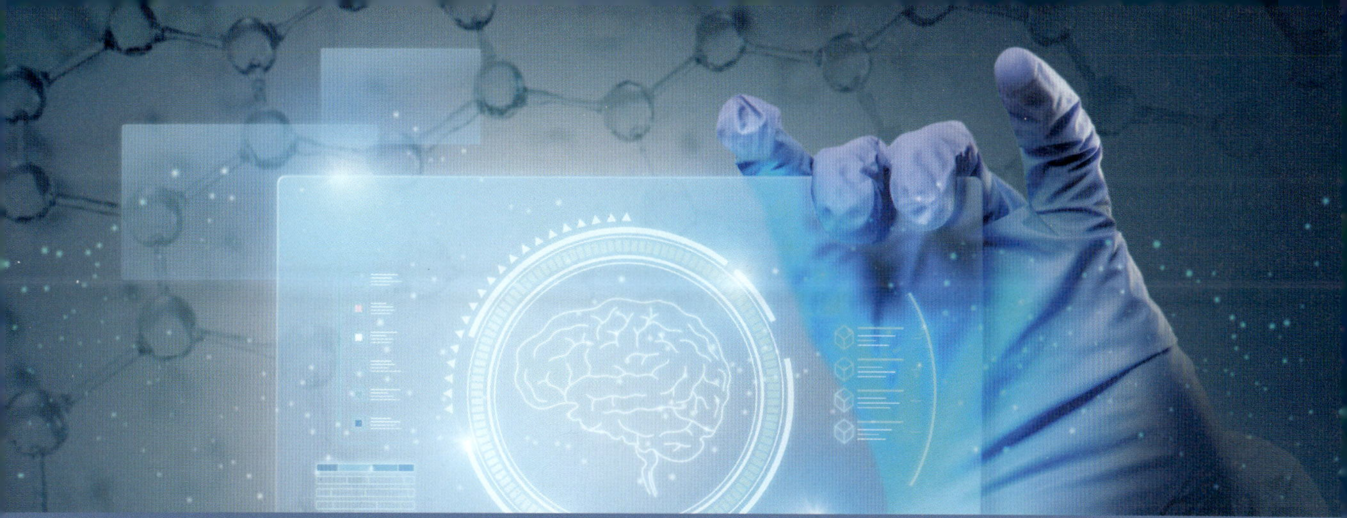

Chapter 04 생체계측
Bioinstrumentation

1. 생체계측의 개요와 역사
2. 측정방식에 따른 생체계측과 동작이론
3. 신호의 조절과 데이터 획득
4. 전기안전

CHAPTER

04 생체계측
Bioinstrumentation

남기창, 신항식, 김형식

학습개요

1. 생체계측의 정의와 역사에 대해 알아본다.
2. 측정 방식별 생체계측 원리에 대해 알아본다.
3. 생체 신호의 획득과 처리 및 디지털 변환 과정에 대해 알아본다.
4. 전기안전의 필수요소들에 대해 알아본다.

01 생체계측의 개요와 역사

1) 생체계측의 개념

측정(measurement)은 임의의 또는 특수하게 만들어진 도구를 이용하여 길이, 압력, 용량, 온도, 무게, 크기, 광량, 유량 등을 재고 결과를 정량화하는 과정을 말한다. 측정 결과는 수치화된 정보로 나타나기 때문에 이를 단순히 기록하는 용도로 이용하기도 하지만 특정 목적으로 활용하고자 하는 과정이 포함할 때에는 이를 계측(instrumentation)이라고 한다. 예를 들어 인체의 키 또는 무게를 단순히 재기만 하는 행위일 경우 측정이라 하고 이 결과를 병증에 대한 진단과 검진 등의 목적이 포함될 때에는 이를 계측이라고 한다. 따라서 계측에는 측정하고자 하는 대상체가 반드시 존재한다. 이 대상체가 사람이나 동물이며 계측의 특정 목적이 존재할 경우 이를 생체계측(bioinstrumentation)이라고 한다.

이 장에서는 생체계측을 이해하기 위하여 우선 주요 역사에 대해 살펴보고, 생체계측 시스템의 구성, 센서의 평가, 생체계측의 특수성에 대하여 설명한다. 또한 대표적 생체계측 방법들에 대한 원리를 살펴보고 헬스케어에 많이 활용되고 있는 웨어러블 디바이스에 대해 학습하도록 한다. 마지막으로 생체계측에서 반드시 알아야 할 전기안전의 필수요소들에 대해 살펴본다.

2) 생체계측의 주요 역사

1900년대 초반까지 병증에 대한 진단(diagnosis)은 주로 의사의 관찰, 촉진, 문진의 방법을 이용하였다. 20세기 동안에 물리학, 화학, 기계공학, 전자공학 등의 과학과 공학기술들이 괄목할만한 발전을 하면서 의학 분야와 접목되기 시작하였고 진단 방법을 포함한 새로운 의료 기술들이 발명되었다. 생체계측과 관련된 대표적 사례들은 다음과 같다. 1903년 네델란드의 William Einthoven은 갈바노메터(galvanometer)를 이용하여 심장의 전기적 신호를 측정할 수 있는 심전도(electrocardiogram, ECG, EKG) 측정 장치와 현대에도 사용하고 있는 표준 삼각 전극법(standard limb lead, Einthoven's triangle)을 발명하였다. 이러한 공로로 1924년에 노벨상 생리의학상(Nobel Prize in Physiology or Medicine)을 수상하였다. 이전에도 심장의 신호를 측정하기 위한 시도가 있었다. 1887년에 영국의 August Waller가 수은을 이용한 미세(capillary) 전극을 이용하여 측정하였으나 실험실 수준에서 측정이 가능한 정도였다. 1929년에는 독일의 Hans Berger가 뇌전도(electroencephalogram, EEG)를 이용하여 뇌의 전기적 활동을 처음 기록하였고 뇌파의 리듬(rhythm)을 분류하였다. 1935년에는 증폭기를 이용한 뇌신호의 측정도 시도되었다. 1947년에 트랜지스터(transistor)가 발명되기 이전에는 주로 생체계측에 갈바노메터를 이용하였다. 트랜지스터의 개발 이후 전자공학관련 기술에 큰 변화를 가져왔고 다양한 설계 기술들이 개발되면서 현대에 이르러 정확하고 정밀하면서 다양한 기능들을 가진 생체계측 장치와 시스템들이 탄생했다. 특히 컴퓨터와 생체계측 장치들이 연결되어 측정된 신호의 처리와 분석 및 저장 등이 가능해졌다. 또한 대량의 데이터에 대한 복잡한 계산도 가능해지면서 1972년에는 대표적 영상기반의 생체계측 장치인 컴퓨터 단층(computerized tomography, CT) 촬영장치의 개발을 이끌었다. 이후 자기공명영상장치(magnetic resonance imaging, MRI), 디지털 X-ray 등 다양한 영역으로 발전하고 있다.

3) 생체계측 시스템의 구성

생체계측시스템의 기본 구성은 그림 4-1과 같이 측정대상(measurand)을 포함하여 통상적으로 8개로 구성된다. 측정대상은 사람과 동물을 포함한다.

센서(sensor)는 감지기라고도 하며 측정대상의 신호를 전기적 신호로 변경하는 역할을 수행한다. 계측 목적에 따라 변환기(transducer)를 사용하기도 하는데 이는 측정대상의 특정 에너지 형태의 신호를 다른 에너지 형태의 신호로 변환하는 장치이다. 포괄적 의미에서 변환기는 센서를 포함한다. 센서를 이용한 감지(sensing) 방법은 크게 비침습적(non-invasive) 방식과 침습적

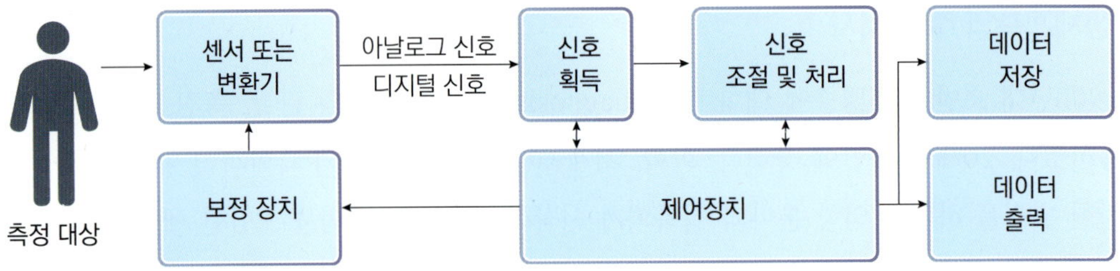

그림 4-1. **생체계측 시스템의 구성**

(invasive) 방식이 있다. 비침습적 방식에는 센서를 직접 측정대상의 외부에(예: 피부) 접촉하도록 하여 신호가 감지되도록 하는 접촉식 방법과 그렇지 않은 비접촉식 방법이 있다. 접촉식 방법의 경우 일반적으로 은-염화은(Ag/AgCl) 전극을 센서로 많이 이용하고 있다. 비접촉식 방법의 경우 측정대상과 이격되어 있는 위치에서 측정대상으로부터 자연 발생되는 신호를 계측하거나 인위적으로 여기(excitation)한 상태의 측정대상으로부터 발생되는 전자기적 신호 또는 방사선 신호 등을 계측하는 방식이며 전자기 코일, 초전도양자간섭소자(superconducting quantum interference device, SQUID), 가시광 또는 적외선 센서 등을 이용한다. 침습적 방식은 센서 자체를 측정대상에 삽입하여 신호를 계측하는 방법이다. 일반적으로 카테터(catheter)를 이용하며 비침습적 방식보다 정확한 측정이 가능하지만 사용이 제한적이고 의사의 지시, 관리 및 감독이 필요하다. 비침습적 방식과 침습적 방식에 사용하는 센서는 측정대상에게 잠재적 위해(damage)를 주지 않도록 생체적합성(biocompatibility)과 안전성(safety)이 보장되어야 하며 계측 결과의 안정성(stability)과 정확도(accuracy) 등의 성능이 좋아야 한다. 다음 장에서 이에 대해 살펴보겠다.

신호획득부는 센서로부터 발생되는 아날로그 신호 또는 디지털 신호를 받는 생체계측 시스템의 도입부이다. 아날로그 신호의 경우 계측증폭기(instrumentation amplifier)를 사용한다. 이 증폭기는 높은 입력 임피던스(input impedance), 높은 이득(gain) 및 공통 모드 제거비(common mode rejection ratio, CMRR)의 특징을 가지고 있어 대부분의 생체계측 시스템의 입력단에 사용되고 있다. 디지털 신호의 경우 신호 획득부를 거치지 않고 제어장치로 직접 신호가 전달된다.

신호 조절 및 처리부에서는 신호획득부로부터 전달된 신호를 목적에 따라 추가 증폭, 오프셋(offset) 조절, 필터링(filtering) 등을 수행한다. 생체 내에는 다양한 장기(organ)와 조직(tissue)들이 기능하고 있다. 서로 다른 역할을 수행하고 있기 때문에 전기적 측면으로 볼 때 각각에서 발생되는 신호의 크기와 주파수 특징들이 모두 다르다. 또한 이들이 함께 기능하고 있어 획득된 신호의 정보는 그림 4-2처럼 섞여 있다. 이 때문에 신호의 조절과 처리 과정이 반드시 필요하다.

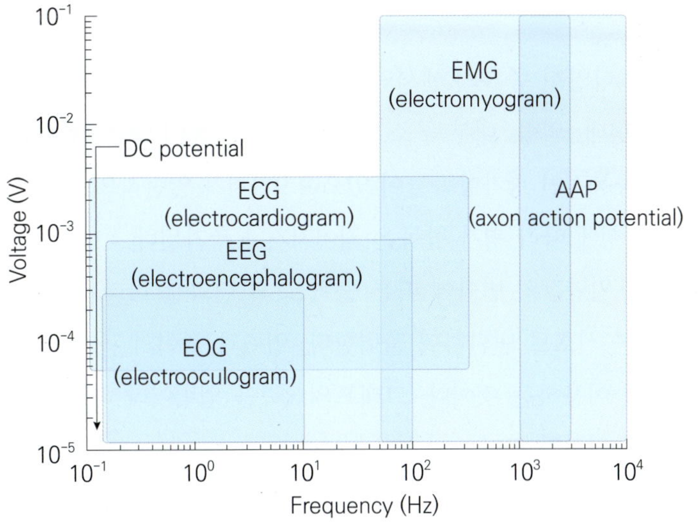

그림 4-2. **생체 신호의 일반적인 전압 크기와 주파수 특징**

이 과정에서 원 신호의 정보가 일부 감쇄되거나 변형될 수 있지만 여러 가지 방법들을 이용하여 목적하는 생체 신호에 대한 계측을 수행하고 있다.

제어장치는 일반적으로 마이크로 컨트롤러/프로세서 또는 Field Programmable Gate Array (FPGA)를 이용한다. 목적과 성능요건에 부합하도록 선택하여 설계되며 전체 생체계측 시스템을 제어하는 역할과 데이터 저장 또는 출력을 위한 기능을 수행한다. 디지털 신호로 획득된 센서의 신호는 제어장치 내에 구현된 디지털 신호 처리(digital signal processing, DSP)의 과정을 거친다.

데이터저장부는 생체계측 시스템 내부에 구현된 메모리 또는 외부 저장장치를 이용하여 획득된 신호를 저장하는 기능을 담당한다. 저장된 데이터는 기록과 분석 및 인공지능 데이터셋 등의 용도로 활용된다.

데이터출력부는 모니터, 스피커, 발광체, 프린터 등의 디스플레이 장치이다. 출력되는 정보는 숫자, 문자, 그래프, 표 등의 형태이다.

보정장치는 보정(교정; calibration) 기능을 수행한다. 생체계측 시스템은 높은 신뢰성이 요구된다. 따라서 오랜 기간 사용하거나 사용환경이 변하거나 센서를 교체하여도 시스템의 결과값은 항상 측정대상의 신호를 일관되게 추종해야 한다. 이를 위하여 보정장치가 목적에 따라 매일 또는 정해진 기간마다 조작자가 임의로 동작시킬 수 있도록 설계되고 있다.

4) 센서의 성능

생체계측을 위하여 다양한 종류의 센서와 변환기(transducer)들이 존재한다. 따라서 측정 방식, 제작 방법, 출력 형태, 외형, 내부 구조, 재질 및 물성 등이 모두 다르다. 그러나 센서의 성능을 평가하기 위한 공통적인 평가항목들이 있으며 9가지가 일반적으로 활용된다. 센서의 종류와 사용 목적 및 특수성에 따라 평가 항목은 적어지거나 추가된다.

감도(sensitivity)는 입력값의 변화에 따른 출력 값의 변화를 나타낸다. 감도가 클수록 작은 입력 신호의 변화를 큰 신호로 변환하여 출력한다. 입력과 출력의 관계를 설명할 때 가장 직관적인 방법은 그래프를 이용하는 것이다. 그래프의 x축을 입력이라 하고 y축을 출력이라 할 때 그림 4-3의 (a)는 (b)보다 감도가 크다.

정확도(accuracy)는 측정 값이 실제 값에 가까운 정도를 의미하고 정밀도(precision)는 측정의 정교함을 나타내는 정도를 의미한다. 측정의 결과는 센서와 계측 장치가 올바르게 동작하고 있을 경우에 여러 번 반복 측정한 결과는 통계적으로 가우시안 분포(gaussian distribution)를 가진다. 따라서 두 가지의 항목을 가우시안 분포를 이용하여 그림으로 설명한다. 그림 4-3c에서 '가'와 '나'는 중심 값은 동일하지만 '가'는 '나'보다 표준편차(standard deviation, SD)가 작다. 이럴 때 '가'는 '나'보다 정밀도가 높다고 한다. '가'와 '다' 역시 중심값이 동일하지만 '다'는 '가'보다 정밀도가 떨어진다. '라'와 '나'의 비교에서 정밀도는 동일하지만 '라'는 '나'보다 정확도가 떨어다.

비선형성(non-linearity)은 입력과 출력의 관계가 선형(linear) 즉, 직선의 관계에서 벗어난 정

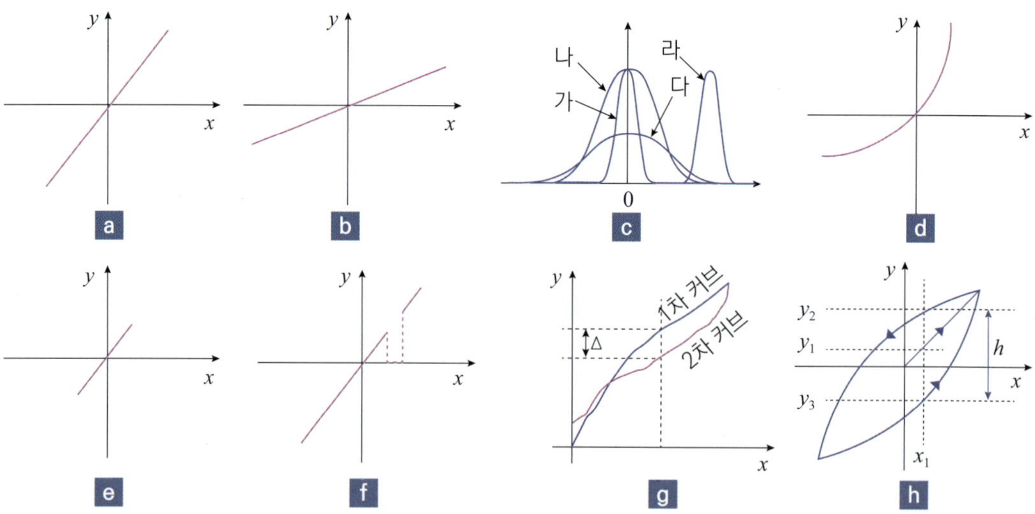

그림 4-3. **센서의 성능에 대한 입력과 출력 비교 그래프**

도를 의미한다. 그림 4-3의 (d)는 입력과 출력의 관계가 이차함수의 곡선을 가진다. (a)와 (b)의 경우처럼 직선이 아니기 때문에 비선형(non-linear)의 특징을 가진다고 한다. 선형성이 높을수록 입력과 출력의 관계를 일차 함수를 이용하여 예측할 수 있고 오동작 여부와 고장 진단에도 쉽게 활용이 가능하기 때문에, 일반적으로 생체계측 센서와 시스템은 높은 선형성을 가지도록 설계된다.

스팬(span) 또는 입력 풀스케일(full scale)은 센서가 측정(또는 변환)할 수 있는 입력의 범위를 의미한다. 예를 들어 온도의 측정에서 그림 4-3e에 표시된 입력과 출력의 관계 그래프가 -5℃에서 5℃의 범위의 측정 결과라고 할 때 그림 4-3a는 이보다 더 넓은 범위의 온도 측정이 가능하다. 따라서 (a)는 (e)보다 스팬이 더 넓은 성능을 가진다.

불감대(dead band)는 그림 4-3f와 같이 측정 가능 범위인 스팬에서 특정 부분에 대한 센서의 무감도(insensitivity) 영역을 나타낸다. 이 범위의 입력 값에 대한 출력 값은 0에 가깝게 발생된다. (a), (b), (d), (e)의 경우 불감대가 없다.

반복성 오차(repeatability error)는 센서가 동일한 환경과 입력 조건에서 동일한 출력을 발생시킬 수 없는 정도를 나타낸다. 그림 4-3g의 입출력 관계는 동일한 센서임에도 1차커브(처음 측정하였을 때)와 2차커브(두번째 측정하였을 때)와 같이 다른 출력 형태를 보인다. 특히 동일한 입력 값에 대응하는 출력값이 매회 달라지기 때문에 반복성 오차가 클수록 반복 측정 시의 결과값을 신뢰할 수 없다. 그림에 표시된 편차(Δ)가 클수록 반복성 오차(%)는 커진다. 센서가 사용되고 있는 주변 환경, 사용 기간 등에 따라 반복성 오차는 달라질 수 있기 때문에 이 값은 평균값으로 제시되고 있으며 작은 값일수록 좋은 성능이다.

히스테리시스 오차(hysteresis error)는 입력 신호의 변화 방향에 따라 출력 값이 다르게 나타나는 현상으로 인해 발생하는 오차를 의미한다. 이는 같은 입력 값을 가졌음에도 불구하고, 입력이 증가하는 과정과 감소하는 과정에서 출력 값이 다르게 나타나는 현상으로 그림 4-3h와 같이 현재 입력이 x_1으로 동일하더라도 최초 구동되는 경우는 y_1, 입력이 감소하는 과정에서는 y_2로, 입력이 증가하는 과정에서는 y_3로 출력의 편차를 가짐을 의미한다. 이때 출력값은 입력 값을 감소시킬 경우 y_2이며, 증가시킬 경우 y_3가 된다. 즉, 출력값은 과거의 입력값에 따라 결정된다.

센서는 다양한 물질로 구성된다. 여러 종류의 센서가 있지만 대부분 센서 자체가 가지고 있는 저항 성분이 입력에 따라 변하기 때문에 이 변화를 다양한 수단으로 전기적 신호로 변환하여 이용하고 있다. 이때 원(raw) 신호 이외에 잡음(noise)이 존재하며 출력은 원 신호와 잡음이 함께 중첩되어 출력 된다. 이러한 형태의 잡음에는 대표적으로 열잡음(thermal noise)이 있다.

열잡음은 저항체에 전압을 인가하면 전자 또는 이온이 흐르게 되고 이 흐름이 전류이다. 이 전자와 이온의 운동에 의해 열이 미시적으로 발생되며 이 열은 물체내에서 공간 및 시간적으로 일정하지 않고 불규칙적이다. 이 때문에 저항체의 양단에 불규칙한 전위차를 발생시키게 된다. 따라서 열잡음 신호의 크기는 평균 전력으로 나타내며 절대 온도(T)와 저항 값(R)의 크기와 비례한다. 이는 측정오차로 반영되며 열잡음을 제거하는 방법은 온도를 낮추는 것뿐이다.

5) 생체의 특수성

생체계측은 병증에 대한 진단(diagnosis), 건강관리, 측정대상에 대한 이해와 연구, 치료의 결과 평가 등의 목적으로 수행된다. 따라서 우리는 병원에 가면 의사의 정확한 진단을 위하여 다양한 검사를 한다. 검사를 측정이라고 할 때 센서를 이용하며 이들 센서는 생체뿐만 아니라 우리 주변의 일상과 산업계 등의 주변에서도 많이 사용되고 있다. 특히 센서의 사용은 최근 정보통신기술(ICT)의 발달에 따라 사물인터넷(Internet of Things, IoT), 스마트 기기, 디지털화(digitalization) 등에 따라 사용범위가 매우 광범위해지고 있다. 그러나 센서가 사람과 동물을 대상으로 할 때에는 산업에 적용되는 계측과는 다른 두 가지 특수성으로 매우 높은 신뢰성, 안전성, 안정성 및 정확성 등을 요구하고 있다.

첫번째는 생체 현상의 특수성이다. 측정대상이 체외와 체내의 변화에 따라 항상성(homeostasis)을 유지하기 위하여 생명활동을 끊임없이 수행하기 때문에 측정대상마다 고유의 가변성을 가지고 있다. 따라서 대상 간(inter-subject) 측정값이 동일한 경우가 많지 않고 대상 내(intra-subject)에서도 상태와 시간에 따라 측정값이 변한다. 이러한 요인으로 절대값도 이용하지만 상대값도 많이 활용한다.

두번째는 생체계측의 특수성이다. 측정대상에 대한 측정값에 오류가 있을 경우 측정자에게 잘못된 정보를 제공하기 때문에 올바르지 않은 판단을 유발할 수 있다. 따라서 매우 높은 수준의 신뢰성과 안정성이 요구된다. 이 때문에 생체계측 장치는 섬세한 설계가 필요하며 이는 높은 가격을 요구하는 원인이 된다. 다음으로 생체신호는 변화의 크기가 작다. 심장의 물리적 움직임은 촉진으로도 측정이 가능하지만 이외의 다른 장기들이나 조직의 변화는 매우 작다. 또한 작은 신호의 크기는 외부의 잡음 유입에 쉽게 영향을 받기 때문에 높은 증폭도의 증폭기와 함께 섬세한 필터도 필요하다. 이는 가격을 상승시키는 원인이다. 다음으로 생체에 안전(safety)해야 한다. 측정을 위한 센서 또는 수단이 측정대상에게 잠재적 위해를 주지 않도록 단기 또는 장기적으로 생체 적합성을 가져야 하며 전기를 사용할 경우 전류가 인체에 누설(leakage)되지 않도록 주의해야 한다. 다음으로 측정대상은 생물이기 때문에 짧은 시간이나 장시간 측정된 변화값들 모두 정보를 포함하고 있다. 따라서 높은 재현성을 요구한다. 다음으로 정량적인 수치화가 어렵다. 생체신호는 끊임없이 변한다. 또한 측정하고자 하는 대상과 함께 다른 장기 또는 조직의 정보도 포함하고 있다. 뇌전도의 경우 신호의 크기도 매우 작고 높은 변동성(variability)를 가지기 때문에 측정값의 정량화에 대한 많은 연구들이 시도되고 있다. 최근에는 인공지능 기법을 이용한 다양한 방법들이 소개되고 있다. 마지막으로 측정대상은 감성과 감정의 정신적 측면과 서로 다른 물리적 요인이 있기 때문에 계측 시 대상체의 구속 정도, 구속 방법과 시간을 반드시 고려해야 한다. 예를 들어 민감한 피부에 의한 전극 부착 후의 부작용과 MRI, CT, PET 등 닫힌 공간에 대한 폐쇄공포증이 대표적이다.

02 측정방식에 따른 생체계측과 동작이론

생체계측의 대상별 대표적 계측 방법은 다음과 같다. 생체계측의 대상별 대표적 계측 방법은 다음과 같다. 심장과 뇌 등의 전기활동은 전자기적 측정, 혈압과 혈류 등은 물리적 측정, 심음과 호흡음은 기계적 진동 측정, 체액은 화학적 측정 방법에 따라 측정된다. 계측 방법은 하나의 방법으로만 가능한 것이 아니고 여러 가지 방법으로도 가능하다. 이들 중 병원뿐만 아니라 가정 및 스마트기기에서도 건강관리 목적으로 많이 활용하고 있는 전기적 방법, 광학적 방법 및 압력을 이용한 계측 방법을 살펴보기로 한다.

1) 전기를 이용한 계측[심전도(Electrocardiogram, ECG)]

전기적 계측은 생체 내에서 발생하는 생체전기현상(biopotential phenomenon)을 측정하는 방법으로 근본적으로 측정하려고 하는 대상의 세포들의 세포막(plasma membrane)에 대한 화학적 농도차와 이온의 이동으로 발생되는 막전위(membrane potential)이다. 대표적으로 심전도(electrocardiogram, ECG = EKG), 근전도(electromyogram, EMG), 뇌전도(electroencephalogram, EEG), 안전도(electrooculogram, EOG), 망막전도(electroretinogram, ERG) 등이다. 이들의 전자기적 신호는 피부의 표면 또는 체내에서 단일 또는 다수의 전극(electrode)을 이용하여 계측하는 전극법이 있다. 전극은 용도에 적합한 다양한 종류들이 존재한다. 이때 발생되는 전기 신호의 크기는 일반적으로 수십 mV에서 μV의 크기로 작은 편이다(그림 4-2).

심전도는 심장의 전기적 활동을 기록한 것으로, 심장 및 심장과 관련된 다양한 병증들에 대한 진단을 위해 사용되고 있다. 심장은 골격근(skeleton muscle)과는 다른 심장 근육(cardiac muscle)으로 구성되어 있고 좌·우, 위(심방)·아래(심실)의 4개의 방이 존재한다. 각 방에는 혈액이 순환한다. 좌심실이 수축(contraction)하면 좌심실내에 있는 혈액이 동맥을 따라 체순환을 한다. 이후 혈액은 우심방으로 흘러 들어오고 수축과정에 의해 우심실로 이동한 후 폐로 혈액이 이동하는 폐순환을 한다. 폐를 거친 혈액은 좌심방으로 흘러 들어와 좌심실로 이동한 후 다시 체순환을 반복하게 된다. 이러한 과정은 자율신경계에 의하여 조절되고 있다. 심장이 정상일 경우 그림 4-4a와 같은 형태의 심전도 신호가 측정된다.

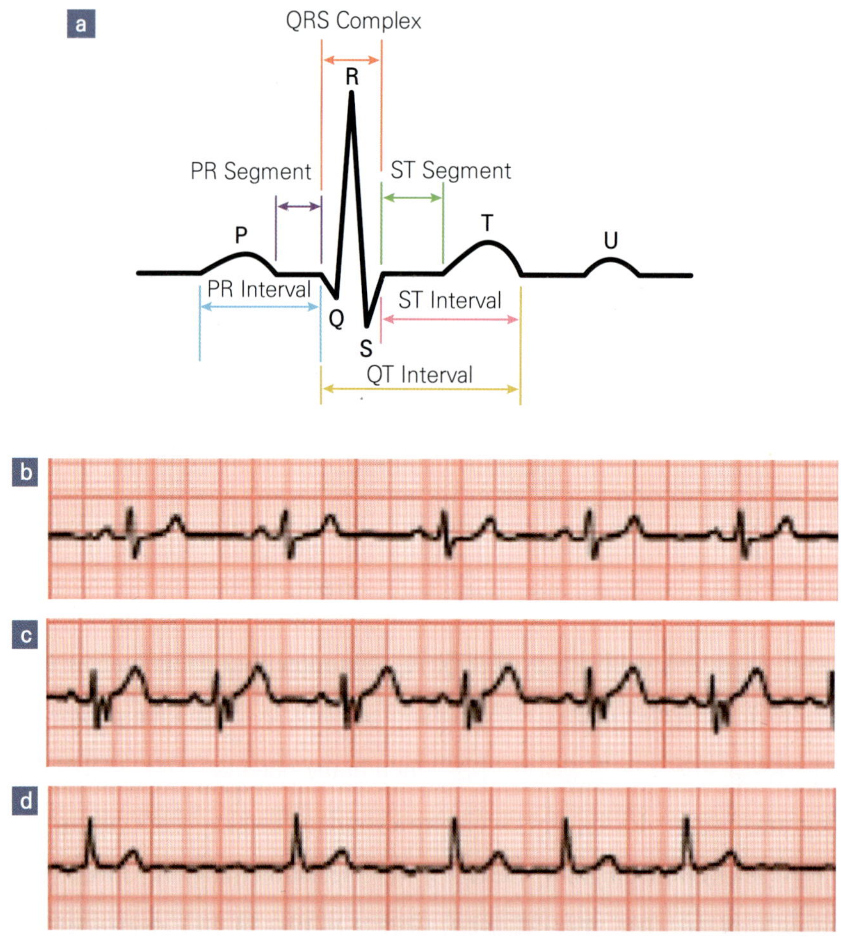

그림 4-4. 심전도 신호. (a) 1주기의 정상 심전도 신호와 피크와 분절 명칭, (b) 정상 심전도, (c) 우각차단 (d) 심방세동

신호의 주요 변곡점들을 상측과 하측 극점(peak), 피크간 분절들로 명명하여 진단에 활용하고 있다. 신호에서 P파는 심방의 탈분극, QRS 군(QRS complex)은 심실의 탈분극, T는 심실의 재분극을 나타낸다. R파가 가장 크고 강하기 때문에 심전도 측정 시 좋지 않은 잡음 환경에서도 R파는 측정되기도 한다. 한 주기 심장신호의 R파와 다음주기의 R파를 RR 간격(interval)이라고 하고 신호의 크기가 크기 때문에 웨어러블 디바이스나 스마트기기는 이를 많이 활용한다.

심전도 신호는 모눈종이 형태의 기록지에 함께 그려진다. 눈금 하나의 가로 길이는 40 ms(밀리초)에 해당한다. 눈금 하나의 세로는 1 mV(밀리볼트)를 의미한다. 따라서 심전도 신호의 시간과 크기의 정보를 함께 확인할 수 있다. 정상 심전도에 대한 시계열 신호를 그림 4-4b에 나타내었다. 이와는 다른 신호가 그림 4-4c와 같을 경우 우각차단(right bundle branch block)으로 진단하고 그림 4-4d와 같을 때 심방세동(atrial fibrillation)으로 진단한다.

심전도를 측정하기 위해서는 전극을 피부 표면에 부착해야 한다. 부착하는 방법에 따라 다양한 유도법(lead)이 있으며 이 방법들은 William Einthoven이 고안하였고 현재까지도 표준으로 사용하고 있다.

표준사지유도법(standard limb lead)은 왼쪽 팔(left arm, LA), 오른쪽 팔(right arm, RA), 왼쪽 다리(left leg, LL)에 부착하는 전극들 중 2곳의 전위차를 이용하는 방법이다. 이때 오른쪽 다리(right leg, RL)은 공통전극으로 항상 오른쪽 다리에 부착해두기 때문에 총 3개의 전극을 사용하는 유도법이다. 전극의 부착위치와 극성은 그림 4-5와 같다. 그림 4-5a는 유도 I(Lead I)이라고 하며 LA(+)와 RA(−)의 전위차가 신호로 나타난다. 즉 왼쪽 팔의 전위와 오른쪽 팔의 전위를 뺀 신호가 심전도 신호로 출력된다. Lead II와 Lead III의 방법도 있다. 그림 4-5b는 Lead II를 나타내고 있고 왼쪽 다리(LL)의 신호에서 오른쪽 팔(RA)의 신호의 차이다. 그림 4-5c는 Lead III이며 왼쪽 다리(LL)의 신호에서 왼쪽 팔(RA)의 신호의 차이다. 모든 유도방법을 전극이 삼각형 형태로 그림 4-5d와 같이 나타낼 수 있기 때문에 에인트호벤의 삼각형(Einthoven's triangle)이라고 부른다. 세 가지의 유도법은 측정 위치만 다르기 때문에 모두 합할 경우 회로이론의 키르히호프의 전압법칙(Kirchhoff's voltage law, KVL)에 따라 0이 된다(Lead I − Lead II + Lead III = 0).

증폭사지유도법(augmented limb lead)은 왼쪽 팔(LA), 오른쪽 팔(RA), 왼쪽 다리(LL)에 부착하는 전극들과 신체의 중심에 있는 기준 전극 1곳으로부터 3곳의 사지에 각각에 대한 전위차를 함께 검출하는 방법이다. 사지 중 특정 방향에 대한 신호를 크게 하여 신호를 획득할 수 있는 방법으로 다른 두 사지에는 각각 저항이 1개씩 연결되기 때문에 증폭사지유도라고 한다. 그림

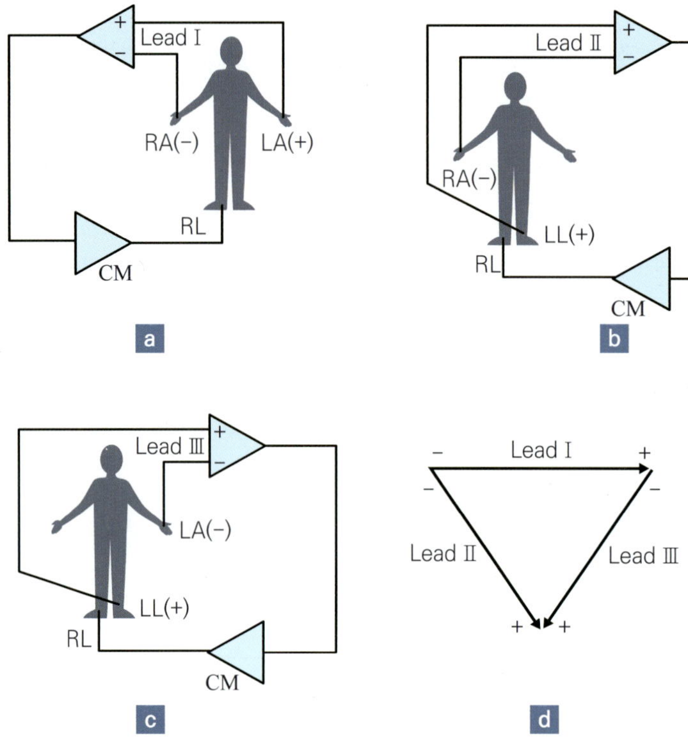

그림 4-5. **표준사지유도법과 에인트호벤의 삼각형**

4-6a는 aVR 유도이며 이 경우 중심전극과 RA 전극 사이의 신호를 주로 측정한다. 중심과 LA 및 중심과 LL에는 저항이 하나씩 연결되어 있다. 그림 4-6b의 경우 aVL 유도이며 중심과 LA의 신호를 크게 측정하고, 그림 4-6c의 경우 aVF로 중심과 LL 사이의 신호를 강조하여 측정한다. 그림 4-6d는 증폭사지 유도방법을 사지 방향으로 간략하게 표현한 것이다. 여기서 CT는 계측을 위한 전기적 중심점(ground)으로 Wilson's central terminal이라고 한다. 이때에도 세 가지 방법 모두 측정 방향만 다르기 때문에 회로이론의 키르히호프의 전압법칙에 따라 합은 0이 된다(aVR + aVL + aVF = 0).

흉부유도법(precordial lead)은 6개의 전극을 사용하는 방법이다. 전극은 다른 유도법과는 다르게 해부학적으로 모두 심장과 가까운 위치에 있기 때문에 전극의 위치가 표준으로 정해져 있다. 사지유도법이 심장의 전기 흐름을 관상면(coronal plane; 신체를 좌우로 가로지르는 세로 평면)에서 보여주는 것과 달리 흉부유도법은 횡단면(transverse plane; 신체를 위아래로 나누는 가로 평면)에서 심장의 전기 흐름을 나타낼 수 있다. 흉부유도법에서 전극의 위치를 그림 4-7에 나

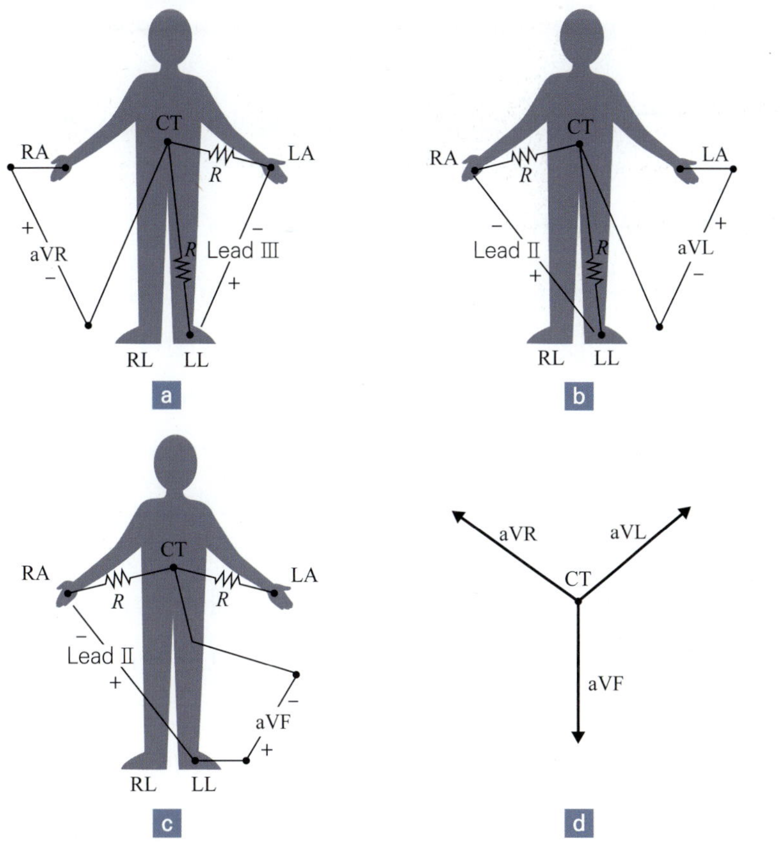

그림 4-6. **증폭사지유도법과 에인트호벤의 삼각형**

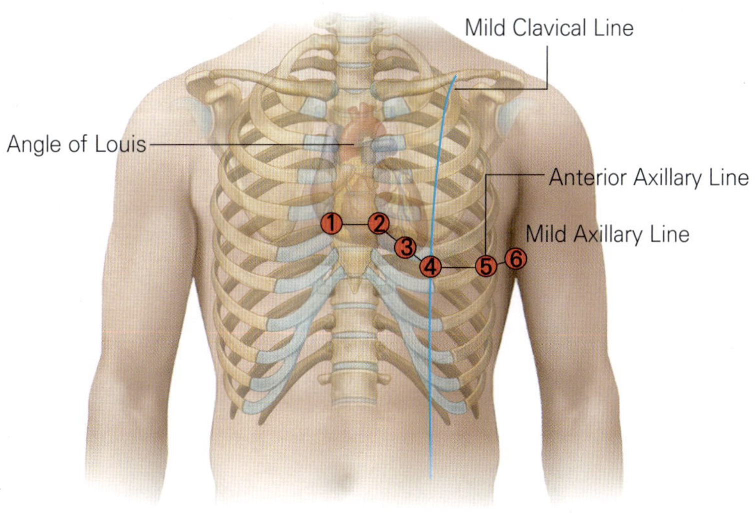

그림 4-7. **흉부유도법과 전극 부착위치**

타내었다. V1번 전극의 경우 제4늑간 흉골 우측 끝, V2는 제4늑간 흉골 좌측 끝, V3은 V2와 V4의 중간에 부착, V4는 제5늑간과 좌측 쇄골의 중간선, V5는 제5늑간과 좌측전방 겨드랑이, V6은 제5늑간과 좌측중간 겨드랑이이고 V5, V6은 V4의 높이와 동일해야 한다.

2) 빛을 이용한 계측[광용적맥파(Photoplethymogram, PPG)]

PPG (photo–plethysmo–gram)는 광(photo), 용적(plethysmo), 그림(gram)이라는 단어의 합성어로, 단어적으로는 빛을 이용하여 측정한 용적 그래프를 의미한다. 하지만, 실제 활용에 있어서는 주로 심장 활동과 관계된 혈액용적 변화(blood volume changes)를 측정하는데 사용되기 때문에 우리나라에서는 광용적맥파로 불린다. 1937년, Hertzman은 피부에 빛을 조사한 후 후방 산란에 의해 감지된 빛의 양이 심장 활동에 따라 크게 변한다는 것을 발견하였고 빛을 조사한 특정 부위에서 혈액량 변화를 측정하는 기술로서 PPG를 제안하였다. PPG는 맥동(pulsatile)에 따른 혈액 내 물질 농도나 광경로 길이 변화에 따른 광량 변화를 기록하는데, 이는 빛이 매질을 통과할 때 빛의 강도가 감소하는 것을 설명하는 Beer–Lambert 법칙에 의해 설명될 수 있다. Beer–Lambert 법칙은 매질에 광량 I_0의 빛을 조사하였을 때 매질을 투과한 광량(I)은 흡광계수(extinction coefficient, ε), 농도(concentration, c), 광경로길이(optical path length, d)에 따라 지수적으로 감소함을 설명하는 법칙이다(그림 4–8a). 여기서 흡광계수는 매질이 가지는 고유한 흡광 특성을 나타내며, 농도는 매질 내 입자의 농도(예: 단위 부피당 헤모글로빈의 수)를 의미한다. 광경로 길이는 조사한 광이 매질을 통과하는 동안 지나게 되는 광학적 경로의 총 길이를 의미한다. 빛의 감쇠에 영향을 미치는 이러한 요소들은 결국 빛이 매질에 흡수되는 정도를 의미하는 흡광도(absorbance, A)로 정의할 수 있다. 이때 흡광도는 매질이 가지는 흡광계수, 농도, 경로길이에 모두 비례하므로 다음과 같이 정의된다: $A = \varepsilon cd$. 이 법칙을 인체에 적용하여 보면 인체 외부에서 조사된 빛이 인체를 통과할 때는 피부, 혈관, 근육, 뼈, 기타 조직과 같이 서로 다른 흡광계수, 농도, 투과 경로 길이를 가지는 다양한 층을 거치게 되므로 최종적으로 흡광도는 모든 층의 흡광도를 합산한 총 흡광도(A_{total})로 정의되고 Beer–Lambert 법칙에 총 흡광도를 적용하여 최종 투과되는 광량을 계산할 수 있다(그림 4–8b).

광은 투과성이 낮아 인체 깊은 곳까지는 침투되지 못하기 때문에, PPG는 광의 침투에 유리하고 혈관상(vascular bed)이 얇고 넓게 분포된 인체 말단(손가락, 발가락, 귓불 등)에서 주로 측정된다. 이때 광이 투과되는 경로상에는 시간에 따라 특징이 변화하는 층과 변화가 거의 없는

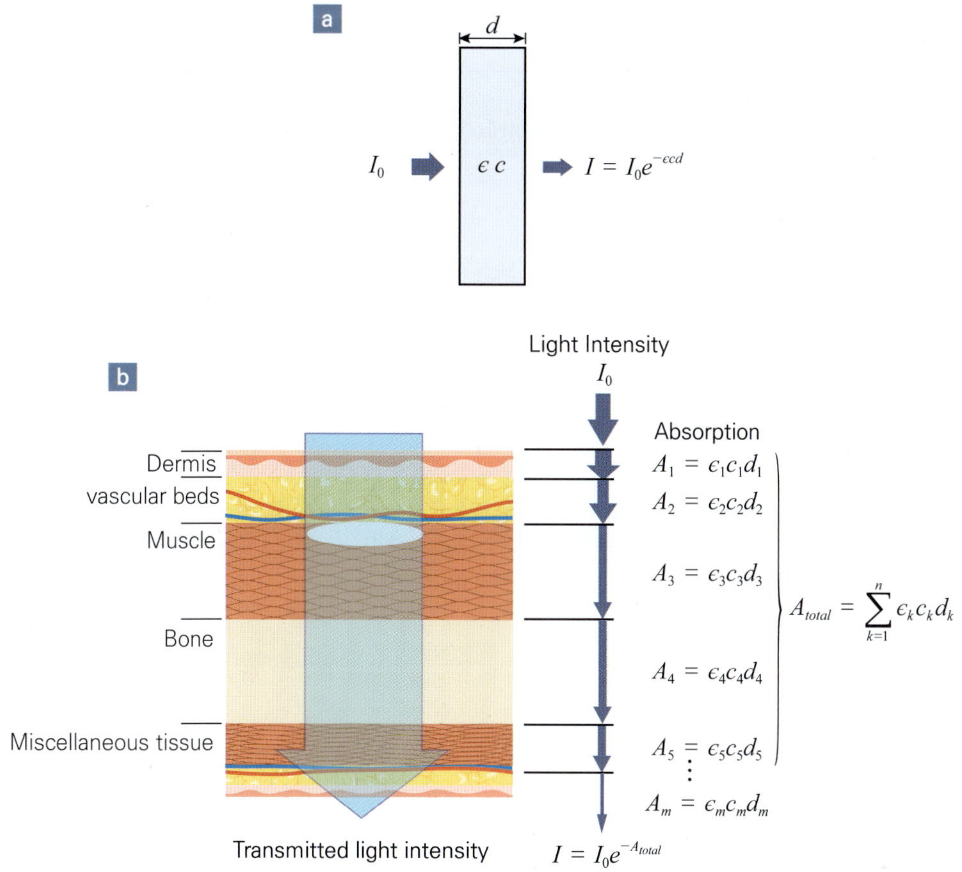

그림 4-8. **Beer-Lambert 법칙과 인체에의 적용.** (a) Beer-Lambert 법칙 (b) 인체를 통해 투과되는 총 흡광도 (Atotal) 및 투과되는 광량(I).

층이 존재한다. 예를 들어 혈관의 경우는 심장의 수축 이완에 의한 혈관내 혈액량 변동에 따라 그 직경이나 혈관 내 헤모글로빈의 농도가 변화하게 되지만, 근육이나 뼈와 같은 층은 그 특징이 크게 변화하지 않는다. 이는 광이 인체를 투과할 때 근육이나 뼈 등에 의한 흡광 정도가 대개 일정하지만 혈관층을 투과할 때는 혈관 내의 혈액량 변동에 따라 흡광량이 달라질 수 있음을 의미한다.

혈액에서의 광흡수는 주로 헤모글로빈에 의해 결정된다. 그림 4-9는 빛의 파장에 따른 헤모글로빈의 흡광계수를 보여준다. 헤모글로빈은 산화헤모글로빈(oxyhemoglobin, HbO_2), 환원헤모글로빈(deoxyhemoglibin, Hb), 일산화탄소헤모글로빈(carboxyhemoglibin, COHb), Met헤모글로빈(methemoglobin, metHb) 등 다양한 종류가 존재하며 각각 서로 다른 흡광 특성을 가지고

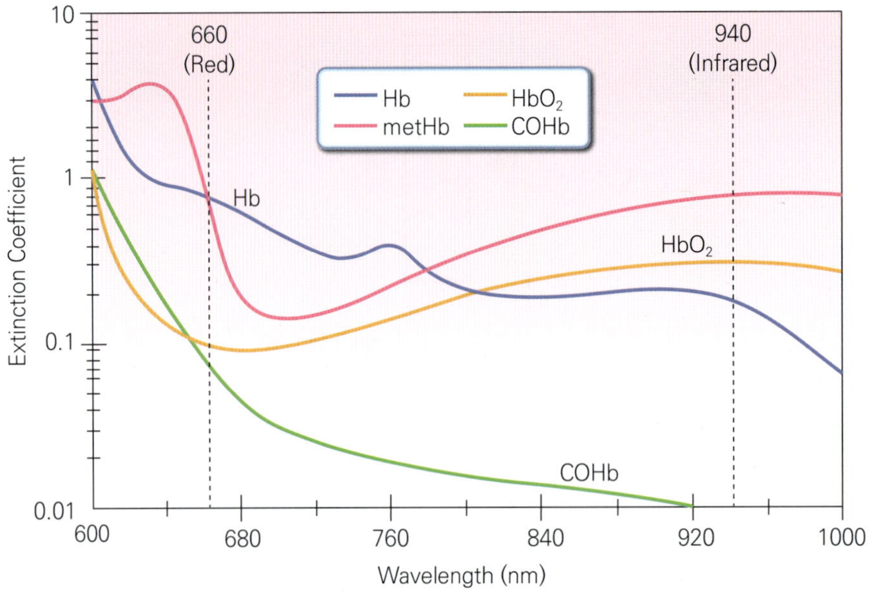

그림 4-9. **헤모글로빈 종류별 파장에 따른 흡광계수**

있다. 혈액내에는 이러한 헤모글로빈들이 뒤섞여 존재할 수 있으며, PPG의 측정에는 대부분의 비중을 차지하는 산화, 환원 헤모글로빈에서 안정적*이고 높은 흡광계수를 가지는 적외선 대역(880−940 nm)의 파장이 주로 사용된다**.

그림 4-10은 인체에 빛을 조사하여 투과되는 과정에서의 흡광량 변동을 보여준다. 그림 4-10에서 비맥동성분(non−pulsatile component) 또는 DC로 표현된 부분은 근육이나 뼈 등에 의해 일정하게 유지되는 흡광량을 의미하며, 맥동성분(pulsatile component) 또는 AC로 표현된 부분은 심장 박동에 의한 동맥 혈액량 변동에 따라 변화되는 흡광량을 의미한다. 그림 4-10에서는 또한 심장 활동 주기에 따라, 심장 수축(systole) 시에는 흡광량이 증가하고, 이완(diastole) 시에는 흡광량이 감소하는 것을 확인할 수 있다. 이는 심장 수축 시에는 심장에서 혈관으로 혈액을 박출하게 되므로 동맥 직경(d) 및 동맥 내 헤모글로빈 농도(c)가 상승하게 되고, 심장 이완 시에는 이와 반대로 심장으로의 혈액 유입에 따라 동맥 직경(d)과 혈액 내 헤모글로빈 농도(c)가 감소하기 때문이다. 한편, 투과되는 광량(transmitted light intensity)은 최초 조사된 광량에서 흡수된 광

* 여기서 안정적이라 함은 파장에 따른 흡광계수가 평탄함(plateau)을 의미한다.

** 최근의 손목형 웨어러블 측정기기의 경우 손목의 혈관 분포 및 광경로상의 조직 특징에 따라 파장 530 nm 전후의 녹색광이 주로 사용된다.

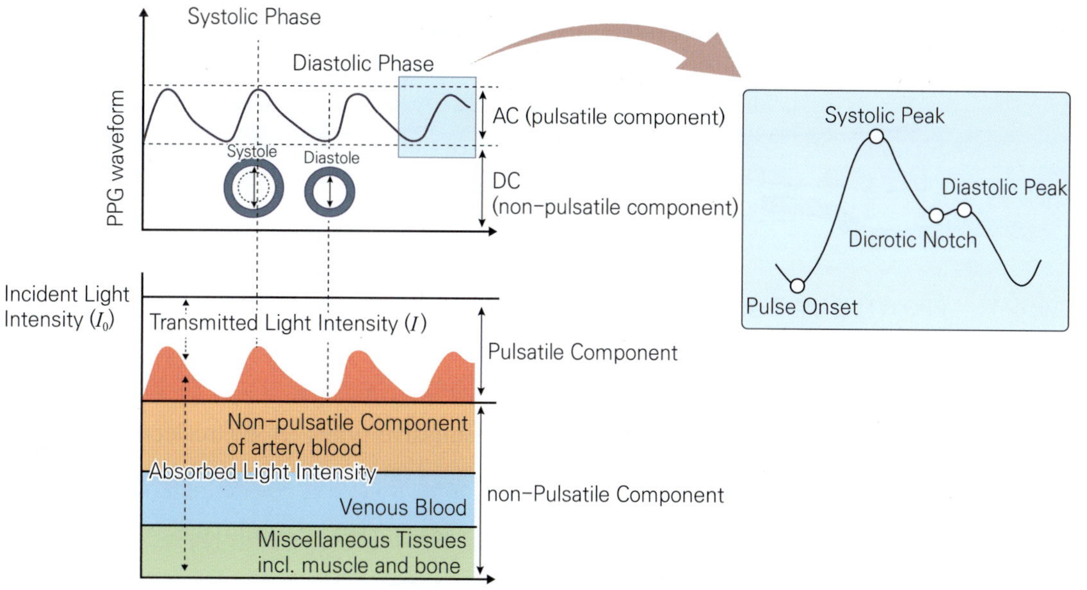

그림 4-10. PPG 파형 생성 원리 및 파형의 특징

량을 제외한 광량이므로 흡광량과 반대로 수축기에는 감소하고, 이완기에는 증가하게 된다(이상은 빛의 산란의 영향은 고려되지 않은 원리이며 현대 측정 원리는 산란까지 고려한 더 정교한 모델이 적용되고 있다).

여기서 투과된 광량을 기록한 것이 PPG 파형이다. PPG 파형은 기본적으로 비맥동성분에 해당되는 오프셋(DC)을 가지고 있으며 심박동에 따라 오르내리는 형태로 나타난다. 좀 더 자세히 살펴보면 PPG 파형은 맥동이 시작되는 지점(pulse onset)에서 시작되며 심장 수축이 최대에 이르는 수축기 극점(systolic peak)까지 상승하고 이후 하강하게 된다. 일반적으로 PPG 파형은 하강하는 과정에서 혈관 분기점(arterial branch)에서의 파형 반사에 의한 반사파(reflected wave)에 의해 볼록하게 솟는 이차 극점을 가지거나 이와 유사한 변곡점을 가지게 되는데 이를 이완기 극점(diastolic peak)이라고 부르며 수축기 극점과 이완기 극점 사이에 움푹 패인 지점을 디크로틱 노치(dicrotic notch)라고 부른다. PPG 파형은 심혈관계의 상태를 반영할 수 있으며, AC 성분은 주로 심장이나 동맥 상태에 따라, DC 성분은 정맥혈, 호흡 등에 의해 변화하는 것으로 알려져 있다. 주의할 것은 PPG 진폭은 센서의 착용 위치 대상자의 인체 조성이나 주변광 상태에 따라 큰 변동성을 가질 수 있으므로 임의 단위(arbitrary unit, a.u.)로 기록되며, 기록된 수치 자체에 특징적인 의미를 부여하지는 않는다.

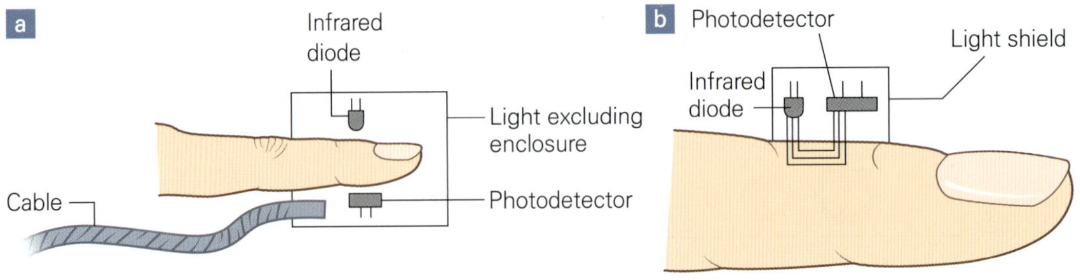

그림 4-11. **PPG 측정 센서부 구성.** 투과형(a), 반사형(b)

PPG 측정 기기는 주로 그림 4-11과 같이 투과형(transmissive type), 반사형(reflective type)의 두 가지 형태를 가진다. 투과형의 경우 인체에 조사된 광량 중 인체를 투과한 광량을 기록하는 반면 반사형의 경우에는 인체에 빛을 조사한 후 인체 내에서 산란 또는 반사되어 되돌아 나오는 광량을 통해 PPG를 기록한다는 측정 원리의 차이를 가진다.

직선형 광경로를 갖는 투과형 모드 PPG와 달리 반사형 모드 PPG는 광원과 광검출기 사이의 광 경로가 곡선이고 비선형 경로를 갖기 때문에 더 복잡한 물리적 모델이 필요하다. 반사형 PPG를 모델링 할 때에는 광원와 광검출기 사이의 광 경로가 여러 개의 '카누(canoe)' 모양을 가지고 있다고 가정한다. 그림 4-12a에서 빨간색으로 표현된 부분을 하나의(k번째) 카누형 광 경로라고 하면 해당 카누의 평균 광 경로는 노란색 곡선과 같이 표현할 수 있다. 광이 통과하는 경로의 특성은 다양할 수 있으므로 하나의 평균 광 경로를 여러 세부 구간으로 나눌 수 있다. 이때 광 경로 길이, 흡광계수, 매질 농도 등은 각 세부 구간에 따라 다르게 설정될 수 있다. 예를 들어 그림 4-12b는 광 경로를 3개의 세부 구간으로 분할한 예를 나타내는데, 각각의 세부 구간마다 흡광계수, 매질 농도, 광 경로길이가 다를 수 있음을 보여준다. 이때, (k, i)라는 표현은 k번째 카누 경로의 i번째 세부 구간을 의미하는 표현으로, $\varepsilon_{(k,\ i)}$, $c_{(k,\ i)}$, $d_{(k,\ i)}$는 각각 k번째 카누 경로 i번째 세부 구간의 흡광계수, 매질 농도, 광 경로 길이를 의미한다. 이러한 정의로부터 각 세부 구간의 흡광도($a_{(k,\ i)}$)는 $a_{(k,\ i)} = \varepsilon_{(k,\ i)} \cdot c_{(k,\ i)} \cdot d_{(k,\ i)}$로 정의할 수 있으며 k번째 카누 구간의 총 흡광도 a_k는 모든 세부 구간 흡광도를 합산하여 $a_k = \sum_{i=0}^{N} a_{(k,\ i)} = \sum_{i=0}^{N} \varepsilon_{(k,\ i)} c_{(k,\ i)} d_{(k,\ i)}$와 같이 나타낼 수 있다(이때 세부 구간은 총 N개로 가정한다).

그림 4-12a는 하나의 광경로에 대한 예시이며, 그림 4-12b는 실제에 더 가까운 여러 개의 광경로로 표현되는 모델을 나타낸다. 최종적으로 에미터(emitter)에서 조사된 광량을 I_E, 검출기에서 수집된 광량을 I_D라 하고, 총 카누경로를 K개라 가정하면, 모든 경로에 대한 총 흡광도(A_{total})는

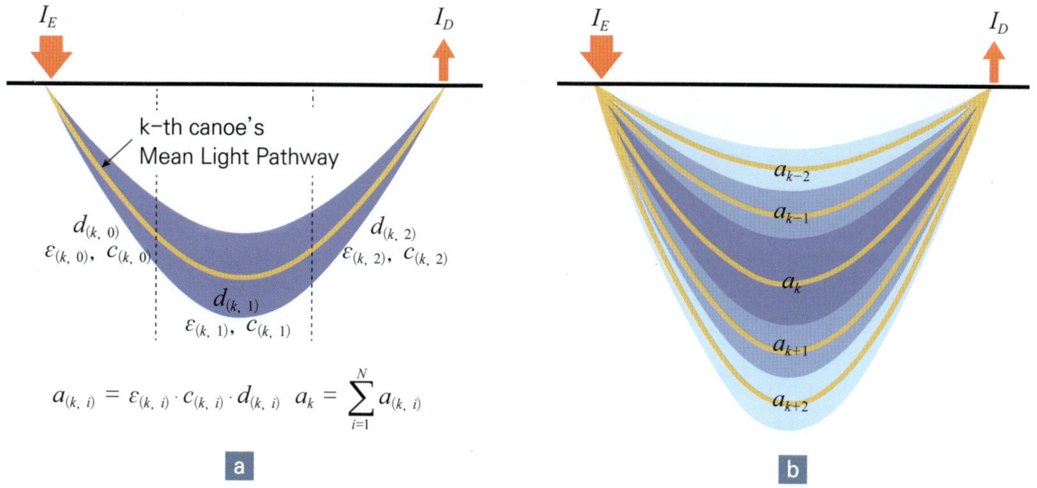

그림 4-12. 반사형 광용적맥파의 광 경로 및 흡광도. (a) k 번째 카누(Canoe) 경로에서의 광 투과 예시 및 총 흡광도 (a_k). (b) 여러 개의 카누 경로를 고려한 광 경로 예시.

* I_E: 에미터(Emitter)에서 인체로 조사되는 광량. I_D: 인체를 통과한 후 광검출기에서 검출되는 광량. ε: 흡광계수, c: 매질 농도, d: 광경로 길이.

모든 카누 경로에서의 흡광도를 합산하여 다음과 같이 계산된다.

$$A_{total} = -log\frac{I_D}{I_E} = \sum_{k=1}^{K} a_k = \sum_{k=0}^{K}\sum_{i=0}^{N} a_{(k,i)} = \sum_{k=1}^{K}\sum_{i=0}^{N} \varepsilon_{(k,i)} c_{(k,i)} d_{(k,i)}$$

투과형과 반사형 모두에서 PPG 측정 시스템 구성은 동일하며 전류원(current source), 광원(light source, LED), 광 검출기(photodetector), 초단증폭기(preamplifier), 아날로그-디지털 변환기(analog-to-digital converter, ADC), 마이크로프로세서(microprocessor, MCU)와 같은 회로 구성 요소로 구성된다(그림 4-13). 단, 광원과 광 수신부 구성에 있어 투과형은 광원과 광 수신부가 마주 보게 구성되는 반면 반사형은 나란히 구성된다는 차이가 있다. 구성 요소 중 전류원은 LED (light emitting diode)를 구동하기 위한 전류를 공급하는 역할, 광원은 (대개 적외선) 광을 조사하는 역할, 광 검출기는 인체를 투과 또는 반사되어 나오는 광량을 검출하는 역할, 아날로그-디지털 변환기(analog-digital converter, ADC)는 광검출기로부터 출력되는 아날로그 전압을 디지털값으로 변환하는 역할, 마이크로프로세서(microprocessor unit, MCU)는 광을 조사하고 투과 또는 반사된 광량을 기록하기 위한 동작 타이밍 신호를 제어하고, 신호의 획득 이후, 처리, 저장, 전송하는 역할을 각각 수행한다. 광원과 광검출기는 설정에 따라 한 개 또는 복수 개로 구성될 수 있다.

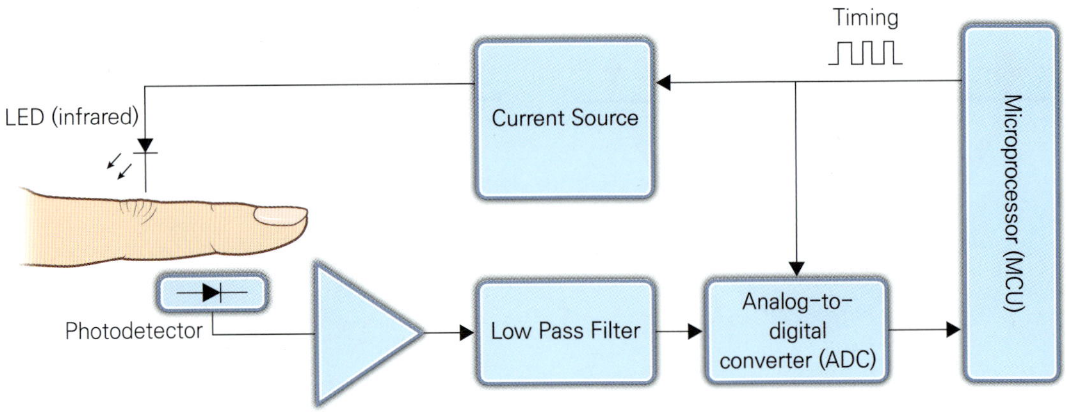

그림 4-13. **PPG 측정 시스템의 일반적인 구성 요소**

PPG를 측정하기 위한 설정 중 표본화 주파수(sampling frequency) 및 양자화 비트(quantization level)는 사용자 요구 사양에 따라 달라질 수 있다. 예를 들어 양자화 비트의 영향을 고려하지 않는다면, 맥동시작점 위치 허용오차 1 ms를 위한 최소 표본화 주파수는 1 kHz가 된다(표본화 주파수 1 kHz는 1초에 1,000개의 샘플을 획득하며, 이는 샘플 획득당 시간 간격이 1/1,000 초 = 1 ms임을 의미한다). 표본화 주파수와 양자화 비트에 따른 PPG 획득 조건을 연구한 문헌에서는 표본화 주파수가 감소할수록, 양자화 비트가 감소할수록 PPG 파형이 왜곡되고 검출된 특징점 위치와 실제 위치의 편차가 증가하는 것으로 보고되었다. 초고해상도(10 kHz) PPG와 비교하였을 때, 맥동시작점 등의 주요 특징점에서 1 ms 수준 시간 오차, 1% 이내 진폭 오차가 요구되는 경우 표본화 주파수 250 Hz 이상, 양자화 비트 16 bit 이상으로 신호 획득이 필요하며, 10 ms 이내 시간 오차, 10% 이내 진폭 오차가 요구되는 경우는 표본화 주파수 100 Hz 이상, 양자화 비트 12 bit 이상의 설정이 요구된다. 허용 오차에 따른 다양한 측정 조건은 표 4-1에서 확인할 수 있다.

측정되는 PPG 파형은 다양한 외부 요인에 영향을 받을 수 있다. 가장 대표적인 외부 요인으로는 인체에서의 측정 위치, 주변광 강도, 피부색 등을 포함하는 피부 특성, 움직임, 측정 부위의 체온 등이 있다. 또한, 측정 프로브를 측정 부위에 착용할 때 손가락에 가해지는 힘(force) 또는 압력(pressure)도 중요한 고려 요인이다. 따라서 PPG 측정 센서부를 설계하는 경우, 주변광의 영향을 최소화하기 위한 광학적 차폐 구조나, 손가락에 가해지는 힘 또는 입력을 일정하게 유지하기 위한 기계적 설계, 동잡음을 감소시키기 위한 가속도 센서나 복수 광원의 탑재 등 다양한 요인들이 고려되고 있다.

표 4-1. PPG 기록 시 정확도 확보를 위해 요구되는 표본화 주파수, 양자화 비트 조건

분석 목적	분류		성능기준	최소 획득 조건
형태 분석	전체 파형 형태		PCC > 0.99	8 bit/100 Hz 6 bit/250 Hz
			PCC > 0.95	6 bit/50 Hz
			NRMSE < 1%	10 bit/250 Hz 8 bit/500 Hz
			NRMSE < 10%	8 bit/25 Hz 6 bit/50 Hz
특징점 분석	맥동시작점	시간	MAE < 1 ms MAE < 10 ms	16 bit/250 Hz 12 bit/100 Hz
		진폭	MAE < 1% MAE < 10%	12 bit/50 Hz 10 bit/25 Hz
	수축기극점	시간	MAE < 1 ms MAE < 10 ms	14 bit/250 Hz 8 bit/50 Hz
		진폭	MAE < 1% MAE < 10%	10 bit/50 Hz 8 bit/25 Hz

* PCC: Pearson's Correlation Coefficient, MAE: Mean Absolute Error, NRMSE: Normalized Root Mean Squared Error.

3) 압력을 이용한 계측(혈압계, Sphygmomanometer)

압력(pressure)은 접촉된 두 개의 물체가 접촉면에 수직으로 서로 밀고 있을 때 단위면적당 힘(force)의 크기로 정의된다. 간단하게는 임의의 물체를 수직으로 누르거나 미는 힘이다. 이를 설명하기 위한 수식은 아래와 같다. 여기서 p는 압력, F는 수직(normal) 방향의 힘, A는 접촉 표면의 단면적이다. 단위는 일반적으로 파스칼(Pa)을 사용하고 의료 분야에서는 수은주밀리미터(millimeter of mercury, mmHg)도 많이 사용한다(1 mmHg = 133.322 Pa).

$$p = \frac{F}{A}$$

생체계측에서 압력은 생체 내부의 다양한 장기, 조직, 혈관, 피부, 뼈 등의 상호작용에 의하여 발생되며 생체 활동은 멈추지 않기 때문에 압력의 크고 작은 변화가 끊임없이 발생하고 있다. 따라서 생체 내압을 계측한 결과는 병증에 대한 유무 또는 치료의 경과 확인 등에 사용할 수 있다. 주로 활용되고 있는 측정대상(measurand)은 심장의 수축과 이완에 따른 심장 내압

(좌/우심실)과 혈관(동맥, 폐동맥, 정맥, 미세혈관)의 혈압(blood pressure), 안구와 내부를 채우고 있는 유리체(vitreous humor)의 상호작용에 의해 발생되는 압력인 안압(intraocular pressure), 방광 내 소변의 양에 의한 방광 내압(bladder pressure), 뇌의 부피가 커지면서 발생되는 뇌압(intracranial pressure) 등이 있다. 이들에 대한 압력 계측은 압력 센서를 생체 내부에 삽입하는 직접 측정방식과 신체의 외부에서 다양한 수단을 이용하여 측정하는 간접 측정방식이 있다. 직접 측정방식은 속이 비어 있거나 또는 다이어프램(diaphragm)이 부착된 카테터(catheter)를 측정대상의 체내에 삽입하여 측정하는 방식이다. 그러나 측정 대상에 외과적 시술이 필요하고 움직임의 제약, 불쾌감 유발, 통증, 감염 등의 이유로 특정 목적이나 높은 정확성을 요구하는 경우에만 제한적으로 사용되고 있다. 간접 측정방식은 완대(cuff), 초음파(ultrasound), 청진, 피부의 색조변화 검출 등의 방법이 있다. 여기서는 완대 즉 커프를 이용하여 혈압을 계측하는 커프 진동법(cuff oscillometric method)에 대하여 설명한다.

커프 진동법은 그림 4-14a와 같이 상완(upper arm)을 둘러싼 커프(=완대)에 공기를 주입하여 커프의 압력이 혈관벽까지 전달되도록 한 상태에서 동맥 혈관벽의 변화를 커프의 미소진동 압력으로 변환하여 계측하는 방법이다.

혈압의 계측 순서는 다음과 같다. 혈압 측정 장치의 공기 펌프가 동작하여 커프 내에 구비된

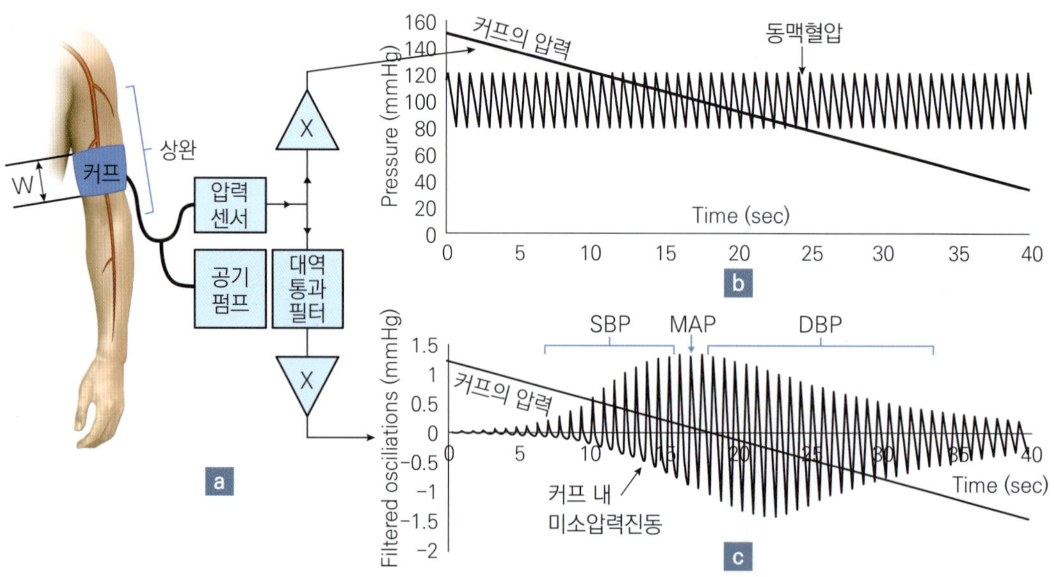

그림 4-14. **커프 진동법을 이용하는 혈압계의 구성과 압력센서로부터 측정된 신호**

공기 주머니에 공기를 주입하여 팽창시킨다. 압력센서가 실시간으로 공기 주머니의 압력을 측정하면서 그림 4-14b와 같이 정상 동맥의 최고 혈압보다 30~40 mmHg 높은 압력까지 증가시켜 커프의 압력이 충분히 혈관벽까지 전달되도록 한다. 그 결과 그림 4-15a에서처럼 커프의 압력이 혈관을 압박한 상태가 된다. 이후 커프의 압력을 서서히 감압하면서(그림 4-14b, c) 압력센서를 이용하여 커프로 전달되는 미세 압력의 변화를 측정한다. 감압의 기울기는 심박당 약 2~3 mmHg이다. 이때 압력센서의 신호는 커프의 압력 정보와 함께 혈관벽의 미세 진동 정보가 중첩(superimpose)되어 있기 때문에 대역통과필터와 교류증폭기를 이용하여 그림 4-14c와 같이 혈관벽의 압력 신호만 별도로 추출한다.

압력의 감압 시작 시점에는 그림 4-15a처럼 혈관이 압박된 상태이기 때문에 혈관벽의 움직임이 제한된다. 또한 커프의 중심에서 이격되어 있는 심장과 가까운 혈관의 압력만 측정되기 때문에 측정되는 혈압의 크기는 작다. 커프의 압력이 서서히 낮아지면서 혈관이 원래의 직경으로 회복하게 되고 이 과정에서 혈압은 그림 4-14c의 산과 같은 모양으로 측정된다. 혈관 내부의 압력과 커프의 압력의 차이가 그림 4-15b와 같이 0에 가까워질 때 혈관벽의 작은 움직임이 민감하게 잘 측정되기 때문에 가장 큰 압력이 측정된다. 이때 측정된 혈압을 평균 혈압(mean arterial pressure, MAP)이라고 한다. 이후 커프의 압력이 작아지면서 혈관벽으로부터 전달되는 압력에 둔감 해진다. 따라서 측정되는 압력의 크기는 다시 작아진다.

최고 혈압과 최저 혈압은 혈관벽의 진동이 급변하는 부근에서 측정된 압력 신호를 이용하여 계산한다. 일반적으로 MAP의 앞부분의 신호인 수축기 혈압(systolic blood pressure, SBP)과 MAP 뒷부분의 신호인 이완기 혈압(diastolic blood pressure, DBP) 정보를 이용한다. 그러나 아직까지 계산 방법에 기준이나 표준으로 정해진 방법이 없어 많은 연구가 시도되고 있는 상황이다. 시중에 판매되고 있는 전자혈압계는 제조사별로 별도의 알고리즘을 이용하여 최고 혈압과 최저 혈압을 표시해주고 있다.

정확한 최고 혈압과 최저 혈압은 커프 진동법과 함께 청진법을 함께 사용할 경우에 가능하다. 청진법은 소리를 이용하는 방법이다. 커프의 중앙에 청친기 또는 마이크로폰을 설치하고 커프의 압력이 서서히 감소하는 도중에 혈관의 내부에서 발생되는 코로트코프음(Korotkoff, K음)이 들리기 시작하는 시점에서 측정된 압력을 최고 혈압, K음의 종료될 때의 압력을 최저 혈압으로 판별하는 방법이다.

커프 진동법에서는 커프의 크기도 중요하다. 커프의 폭(그림 4-14a의 W)은 상완 두께의 약 1.2배 이상이 되어야 하며 커프의 길이는 상완을 모두 둘러쌀 수 있어 커프의 압력이 혈관에 모든

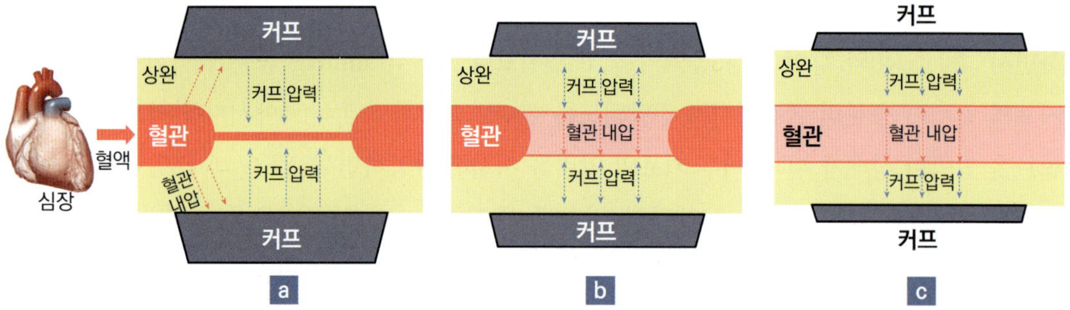

그림 4-15. **커프의 압력과 혈관벽의 변화에 따른 압력의 변화**

방향으로 균일하게 전달되도록 해야 한다. 커프의 폭이 상완 두께보다 좁으면 커프의 압력이 상완의 혈관벽까지 전달되지 않아 측정에 오류가 존재한다. 반대로 커프의 폭이 필요 이상으로 넓을 경우 혈관 내 혈류 저항이 증가하여 혈압을 낮추기 때문에 실제보다 작은 혈압으로 측정되는 오류가 발생된다.

4) 웨어러블 디바이스

고령화 사회의 도래 및 만성질환자의 증가로 헬스케어의 패러다임이 질병의 치료에서 예방과 관리로 전환되고 있으며, 사물인터넷(Internet-of-Things, IoT) 기술의 발전으로 헬스케어 분야도 디지털화가 가속되고 있다. 2019년 WHO에서 발간한 가이드라인에 따르면 디지털 헬스케어(digital healthcare)는 다음과 같이 정의하고 있다. "A broad umbrella term encompassing eHealth (which includes mHealth), as well as emerging areas, such as the use of advanced computing sciences in big data, genomics, and artificial intelligence." 다양한 디지털 헬스케어의 유형 중 모바일 헬스케어는 인체에서 건강과 관련된 데이터를 획득하기 위한 웨어러블 센서 및 이를 포함한 기기, 획득한 데이터를 가공하고 건강정보를 생성하는 소프트웨어 및 모바일 앱, 네트워크를 통한 건강 데이터 전송 및 공유를 통한 헬스케어 서비스로 구성된다.

웨어러블 디바이스는 센서나 디바이스를 다음 그림 4-16과 같이 인체에 착용하여 사용자의 생체 신호 및 움직임 등을 실시간으로 측정하거나 저장하고 이를 전송한다. 비침습적인 착용의 형태로는 패치형, 시계형, 반지형, 인솔 등이 있으며, 침습적인 방법으로 연속혈당측정기와 같은 체내 삽입형 디바이스도 있다. 또한 측정 부위와 센서에 따라 심박, 호흡, 혈압, 혈당, 산소포화

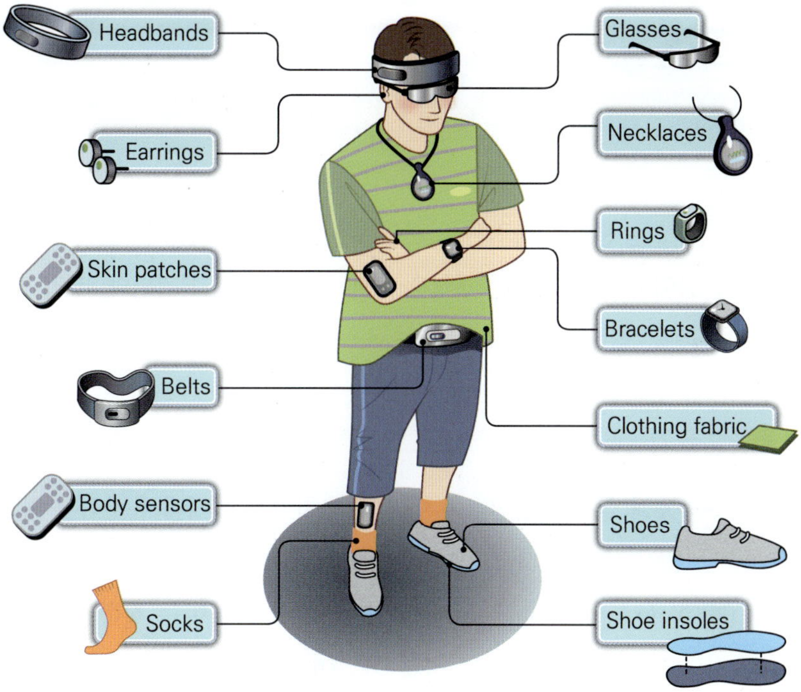

그림 4-16. **비침습적 웨어러블 디바이스 유형**

도, 체온, 체성분, 보행 등을 측정한다. 인체에 착용하기 위하여 웨어러블 디바이스는 소형, 경량화 및 저전력화를 구현해야 한다. 최근에는 다양한 생체신호계측과 신호처리를 위한 센서인터페이스, 증폭기, 필터, 마이크로컨트롤러(microcontroller, MCU), 메모리, 무선 통신모듈이 집적된 집적회로(integrated circuit, IC)가 개발되어 있다.

일반적으로 웨어러블 디바이스는 넓은 의미로 개인용 건강관리(웰니스) 제품을 포함하고 있지만, 그렇다고 모든 웨어러블 디바이스를 의료기기가 아닌 것으로 해석해서는 안 된다. 동일한 기기이지만 개인용 건강관리(웰니스)용 기기로 사용될 수도 있고, 의료용 기기 즉 의료기기로 사용될 수도 있다. 동일한 원리의 기기라도 의료기기 정의에 따라 질병의 진단과 치료 목적이 있다면 의료기기에 해당되어 식품의약품안전처의 규제 대상이 된다. 개인용 건강관리(웰니스) 제품은 '운동 레저 및 일상적 건강관리 제품' 또는 '만성질환자 생활습관 개선 등 자가 관리 제품'일 경우에만 해당된다.

03 신호의 조절과 데이터 획득

1) 센서 인터페이스

생체계측에 사용된 모든 센서의 출력은 입력신호에 따른 전기 신호를 출력한다. 그러나 일반적으로 신호 처리를 위해 다루는 신호는 전압의 형태로 변환되어 처리된다. 따라서 센서를 통한 저항, 정전용량, 유도용량, 전류, 자기장 등의 전기적인 변화는 전압 변환기를 거쳐야 한다.

2) 증폭기와 계측증폭기

센서 인터페이스를 통해 얻은 전압신호는 아직 신호처리를 하기에 충분하지 않은 크기일 수 있으므로 신호처리에 용이하도록 신호를 증폭해야 할 필요가 있다. 다양한 증폭기 중에서 연산증폭기라 불리는 OP Amp (operational amplifier)는 신호를 증폭하는 것뿐만 아니라 신호의 연산이 가능한 증폭기로 활용도가 높다. 이상적인 OP Amp는 개방전압이득 무한대, 입력 임피던스 무한대, 출력 임피던스 0, 공통모드 전압이득 0, 주파수응답 무한대의 특성이 있다. 그러나 실제 OP Amp는 이러한 이상적인 사양을 갖지 않고 이득, 입력 및 출력 임피던스 및 주파수응답이 제한적이므로 측정하고자 하는 생체신호의 특성을 고려하여 선정하여야 한다.

기본적으로는 측정 신호를 증폭하는 과도한 이득을 설정하여 신호가 포화되지 않도록 해야 한다. 다음 그림 4-17에서 (a)는 이미 센서의 측정범위를 넘었기 때문에 어떠한 배율로 증폭을 하더라도 포화된 신호를 보일 것이다. (b)의 경우는 측정하고자 하는 생체 신호의 범위를 충분히 받아들이는 센서를 설정하여 신호를 받았으나, 2000배로 증폭을 한 결과 OP Amp의 구동전압에 의해 결정되는 최대 전압범위(그림에서는 +/−10V)를 벗어나 포화된 결과를 보일 수 있다. 주파수 응답은 출력신호의 이득이 설정된 비율로 유지되는 주파수 영역을 의미한다. 이 또한 측정하고자 하는 그림 4-2와 같은 생체신호의 주파수 특성을 충분히 포함하는 주파수 응답을 갖는 증폭기를 선정하여야 한다.

그림 4-18a에서 V_{out}은 전압분배법칙에 의해 $0.5 \times V_{in}$이 될 것이고 계측기를 이를 정확히 측정해 주어야 한다. 만약 계측기의 입력 임피던스가 (b)와 같이 1 MΩ 일 경우에는 R_2와 R_i의 병렬저항에 대한 전압분배가 되므로 $V_{out} = V_{in} \times (1k//1M)/(1k + 1k//1M) = 0.4997 \times V_{in}$으로 이상적인 값의 측정이 가능하다. 그러나 (c)와 같이 입력 임피던스가 1 kΩ으로 낮아지는 경우

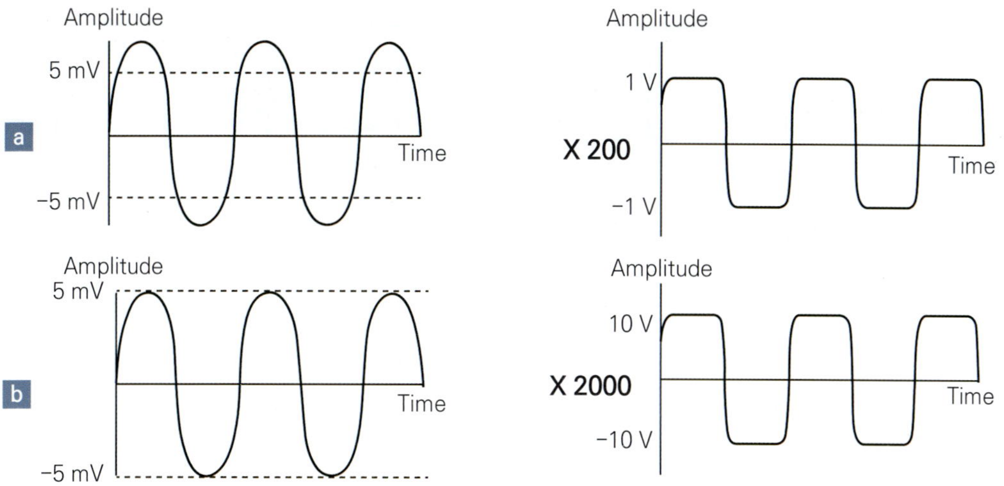

그림 4-17. **측정 신호가 포화되는 경우.** (a) 센서 출력의 포화, (b) 증폭기 출력의 포화

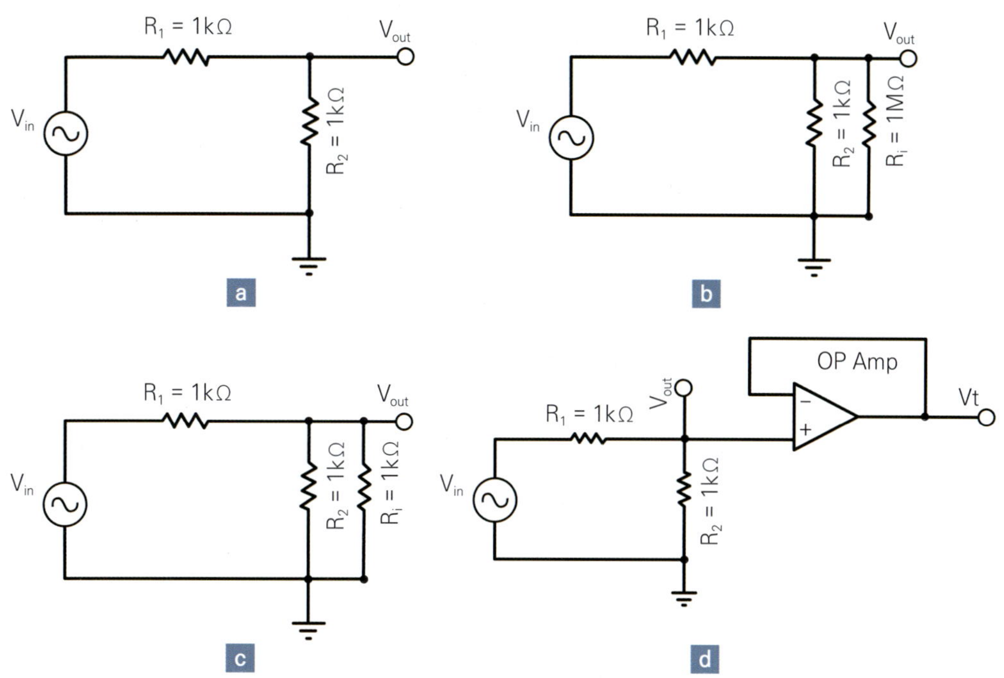

그림 4-18. **계측기 입력 임피던스에 따른 부하효과**

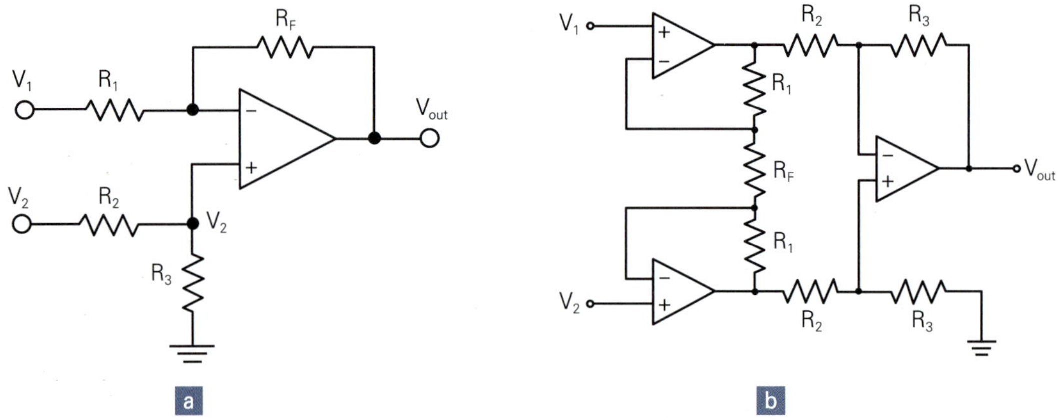

그림 4-19. **차동증폭기(a)와 계측증폭기(b)**

$V_{out} = V_{in} \times (1k//1k)/(1k+1k//1k) = 0.33 \times V_{in}$으로 측정 결과에 무시하지 못할 영향을 주며 이것을 부하 효과라고 한다. 생체 신호 측정 시 출력 임피던스가 가변적이고 다양한 범위에 있을 때에는 이를 충분히 고려할 수 있을 정도로 입력 임피던스를 크게 하여 측정할 필요가 있다. 이러한 경우 (d)와 같이 OP Amp의 특성을 이용한 버퍼(voltage follower)를 이용하면 부하효과를 줄일 수 있다. 반대로 계측기의 출력 임피던스는 낮아야 출력을 최대한 전달할 수 있다.

일반적으로 생체전기 신호의 전극을 통해 전극 간의 전위차를 증폭기를 통해 측정한다. 이때 전극에서의 전위는 전극과 피부 접촉으로 인한 전위를 포함하여 전극과 접지 간의 공통모드 신호가 있는데 보통 이 신호들은 생체전위 변화보다 크므로 이를 바로 증폭시키면 결과가 포화될 수 있다. 따라서 이러한 공통모드 신호를 없애고 생체전위의 변화만 측정하기 위해서 차동증폭기를 적용한다. 차동증폭기의 이득은 그림 4-19a에서 $R_1 = R_2$, $R_3 = R_f$ 일 경우, $V_{out} = \frac{R_f}{R_1} \times (V_2 - V_1)$으로 $A = \frac{R_f}{R_1}$ 이다. 그림 4-19a에서 출력은 다음 식과 같이 차동입력에 대한 증폭(Ad)과 공통모드에 대한 증폭(Ac)이 더해진다. 이때 차동증폭이득은 피드백 저항(Rf)과의 설정으로 커지며, 동상증폭이득은 0에 가까운 값을 갖는다. 이 두 이득에 대한 비율을 공통 모드 제거비(common mode rejection ratio, CMRR)이라고 하며 차동증폭기의 성능지표로 사용한다.

$$V_{out} = A_d\,(V_2 - V_1) + \frac{A_c(V_2 + V_1)}{2}$$

$$\text{CMRR} \approx \frac{A_d}{A_c}$$

그림 4-19b는 계측증폭기로 일반적인 차동증폭기의 입력단에 버퍼를 추가한 것이다. 따라서 입력 임피던스가 크므로 별도의 임피던스 매칭이 필요없어 다양한 생체전위 측정 및 계측 시스템에서 사용되고 있다. 계측증폭기의 이득은 다음과 같다.

$$\mathrm{V_{out}} = \frac{R_3}{R_2}\left(1 + \frac{2R_1}{R_F}\right) + (V_2 - V_1)$$

3) 필터링

그림 4-20은 전형적인 필터의 4가지 종류와 필터링에 의한 신호처리 결과를 보여주고 있다. 생체신호계측을 위해 그림 4-2의 생체신호의 주파수 범위를 고려하여 증폭기를 선정했음에도 불구하고 원하지 않는 잡음은 끊임없이 발생할 수 있다. 또는 서로 다른 주파수 범위의 신호를 동시에 측정해야 할 경우에는 두 신호를 분리하기 위하여 측정된 이후에 각각의 필터링을 통하여 신호를 복원하기도 한다. 저역통과필터(그림 4-20a)는 컷오프 주파수 이하의 성분만 통과시키고 원하지 않는 고주파를 잡음을 제거하여 신호가 매끄러워진다. 저역통과필터의 컷오프를 결정할 때 신호의 중심주파수만을 고려하여 낮게 설정하면 원 신호의 주요 성분을 잃게 되는 경우가 있다. 고역통과필터(그림 4-20b)는 저주파 성분을 제거하며 동잡음과 같은 기저선 변동을 제거하며, DC 성분을 제거를 통해 증폭기의 출력이 포화되지 않도록 한다. 밴드통과필터(그림 4-20c)는 저역통과필터와 고역통과필터를 혼합한 것이다. 이와 반대로 그림 4-20d에서와 같이 특정 주파수만 차단하는 노치필터가 있는데, 60 Hz 전원 잡음을 선택적으로 제거하는 경우에 사용된다.

필터는 신호의 형태에 따라서 아날로그 필터와 디지털 필터로 구분되기도 하며, 구현하는 소자에 따라서 수동필터와 능동필터로 구분된다. 수동필터는 외부로 전원공급을 하지 않고 수동소자인 저항(R), 인덕터(L), 캐패시터(C)로만 구성된 필터이며, 능동필터는 동작 전원이 필요한 능동소자인 트랜지스터나 OP Amp 등을 사용하여 구현한 필터로 높은 전압 이득으로 증폭도 가능하다.

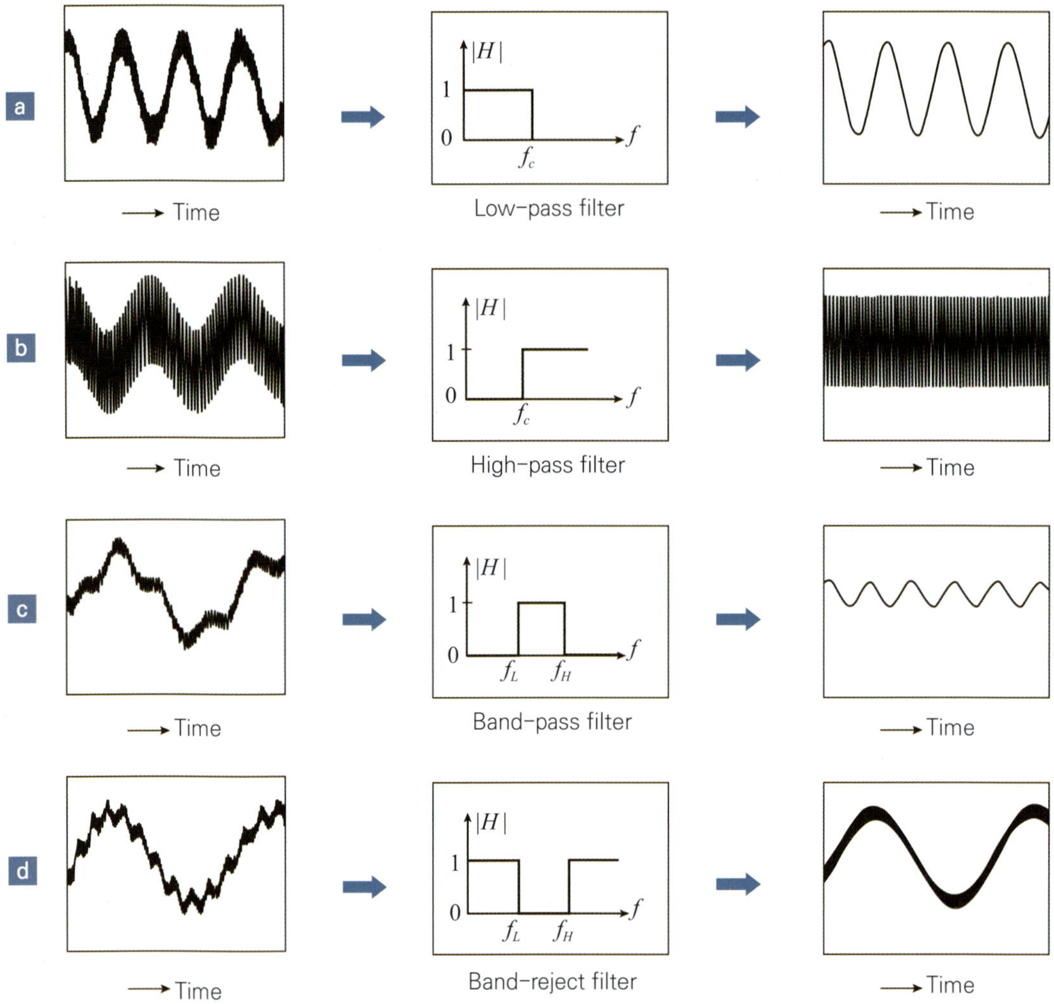

그림 4-20. **필터의 종류와 효과**

4) 아날로그-디지털 변환 원리

아날로그 신호를 디지털 신호를 변환하는 과정은 그림 4-21과 같이 표본화(sampling)와 양자화(quantization) 과정을 거친다. 샘플링은 시간적으로 연속적인 아날로그 신호를 이산 신호로 만드는 과정으로 샘플링 주파수($f = \frac{1}{T}$)에 따라서 데이터를 가져온다. 샘플링된 데이터는 여전히 연속적인 값으로 표현되고 있는데, 연속적인 양을 셀 수 있는 이산적인 값으로 변환하는 것이 양자화이다. 그림 4-21b는 3 비트로 양자화된 예를 보여주고 있으며, 양자화된 값은 그림 4-20c와 같이 디지털로 표현이 가능하다.

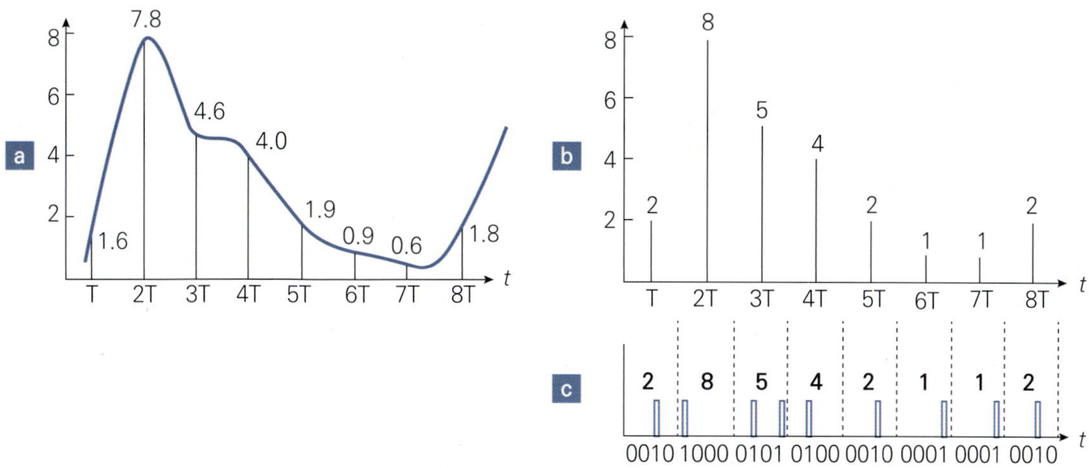

그림 4-21. 아날로그-디지털 신호 변환. (a) 아날로그 신호의 샘플링, (b) 양자화, (c) 부호화

변환된 디지털 신호가 원래 아날로그가 신호가 가지고 있는 정보를 충실히 표현하려면 샘플링과 양자화가 주요한 변수이다. 샘플링 주파수를 결정하는 원칙으로 나이퀴스트 이론(Nyquist theorem)이 있는데, 이는 신호에 포함된 가장 큰 주파수의 2배 이상으로 샘플링해야 한다는 것이다. 그림 4-22에서와 같이 신호의 주성분 주파수(f)와 동일하게 샘플링을 할 경우, 원래 신호를 표현할 수 없다. 나이퀴스트 주파수인 2배로 샘플링을 하게 되면, 신호의 모양은 표현할 수 없지만 원 신호의 주기를 표현할 수 있다. 그러나 나이퀴스트 주파수보다 낮은 주파수로 샘플링을 하게 되면 원래 신호와는 전혀 다른 신호를 얻게 되는데 이 현상을 에일리어싱이라고 한다. 따라서 실제 원 신호에 가까운 신호를 얻기 위해서는 나이퀴스트 주파수보다 높은 주파수로 샘플링을 할 필요가 있으며, 샘플링 주파수의 1/2에 해당되는 차단 주파수를 갖는 저역통과필터를 통해 에일리어싱에 의한 왜곡을 방지할 수 있다.

양자화 과정에서는 값을 디지털로 표현하기 위한 2진수로 표현하는데, 비트(bit) 수에 따라서 값을 표현하는 분해능이 결정된다. n 비트는 2^n 가지의 수로 표현이 가능하며, 그림 4-23은 4 비트로 양자화한 예를 보여준다. 샘플링된 값은 가장 가까운 양자화 값으로 근사화되는데 이때 발생되는 오차가 양자화 오차이며, 양자와 오차는 최대 분해능의 1/2까지 발생할 수 있다. 원신호와 가까워지려면 양자화 오차를 줄이면 되는데 이를 위해서는 데이터를 표현하는 비트 수를 늘리는 방법이 있다.

아날로그 신호를 디지털로 변환하면서 발생되는 원신호와의 왜곡은 샘플링과 양자화 과정에

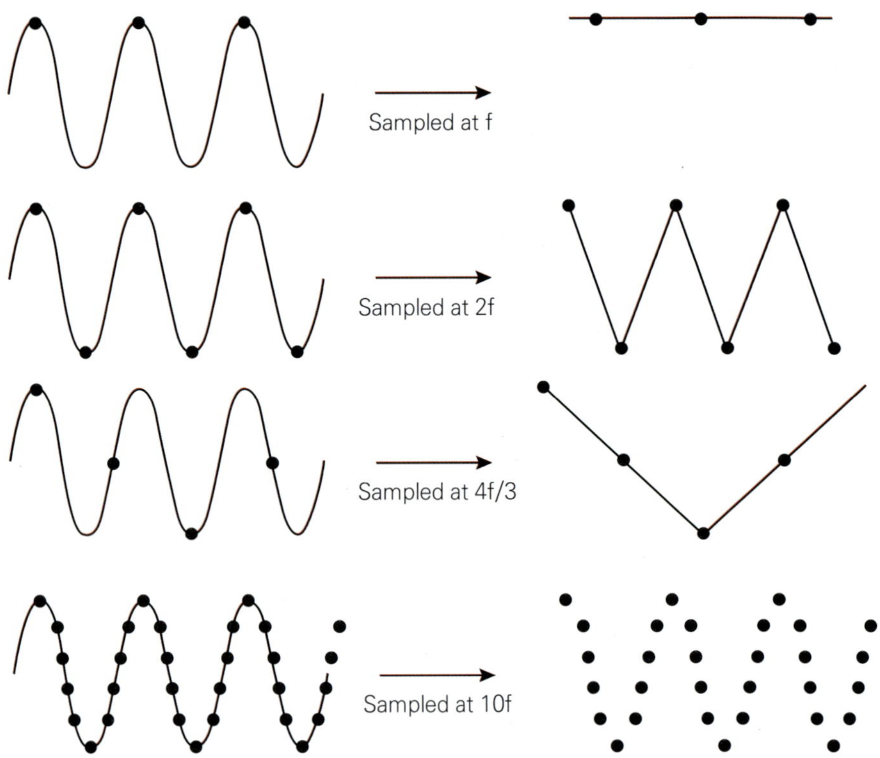

그림 4-22. **나이퀴스트 주파수와 에일리어싱**

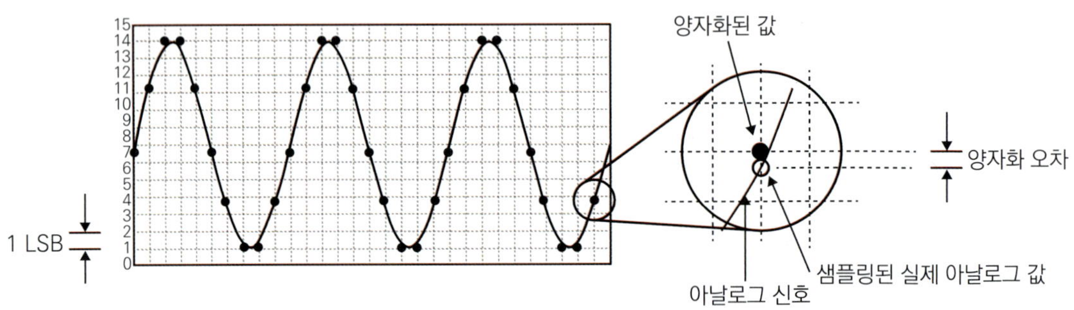

그림 4-23. **아날로그 신호의 샘플링 양자화 과정에서 오차**

서 필수적으로 발생된다. 원신호와 가까워지려면 샘플링 주파수를 높이고 데이터 비트를 높이면 된다. 그림 4-24에서와 같이 3비트보다 16비트로 표현한 파형이 원신호에 가깝게 측정되는 것을 보여주고 있다. 그러나 높은 샘플링과 데이터 비트는 디지털 데이터의 크기에 영향을 준다. 이는 데이터 저장, 신호처리 및 무선 전송 등의 기능에 영향을 주므로 웨어러블 디바이스와 같

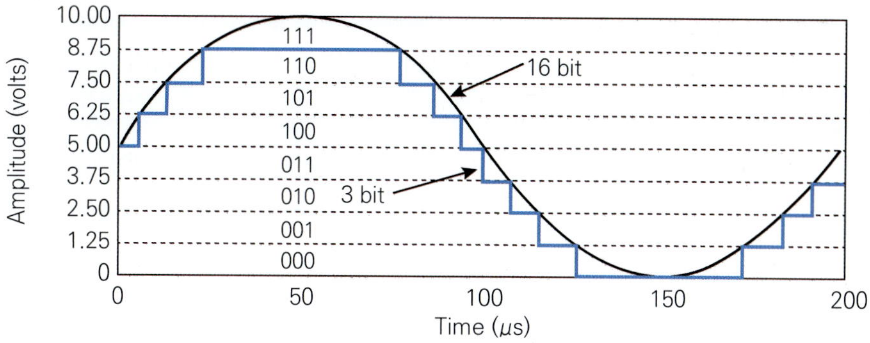

그림 4-24. 5 kHz 정현파의 디지털 변환 시 3 비트와 16 비트 해상도의 비교

은 제한적인 하드웨어에서는 적절한 수준을 설정할 필요가 있다. 심전도의 경우 심박의 불규칙성만 측정하고자 한다면 심전도의 주성분 주파수를 고려하여 샘플링할 수 있지만, 심전도 파형에서의 세그먼트 분석이 목적이라면 보다 높은 샘플링 주파수가 필요하다.

04 전기안전

인체에 전류가 흐르게 되면 신경이나 근육과 같은 반응성 조직의 자극, 조직에서의 저항성 발열, 전기화학적인 화상 및 조직의 손상이 나타난다. 따라서 과전류가 흐르는 경우 신경마비, 호흡정지, 통증, 피로감, 심장마비, 화상 등의 결과를 초래할 수 있다. 전기 감전은 전류가 인체에 인입되는 경로에 따라 매크로쇼크(macro shock)와 마이크로쇼크(micro shock)로 구분된다. 매크로쇼크는 외부에서 가해진 전류가 인체의 표면을 통해 유입되어 일으킨 경우이고, 마이크로쇼크는 인체 내부의 심장 근처에 있는 전도성 물질에 의해 심장으로 전류자극을 일으키는 경우이다. 이는 심장근육에 직접 접촉되는 경우이므로 아주 작은 전류도 심실세동을 초래할 수 있다.

생체계측이 대부분 생체로부터 발생되는 신호를 측정하는 것으로 전기 감전에 대한 어떠한 연관이 있을까 하는 의문이 들 수도 있겠지만, 센서 및 계측 시스템이 사용하는 전원이나 시스템에서 발생된 에너지가 인체에 접촉된 센서 또는 전극을 통해 누설되면서 감전의 원인이 될 수 있다. 심전도의 전극 또는 혈압 측정을 위한 카테터는 심장 부근에 위치되므로 마이크로쇼크의 위험도가 높다.

생체계측시스템뿐만 아니라 의료기기에서 전기 감전으로부터 보호하기 위한 안전대책은 다음과 같다.

- **접지**: 시스템에서 누설 전류 발생 시 접지를 통해 흘려보내 인체에 인입되는 것을 방지.
- **전원분리**: 트랜스포머 등으로 인체 측과 계측기의 전원을 분리하여 접지 사고에도 불구하고 누전이 안되게 함.
- **신호분리**: 생체로부터 측정된 신호를 시스템으로 전달하는 과정을 분리증폭기 등으로 절연.
- **계측 설계 시 누설전류 감소**
- **절연 대책**
- **저전압, 저전류 회로 설계**
- **전류제한기**
- **오른 다리 구동회로**: 생체신호 측정 시 적용되는 회로로 잡음 제거와 공통모드 제거비를 높여 잡음에 대한 영향을 최소화하고 환자를 효과적으로 접지시킴.

연습문제

1. 생체계측 시스템의 구성에 대해 서술하시오.
2. 센서의 성능을 평가하기 위한 척도들을 논하시오.
3. 생체계측의 어려운 점을 논하시오.
4. 심전도를 측정하기 위한 세 가지 유도법에 대해 서술하시오.
5. 인체에서 PPG를 측정할 수 있는 것으로 알려진 측정 위치들을 찾아보고, 측정 위치별로 어떤 모드의 PPG가 사용되고 있는지, 그 이유는 무엇인지 서술하시오.
6. PPG 측정 기능을 탑재한 손목형 웨어러블 기기의 광원-광검출기 구성(예: 광원, 광검출기의 개수, 배치, 형태, 크기 등)을 조사하고 장단점을 고찰하시오.
7. PPG를 측정하는 상용화된 기기들의 표본화 주파수와 양자화 비트를 조사하고 측정 목적에 따른 이유를 고찰하시오.
8. 커프 진동법을 이용하여 평균 혈압(MAP)을 측정하는 원리를 설명하시오.
9. 매크로쇼크와 마이크로쇼크를 설명하시오.
10. 생체계측에서 전기안전을 위한 대책을 서술하시오.

용어정리

갈바노메터(Galvanometer) 전압과 전류를 측정하기 위한 장치. 검류계라고도 하며 내부에 코일(Coil)이 구비되어 있어 이를 통하여 전류가 흐를 때 이에 비례하여 토크(Torque)가 발생되기 때문에 물리적인 회전 스캐닝 장치에도 동일한 용어를 사용하고 있음

광용적맥파(Photoplethysmogram, PPG) 혈관 등의 인체조직 내 혈액량의 변동을 비침습적으로 기록한 신호. 인체와 헤모글로빈의 광학적 투과, 흡수, 반사 특성을 이용하여 심장 활동에 따른 측정 위치의 혈액량 증감을 측정하며, 투과형이나 반사형 방식으로 사용됨

근전도(Electromyogram, EMG) 근육의 전기적 활동을 기록한 것. 전극은 측정하고자 하는 근육의 주변에 부착하여 사용되고 있음

뇌전도(Electroencephalogram, EEG) 뇌의 전기적 활동을 기록한 것. 전극은 표준화된 10-20 시스템(10-20 System)을 이용하여 두피에 부착하며 두피와 전극 사이에 임피던스를 일정하게 유지하기 위하여 겔(Gel)을 이용하고 있음

다이어프램(Diaphragm) 탄성을 가진 막 또는 필름 형태의 얇은 막. 다양한 재질로 구성되며 측정과 관련된 여러 분야에 적합한 모양과 배치방법으로 제작되어 사용되고 있음

마이크로컨트롤러(Micro-controller) 중앙처리장치(CPU), 메모리, 입출력장치의 기본적인 컴퓨터 구조를 가지면서 주로 주변 장치의 센싱, 제어의 목적으로 사용되는 반도체 소자

마이크로프로세서(Micro-processor) 중앙처리장치(CPU), 메모리, 입출력장치의 기본적인 컴퓨터 구조를 가지나 마이크로 컨트롤러와는 달리 연산 처리 기능에 성능을 높인 것으로 주로 데이터 처리와 계산에 사용되는 반도체 소자

망막전도(Electroretinogram, ERG) 안구의 구조 중 망막의 반응을 전기적으로 기록한 것. 안전도와는 달리 하나의 안구 주변에만 전극을 부착하며, 각막과 안구의 안쪽에 부착하거나 안구 주변에만 부착하여 측정함

비침습적(Non-invasive) 신체에 어떤 구멍도 통과하지 않거나 피부를 관통하지 않는 것

생체적합성(Biocompatibility) 생체와 함께 사용되는 물질이 생체의 내부 또는 외부에서 상호작용할 때 생체에 부작용, 장애, 거부반응 및 잠재적 위험 등을 유발하지 않는 성질

심전도(Electrocardiogram, ECG=EKG) 심장의 전기적 활동을 기록한 것. 전극을 이용하여 심전도 측정 장치와 신체를 연결하여 측정하며 표준사지유도법, 증폭사지유도법, 흉부유도법의 전극 부착 방법이 사용되고 있음

안전도(Electrooculogram, EOG) 눈의 움직임을 전기적으로 기록한 것. 일반적으로 두 눈은 동일한 방향으로 움직이기 때문에 눈의 위와 아래에 각 1개씩 부착하고 이와 함께 좌우 관자놀이(Temple)에 각각 1개씩 부착하여 안구의 위아래 및 좌우의 움직임을 측정함

여기(Excitation) 외부의 에너지원에 의해 물체를 구성하는 원자 또는 분자의 에너지 준위가 높은 상태로 전환된 상태 또는 전환시키는 방법

침습적(Invasive) 신체 또는 피부를 관통, 절개 등의 방법으로 체내로 침투하는 것

코일(Coil) 전선을 원통형 또는 외형을 둥근 형상으로 여러 번 감아 전류를 흘려 전자기장을 생성하는 단위 장치, 부품, 소자를 일컬음. 전자기장의 세기는 전류의 크기와 단위면적당 감은 횟수 및 전선의 투자율에 비례한다.

항상성(Homeostasis) 생체가 다양한 외부의 자극에 반응할 때 내부의 상태를 항상 안정되고 일정한 상태로 유지시키려고 하는 성질

Field Programmable Gate Array (FPGA) 프로그래밍이 가능한 집적회로 반도체 소자. 디지털 논리회로 로직의 구성과 수정이 직접 가능하고 병렬 실행도 가능하기 때문에 고성능 디바이스나 장치 등에 적용되고 있음

참고 문헌

1. Antônio H. Ribeiro, et al. Automatic diagnosis of the 12-lead ECG using a deep neural network. Nature Communications 2020; 11:1760.
2. Vilém Kledrowetz, Lukáš Fujcik, Roman Prokop, Jiˇrí Háze. A 1 V 92 dB SNDR 10 kHz Bandwidth Second-Order Asynchronous Delta-Sigma Modulator for Biomedical Signal Processing. Sensors 2020; 20:4137.
3. https://www.nottingham.ac.uk/nursing/practice/resources/cardiology/function/chest_leads.php (Last accessed on Aug 8. 2024)
4. https://www.heart.org/en/health-topics/heart-attack/diagnosing-a-heart-attack/electrocardiogram-ecg-or-ekg (Last accessed on Aug 8. 2024)
5. John D. Enderle, Susan M, Blanchard, Joseph D. Bronzino. Introduction to Biomedical Engineering. 2nd ed. London: Elsevier; 2005. pp. 403-418.
6. 山越 憲一, 戸川 達男 공저; 김경호 외 공역. 생체용 센서와 계측장치. 서울: 문운당; 2011.
7. 김동욱 외. 의용생체계측 개론. 서울: 여문각; 2017.
8. https://www.who.int/reproductivehealth/publications/digital-interventions-health-system-strengthening/en/
9. 대한민국한림원, 웨어러블 디바이스 기반 모바일헬스케어 기술 현황 및 이슈. 서울; 도서출판 아카데미아; 2022
10. John G. Webster, Amit J. Nimunkar. Medical Instrumentation: Application and Design 5th. Wiley; 2020
11. Hertzman, A. B. Observations on the finger volume pulse recorded photoelectrically. American Journal of Physiology 1937; 119:334-335.
12. Beer, A. Versuch der absorptions-verhältnisse des cordierites für rothes licht zu bestimmen. Ann. Physik Chem. 1851; 84:37-52
13. Allen, J. Photoplethysmography and its application in clinical physiological measurement. Physiological Measurement 2007; 28:R1
14. Park J, Seok HS, Kim S-S and Shin H. Photoplethysmogram Analysis and Applications: An Integrative Review. Frontiers in Physiology 2022; 12:808451.
15. Rybynok, V. O., and P. A. Kyriacou. Beer-lambert law along non-linear mean light pathways for the rational analysis of photoplethysmography. Journal of Physics: Conference Series. 2010. 238(1)
16. H. S. Seok and H. Shin. Recommendation for Measuring Digital Volume Pulse in Mobile Application: For Healthy Normal Subject. IEEE Access 2021; 9:69335-69345
17. M. Freithaler, A. Chandrasekhar, V. Dhamotharan, C. Landry, S. G. Shroff and R. Mukkamala. Smartphone-Based Blood Pressure Monitoring via the Oscillometric Finger Pressing Method: Analysis of Oscillation Width Variations Can Improve Diastolic Pressure Computation. IEEE Transactions on Biomedical Engineering, 2023; 70(11): 3052-3063
18. Charles F Babbs. Oscillometric measurement of systolic and diastolic blood pressures validated in a physiologic mathematical model. Biomedical Engineering Online 2012; 11:56.
19. Krittanawong et al., Integration of novel monitoring devices with machine learning technology for scalable cardiovascular management, Nature Reviews Cardiology, 2021

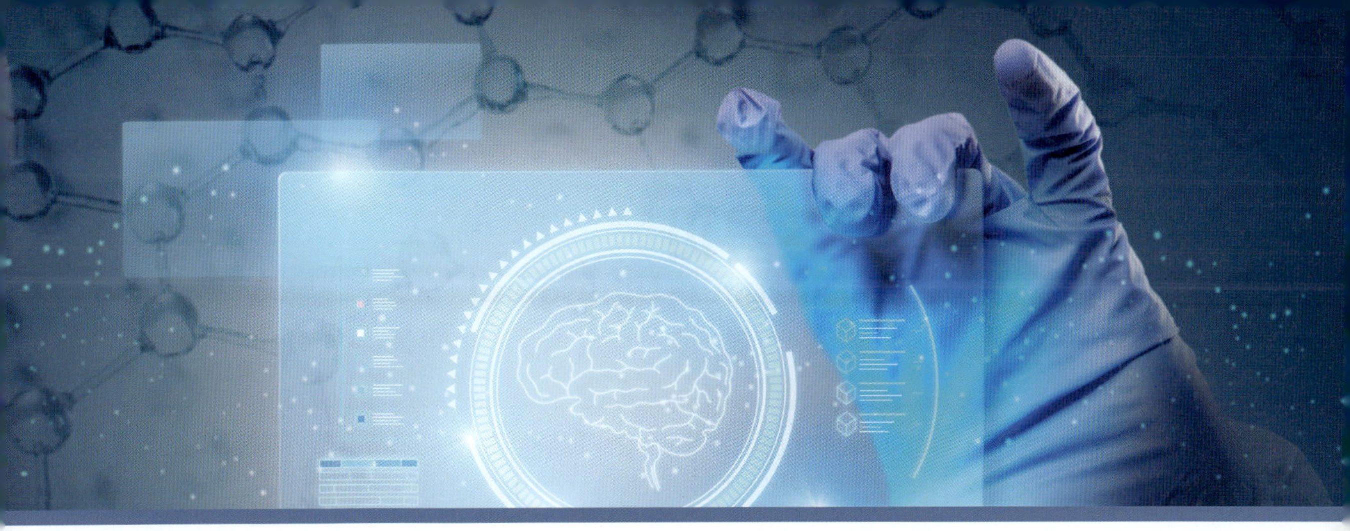

Chapter 05-1 의료 초음파
Medical imaging - Ultrasound

1. 의료 초음파의 발전사
2. 초음파 특성
3. 진단 초음파
4. 치료 초음파

CHAPTER

5-1 의료 초음파
Medical imaging - Ultrasound

장진호, 박기주

학습개요

1. 초음파의 기본적인 물리적 특성에 대해 학습한다.
2. 의료 초음파의 역사에 대해 학습한다.
3. 초음파 영상 시스템의 주요 구성 요소와 기본적인 동작 원리 및 최신 초음파 영상 기술에 대해 학습한다.
4. 치료 초음파의 기본 원리 및 생물학적 효과에 대해 학습한다.

01 의료 초음파의 발전사

초음파는 사람이 들을 수 있는 가청 주파수 범위인 20 Hz~20 kHz를 초과하는, 즉 20 kHz 이상의 주파수를 갖는 음파를 의미하며, 이 때문에 '초음파(ultrasound)'라고 불린다. 1877년과 1978년에 Lord Rayleigh가 발표한 'The Theory of Sound'라는 제목의 두 권의 논문은 초음파를 다양한 응용 분야에 적용하는 데 필요한 이론적 기초를 제공하였다. 또한, 압전효과(piezo-electricity)는 1880년도에 프랑스의 물리학자이자 형제인 Jacques Curie와 Pierre Curie에 의해 발견되었으며, 이는 초음파를 발생시키고 감지할 수 있는 초음파 변환기(ultrasound transducer)의 개발에 중요한 기술적 기반이 되었다. 이러한 초음파에 대한 이론적 진보는 제2차 세계대전 중 음파탐지기(Sonar; sound navigation and ranging)를 개발하여 잠수함을 탐지하는 군사적 목적으로 사용되기도 하였다. 제2차 세계대전 이후, 이 기술은 초음파를 이용한 질병 진단을 위한 연구와 개발로 확장되었다.

초음파를 의료 진단에 처음 사용하려는 시도는 1947년에 발표된 Karl Dussik 박사가 인간 뇌를 영상화한 것에서 시작되었으며, 1958년에는 Ian Donald 박사와 그의 동료들이 14주된 태아의 초음파 영상을 최초로 발표함으로써 초음파 기술의 임상 적용이 시작되었다(그림 5-1-1). 당시에는 변환기를 기계적으로 움직여 영상 데이터를 획득했기 때문에 현재와 같은 실시간 영상의 제공은 불가능했다. 실시간 영상을 구현하기 위해 초기에는 단일소자 변환기를 빠르게 움직일 수 있는 방법에 대해 연구가 진행되었고, 이후 배열소자가 개발되어 빔포밍을 적용한 첫 번

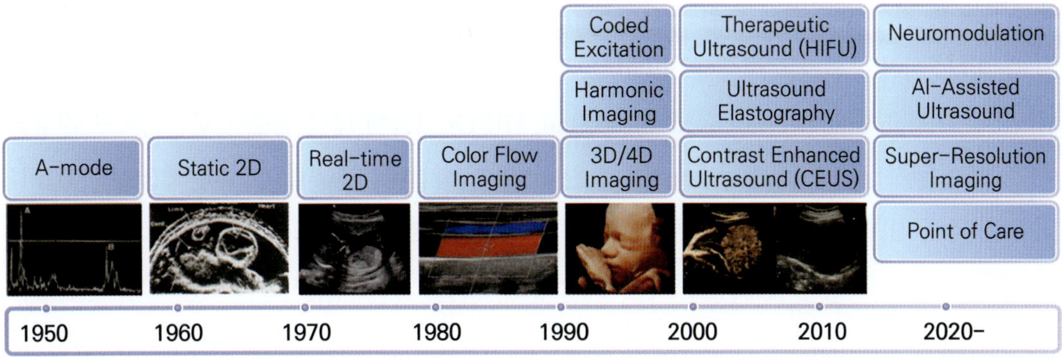

그림 5-1-1. **연도별로 개발된 의료 초음파 영상 및 치료 기술**

째 선형배열소자 기반 상용 초음파 영상장비가 1976년에 Aloka사에서 출시되었다. 초기 실시간 초음파 영상 장비는 신호 및 영상처리 알고리즘을 대부분 아날로그 소자를 이용해 구현했기 때문에 영상 화질 개선에 한계가 있었다.

1980년대에는 디지털 기술이 도입되면서 실시간 영상 기술이 더욱 발전했다. 1960년대부터 연구해온 도플러 기반 혈류영상 기술은 1985년에 실시간 컬러 도플러 영상기술이 발표되었으며, Aloka사가 이 기술의 상용화에 최초로 성공했다. 1990년대에는 3D 초음파 기술이 개발되어 태아 및 다양한 장기의 3차원 영상을 획득할 수 있게 되었다. 또한 디지털 시대에 접어들며 다양한 신호 및 영상처리 알고리즘을 구현할 수 있는 여러 디지털 신호 처리기(digital signal processor, DSP)가 개발되어 초음파 영상의 화질이 크게 개선되었다. 이와 함께 코드화된 신호 여기(coded excitation) 기술과 제2 고조파 영상(second harmonic imaging) 기술 등이 개발되어 질병 진단의 정확도가 향상되었다.

2000년대에는 초음파 영상기기의 임상 활용도를 확대하는 기술 개발에 주력하였으며, 조기 암 진단과 같은 더 정확한 질병 진단을 위한 기술 개발과 상용화가 가속되었다. 특히 초음파 탄성 영상 기술은 조직의 강도를 측정하여 간 섬유증이나 유방 종양 등의 상태를 평가하는 데 활용되었고, 조기 암 진단에 유용한 조영제 개발을 위한 연구도 활발히 진행되었다. 2010년대 중후반부터는 초음파 영상의 화질 개선과 함께 인공지능을 접목해 질병 진단의 효율성을 높일 수 있는 초음파 영상기기에 대한 연구와 개발이 활발히 이루어지고 있다. 또한 2000년대 중반부터 지속적으로 연구 및 개발되어 현재 시판 중인 휴대용 초음파 기기와 인공지능 기술을 결합하기 위한 연구가 지속적으로 이루어지고 있다. 이를 통해 환자가 병원을 직접 방문하지 않아도 의사가 원격으로 진단 정보를 활용해 질병을 진단하는 현장 진료(point of care)의 현실화가 가속될 것으로 기대된다.

초음파를 집속하여 집속 부위의 온도를 60도 이상으로 올려 암과 같은 질병 세포를 사멸시킬 수 있다. 이러한 원리를 이용해 2000년도부터 수술 없이 고형암 등을 치료할 수 있는 고강도 집속초음파(high-intensity focused ultrasound, HIFU) 기술에 대한 연구가 집중적으로 진행되었고, 현재는 자궁근종, 유방암 등 실제 병원에서 종양 치료에 사용되고 있다. 최근에는 HIFU의 임상 적용 범위를 확대하는 연구와 함께 초음파를 이용해 신경세포의 활동을 조절하여 파킨슨병과 같은 뇌질환 치료에 사용할 수 있는 초음파 기반 신경조정(neuromodulation)에 대한 연구가 활발히 이루어지고 있다.

이번 장에서는 초음파의 물리적 특성을 설명하고, 초음파 영상에 사용되는 기본적인 기술을 간략히 소개한다. 이를 통해 의료 초음파 영상기기에 대한 이해를 높이고, 영상의 화질 개선에 사용된 다양한 기술을 개괄적으로 살펴보며 초음파 영상기기의 미래 발전 방향을 제시하고자 한다. 또한, 의료 초음파의 또 다른 응용 분야인 치료 초음파의 원리와 적용 사례를 소개하여 의료 초음파에 대한 전반적인 이해를 높이고자 한다.

02 초음파 특성

1) 초음파 정의

소리(sound)는 공기나 다른 매질(medium)의 진동을 통해 전파되는 음파(acoustic wave)이다. 소리는 파동(wave)의 한 종류인 역학적 파동이며(mechanical wave), 전자기파(electromagnetic wave)와는 달리 매질의 변형을 통해서만 에너지가 전달된다. 여기서 매질이란 소리를 전달하는 매개체를 의미한다. 역학적 파동은 매질 입자의 진동 방향과 에너지의 진행방향에 따라 횡파(transverse wave)와 종파(longitudinal wave)로 구분되는데, 횡파는 에너지의 진행방향에 대해 매질의 진동방향이 수직으로 진동하는 파이며, 종파는 에너지의 진행 방향과 매질의 진동 방향이 평행한 파동이다(그림 5-1-2).

소리를 발생하는 진동체를 음원(sound source)이라 하며, 음원에서 발생되는 소리 에너지는 일반적으로 일정한 주파수(frequency), 주기(period), 파장(wavelength), 진폭(amplitude)를 갖는다. 주파수란 진동체가 단위 시간 동안 진동하는 횟수를 나타내는 물리량이다. 주파수의 SI 단위는 Hz이며, 주기(SI 단위 second)와 역수 관계이다. 여기서 주기는 물체가 한 번 진동할 때 걸

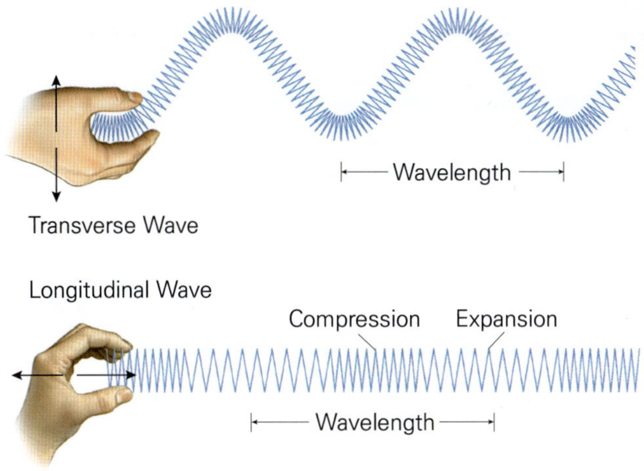

그림 5-1-2. **에너지 진행방향과 매질의 진동방향에 따른 역학적 파동의 종류: 횡파 및 종파**

리는 시간이며, 파장은 파동의 한 번의 주기가 가지는 길이 또는 한 주기 동안 파가 진행한 거리이다(SI 단위 m). 파장은 주파수와 반비례 관계를 갖는다. 소리의 진폭은 소리의 세기를 나타내는 기본 요소이며, 소리가 매질을 통해 전파될 때 매질 입자의 변위를 의미한다(SI 단위 m). 음향 압력 또는 음압(acoustic pressure, SI 단위 Pa)은 진폭에 비례한다(그림 5-1-3).

사람이 들을 수 있는 소리는 사람마다 차이가 있으나, 가청주파수 범위는 대략 20 Hz에서

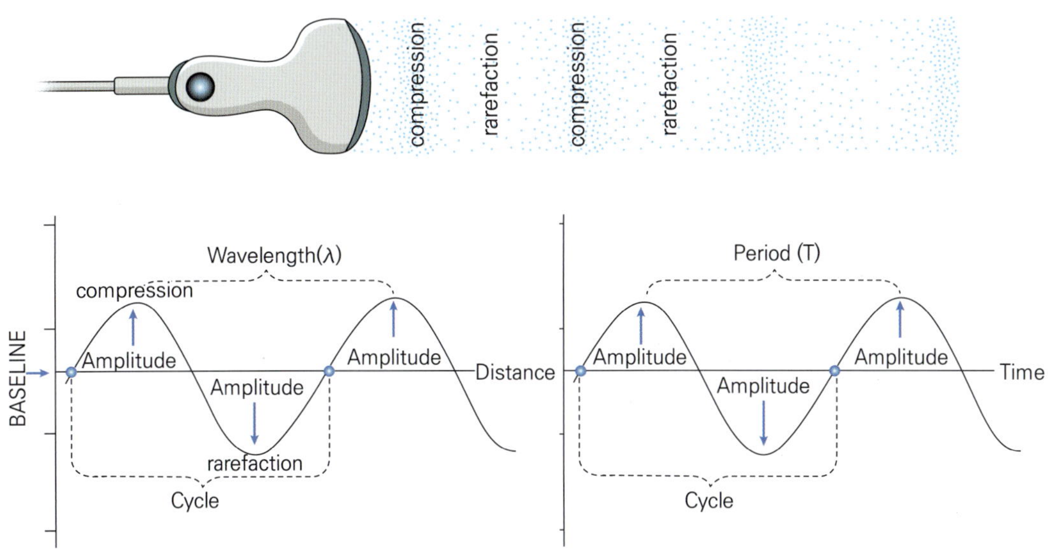

그림 5-1-3. **주파수(Frequency), 주기(Period), 파장(Wavelength), 진폭(Amplitude)**

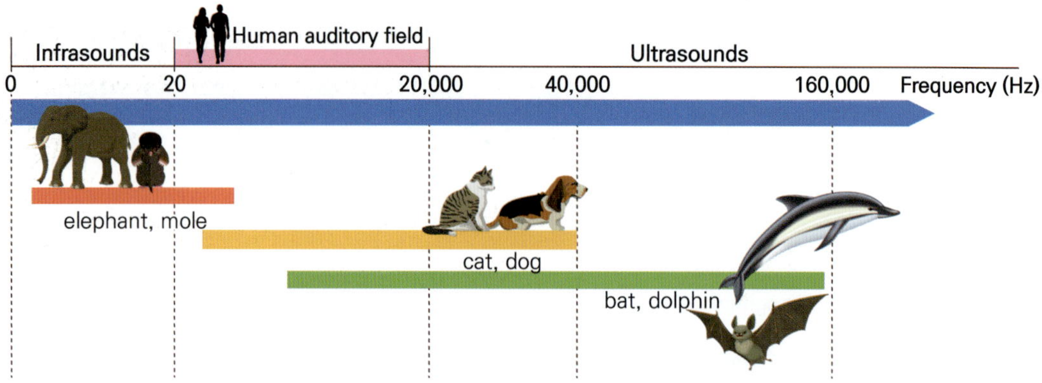

그림 5-1-4. 주파수 범위에 따른 소리의 정의: 초저음파(Infrasound), 가청주파수(Audible sound), 초음파(Ultrasound)

20,000 Hz 정도이다. 즉, 1초 동안 20번에서 2만 번 진동하는 진동체의 소리를 우리는 들을 수 있으며, 위 가청주파수 범위를 벗어나는 주파수를 갖는 소리는 들을 수 없다. 20 Hz 미만의 소리를 초저음파(infrasound)라 부르며, 20,000 Hz 이상의 높은 주파수를 갖는 소리를 초음파(ultrasound)라 정의한다(그림 5-1-4).

2) 초음파 전파속도

음파 전파속도 또는 음속(speed of sound, c)는 음파가 매질 내에서 전파되는 속도이며(SI 단위 m/s), 주파수(f)와 파장(λ)의 곱으로 나타낼 수 있다. 동일 온도에서 동일 매질일 경우, 주파수와 관계없이 음속은 일정하다.

$$c = f \times \lambda$$

음파 전파속도는 매질의 밀도(ρ, 단위 kg/m^3)와 부피 또는 체적 탄성 계수(bulk modulus, K)에 따라 결정되며, 매질 밀도에 반비례하고 강성(stiffness)에 비례한다. 부피 탄성 계수는 물체의 부피 변화에 저항하려는 강성을 나타내는 물리량이며, SI 단위는 Pa이다.

$$c = \sqrt{\frac{K}{\rho}}$$

일반적으로 음속은 가스체에서 느리고, 액체에서는 가스체보다 빠르며, 고체에서 가장 빠르다. 생체 조직의 주된 구성 요소는 물이기 때문에 신체 내에서의 초음파 전달 속도는 물에서의 전달 속도와 유사하며, 폐 조직에서 가장 느리고, 골 조직에서 가장 빠르다(표 5-1-1).

표 5-1-1. **매질 종류에 따른 초음파 전파속도 및 음향 임피던스**

	Density [kg/m^3]	Speed of sound [m/s]	Acoustic impedance [kg/m^2s or Rayl]
Air at STP	1.2	330	396
Water at 20°C	1000	1480	1.48×10^6
Water at 37°C	990	1530	1.51×10^6
Blood	1055	1575	1.66×10^6
Fat	955	1450	1.38×10^6
Liver	1060	1590	1.69×10^6
Kidney	1050	1570	1.65×10^6
Brain	1030	1550	1.60×10^6
Heart	1045	1570	1.64×10^6
Skin	1150	1730	1.99×10^6
Eye	1040	1650	1.72×10^6
Skull bone	1900	4080	7.75×10^6

3) 음향 임피던스

음향 저항 또는 음향 임피던스(acoustic impedance, Z)는 매질을 통해 전파되는 초음파에 저항하는 매질의 특성을 나타내는 고유 물리량이며, 매질의 밀도와 음파 속도의 곱으로 결정된다. 한 매질에서 다른 매질로 음파가 전파될 때 전파 양상은 두 매질의 음향 임피던스 차이에 따라 달라진다.

$$Z = \rho \times c$$

4) 반사, 굴절, 회절, 산란

음파가 한 매질에서 다른 매질로 전파되는 경우, 서로 다른 음향 임피던스를 가지는 두 매질의 경계면에 음파가 도달하면 일부는 다른 매질로 전파 또는 투과(transmission)되고 일부는 경계면에서 반사(reflection)된다. 경계면에서 음파가 반사되는 정도는 두 매질 간의 음향 임피던스 차이에 의해 결정되며, 그 차이가 클수록 반사파(reflected wave)가 증가하며, 투과율은 줄어든다. 반사의 법칙(The Law of Reflection)에 따르면 입사파(incident wave)와 법선(normal line) 사이의 각도는 반사파와 법선 사이의 각도와 같다. 수직 입사(normal incidence) 경우, 반사계수

(reflection coefficient, R)와 투과계수(transmission coefficient, T)는 두 매질의 음향 임피던스 (Z_1, Z_2)에 의해 다음과 같이 결정된다(그림 5-1-5a).

$$R = \frac{Z_2 - Z_1}{Z_2 + Z_1} \ \& \ T = 1 - R$$

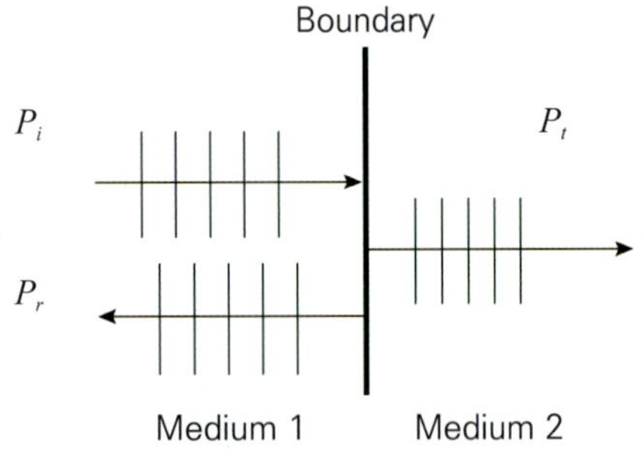

그림 5-1-5a. **Reflection of a normal incident plane wave.**
p_i = incident acoustic pressure, p_r = reflected acoustic pressure, p_t = transmitted acoustic pressure.

굴절(refraction)이란 음파가 두 매질의 경계면에 비스듬히 입사할 때, 두 매질의 음향 임피던스 차에 의하여 음파의 진행 방향이 바뀌는 것을 의미하며, 음파의 굴절 현상은 스넬의 법칙(Snell's law)을 따른다. 법선에 대한 입사파의 각도가 θ_1 이고, 첫번째 매질에서의 음속이 c_1 이고, 두번째 매질에서의 음속이 c_2 인 경우, 두번째 매질에서의 음파의 진행방향 θ_2은 스넬의 법칙에 의해 다음과 같은 관계식을 갖는다(그림 5-1-5b).

$$\frac{\sin \theta_1}{\sin \theta_2} = \frac{c_1}{c_2}$$

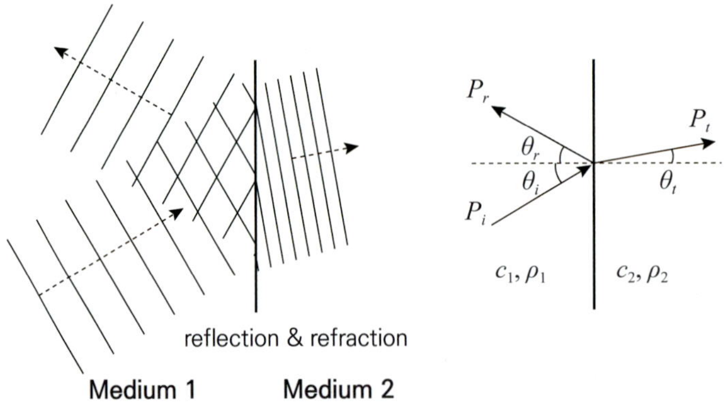

그림 5-1-5b. **Reflection and refraction of a plane wave incident at an oblique angle**

두번째 매질의 음속이 첫번째 매질보다 느릴 경우($c_2 < c_1$), 음파의 진행 방향은 법선 방향으로 굴절되며($\theta_2 < \theta_1$), 두번째 매질의 음속이 첫번째 매질보다 빠를 경우($c_2 > c_1$), 음파의 진행 방향은 법선에서 멀어지는 방향으로 굴절된다($\theta_2 > \theta_1$). 이때, 반사계수와 투과계수는 다음과 같다.

$$R = \frac{Z_2 \cos\theta_1 - Z_1 \cos\theta_2}{Z_2 \cos\theta_1 + Z_2 \cos\theta_2} \ \& \ T = \frac{2Z_2 \cos\theta_1}{Z_2 \cos\theta_1 + Z_1 \cos\theta_2}$$

음파 회절(diffraction)은 음파가 진행 중에 장애물(obstacle)을 만나거나 좁은 틈을 통과할 때 파동이 그 뒤편까지 전파되는 현상을 일컫는다(그림 5-1-5c). 장애물(obstacle) 또는 틈의 크기 대비 음파 파장이 길면 길수록 회절이 더 많이 일어난다.

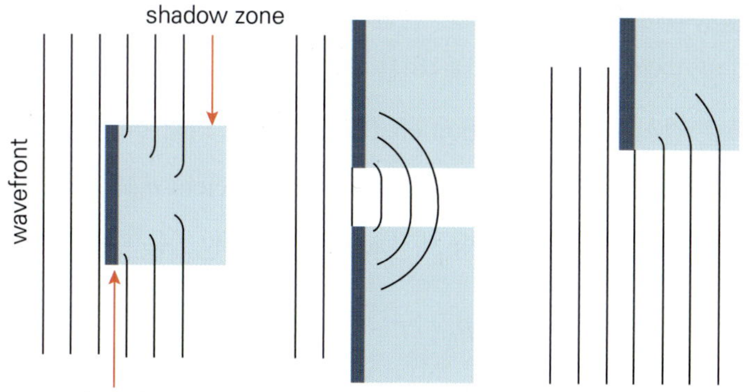

그림 5-1-5c. **음파 회절**

음파 산란(scattering)은 서로 다른 매질 사이의 경계면에서 발생하는 반사와 굴절 현상과 매질 내에서의 이질성(inhomogeneity, heterogeneity)에 의해 발생하는 반사 및 회절을 포괄적으로 모두 포함하는 현상이며, 대표적으로 파장보다 작은 물체에 부딪힐 때 입사파가 전방위로 산란되는 확산 산란(diffuse scattering)이 있다(그림 5-1-6).

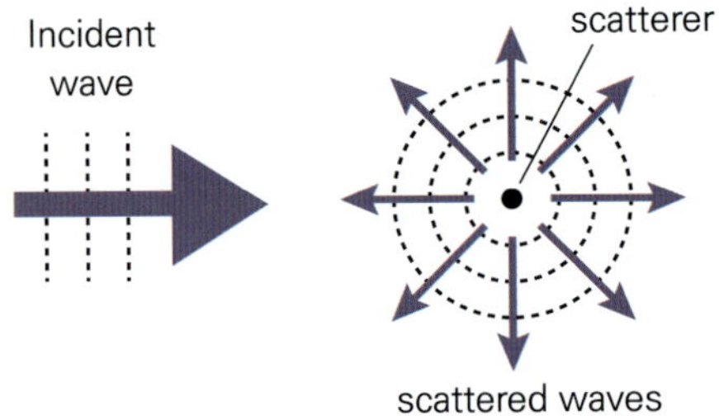

그림 5-1-6. **음파 산란: 확산 산란**

5) 감쇠

초음파는 매질을 통과하면서 반사, 굴절, 산란 및 흡수(absorption) 등에 의해 초기 음향 압력(P_0) 대비 압력이 점차적으로 약해지는데, 이를 음향 감쇠(acoustic attenuation)라 한다. 이때 감소되는 압력 진폭은 감쇠 계수(attenuation coefficient, α)에 의해 결정되며, 감쇠 계수는 산란 계수(scattering coefficient α_s)와 흡수계수(absorption coefficient α_a)의 합이다. 일정 거리(x)만큼 전파된 후의 감쇄된 음향 압력(P) 및 음향 세기(acoustic intensity, I)는 다음과 같이 구할 수 있다.

$$P = P_0 e^{-(\alpha_s + \alpha_a)x} = P_0 e^{-\alpha x}$$
$$I = I_0 e^{-2(\alpha_s + \alpha_a)x} = I_0 e^{-2\alpha x}$$

감쇠 계수의 단위는 dB/cm/MHz 또는 nepers/cm/MHz이며(1 Np/cm = 8.68 dB/cm), 초음파 주파수에 비례한다. 생체 조직 종류에 따라 감쇠 계수가 다르다(표 5-1-2).

$$\alpha = \alpha_0 f^n$$

표 5-1-2. **생체 조직 감쇠 계수**

Tissue type	Attenuation coefficient (dB/cm/MHz)
Fat	0.48
Breast	0.75
Kidney	1.0
Cardiac muscle	0.52
Liver	0.5
Water	0.0025

03 진단 초음파

초음파 영상은 병원에서 질병 진단을 위해 가장 빈번히 사용되는 의료 영상 기술 중 하나이다. 초음파를 인체 내부로 전송한 후 내부에서 반사되어 돌아오는 초음파 신호를 활용하며, 인체 내부의 장기와 조직을 시각화하고 이를 통해 질병을 진단한다. 초음파 영상 기술은 인체에 무해한 수준의 음향 강도를 사용하기 때문에 안전하며, 초당 30프레임 이상의 시간 해상도를 제공할 수 있고, 혈류의 방향과 속도를 측정하여 시각화할 수 있는 장점이 있다. 초음파 영상의 이러한 장점을 이용하여 질병 진단에 사용하고 있으며, 특히 산부인과(태아 검사 등), 심장내과(심혈관 질병 진단 등), 내과(간, 담낭, 췌장, 신장 질병 진단 등), 비뇨기과(전립선 검사 등), 정형외과(근골격계 검사 등), 영상의학과 등 다양한 진료 과목에서 초음파 영상을 사용하고 있다. 이 장에서는 초음파 영상 시스템의 주요 구성 요소와 기본적인 동작 원리를 설명하고, 질병 진단의 성능을 향상시키기 위해 개발된 최신 초음파 영상 기술과 그 발전 방향을 소개한다.

1) 초음파 영상 시스템 개요

초음파 영상은 인체 내부의 생체조직 구조 정보를 제공하며, 이 구조의 비정상적 변형을 영상을 통해 확인하여 질병을 진단한다. 이러한 구조 정보를 얻기 위해서는 인체 내부로 초음파 신호를 전송하고 이를 수신해야 하며, 초음파 영상 데이터를 획득하는 과정은 초음파 변환기(transducer)에 높은 전기 신호를 인가하는 것으로 시작된다. 이 전기 신호는 변환기 내부의 압전소재(piezoelectric material)를 진동시켜 초음파를 발생시키고, 이 초음파는 인체 내부로 전송된다(그림 5-1-7a). 인체 내부로 전송된 초음파는 서로 다른 조직의 경계면에서 일부가 반사되고 나머지는 투과하면서 인체를 통과한다. 반사된 초음파는 다시 변환기로 돌아와 압전 소재를 진동시켜 전기 신호를 생성한다. 이 신호의 전압 크기는 수십에서 수백 mV에 이르며, 다양한 신호 및 영상 처리 알고리즘을 통해 초음파 영상을 구성하는데 사용된다. 인체 내부 구조를 나타내는 초음파 영상은 그림 5-1-7b와 같이 모니터 픽셀의 밝기로 표시하며, 이러한 영상을 B-모드(brightness-mode)라 한다. B-모드 영상은 초음파를 송수신하여 획득한 주사선(scanline) 신호를 기반으로 형성되며, 이러한 주사선 신호를 A-모드(amplitude mode) 신호라고 한다.

수신한 초음파 신호를 이용해 영상을 구성하기 위한 기본적인 신호 및 영상처리 알고리즘은 그림 5-1-8과 같은 구조를 갖는다. 그림 5-1-8에서 회색 박스는 아날로그 신호를 처리하기 위한

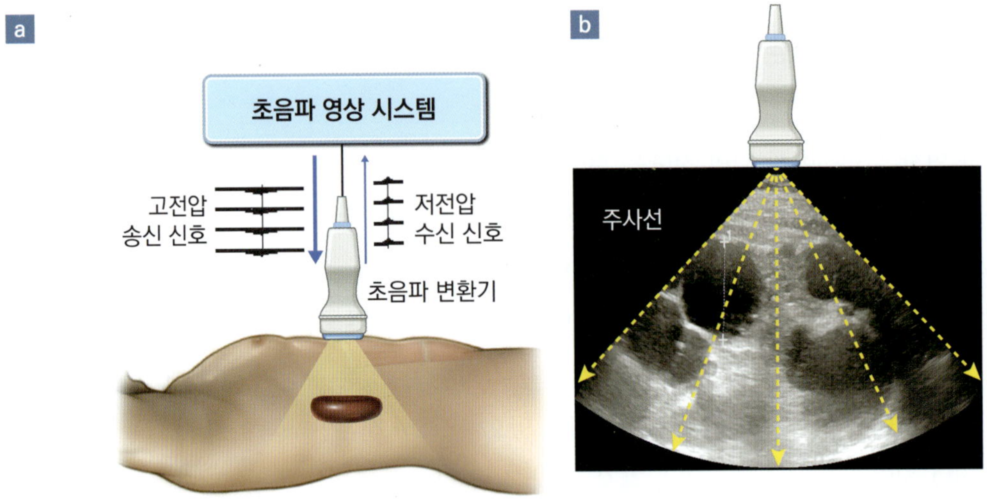

그림 5-1-7. (a) 초음파 영상 데이터 획득 과정을 표현한 개념도, (b) 심장의 4개 방을 보여주는 초음파 B-모드 영상의 예. 흰색 쇄선 화살표는 초음파 영상을 형성하는데 사용하는 주사선의 예를 나타냄.

블록을 나타내며, 나머지 블록은 디지털 신호 처리를 담당한다. 의료용 초음파 변환기는 일반적으로 특정 크기의 압전 소재가 일정 간격으로 배열된 형태를 가진다. 한 예로 선형배열 변환기(linear array transducer)는 128, 192, 또는 256개의 압전 소재 블록으로 구성되어 있다(초음파 변환기에 대한 자세한 설명은 5.1.3장을 참고). 주사선 신호는 일정 수의 압전 소재 블록을 그룹화하여 초음파를 송수신하며, 이 그룹을 채널(channel)이라고 한다. 보통 64개의 블록(즉, 64 채널)을 이용해 초음파를 송수신하여 주사선 신호를 획득한다. 위상배열(phased array) 변환기를 제외한 대부분의 변환기는 채널 수가 전체 압전 소재 블록 수보다 적으며, 송신 및 수신 빔포밍은 채널 수를 바탕으로 이루어진다. 위상배열 변환기는 전체 압전 소재 블록 수와 채널 수가 같으며(보통 64 채널), 초음파 빔(beam)을 조향(steering)하여 주사선 신호를 획득한다(그림 5-1-7b).

초음파 영상의 공간 해상도(spatial resolution)는 초음파가 집속된 위치에서 가장 좋으며, 송신 빔포밍 기술을 통해 각 소재 블록의 진동 시간을 계산하여 진동함으로써 초음파를 특정 위치에 집속한다(빔포밍에 대한 자세한 설명은 5.1.3장을 참고). 송신 빔포밍 블록에서 진동 시간 정보를 고전압 펄서(high voltage pulser) 블록에 전달하여 각 압전 소재 블록은 진동 시간에 맞게 고전압 전기 신호를 생성한다. 고전압 전기 신호의 크기는 변환기 효율과 영상 시스템의 성능에 따라 40–100 V의 크기를 가지며, 고전압 펄서 블록은 채널 수와 같은 개수로 구성되어 있다. 고전압 전기 신호는 T/R 스위치 블록을 통해 채널을 구성하는 각 압전 소재 블록에 인가된다. T/R 스위치 블록에는 채널에 해당하는 블록만 선택하여 고전압 전기 신호를 송신하거나 변환기에서 생성된 낮은 전압 신호를 수신할 수 있는 multiplexer가 포함되어 있다. 이러한 구조를 통해 송신 모드에서는 수신 모듈의 손상 없이 높은 전압 신호가 변환기로 전달되고, 수신 모드에서는 인체 내부에서 반사된 초음파에 의해 생성된 낮은 전압 신호가 수신 블록으로의 전달이 가능하게 된다.

인체 내부에서 반사된 초음파 신호의 작은 크기를 이용해 높은 화질의 초음파 영상을 형성하려면, 우선 잡음(noise)의 크기는 유지하면서 신호를 증폭시켜야 하며, 이를 위해 LNA (low noise amplifier)를 이용한다. 또한 초음파는 인체를 통과하면서 그 크기가 감소하게 되고, 특히 높은 주파수를 갖는 초음파 에너지가 더 많이 감소하게 된다. 이를 보상하기 위해 VGA (variable gain amplifier)를 이용해 더 깊은 곳에서 반사되어 온 신호의 크기를 더 크게 증폭하는 TGC (time gain compensation) 기능을 구현한다. 다양한 신호 및 영상 처리 알고리즘을 적용해 영상의 화질을 개선하기 위해서는 아날로그 신호를 디지털 신호로 변환해야 하며, 이를 위해 ADC (analog-to-digital converter)를 이용한다. 여기서 신호의 왜곡 없이 디지털 변환을 수행하기 위해서는 샘플링 주파수보다 높은 주파수에는 신호가 존재하지 않아야 하고 잡음도 매우 낮아야 한다. 그래서 저역통과필터(low pass filter, LPF)를 이용해 샘플링 주파수보다 높은 주파수를 갖는 신호와 잡음을 제거한 후 ADC를 통과시킨다. 반사되어 돌아온 초음파 신호의 수신에는 송신 시 사용한 채널과 동일한 채널을 사용하기 때문에, ADC 출력 단자 수는 채널 수와 동일하며, 이 신호를 이용해 수신 빔포밍을 수행한다. 수신 빔포밍의 결과는 주사선 신호로, 이 신호를 이용해 조직의 구조 정보와 혈류의 속도 및 방향 정보를 추출하기 위한 후단처리(그림 5-1-8에 쇄선으로 표시된 기능 요소들)를 진행한다. 빔포밍 및 B-모드 영상 형성을 위한 후단처리 요소 블록에 대해서는 5.1.3장에서 자세히 설명한다.

일반적인 초음파 영상 시스템은 이동이 용이하도록 카트 형태로 설계하여 제작한다(그림 5-1-9a). 이 시스템은 4개의 바퀴가 달린 하부 구조 위에 그림 5-1-8에 나타낸 초음파 영상 형성을 위한 기능적 구성요소를 구현한 시스템이 들어가 있는 박스가 올려 있다. 이 박스 중앙에는 여러 개의 초음파 변환기(또는 초음파 프로브)를 연결할 수 있는 커넥터가 배열되어 있어, 하나의 시스템에 여러 개의 프로브를 장착할 수 있다. 정확한 질병 진단을 위해 사용자가 영상 파라미터를 조절하여 최적화된 영상을 획득하거나, 초음파 영상에서 장기의 크기 측정(예: 태아의 머리 둘레)을 쉽게 할 수 있도록 설계된 컨트롤 패널이 있으며, 그 위에는 고성능 모니터가 장착되어 있어 초음파 영상 데이터를 디스플레이한다. 이러한 카트형 초음파 영상 시스템은 이동성이 좋

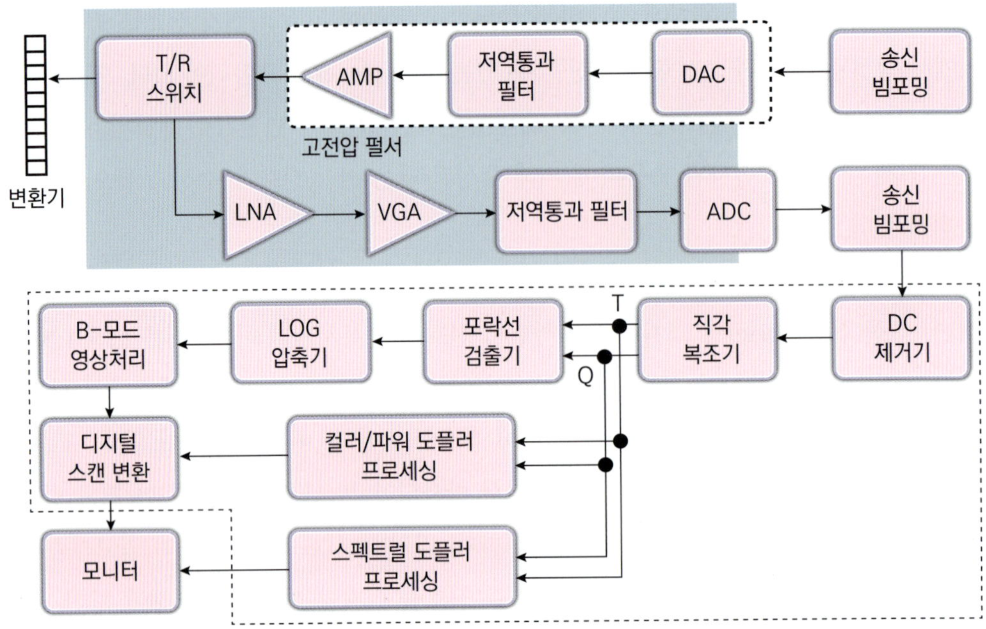

그림 5-1-8. **초음파 영상 시스템의 기본적인 기능적 구성요소를 나타낸 블록 다이어그램**: 회색 박스 안에 위치한 블록은 아날로그 신호를 처리하며, 나머지 블록은 디지털 신호를 처리한다. 시스템은 전단처리(frontend processing)와 후단처리(backend processing) 블록으로 나뉘며, 후단처리 블록은 쇄선으로 구분하였다.

* AMP: amplifier, DAC: digital-to-analog converter, T/R 스위치: transmit/receive switch, LNA: low noise amplifier, VGA: variable gain amplifier, ADC: analog-to-digital converter, DC: direct current, LOG 압축기: logarithmic compression

고 다양한 고급 신호 및 영상 처리 알고리즘이 구현되어 있어 성능이 뛰어나지만, 크기가 커 응급실이나 수술실, 그리고 구급차와 같은 좁은 공간에서는 사용하기에 불편할 수 있다. 이러한 문제를 해결하기 위해 초음파 영상의 화질이 다소 저하되더라도 이동성을 더욱 높인 노트북 크기의 초음파 영상 시스템(그림 5-1-9b)이나, 심지어 스마트폰 크기의 초음파 영상 시스템도 개발되어 시판되고 있다.

2) 초음파 변환기

변환기는 초음파를 발생시켜 인체에 전송하고, 반사된 초음파 에너지를 전기 신호로 변환해 생체조직의 구조 정보를 영상화하는 핵심 모듈이다. 병원에서는 이 기능 때문에 변환기를 프로브 또는 탐촉자로 부르기도 한다. 변환기의 크기와 형태는 영상화하려는 장기에 따라 다르다. 예를 들어, 깊고 넓은 영역을 차지하는 복부 장기(예: 간, 콩팥, 태아 등)의 2D 영상을 얻기 위

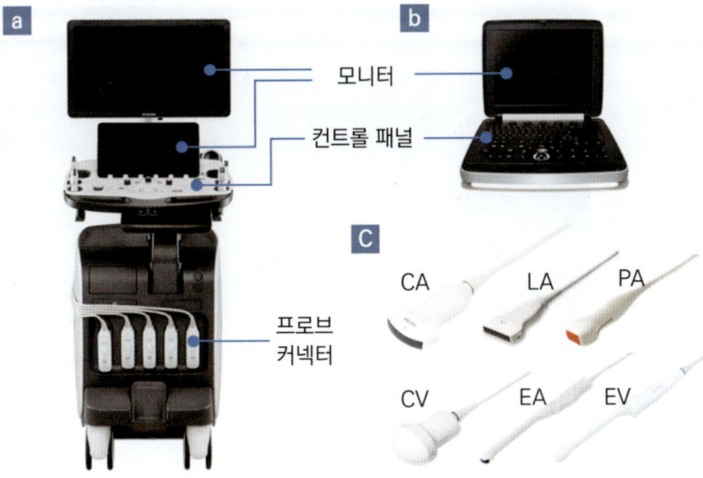

그림 5-1-9. (a) 대표적인 카트형 초음파 영상 시스템, (b) 노트북 크기의 휴대용 초음파 영상 시스템, (c) 대표적인 초음파 변환기(프로브) 사진.

* CA: convex array, LA: linear array, PA: phased array, CV: 3D/4D convex array, EA: endoscopy array, EV: 3D/4D endoscopy array. ((주)삼성메디슨에서 제공함)

해서는 convex 배열 변환기(그림 5-1-9c의 CA 변환기)를 사용한다. 복부 장기의 3D/4D 영상은 convex 배열 변환기를 기계적으로 움직이거나 2D 형태로 압전소재 블록이 배열된 변환기(그림 5-1-9c의 CV 변환기)를 사용한다. 갑상선처럼 피부로부터 5 cm 미만에 위치한 장기는 선형 배열 변환기(그림 5-1-9c의 LA 변환기)를 사용하며, 위상 배열 변환기(그림 5-1-9c의 PA 변환기)는 심장 영상을 얻는 데 사용한다. 전립선이나 자궁 내부 영상을 얻기 위해서는 항문이나 질에 삽입 가능한 내시경 배열(endoscopy array) 변환기(그림 5-1-9c의 EA 및 EV 변환기)를 이용한다. 변환기의 종류에 따라 주사선의 방향이 다르며, 이는 초음파 영상의 행태가 다름을 의미한다. 예를 들어 선형배열 변환기의 경우 그림 5-1-10a와 같이 초음파 영상은 직사각형 형태이다. 반면, convex 배열 변환기를 이용해 형성한 초음파 영상은 그림 5-1-10b와 같은 형태를, 위상배열 변환기의 경우는 그림 5-1-10c와 같이 부채꼴 형태를 갖는다.

초음파 변환기의 핵심 물질인 압전소재는 외부 압력이 가해져 형태가 변형될 때 전기가 발생하는 직접 압전효과(그림 5-1-11a)와 전기가 가해질 때 형태가 변형되는 역 압전효과(그림 5-1-11b)의 특성을 가진다. 이러한 특성 덕분에 동일한 초음파 변환기를 사용해 초음파를 송수신하여 영상을 생성할 수 있다. 그림 5-1-11c는 변환기의 기본 구조를 보여준다. 압전소재 블록은 일정한 간격으로 배열되어 있다. 이 배열 방향을 측방향(lateral direction)이라 하며, 초음파가 발생해

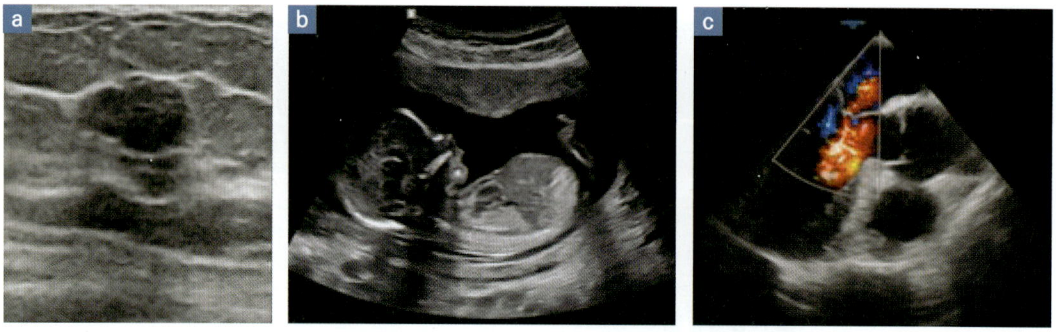

그림 5-1-10. (a) 선형배열 변환기를 이용해 획득한 유방암 병변 영상, (b) convex 배열 변환기를 이용해 획득한 태아 영상, (c) 위상배열 변환기를 이용해 획득한 심장 영상.
((주)삼성메디슨에서 제공함)

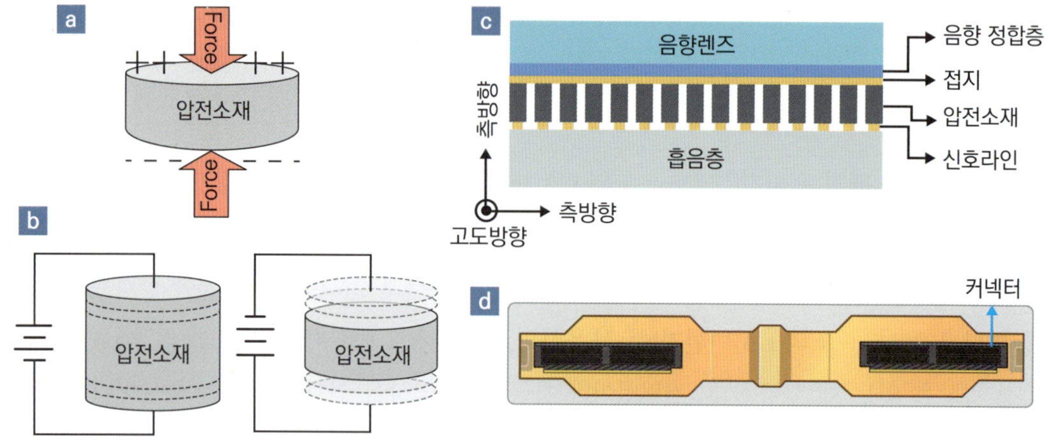

그림 5-1-11. (a) 직접 압전효과(direct piezoelectric effect)와 (b) 역 압전효과(reverse piezoelectric effect)를 설명하는 다이어그램, (c) 초음파 변환기의 기본 구조를 묘사한 그림, (d) 시스템에서 압전소재로 전기신호를 전달하거나 압전소재에서 발생한 전기신호를 시스템으로 전송하는 데 사용되는 FPCB (flexible printed circuit board)의 사진.

전파되는 방향을 축방향(axial direction)이라고 한다. 초음파 2D 영상은 측방향과 축방향으로 구성된 평면 내의 생체조직 정보를 제공한다. 그림에는 나타내지 않았지만, 축방향과 측방향의 직각방향을 고도방향(elevation direction)이라 한다. 압전소재 블록의 두께는 변환기가 생성하는 초음파의 중심주파수와 직접적으로 연관되어 있으며, 두께가 얇을수록 중심주파수가 증가한다. 시스템에서 압전소재로 전기신호를 전달하거나 압전소재에서 발생한 전기신호를 시스템으로 전송하기 위해 압전소재의 앞뒤에는 구리로 만든 접지와 신호선이 위치해 있다. 접지와 신호선은 FPCB (flexible printed circuit board)를 사용해 제작되며(그림 5-1-11d), 일반적으로 에폭시(epoxy)를 사용해 압전소재를 FPCB에 부착한다. 전기신호는 FPCB의 커넥터와 시스템의 프로브 커넥터를 전선으로 연결하여 송수신된다.

압전소재의 진동으로 발생한 초음파는 압전소재의 앞과 뒤로 전파된다. 고해상도 초음파 영상을 얻기 위해서는 압전소재에서 발생하는 초음파 신호의 길이가 가능한 짧아야 한다. 이를 위해 흡음층을 사용하며, 흡음층은 압전소재가 지속적으로 진동하는 것을 억제하여 짧은 길이의 초음파 신호를 생성할 수 있도록 돕는다. 이를 위해서는 압전소재 뒤로 전파된 초음파가 다시 압전소재로 돌아오지 않도록 해야 한다. 이는 흡음층에서 초음파를 소멸시키는 것으로 가능하며, 이를 위해 흡음층은 높은 음향 감쇄 특성을 가진 물질로 구성한다. 또한, 짧은 길이의 초음파 신호가 손실 없이 인체 내부로 전송되고, 반사된 신호를 최소한의 손실로 수신하기 위해서는 압전소재 앞쪽으로 전파되는 초음파의 반사가 음향렌즈(또는 피부 조직)에서 최소화되어야만 한다. 이를 위해 음향 정합층을 이용한다. 음향 정합층의 설계에서 중요한 요소는 음향 정합층을 구성하는 물질의 음향 임피던스(acoustic impedance; 매질의 밀도와 매질에서 초음파 속도의 곱으로 표현됨)와 두께다. 마지막으로, 음향렌즈는 초음파를 고도 방향으로 집속하기 위해 사용된다. 측방향으로의 집속은 송신 및 수신 빔포밍으로 가능하지만, 고도방향으로의 집속은 음향렌즈를 사용하며, 음향렌즈는 렌즈 물질에서의 초음파 속도에 따라 오목 또는 볼록한 형태로 설계된다.

3) 빔포밍 및 B-모드 영상

배열 변환기의 단일 소자 폭을 W, 파장을 λ라 할 때, 깊이가 $\frac{W^2}{\lambda}$ 이상이 되면 단일 소자에서 발생하는 초음파는 원형 파면을 형성하며 퍼져 나간다(그림 5-1-12a). 여기서 파장은 매질에서의 초음파 속도(c)를 주파수(f)로 나누어 구할 수 있다. 즉, $\lambda = \frac{c}{f}$. 6개의 소자(그림 5-1-12a의 검정 박스)를 동시에 진동시키면, 각 소자에서 생성한 원형 파면이 변환기에서부터 z_F 거리까지 동시에 도달한다. 이 6개의 원형 파면은 주사선상의 z_F 지점을 지나는 선형 파면을 형성하게 된다. 선형 파면은 집속된 형태가 아니며, 주사선상의 z_F 지점에서 원형 파면들이 모두 중첩되었을 때(그림 5-1-12b) 초음파 집속 효과를 얻을 수 있다. 이를 위해서는 주사선상의 z_F 지점과 각 소자에서 이 지점까지의 거리 차만큼 미리 소자를 진동시켜야만 한다. 예를 들어, 6개의 소자로 구성된 채널에서 가장 외곽에 위치한 소자의 경우, $\frac{(z_E - z_F)}{c}$만큼 먼저 진동하여 초음파를 발생시켜야 집속이 가능해진다.

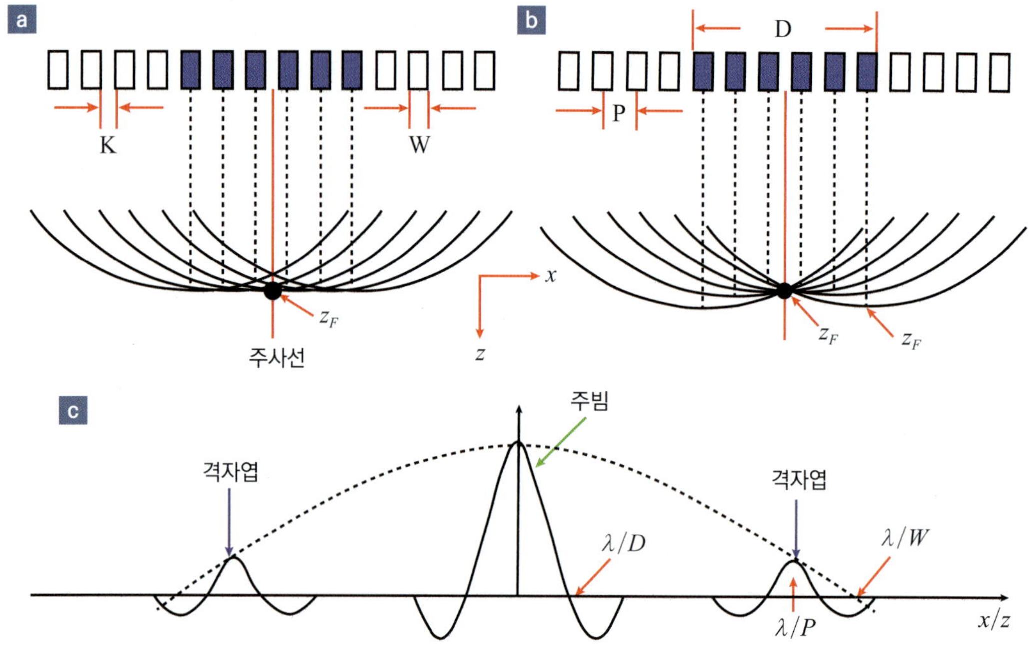

그림 5-1-12. **(a)** 빔포밍을 적용하지 않고 각 채널 소자에서 초음파를 송신한 후 특정 시간에 형성되는 파면, **(b)** 빔포밍을 위한 시간 지연을 적용해 송신하였을 때 영상점(주사선에 위치한 검정색 점)에 파면이 중점되어 빔집속이 되는 현상을 나타낸 개념도. 검은색 사각형이 송신 채널 소자를 나타냄. **(c)** 초음파가 집속되었을 때 집속점을 지나는 측방향상 위치에서 형성되는 빔 프로파일.

* K: kerf, W: 소자폭, P: 소자 간격(pitch), D: 채널 크기(aperture 라고도 함), λ: 파장(초음파 속도/주파수), z_F: 집속점, z_E: 제일 외곽에 위치한 채널 소자가 생성한 파면과 소자 간 거리.

초음파가 집속될 경우, 집속점을 기준으로 측방향 초음파 빔 프로파일(beam profile)은 그림 5-1-12c와 같이 나타난다. 만일 압전소재 블록이 커프 K에 의해 분리되지 않은 단일 소자 변환기의 경우, 집속 시 주빔(main beam)만 관찰된다. 하지만 배열 변환기의 경우, 집속 시 주빔과 함께 주빔과 동일한 형태의 격자엽(grating lobe)이 $\pm\frac{\lambda}{P}$ 간격으로 반복적으로 발생한다(그림 5-1-12c에서는 주빔 좌우에 발생하는 격자엽 하나씩만 표시함). Fraunhofer 회절 이론에 따르면, 변환기에서 발생한 초음파가 집속될 때 집속점에서의 빔 프로파일은 변환기 구경(aperture)의 푸리에 변환(Fourier transform) 결과와 일치한다. 즉, 선형배열 변환기의 경우 변환기 구경이 사각형이기 때문에 주빔의 형태는 사각형의 푸리에 변환 결과인 sinc 함수이며, 격자엽도 역시 주빔과 같은 sinc 함수의 형태를 갖는다. 다만, 격자엽의 크기는 W폭을 갖는 개별 소자의 푸리에 변환 결과와 곱해져 주빔보다 작아진다. 영상에서 격자엽은 영상의 질을 저하시키는 아티팩트(artifact)로 작용하며, 주빔 대비 최소한 −50 dB 이하의 크기를 갖도록 배열 변환기를 설계해야 영상에서 격자엽의 영향을 최소화할 수 있다.

초음파 영상의 해상도는 축방향과 측방향에서 서로 다르게 나타나며, 집속 지점에서의 축방향 및 측방향 해상도(R_{axial} 및 R_{lateral})는 다음과 같이 표현된다.

$$R_{\text{axial}} \approx \frac{c}{2BW_{-6dB}} = \frac{c}{2\kappa f_0}, \tag{5.1}$$

$$R_{\text{lateral}} \approx f_{\#} \cdot \lambda = \frac{z_F}{D} \cdot \frac{c}{f_0}. \tag{5.2}$$

여기서 c는 매질 내 초음파 속도이며, BW_{-6dB}는 초음파 신호를 푸리에 변환하여 얻은 스펙트럼의 최댓값에서 −6 dB 낮은 신호의 주파수 간격(−6 dB 스펙트럼 폭 또는 −6 dB 대역폭)을 의미하며, f_0는 초음파 신호의 중심 주파수이고, κ는 0에서 1 사이의 상수를 나타낸다. 또한, $f_{\#}$는 채널 수에 의해 결정되는 구경 크기 D와 집속 깊이 z_F의 비를 나타내는 F−number를 의미한다. 위 식에서 알 수 있듯이, 초음파 영상의 축방향 및 측방향 해상도는 모두 초음파 주파수에 의해 영향을 받으며, 주파수가 높을수록 해상도가 증가한다. 하지만 생체 조직에서 주파수가 높아질수록 초음파 에너지 감쇄가 커지므로, 주파수가 높아지면 영상이 가능한 깊이가 낮아진다. 따라서 목표 병변의 깊이에 따라 초음파 변환기의 모양과 함께 최적의 해상도를 제공할 수 있는 주파수를 선택해야 한다.

축방향 해상도는 −6dB 스펙트럼 폭이 넓을수록 증가하는데, 푸리에 이론에 따르면 스펙트럼 폭이 넓을수록 신호의 길이가 짧아져 축방향 해상도가 증가하고, 이로 인해 깊이 방향으로 근접해 있는 물체를 더 명확하게 구별할 수 있다. 측방향 해상도의 경우, 구경 크기가 클수록 해상도가 증가한다. 반면, 영상 깊이가 증가할수록 측방향 해상도는 선형적으로 감소하는데, 이는 초음파의 회절 현상 때문이다. 즉, 초음파 영상의 측방향 해상도는 깊이가 증가할수록 낮아지는 특성을 가지고 있다. 축방향 해상도는 이론적으로 깊이와 상관없이 일정해야 하지만, 초음파가 축방향으로 진행하면서 높은 주파수 성분이 더 크게 감쇄하여 중심 주파수가 낮아지는 효과가 나타난다. 따라서 축방향 해상도 역시 깊이가 증가할수록 감소하는 경향을 보인다.

초음파 영상의 주된 장점 중 하나는 실시간 영상 제공이 가능하다는 점이다. 이는 초음파 영상이 높은 시간 해상도(temporal resolution)를 제공할 수 있음을 의미한다. 시간 해상도는 초당 프레임률(frame rate)로 측정되며, 초음파 영상의 프레임률은 주사선 수와 최대 영상 깊이에 의해 결정된다. 예를 들어, 최대 영상 깊이가 z_{max}일 때, 하나의 주사선 신호를 얻기 위해서는 송신한 초음파가 최대 영상 깊이까지 도달했다가 되돌아오는 만큼의 시간이 필요하다. 즉, $\frac{2z_{max}}{c}$ 시간 동안 주사선에 대한 정보를 얻을 수 있다. 한 프레임 영상에 L개의 주사선이 필요하다면, 한 프레임 영상을 획득하는데 최소 $\frac{2Lz_{max}}{c}$ 시간이 소요되며, 이 경우 프레임률은 $\frac{c}{(2Lz_{max})}$가 된다. 일반적인 진단용 초음파 영상 시스템의 프레임률은 약 30 fps (frame per second) 정도이지만, 심혈관 질환 진단을 위한 심초음파(echocardiography)에서는 뛰고 있는 심장 영상을 획득해야 하므로 70 fps 이상의 프레임률이 요구된다. 이 경우, 최대 영상 깊이는 고정된 값이므로, 한 영상을 구성하는데 사용하는 주사선 수를 줄여 시간 해상도를 증가시켜야 한다. 다만, 이로 인해 영상의 화질이 저하된다. 이러한 문제를 해결하고자 해상도 저하 없이 프레임률을 향상시키기 위한 다양한 기술들이 연구되고 있다.

송신 빔포밍은 초음파가 집속 위치에 동시에 도달하도록 각 소자의 송신 시간지연을 계산하여 적용하는 방식으로 이루어진다. 반면, 수신 빔포밍은 반사된 초음파를 ADC에서 디지털 샘플로 변환한 후 메모리에 저장하여 수행되며, 이러한 수신 빔포밍 기술을 DAS (delay-and-sum) 빔포밍이라 한다. 그림 5-1-13a는 채널을 구성하는 배열소자 중 대표적인 2개의 소자와 이 소자들에 연결된 메모리에 저장된 초음파 신호 샘플을 묘사한 것이다. 만약 주사선상에 3개의 점 반사체(point reflector)가 위치해 있다면, 점 반사체로부터 반사된 초음파 신호 샘플은 중앙에 위치한 소자 E_0의 메모리 M(0)에 저장된다. 예를 들어, 첫 번째 점 반사체와 E_0의 거리가 d_0일 경우, 이 반사체에서 반사된 초음파 신호는 $\frac{2d_0}{c}$ 시간에 해당하는 샘플링 위치[M(0)에 표시한 붉은색 점]에 저장된다. 한편, 소자 E_i가 수신한 초음파 신호는 $\frac{(d_0+d_i)}{c}$ 시간에 해당하는 샘플링 위치[M(i)에 표시한 파란색 점]에 저장된다. 이때 샘플링 위치가 $\frac{(2d_i)}{c}$ 시간이 아닌 $\frac{(d_0+d_i)}{c}$ 시간이 되는 이유는, 송신 집속에 의해 E_0와 E_i에서 송신된 초음파가 $\frac{d}{c}$ 시간에 동시에 첫 번째 점 반사체에 도달한 것으로 간주하기 때문이다. 따라서, 메모리 M(0)에 저장된 $\frac{2d_0}{c}$ 시간에 획득한 샘플과 동일한 신호 샘플은 메모리 M(i)에 $\frac{2d_0}{c}$ 시간에서 $\frac{(d_i-d_0)}{c} = \frac{\Delta d}{c}$ 만큼 후에 저장된다. 이 시간 차이를 고려하여 메모리 M(0)의 샘플과 M(i)의 샘플, 즉 보라색으로 표시된 샘플들을 더한 값을 M(0)의 보라색 샘플의 위치에 저장함으로써 DAS 빔포밍을 수행하게 된다. 이러한 과정을 모든 신호 샘플링 위치(그림 5-1-13b의 수직 점선)에 대해 반복하면 최종 수신 빔포밍 결과를 얻을 수 있다(그림 5-1-13a 주사선 신호). 이와 같이 모든 샘플링 위치에 대해 DAS 빔포밍을 수행하는 것을 '동적 수신 집속(dynamic receive focusing)'이라 하고, 고정된 위치에 대해 DAS 빔포밍을 수행하는 것을 '고정 수신 집속(fixed receive focusing)'이라 한다. 일반적으로 초음파 영상기기는 송신 빔포밍은 고정 송신 집속을, 수신 빔포밍은 동적 수신 집속

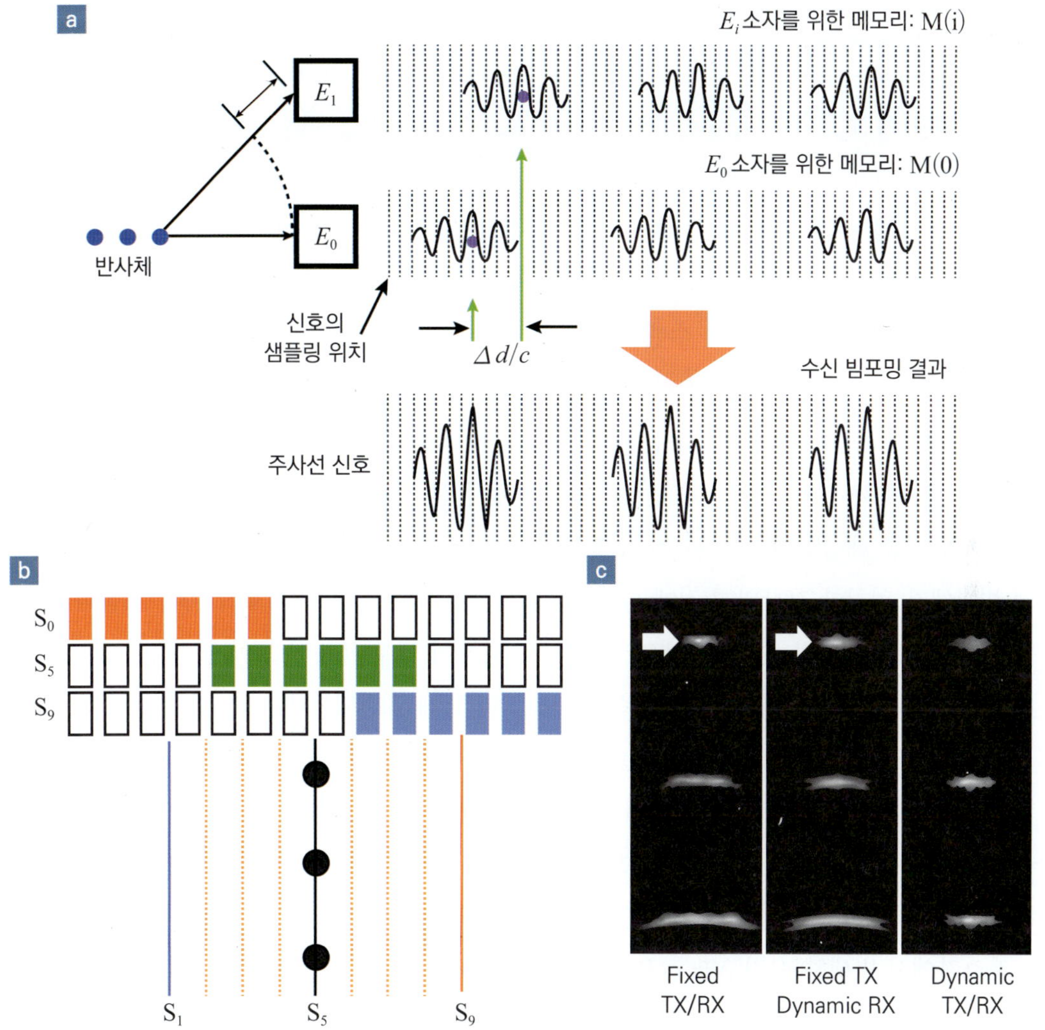

그림 5-1-13. (a) 수신 빔포밍의 원리를 설명하는 그림, (b) 소자 그룹(채널 또는 부분배열)을 전기적으로 선택하여 주사선을 형성하는 개념도, (c) 송신 및 수신 집속 방식에 따른 초음파 영상 해상도 변화를 보여주는 점 반사체 영상. 왼쪽 영상은 흰색 화살표로 표시된 지점에 송신 및 수신 집속(fixed transmit and receive focusing)을 적용한 경우를 나타내며, 중앙 영상은 흰색 화살표로 표시된 지점에 송신 집속(고정 송신 집속; fixed transmit focusing)을 하고 모든 지점에 수신 집속(동적 수신 집속; dynamic receive focusing)을 적용한 경우를, 오른쪽 영상은 모든 지점에 송신 및 수신 집속(dynamic transmit and receive focusing)을 적용한 경우를 나타냄.

을 수행하는데, 이는 송신 빔포밍을 동적으로 수행을 할 경우 각 집속점마다 초음파를 송신해야 하므로 영상의 프레임률이 그만큼 낮아지기 때문이다.

그림 5-1-13b는 전기적으로 채널의 위치를 선택하여 주사선 신호를 얻는 초음파 영상 데이터 획득 방식을 묘사한 것이다. 예를 들어, 선형배열 변환기가 14개의 소자로 구성되어 있고, 시스

템이 6개의 소자를 채널로 사용하는 경우, 소자 간격을 고려해 9개의 주사선(그림에서 S_1-S_9)을 얻을 수 있다. S1 주사선을 얻기 위해서는 맨 왼쪽부터 6개의 소자(붉은색으로 표시)를 전기적으로 선택하여 초음파를 송수신하여 주사선 신호를 획득한다. 이후 각 주사선은 선택된 소자의 위치를 전기적으로 하나씩 오른쪽으로 이동시키면서 초음파를 송수신하여 얻는다. 만일 3개의 점 반사체가 중간 주사선(S_5)상에 위치한다면, 9개의 주사선을 이용해 구성한 초음파 B-모드 영상은 그림 5-1-13c와 같다. 그림 5-1-13c의 왼쪽 영상은 첫 번째 점 반사체가 위치한 곳에서 송신 및 수신 집속을 고정하여 수행한 결과로, 송수신 집속점에 위치한 한 점 반사체 영상만 또렷하게 보이고, 나머지 2개의 점 반사체는 낮은 측방향 해상도로 인해 명확하게 보이지 않는 것을 알 수 있다. 반면, 일반적인 초음파 영상과 같이 송신은 고정 집속을 하고, 수신은 동적 집속을 한 경우(그림 5-1-13c 중앙 영상)에는 고정 송수신 집속을 한 영상보다 2번째 및 3번째 점 반사체의 영상 해상도가 향상된 것을 확인할 수 있다. 만일 프레임률을 1/3로 낮추면서 3개의 점 반사체가 위치한 각각의 지점에 송수신 집속을 한 경우(그림 5-1-13c 오른쪽), 초음파 영상의 측방향 해상도가 가장 좋아져 3개의 점 반사체 영상이 모두 또렷이 보이게 된다. 이때 점 반사체의 위치가 더 깊을수록 영상에서 측방향으로 더 넓게 표현되는데, 이는 (5.2)에서 측방향 해상도는 깊이가 증가할수록 증가한다는 사실을 확인시켜 주는 결과이다.

주사선 신호로부터 포락선 신호(envelope signal)를 구하고, 이를 이용해 B-모드 영상을 형성하는 과정은 후단처리 시스템의 주요 기능 중 하나다. 후단처리 시스템의 첫 번째 기능 블록은 DC 제거기이다(그림 5-1-8). 주사선 신호에는 다양한 종류의 잡음이 포함되어 있으며, 특히 전자소자에서 발생하는 저주파 잡음은 정확한 포락선 신호의 검출을 방해한다. 이를 해결하기 위해 DC 제거기는 디지털 고역통과필터(high-pass filter)를 이용해 저주파 잡음을 제거한다. DC 제거기를 통과한 주사선 신호는 중심 주파수를 기준으로 일정한 폭의 스펙트럼을 가지며(그림 5-1-14a의 파란색 스펙트럼), 이러한 특성으로 인해 주사선 신호는 RF (radio frequency) 신호라고 불린다. 하지만 B-모드 영상에서 제공하는 인체 내부 조직의 구조 정보는 RF 신호 자체의 변화가 아닌, 진폭 변화인 포락선 신호에 포함되어 있다. 포락선 신호는 RF 신호에서 반송파 주파수(carrier frequency)인 중심 주파수(그림 5-1-14a에 표시된 f_0)를 제거하여 신호의 스펙트럼을 기저대역으로 낮추어 얻을 수 있다. 이를 위해 가장 일반적으로 사용하는 방법이 직각복조(quadrature demodulation) 기술이다. RF 신호 r(t)에 중심 주파수와 동일한 주파수를 갖는 코사인과 사인파를 각각 곱한 후, 저역통과필터를 이용해 하모닉 신호를 제거하면 동상 신호(in-phase signal) I(t)와 직각 위상 신호(quadrature signal) Q(t)를 얻을 수 있다(그림 5-1-14b). 이러한

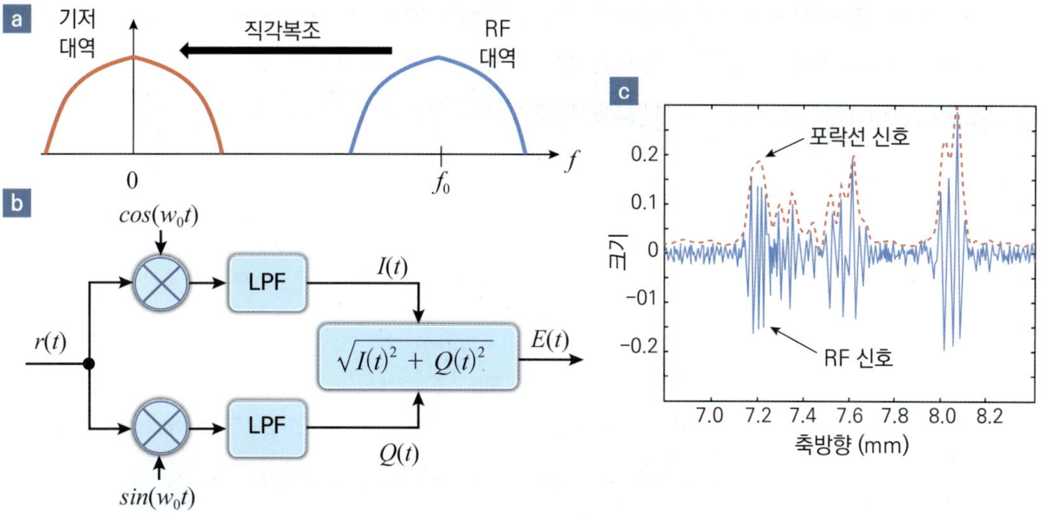

그림 5-1-14. (a) 직각 복조 기술의 개념도, (b) 직각 복조 및 포락선 검출을 위한 기능 블록도, (c) 직각 복조 및 포락선 검출 결과 예시. 파란색 신호는 RF 대역의 주사선 신호를 나타내며, 붉은색 신호는 포락선 신호를 나타냄.

과정을 직각복조라 하며, 직각복조로 얻은 I(t)와 Q(t) 신호를 이용해 포락선 신호 E(t)를 계산할 수 있다. 그림 5-1-14c에서처럼, 이렇게 계산된 포락선 신호는 주사선 신호의 진폭의 변화를 정확하게 반영하는 것을 알 수 있다.

신호의 동적범위(dynamic range)는 최댓값과 최솟값의 비율을 의미하며, 일반적으로 dB 스케일로 표현한다. 인체 내부에서 반사된 초음파 신호는 100 dB 이상의 동적범위를 가지지만, 모니터나 사람의 눈은 이러한 넓은 신호 범위를 효과적으로 표현하거나 인지하지 못한다. 이러한 한계를 극복하기 위해 사용되는 기술이 로그압축(logarithmic compression)이다. 로그 함수는 작은 값의 변화에 더욱 민감하게 반응하고, 큰 값의 변화에는 둔감하게 반응하는 특징이 있다. 이를 이용해 입력 신호의 크기를 조정하여 동적범위를 축소하는 것이 로그압축 기술이다. 그림 5-1-15a에 나타낸 것처럼 크기 변환 함수는 로그 함수의 형태를 따르며, 초음파 변환기의 성능과 영상 시스템의 특성에 따라 입력 신호의 최솟값 및 최댓값, 그리고 출력 신호의 최댓값이 정해지면 크기 변환 함수의 형태가 결정된다. 이때 입력 신호의 최솟값은 잡음 크기를 고려해 정해지며, 출력 신호의 범위는 통상적으로 0에서 255 사이의 값을 갖는다. 이는 초음파 영상이 일반적으로 8비트로 표현되는 흑백 영상(grayscale image)이기 때문이다. 최근에는 각 픽셀(pixel)을 12비트로 표현하는 영상 장비도 출시되어, 이 경우 출력신호의 최댓값은 4095가 된다. 로그

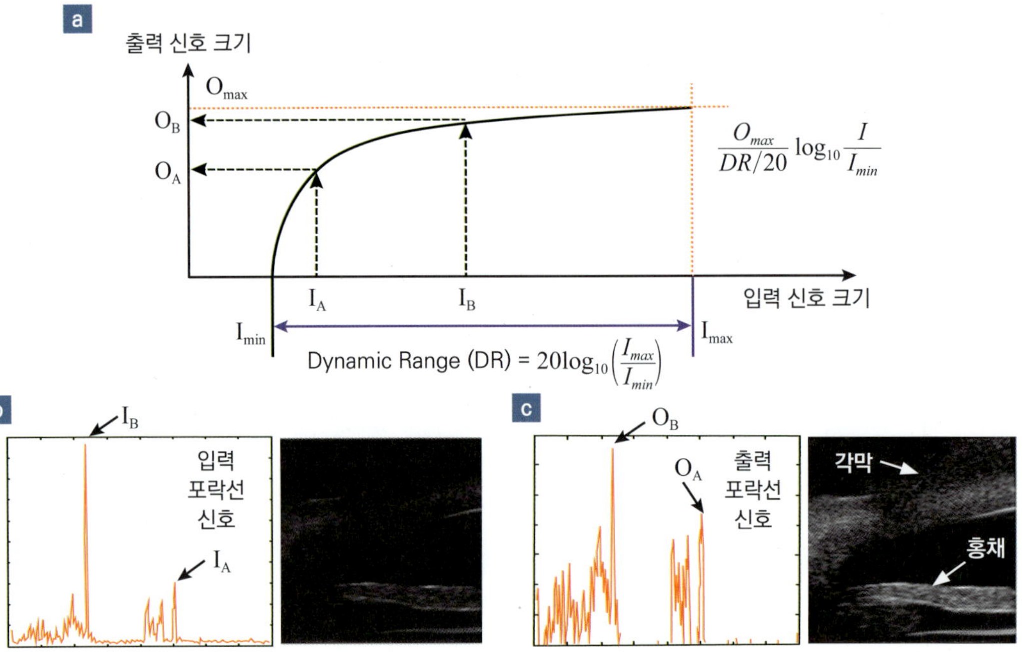

그림 5-1-15. **(a)** 로그압축 방법을 설명하는 개념도, **(b)** 로그압축을 수행하지 않은 포락선 신호(왼편)와 이를 이용해 구성한 B-모드 영상(오른편), **(c)** 로그압축을 적용한 후 포락선 신호(왼편)와 이를 이용해 구성한 B-모드 영상(오른편).

함수 형태의 크기 변환 함수가 결정되면, 입력신호에서 작은 신호(그림 5-1-15b에서 I_A)와 큰 신호(그림 5-1-15b에서 I_B) 간의 차이가 출력신호에서는 줄어들게 된다. 로그압축의 효과는 그림 5-1-15b와 그림5-1-15c에 나타낸 눈의 구조 정보를 제공하는 초음파 영상에서 확인할 수 있다. 로그압축을 적용하지 않은 경우, 작은 신호의 변화는 초음파 영상에서 잘 표현되지 않아 각막과 홍채 내부의 생체조직에 대한 정보를 확인하기 어렵지만, 로그압축을 적용하면 작은 신호의 변화가 더욱 강조되어 초음파 영상에서 눈의 구조와 생체조직의 형태를 더욱 명확하게 관찰할 수 있다.

송수신 과정을 통해 획득한 주사선 신호에 로그압축까지 적용하여 포락선 신호를 얻는 과정은 다음 주사선 신호를 획득하는 시간 동안 이루어진다. B-모드 영상을 구성하기 위해 정해진 수의 포락선 신호가 모두 획득되면, B-모드 영상 처리가 시작된다. B-모드 영상 처리의 목적은 스펙클 패턴(speckle pattern)과 같은 영상의 대조도를 저해하는 요소를 억제하고, 생체조직의 경계면을 더욱 명확히 하는 등의 영상처리 알고리즘을 적용하는 것이다. 초음파 영상에서 스펙클 패턴은 모래알처럼 작고 불규칙한 반점들이 영상 전체에 흩뿌려져 있는 형태를 말한다. 이

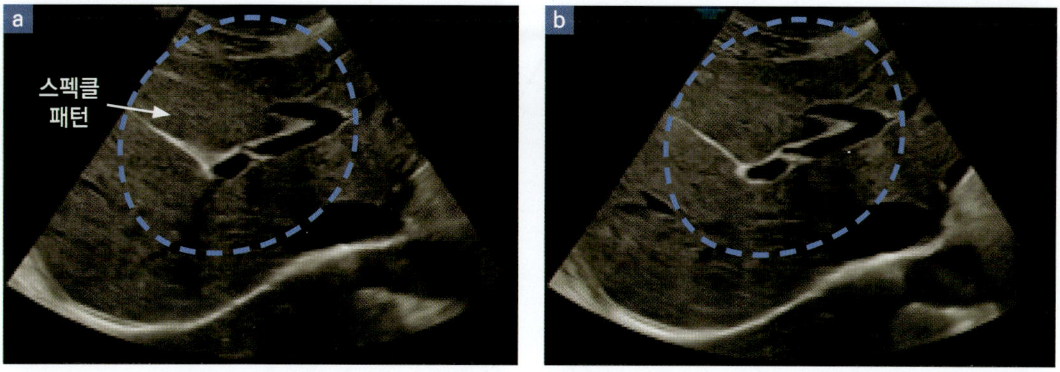

그림 5-1-16. **스펙클 패턴 억제와 윤곽선 강화 알고리즘의 적용 효과:** (a) 알고리즘을 적용하지 않은 영상, (b) 알고리즘을 적용한 경우의 영상. (㈜삼성메디슨에서 제공함)

패턴은 송신한 초음파의 파장보다 작은 산란체(scatterers)에서 반사된 초음파가 서로 간섭하여 강도가 강한 부분과 약한 부분이 생기며, 이것이 영상에서 밝고 어두운 반점으로 나타난다. 스펙클 패턴은 생체조직의 특성에 대한 정보를 담고 있어 질병 진단에 활용할 수도 있지만, 신호 잡음과 같이 영상의 품질을 저하시키고 조직 구조 변화를 유발하는 질병의 정확한 진단을 어렵게 만드는 주요 요인 중 하나다. 일반적인 신호 잡음은 시스템 성능 향상, 필터링, 신호 평균화(signal averaging) 등을 통해 제거할 수 있지만, 스펙클 패턴은 기존의 신호 잡음 제거 기술로는 해결이 어렵다. 이러한 스펙클 패턴을 억제하기 위한 다양한 방법이 개발되어 실제 제품에 구현되어 있으며, 대표적인 기술로는 주파수 합성(frequency compounding)과 공간 합성(spatial compounding)이 있다. 이 기술들은 반사된 초음파가 서로 간섭하는 조건을 다르게 하여 얻은 영상을 합성하여 스펙클 패턴이 덜 발생하도록 할 수 있다는 사실을 바탕으로 개발된 것이다. B-모드 영상을 이용해 정확한 질병 진단을 하기 위해서는 생체 조직의 구조를 명확하게 표현할 수 있어야 하며, 이를 위해 엣지 강화(edge enhancement)와 같이 조직의 경계면을 더욱 명확히 하는 다양한 영상처리 알고리즘을 적용한다. 그림5-1-16에서 볼 수 있듯이, 이러한 B-모드 영상처리를 통해 초음파 영상의 대조도와 공간 해상도가 크게 향상됨을 확인할 수 있다.

영상을 구성하는 픽셀은 일정 간격으로 직각 좌표계에 배치되는 반면, 실제 신호의 획득 위치인 주사선의 배열 형태는 변환기의 모양에 따라 달라진다. 또한 각 주사선상의 신호 샘플 위치는 ADC에서 설정한 샘플링 간격에 의해 결정된다. 예를 들면, 위상배열 변환기를 이용해 획득한 샘플의 위치는 극좌표계로 표현되지만, 영상의 픽셀은 직각 좌표계로 표현된다(그림 5-1-17a). 이처럼 실제 샘플의 위치와 픽셀의 위치가 다르기 때문에 초음파 영상에 나타난 장기의 형

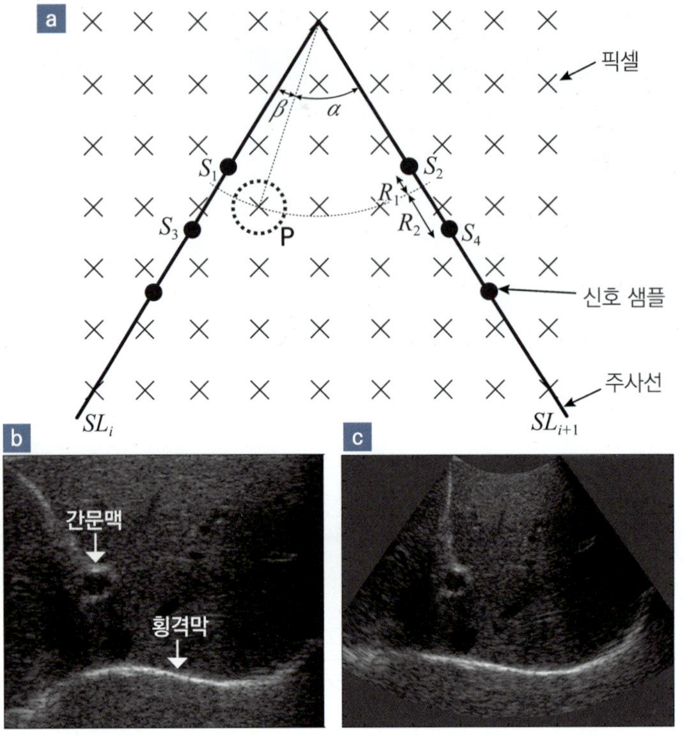

그림 5-1-17. (a) 위상배열 변환기로 획득한 신호의 디지털 스캔 변환 개념을 설명하는 도식, (b) 디지털 스캔 변환 전 convex 배열 변환기로 획득한 B-모드 영상, (c) 디지털 스캔 변환을 적용한 후의 영상.

태가 실제와 다를 수 있으며, Moiré 패턴과 같은 왜곡이 발생할 수 있다. 이러한 문제를 해결하기 위해 실제 획득한 샘플의 위치와 정보를 바탕으로 각 픽셀의 값을 계산해 적용하는 과정이 디지털 스캔 변환이다. 디지털 스캔 변환의 핵심은 데이터 보간(data interpolation)이며, 일반적으로 이중선형 보간(bilinear interpolation)을 사용한다. 예를 들어 그림 5-1-17a에서 S_1, S_2, S_3, S_4가 실제 샘플이고, A_P가 구하고자 하는 픽셀 값일 때, 아래 식을 이용해 이중선형 보간을 수행한다.

$$I_i = \frac{S_1 \times R_2 + S_3 \times R_1}{R_1 + R_2} \tag{5.3}$$

$$I_{i+1} = \frac{S_2 \times R_2 + S_4 \times R_1}{R_1 + R_2} \tag{5.4}$$

$$A_P = \frac{I_i \times \alpha + I_{i+1} \times \beta}{\alpha + \beta} \tag{5.5}$$

여기서 R_1과 R_2는 주사선 SL_i 또는 SL_{i+1} 상에 위치한 두 샘플과 픽셀 P의 반경 차이(radial difference)를 나타내며, α와 β는 두 주사선과 픽셀 사이의 각도 차이(angular difference)를 의미한다. I_i와 I_{i+1}은 각 주사선상에서 샘플과 픽셀의 반경 차이를 적용해, 픽셀과 동일한 반경을 가지는 주사선 위치의 값을 나타낸다. 이 디지털 스캔 변환은 선형, convex, 위상배열 변환기에 모두 적용할 수 있다. 그림 5-1-17b는 convex 배열 변환기를 이용해 획득한 주사선 신호에서 포락선 신호를 추출해 형성한 간 영상이며, 그림 5-1-17c는 디지털 스캔 변환까지 적용해 형성한 영상이다. 두 영상에서 간으로 들어가는 혈관 중 가장 큰 혈관인 간문맥과 횡격막의 크기, 위치, 형태가 서로 다르게 나타나는 것을 알 수 있다. 즉, 디지털 스캔 변환을 통해 초음파 영상에서 장기들의 실제 크기와 위치를 좀 더 정확하게 표현할 수 있다.

4) 혈류영상

초음파 영상의 장점 중 하나는 혈류의 속도와 방향을 실시간으로 측정해 영상으로 제공할 수 있다는 점이다. 혈류영상은 도플러 효과(Doppler effect)를 이용해 생성하며, 스펙트럴 도플러(spectral Doppler), 파워 도플러(power Doppler), 컬러 도플러(color Doppler)로 나눌 수 있다. 도플러 효과는 주파수 f_0를 갖는 파동을 생성시키는 파원과 관찰자가 상대적으로 움직일 때, 관찰자가 감지하는 파동의 주파수가 변하는 현상을 말한다. 대표적인 예로, 관찰자가 정지해 있을 때, 관찰자를 향해 다가오는 응급차의 사이렌 소리가 더 빠르게(f_0+f_d) 느껴지고, 관찰자와 멀어지는 경우에는 더 느리게(f_0-f_d) 느껴진다. 이는 사이렌 소리의 주파수가 도플러 주파수(f_d) 만큼 변하기 때문이다. 혈류에 초음파를 송신하고 반사된 신호를 수신할 때도 이러한 도플러 효과로 인해 송신된 초음파의 주파수가 변하게 된다. 도플러 주파수를 측정하여 혈류의 속도와 방향을 영상화하는 것이 초음파 혈류영상이다. 이를 더 자세히 이해하기 위해 그림 5-1-18a를 살펴보자. 초음파 변환기에서 주파수 f_t의 초음파를 혈관에 송신한다고 가정해 보자. 혈관 내에서 적혈구와 같은 혈액세포가 v라는 속도로 흐르고 있다면, 송신된 초음파는 혈액세포에서 반사되어 다시 변환기로 돌아오게 된다. 이때 수신된 초음파의 주파수 f_r은 송신 주파수와 달라지며, 그 차이가 도플러 주파수가 된다. 즉, $f_d=f_r-f_t$이다. 혈류가 송신된 초음파의 음장면과 θ 각도를 이루며 다가올 때, 도플러 주파수는 다음과 같이 계산할 수 있다.

$$f_d = f_r - f_t = f_t\frac{c+|v|\cos\theta}{c-|v|\cos\theta} - f_t \approx \frac{2f_t|v|\cos\theta}{c}, \text{ when } c \gg v \quad (5.6)$$

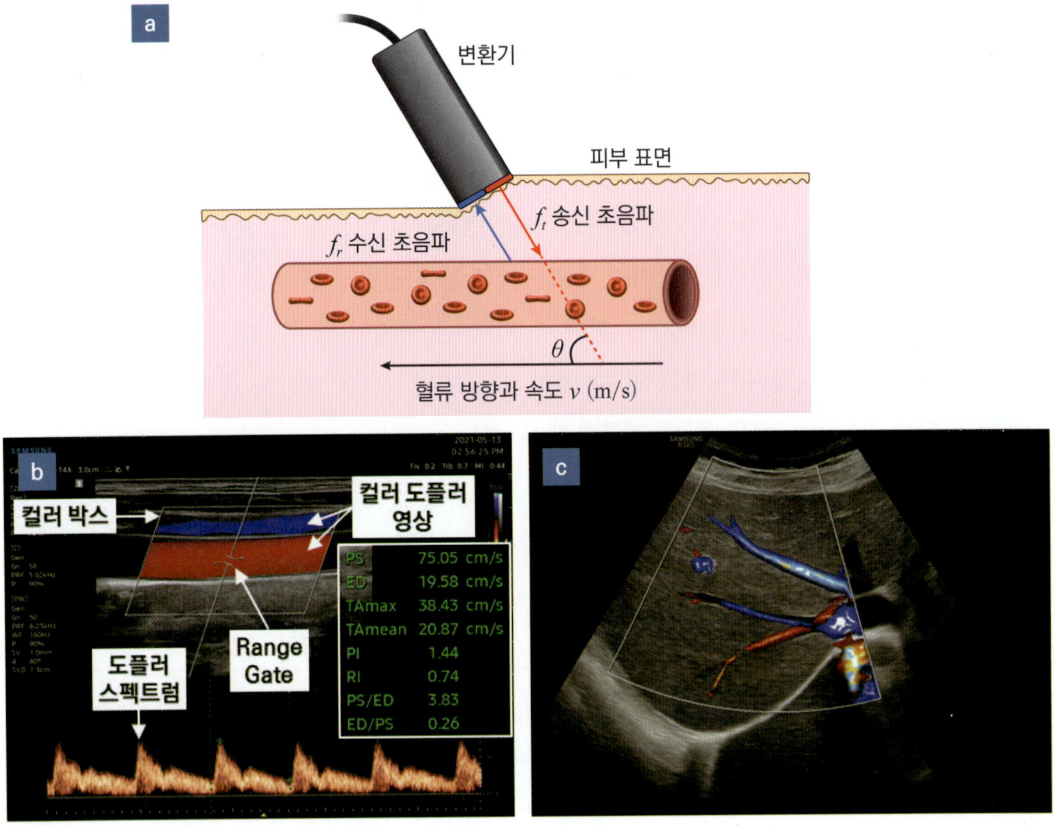

그림 5-1-18. **(a) 도플러 초음파의 원리를 설명하는 개념도, (b) 경동맥 혈관 B-모드 영상에 혈류 속도와 방향을 컬러로 표시한 컬러 도플러 영상이 중첩된 영상과 range gate에서 측정한 도플러 스펙트럼, (c) 간에 존재하는 다양한 혈관과 혈류 정보를 제공하는 방향성 파워 도플러 영상의 예시.** 붉은색은 변환기로 다가오는 혈류이며, 파란색은 변환기와 멀어지는 혈류임. 명도가 증가할수록 혈류 속도가 빠름을 나타냄. ((b)와 (c) 영상은 (주)삼성메디슨에서 제공한 영상을 수정한 것임)

만일 혈류가 변환기와 멀어지는 방향으로 흐른다면 $c \pm |v| \cos\theta$의 사인이 $c \mp |v| \cos\theta$로 바뀌게 되어 도플러 주파수가 음수가 된다. 즉, (5.6)에서 알 수 있듯이 도플러 주파수를 측정할 수 있다면 혈류의 속도 v와 방향을 구할 수 있다. 획득한 수신한 초음파 샘플을 이용해 도플러 주파수를 추정하는데 사용할 수 있는 여러 신호 처리 기술이 존재하며, 자세한 내용은 Routh의 논문에 기술되어 있다.

혈관 내에서 혈액의 흐름 속도는 위치에 따라 다르게 나타난다. 혈액이 규칙적으로 흐르는 층류(laminar flow)의 경우, 혈관 중심부에서의 속도가 가장 빠르고, 혈관 벽에 가까울수록 속도가 느려지는데, 이는 혈관과의 마찰 등의 영향 때문이다. 이러한 특성 때문에 도플러 주파수는 혈관의 위치에 따라 다르게 측정된다. 즉, 혈관 내 모든 혈액이 동일한 속도로 흐른다면 단일 도플러 주파수만큼 초음파 신호가 변하게 되지만, 혈관 내 혈액의 속도가 다르기 때문에 도플러 주파수는 일정한 범위를 갖는 스펙트럼을 형성하게 된다. 스펙트럴 도플러는 이러한 도플러 스펙트럼을 측정하여 혈류 속도를 추정하고, 특정 위치에서 시간에 따른 혈류 속도를 제공하는 영상 기법 중 하나이다(그림 5-1-18b). 반면, 컬러 도플러 영상은 컬러박스로 정의되는 영역 내의 주사선과 샘플 위치에서 측정한 평균 혈류 속도를 컬러로 표현하는 영상 기술이다. 일반적으로 붉은색은 변환기 쪽으로 다가오는 혈류를, 파란색은 변환기에서 멀어지는 혈류를 나타낸다. 컬러 도플러 영상은 B-모드 영상과 중첩되어 조직의 구조와 혈관의 위치는 함께 보여준다.

컬러 도플러 영상은 평균 혈류 속도를 나타내기 때문에, 도플러 측정 위치(range gate)를 지정하여 해당 위치에서의 도플러 스펙트럼을 측정하면, 시간에 따른 혈류 속도 변화를 알 수 있다. 그림 5-1-18b는 뇌로 혈액을 제공하는 혈관인, 목에 있는 경동맥(붉은색)과 경정맥(파란색)의 혈류 정보를 나타내고 있으며, 경동맥 부위에 위치한 range gate에서 측정한 스펙트럴 도플러가 그림 아래에 표시되어 있다. 초음파 변환기는 경동맥 및 경정맥에 나란히 위치하며, 경동맥은 변환기에 접근하는 방향으로, 경정맥은 변환기에서 멀어지는 방향으로 흐르고 있음을 확인할 수 있다. 또한, 스펙트럴 도플러 영상에서 심장 박동과 동기화된 혈류 속도의 변화를 측정할 수 있으며, 심장의 수축기에서 경동맥의 최대 혈류 속도(peak systolic velocity, PS)는 75.05 cm/s, 이완기 말의 혈류 속도(end diastolic velocity, ED)는 19.58 cm/s임을 알 수 있다. 더불어 맥동성 흐름(pulsatile flow)의 한 주기 동안 측정된 평균 혈류 속도를 의미하는 TA_{max} (time-averaged maximum velocity)와 여러 심박 주기 동안 측정된 평균 혈류 속도인 TA_{mean} (time-averaged mean velocity)를 측정할 수 있으며, 이 값들은 질병진단에 사용된다. 또한 심장 박동 주기(cardiac cycle) 동안의 혈류 변화를 나타내는 지수인 PI (pulsatility index)와 혈관의 저항성을 나타내는 지수인 RI (resistive index)는 각각 TA_{max}와 TA_{mean}, ED값을 이용해 계산하며, 혈관의 상태를 예측하고 관련 질병을 진단에 활용된다.

파워 도플러는 컬러 도플러와 달리 혈류의 방향과 속도를 측정하는 대신, 혈류의 강도만을 측정해 색으로 표현한 영상 기술이다. 이 기술은 혈류량이 적거나 속도가 느린 경우에도 혈류의 존재를 확인할 수 있으며, 혈류와 주변 생체조직을 명확히 구분할 수 있어 복잡한 혈관 구조를 파악하고 질병을 진단하는데 유용한 기술이다. 그러나 혈류 방향의 정보는 정맥과 동맥을 구분하는 등 중요한 질병 진단 정보를 제공한다. 이를 보완하기 위해 최근에는 컬러 도플러 영상에서 제공하는 혈류의 방향에 대한 정보를 이용해 파워 도플러에 혈류 방향 정보를 추가한 방향성 파워 도플러가 개발되어 실제 제품에 적용되고 있다(그림 5-1-18c).

5) 첨단 영상 기술 및 발전 방향

초음파 B-모드 영상의 공간 해상도에 영향을 주는 요소는 초음파 주파수, 채널 수, 송수신 집속 여부 등이 있다. 초음파 주파수를 높이면 공간 해상도는 향상되지만, 인체 조직 내에서 신호 감쇄가 증가하여 영상 깊이가 줄어드는 문제가 발생한다. 즉, 높은 주파수의 초음파는 더 높은 해상도를 제공하지만, 깊이 있는 병변을 영상화하는 데는 한계가 있다. 따라서 병변의 깊이에 따라 적절한 주파수를 선택하는 것이 중요하다. 또한, 송신된 초음파에 의해 생성되는 음장의 측엽(side lobe)과 격자엽은 공간 해상도와 대조도를 저하시키는 주요 요인 중 하나이다. 그러나 초음파의 물리적 특성상 측엽 및 격자엽과 같은 요소를 완전히 제거하는 것은 매우 어려운 과제다. 이러한 문제의 해결을 위해 코드화된 신호 여기(coded excitation)와 생체 조직에서 생성되는 제2 고조파 신호(second harmonic signal)를 이용한 영상 기술이 개발되어 현재 실제 제품에 적용되고 있다.

코드화된 신호 여기 기술은 초음파 주파수를 낮추지 않고 영상의 깊이를 증가시키고, 신호 대잡음비(signal-to-noise ratio, SNR)를 향상시킬 수 있는 기술이다. 초음파 영상의 깊이를 향상시키는 가장 간단한 방법은 생체 조직을 진행하면서 감쇄된 초음파 신호가 원하는 깊이까지 도달할 수 있도록 송신 초음파의 에너지를 증가시키는 것이다. 하지만 송신 초음파의 크기를 증가시키면, 생체조직에 가해지는 음향 출력의 강도를 나타내는 기계적 지수(mechanical index, MI) 값이 상승한다. 미국 FDA에서는 초음파 검사 시 인체 안정성을 확보하기 위해 MI 값의 최대치를 1.9로 제한하고 있어, 초음파의 크기만을 증가함으로써 영상 깊이를 증가시키는 데에는 한계가 있다. 초음파의 크기를 증가시키지 않고 신호의 길이를 늘리면 송신 초음파의 에너지를 높여 영상 깊이를 증가시킬 수 있다. 그러나 (5.1)에 따르면 초음파 신호가 길어지면 푸리에 이론에 따라 스펙트럼 폭은 좁아지고, 그로 인해 축방향 해상도가 저하되는 문제가 발생한다. 이러한 문제를 해결하고자 개발된 것이 코드화된 신호 여기 기술이다. 코드화된 신호 여기 기술은 Barker 코드처럼 자동 상관 함수(autocorrelation function)을 취하면 긴 코드가 압축되어 짧아지는 특성을 가진 코드를 정현파(sinusoidal wave)를 이용해 변조한 전기 신호로 변환기를 진동시켜 초음파를 송수신하는 방법으로 영상을 구성한다. 이 기술은 코드 압축 과정(code compression)을 통해 잡음의 수준은 유지하면서 신호의 크기를 증가시킬 수 있기 때문에 영상의 SNR이 향상되는 장점도 있다. 코드화된 신호 여기 기술에 대한 자세한 내용은 Chiao와 Xiaohui 논문에 잘 설명되어 있다.

인체 조직을 선형 시스템으로 가정할 경우, 송신된 초음파와 수신된 초음파의 주파수는 동일하게 유지된다. 그러나 실제로 초음파는 인체 조직 내에서 비선형적으로 전파된다. 초음파는 매질 내에서 압축과 팽창을 반복하면서 전파되는데, 압축파가 팽창파보다 빠르게 진행하기 때문에 왜곡이 발생한다. 즉, 단일 주파수를 가진 초음파가 송신되면, 초음파는 생체 조직을 통과하면서 고조파 성분을 생성한다. 여기서 송신된 초음파의 주파수를 '기본 주파수'로, 기본 주파수의 정수배에 해당하는 생성된 주파수를 '고조파'라 부른다. 고조파 성분의 크기는 기본 주파수의 에너지가 클수록, 초음파의 진행 길이가 길수록 증가하는 특성이 있다. 특히 기본 주파수의 2배에 해당하는 주파수를 갖는 제2 고조파 성분은 일반적으로 기본 주파수 성분 대비 약 –20 dB 이하의 크기를 가진다. 고주파 성분은 송신된 초음파의 에너지가 일정 수준을 넘었을 때 생성되며, 이러한 이유로 고조파 성분에는 영상에 아티팩트를 생성하는 측엽 및 격자엽, 그리고 잔향(reverberation) 등에 해당하는 신호가 존재하지 않는다. 또한, 고주파는 기본 주파수보다 높은 주파수를 갖기 때문에 이를 이용해 영상을 구성하면 공간 해상도가 향상된 초음파 영상을 얻을 수 있다. 생체 조직 영상을 획득할 때는 주로 제2 고조파 성분을 필터링하거나 펄스반전(pulse inversion)과 같은 신호 처리 알고리즘을 통해 수신된 초음파에서 추출하여 영상을 구성한다. 이를 통해 높은 공간해상도와 대조도를 갖는 영상을 얻을 수 있다. 그림 5–1–19a에 나타낸 기본 주파수를 이용한 일반적인 담낭 영상과 비교할 때, 그림 5–1–19b의 제2 고조파 신호를 이용해 형성한 담낭 영상에서 담낭의 외형이 더 선명하게 표현되며, 주변 혈관과 생체 조직의 세부 구조(texture)도 더 뚜렷하게 관찰됨을 확인할 수 있다. 제2 고조파 영상에 대한 자세한 기술적 설명은 Tranquart et al.의 논문에서 찾아볼 수 있다.

B–모드 초음파 영상은 측방향과 축방향으로 구성된 영상면에서 생체 조직의 구조를 표현하는 2D 단면 영상(cross–sectional image)이다. 이 영상은 1D배열 형태의 변환기를 이용하여 얻어진다. 그러나 인간은 3D 구조를 통해 물체를 더 잘 인식하기 때문에, 장기의 형태학적 정보를 3D로 제공하면 질병 진단의 정확도를 더욱 높일 수 있다. 특히 태아의 성장 발달 상태나 기형 진단 등에서 3D 초음파 영상을 사용하면 진단의 정확도가 더욱 향상된다(그림 5–1–19c). 3D 초음파 영상은 여러 위치에서 획득한 2D단면 영상을 바탕으로, 데이터 보간(interpolation), 3D 렌더링(3D rendering) 등의 신호 및 영상처리 알고리즘을 이용해 구성한다. 이를 위해서 1D 배열 변환기를 기계적으로 움직여 원하는 영역을 스캔하는 기계식 3D 프로브(mechanical 3D probe)가 개발되었다. 실시간 3D 영상(즉, 4D 영상)을 형성하기 위해서는 1D 배열 변환기를 빠르고 안정적으로 움직일 수 있는 모터 기술이 기계식 3D 프로브의 핵심이다. 한편, 변환기 소자를 2D로 배열한 변환기(matrix probe)를 사용하면 기계적 움직임 없이 3D 영역을 스캔할 수 있다. 그

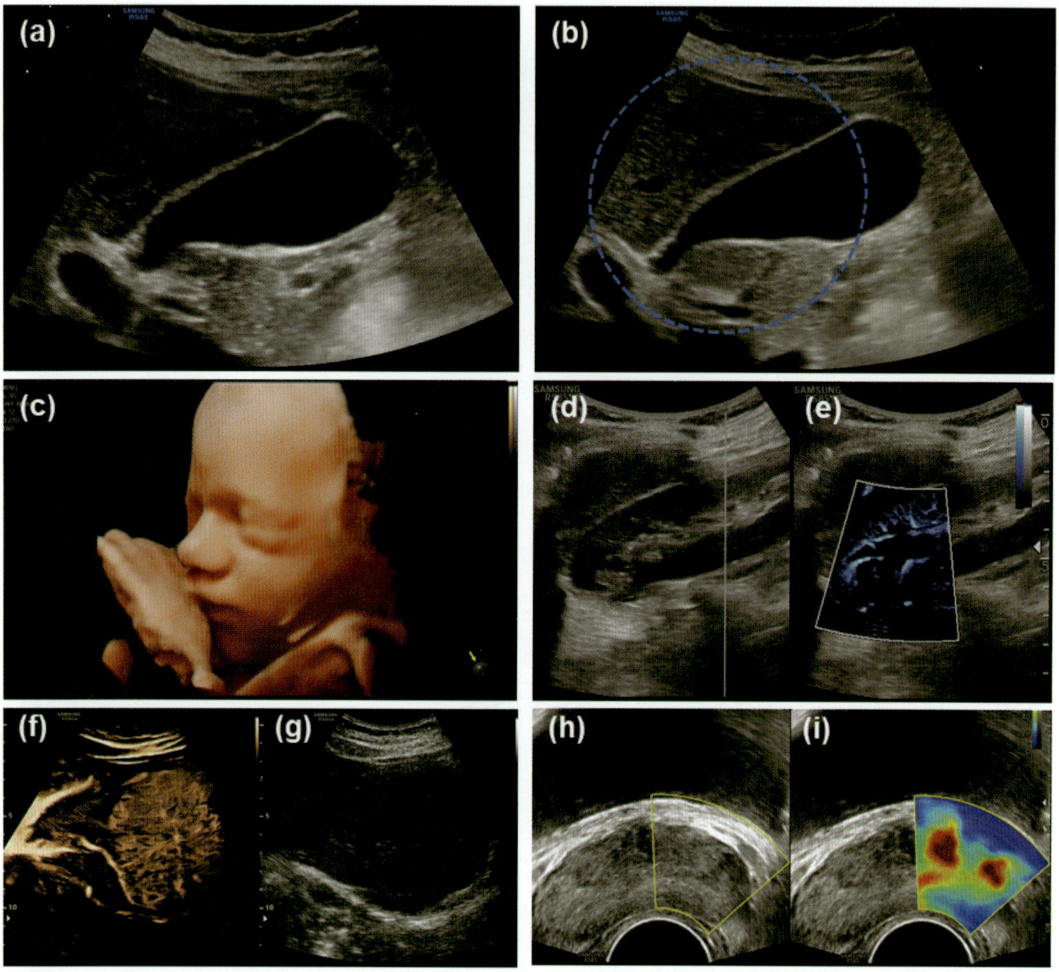

그림 5-1-19. (a) 송신 초음파의 기본 주파수를 이용해 얻은 담낭(gallbladder) 영상과 (b) 제2 고조파 신호(second harmonic signal)를 이용한 담낭 영상. (c) 태아의 모습을 촬영한 3D 초음파 영상. (d) 일반적인 신장(kidney) 영상과 (e) 미세혈관의 분포까지 보여주는 고해상도 파워 도플러 영상. (f) 초음파 조영제를 혈관에 투여한 후 얻은 조영증강 초음파(contrast enhanced ultrasound)의 간 영상과 (g) 일반적인 B-모드 영상. (h) 일반적인 전립선 B-모드 영상과 (i) 조직의 탄성도를 측정하여 영상화해 높은 진단 정확도를 제공하는 횡파(shear wave) 기반 조직 탄성 영상. 여기서 붉은색은 높은 탄성도를 갖는 조직을 나타내며, 종양이 의심되는 부위임. ((주)삼성메디슨에서 제공함)

러나 2D 배열 변환기는 제작이 어렵고, 매우 많은 배열 소자를 구동해야 하므로 다수의 전선으로 변환기와 영상 시스템을 연결해야 하며, 이로 인해 시스템이 복잡해지는 문제가 있다. 예를 들어, 2D 배열 변환기가 64×64개의 소자로 구성된 경우, 총 4096개의 소자를 구동하기 위해 최소한 4096개의 송수신 모듈과 전선이 필요하다. 이를 해결하기 위해, 현재는 2D 배열 변환기 내부에 시스템 기능의 일부를 반도체 소자로 구현함으로써 시스템과의 연결을 간소화하고 영상

시스템의 복잡도를 낮추고자 하는 연구가 진행 중에 있다.

혈관의 구조와 분포, 그리고 혈류의 속도는 암을 비롯한 다양한 질병 진단에서 중요한 요소로 작용한다. 이러한 이유로 초음파 영상기기에서 제공하는 스펙트럴 도플러, 파워 도플러, 컬러 도플러 영상은 질병 진단에 있어 핵심적인 역할을 해왔다. 그러나 기존의 혈류영상 기술은 모세혈관처럼 크기가 작은 혈관이나 혈류 속도가 느린 혈관에서는 정확한 혈류정보를 제공할 수 없다는 한계가 있다. 이러한 한계의 주요 원인 중 하나는 심박에 의해 혈관벽이 움직이면서 발생하는 도플러 현상 때문이다. 주파수 스펙트럼상에서 혈관벽에 의한 도플러 신호는 낮은 주파수를 가지지만, 혈액세포에서 반사되어 오는 신호에 비해 큰 에너지를 지닌다. 이러한 신호를 클러터(clutter) 신호라고 한다. 혈류영상을 생성하기 위해서는 고역통과필터를 이용해 클러터 신호를 제거하는데, 이 과정에서 느리게 흐르는 혈액세포에서 반사된 신호도 함께 제거되어 작은 혈관이나 느린 혈류의 영상화가 어렵다. 이러한 문제를 해결하기 위해 최근에는 특잇값 분해(singular value decomposition, SVD)와 같은 고급신호처리를 활용해 클러터 신호만을 효과적으로 제거하여 미세혈관과 낮은 속도의 혈류를 영상화할 수 있는 기술이 개발되었다(그림 5-1-19d, e). 또한, 송신 집속 없이 모든 변환기 소자를 이용해 평면파(plane wave)를 송수신하여 고속 B-모드 영상을 생성하는 평면파 영상기술을 이용해 컬러박스 내부와 같이 좁은 영역이 아닌 마우스 전체 뇌 영역의 파워 도플러 영상을 구성하는 기술도 개발되었다. 이는 평면파 영상에서는 모든 변환기 소자를 이용해 초음파를 송수신하고 난 후, 모든 주사선을 형성하기 때문에 고속영상이 가능한 특성을 이용한 것이다. 영상의 SNR을 향상하기 위해 다양한 각도의 평면파를 송신하여 수신한 RF 신호를 합성해 필요한 주사선을 형성하기도 한다. 또 다른 혈류영상 기법으로 조영제(contrast agent)를 활용해 고해상도 혈관 영상이나 조영증강 초음파(contrast enhanced ultrasound, CEUS) 영상을 생성하는 기술이 개발되었다(그림 5-1-19f, g).

B-모드 영상은 조직의 경계면에서 반사된 초음파 신호의 크기를 나타내며, 이 반사의 정도는 경계면을 이루는 두 매질의 음향 임피던스의 차이에 비례한다. 그러나 두 매질이 유사한 음향 임피던스를 갖는다면 초음파의 반사는 거의 일어나지 않으며, 이로 인해 초음파 영상에서 해당 매질의 특성에 대한 정보를 얻는데 한계가 있다. 예를 들어, 낭종(cyst)은 액체나 반고체 물질로 채워진 주머니 모양의 공간으로, 우리 몸의 다양한 부위에서 발생할 수 있다. 하지만 발생 위치나 크기에 따라 특별한 치료 없이 관찰만 하는 경우도 많다. 이러한 낭종의 경계면에서는 초음파가 반사되어 영상에 나타나지만, 낭종의 내부에서는 초음파의 반사가 일어나지 않아 검게 나타난다. 그런데 적극적인 치료를 해야만 하는 악성 종양 역시 낭종과 마찬가지로 경계면은

영상에 나타나지만 내부는 검게 나타난다. 이러한 B-모드 영상의 특성 때문에 정확한 질병 진단에 한계가 있다. 이 문제를 해결하기 위해, 낭종의 내부는 악성 종양의 내부보다 탄성도가 낮다는 사실을 이용해 질병 진단의 정확도를 향상시킬 수 있는 초음파 탄성영상(ultrasound elastography) 기술이 개발되었다. 초음파 탄성영상 기술은 매질의 탄성률을 측정하여 이를 영상화하는 방법으로, 특히 종양의 경우, 초기에는 주변 조직과 유사한 음향 임피던스를 가지기 때문에 B-모드 영상에서는 잘 나타나지 않지만(그림 5-1-19h), 일반 조직에 비해 단단하므로 초음파 탄성영상에서는 명확히 나타나(그림 5-1-19i) 조기암 진단에 유용한 기술로 활용될 수 있다. 자세한 기술적 내용은 Sigrist et al.의 논문에 잘 설명되어 있다.

초음파 영상 기술은 지속적인 연구와 개발을 통해 꾸준히 발전하고 있다. 현재 초음파 변환기 제작은 완전 자동화되지 않았으며, 특히, 압전소재를 원하는 두께와 크기로 제작하는 것, 소자를 분리하는 절삭공정, 음향 정합층과 흡음층을 제작하고 적층하는 과정은 자동화가 어렵다. 그러나 최근에는 3D 프린팅 기술을 활용해 변환기 제작의 자동화 가능성을 보여주었다. 더불어 개인 맞춤형 의료의 중요성이 대두되면서 웨어러블 초음파 변환기 및 시스템에 대한 연구도 활발히 진행되고 있다. 또다른 연구 방향은 MRI, CT, 초음파와 같은 기존 의료영상 기술은 각자의 장점을 가지고 있으므로, 융합 영상을 통해 이들 기술의 장점을 취하고 단점을 보완하려는 연구에 관한 것이다. 이와 함께 초음파와 광학 특성을 이용한 영상 기술에 대한 연구도 진행되고 있으며, 대표적인 예가 광음향 영상(photoacoustic imaging) 기술이다. 이 기술은 짧은 길이의 레이저를 인체에 조사하여 레이저를 흡수한 조직이 초음파 대역의 광음향 신호를 발생하고 이를 초음파 변환기를 이용해 수신하여 분자영상을 형성해 제공하며, 초음파 영상과 융합하여 구조 정보와 분자생물학적 정보를 동시에 제공할 수 있다. 더불어 초음파를 활용해 광학 영상의 깊이 한계를 극복하려는 연구도 진행되고 있다. 전술하였듯이 초음파 영상의 빔포밍, B-모드 영상처리, 혈류영상 등은 다양한 신호 및 영상 처리 알고리즘을 이용하고 있는데, 이는 초음파 변환기나 시스템에 따라 최적의 화질을 구성하기 위해 수많은 파라미터의 최적화가 필요하다. 최근 딥러닝 알고리즘을 이용한 초음파 영상 구성 및 화질 개선에 관한 연구가 활발히 진행되고 있으며, 미래의 원격진료에 있어 초음파 영상기기가 인공지능을 기반으로 환자의 상태를 원격 진단하는 핵심 도구로 활용될 것으로 기대된다.

04 치료 초음파

치료 초음파(therapeutic ultrasound)는 치료 목적을 위해 사용하는 초음파를 의미하며, 다양한 임상 분야에서 널리 사용되고 있다. 치료 초음파는 1942년 Lynn에 의해 뇌 질환 치료를 목적으로 처음 연구되었으며, 현재는 심혈관계(cardiovascular disorders), 내분비계(endocrine disorders), 근골격계(musculoskeletal conditions), 신경계(neurological disorders), 종양계(oncological diseases), 안과계(ophthalmological disorders), 신경 정신계(psychiatric disorders), 호흡기계(respiratory disorders), 비뇨기계(urological disorders) 등 다양한 분야에서 활발한 전임상 및 임상 연구가 진행되고 있다. 환자 진단에 사용되는 진단 초음파(diagnostic ultrasound)와 비교해서 치료 초음파는 상대적으로 낮은 주파수와 높은 음향 압력 및 강도를 사용하며, 초음파의 열적(thermal effect) 또는 기계적(mechanical effect) 효과를 바탕으로 다양한 생물학적 효과를 일으킬 수 있다. 대표적인 치료초음파 기술로는 집속 초음파(focused ultrasound) 기술이 있으며, 초음파 빔을 신체 내 한 지점에 집속시켜 수 mm 이내의 높은 공간해상도로 음향 에너지를 비침습적(non–invasive)으로 전달할 수 있다(그림 5-1-20). 집속 초음파 초점을 이동시켜가면서

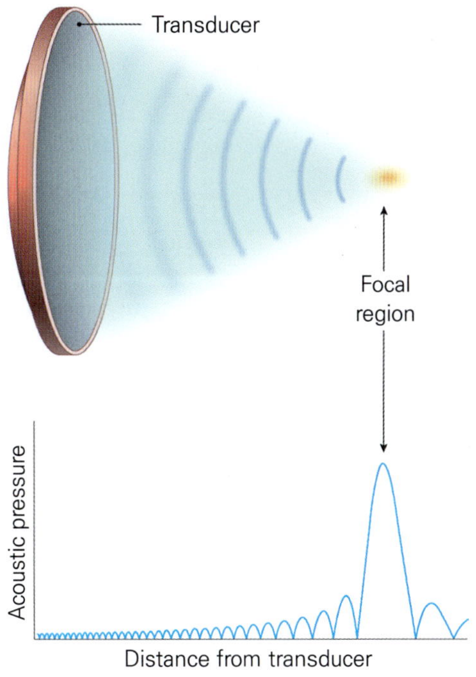

그림 5-1-20. **집속 초음파 원리**

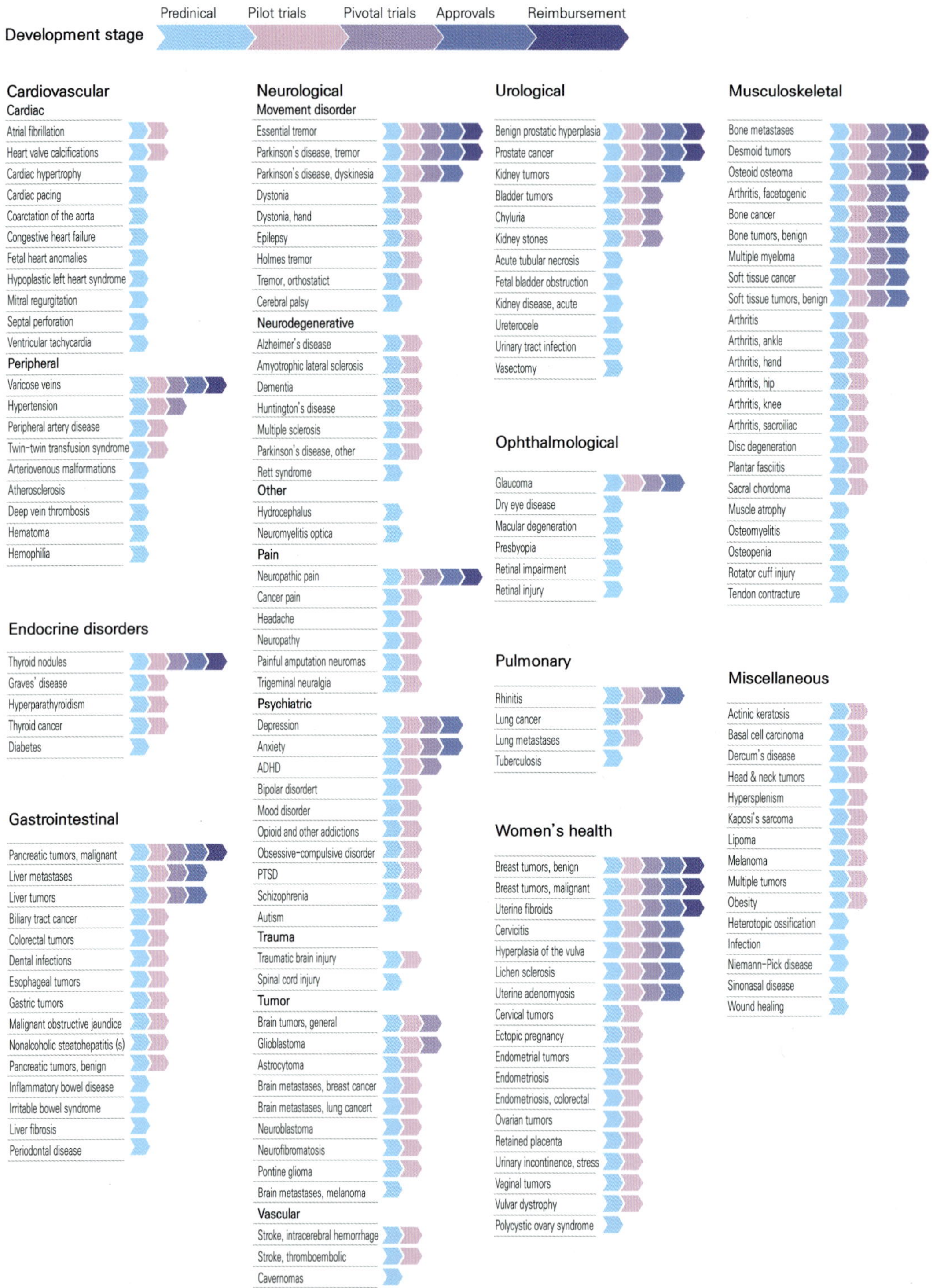

그림 5-1-21. State of Research and Regulatory Approvals by Body System

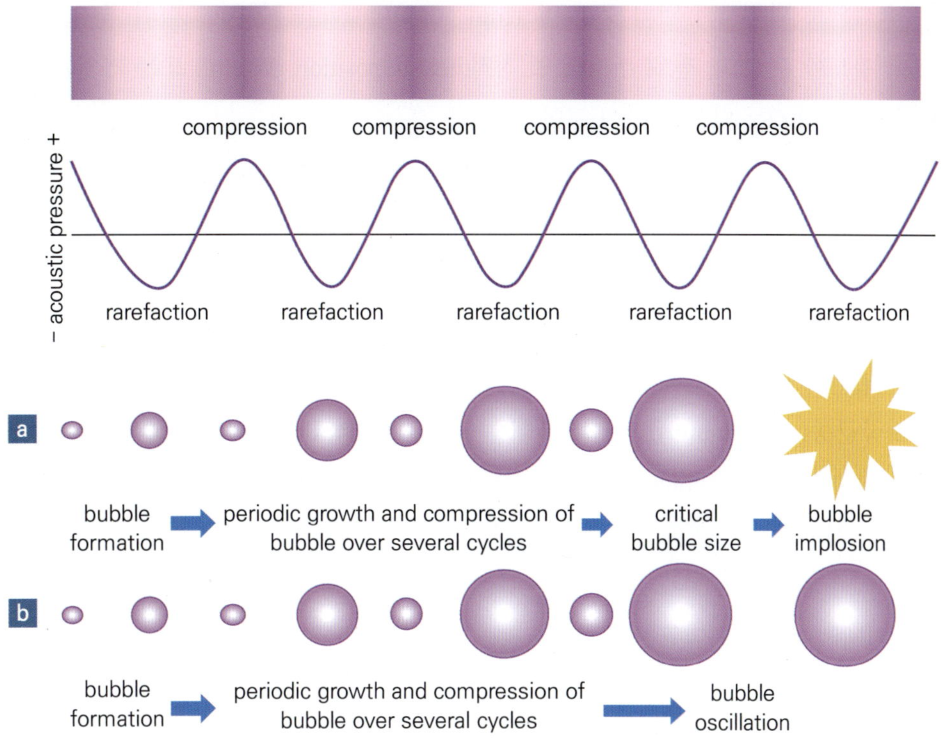

그림 5-1-22. **음향 캐비테이션 종류:** (a) 관성 공동화(Inertial cavitation), (b) 안정 또는 비관성 공동화(Stable cavitation or non-inertial cavitation)

(mechanical beam steering 또는 electronic beam steering) 중첩시켜 생체조직을 치료한다.

치료 목적 및 초음파 조사 조건(exposure conditions)에 따라 집속 초음파는 저강도 집속초음파(low intensity focused ultrasound, LIFU)와 고강도 집속초음파(high intensity focused ultrasound, HIFU)로 나눌 수 있으며, LIFU 기술은 세포 자극(cell stimulation), 소노포레이션(sonoporation), 약물전달(drug delivery) 및 뇌혈관장벽개방(blood brain barrier opening) 분야 등에 활용되며, HIFU 기술은 세포 사멸(instant cell death)를 주목적으로 적용된다(그림 5-1-21).

1) 초음파 열 효과 및 생물학적 효과

초음파가 전파될 때, 밀(compression)–소(rarefaction)에 의한 압력 변화(pressure fluctuation)에 의해 생체 조직 내에서 마찰 가열(frictional heating)이 발생되며, 이로 인한 조직의 온도 상승 정도는 초음파 주파수, 음향 압력, 음향 강도, 조사 시간 및 생체조직의 감쇠 계수 등에 비례한다. 집속 초음파를 이용하면 생체 내 초음파 초점(focus) 온도를 수 초 이내에 56℃ 이상의 고열을 국소적으로 발생시켜 열적 응고(thermal coagulative)를 통해 조직의 즉각적인 괴사(necrosis)를 유도할 수 있다. 단위 부피당 열 침적(heat deposition, W/cm³) 또는 가열률(the rate of heating, J/s/cm³) Q는 다음과 같이 구할 수 있다.

$$Q = 2\alpha I$$

$$I = \frac{\rho_a^2}{2\rho_0 c_0} \text{ (for plane wave)}$$

고열을 기반으로 하는 치료초음파 기술은 자궁섬유종(uterine fibroid), 자궁선근증(adenomyosis), 자궁근종(myoma uteri), 전립선비대증(benign prostatic hyperplasia), 전립선암(prostate cancer), 전이성 골종양(bone metastasis) 및 수전증(essential tremor)의 치료 목적으로 현재 임상에서 널리 사용되고 있다.

2) 초음파 기계적 효과 및 생물학적 효과

초음파로 인해 발생하는 대표적인 기계적 효과는 음향 방사력(acoustic radiation force), 음향 유동(acoustic streaming) 및 음향 캐비테이션(acoustic cavitation)등이 있다. 음향 방사력은 진행하고 있는 음파가 음파 경로에 있는 장애물과의 상호작용으로 인해 발생하는 물리적 현상이며, 음파의 진행 방향과 동일한 방향으로 방사력이 발생된다. 음향 유동은 음파가 유체(fluids) 내에서 전파되면서 일정한 유체 흐름(steady flow)을 일으키는 현상을 말한다. 음향 캐비테이션 또는 공동 현상은 음파에 의해 발생되는 매질 내 압력 변화에 의해 유체내에 용해된 기체가 기포(bubble)로 생성되는 현상 또는 유체 내에 이미 존재하고 있는 기포가 초음파에 반응하여 진동(oscillation) 또는 붕괴(collapse)하는 현상이다. 일반적으로 음장내에서 상대적으로 안정적으로 진동하는 캐비테이션을 안정 또는 비관성 공동화(stable cavitation or or non-inertial cavitation)로 정의하며, 이보다 높은 음향압력에서는 관성에 의해 기포가 급격히 붕괴되면서 주변으로 강력한 충격파(shockwave)를 방사하는 관성 공동화(inertial cavitation)가 나타난다. 음향 캐비테이션에 의해 발생하는 응력 및 충격파로 인해 주변 생체조직에 물리적 데미지를 가할 수 있다(그림 5-1-22).

초음파 기계적 효과의 강도 변화를 통해 뇌혈관장벽을 순간적으로 열어 뇌 내로 약물을 전달하거나 또는 세포를 자극하는 가역적인(reversible) 효과부터 종양 세포 조직을 물리적으로 파쇄할 수 있는 비가역적인(irreversible) 생물학적 효과까지 다양한 효과를 일으킬 수 있다.

3) 치료 초음파 기술의 미래

치료 초음파 기술은 비침습적(noninvasive)이고 비전리(non–ionizing) 방사선(radiation)인 초음파를 기반으로 열 또는 기계적 효과를 선택적으로 활용하여 다양한 질병을 치료할 수 있는 기술이며, 현재 적응증 확대를 위해 국내외에서 활발한 임상 연구가 진행되고 있다. 특히 최근 음향 캐비테이션 효과를 극대화하여 종양 조직을 비침습적으로 파쇄할 수 있는 히스토트립시(Histotripsy) 기술을 기반한 간암환자 치료에 특화된 새로운 고강도 집속 초음파 수술 의료 장비가 미국 식약처(U.S. Food and Drug Administration)로부터 승인을 받았으며(2023.10월), 현재 신장암, 췌장암 등 다른 장기를 대상으로 임상시험이 진행되고 있어 향후 다양한 고형 종양 치료에 적용될 수 있을 것으로 예상된다. 초음파 영상 기술과 치료 초음파 기술이 결합된 All–in–one 통합 초음파 의료기기 시스템으로의 개발이 기대된다.

연습문제

1. 매질 종류에 따라 초음파 전파속도가 다르다. 그 이유를 설명하시오.
2. 복부 초음파에서 관심있는 영상 깊이가 20 cm이고, 초음파의 속도가 1500 m/s일 때, 128개의 주사을 이용해 B-모드 영상을 구성한다고 가정하였을 때, 최대 프레임률을 구하시오.
3. 영상 깊이가 20 cm인 복부 초음파에서 17개의 서로 다른 각도를 갖는 평면파를 송수신하여 B-모드 영상을 구성한다고 할 때 최대 프레임률을 구하시오. 이때 초음파의 속도는 1500 m/s이고 주사선은 128개라고 가정한다.
4. 초음파가 혈관과 수직으로 만나면 도플러 주파수를 측정할 수 없다. 이유를 설명하시오.
5. 집속초음파에 대해 설명하시오.
6. 초음파 열적 효과 및 기계적 효과에 대해 각각 설명하시오.

용어정리

고강도 집속 초음파(High intensity focused ultrasound, HIFU) 음향 세기가 상대적으로 높은 집속 초음파

도플러 효과(Doppler effect) 파동의 송신원과 수신자 사이의 상대적인 운동에 의해 파동의 주파수가 변하는 현상

변환기(Transducer) 초음파를 발생시켜 인체에 전송하고, 반사된 초음파 에너지를 전기 신호로 변환해 생체조직의 구조 정보를 영상화하는 핵심 모듈

빔포밍(Beamforming) 변환기를 구성하는 압전소재 블록에 송수신 시간 지연을 적용해 특정 위치 및 방향으로 초음파 에너지를 집속하는 신호 처리 기술

소리(Sound) 매질의 진동을 통해 전파되는 파동

스펙트럴 도플러(Spectral Doppler) 혈관 내 혈액세포에 의해 생성되는 도플러 주파수를 측정해 혈류의 속도, 방향, 그리고 분포를 정밀하게 측정하고 시각화하는 방법

압전소재(Piezoelectric element) 외부 압력이 가해져 형태가 변형될 때 전기가 발생하는 직접 압전효과(direct piezoelectric effect)와 전기가 가해질 때 형태가 변형되는 역 압전효과(reverse piezoelectric effect)의 특성을 가지는 물질

음속(Speed of sound) 음파가 매질내에서 전파되는 속도

음파 산란(Scattering) 서로 다른 매질 사이의 경계면에서 발생하는 반사와 굴절 현상과 매질 내에서의 이질성에 의해 발생하는 반사 및 회절을 포괄적으로 모두 포함하는 현상

음파 회절(Diffraction) 음파가 진행중에 장해물을 만나거나 좁은 틈을 통과할 때 파동이 그 뒤편까지 전파되는 현상

음향 임피던스(Acoustic impedance) 매질을 통해 전파되는 초음파에 저항하는 매질의 특성

음향 캐비테이션(Acoustic cavitation) 음향 공동화 현상

저강도 집속 초음파(Low intensity focused ultrasound, LIFU) 음향 세기가 상대적으로 낮은 집속 초음파

조영증강 초음파(Contrast enhanced ultrasound, CEUS) 초음파 영상에서 혈관의 감도와 해상도를 개선하기 위해 초음파 조영제를 사용하여 특정 혈관의 영상을 강조하는 기술

조직탄성영상(Elastography) 초음파를 이용해 조직의 탄성 특성을 측정해 시각화하는 기술로 조직의 물리적 특성을 이용해 정상 조직과 병변을 구별하고 진단하는데 유용

종파(Longitudinal wave) 에너지의 진행방향과 매질의 진동방향이 평행한 파동

주사선(Scanning line) 송신 및 수신한 초음파 신호가 통과한 직선상의 가상의 경로로 주사선 신호를 A-모드 (Amplitude-mode)라고 하며, 2D 초음파 영상 형성에 사용

초음파(Ultrasound) 사람이 들을 수 있는 가청 주파수 범위인 20 Hz-20 kHz를 초과하는, 즉 20 kHz 이상의 주파수를 갖는 음파

치료 초음파(Therapeutic ultrasound) 치료 목적을 위해 사용하는 의료 초음파

컬러 도플러(Color Doppler) 혈류의 속도와 방향을 색상으로 시각화하여 혈관 내 혈류의 움직임을 실시간으로 보여주는 기술로 혈류 역학 분석과 혈관 질환 진단에 사용

코드화된 신호 여기 기술(Coded excitation technique) 특정 코드를 사용하여 신호를 변조해 송신한 뒤, 수신 된 신호를 압축하여 초음파 영상의 신호대잡음비를 향상시키고 영상 깊이를 증가시키는 기술

파워 도플러(Power Doppler) 도플러 신호의 주파수 변화가 아닌, 측정한 도플러 신호의 에너지 크기를 시각화하는 기술로 혈류의 속도보다는 혈류량이나 미세혈관의 흐름을 탐지하는 데 유용

포락선 검출(Envelope detection) 초음파 신호에서 반송파를 제거하여 신호의 포락선을 추출하는 신호처리 기술

횡파(Transverse wave) 에너지의 진행방향에 대해 매질의 진동방향이 수직으로 진동하는 파동

B-모드 영상(Brightness-mode) A-모드 신호를 이용해 구성한 2D 초음파 영상으로 영상에서 밝기(Brightness)는 수신한 초음파의 강도에 해당되며, 생체조직의 경계면을 나타냄

참고 문헌

1. Akkus Z, Cai J, Boonrod A, Zeinoddini A, Weston AD, Philbrick KA, Erickson BJ. A Survey of Deep-Learning Applications in Ultrasound: Artificial Intelligence-Powered Ultrasound for Improving Clinical Workflow. Journal of the American College of Radiology 2019;16:1318-1328.
2. Baranger J, Arnal B, Perren F, Baud O, Tanter M, Demene C. Adaptive Spatiotemporal SVD Clutter Filtering for Ultrafast Doppler Imaging Using Similarity of Spatial Singular Vectors. IEEE Trans Med Imaging 2018;37:1574-1586.
3. Beard P. Biomedical photoacoustic imaging. Interface Focus 2011;1:602-631.
4. Bureau F, Robin J, Le Ber A, Lambert W, Fink M, Aubry A. Three-dimensional ultrasound matrix imaging. Nat Commun 2023;14:6793.
5. Cha JH, Chang JH. Development of 15MHz 2-2 piezo-composite ultrasound linear array transducers for ophthalmic imaging. Sens Actuators A Phys 2014;217:39-48.
6. Chang JH, Song T-K. A new synthetic aperture focusing method to suppress the diffraction of ultrasound. IEEE Trans Ultrason Ferroelectr Freq Control 2011;58:327-337.
7. Chang JH, Sun L, Yen JT, Shung KK. Low-cost, high-speed back-end processing system for high-frequency ultrasound B-mode imaging. IEEE Trans Ultrason Ferroelectr Freq Control 2009;56:1490-7.
8. Chang JH, Yen JT, Shung KK. A novel envelope detector for high-frame rate, high-frequency ultrasound imaging. IEEE Trans Ultrason Ferroelectr Freq Control 2007;54:1792-801.
9. Chang JH, Yen JT, Shung KK. High-speed digital scan converter for high-frequency ultrasound sector scanners. Ultrasonics 2008;48:444-52.
10. Chiao RY, Xiaohui Hao. Coded excitation for diagnostic ultrasound: a system developer's perspective. IEEE Trans Ultrason Ferroelectr Freq Control 2005;52:160-170.
11. Cikes M, Tong L, Sutherland GR, D'Hooge J. Ultrafast Cardiac Ultrasound Imaging: Technical Principles, Applications, and Clinical Benefits. JACC Cardiovasc Imaging 2014;7:812-823.
12. Cloutier G, Destrempes F, Yu F, Tang A. Quantitative ultrasound imaging of soft biological tissues: a primer for radiologists and medical physicists. Insights Imaging 2021;12:1-20.
13. Cobbold RSC. Foundations of Biomedical Ultrasound. New York: Oxford University Press, 2007.
14. Couture O, Hingot V, Heiles B, Muleki-Seya P, Tanter M. Ultrasound Localization Microscopy and Super-Resolution: A State of the Art. IEEE Trans Ultrason Ferroelectr Freq Control 2018;65:1304-1320.
15. Errico C, Pierre J, Pezet S, Desailly Y, Lenkei Z, Couture O, Tanter M. Ultrafast ultrasound localization microscopy for deep super-resolution vascular imaging. Nature 2015;527:499-502.
16. Evans DH, Jensen JA, Nielsen MB. Ultrasonic colour Doppler imaging. Interface Focus 2011;1:490-502.
17. Feng Wu, Gail ter Haar, Ian Rivens. Image-guided Focused Ultrasound Therapy: Physics and Clinical Applications. Routledge, 2024.
18. Focused Ultrasound Foundation. State of the Field Report 2023.
19. Generowicz B, Verhoef L, Mastik F, Dijkhuizen S, van Dorp N, Voorneveld J, Bosch J, Kumar K, Leus

G, de Zeeuw C, Koekkoek S, Kruizinga P. Vector Doppler imaging of small vessels using directionally filtered Power Doppler images. In: 2020 IEEE International Ultrasonics Symposium (IUS). IEEE, p. 1-4.

20. Horstmeyer R, Ruan H, Yang C. Guidestar-assisted wavefront-shaping methods for focusing light into biological tissue. Nat Photonics 2015;9:563-571.
21. Hu H, Huang H, Li M, Gao X, Yin L, Qi R, Wu RS, Chen X, Ma Y, Shi K, Li C, Maus TM, Huang B, Lu C, Lin M, Zhou S, Lou Z, Gu Y, Chen Y, Lei Y, Wang X, Wang R, Yue W, Yang X, Bian Y, Mu J, Park G, Xiang S, Cai S, Corey PW, Wang J, Xu S. A wearable cardiac ultrasound imager. Nature 2023;613:667-675.
22. Huang Q, Zeng Z. A Review on Real-Time 3D Ultrasound Imaging Technology. Biomed Res Int 2017;2017:6027029.
23. Jang J, Chang JH. Design and Fabrication of Double-Focused Ultrasound Transducers to Achieve Tight Focusing. Sensors 2016;16:1248.
24. Kim H, Youn S, Kim J, Park S, Lee M, Hwang JY, Chang JH. Deep laser microscopy using optical clearing by ultrasound-induced gas bubbles. Nat Photonics 2022;16:762-768.
25. Kim J, Kim J, Kim H, Chang JH. Gas bubbles induced by combined optical and ultrasound energies for high-resolution deep optical microscopy. APL Photonics 2024;9:76112.
26. Kremkau FW. Principles of spectral Doppler. Journal for Vascular Ultrasound 2011;35:214-228.
27. Lai P, Wang L, Tay JW, Wang L V. Photoacoustically guided wavefront shaping for enhanced optical focusing in scattering media. Nat Photonics 2015;9:126-132.
28. Lee D-Y, Yoo Y, Song T-K, Chang JH. Adaptive dynamic quadrature demodulation with autoregressive spectral estimation in ultrasound imaging. Biomed Signal Process Control 2012;7:371-378.
29. Lee H, Kim H, Han H, Lee M, Lee S, Yoo H, Chang JH, Kim H. Microbubbles used for contrast enhanced ultrasound and theragnosis: a review of principles to applications. Biomed Eng Lett 2017;7:59-69.
30. Lee MW. Fusion imaging of real-time ultrasonography with CT or MRI for hepatic intervention. Ultrasonography 2014;33:227-239.
31. Lin M, Zhang Z, Gao X, Bian Y, Wu RS, Park G, Lou Z, Zhang Z, Xu X, Chen X, Kang A, Yang X, Yue W, Yin L, Wang C, Qi B, Zhou S, Hu H, Huang H, Li M, Gu Y, Mu J, Yang A, Yaghi A, Chen Y, Lei Y, Lu C, Wang R, Wang J, Xiang S, Kistler EB, Vasconcelos N, Xu S. A fully integrated wearable ultrasound system to monitor deep tissues in moving subjects. Nat Biotechnol 2023;7:1-10.
32. Liu W, Yao J. Photoacoustic microscopy: principles and biomedical applications. Biomed Eng Lett 2018;8:203-213.
33. Lu H, Cui H, Lu G, Jiang L, Hensleigh R, Zeng Y, Rayes A, Panduranga MK, Acharya M, Wang Z, Irimia A, Wu F, Carman GP, Morales JM, Putterman S, Martin LW, Zhou Q, Zheng X (Rayne). 3D Printing and processing of miniaturized transducers with near-pristine piezoelectric ceramics for localized cavitation. Nat Commun 2023;14:2418.

34. Macé E, Montaldo G, Cohen I, Baulac M, Fink M, Tanter M. Functional ultrasound imaging of the brain. Nat Methods 2011;8:662-664.

35. Madsen HHT, Rasmussen F. Contrast-enhanced ultrasound in oncology. Cancer Imaging 2011;11:S167-S173.

36. Martinoli C, Pretolesi F, Crespi G, Bianchi S, Gandolfo N, Valle M, Derchi LE. Power Doppler sonography: clinical applications. Eur J Radiol 1998;27:S133-S140.

37. Montaldo G, Tanter M, Bercoff J, Benech N, Fink M. Coherent plane-wave compounding for very high frame rate ultrasonography and transient elastography. IEEE Trans Ultrason Ferroelectr Freq Control 2009;56:489-506.

38. O'Donnell M. Coded excitation system for improving the penetration of real-time phased-array imaging systems. IEEE Trans Ultrason Ferroelectr Freq Control 1992;39:341-351.

39. Oelze ML, Mamou J. Review of Quantitative Ultrasound: Envelope Statistics and Backscatter Coefficient Imaging and Contributions to Diagnostic Ultrasound. IEEE Trans Ultrason Ferroelectr Freq Control 2016;63:336-351.

40. Park J, Kang JB, Chang JH, Yoo Y. Speckle reduction techniques in medical ultrasound imaging. Biomed Eng Lett 2014;4:32-40.

41. Perrot V, Polichetti M, Varray F, Garcia D. So you think you can DAS? A viewpoint on delay-and-sum beamforming. Ultrasonics 2021;111:106309.

42. Routh HF. Doppler ultrasound. IEEE Engineering in Medicine and Biology Magazine 1996;15:31-40.

43. Sakakibara J, Nagashima T, Fujimoto H, Takada M, Ohtsuka M. A review of MRI (CT)/US fusion imaging in treatment of breast cancer. Journal of Medical Ultrasonics 2023;50:367-373.

44. Şen T, Tüfekçioğlu O, Koza Y. Mechanical index. Anatol J Cardiol 2015;15:334-6.

45. Sigrist RMS, Liau J, Kaffas A El, Chammas MC, Willmann JK. Ultrasound Elastography: Review of Techniques and Clinical Applications. Theranostics 2017;7:1303-1329.

46. Song JH, Lee J, Yeo S, Kim G-D, Song T-K. An Analytical Approach to Designing Optimal Sparse 1-D Phased Arrays for Handheld Ultrasound Imaging. IEEE Trans Ultrason Ferroelectr Freq Control 2020;67:1354-1365.

47. Tranquart F, Grenier N, Eder V, Pourcelot L. Clinical use of ultrasound tissue harmonic imaging. Ultrasound Med Biol 1999;25:889-894.

48. Uschnig C, Recker F, Blaivas M, Dong Y, Dietrich CF. Tele-ultrasound in the Era of COVID-19: A Practical Guide. Ultrasound Med Biol 2022;48:965-974.

49. van Sloun RJ, Ye JC, Eldar YC. Deep Learning for Ultrasound Beamforming [Online]. http://arxiv.org/abs/2109.11431.

50. van Sloun RJG, Cohen R, Eldar YC. Deep Learning in Ultrasound Imaging. Proceedings of the IEEE 2020;108:11-29.

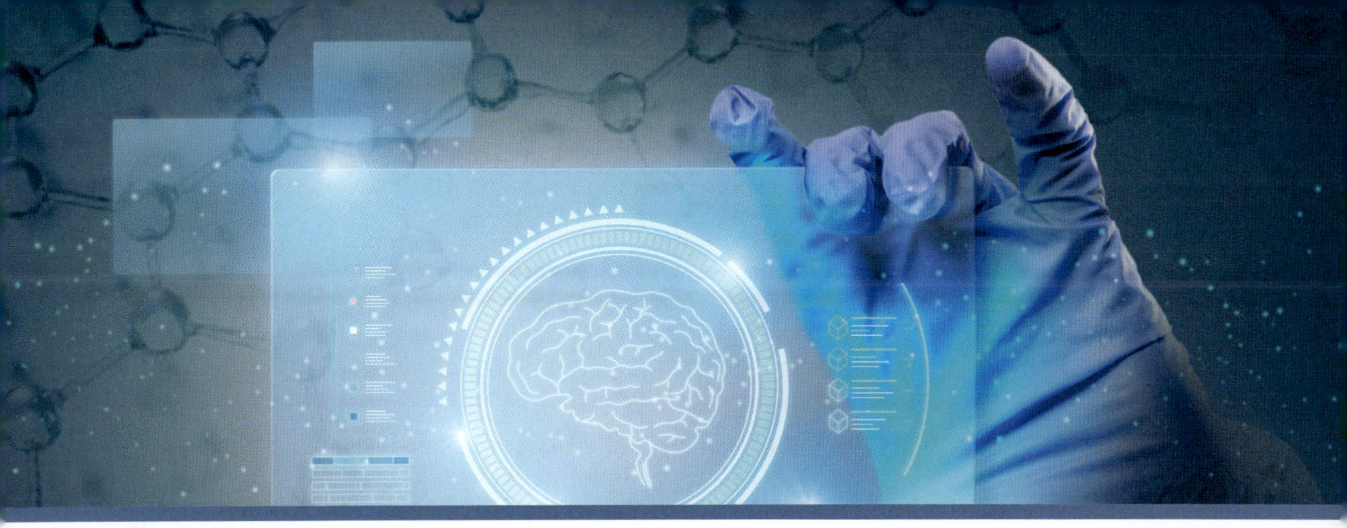

Chapter 05-2 MRI

1. MRI 소개

2. MRI의 기본원리

3. MRI 응용

CHAPTER

5-2 MRI

손영돈

학습개요

1. 자석이 만드는 주자기장이 양성자의 세차주파수에 미치는 영향을 이해하고, 자기공명영상의 신호원이 형성되는 원리를 이해한다.
2. 주자기장 내의 RF 코일과 경사자장의 조합에 의한 위상부호화와 주파수부호화 과정을 이해하고, 이를 통한 에코 신호의 형성 원리를 이해한다.
3. 물질의 T1과 T2 이완 시간의 차이가 자기공명영상 신호에 미치는 영향을 이해하고, 이를 이용한 조직 간 특성을 강조하는 대조도를 이해한다.
4. 자기공명영상의 다양한 영상 기술의 원리를 이해하고, 이를 이용한 임상에서의 활용 분야를 알아본다.

01 MRI 소개

1) MRI 개발 역사

자기공명영상(MRI)은 1980년대 최초의 임상용 MRI가 개발되면서 현대 의학에서 가장 다양하고 많은 인체 질환에 활용되는 의료영상기기 중 하나이다. MRI는 1940년대에 Felix Bloch와 Edward Purcell이 핵자기공명(NMR) 현상을 발견하면서 개발되었다. NMR은 원자핵이 외부 자기장에 노출되면 원자핵의 자기 모멘트가 특정 주파수의 라디오파를 흡수하면서 에너지 상태가 변화하는 현상이다. 이때 주파수는 원자핵의 종류와 자기장 세기에 따라 달라진다. 아이러니하게도 NMR 분광법은 처음에는 의료영상에 사용되지 않았고, 단백질의 구조를 결정하거나 화합물의 화학적 성질을 연구하는 등 물질의 화학적, 물리적 분석을 위해 사용되었다. NMR 기술이 2차원 이미지를 생성하는 의료용 영상 촬영에 사용하게 된 것은 1973년에 Paul C. Lauterbur가 자기장 기울기를 사용하여 공간 정보를 NMR 신호에 인코딩하는 중요한 아이디어를 도입하여 논문으로 발표한 후에야 비로소 가능하게 되었다. 이는 Peter Mansfield를 비롯한 다른 연구자들이 후속 연구를 통해 MRI 영상 기법의 발전을 가져왔다.

최초의 임상용 MRI 스캐너는 1980년대 초에 개발되었다. 지멘스는 1983년 8월 세인트루이스의 말린크로트 연구소에서 세계 최초의 상업용 MRI 장비인 마그네톰(MAGNETOM)을 출시하였으며, 한국에서는 1984년에 최초의 전신 MRI 스캐너를 개발하여 상용화하였다. MRI는 현대 공학 기술이 합쳐져 만들어진 첨단 기술이라고 할 수 있으며, 여러 연구자와 기관의 공동 노력으로 개발되어 왔다. 많은 연구자 중 Paul C. Lauterbur와 Peter Mansfield는 MRI 기술의 개발에 기여한 공로로 2003년에 노벨 생리의학상을 수상했다. MRI 기술은 개발 이후, 지속적인 연구를 통해 뇌 활동 매핑을 위한 기능적 MRI (fMRI)를 비롯하여 혈관을 시각화하는 자기공명혈관조영술(MRA)을 개발하는 등 기술적인 발전이 이루어지고 있다. 이는 여러 임상 분야에서 사용되고 있으며 최근에는 고속화 기술 및 인공지능 기술 등 새로운 기술과 결합하면서 꾸준히 발전하고 있다.

2) MRI의 임상적 중요성과 역할

MRI는 현대 의학에서 중요한 도구이며 다양한 질환을 진단하고 모니터링하는 데 널리 사용되고 있다. 특히, MRI는 뇌 구조에 대한 상세한 이미지를 통해 뇌 위축, 병변을 구별하여 알츠하이머병이나 다발성 경화증과 같은 신경 퇴행성 질환을 진단하고 모니터링하는 데 매우 중요한 역할을 하고 있다. MRI는 다양한 대조 영상을 비롯하여 조영제의 도움으로 종양 병변의 크기, 위치 등을 보다 명확히 식별하여 뇌암, 유방암, 전립선암, 간암 등 다양한 암의 발견 및 진단에 도움을 주고 있다. 특히, MRI는 다양한 대조 영상을 통해 타 의료영상에 비해 연부 조직의 대조도와 해상도가 모두 높은 영상을 제공한다. 정형외과에서는 근육, 뼈, 관절 및 연조직을 영상화 하여 인대 및 힘줄 부상, 연골 손상, 척추 질환을 진단하는 데 사용한다. 또한, MRI에서 제공하는 혈관영상은 뇌졸중, 뇌종양 등 신경계와 관련 질환의 진단을 포함하여 심장의 기능에 대한 상세한 이미지를 통해 심혈관 상태를 평가한다. 이는 심근경색, 심근 병증 및 선천성 심장 질환을 진단하고 모니터링하는 데 사용된다. MRI 영상은 기존의 다른 PET, X-ray 등의 전리방사선의 위해성을 가지지 않으면서 고해상도와 고대조도를 제공하여 현대 의학에서는 필수적으로 사용되는 의료영상이기에 필요성과 유용성에 있어 중요성이 점점 높아지고 있다.

02 MRI의 기본원리

1) 주자기장과 순자화

사람의 몸은 대부분 물로 구성되어 있어 수소 원자가 풍부하다. MRI는 이러한 수소의 원자핵 또는 양성자의 자기적 특성을 이용하여 신호를 얻을 수 있다. MRI 기계는 일반적으로 지구 자기장보다 훨씬 강한 1.5~3.0 테슬라의 강력한 자기장을 생성하는데, 강한 자기장 내에 양성자가 놓이면 자기장의 방향과 평행하게 정렬되는 특징을 가지고 있다. 이렇게 정렬된 양성자들은 발생되는 자기모멘트의 중심축을 따라서 세차운동(precession)을 하게 된다. 세차운동은 보통 팽이의 움직임으로 비유하는데, 팽이가 돌아가는 모습을 보면 팽이의 자전운동과는 별개로 팽이의 자전축 자체가 회전하는 것을 관찰할 수 있는데 이를 세차운동(precession)이라고 한다(그림 5-2-1). 자기장에 의해 세차운동하는 양성자의 단위시간당 회전수를 세차주파수(precession frequency) 또는 라모어주파수(Larmour frequency)라고 한다. 세차주파수는 원자핵의 종류에 따라 고유의 주파수가 결정되며, 자기장의 세기가 커질수록 빨라진다. 예를 들어, 양성자의 경우 MRI 내에서의 세차주파수는 자기장의 세기에 비례하는데, 1테슬라당 42.57 MHz의 주파수를 갖게 된다.

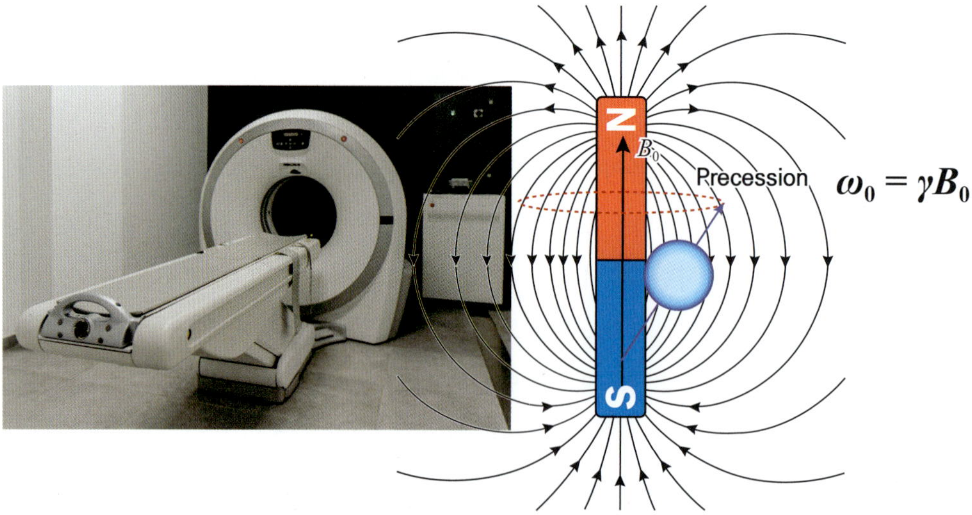

그림 5-2-1. MRI에서 주자기장 코일의 역할. 주기장 코일에 의해 발생된 MRI 내의 균일 자기장은 양성자를 정렬시키고 자기장 크기에 비례하는 주파수로 세차운동을 발생시킨다.

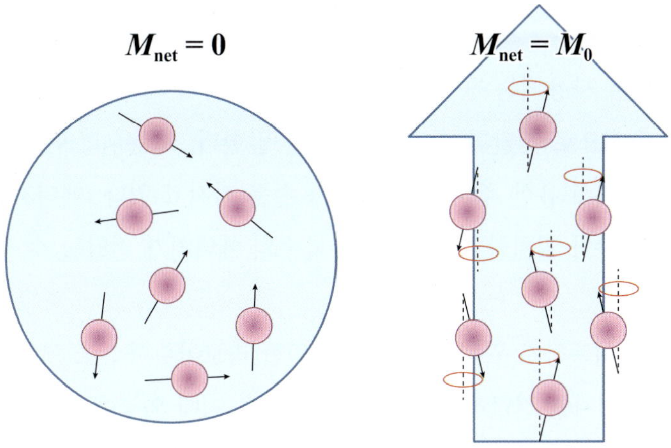

그림 5-2-2. 주자기장에 의한 순자화 주자기장에 의해 정렬된 양성자의 벡터합에 의해 주자기장과 동일한 방향으로 순자화를 형성하며, 그 크기는 양성자의 수에 의해서 결정된다.

MRI에서 검출되는 신호는 이런 자기적 특성을 가진 양성자들에 의해 발생하는 자기모멘트들의 전체 벡터합으로 검출되며, 이를 순자화(net magnetiztion)라고 한다. 자기장에 의한 양성자의 정렬은 자기장 방향의 정방향 또는 역방향으로 형성되고, 정방향으로 정렬된 양성자의 숫자가 조금 더 많다. 따라서, 양성자 전체 벡터합은 자기장 내에 정렬된 두 방향의 양성자 수의 차이에 의해 결정된다(그림 5-2-2). 이때, 두 방향의 양성자 수의 차이는 가해진 자기장의 크기에 비례해서 커지게 되므로, MRI에서 큰 신호를 얻기 위해서는 좀 더 큰 자기장을 가해줘야 한다.

보통 MRI에서 사용하는 주자기장은 자석을 이용하여 만들어지는데, 일상적으로 사용되는 영구자석 또는 솔레노이드 형태의 전자석을 사용한다. 하지만, 병원에서 주로 사용되는 테슬라급의 고자기장을 형성하기 위해서는 전자석에 큰 전류가 흘러야 하며, 주로 구리와 같은 도체로 만들어지는 전자석 코일에 존재하는 저항으로 발생되는 높은 열로 인해 코일이 녹게 되므로 사용할 수가 없다. 따라서, 극저온에서 전기 저항이 0이 되는 특성을 가진 초전도체를 사용하여 코일을 만들면 높은 전류를 인가할 수 있으며, 초기에 전류를 주입한 후 냉각을 유지하면 추가로 전기를 주입하지 않아도 된다. 이를 초전도자석이라고 하며, 대부분의 병원에서 사용하는 MRI에 사용되고 있다. 하지만, 초전도 자석의 극저온을 유지하기 위해 액화 헬륨을 사용하고 있으며, 기화되는 헬륨을 주기적으로 보충하여 주입해야 하기 때문에 이를 유지하기 위한 비용이 높다는 단점이 있다.

2) RF코일과 자기공명

일반적으로 물리에서 사용되는 '공명'이라는 용어는 하나의 시스템이 가지고 있는 에너지를 다른 시스템으로 효율적으로 전달할 수 있는 조건을 말한다. 모든 시스템은 구조 또는 물질이 가지고 있는 일정 범위의 고유한 주파수 또는 진동수를 가지고 있다. 에너지를 전달하려는 두 시스템 간의 고유 주파수가 일치할 때만 해당 주파수의 에너지가 전달될 수 있으며, 이를 공명 현상이라고 한다.

MRI에서는 신호를 획득하기 위해 주자기장에 의한 라모어주파수로 세차운동을 하고 있는 우리 몸의 양성자에 에너지를 전달하여 신호를 획득한다. 이때 외부에서 가하는 에너지는 공명 현상에 의해 라모어주파수와 동일한 주파수의 형태로 전달해야 양성자가 에너지를 흡수할 수 있다. 보통 병원에서 사용되는 MRI의 자기장의 크기는 0.5T에서 3T의 범위를 가지며, 이에 따른 양성자의 라모어주파수는 수십~수백 MHz 범위의 주파수를 갖게 되는데 이는 통신에서 사용하는 라디오주파수(radio frequency, RF)에 해당한다.

따라서, 주자기장에 의해 정렬되어 세차운동을 하는 자화에 같은 라디오주파수를 갖는 에너지 파형(RF 펄스)을 정렬방향의 측면으로 가하게 되면 자화는 공명현상으로 인해 정렬에서 벗어나면서 기울어진다. 이때, 기울어지는 각도를 숙임각(flip angle)이라고 부르며, 가해지는 RF 펄스의 크기와 시간에 비례하게 된다. 그리고 펄스가 더 이상 인가되지 않으면, 기울어진 자화는 다시 자기장과 같은 방향으로 정렬되면서 에너지를 방출한다. 이렇게 방출되는 에너지는 센서에 의해 획득되면서 신호를 얻는다.

안테나는 통신에서 신호를 송신하고 수신하는 역할을 하는데, 안테나에서도 공명 원리가 적용되어 그 주파수가 송수신하는 RF 신호의 주파수와 일치해야 신호를 송수신할 수 있다. 실제 통신에 사용하는 안테나와 동일한 원리로, MRI에서 양성자에 라디오주파수를 인가하거나 양성자로부터 방출되는 에너지를 검출할 때 모두 RF 코일을 안테나로 이용한다. RF 코일과 우리 몸 간에 RF 신호를 주고받는 통신 원리와 같다. 따라서, RF 코일에서는 MRI에서 사용하는 라모어주파수와 동일한 공명주파수를 갖도록 하는 것이 중요하다. 일반적으로 전기적 공명주파수는 인덕턴스와 커패시턴스의 곱의 제곱근에 반비례하기 때문에 RF 코일은 이를 커패시터 등의 전기 소자를 이용하여 코일의 고유 주파수를 조정하여 라모어주파수와 일치시키도록 하는 튜닝 과정을 거쳐 제작한다.

RF 코일에서 송신되는 신호는 주로 신호발생기를 통해 생성되며, 라모어주파수 대역을 가진 반송파(carrier wave)와 양성자에게 전달할 에너지 파형 신호를 곱하는 변조(modulation) 과정

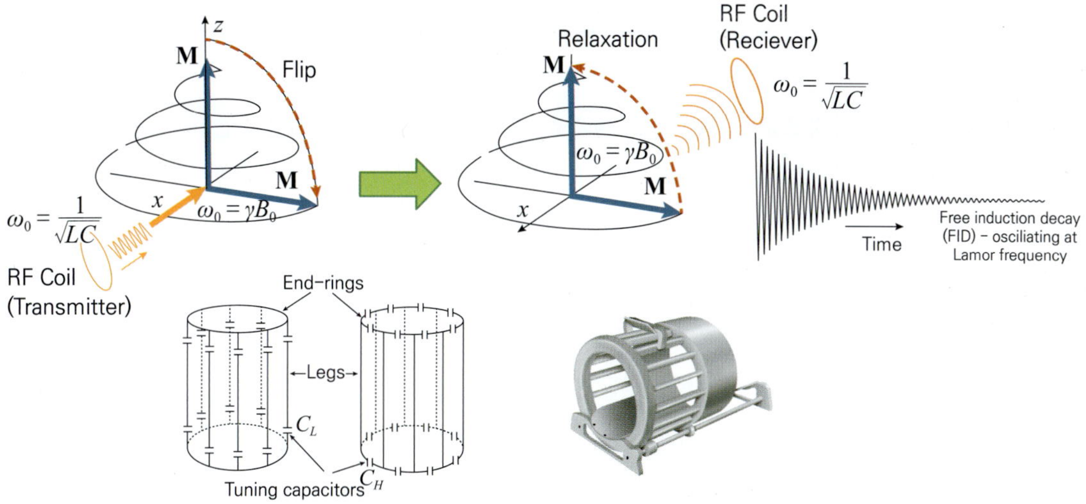

그림 5-2-3. RF 코일의 역할 RF코일은 MRI 내 양성자 자화에 에너지를 가하여 돌아오는 신호를 수신하는 안테나로 써 동작하며 코일의 주파수를 양성자의 라모어주파수에 일치시켜야 한다.

을 거쳐 생성된다(그림 5-2-3). 발생된 파형은 교류 전류 형태로 코일에 흐르게 되며, 이때 코일 주변에서 발생되는 전자파 형태로 인체로 전송된다. 인체 내부의 양성자에 전달된 에너지의 크기에 비례하여 자화를 숙임각만큼 기울이게 되고, 송신 신호가 끝나면 자화가 다시 원래 정렬 방향으로 돌아가면서 코일 주변의 자기장 변화를 일으킨다. 이때, 양성자의 세차운동으로 인해 자화의 자기장 변화는 라모어 주파수를 기반으로 발생한다. RF 코일의 공명 주파수와 일치하기 때문에 코일에 전자기 유도를 발생시켜 신호를 수신하게 된다.

3) 경사자장과 푸리에변환

MRI 영상은 n × m 개의 픽셀로 이루어져 있으며, 영상을 만든다는 것은 각 픽셀의 값을 구해내야 하는 것이므로, n × m 개의 각 픽셀을 미지수로 하는 방정식의 해를 풀어내는 것과 동일하다. 우리는 N개의 미지수를 가진 방정식의 해를 구하기 위해서는 동일한 수의 식을 구해야 한다.

앞서 설명한 바와 같이, MRI가 데이터를 획득하는 것은 공간 내의 양성자의 전체 벡터합을 얻는 것이다. 따라서, RF 펄스를 가하고 코일을 이용하여 데이터를 한번 얻게 되면, 픽셀 내 양성자 값을 미지수로 하는 한 개의 방정식을 얻는 것이 된다. 해를 구하기 위해서 추가적으로 방정식을 얻어야 하는데, MRI 내에서 새로운 데이터를 얻더라도 공간 내에는 균일한 자기장이 형성되어 있어 동일한 식을 얻을 수밖에 없다.

이를 해결하기 위해 고안된 것이 경사자장이다. 경사자장은 픽셀 위치마다 다른 자기장을 만들기 위해서 한쪽 방향으로 선형적으로 증가하는 형태의 자기장을 가해주는 것이다. 그렇게 되면, 픽셀 위치마다 양성자가 다른 라모어 주파수를 갖게 되어 신호를 획득할 때, 각 픽셀의 양성자의 자화는 다른 속도로 세차 운동을 한다. 이때, 세차운동에 의해 RF 코일에서 유도되는 신호의 크기와 모양은 사인함수 모양을 갖게 된다. 사인함수의 정의가 원운동을 선형적으로 관찰하는 데서 기인한 것이므로 이를 쉽게 이해할 수 있을 것이다. 따라서, 픽셀마다 다른 속도 또는 주파수의 사인함수는 특정 시간에서 데이터를 획득할 때, 서로 다른 위상을 갖게 되며, 벡터합에서 다른 가중치를 만들게 된다. 따라서, 이러한 픽셀 간 가중치의 변화는 방정식의 계수를 다르게 변화시켜 새로운 식을 얻어 낼 수 있게 한다.

MRI 영상을 위해 새로운 방정식을 만들어 내기 위한 방법으로 두 가지 방식을 함께 사용한다. 첫번째는 앞서 얘기한 것처럼 데이터를 획득하는 동시에 경사자장을 가해주는 것이다. 이를 주파수부호화(frequency encoding)라고 하는데, RF 펄스를 가하고, 데이터를 획득하는 동안에 픽셀 내의 계속해서 경사자장을 가해주는 방식이다. 주파수가 다른 두 정현파는 시간이 지나면서 점점 위상차가 더 커지게 된다. 이는 종종 걸어가는 사람과 자전거를 탄 사람으로 비교하는데, 다른 속도를 가진 두 사람이 동시에 출발하여 시간이 지날수록 두 사람의 거리 차이가 점점 커진다. 여기서 속도를 주파수, 거리차를 위상차로 비유할 수 있다. 거리를 시간과 속도의 곱으로 계산하는 것처럼 위상도 시간과 주파수의 곱으로 계산하게 된다. 따라서, 데이터를 획득하는 동안 경사자장이 가해지면, 데이터를 샘플링 할 때마다 각 픽셀의 위상차가 달라지므로 새로운 방정식을 얻는 효과를 얻는다.

두번째는 RF 펄스를 가한 후에 데이터 획득 전에 일정 시간 동안만 경사자장을 가하고 데이터 획득 시에는 경사자장을 가하지 않는 것이다. 대신에 RF 펄스를 가할 때마다 가해주는 경사자장의 크기를 변화시켜주는데, 이를 위상부호화(phase encoding)라고 한다. 이렇게 되면, 하나의 RF 펄스가 가해지고 경사자장이 가해지는 시간만큼 해당 방향으로 위상차가 발생한다. 하지만, 데이터를 획득하는 동안에 경자자장이 가해지지 않으므로, 주파수부호화와 달리 동일한 위상차를 유지한다. 이는 걸어가는 사람과 자전거를 타는 사람이 동시에 출발하여 일정 시간 후에는 거리차가 발생하게 되는데, 자전거를 타는 사람이 내려서 걷는 사람과 동일한 속도로 걸어가면, 두 사람 사이의 거리차를 계속해서 동일하게 유지하는 것과 같은 원리이다.

MRI에서는 영상을 얻기 위하여 주파수부호화와 위상부호화를 동시에 사용하게 된다. 각각

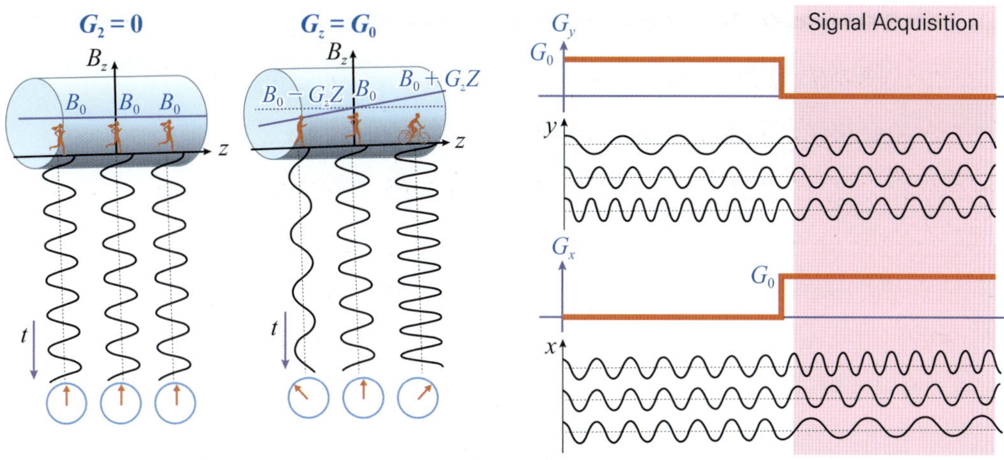

그림 5-2-4. 경사자장의 원리 경사코일은 공간적으로 다른 자기장을 가하도록 함으로써 위치마다 주파수를 다르게 변화시켜주는 역할을 한다. 신호를 획득하는 시간을 기준으로 경사자장이 가해진 타이밍을 기준으로 위상부호화와 주파수부호화가 달라진다.

의 부호화에 사용되는 경사자장을 서로 다른 방향으로 가해주게 되며 일반적으로는 얻고자 하는 영상면의 각 가로축과 세로축 방향으로 가해준다(그림 5-2-4). 대표적으로, n × m 픽셀을 가진 MRI 영상을 얻는다고 가정해 보자. 먼저 RF 펄스를 가한 후, 영상면의 y축 방향으로 위상부호화 경사자장을 일정 시간 동안만 가해주면 y축 방향으로의 픽셀 간에는 위상차가 발생한다. 영상면의 x축 방향으로 주파수부호화 경사자장을 가해주면서 일정 시간 간격으로 n개의 데이터를 샘플링을 통해 획득한다. 다시 새로운 RF 펄스를 가해주고 데이터 획득 과정을 동일하게 m번 반복하는데, 이때 위상부호화 경사자장은 일정 크기로 증가 또는 감소하면서 변화한다. 따라서, 최종적으로 m × n 개의 샘플링된 데이터를 획득하게 되면, m × n 개의 픽셀을 변수로 하는 m × n 개의 방정식을 얻게 되므로 영상을 구성하는 픽셀값을 구할 수 있게 된다.

경사자장을 이용하여 주파수부호화와 위상부호화를 가해주게 되면 각 픽셀은 서로 다른 주파수에 의한 위상값을 가진 신호가 공간적으로 합쳐져 RF코일로 획득된다. 여기에서 각 픽셀값은 푸리에급수의 각 주파수의 정현함수의 계수에 해당되며, RF코일을 통해 획득한 신호는 전체 공간의 픽셀값에 해당 위치의 주파수가 반영된 공간 내의 모든 신호를 합친 값이기 때문에 푸리에급수의 합성 신호와 동일한 데이터가 된다. 이렇게 얻어진 신호를 2차원적으로 표현한 것을 k-space라고 한다. 따라서, RF 코일에서 획득한 k-space 데이터를 푸리에 변환을 하면, 인체 내의 양성자의 자화 크기를 나타내는 MRI 영상을 얻을 수가 있다.

다시 말해, MRI 시스템은 각 픽셀의 양성자 밀도 데이터를 푸리에 합성을 통해 k-space로 변환해주는 기계라고 생각할 수 있다. 획득한 k-space 데이터는 푸리에 변환을 통해 다시 이미지로 변환한다.

4) 에코신호의 형성

일반적으로 RF코일은 자화의 횡축방향 성분만을 측정하도록 설계되어 있다. 하지만, 순자화는 앞서 설명한 바와 같이 주자기장의 종축방향으로 정렬하고 있어서 RF 펄스를 가해서 횡축방향으로 기울여야 한다. 이를 위해 종축방향의 순자화를 모두 횡축방향으로 기울이도록 RF펄스의 크기와 인가 시간을 조절하는데 이를 90도 RF펄스라고 한다. 90도 RF펄스가 가해져서 자화가 횡축 성분이 생성되는 순간에는 모든 양성자의 스핀이 동일한 위상을 갖게 되어 최대값을 갖지만, 시간이 지나면서 양성자의 스핀 간에 위상차가 발행하면서 자화의 횡방향 성분이 급격히 감소한다. 이를 FID (free induction decay) 신호라고 한다. 하지만, FID 신호는 RF 펄스의 인가가 끝나자마자 감소하기 때문에, 위상부호화를 위한 경사자장을 가해줄 수 없어서 k-space 데이터를 획득할 수 없다. 따라서, MRI의 데이터 획득을 위해서는 사라지는 FID 신호를 다시 원래 신호로 되돌릴 필요가 있다. 이렇게 얻어지는 신호를 에코신호라고 하는데, 에코신호를 만드는 방법은 크게 두 가지로 나뉘어진다.

첫번째는 경사자장을 이용하는 방법이다. 경사자장은 복셀 내의 양성자가 위치마다 다른 주파수를 갖게 만들기 때문에 시간이 지나면서 양성자 간에 서로 다른 위상차를 갖게 되면서 횡자화 성분의 크기가 감소하게 되는데, 이를 dephase라고 한다. 이때, 경사자장 코일에 전류를 거꾸로 흘려서 경사자장의 부호를 반대로 걸어주면, 양성자 간의 위상차가 줄어드는데, 이를 rephase라고 한다. 반대로 걸어준 rephase 경사자장이 dephase 경사자장과 동일한 양이 되면, 전체 양성자는 같은 방향을 향하게 되어 횡자화의 크기가 최대가 되었다가, 계속해서 경사자장을 유지하면 다시 dephase 된다. 이렇게 rephase 경사자장을 통해서 다시 얻어지는 횡자화 신호를 gradient echo라고 한다.

두번째는 180도 RF펄스를 이용하는 방법이다. RF펄스는 에너지 전달을 통해 자화를 기울여주는 역할을 한다. 일반적으로 90도 RF펄스는 자화를 기울여 종자화의 성분을 횡자화성분으로 변환시켜 RF 코일에서 신호를 얻게 하는 역할을 한다. 하지만, 180도 RF 펄스는 자화를 반대 방향으로 뒤집어준다. 이에 따라서, dephase 경사자장을 가하고, 180도 RF펄스를 가한 후에, 다시 rephase 경사자장을 가하게 되면, dephase 경사자장에 의해 양성자의 위상차가 커지던

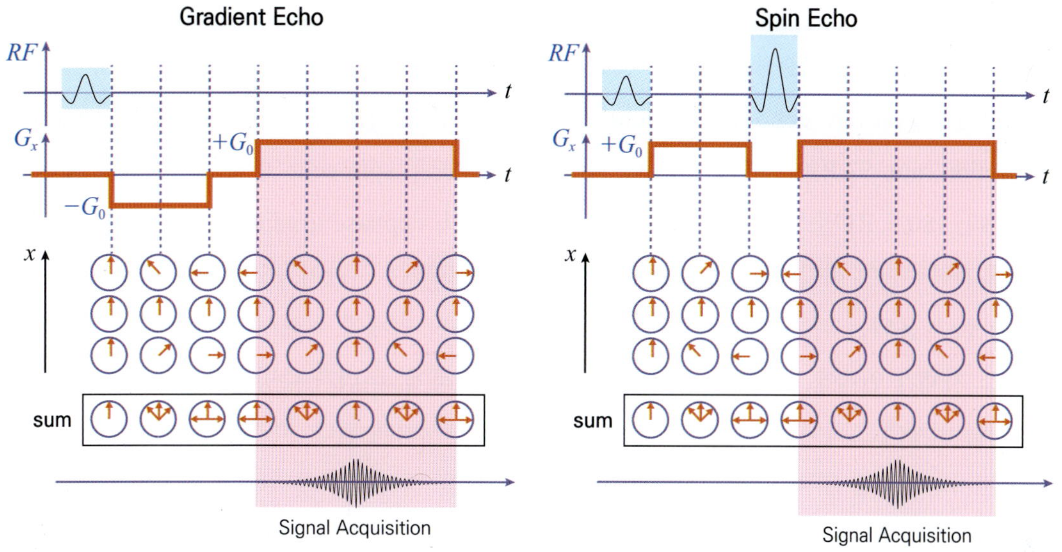

그림 5-2-5. 에코 신호의 형성 RF에 의해 여기된 자화는 dephase 경사자장에 의해 신호가 감소되며, 흩어진 위상을 처음처럼 되돌리는 rephase 과정을 거쳐 에코신호를 형성한다. 에코 신호를 형성하는 rephase 과정은 dephase 경사자장과 반대 부호의 경사자장을 이용하는 방법(gradient echo)과 180도 RF 펄스와 동일 부호의 경사자장을 이용하는 방법(spin echo)이 있다.

방향이 거꾸로 다시 줄어드는 방향으로 바뀌게 되면서 에코신호를 형성하는데, 이렇게 얻어지는 횡자화 신호를 spin echo라고 한다. 여기서 주의할 것은 gradient echo를 생성할 때와는 다르게 dephase와 rephase의 경사자장의 부호를 바꾸지 않는다는 것이다.

앞에서 설명한 주파수부호화 경사자장과 rephase 경사자장은 실제로는 동일한 것이다. 주파수부화화 경사자장은 k-space와 푸리에변환의 측면에서 설명한 것이고, rephase 경사자장은 gradient echo와 spin echo의 에코신호의 형성 측면에서 설명한 것이다.

Gradient echo와 spin echo는 영상 측면에서 몇 가지 서로 다른 특징을 보인다(그림 5-2-5). 첫번째는 spin echo가 영상의 공간적 왜곡에 보다 덜 민감하다. MRI의 주자기장은 균일한 자기장을 형성하고 경사자장은 선형적인 자기장을 형성하기 때문에, 각 픽셀에는 주자기장과 경사자장에 의해 의도된 크기의 자기장을 형성함으로써 해당 위치를 고유의 주파수로 인코딩하게 된다. 그런데, 만약 주자기장의 균일성 또는 경사자장의 선형성이 깨진다면, 해당 픽셀의 값이 다른 위치에 표시되며 영상의 모양이 일그러지거나 구멍이 생기는 경우가 생긴다. 이런 문제는 영상의 대상인 인체의 구성 물질이 가지고 있는 자화율(magnetic susceptibility)에 의해 주변 자기장을 변화시키면서 주로 발생한다. 하지만, spin echo의 경우에는 180도 RF펄스에 의해서 이러한 자화의 방향 자체를 바꿔주어 그 영향을 보상하게 된다. 따라서, spin echo가 gradient echo보다 형상의 왜곡이 훨씬 적은 영상을 제공한다.

두번째는 gradient echo가 spin echo보다 빠른 영상이 가능하고, 전자파흡수율(specific absorption rate, SAR)이 적다는 점이다. 두 가지 특징 모두 spin echo의 180도 RF펄스 때문에 발생한다. 180도 RF펄스는 인가되는데 시간이 소요되며, dephase gradient와 rephase gradient 사이에 가해주어야 하기 때문에, gradient echo보다 소요되는 시간이 증가하게 된다. MRI는 일반적으로 사용되는 다른 의료영상기기에 비하여 알려진 인체에 위해성이 거의 없다. 하지만, RF펄스 자체가 인체에 전자기장을 가해주는 것이기 때문에, 우리가 주방에서 사용하는 전자레인지처럼 인체의 조직에 흡수되는 전자기장이 열을 발생시키게 된다. 따라서, MRI 촬영 시에는 항상 전자파흡수율을 계산하여 모니터링하고, 안전값을 넘어가지 않도록 제한하고 있다. Spin echo의 경우, 신호를 얻기 위해 가해주는 90도 RF펄스에 추가적으로 180도 RF펄스를 가해주어야 하므로, 전자파흡수율이 크게 증가하게 되는 단점이 있다.

5) 이완시간과 강조 영상도

MRI 이미지의 품질은 대비와 해상도에 따라 달라지는데, 대비는 서로 다른 조직 간의 신호 강도의 차이이며, 해상도는 이미지에서 두 점을 구별할 수 있는 능력이다. MRI에서는 대비를 최적화하기 위해 T1 가중 영상, T2 가중 영상 등과 같은 다양한 이미징 기법이 사용된다.

MRI에서 T1과 T2 이완시간은 MRI 신호의 감소를 설명하는 두 가지 중요한 물리적 매개변수이다. 주자기장 방향으로 정렬된 순자화는 RF펄스가 인가되면 횡축 방향으로 기울어진다. RF코일에서 획득하는 MRI 신호는 횡축 방향 자화이므로, 종축 방향과 횡축 방향으로의 자화의 변화에 대해 이해할 필요가 있다. 하지만, 여기서 종축 자화의 변화와 횡축 자화의 변화가 상호 독립적으로 발생한다는 점을 주의해야 한다. 따라서, 일반적으로 크기를 유지하며 회전하는 벡터의 변환과는 달리 자화의 경우는 기울어지거나 회복되는 과정에서 종축 자화와 횡축 자화의 벡터 합의 크기가 일정하지 않다.

T1 이완시간은 RF펄스 인가에 의해 감소된 종축 자화가 원래 값의 63%까지 회복하는 데까지 걸리는 시간이다. 정방향으로 정렬된 양성자가 RF펄스로부터 에너지를 받아 고에너지 상태인 역방향으로 향했다가 다시 낮은 에너지 상태인 정방향으로 돌아오면서 외부 자기장과 다시 정렬되는 과정을 의미한다. T1 이완은 주로 주위 환경과의 에너지 교환에 의해 발생한다. 이 과정은 주로 세포 외 환경에서 일어나며, 물 분자의 움직임에 영향을 받는다.

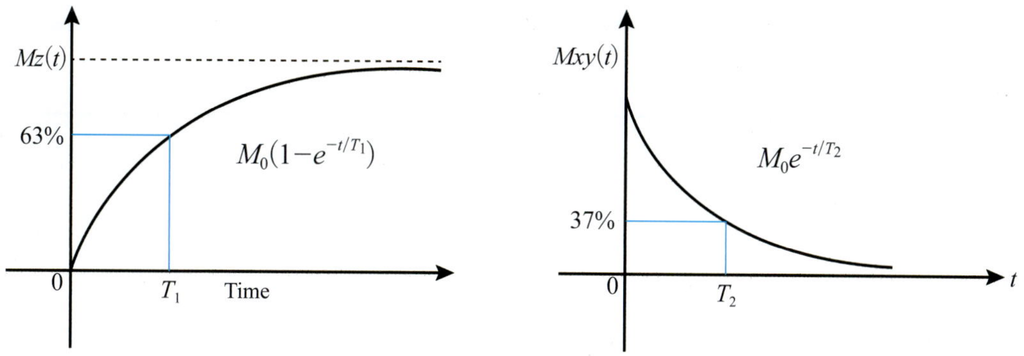

그림 5-2-6. 이완시간 양성자가 RF 펄스에 의해 여기되기 전의 종축방향의 자화 M_0는 여기된 직후에 횡축방향의 자화의 크기가 되고, 종축방향은 0이 된다. 횡축과 종축방향의 자화는 시간이 지나면 다시 원래대로 돌아가는데, 종축으로 회복되는 시간(T_1)과 횡축방향으로 감쇄하는 시간(T_2)이 물질마다 달라진다.

T2 이완시간은 RF펄스 인가에 의해 최대값을 가졌던 횡축 자기화가 최대값의 37%까지 감소되는 데까지 걸리는 소실 시간이다. RF펄스가 가해지면 자화는 횡축의 한 방향으로 정렬되어 최대값을 가진다. 그 후, 시간이 지나면 자화를 구성하는 스핀이 서로 간섭하면서 점점 흩어지게 되어 전체의 벡터합이 0으로 소실된다. T2 시간은 주로 양성자 간의 상호작용에 의해 발생하며 세포 내에서 주로 일어나기 때문에 조직의 내부 환경에 따라 결정된다.

T1 및 T2 이완시간은 조직마다 다르며, 이는 조직의 특성에 따라 고유한 값을 가진다. 일반적으로 T1 시간이 짧은 조직은 이미지에서 밝게 나타나고, T1 시간이 긴 조직은 어둡게 나타난다. 반대로 T2 시간이 긴 조직은 이미지에서 밝게 나타나고, T2 시간이 짧은 조직은 어둡게 나타나게 된다. 두 가지 이완시간은 MRI 영상의 대비를 형성하는 기본을 이루며, 서로 다른 조직의 특성을 반영하여 다양한 병리학적 상태를 시각화하는 데 중요한 역할을 한다(그림 5-2-6).

임상적으로 MRI 영상을 촬영할 때는 T1 및 T2 이완시간의 조직 간 특성을 강조하기 위해 MRI의 촬영 파라미터를 조정하게 된다. 앞서 설명한 것처럼 RF펄스를 인가하고 나서, echo 신호를 형성하면서 동시에 데이터를 획득하여 k-space의 한 줄을 기록한다. 이 과정을 반복하여 2차원 k-space를 채워 푸리에변환을 하면 2D MRI 영상 한 장을 얻을 수 있다. 이때, RF펄스를 가한 시간부터 에코 신호의 중심까지의 시간을 TE (echo time)이라고 하며, RF펄스를 가한 시점에서 다음 RF펄스까지의 시간을 TR (repetition time)이라고 한다. T1 이완시간은 RF펄스가 인가된 후에 종축자화 성분이 회복되는 시간을 나타내므로, 이전 RF펄스가 인가된 후 TR 동안 회복된 종축자화 값이 다음 RF펄스에 횡축자화로 변환하여 MRI 신호의 초기값을 결정

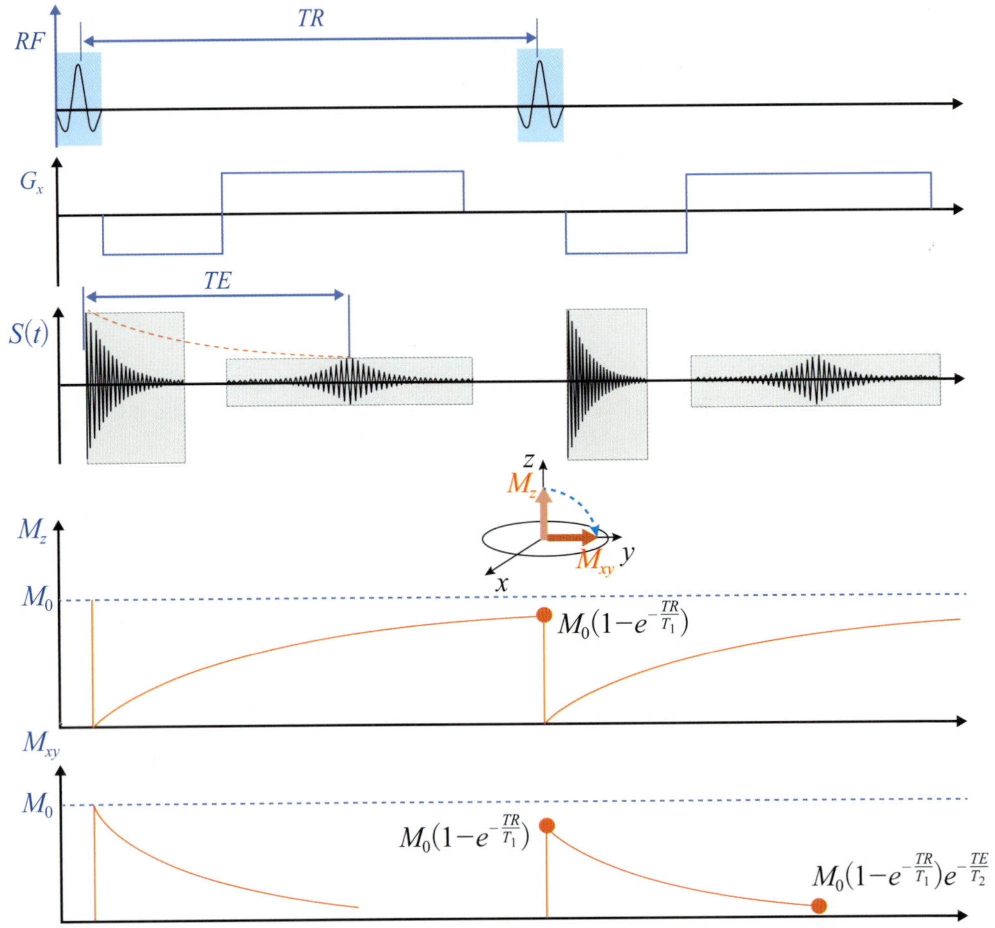

그림 5-2-7. **TR과 TE가 신호에 미치는 영향.** 물질마다 T1과 T1 시간이 다르기 때문에, 자화의 회복시간을 결정하는 TR과 자화의 감쇄시간을 결정하는 TE를 조정하여, 구성하는 조직 간의 신호의 차이를 만들어 낼 수 있다.

하게 된다. T2 이완시간은 RF가 인가된 후 횡축자화의 신호가 소실되는 시간을 나타내므로, RF펄스가 인가된 MR신호의 초기값으로부터 에코신호가 형성된 시간만큼 감쇄된 양을 결정하게 된다. 따라서, MRI 영상 파라미터 중 TR은 T1시간과, TE는 T2시간와 연관성을 가지고 MRI 신호의 크기를 결정하게 된다. TR은 길어질수록 종축자화가 충분히 회복되어 물질 간 T1에 의한 신호 차이가 거의 없어지고, TR을 상대적으로 짧게 했을 때 물질 간 T1에 의한 신호 차이를 크게 나타낼 수 있다. 마찬가지로, TE는 너무 짧아지면 횡축자화가 거의 소실되지 않기 때문에 물질 간 T2에 의한 신호의 차이가 거의 없으며, TE를 상대적으로 길게 하면 물질 간 T2에 의한 신호 차이를 크게 할 수 있다(그림 5-2-7).

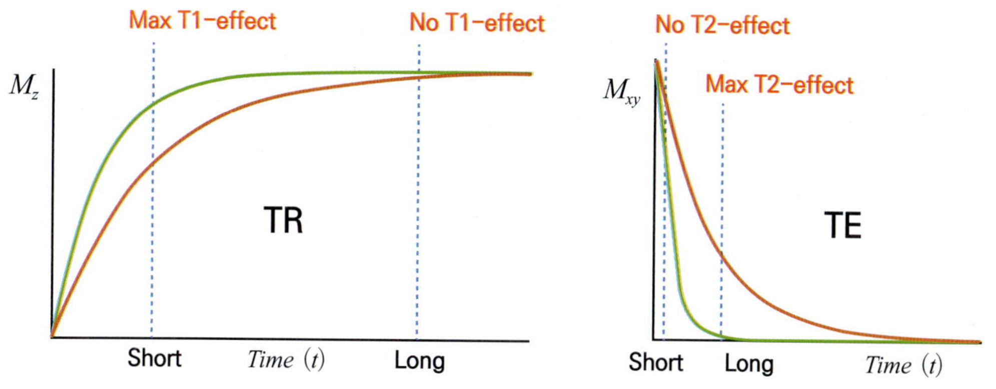

그림 5-2-8. 대조도의 결정 MRI의 스캔 파라미터인 TR, TE 시간의 길이에 따라 각각 T1, T2 효과를 강조하거나 제거할 수 있어서 이를 이용하여 조직 간의 T1, T2, 양성자밀도 등의 특성을 강조하는 대조도를 생성함으로써 임상에 유용한 영상을 만들어 낸다.

이러한 특징을 이용하여 물질 간의 신호 대비를 크게 만들어 다양한 영상을 생성할 수 있다. T1 강조 영상은 T2 효과를 최소화하고 T1 효과를 최대화하는 영상이며 TR과 TE를 모두 짧게 촬영한다. T2 강조 영상은 T1 효과를 최소화하고 T2 효과를 최대화하는 영상이며 TR과 TE를 모두 길게 촬영한다. 양성자밀도영상은 양성자의 밀도에 의한 효과만을 가져야 하므로, T1과 T2에 의한 효과를 최소화해야 한다. 따라서, TR을 길게 하고, TE를 짧게 하여 촬영한다.

T1 강조 영상은 해부학적 디테일을 잘 나타내며 정상 해부학적 구조를 시각화하는 데 우수한 특성을 나타낸다. T1 강조 영상은 해부학적 구조 평가, 지방 탐지, 가돌리늄 조영제 강조 신호, 출혈 또는 지방 포함 병변 식별에 특히 유용하다. 반면, T2 강조 영상은 물의 함량 차이에 민감하기 때문에, 부종, 염증, 종양과 같이 물의 함량이 증가한 병리학적 변화를 탐지하는 데 유용하다. 프로톤 밀도 영상은 주로 조직 내 수소 프로톤의 농도를 반영하며, T1 및 T2 값이 유사한 조직을 평가하는 데 유용하다. 특히 관절이나 뇌와 같은 영역에서 조직 구성의 미세한 차이를 평가하는 데 효과적이다(그림 5-2-8).

03 MRI 응용

1) 종래의 기술: 초기 MRI 영상 기술

(1) 해부학영상

T1 가중영상, T2 가중영상, 양성자밀도영상, FLAIR (fluid-attenuated inversion recovery) 영상은 임상에서 사용되는 대표적인 MRI 영상 기법으로 다양한 임상 상황에서 유용하게 사용된다(그림 5-2-9).

T1 가중영상은 해부학적 구분을 뚜렷하게 보여주는 가장 기본적인 영상으로 사용된다. 특히 뇌, 척추, 간, 신장 등 여러 장기에서 정상 조직과 병변의 경계를 명확하게 확인할 수 있다는 장점이 있다. T1 가중영상에서는 지방이 밝게 나타나는 특성 덕분에, 지방종이나 지방변성 등에 많이 사용된다. 특히, 가돌리늄 조영제를 사용하여 영상을 촬영하면 혈류 신호를 증가시켜 병변의 경계를 명확히 하고 활성 병변의 대비를 높여준다. 따라서, T1 가중영상은 특히 종양, 염증 등의 병변을 확인하는데 많이 사용되며, 급성 출혈이나 혈종을 평가하기도 한다.

T2 가중영상은 조직 내 물과 액체의 함량이 높은 부위에 대해 밝게 나타난다. 따라서, 종양과 염증뿐 아니라 부종, 감염 같은 병리학적 변화가 있는 부위를 명확하게 찾아낼 수 있으며,

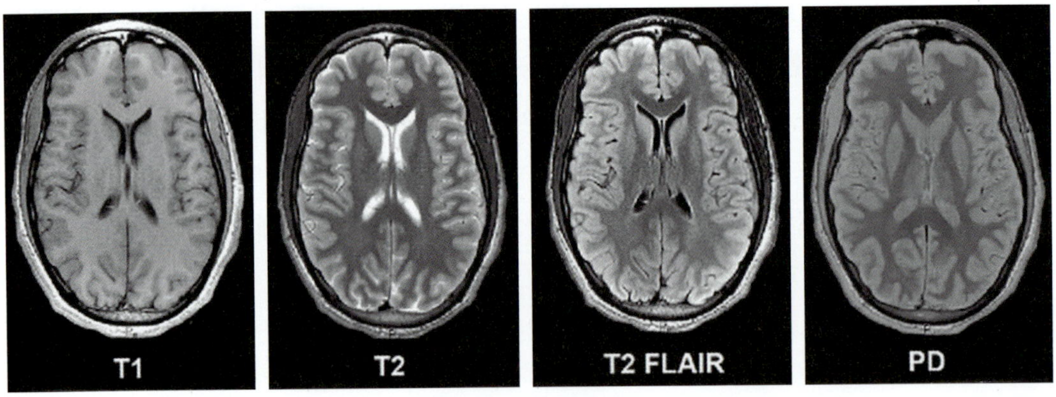

그림 5-2-9. 대표적인 해부학적 MR 영상 조직 간의 대조도를 이용하여 해부학적 특성을 보여주는 MRI 영상으로 임상에서는 다양한 대조도 영상을 종합적으로 판단하여 병변을 판단한다.

출처: Tanenbaum LN, Tsiouris AJ, Johnson AN, Naidich TP, DeLano MC, Melhem ER, Quarterman P, Parameswaran SX, Shankaranarayanan A, Goyen M, Field AS. Synthetic MRI for Clinical Neuroimaging: Results of the Magnetic Resonance Image Compilation (MAGiC) Prospective, Multicenter, Multireader Trial. AJNR Am J Neuroradiol. 2017 Jun;38(6):1103-1110.

복수, 흉수, 낭종과 수액성 병변을 판별하고 진단하는데 활용된다. T2 가중영상은 다발성 경화증의 병변이 백질 내에서 밝은 신호로 나타나기 때문에 병변의 위치와 그 크기를 평가하는데 용이하다. 또한, 초기 허혈성 병변도 T2 가중영상에서 밝게 나타나므로 뇌졸중의 급성기 평가에 중요한 역할을 한다.

양성자밀도영상은 무릎, 어깨, 손목 등의 관절에서 연골, 인대, 힘줄과 같은 연부 조직의 구조를 보는데 사용한다. 또한, T1과 T2 강조 영상에 비하여 뇌에서 백질과 회백질 간의 균형 잡힌 대조를 제공하여 뇌의 미세한 구조를 명확히 보여준다. T2 가중영상과 마찬가지로 양성자밀도영상 또한 다발성 경화증 환자의 뇌 병변을 평가하는 데 사용된다. 척추 영상에서는 디스크와 주변 조직 간의 대조가 잘 나타나므로 디스크 탈출, 퇴행성 디스크 질환 등 디스크 내 미세한 구조적 변화를 검사할 수 있으며 척수 또는 골수의 퇴행성 변화나 종양 등 척수 또는 골수 내 병변과 근육의 손상이나 염증을 진단하는 데에도 유용하게 사용된다.

FLAIR 영상은 T2 가중영상에서 물 성분의 신호를 억제하는 방식으로, 뇌척수액(CSF)이나 물이 많은 부위를 어둡게 하여 병변이 더 두드러지게 보이도록 하는 영상 기법이다. 주로 뇌 질환과 같은 신경학적 질환의 진단에 중요한 역할을 한다. T2 가중영상과 비교해서 FLAIR 영상은 CSF가 더 어둡게 보이기 때문에, 다발성 경화증(MS) 환자의 백질 내 병변이 뇌실 주변이나 겉질 근처에 위치하는 경우, 병변이 더 뚜렷하게 나타난다. 또한, 급성기 뇌졸중에서 T2 가중영상과 비교하여 허혈성 손상 부위에서의 감도가 증가하기 때문에, 허혈의 초기 변화를 더 명확하게 평가할 수 있다. 뇌종양의 경우, 병변 주변에 부종이 있는 영역이 FLAIR에서 밝게 나타나며 CSF가 어둡게 보이므로, 병변과 주변 부종의 경계를 잘 구별할 수 있다. 뇌수막염 환자에서는 염증으로 인해 수막이 두꺼워지거나 고신호로 나타나게 되므로 진단에 사용된다. 또한, 혈관성 백질 뇌병증(leukoaraiosis)이나 노화에 따른 백질 변성, 외상성 뇌손상에 의한 백질 변성 등 다양한 형태의 백질 변성이나 손상 부위를 진단하는 데 사용한다.

(2) 혈관영상(MR Angioigraphy)

MR에서 혈관을 촬영하는 방법에는 다양한 영상 기법이 있는데, 임상적으로 주로 사용되는 혈관영상은 크게 세가지가 있다. 첫째로, TOF (time-of-flight) MRA는 혈관 내의 혈류의 흐름을 이용하여 영상을 촬영한다. 이는 조영제를 사용하지 않고 MRI의 특성을 적용하여 고해상도의 혈관영상을 촬영할 수 있어 뇌혈관 및 경동맥과 같은 주요 혈관의 영상에 주로 사용된다. TOF MRA는 일반적인 MRI 시퀀스의 RF 펄스를 가하기 전에 '사전 RF 펄스'를 포함시킨 것으

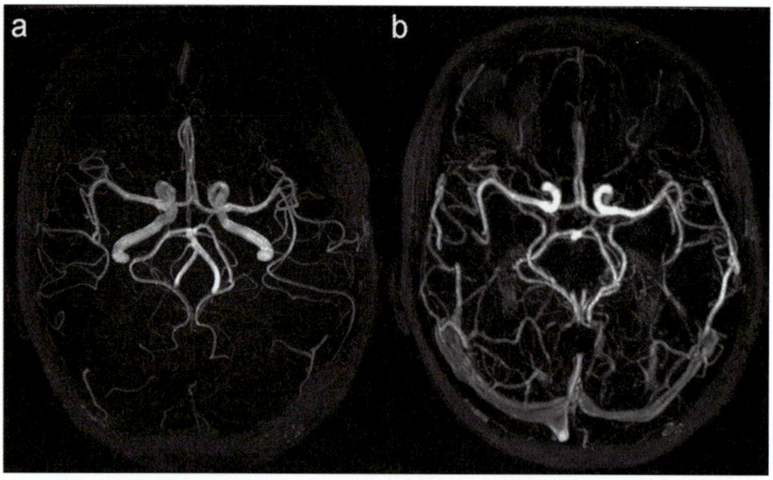

그림 5-2-10. MR 혈관 영상 혈관 내의 혈류는 이동하는 특징을 이용한 Time-Of-Flight 또는 Phase Contrast와 같은 기술을 사용하거나, 인체 조직에 비해 T1 또는 T2 시간이 매우 짧은 물질을 조영제로 혈액에 투여하여 큰 대조도를 이용하여 혈관을 영상화 한다.

출처: Abousrafa SE, Mair G. MRI for collateral assessment pre-thrombectomy and association with outcome: a systematic review and meta-analysis. Neuroradiology. 2023 Jun;65(6):1001-1014.

로 이를 통해 동일한 지역에 RF펄스가 짧은 시간에 연속으로 가해지게 된다. 그렇게 되면, 일반 조직은 앞서 가해진 사전 RF펄스에 의해 양성자의 종축자화는 0이 되며, 종축자화가 다시 회복되기 전에 실제 MR 신호를 얻기 위한 RF 펄스가 가해지므로, MR 신호를 얻기 위한 횡축자화가 거의 0에 가까워진다. 하지만, 일반 조직과 달리 혈관 내의 혈류는 이동하기 때문에 사전 RF 펄스가 가해진 혈액은 영상 바깥으로 빠져나가고 사전 RF펄스가 가해지지 않은 새로운 혈액이 들어오기 때문에 횡축자화가 높은 신호를 만들어 낼 수 있다. 따라서, 혈관만 밝은 값을 가지고 주변 조직은 어두운 값을 가지게 되므로, 혈관을 쉽게 식별할 수 있게 된다(그림 5-2-10).

두번째는 phase-contrast (PC) MRA로 혈류의 속도에 따른 위상 변화를 이용하여 혈관 내의 혈류의 속도와 방향을 측정하며, 동맥과 정맥 모두에서 혈류의 정량적 평가가 가능하다. 일반적으로 MRI를 촬영할 때 사용하는 경사자장은 위치마다 다른 주파수를 갖게 한다. 하지만, 혈류는 이동하기 때문에 주변의 움직이지 않는 조직과는 다른 주파수를 갖게 되며 영상을 촬영했을 때, 다른 위상을 갖게 결과를 보여준다. 이 위상의 변화는 혈류의 속도와 방향에 따라서 달라지게 된다. 이를 위해 PC MRA는 측정하고자 하는 혈류의 속도에 따라서 특별히 추가적인 경사자장을 가하게 되는데, 이를 VENC (velocity encoding)이라는 매개변수로 조절하게 된다.

세번째로, contrast-enhanced (CE) MRA는 조영제를 사용하여 혈관 내 혈류를 강화해 혈관 이미지를 얻는 것이다. 주로 가돌리늄 기반의 조영제를 정맥 주사로 투여하며 가돌리늄은 강한 자성을 가진 금속으로, MRI에서 T1 이완시간을 매우 짧게 하여 종축자화의 신호를 빠르게 회복시켜 신호를 강화하고, 영상에서 혈관이 매우 밝게 나타난다. T1 이완시간의 특성을 이용하므로 T1 강조 시퀀스를 사용해 촬영하며, 높은 공간 해상도를 제공할 수 있어 작은 혈관 병변이나 복잡한 혈관 구조를 영상화 하는 데 특히 유용하다.

MRA는 다양한 혈관 질환을 진단하는데 사용된다. MRA는 뇌혈관의 국소적인 팽창으로 나타나는 뇌동맥류 또는 뇌 내 동정맥 기형을 진단하는데 활용되는데 주로 TOF MRA를 이용하여 촬영한다. 그리고, 경동맥을 포함한 뇌혈관의 협착을 영상화 하여, 뇌졸중의 위험을 발견하고 스텐트 삽입술 또는 혈관 성형술과 같은 치료에 도움을 줄 수 있다. 심혈관의 질환에서는 CE MRA를 이용하여 동맥류, 대동맥 박리, 대동맥 협착 등 대동맥의 병변이나 협착, 폐색 등의 관상동맥질환(CAD)을 진단하는데 사용한다. PC MRA는 심장의 대혈관에서 혈류 측정하거나, 심부정맥 혈전증을 찾아내고 치료하는데 유용하게 사용된다.

(3) MR Spectroscopy

MR spectroscopy (MRS)는 주로 화학적 성분을 분석하여 조직 내 대사물질의 농도를 측정하여 대사적 변화를 분석하는 데 사용한다. 수소 원자는 속해 있는 분자의 종류와 같은 주변 환경적 요인의 화학적 결합에 따라 공명 주파수가 달라진다. 예를 들어, 뇌에서 중요한 대사물질인 N-acetylaspartate (NAA), 크레아틴(Cr), 콜린(Cho), 락테이트(Lac) 등은 각각 고유의 공명 주파수에서 이동이 발생한다. MRS 데이터는 시간 도메인에서 얻은 신호를 Fourier 변환을 사용하여 주파수 도메인으로 변환하여 스펙트럼을 생성하면, 각 대사물질의 피크가 특정 주파수에 형성되므로, 피크의 높이 또는 면적으로 해당 대사물질의 농도를 ppm (parts per million) 단위로 측정할 수 있다(그림 5-2-11).

NAA (N-acetylaspartate)는 주로 신경세포에서 발견되는 대사물질로 NAA 농도가 감소하면, 뇌종양이나 신경변성 질환을 진단할 수 있다. 콜린(Cho)은 세포막 대사를, 크레아틴(Cr)은 에너지 대사를 반영하는 물질이므로, 대사물질 세포 증식이 활발한 종양 병변에서는 콜린과 크레아틴의 농도가 증가한다. 또 악성 뇌종양으로 인한 저산소증 또는 산소 공급 부족 상태에서는 락테이트(Lac)가 증가하기 때문에 뇌종양의 악성도를 평가할 수 있다. 이는 알츠하이머병 환자의 해마와 같은 부위에서 신경세포 손상이 나타나면서 NAA 농도의 감소가 나타나므로, 알

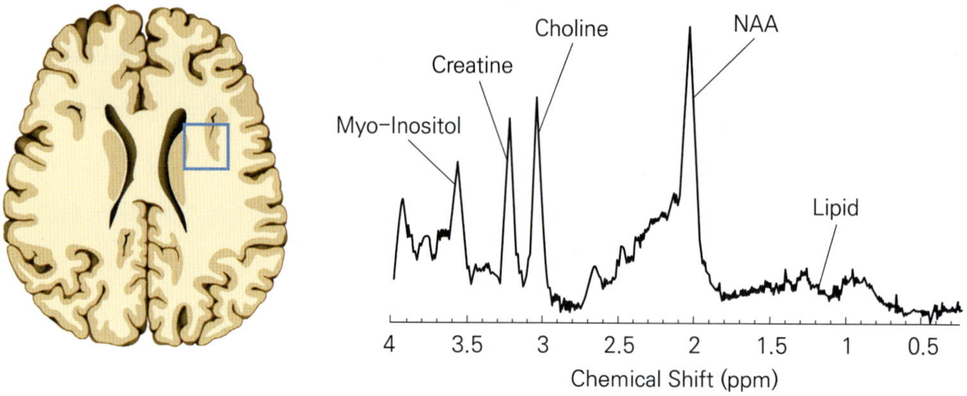

그림 5-2-11. MR Spectroscopy의 활용 특정 위치에서 양성자가 결합하는 물질의 화학적 특성에 따라 공명주파수가 조금씩 차이가 나는 현상을 이용하여 주파수 축으로 스펙트럼을 그리면, 각 구성 물질의 양을 측정할 수 있다.

출처: https://ep.bmj.com/content/103/4/213

츠하이머병의 조기 진단과 진행을 모니터링할 수 있다. MS 병변에서는 NAA 감소와 함께 콜린 증가가 나타날 수 있으며, 이는 신경 손상과 염증 상태를 반영한다. 간질 병변에서는 NAA의 감소나 락테이트의 증가와 같은 병변의 대사적 특성을 평가하는데 사용된다.

2) 현재의 기술: 현대의 MRI 영상 기술 및 최신 기법

(1) 병렬영상

병렬 코일 시스템은 공간적으로 다른 민감도 프로파일을 가지고 있는 여러 개의 독립된 수신 코일을 배열 형태로 배치하여 각각의 코일이 동시에 신호를 수신한다. 각 코일은 공간적으로 제한된 영역에서만 강한 신호를 가지고 있으며, 각 코일에서 수집한 신호를 결합하여 전체 이미지를 재구성한다. 이는 각 코일이 동시에 신호를 획득하여 여러 k-space 신호를 동시에 샘플링하기 때문에 k-space의 샘플링 횟수를 줄여 스캔 시간을 단축할 수 있다. 예를 들어, 8개의 코일을 사용하는 경우, 이론적으로 k-공간을 8분의 1만 샘플링하고도 이미지를 재구성할 수 있으므로 스캔 시간을 8배 단축할 수 있다.

병렬 코일을 이용한 고속 영상 기법은 크게 두 가지 방법이 있다. 첫째는, SENSE (sensitivity encoding) 기법으로 각 코일의 민감도 프로파일을 미리 측정하여 저장한 후 이를 이용하는 것이다. 획득된 여러 채널의 불완전한 샘플링으로부터 k-space 데이터로부터 여러 채널의 aliasing된 영상을 재구성한 이후, 각 코일의 민감도 프로파일을 적용하여 수학적으로 계산하여 보

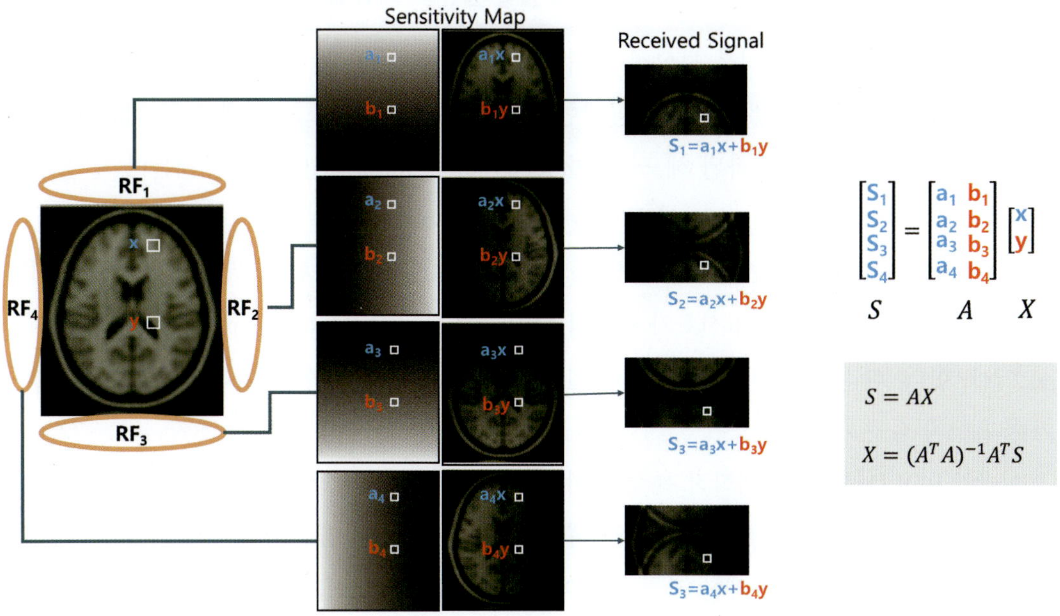

그림 5-2-12. 대표적 병렬영상 기법 다중 채널을 가진 Array 구조의 RF 코일은 여러 채널로부터 신호를 동시에 획득할 수 있는데, 이를 이용하면, 특정 방향으로의 데이터 샘플링의 수를 줄였을 때 발생되는 중첩 왜곡(aliasing) 문제를 해결하여 영상 속도를 높일 수 있다.

정함으로써 완전한 이미지를 재구성한다. 두번째는 GRAPPA (generalized autocalibrating partially parallel acquisitions)로 획득한 k-space 데이터를 직접 재구성에 이용하지 않고, 이를 이용하여 k-space 내의 샘플링되지 않은 부분의 데이터를 보간법을 사용해 추정하고 완전한 k-space 데이터를 구성하여 이미지를 재구성한다. SENSE는 매우 빠른 영상 속도를 구현할 수 있지만, 코일의 민감도 프로파일을 정확히 알고 있어야 하는 반면, GRAPPA는 코일의 민감도 프로파일을 미리 측정할 필요가 없으며 재구성 과정이 비교적 단순하다.

병렬 코일 기술은 빠른 스캔 속도를 유지하면서도 신호 대 잡음비(SNR)를 최적화할 수 있어 전체 스캔 시간을 크게 줄일 수 있으므로, 오랜 스캔으로 인해 발생할 수 있는 환자의 불편함을 줄이고, 움직임으로 인한 아티팩트를 최소화할 수 있다는 장점이 있다(그림 5-2-12).

(2) 기능자기공명영상

기능자기공명영상(fMRI)는 혈류의 변화를 기반으로 뇌에서 일어나는 신경 활동의 변화를 시각화 하는 기술로 뇌 활동을 간접적으로 측정하여 뇌의 기능을 이해하는 데 사용한다. 뇌의 특정 영역의 신경활동이 증가하면, 그 부위의 신경 세포는 대사적 요구가 증가하면서 국소적으로 산소 소비가 증가하며, 이를 보상하기 위해 주변 모세혈관이 확장되어 그 부위로의 혈류가 증가하여 짧은 시간 내에 많은 산소를 공급한다. 이때, 혈액 내 산소화된 헤모글로빈(oxyhemoglobin)이 증가하고, 탈산소화된 헤모글로빈(deoxyhemoglobin)의 비율이 줄어든다. 산소화된 헤모글로빈은 반자성(diamagnetic)의 특성을 띄고 있어 MRI 신호를 증가시키고, 탈산소화된 헤모글로빈은 상자성(paramagnetic)의 특성을 띄고 있어 MRI 신호를 감소시킨다. 따라서 두 헤모글로빈의 비율에 의해서 MRI 신호가 결정되는데, 이를 BOLD (blood oxygen level dependent) 신호라고 한다. 따라서, 혈류에 대한 MRI 신경 뇌신경 활동이 증가함에 따라 BOLD 신호가 증가한다.

이러한 BOLD의 혈류동역학적 특성을 이용하여 기능자기공명영상은 특정 뇌활동과 연관된 시각 자극 및 작업 자극을 설계하여 기억, 주의, 언어 처리 등 다양한 인지 활동과 감정적 반응을 연구하는데 사용된다. 설계한 자극의 타이밍을 기반으로 BOLD 신호의 변화 간의 상관성을 연산하여 특정 자극이나 과제 수행 중에 뇌의 어떤 부위가 활성화되는지 알아낼 수 있다. 최근에는 기능자기공명영상을 이용한 뇌의 다양한 영역 간의 기능적 연결성을 연구하는 데도 사용한다. 기능적 연결성 분석은 외부 자극 또는 특정 작업을 수행하지 않고 깨어 있는 휴식 상태에서 뇌영역 간의 신호 상관성을 계산하여 다양한 뇌신경망을 정의하고 있다.

fMRI는 알츠하이머병 및 파킨슨병 환자와 같은 신경퇴행성 질환의 기억, 운동과 관련된 기능 이상을 평가하여 질환의 진단 및 진행상태를 모니터링 하는데 도움을 준다. 우울증 환자에서 감정과 관련된 뇌 영역의 활성화가 감소하거나 조현병과 같은 정신과 질환에서 비정상적인 뇌 활동 패턴을 평가하기도 한다. 뇌졸중이나 외상성 뇌손상 환자의 재활 과정에서 재활 치료 후 뇌의 활성화 패턴이 어떻게 변화하는지 추적하여 뇌의 기능적 회복을 평가하는 데에도 사용되기도 한다. 하지만, 아직은 임상에서 활용하기 위한 많은 연구가 수행되고 있는 분야이다.

(3) DWI & DTI

일반적으로 균질한 조직에서는 물 분자가 모든 방향으로 균등하게 확산되는 경향이 있다. 뇌의 백질과 같은 섬유 다발은 같은 방향성을 갖는 구조적인 특성에 의해 물 분자가 신경 섬유 다발에 의해 확산이 제한되며, 특정 방향으로만 확산된다. 따라서, 조직의 특성에 의해 확산의 정도와 방향성이 달라지게 된다. 확산에 대한 특성을 MRI에서 측정하기 위해서는 한 쌍의 반대 부호를 가진 대칭적인 경사자장을 사용한다. 첫번째 경사자장은 위치에 따라 물 분자의 양성자

자화의 주파수를 변화시켜 특정한 위상을 갖도록 한다. 첫번째 경사자장과 반대 부호를 갖는 두번째 경사자장은 변화된 양성자 자화 특정 위상을 보상하여 모든 양성자의 자화를 일치시킨다. 하지만, 확산에 의해 물분자가 이동하는 경우, 반대 부호의 두번째 경사자장이 가해졌을 때 첫번째 경사자장에 의한 위상 차이가 보상되지 않기 때문에 주변의 신호보다 감소한다. 따라서, 신호의 감소 정도를 통해 확산의 정도를 측정할 수 있다. 이렇게 확산의 정도를 가중화하여 영상화하는 확산가중영상(diffusion-weighted imaging, DWI)은 매개변수 b를 조정하여 최적화한다. b값은 경사자장의 크기, 지속시간, 한 쌍의 경사자장 간의 시간 간격에 의해서 결정된다. b값을 크게 하면 확산에 대한 민감도가 높아져서 확산에 의한 신호의 감소가 더 커진다.

DWI에서 경사자장의 방향을 조정하여 데이터를 획득하게 되면, 해당 방향의 확산의 정도를 측정할 수 있다. 이 원리를 이용하여 여러 방향에 대한 확산영상을 얻으면 각 방향의 확산 정도의 정보를 이용하여 조직 내에서의 물분자의 이동방향을 텐서로 표현할 수 있다. 이를 확산텐서영상(diffusion tensor imaging)이라고 하며, 신경 섬유 다발의 방향과 연결성을 측정하는데 사용한다. 일반적으로 최소 6개 이상의 서로 다른 방향에서 DWI를 획득하여 확산 텐서를 구성한다. 확산 텐서의 각 성분은 특정 방향의 확산 정도를 나타내며, 텐서로부터 신경섬유다발의 여러 특성을 구한다. 확산텐서로부터 주로 Fractional Anisotropy (FA), Mean Diffusivity (MD), Axial Diffusivity (AD), Radial Diffusivity (RD)를 얻어내는데, FA가 높다는 것은 조직이 특정 방향으로 확산 비율이 높다는 것을 의미하며, MD가 높은 것은 확산이 높다는 것을 의미한다. AD와 RD는 각각 주축의 방향과 주축의 수직인 방향으로의 확산 정도를 나타낸다. 이러한 변수의 특성을 통해 조직의 병리적 변화를 진단하는데 사용한다. DTI에서 얻은 텐서의 정보를 이용하면 신경다발을 삼차원적으로 재구성할 수가 있는데, 이를 트랙토그래피(tractography)라고 한다. 주로 DTI의 텐서 분석을 통해 확산 방향을 추적하여 신경섬유의 경로를 구축할 수 있다.

DWI는 허혈성 뇌졸증 초기 병변 영역 또는 세포 밀도가 높은 악성 뇌종양은 확산이 제한된 영역으로 DWI에서는 밝게 나타나고, AD 맵에서는 어둡게 나타나기 때문에 조기 진단 및 치료 계획을 세우는데 도움을 준다. DTI는 급성 뇌졸증 환자에서 백질 손상 영역에서 FA의 감소와 MD의 증가가 나타나며, 외상성 뇌손상에서 잘 보이지 않는 백질의 미세손상을 FA의 감소를 통해 발견할 수 있다. 뇌종양에서는 트랙토그래피를 이용하여, 종양 주변을 지나는 신경섬유다발을 분석하여 수술 계획에 있어 중요한 정보를 제공하고 있다.

3) 미래의 기술: 차세대 MRI 영상 기술 및 응용

(1) Synthetic MRI

일반적인 MRI와는 달리 Synthetic MRI는 단일 스캔으로 T1 이완 시간, T2 이완 시간, 양성자밀도와 같은 기존의 영상에서 필요한 모든 데이터를 수집한 후, 이 데이터를 활용하여 각 가중영상을 인공적으로 생성할 수 있다. 일반적으로 다중 에코 펄스 시퀀스를 사용하여 한번의 스캔으로 다양한 TE를 동시에 획득함으로써 T1, T2, PD의 정보를 얻게 된다. 수집된 획득된 T1, T2, PD 맵을 기반으로 기계학습 알고리즘이나 수학적 방법을 통해 해당하는 가중영상을 생성한다.

Synthetic MRI는 단일 스캔으로 T1, T2, PD 가중 영상을 동시에 획득할 수 있어 전체 스캔 시간을 크게 단축하면 오랜 스캔으로 인한 환자의 불편함을 줄일 수 있다. 또한, T1, T2 이완 시간과 프로톤 밀도 맵을 기반으로 조직의 특성을 정량적으로 평가하여 특정 병변이나 조직의 특성을 파악하여 병변의 성질을 파악하고, 신경 손상의 정도를 정량적으로 평가하여 진단 정확도를 높일 수 있다.

(2) 하이브리드 시스템

최근에는 의료영상 간의 장단점을 보완하기 위하여 두가지 이상의 의료영상 기기를 결합한 형태의 다양한 하이브리드 시스템을 개발하고 있다. 그 대표적인 예가 MR–PET 하이브리드 시스템이다. MRI는 앞서 설명한 것과 같이 다양한 해부학적인 영상을 제공하는데 뛰어난 특성을 보이고 있다. 하지만, 임상에서 병변에 대한 병리학적 특이성은 주로 PET 또는 SPECT와 같은 분자학적 영상이 보다 우수한 정보를 제공하는 경우가 많다. 따라서, 두 영상의 장점을 결합한 MR–PET 하이브리드 시스템이 최근 개발되었으며 암의 조기 진단, 알츠하이머, 파킨슨병의 진단 등 그 임상적 유용성을 연구 중에 있다.

(3) 초고자장 MRI 시스템

MRI 영상 기술의 근본적인 성능 개선은 주로 주자기장의 크기를 높게 만드는 것이 가장 중요하다. 앞서 설명한 바와 같이 MRI의 신호의 크기는 주자기장의 크기와 가장 밀접하게 연관되어 있으며, 자기장의 증가는 MRI의 신호대잡음비를 증가시키므로, 영상해상도를 높게 만들수 있어 보다 미세한 조직을 영상화 할 수 있다. 또한, 혈관 영상의 신호를 크게 증가시키고, spectroscopy에서 분자 간 주파수 차이를 크게 만들어서 대사 물질을 보다 세밀하게 분리할 수 있게 된다. 초기에는 0.5T, 1T 자석의 MRI가 개발되었으며, 최근에는 1.5T와 3T가 임상에서 가장 일반적으로 사용되는 MRI로 보급되고 있다. 현재, 임상에서 공급되는 MRI는 7T가 가장 높은 자기장을 가지고 있으며, 연구용으로 개발되고 있는 인체용 MRI는 7T 아상의 자기장을 가지고 있으며, 국내에서는 가천대학교 뇌과학연구원에서 11.7T를 개발 연구 중에 있다.

컨셉 요약

MRI란?

일반적인 고자기장의 MRI는 M.R.I의 이름을 대표하는 코일을 이용하여 만들어진다.

Magnetic – 초전도자석(superconductor coil): 균일하고 강한 자기장을 이용하여 수소원자를 자기장 방향으로 정렬시켜 자화를 형성하고, 동일한 라모어주파수로 세차운동을 하도록 하여 자기장에 의한 특정 주파수에 반응할 수 있도록 하여 인체가 신호를 생성할 수 있게 준비하는 역할을 한다.

Resonance – 라디오주파수코일(RF Coil): 외부에서 인체 내 수소원자의 라모어주파수와 동일한 전자기파를 가하여 수소원자가 공명하면 에너지를 받아 세차운동의 축의 각도가 변하면서 종축과 횡축의 자화 크기가 변화한다. 인가되는 전자기파가 멈추면 수소원자의 세차운동의 축이 다시 원래대로 돌아오면서 변화하는 전자기파를 RF코일에 유도되는 기전력의 합으로 신호를 수신한다. 이때, 구성 물질마다 종축과 횡축으로 돌아오는 속도가 달라지면서 획득되는 신호의 크기가 달라진다.

Imaging – 경사자장코일(gradient coil): 경사자장 코일은 RF 코일에 의해 전자기파가 인가된 후 위치에 따라 선형적으로 미세한 크기의 자기장을 주자기장에 추가적으로 가하여 위치마다 서로 다른 라모어주파수를 갖게 한다. 이로써 위치마다 수소원자의 주파수 또는 위상을 다르게 하여 합쳐진 RF코일을 통해 수신된 신호를 푸리에변환을 이용하여 분리하여 픽셀마다의 신호를 영상으로 얻게 된다.

MRI는 RF코일과 경사자장코일에 인가하는 전류의 크기와 타이밍을 조절하여 다양한 형태의 영상을 얻게 되며 이를 설계하는 것을 펄스시퀀스라고 한다.

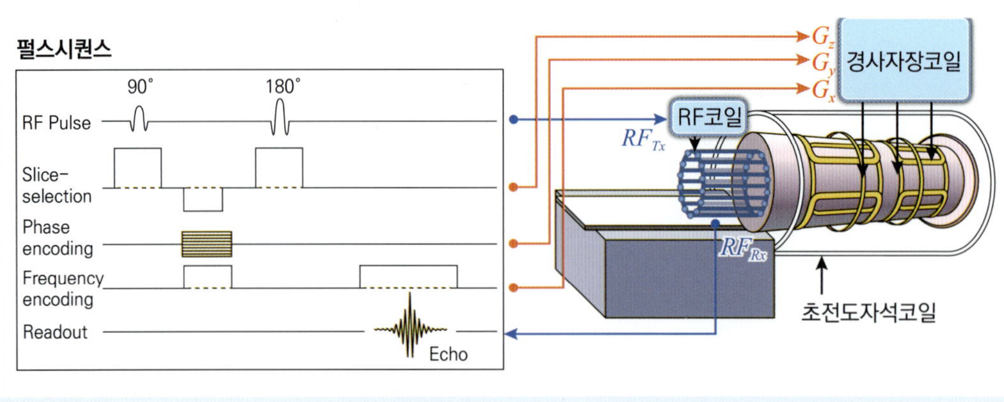

연습문제

1. MRI를 구성하는 주요 세가지 코일의 이름은 무엇인가?

2. 자기공명영상에서의 공명이라는 이름이 붙은 이유는 무엇이며, 어떤 하드웨어(코일)와 연관이 있는가?

3. 주자기장의 크기가 3 Tesla인 MRI에서의 양성자에 대한 라모어주파수를 구하시오(단, 양성자의 42.58 MHz/T이다).

4. MRI가 다른 의료영상과 달리 가장 큰 장점 중 하나는 어떤 위치와 방향의 단층을 스캐너 또는 환자의 위치 변화 없이 촬영이 가능하다는 점이다. 인체의 특정 단면을 선택하는 원리는 무엇이며, 이때 사용되는 각 코일의 역할은 무엇인가?

5. MRI에서 다음의 대조도를 강조하는 영상을 얻기 위하여 TR과 TE를 각각 어떻게 조절해야 하는가?

   (1) T1 강조영상

   (2) T2 강조영상

   (3) 양성자밀도 강조영상

6. MRI 영상을 획득하기 위한 주파수부호화와 위상부호화의 기본 원리와 주요 차이점은 무엇인가? MRI에서 신호를 획득하는 시간을 기준으로 설명하시오.

7. RF 코일을 통해 수신되는 공간 내의 자화의 합으로 획득되는 신호로부터 각 픽셀의 위치마다 양성자 밀도의 크기를 분리하여 영상으로 획득하는 원리는 무엇인가?

8. 뇌기능이 활성화되는 부위를 찾아내기 위해 MRI를 이용하는 것을 fMRI라고 한다. 시각자극이 주어졌을 때, 뇌의 활성화 부위에서 수신되는 MRI 신호에는 어떤 변화가 있는가? 에너지 대사의 변화를 고려하여 설명하시오.

9. 일반적으로 양성자가 100만 번 세차 회전할 때, 지방을 구성하는 양성자가 물을 구성하는 양성자보다 초당 약 3.5 바퀴만큼 느리게 회전한다. 이를 chemical shift라고 부르고, 그 단위로 ppm (particle per million)을 사용한다. 물과 지방 간의 3.5 ppm chemical shift를 고려할 때, 3 Tesla MRI에서의 물과 지방의 주파수 차이는?

10. 뇌 종양의 위치나 모양을 정확하게 판독하기 위해서 MRI는 특별한 조영제를 사용한다. 이때 사용되는 조영제의 종류와 각 조영제가 영상 신호에 미치는 영향은 무엇인가?

용어정리

반자성(Diamagnetic) 외부 자기장에 대해 반대 방향으로 자화되는 특성으로 자기장이 적용되면 미세한 반발력을 나타냄

상자성(Paramagnetic) 외부 자기장에 대해 같은 방향으로 자화되는 특성으로 자기장이 강할수록 자화가 증가하는 특성을 가짐

세차운동(Precession) 자기장 내에서 회전하는 핵의 자화가 주자기장의 방향과 일정 각도를 이루며 큰 축으로 회전하는 현상이며, 핵의 종류와 주자기장 크기에 따라 속도가 결정됨

숙임각(Flip angle) 외부에서 가해지는 RF 펄스의 자기장에 의해 자기공명 핵스핀의 정렬 방향을 틀어지게 하는 각도를 말하며, 90도 또는 180도가 일반적임

순자화(Net magnetization) 자기장 내에서 핵스핀의 정렬로 인해 생성되는 전체적인 자화의 크기를 나타내며, MRI의 신호를 결정하는 신호원임

위상부호화(Phase encoding) 공간 내의 위치마다의 자화 신호의 시간에 따른 위상 차이를 이용해 공간 정보를 인코딩하는 방식이며, MRI에서 신호를 획득하기 전에 가해진 경사자장에 의해서 결정됨

자화율(Magnetic susceptibility) 물질이 자기장에 대해 얼마나 반응하는지 나타내는 특성으로, 물질의 자화 반응을 결정함

전자파흡수율(Specific absorption ratio , SAR) 인체가 RF 에너지를 흡수하는 정도를 나타내는 지표로 MRI에서 안전성 평가에 사용됨

종자화(Longitudinal magnetization) 주자기장 내에 놓인 핵스핀의 순자화의 벡터합 중 주자기장의 방향에 대한 종방향의 성분

주파수부호화(Frequency encoding) 공간 내의 위치마다의 자화 신호의 주파수를 통해 공간 위치를 인코딩하는 방식이며, MRI에서 신호를 획득하는 동안 가해지는 경사자장에 의해서 결정됨

초전도체(Superconductor) 매우 낮은 온도에서 전기 저항이 없는 물질로 전류가 저항 없이 흐를 수 있으며, MRI의 고자장의 자석을 만드는데 사용됨

횡자화(Transverse magnetization) 주자기장 내에 놓인 핵스핀의 순자화의 벡터합 중 주자기장의 방향에 대한 횡방향의 성분

Dephase RF 펄스가 가해져 횡방향으로 정렬된 핵스핀들이 시간에 따라 서로 다른 위상으로 분산되어 가는 현상

FID(Free induction decay) RF 펄스가 가해진 후 핵스핀이 원래 자화 상태로 돌아가면서 발생하는 신호 감쇠 현상

Gradient echo MRI에서 경사자장을 이용하여 자화 상태를 반전시켜 에코신호를 생성하는 방식으로, 주로 빠른 이미징에 사용됨

k-space RF코일로 수신되는 전기적 신호를 저장하는 공간으로써 주파수부호화 및 위상부호화에 따라 위치가 결정되며, 여기에 저장되는 신호는 MRI 영상에 대응하는 공간주파수 신호임

Rephase 서로 다른 위상으로 분산된 횡방향의 핵스핀들이 다시 위상이 일치하는 방향으로 변화를 일으켜 신호를 강화하는 과정

RF펄스(RF pulse) MRI에서 핵스핀에 에너지를 가하여 자화 상태를 변화시키는 고주파 전자기파로써 라디오주파수인 수십~수백MHz의 주파수를 가짐

Spin echo MRI에서180도 RF 펄스를 사용하여 자화 상태를 반전시키고 에코신호를 생성하는 방식으로 주로 T2 이미징에 사용됨

T1이완(T1 Relaxation) RF펄스에 의해 여기되어 감소되었던 핵스핀의 종축 자화가 다시 원래 상태로 회복되어 원래 상태로 돌아가는 시간

T2이완(T2 Relaxation) RF펄스에 의해 여기되어 주자기장의 횡축방향으로 정렬되었던 핵스핀들이 원래 상태로 돌아가는 시간으로, 횡축자화가 상실되면서 발생하는 신호 감소 과정

TE (Echo time) RF 펄스가 가해진 시간과 획득되는 MRI 에코 신호 사이의 시간 간격으로써, 일반적으로 이를 조절하여 물질 간의 T2 차이를 강조할 수 있음

TR (Repetition time) RF 펄스를 가하고 에코 신호의 획득이 끝난 후, 다음 에코신호 획득을 위해 가해지는 RF 펄스까지의 시간 간격으로, 일반적으로 이를 조절하여 물질 간의 T1 차이를 강조할 수 있음

참고 문헌

1. Haacke, E. M., Brown, R. W., Thompson, M. R., & Venkatesan, R. (1999). Magnetic Resonance Imaging: Physical Principles and Sequence Design. Wiley-Liss.
2. Liang, Z. P., & Lauterbur, P. C. (2000). Principles of Magnetic Resonance Imaging: A Signal Processing Perspective. Wiley-IEEE Press.
3. Bernstein, M. A., King, K. F., & Zhou, X. J. (2004). Handbook of MRI Pulse Sequences. Elsevier Academic Press.
4. Nishimura, D. G. (2010). Principles of Magnetic Resonance Imaging. Stanford University.
5. McRobbie, D. W., Moore, E. A., Graves, M. J., & Prince, M. R. (2006). MRI from Picture to Proton. Cambridge University Press.
6. Edelstein, W. A., & Bottomley, P. A. (1983). "Signal, Noise, and Contrast in NMR Imaging". Journal of Computer Assisted Tomography, 7(3), 391-401.
7. Lauterbur, P. C. (1973). "Image Formation by Induced Local Interactions: Examples Employing Nuclear Magnetic Resonance". Nature, 242(5394), 190-191.
8. Weishaupt, D., Köchli, V. D., & Marincek, B. (2008). How Does MRI Work? An Introduction to the Physics and Function of Magnetic Resonance Imaging. Springer.
9. Hashemi, Ray H., PhD. MRI: The Basics, 4th Edition. Lippincott Williams & Wilkins, 2017. ISBN 9781496384324.
10. Kabasawa H. MR Imaging in the 21st Century: Technical Innovation over the First Two Decades. Magn Reson Med Sci. 2022 Mar 1;21(1):71-82.
11. Jahng G, Park S, Ryu C, Cho Z. Magnetic Resonance Imaging: Historical Overview, Technical Developments, and Clinical Applications. Prog. Med. Phys. 2020;31:35-53.
12. Grover VP, Tognarelli JM, Crossey MM, Cox IJ, Taylor-Robinson SD, McPhail MJ. Magnetic Resonance Imaging: Principles and Techniques: Lessons for Clinicians. J Clin Exp Hepatol. 2015 Sep;5(3):246-55.
13. Gold, G. E., et al. (2004). "Musculoskeletal MRI at 3.0 T: Relaxation Times and Image Optimization". Journal of Computer Assisted Tomography, 28(5), 678-682.
14. Gallagher, T. A. (2008). "An Introduction to the Fourier Transform: Relationship to MRI". American Journal of Roentgenology, 190(5), 1296-1305.
15. Meyerand, M. E., & Prabhakaran, V. (2000). "MR Spectroscopy: Basic Principles and Clinical Applications". Journal of Neuroimaging, 10(3), 100-113.
16. Runge, V. M., Morelli, J. N., & Williams, M. (2018). Essentials of Clinical MR Angiography: Magnetic Resonance Angiography for Radiologists and Clinicians. Springer.
17. Bottomley, P. A. (1987). "MR Spectroscopy of the Human Brain: The Basics". Radiology, 165(3), 559-570.
18. Deshmane, A., Gulani, V., Griswold, M. A., & Seiberlich, N. (2012). "Parallel MR Imaging". Journal of Magnetic Resonance Imaging, 36(1), 55-72.

19. Ogawa, S., Lee, T. M., Kay, A. R., & Tank, D. W. (1990). "Brain Magnetic Resonance Imaging with Contrast Dependent on Blood Oxygenation". Proceedings of the National Academy of Sciences, 87(24), 9868-9872.

20. Mori, S., & Zhang, J. (2006). "Principles of Diffusion Tensor Imaging and Its Applications to Basic Neuroscience Research". Neuron, 51(5), 527-539.

21. Gong, N.-J., Wong, C. S. M., Chan, C. C. H., & Leung, L. M. (2016). "Diffusion Tensor Imaging of the Brain: A Comparative Review". Current Radiology Reports, 4(5), 38-45.

22. Yoon, J. H., et al. (2019). "Recent Advances in Abdominal MRI for Reducing Scan Time". Korean Journal of Radiology, 20(4), 600-613.

23. Kawahara, D., et al. (2021). "T1-weighted and T2-weighted MRI Image Synthesis with GAN". Frontiers in Neuroscience, 15, 652039.

24. Hamilton, J., Franson, D., & Seiberlich, N. (2017). "Recent Advances in Parallel Imaging for MRI". Progress in Nuclear Magnetic Resonance Spectroscopy, 101, 71-95.

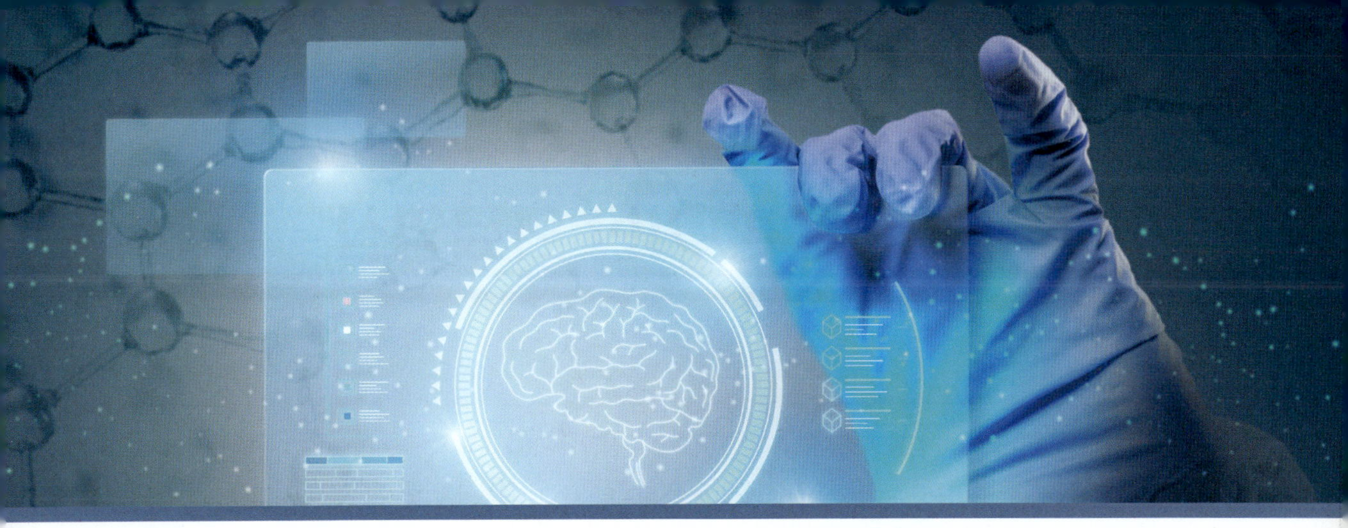

Chapter 05-3

라돈변환 기반 의료영상

Tomography

CHAPTER

5-3 라돈변환 기반 의료영상
Tomography

김행근

학습개요 이 장을 통해 다음과 같은 목표를 달성할 수 있다.

1. '라돈변환'의 개념과 이를 의료영상기술에 적용하는 방식을 이해하고, '투과영상'과 '방출영상'의 차이점 및 원리를 설명할 수 있다.
2. X선, 감마선, 소멸광자 등 의료영상에 사용되는 방사선의 생성 원리와 물질과의 상호작용을 이해한다.
3. 투영방사선촬영, CT, 감마카메라, SPECT, PET 등 주요 의료 영상 장비의 작동 원리와 특징을 비교하여 설명할 수 있다.
4. 섬광체, 광센서, 콜리메이터, 동시계수회로 등 방사선 검출 기술의 기본 원리를 이해한다.
5. 의료영상에서의 데이터 처리 과정, 영상 재구성 기법, 그리고 후처리 방법에 대해 설명할 수 있다.
6. PET/CT, PET/MR과 같은 하이브리드 영상 시스템의 원리와 장단점을 이해하고, 의료영상기기의 주요 성능 지표를 장비별로 비교할 수 있다.

01 서론

1917년 오스트리아의 수학자 요한 라돈(Johann Radon)이 제안한 라돈변환(Radon transform)은, 2차원 또는 3차원 객체를 다양한 각도에서의 투영(projection) 연산을 통해 시노그램(sinogram)으로 변환하는 수학적 기법이다. 라돈변환은 X선 기반의 투과영상(transmission image, transmission tomography)과 방사성 동위원소를 이용하는 방출영상(emission image, emission tomography)으로 구성되는 단층촬영(tomography) 기술의 이론적 기반을 제공한다.

투과영상은 외부에서 투과되는 X선을 통해 신체 내부의 X선 감쇠 계수 차이를 바탕으로 단층영상을 생성하며, 방출 영상은 체내에서 방출되는 감마선이나 소멸광자를 이용하여 체내의 특정 분자 활동이나 대사 과정을 시각화한다. 이 두 가지 영상 기술은 질병의 진단과 치료 효과 모니터링에서 서로 다르지만, 서로를 보완하는 강점을 가지고 있기 때문에 각각의 원리와 응용을 이해하는 것이 매우 중요하다.

본 장에서는 라돈변환의 수학적 기초와 이 변환이 투과영상과 방출영상에 어떻게 적용되는지 소개한다. 또한, 각 의료 영상 기기에서 발생하는 신호의 생성 원리와 이 신호의 검출 및 처리 방법을 중점적으로 다룬다. 여기에는 X선, 감마선, 소멸광자의 생성 메커니즘과, 이들을 검출하는 섬광체, 광센서, 콜리메이터, 동시계수회로 등의 역할이 포함되어 있다.

이후에는 신호가 디지털화되고 영상으로 재구성된 후 후처리되는 과정들을 간략히 다루며, 하이브리드 영상 시스템들의 응용과 각 기기의 성능을 비교한다. 이를 통해, 라돈변환 기반의 투과영상과 방출영상 기술을 종합적으로 이해하고, 각각의 특징과 성능을 비교 분석할 수 있게 될 것이다.

참고 체내 단층영상을 제공하는 모든 의료 영상 기기가 라돈변환에 기반하고 있는 것은 아니다. 예를 들어 MRI는 핵자기 공명 현상과 푸리에 변환, 초음파 영상은 음파의 반사와 산란 원리를 이용하여 단층영상을 생성한다. 라돈변환은 주로 방사선을 이용하는 의료영상기기에서 활용된다.

02 라돈변환과 의료영상

'라돈변환'은 복잡한 현실 세계를 추상화(abstraction)하기 위한 수학적 모델링의 한 예로, 의료영상의 단층 촬영에서 중요한 역할을 한다. 이 변환은 3차원 구조를 여러 2차원 투영 데이터로 변환하고, 이를 다시 3차원 구조로 복원하는 수학적 기반을 제공한다. 단층 촬영에서는 투영 데이터를 획득하며, 이 획득된 투영 데이터를 통해 체내의 3차원 구조를 나타내는 단층영상을 얻어낸다. 즉, CT, PET와 같은 현대 단층촬영 기술들은 라돈변환을 활용하여 환자의 신체 내부를 비침습적으로 시각화한다.

라돈변환은 투영(projection; 투사 또는 사영이라고도 불림) 연산을 기반으로 하며, 2차원 단층영상의 경우 이를 통해 시노그램을 생성하고 '역라돈변환(inverse radon transform)'을 통해 원래의 이미지로 복원할 수 있다. 이 개념은 여러 개의 2D 평면을 쌓아 올린 3차원 이미지로도 쉽게 확장할 수 있어, 복잡한 3차원 구조의 내부를 정확하게 시각화하는 데 활용된다.

1) 라돈변환과 투영

1917년, 오스트리아의 수학자 요한 라돈은 2차원 이미지를 여러 각도에서 투영하면 이들 투영 연산의 결과물들로부터 원래 2차원 이미지를 재구성할 수 있다는 흥미로운 아이디어를 제안

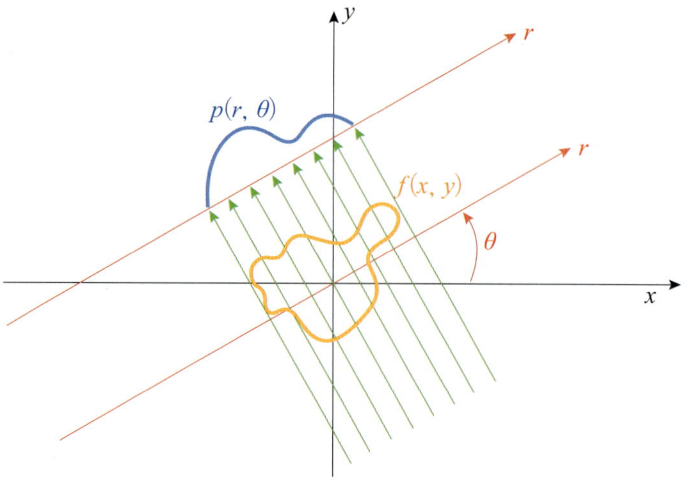

그림 5-3-1. **라돈변환의 수학적 정의를 시각화**

했다. 이 개념이 바로 라돈변환의 시작이다. 당시 단순한 수학적 호기심에서 비롯된 이 아이디어가 이후 의료 영상 기술의 혁신을 가져올 줄은 아무도 예상하지 못했다.

2차원의 경우, 라돈변환 $p(r, \theta)$은 다음과 같이 정의된다.

$$p(r, \theta) = \int\int f(x, y)\delta(x\cos\theta + y\sin\theta - r)dxdy$$

여기서 $f(x, y)$는 '원본 이미지'를 나타내는 2D 함수, δ는 '디락–델타 함수', r은 적분 연산이 이루어지는 투영선(projection line)과 원점의 거리로, '투영위치(radial distance)'를 나타내며, θ는 '원점에서 r을 잇는 직선'이 x축과 이루는 각도, 즉 투영각(view)이다.

이 수식이 복잡해 보일 수 있으나, 사실 $f(x, y)$의 각 지점의 값들을 특정 투영각에서 정의된 여러 투영선(그림 5-3-1의 점선) 상을 따라 합산(적분; integration)하는 개념을 의미한다. 이 과정을 3차원 물체로 확장하면 '2차원의 투영'을 얻게 된다.

참고 의료영상을 포함하여 영상처리에서 이미지는 흔히 2차원상의 물체 구조(의료영상에서는 실제 구하고자 하는 단층영상)를 나타내는 함수 $f(x, y)$로 표현된다. 그리고 디락–델타 함수는 독립변수가 0인 경우에만 1의 값을 가지고 그 외의 경우에는 0의 값을 가지는 함수로, 라돈변환에서 투영 연산이 $x\cos\theta + y\sin\theta = r$을 만족하는 투영선을 따라 이루어지는 적분으로 동작하게 만든다.

아래 그림은 라돈변환에서 사용되는 투영연산을 예시로 보여주며, 오른쪽에 위치한 원의 이미지를 0°의 투영각으로 투영한 결과와 과정을 나타낸다.

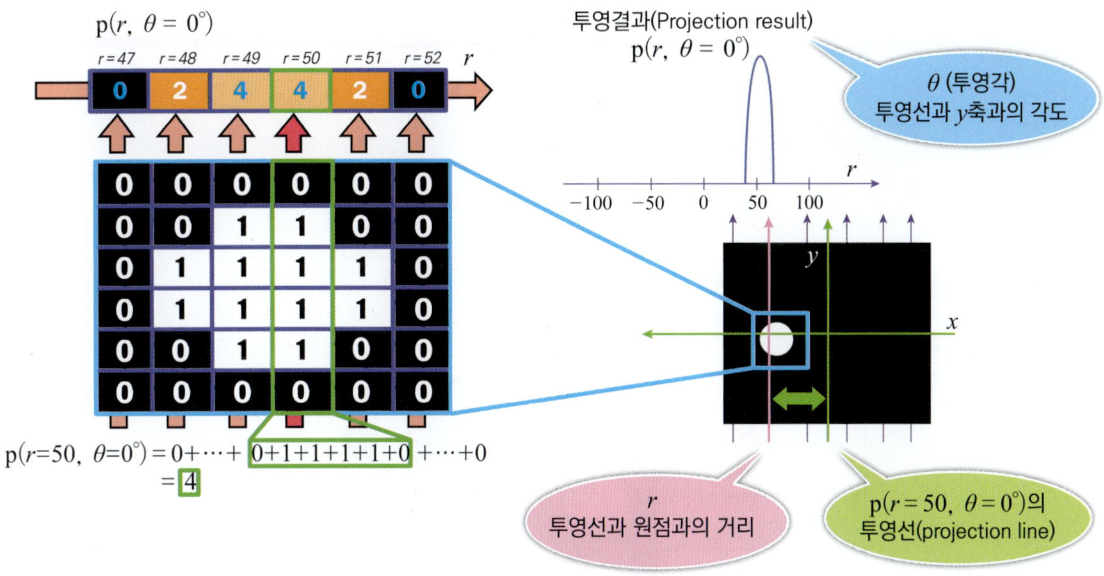

그림 5-3-2. **단일 투영각의 투영 과정**

그림 5-3-2에서 보이듯이, 투영 $p(r = 50, \theta = 0°)$는 $f(x, y)$에서 주황색의 특정 투영선상에 위치하는 여러 픽셀을 적분하여 얻은 값이다. 앞선 설명에서는 투영각을 x축을 기반으로 설명했지만, 이는 y축과 투영선의 각도라고 생각해도 무방하다.

참고 위 그림에서는 0도 투영각의 과정을 이해하기 쉽게 이산(discrete) 형태로 표시했다. 하지만, 라돈 변환은 연속(continuous) 데이터를 기반으로 정의된다.

2) 시노그램: 여러 투영각으로 구성된 라돈변환의 결과

라돈변환을 여러 투영각에서 수행하면 '시노그램(sinogram; 사인곡선, 여현곡선)'이라 불리는 특별한 이미지를 얻게 된다. 시노그램에서 가로축은 투영위치(radial distance, r), 세로축은 투영각(θ)를 나타낸다.

참고 시노그램이라는 이름은 점(dot) 물체를 변환했을 때 결과가 sine 곡선 모양이 되기 때문에 붙여졌다.

라돈변환을 통해 시노그램이 생성되는 과정은 다음 그림과 같다.

이 그림은 0°에서 179°까지 1 간격으로 투영연산을 수행하여 총 180개의 투영각들로 구성된 시노그램이 생성되는 과정을 보여준다. 원본 이미지와 시노그램 모두에서 흰색일수록 높은 값을 나타내는데 이는 각각 원본 이미지의 밝기와 투영된 데이터의 강도(intensity)를 의미한다.

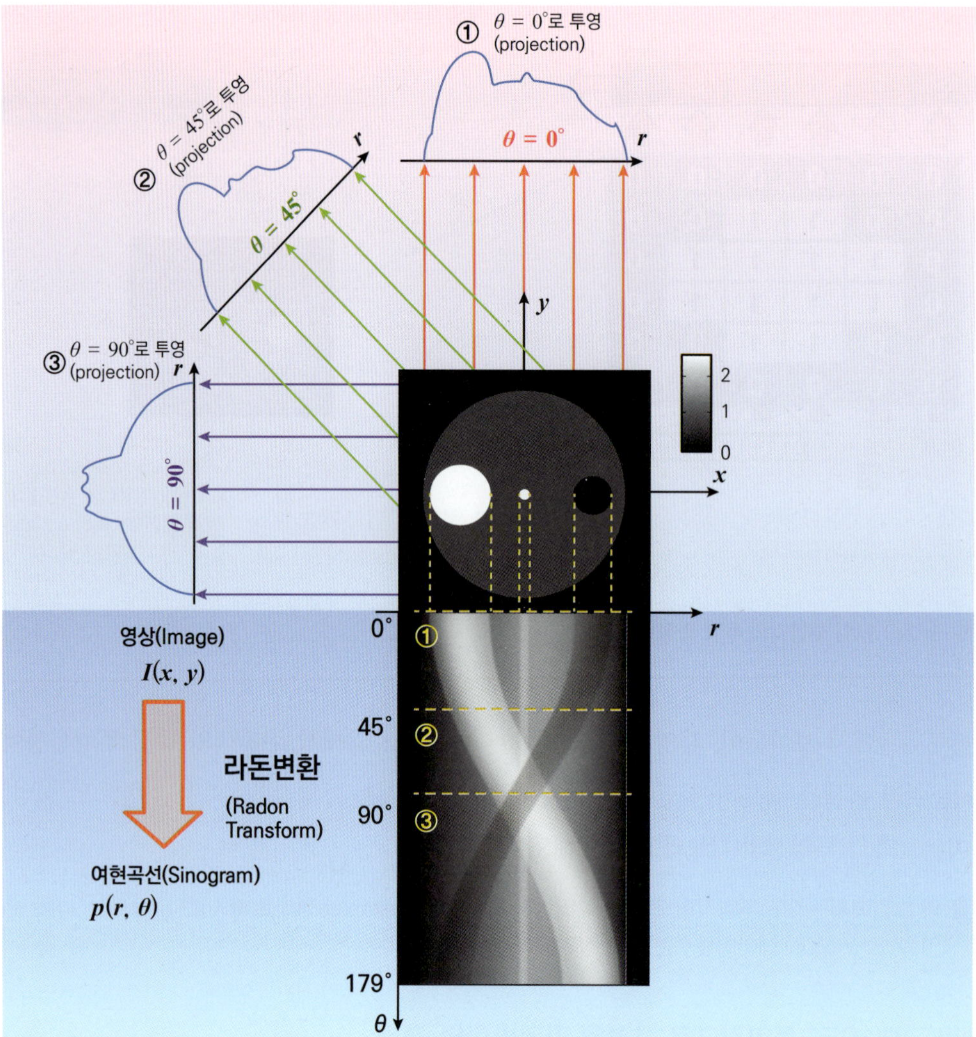

그림 5-3-3. **단일 투영각의 투영 과정**

그림 5-3-3에서는 이해를 돕기 위해 ①, ②, ③으로 0° 45° 90°의 투영의 프로파일을 표시했고, 주황색 점선으로 이들 프로파일이 각각 시노그램상에서 어디에 위치하는지도 표시했다.

여기서 주의할 점은, 0°와 180° 투영각의 투영 데이터가 좌우만 바뀔 뿐 동일하다는 것이다. 따라서 일반적으로 시노그램은 [0°, 180°)의 범위에서만 획득할 수 있으나, CT 등 일부 의료 영상 장비에서는 180° 차이가 나는 투영각 데이터도 함께 획득하는 경우도 있다. 이렇게 하나의 투영각에 대해 두 개의 측정 데이터를 얻을 경우 좀 더 통계적으로 정확한 시노그램을 얻을 수 있으며, 이는 노이즈 감소와 영상 향상에 도움이 된다.

참고 범위를 나타낼 때, 대가로(square bracket)는 포함을 의미하고, 소가로(parentheses)는 불포함을 의미한다. 즉, '[1, 2]'는 경계인 1과 2를 포함하는 범위(1이상 2이하)를 의미하고, '(1, 2)'는 경계를 모두 불포함하는 범위(1 초과 2 미만)를 의미한다.

의료 영상에서는 이러한 시노그램의 각 점을 'bin'이라고 부르며, 이는 일반 영상의 'pixel'과 비슷한 개념이다.

CT, SPECT, PET 등의 의료 영상 장비는 촬영 과정을 통해 라돈변환을 수행한다. 이들은 인체 내부를 여러 각도에서 '투영'하고, 그 결과를 시노그램으로 만든다.

실제 의료영상에서는 위 그림의 2D 평면이 아닌 3D 볼륨(volume)에 대한 라돈변환을 수행한다. 가장 간단한 방식은 z축으로 직교하는 여러 2D 평면을 각 층으로 삼아 2D 라돈변환을 하고 이를 쌓아 올린다. 더 발전된 방식은 z축에 직교하는 평면뿐 아니라 특정 각도로 기울어진 2D 평면들을 포함하는 방식이며, 현재 상용화된 CT와 PET에서 이를 구현하는 방식은 조금씩은 차이가 있으나 동일한 개념으로 활용되고 있다.

참고로 pixel 대신 3D 영상에서는 'voxel'이라는 용어도 사용하는데, 이는 3D 공간의 작은 부피 단위를 가리킨다.

3) 역 라돈변환과 필터링된 역투영법

의료 단층촬영을 하는 이유는 환자의 내부 구조에 대한 정보를 얻기 위해서다. 그렇기 때문에 '측정된 투영들의 모임인 시노그램'으로부터 원래의 물체 구조 $f(x, y)$를 복원하여 환자의 내부 구조인 '단층(tomogram)'을 반드시 획득해야 한다. 이를 영상재구성(image reconstruction)이라고 부르며, 줄여서 재구성(reconstruction)이라고도 한다. 이는 여러 각도에서 본 '조각들(투영 데이터)'을 모아 전체 그림(원본 이미지)을 완성하는 과정으로 퍼즐을 맞추는 것에 비유할 수 있으며, 수학적으로는 역라돈변환이라 칭한다.

이상적인 상황에서 영상재구성을 위한 '역(inverse)라돈변환'은 '필터링된 역투영법(filtered back-projection, FBP)'으로 구현된다. FBP는 두 단계로 이루어진다.

① 필터링: 시노그램 데이터에 고주파 성분을 강조하는 필터를 적용하여 역투영 시 발생하는 블러링(blurring)을 줄여서 원래 이미지의 선명도를 얻도록 함.

② 역투영: 필터링된 데이터를 원래의 이미지 공간으로 되돌림. 이는 각 투영 데이터를 해당 각도로 이미지 평면에 '뿌리는' 과정이라고 볼 수 있음.

필터링을 생략하고 단순역투영(simple back-projection, SBP)만을 수행할 경우, 그 결과 이미지는 매우 흐릿하다. 이는 여러 투영각으로 구성된 여러 역투영의 적분 과정에서 Jacobian 처리가 제대로 이루어지지 않아 발생하는 $1/r$ 블러링(blurring) 현상 때문이다. FBP는 필터링 과정을 통해 이러한 문제를 해결하여 이상적인 역라돈변환을 구현한다.

아래 그림은 SBP의 과정과 결과를 보여준다.

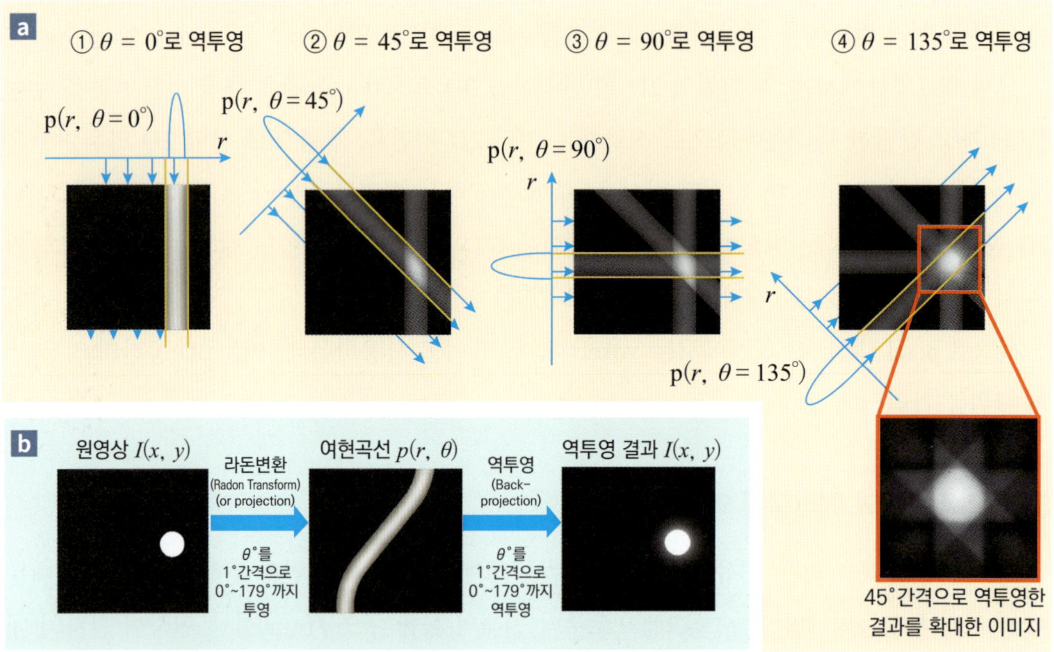

그림 5-3-4. **단순역투영(Simple Back-projection, SBP)의 과정과 결과**

그림 5-3-4a는 4개의 투영각(θ)만을 사용한 SBP의 결과를 나타내며, 너무 적은 수의 투영각만을 사용했기 때문에 원본의 원(circle) 모양을 제대로 재구성하지 못하고 있다.

그림 5-3-4b는 충분한 수의 투영각들을 사용한 SBP의 결과로, 원본의 원(circle) 모양을 표현하지만 저주파 성분이 과도하게 강조되어 매우 흐릿한 영상으로 재구성된 것을 확인할 수 있다(필터링이 없는 SBP의 한계를 보여줌).

다음의 그림은 FBP 과정을 보여준다. FBP는 이상적인 역라돈변환에 해당하며, 일반적으로 FBP는 시노그램에 Ramp 필터나 Shepp-Logan 필터 등을 적용하여 필터링한 후 역투영을 수행한다.

그림 5-3-5a는 필터링 과정을, 그림 5-3-5b는 필터링된 데이터를 이용한 역투영 과정을 보여준다.

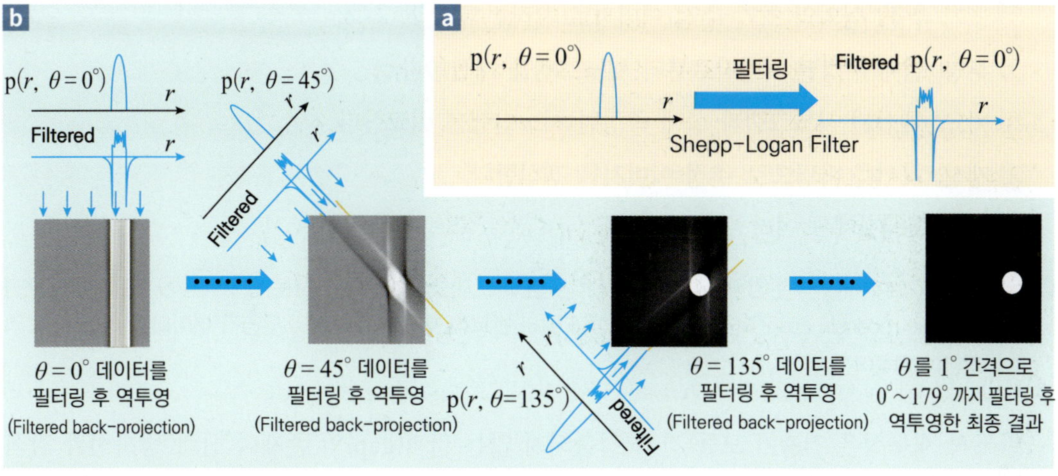

그림 5-3-5. **FBP의 과정과 결과**

필터링된 다양한 투영각의 투영 데이터를 역투영한 결과들을 보여주며 최종적으로 투영각을 1° 간격으로 0°~179°까지 필터링 후 모두 역투영한 결과가 오른쪽에 위치하고 있다.

FBP는 역라돈변환에 해당되며, 이상적인 라돈변환에 기반한 의료영상기기에서 영상재구성에 활용되었다.

참고 여기서 '이상적인'이라는 용어는 역라돈변환이 이론적으로 완벽한 영상재구성을 가능하게 한다는 뜻에서 사용되었다. 노이즈, 검출기 간의 간격, 이산적(discrete) 데이터 처리 등의 여러 제약으로 인해 실제 의료영상 기기는 노이즈가 없는 연속적인 라돈변환기로 동작하지 못하며, 이로 인해 FBP의 결과물은 원래 원본을 완벽하게 복원하지 못한다.

4) 반복적 재구성

이상적(또는 이론적)으로 FBP은 역라돈변환과 동일하지만, 실제 의료영상 환경에서는 여러 가지 제약으로 인해 FBP보다 '반복적 재구성(iterative reconstruction)'이 더 널리 사용된다. 이는 주로 노이즈와 이산화된 데이터 등의 문제 때문이다.

'반복적 재구성'은 이름 그대로 여러 번의 계산을 반복하여 영상을 재구성한다. 각 반복(iteration) 단계마다 현재 추정 중인 이미지로부터 얻어진 추정된 시노그램과 실제 측정된 시노그램 데이터를 비교하며 차이를 줄이는 방향으로 현재 추정 중인 이미지를 갱신하며, 이 과정은 다음과 같은 단계로 이루어진다.

① 초기 추정: 임의의 초기 추정 이미지로 시작한다.

② 투영: 현재 추정된 이미지로부터 시노그램을 계산한다.

③ 비교: 계산된 시노그램과 실제 측정된 시노그램을 비교한다.

④ 갱신: 차이를 바탕으로 추정 이미지를 갱신한다.

⑤ 반복: 2–4단계를 여러 번 반복한다.

참고 FBP와 같이 하나의 투영각마다 한 번의 역투영으로 재구성이 이루어지는 알고리즘을 '분석적 재구성(analytic reconstruction)'이라고 부른다. 이와 달리 반복적 재구성은 하나의 투영각 데이터가 여러 차례 역투영이 이루어진다.

반복적 재구성은 검출기 모듈 간의 검출되지 않는 간격(gap)의 존재나 산란 방사선과 감쇠 효과 등의 실제 의료 영상 기기의 물리적 특성을 고려하여 영상재구성을 할 수 있기 때문에 더 정확한 영상을 재구성(reconstruction)할 수 있다. 다만, 반복적 재구성은 FBP와 달리, 단일 투영각의 데이터에 대해 수십에서 수백 차례의 역투영의 반복을 필요로 하기 때문에 요구되는 계산량이 많다. 이러한 이유로 초기에는 널리 사용되지 못했으나, 컴퓨팅 기술의 발전으로 오늘날에는 분석적 재구성보다 반복적 재구성이 더 선호되고 있다.

오늘날 반복적 재구성이 보다 많이 선호되는 것이 사실이지만, 이는 영상기기의 특성에 따라 선택이 달라질 수 있다. 예를 들어, CT의 경우 상대적으로 높은 SNR (signal–to–noise ratio)의 투영 데이터를 얻을 수 있어 FBP와 같은 분석적 재구성으로도 충분한 경우가 많다. 그러나 같은 CT라도 방사선 피폭을 줄이기 위한 저선량 CT에서는 SNR이 낮기 때문에 반복적 재구성이 좀 더 좋은 선택이 된다.

대표적인 반복적 재구성 알고리즘으로는 최대우도기대값최대화(maximum likelihood expectation maximization, MLEM)와 순서화부분집합기대값최대화(ordered subset expectation maximization, OSEM)가 널리 사용된다. OSEM은 MLEM을 개선한 버전으로, 데이터를 부분집합으로 나눈 후 1번의 iteration에서 나누어진 부분집합만을 이용한 여러 갱신 처리를 수행하여 매우 빠른 계산속도를 자랑한다.

5) 의료 영상에서 라돈변환의 응용

라돈변환은 다음과 같은 다양한 의료 영상 기술들의 이론적 기반을 제공한다.

- **투영방사선촬영**(projection radiography): 라돈변환의 가장 기본적인 형태로 이해될 수 있는 의료영상기술이다. 투영 방사선 촬영은 3D 대상을 단일 방향에서 투영하여 2D 투영영

상을 얻는 방식으로, 보통 X선을 이용한다. 이는 단일 투영각만을 사용한 라돈변환으로 볼 수 있다.

- **컴퓨터단층촬영**(CT): 여러 각도에서 X선 투영을 수행하여 단층영상을 재구성하는 투과영상 기술로, 라돈변환을 가장 직접적으로 활용한다. CT에서는 각 투영이 X선 감쇠 계수의 선적분으로 측정되며, 이를 바탕으로 체내 구조의 상세한 단층영상을 생성한다. 다양한 투영각에서의 데이터를 사용하며 고해상도의 단층영상을 생성한다.
- **감마카메라**: 감마카메라는 방사성 동위원소에서 방출되는 감마선들 중 단일 방향으로 향하는 것들만을 검출하여 투영 영상을 생성한다. 이는 '투영 방사선 촬영'의 방출영상 버전으로, 감마카메라 역시 단일 투영각만을 사용한 라돈변환이라고 볼 수 있다.
- **단일광자방출컴퓨터단층촬영**(SPECT): SPECT는 감마카메라를 회전시켜 방사성 동위원소가 방출하는 단일 광자를 여러 각도(=여러 투영각)에서 측정하여 3D 영상을 재구성한다. 이는 방출영상 방식에서의 CT와 유사한 위치를 차지하고 있다.
- **양전자방출단층촬영**(PET): PET는 방사성 동위원소의 양전자 방출을 측정하여 단층영상을 생성하는 기술이다. PET에서는 방사성 동위원소가 체내에서 방출한 양전자가 전자와 만나 소멸하면서 발생하는 511 keV의 소멸광자(annihilation photon) 쌍을 측정하고, 이를 여러 투영각으로 재배열하여 시노그램을 얻는다. PET도 라돈변환을 이용해 체내의 생리적 및 대사적 정보를 시각화한다.

이처럼, 라돈변환은 투과영상과 방출영상에서 중요한 역할을 하고 있다. 다음 절에서는 이러한 기술이 실제 의료 영상 기기에서 어떻게 구현되고 응용되는지 더 자세히 살펴보려고 한다.

03 라돈변환 기반 의료영상기기

라돈 변환을 기반으로 하는 다양한 의료 영상 기기는 투과 영상과 방출 영상을 통해 인체 내부를 분석하는 데 중요한 역할을 한다. 여기서는 라돈 변환 기반의 대표적인 의료 영상 기기와 그 원리를 설명하고 있다.

1) 투영방사선촬영

투영방사선촬영은 가장 오래된 의료영상기술 중 하나로, 1895년 빌헬름 콘라드 뢴트겐(Wilhelm Conrad Röntgen)이 X선을 발견하면서 시작되었다. 투영방사선촬영은 'X선관(X-ray tube)'에서 발생한 X선을 사용하여 3D 인체 내부의 구조를 2D 투영영상(projection image)으로 표현하는 대표적인 투과영상 기법이다(그림 5-3-6).

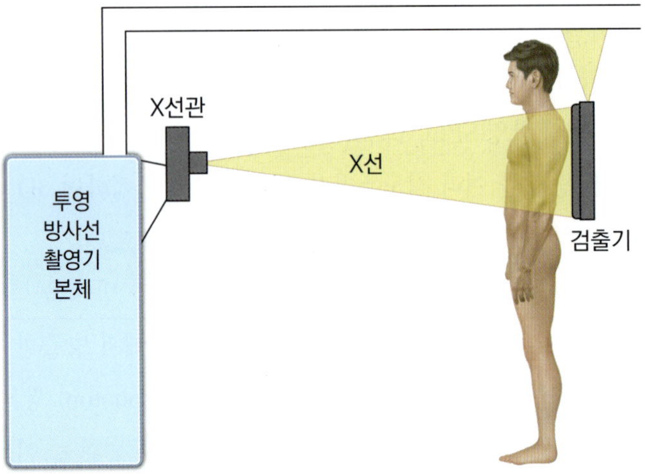

그림 5-3-6. **투영방사선촬영의 기본 구성**

투영방사선 촬영의 기본 원리는 물질을 통과할 때 발생하는 X선의 감쇠(attenuation) 현상을 이용한다. 이 과정은 다음의 그림과 수식으로 설명된다(그림 5-3-7).

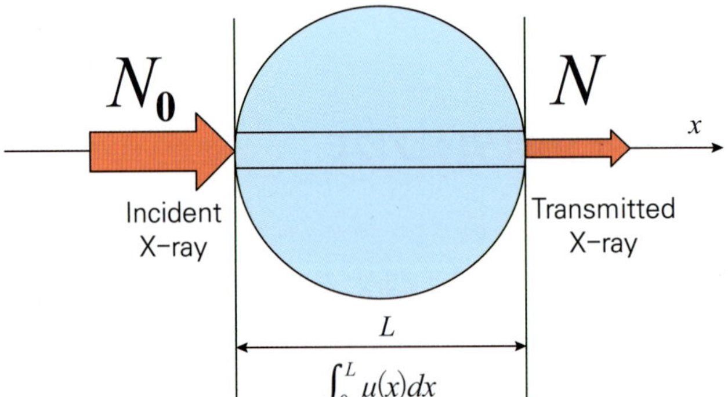

그림 5-3-7. **X선에서 감쇠**

$$N = N_0 e^{-\int \mu(x)dx}$$

- N은 물질을 통과한 후의 X선 강도(intensity)
- N_0은 초기 X선 강도
- $\mu(x)$는 물질의 선형감쇠계수로 특정 위치 x에서의 X선 감쇠를 나타냄.
- 적분은 X선이 통과한 경로 전체에 대해 수행됨: 투영경로의 길이는 L임.

이 방정식은 다음을 의미한다.

- X선이 물질을 통과할수록 그 강도가 지수적으로 감소함.
- 감쇠 정도는 물질의 특성(=선형감쇠계수)과 X선이 통과한 경로의 길이(L)에 따라 달라짐.
- 서로 다른 조직은 서로 다른 감쇠 계수를 가지므로, 이를 통해 인체 내부 구조를 구별할 수 있음.

참고 여기서 X선의 강도는 광자의 수에 비례하는 물리량이라고 생각할 수 있다. 단, 보통 투영방사선촬영과 같은 투과영상에서는 광자의 수를 직접 세는 카운터 방식이 아니기 때문에 강도(intensity)라는 용어를 사용한다.

라돈 변환 관점에서 투영 방사선 촬영은 단일 투영각에서 X선 감쇠를 적분하여 얻은 값으로, 역라돈변환 또는 재구성이 필요하지 않다. 투영 방사선 촬영은 3D 볼륨을 2D 투영 이미지로 표현하므로, 얻어지는 영상도 2D다.

투영방사선촬영의 과정은 다음과 같다.

① X선 발생: X선관에서 고에너지 전자를 금속 타겟에 충돌시켜 X선 생성.

② 투과: X선이 인체를 통과하며 조직의 X선 투과도에 따라 감쇠.

③ 검출: 투과된 X선을 필름 또는 디지털 검출기로 감지하며, 오늘날에는 주로 디지털 검출기가 사용됨.

④ 영상 형성: X선 감쇠 차이가 명암 차이로 표현되어 2D 투영영상이 생성됨.

투영 방사선 촬영에서는 특정 시간 동안 검출기에 흡수된 X선 에너지를 합산하여 강도를 측정하는 방식을 사용하며, 이는 대부분의 투과 영상 장비에서 사용된다. CT나 PET에서 사용되는 시노그램과 달리, 투영 방사선 촬영에서는 단일 투영각만을 사용하므로 3D 재구성은 불필요하다.

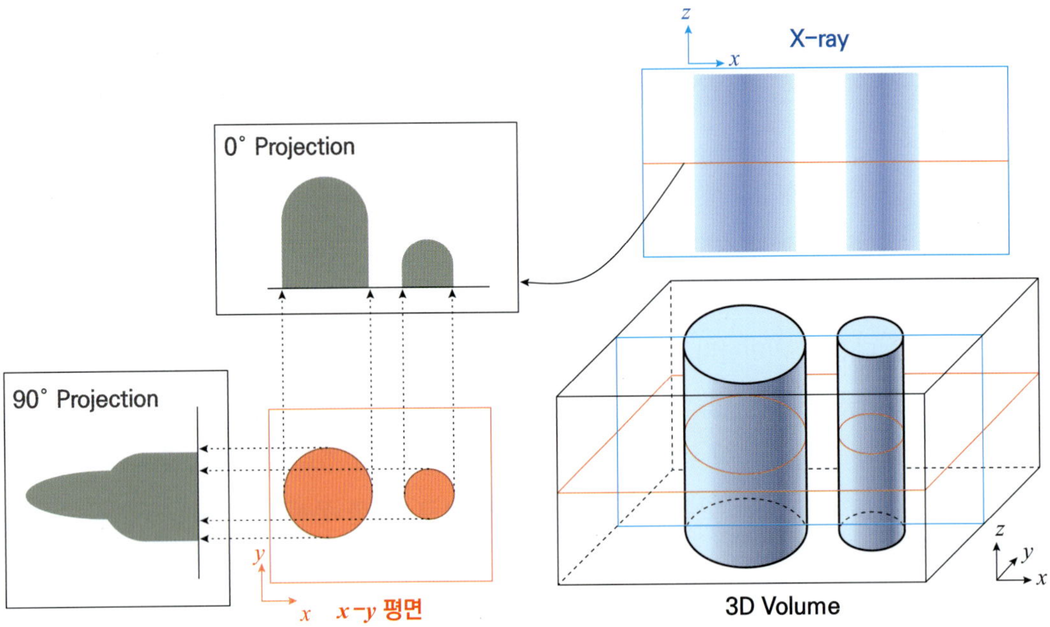

그림 5-3-8. X선과 3D 볼륨에서의 투영

그림 5-3-8은 3D 볼륨에서 투영 방사선 촬영 영상이 어떻게 얻어지는지를 나타낸다. 오른쪽 하단의 3D 볼륨에 대한 투영방사선촬영 영상은 오른쪽 상단에 표시된 것처럼 0°의 투영각으로 얻어진 투영에 해당한다. 왼쪽은 하나의 $x-y$ plane (z축에 직교)의 2D 단층영상(빨간색 평면)에 대해서는 0°와 90°의 투영각에 대한 투영 데이터를 보여주고 있다.

투영방사선촬영의 장점은 신속하고 저렴하게 영상을 얻을 수 있다는 점이지만, 단일 투영각에서만 영상을 생성하기 때문에 3D 정보가 제한적이라는 단점이 있다.

투영방사선촬영은 다양한 촬영 부위와 목적에 따라 여러 가지 세부 기법으로 분류되고 오늘날 각각의 기법별로 전용기기가 존재한다. 가장 일반적인 형태로는 표준 X선 촬영기가 있으며, 주로 흉부, 복부, 사지, 두부 등의 촬영에 사용된다. 이외에도 유방암 조기 진단을 위한 Mammography, 치과 진료에서 사용되는 Dental Radiography, 그리고 골밀도 측정을 위한 Bone Densitometry 등이 있다. 이러한 기법들과 전용기기들은 촬영 부위와 목적에 따라 각기 다른 에너지의 X선을 사용하며, 특정 부위의 구조적 정보를 효과적으로 얻을 수 있도록 설계 및 구현된다.

투영방사선촬영의 한 기법인 형광투시법(fluoroscopy)은 실시간으로 X선 투영 영상을 제공할 수 있다. 초기의 fluoroscopy 시스템은 X선이 형광 스크린에 부딪혀 생기는 실시간 이미지를 직접 관찰하는 방식이었기 때문에 'fluorescence(형광)'에서 fluoroscopy라는 이름이 유래했다. 오늘날에는 더이상 형광 현상에 의존하지 않지만, 'fluoro–'가 실시간으로 '흐르는' 이미지를 '관찰한다'는 의미도 가지고 있어 여전히 fluoroscopy라고 불린다.

오늘날 fluoroscopy는 X선을 이용한 실시간 동적영상을 얻는 기술 전반을 지칭하며, 대표적인 기기로는 C–arm이 있다. 이는 체내의 투영영상을 실시간으로 관찰할 수 있어 중재적 시술에서 자주 활용된다. 이러한 특성 덕분에 fluoroscopy는 시술 중 필요한 실시간 영상 가이드를 제공하는 데 매우 유용하다. 투영방사선촬영은 정말 광범위하게 사용되고 있다 보니 종종 X선 촬영이라는 말로 대체되는 경우도 있다.

2) 컴퓨터단층촬영(CT)

컴퓨터 단층 촬영(computed tomography, CT)은 1960년대 후반, 영국의 공학자 고드프리 하운스필드(Godfrey Hounsfield)가 개발한 기술로, 1972년에 세계 최초의 CT 스캐너가 공개되었다. CT는 여러 각도에서 X선을 이용한 투영영상들을 촬영하고, 이 데이터를 컴퓨터로 처리하여 인체의 단층 영상을 재구성하는 기술이다.

CT의 등장으로 의료 영상 분야는 큰 혁신을 맞이했다. 단순 X선 촬영인 투영방사선 촬영이 인체 내부의 기본적인 2D 투영 영상만을 제공하는 것과 달리, CT는 다양한 각도에서 촬영한 X선 투영 데이터를 활용해 종양, 뇌출혈, 폐 질환 등의 진단에 필요한 인체 내부의 정밀한 단층 영상을 제공한다.

(1) CT 기술의 발전과정

CT 기술은 빠르게 발전하였으며, 검출 방식에 따라 크게는 다음과 같이 나뉜다(그림 5–3–9).

① 1세대 CT (1970년대 초)

- 단일 검출기와 단일 X선빔(pencil–beam)을 사용하여 1도와 같이 정해진 각도 간격의 회전이동 후 여러 직선이동을 반복하는 촬영 방식을 사용했다.
- $x-y$평면에서의 X선관과 검출기의 직선이동과 회전이동, 환자배드의 직성이동이 각각 따로 다른 시간에 이루어지는 방식이었다.

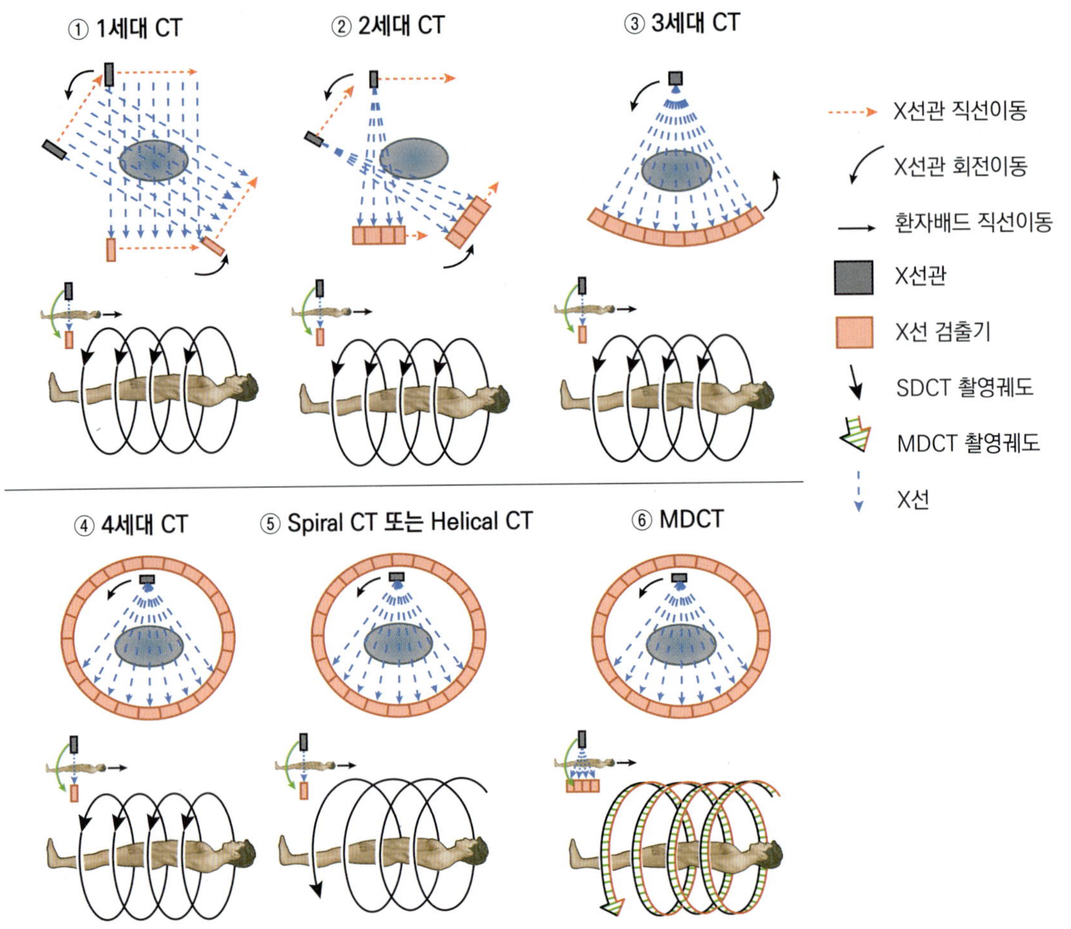

그림 5-3-9. CT의 발전 과정

② 2세대 CT (1970년대 중반)

- 팬빔(fan–beam) X선과 다중 검출기를 도입했다.
- 1세대에서의 팬빔을 통해 X선관과 검출기의 직선이동과 회전이동 횟수를 줄인 것이 특징이다.
- 여전히, X선관의 직선이동과 회전, 환자배드의 직선이동은 각각 다른 시간에 이루어진다.

③ 3세대 CT (1970년대 후반)

- X선관과 검출기가 동시에 회전하는 방식으로 빠른 촬영과 영상의 품질 향상을 이루었다.
- X선관과 검출기의 직선이동이 제거되었지만 이를 위해 보다 넓은 팬빔을 사용하게 되면서

회전되는 검출기 배열이 커져 매우 무거운 구조가 회전하는 단점이 있다.

- 환자배드의 이동을 통해 얻는 단층면이 지정되며, 이후 X선관과 검출기의 회전이 이루어진다.

④ 4세대 CT (1980년대 초)

- 무거운 검출기 배열을 회전시키는 기존의 문제점을 고정된 원형 검출기 링을 사용하고 X선관만 회전하는 방식으로 개선하여 빠른 스캔이 안정적으로 가능해졌다.
- 3세대와 마찬가지로 환자배드의 이동을 통해 얻는 단층면을 지정한 후, X선관만이 회전하여 촬영하는 방식임.

⑤ Spiral CT 또는 Helical CT (1990년대 초)

- 1990년대 이전에는 환자 테이블이 한 단면을 촬영한 후, 다음 단면으로 이동하여 다시 촬영하는 방식이었다.
- Spiral CT는 환자 테이블이 연속적으로 움직이면서 X선관이 나선(spiral) 형태로 회전하여 데이터를 수집하도록 개선된 촬영방식을 채택하였다.
- X선관의 회전과 환자테이블의 이동이 동시에 이루어지면서 획기적으로 빠른 스캔이 가능해졌다.

⑥ MDCT (1990년대 후반)

- 2000년대에 들어서면서 본격적으로 도입된 다중검출기 CT (multi-detector CT, MDCT)는 복수의 X선 검출기 링을 사용한다.
  → 이와 달리 이전의 단일 검출기 링을 사용하는 경우는 SDCT (single-detector CT)라고 부른다.
- MDCT는 z축으로 한번에 여러 평면을 동시에 촬영하므로 한 번의 회전으로 z축으로 여러 평면의 영상을 동시에 얻을 수 있게 되었다.
- 위 그림에서는 MDCT에서 나선 촬영을 한 경우로, 이로 인해 스캔 경로가 이전의 spiral CT와 달리 두껍게 표시되었는데 이는 한번에 여러 평면을 촬영할 수 있다는 것을 보여준다.

이외에도 1990년대 말 개발된 콘빔(cone–beam)을 사용하는 CBCT (cone–beam CT)가 있으며, 이 CBCT는 치과 분야에서 많이 사용된다. 2010년 이후로는 듀얼에너지 CT나 초고해상도 CT, 저선량 CT 등이 등장했다.

(2) CT 영상 재구성 과정

CT는 다각도의 X선 투영 데이터를 이용해 단층 영상을 재구성한다. 기본 과정은 다음과 같다.

① 여러 투영각에서 X선 촬영: X선관이 환자 주위를 회전하며 다양한 각도에서 X선을 방출한다.

② 검출: 회전 중인 검출기가 투과된 X선을 측정하여 각 투영 데이터를 수집한다.

③ 시노그램 생성: 수집한 데이터를 통해 시노그램을 생성한다.

④ 영상 재구성: 시노그램을 바탕으로 컴퓨터가 단층 영상을 재구성한다.

재구성된 CT 영상의 픽셀 값은 해당 위치에서의 선형 감쇠 계수를 나타내며, 단위로는 하운스필드 단위(hounsfield unit, HU)를 사용하고 있다. CT는 투영 방사선 촬영을 여러 각도로 확장하여 3D 단층 영상을 제공하며, 현재 존재하는 의료영상기기 중에서도 최고 수준의 공간 해상도와 시간 해상도를 제공한다.

(3) CT와 다른 영상 기술과의 차이점

그림 5-3-10은 X선, CT, PET에서의 라돈변환을 위한 투영이 어떻게 이루어지는지를 하나의 2D 단층영상을 중심으로 간략히 보여준다.

- X선: X선 선원과 검출기가 고정되어 있어 단일 투영각 투영(single–view projection)을 얻는다(참고로 팬빔 방식으로 그려졌음).
- CT: X선원과 검출기가 회전하여 다각도의 투영 데이터(multi–view projection)를 얻고, 이를 통해 단층 영상을 재구성한다.
- PET: CT와 유사하지만, 외부 X선원 대신 체내에 투여된 방사성 동위원소에서 방출된 소멸 광자 쌍을 검출한다.

그림 5-3-10은 라돈변환에서 방사선원이 외부에 있는 '투과영상'과 내부에 있는 '방출영상'의 차이점을 잘 보여준다. '방출영상'의 하나인 PET에 대해서는 p.226에서 좀 더 자세히 다룰 것이다.

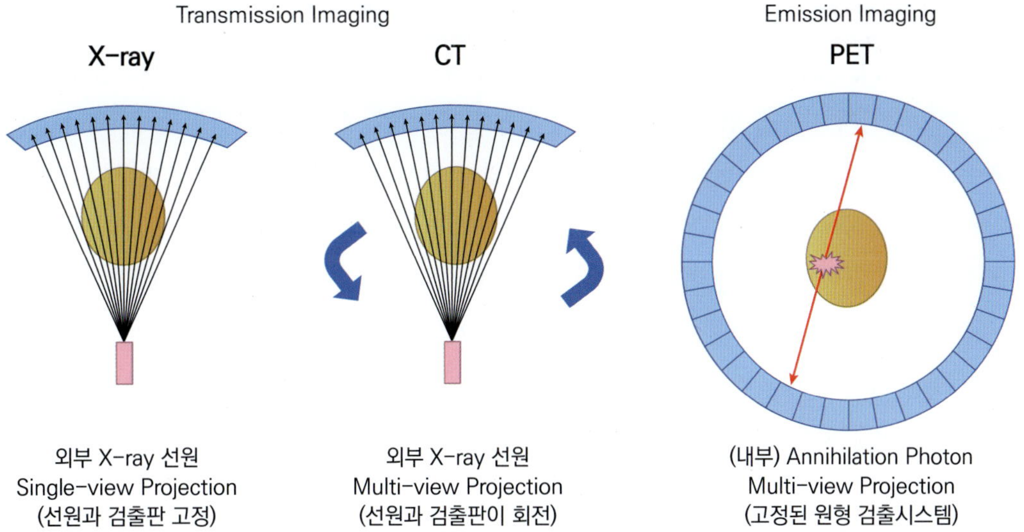

그림 5-3-10. **투과영상과 방출영상**

3) 감마카메라와 솔리드카메라

감마카메라(gamma camera, anger camera)는 1950년대 할 앵거(Hal Anger)가 개발한 핵의학 영상 기기로, 방사성 동위원소에서 방출되는 방사선의 하나인 감마선을 검출하여 인체 내부의 기능적 정보를 영상화한다. 감마카메라는 방출영상에서의 투사 방사선촬영(투영방사선촬영)의 위치에 있는 기기로, 방사성 동위원소의 분포를 2차원 평면 영상(=투영영상)으로 보여준다.

전통적인 감마카메라는 광전자증배관(PMT)와 섬광체를 이용하며, '앵거 로직(Anger Logic)'이라는 위치 결정 알고리즘을 사용한다. 앵거 로직은 여러 PMT에서 감지한 빛의 강도를 분석하여 감마선 광자가 발생한 위치를 계산하여 고해상도의 2D 이미지를 생성한다. 감마카메라는 카메라에 도달한 감마선 광자의 수를 세어 이미지를 생성하므로, 짧은 불감시간(dead time)을 가진 검출기가 필요하다.

섬광체를 사용하는 감마카메라와 달리, 솔리드카메라(solid camera, solid-state camera)는 반도체 검출기를 사용하여 감마선을 직접 감지하고 영상화하는 기기다. 이 카메라는 섬광체를 사용하지 않고 카드뮴 텔루라이드(CdTe)나 카드뮴 아연 텔루라이드(CdZnTe, CZT)와 같은 반도체 물질을 이용하여 감마선을 직접 전기 신호로 변환한다. 이러한 방식에서 '고체(solid)'라는 이름이 유래되었다. CZT 기반의 솔리드카메라는 높은 에너지 분해능과 공간 분해능을 제공하며, 소형화가 가능하다는 장점이 있다.

감마카메라와 솔리드카메라는 각각의 기술적 특성을 통해 방사선을 효율적으로 검출하고 고해상도의 영상을 제공한다. 감마카메라는 넓은 영역을 신속하게 스캔할 수 있어 심장, 뇌, 뼈 등의 주요 장기의 기능을 평가하는 데 널리 사용된다. 반면, 솔리드카메라는 높은 에너지 분해능과 소형 디자인으로 세밀한 구조와 작은 병변의 검출에 유리하며, 신경과학 연구, 심장 영상, 종양학 등의 분야에서 활용되고 있다. 미래에는 솔리드카메라의 활용범위가 보다 넓어질 것이다.

오늘날에도 감마카메라는 여전히 널리 사용되며, 특히 심근 관류 영상, 골 촬영, 갑상선 촬영 등의 진단에서 중요한 역할을 한다. SPECT나 PET의 등장으로 감마카메라의 사용 범위가 감소한 것은 사실이지만, 비용 효율성, 접근성, 그리고 특정 진단에서의 충분한 성능 덕분에 감마카메라는 현대 의학에서도 여전히 중요한 도구이다.

4) 단일광자방출단층촬영

단일광자방출단층촬영(Single Photon Emission Computed Tomography, SPECT)은 감마카메라 기술을 기반으로 발전한 3차원 핵의학 영상 기술이다. 1960년대 후반부터 1970년대 초반에 걸쳐 회전하는 감마카메라와 CT기술이 결합되면서 탄생한 SPECT는, 투영방사선촬영(X-ray)과 CT의 관계와 유사하게 감마카메라의 발전된 형태로 볼 수 있으며, 다양한 각도에서 단일 광자를 검출하고 이 데이터를 역라돈변환에 해당하는 알고리즘으로 처리하여 단층영상을 재구성하는 것이 핵심인 방출영상기술이다.

그림 5-3-11은 감마카메라와 SPECT의 차이를 보여준다.

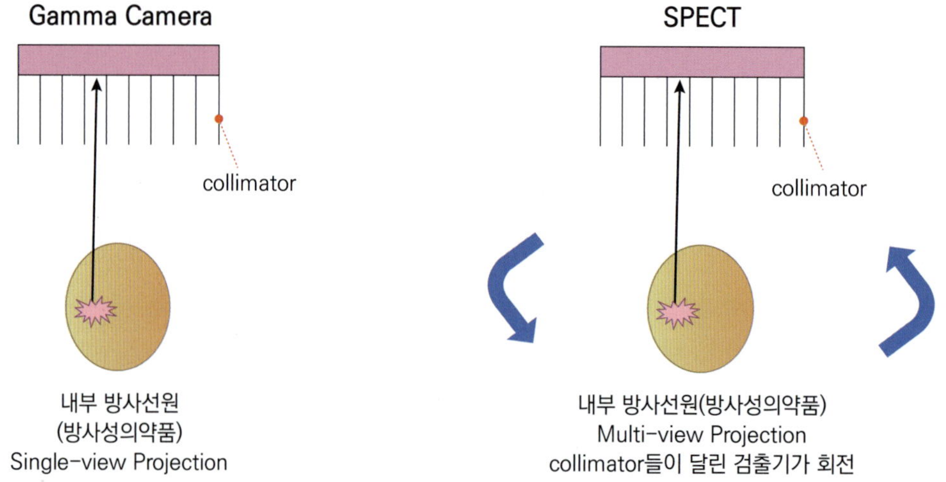

그림 5-3-11. **감마카메라와 SPECT**

SPECT 시스템은 콜리메이터(collimator)를 사용하여 특정 방향의 투영각인 감마선들만을 선택적으로 통과시키며, 이를 통해 여러 각도에서 투영 데이터를 수집하고 특정 범위의 투영각도에 대한 시노그램을 얻을 수 있다. 콜리메이터의 종류에 따라 SPECT의 성능이 크게 달라지는데, 일반적으로 사용되는 평행 구멍 콜리메이터는 적절한 민감도와 해상도의 균형을 제공하지만, 핀홀(pinhole) 콜리메이터를 사용하면 PET 이상의 해상도를 얻을 수 있다. 다만 핀홀 콜리메이터는 민감도가 매우 낮아 일반적인 임상 사용에는 제한이 있다.

정확한 정량화를 위해 SPECT에는 여러 보정 과정이 필요하다. 특히 감마선이 인체 조직을 통과할 때 발생하는 감쇠를 보정하는 감쇠 보정은 필수적이다. 감쇠 보정은 방사선원의 실제 분포를 정확히 재구성하도록 해준다. 방출 영상에서는 감쇠가 깊이에 따라 지수적으로 증가하기 때문에 감쇠 보정은 매우 중요한 요소이다. 초기에는 균일한 감쇠를 가정한 방법(e.g., Chang's method)이 사용되었으나, 오늘날에는 CT를 활용해 감쇠 맵을 생성하는 SPECT/CT 방식도 사용되고 있다. 그 외에도 산란보정, 콜리메이터-검출기 응답보정, 동작보정 등을 통해 SPECT는 결과 영상의 대조도를 향상시키며 정량적 정확성을 개선해왔다.

SPECT의 주요 장점으로는 상대적으로 낮은 비용, 널리 보급된 기술, 다양한 방사성 동위원소 사용 가능성, 그리고 다양한 임상 적용들이 있다. 특히 SPECT가 사용하는 테크네튬-99m (Tc-99m)는 전 세계에서 진단용으로 가장 많이 사용되는 방사성동위원소로 꼽힐 정도로 다양한 화합물과 결합할 수 있어 여러 장기와 조직의 상태를 진단하는 데 유용하다.

참고 감마카메라와 SPECT는 사용 가능한 방사성동위원소가 동일하다. 즉, Tc-99m 은 감마카메라에서도 사용된다.

반면, SPECT의 단점으로는 일반적인 구성에서 PET에 비해 공간해상도와 시간해상도, 민감도가 낮다는 점이 있다. 그러나 이러한 제한에도 불구하고, SPECT는 여전히 많은 임상 상황에서 중요한 진단 도구로 사용되고 있으며, 특히 심근 관류 영상, 골 스캔, 갑상선 스캔 등 다양한 핵의학 검사에서 중요한 역할을 수행하고 있다. SPECT를 때로 'Poor Man's PET'이라고 부르기도 하지만, 이는 SPECT가 열등하다는 의미가 아니라 오히려 비용 효율적이면서도 유용한 진단 도구라는 점을 강조하는 표현이다.

5) 양전자 방출 단층촬영

PET (positiron emission tomography)는 라돈변환을 기반으로 한 고급 핵의학 영상 기술로, 체내의 기능적 정보를 고해상도로 제공한다. 이 기술은 방사성 동위원소가 붕괴하면서 방출하는 양전자가 체내에서 전자와 만나 소멸되는 과정에서 생성되는 한 쌍의 511keV 감마선(사실 정확히는 소멸광자)을 이용하여 영상을 생성한다.

PET의 초기 연구는 1950~60년대에 양전자 방출 동위원소를 사용한 실험에서 시작되었으며, 1970년대 후반 미국의 마이클 펠프스(Michael Phelps)와 한국의 조장희 박사가 독립적으로 현대적 PET 스캐너를 개발했다. 이후 1980년대에 FDG (fluorodeoxyglucose)라는 방사성 의약품이 개발되면서 PET의 임상 응용이 크게 확대되었고, 2000년대에는 PET/CT 하이브리드 시스템, 2010년대에는 디지털 PET와 PET/MR 시스템으로 지속적으로 발전하고 있다.

PET의 주요 특징 중 하나는 콜리메이터 없이 동시계수(coincidence detection) 기술을 사용한다는 점이다. 양전자–전자 쌍소멸 과정에서 발생하는 두 개의 511keV 감마선은 거의 정확히 180도 반대 방향으로 방출(colinearity)되는데, PET 스캐너는 이 특성을 이용하여 동시에(보통 수 ns 이내에) 검출되는 두 감마선을 같은 붕괴 event(사건)에서 발생한 것으로 간주한다. 이 방식은 SPECT에서 사용되는 물리적 콜리메이터가 필요 없어 감마선 검출 효율이 크게 향상되며, 그 결과 PET은 SPECT에 비해 약 100–1,000배 높은 민감도를 가진다.

이러한 동시계수 기술을 통해 높은 민감도가 가능한 PET는 이 대가로 매우 높은 요구사항의 검출기가 필요하다. PET은 매우 짧은 시간 내에 입사하는 감마선을 감지하고 처리해야 하므로, 불감시간(dead time)이 짧고 빠른 응답 시간을 가진 고성능 검출기가 필요하다. 또한, 두 감마선이 실제로 같은 붕괴 사건에서 발생했는지를 정확히 판단하기 위해 매우 정밀한 시간해상도를 가진 고성능 동시계수회로도 요구된다. 이러한 요구사항을 충족시키기 위해 PET 시스템은 빠른 광 방출과 높은 광 출력을 가진 섬광체(예: LYSO, LSO)와 고속, 고감도 광센서(예: 광전자 증배관, 실리콘 광증배기)를 사용한다.

PET 영상의 정확성과 품질을 높이기 위해 여러 가지 보정(correction) 과정이 필요하며, 특히 감쇠보정은 PET에서도 필수적인 과정이다. 주요 보정은 아래와 같다.

① 감쇠보정(attenuation correction): 소멸광자가 인체 조직을 통과할 때 감쇠되는 정도를 보정한다. PET에서는 511 keV 소멸광자 쌍이 항상 반대 방향으로 방출되므로, 감쇠의 총합이 항시 일정하며 이로 인해 PET의 감쇠보정은 SPECT에 비해 상대적으로 간단한 편이다. PET/CT 시스템에서는 CT 영상을 이용해 정확한 감쇠 맵을 생성하여 보정한다.

② 산란보정(scatter correction): 소멸광자가 검출기에 도달하기 전에 신체 내부에서 산란되는 경우를 보정한다. 이는 에너지 창 설정, 이론적 모델링, 또는 측정 기반 방법 등을 통해 이루어진다.

③ 랜덤보정(random correction): 서로 다른 양전자-전자 소멸에서 발생한 소멸광자가 우연히 동시에 검출기에 도달하는 경우를 보정하는데, 이는 '지연 시간 창(delayed time window)' 방법이나 단일 이벤트 비율을 이용한 계산으로 추정하여 보정할 수 있다.

④ 정규화(normalization): 검출기 간의 감도 차이를 보정하여 모든 검출기로부터 일관된 민감도를 유지하도록 해준다.

이러한 보정 과정들은 PET 영상의 정량적 정확성을 향상시키고, 진단의 신뢰도를 높이는 데 중요한 역할을 하고 있다.

PET은 대사 활동, 혈류, 수용체 분포 등 생리학적 정보를 제공하는 기능적 영상을 통해 체내 대사활동을 정량적으로 확인할 수 있다. 표준화 섭취 계수(SUV)를 통해 대사 활동을 정량적으로 평가할 수 있으며, 한 번의 스캔으로 전신의 대사 활동을 관찰할 수 있는 장점이 있다. PET에서 가장 널리 사용되는 방사성 의약품은 플루오린-18 (Fluorine-18, F-18)으로 표지된 FDG인데, FDG는 포도당 유사체로서 종양 진단에 매우 유용하다.

PET은 CT나 MRI 등 다른 영상 모달리티와 결합하여 하이브리드 시스템(예: PET/CT, PET/MR)을 구성할 때 최우선적으로 고려되는 기술이다. SPECT 역시 하이브리드 시스템(예: SPECT/CT)으로 개발되어 사용되지만, PET이 제공하는 높은 민감도와 정량적 능력 때문에 일반적으로 PET가 SPECT보다 하이브리드 영상 시스템에서 선호된다.

PET이 하이브리드 시스템에서 선호되는 이유로는 우수한 검출 능력으로 인한 높은 민감도, SPECT보다 더 정확한 정량적 분석 능력, 한 번의 스캔으로 전신 영상을 얻을 수 있는 용이성, 그리고 다양한 PET용 방사성 의약품의 사용 가능성 등이 있다. PET의 고유한 기능적, 대사적 정보가 CT나 MRI의 해부학적 정보와 결합될 때 진단의 정확성과 임상적 가치가 크게 향상되며, 이러한 통합은 질병의 조기 진단, 정확한 병기(staging) 결정, 치료 반응 평가 등에서 중요한 역할을 한다.

덕분에 오늘날 사용되고 있는 PET은 기본적으로 CT와 함께 융합된 PET/CT이거나 PET/MR이다. 현재 출시되고 있는 PET은 과거의 전통적인 PET인 경우는 거의 없다고 봐도 될 정도로 PET/CT가 널리 보급되고 있다.

PET은 종양학, 신경학, 정신의학, 심장학, 약물 개발 등 다양한 분야에서 활용된다. 종양학에서는 암의 진단과 치료 평가에, 신경학 및 정신의학에서는 알츠하이머병과 같은 신경 퇴행성 질환 진단에, 심장학에서는 심근 생존 능력 평가에, 약물 개발에서는 신약의 체내 분포와 효과 분석에 사용되고 있다.

PET은 현대 의학에서 필수적인 진단 도구로 자리 잡았으며, 기술 발전으로 더 정밀하고 다양한 정보를 제공할 것으로 기대된다. 다만 고가의 장비와 복잡한 방사성 동위원소 생산 과정, 높은 운영 비용이 단점이지만, 기술 발전을 통해 이러한 제한이 지속적으로 개선되고 있다.

04 의료영상에서 사용되는 방사선의 발생원리

의료 영상에서 사용되는 다양한 방사선은 라돈변환의 투영연산을 구현하는 데 중요한 역할을 하고 있다. 방사선은 투과영상과 방출영상에서 각각 다른 방식으로 사용되어 라돈변환의 투영 연산을 물리적으로 구현한다.

- **투과영상**: 투과영상에서는 외부에서 발생한 방사선이 신체를 통과하며 감쇠되고, 이 감쇠된 신호가 탐지기에 의해 측정된다. 이 데이터를 라돈변환을 이용해 재구성하여 신체 내부의 2D 또는 3D 이미지를 얻는다. 이러한 방식은 주로 X선을 사용하는 투영방사선촬영과 컴퓨터단층촬영(CT)에서 이루어진다.
- **방출영상**: 방출영상에서는 체내에 주입된 방사성 동위원소가 방사선을 방출하고, 이 방사선이 체내에서 다양한 각도로 탐지기에 의해 감지된다. 감지된 데이터를 라돈변환에 기반한 알고리즘으로 재구성하여 신체 내부의 분포와 기능을 시각화한다. 감마선과 소멸광자가 이에 해당하며, 감마카메라, SPECT, PET와 같은 기술들이 이를 활용한다.

이 절에서는 라돈변환을 물리적으로 구현하는 각각의 방사선이 어떻게 발생하는지, 그리고 어떤 종류가 있는지 소개한다.

1) X선의 발생과 X선관

X선은 투과영상에서 사용되는 대표적인 방사선으로, 주로 X선관(X-ray Tube)에서 생성된다. X선은 라돈변환의 투영연산을 구현하는 데 중요한 역할을 하며, 투영방사선촬영과 CT에서 다양한 투영각의 데이터를 수집하는 데 사용된다. X선관은 진공 상태의 유리관 또는 금속관 내에 작동하는 음극과 양극으로 구성되어 있다.

음극에는 텅스텐 필라멘트가 포함되어 있으며, 여기에 전류가 흐르면 열전자(thermionic electron)를 방출한다. 이 전자들은 음극의 초점컵(focusing cup)에 의해 모아지고 양극의 금속 타겟으로 가속된다. 양극의 금속 타겟은 주로 높은 원자번호를 가진 텅스텐으로 만들어지며, 여기에 전자가 충돌할 때 X선이 발생한다. 전자의 충돌로 인해 열이 매우 많이 발생하기 때문에 오늘날에는 타겟이 회전하는 회전 양극(rotating anode) 구조를 사용한다.

음극과 양극 사이에는 수만에서 수십만 볼트(kV)의 고전압이 걸려 있으며, 이를 통해 가속된 전자는 타겟에 충돌하면서 X선이 발생한다. 이 X선은 다음의 두 가지 메커니즘을 통해 생성된다:

- **제동X선**(Bremsstrahlung): 가속된 전자가 타겟 원자 핵 근처를 지나가면서 방향이 급격히 변화할 때 발생하는 연속적인 에너지 스펙트럼을 가진 X선이다.
- **특성X선**(Characteristic X-ray): 전자가 타겟 원자의 전자 궤도에서 전자를 제거한 후, 더 높은 에너지 궤도의 전자가 빈 궤도를 채우며 발생하는 특정 에너지를 가진 X선이다.

X선관에서 방출되는 X선은 제동X선이 주를 이루며, 특성X선이 일부 포함된다.

X선은 여러 각도에서 신체를 투과하며 투영 데이터를 수집하고, 이러한 데이터를 라돈변환에 기반한 알고리즘을 통해 재구성하여 영상을 생성한다. X선이 신체를 통과하면서 감쇠되는 방식은 라돈변환의 투영 연산을 물리적으로 구현하는 과정과 일치한다. 신체 조직이나 물체에서 X선이 감쇠되는 정도는 선형감쇠계수(linear attenuation coefficient)로 정량화할 수 있으며, X선이 신체를 통과할 때, 그 경로에 따라 X선은 일정 비율로 감쇠되며, 이 감쇠량은 X선이 통과한 경로상의 선형감쇠계수를 적분한 값에 비례한다. 이 과정은 라돈변환에서 투영연산을 수행하는 것이라고 할 수 있다. X선의 감쇠를 이용하기 때문에, '체내에서 거의 감쇠가 되는 낮은 에너지의 X선'과 '감쇠가 거의 되지 않는 높은 에너지의 X선'보다는 적절한 에너지 대역의 X선이 사용된다. 체내의 X선의 감쇠를 이용하는 의료영상에서 사용되는 X선은 대략 20~150 keV의 에너지를 가진다.

참고 1keV(킬로전자볼트)는 전자 한 개가 1,000볼트의 전위차를 통과할 때 얻는 (운동) 에너지로 방사선의 에너지 단위로 사용된다. 1keV는 약 1.602×10^{-16} 줄(J)에 해당한다.

결국, X선을 이용한 라돈변환은 X선에 대한 선형감쇠계수의 분포를 원본 영상으로 삼아 이를 여러 각도에서 투영한 결과로 볼 수 있다.

2) 방사성 붕괴와 감마선 발생

감마선은 방사성 동위원소의 방사성 붕괴(radioactive decay) 과정에서 발생하며, 주로 SPECT와 감마카메라에서 사용된다. 방사성 동위원소는 자발적으로 붕괴하면서 감마선을 방출하는데 이러한 감마선은 높은 에너지를 가지며 신체를 투과해 검출기에 의해 포착된다.

라돈변환의 투영이라는 관점에서 투과영상의 X선과 방출영상의 감마선은 약간의 차이가 있다. 감마선의 경우, 투영에서 적분되는 것은 감마선을 방출하는 방사성 붕괴 횟수(= 방사성동위원소의 양)이기 때문에 신체 내부에서 방사선이 방출된 후 검출기에 도달하기까지의 경로에서 감쇠가 최소화되는 것이 중요하다. 감쇠가 발생하면 신호가 약해져 영상의 품질이 저하될 수 있기 때문에 투과성이 높은 감마선이 방출영상에서 매우 유리하다. 감마선은 그 높은 에너지 덕분에 신체 조직을 쉽게 통과할 수 있어 감쇠가 적고, 보다 정확한 영상 생성을 가능하게 만든다.

SPECT와 감마카메라는 다양한 각도에서 방출된 감마선을 측정하여 라돈변환에 기반한 단층영상을 재구성한다. 감마선의 높은 투과성 덕분에 라돈변환의 투영 연산은 감쇠에 의해 신호가 약해지는 영향을 덜 받으며, 더 정확한 영상 재구성이 가능하다.

따라서 감마선을 이용한 라돈 변환은 방사성 동위원소의 분포를 원본 영상으로 삼아 이를 여러 각도에서 투영한 결과로 해석할 수 있다. 의료영상에서 사용되는 감마선의 주요 방사성 붕괴 방식과 그 특성은 다음과 같다(표 5-3-1).

표 5-3-1. 방사성 붕괴와 감마선 발생의 특징

붕괴 유형	특성	의료 영상에서의 활용
전자포획	원자핵이 내부 전자를 포획하여 양성자를 중성자로 변환하며, 이 과정에서 감마선이 방출될 수 있음.	SPECT에서 사용됨
감마붕괴	방사성 붕괴 후 고에너지 상태의 원자핵이 감마선을 방출하여 더 안정한 상태로 변환됨.	SPECT와 감마카메라에서 사용됨

다른 방사성 붕괴 과정으로는 알파 붕괴와 베타 마이너스 붕괴, 베타 플러스 붕괴(= 양전자 붕괴)가 있다. 알파 붕괴에서 방출되는 알파 입자는 투과성이 낮아, 체내에서 방출될 경우 에너지가 진행 경로의 조직 대부분에 흡수되기 때문에 암 치료에 효과적으로 사용된다. 베타 마이너스 붕괴에서 방출되는 고에너지 전자는 주로 치료용으로 활용되며, 함께 방출되는 감마선은 영상 진단에 사용될 수 있다. 한편, 베타 플러스 붕괴는 양전자가 방출되는 붕괴 과정으로, 이는 다음 절에서 보다 자세히 다룰 예정이다.

3) 베타 플러스 붕괴와 소멸광자

PET에서 사용되는 소멸광자(annihilation photon)는 베타 플러스 붕괴로 인해 방출된 양전자가 체내의 전자와 만나 소멸하면서 생성된다(그림 5-3-12).

베타 플러스 붕괴에서는 원자핵 내의 양성자 한 개가 중성자 한 개로 변환되면서 양전자(베타 플러스 입자)와 중성미자(neutrino)를 방출한다. 이 과정은 다음과 같이 표현할 수 있다.

$$\text{Proton} \rightarrow \text{Neutron} + \text{Positron} + \text{Neutrino}$$

다음 그림은 베타 플러스 붕괴 과정과 그 이후의 현상을 도식화하여 보여준다.

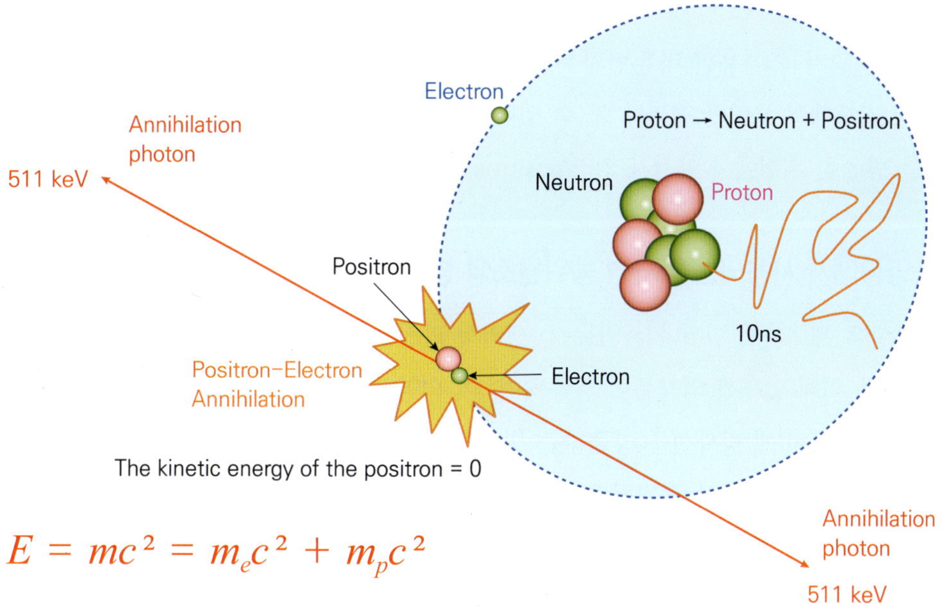

그림 5-3-12. **양전자 방출과 511keV 소멸광자쌍 생성과정**

그림의 왼쪽에서 볼 수 있듯이, 원자핵 내의 양성자(주황색)가 중성자(하늘색)로 변환되면서 양전자가 동시에 방출된다. 이 과정에서 방출되는 중성미자는 그림에 표시되어 있지 않지만, 에너지와 운동량 보존에 중요한 역할을 한다.

베타 플러스 붕괴로 방출된 양전자는 주변 조직에서 매우 짧은 거리를 이동한다. 이 이동 거리를 'positron range'라고 하며, 방출된 양전자의 운동에너지에 따라 다르지만 일반적으로 약 1–2 mm 정도이다(이동한 전체 거리는 track이라 불리고, positron range는 한쌍의 소멸광자가 이루는 직선과 양전자 방출이 일어난 곳과의 직선거리임). 양전자는 이 짧은 거리를 이동하는 동안 운동 에너지를 잃게 되고, 결국 주변의 전자와 만나 소멸 반응을 일으킨다. 소멸 반응의 결과로 511 keV의 에너지를 가진 두 개의 소멸광자가 생성된다.

이 두 소멸 광자는 운동량 보존 법칙에 따라 거의 정확히 180° 반대 방향으로 방출된다. 511 keV 소멸 광자는 일부에서 감마선으로 불리기도 하지만, 정확히 말하면 감마선과는 다른 종류의 광자이다. 다만, 성질이 유사하고 감마선 검출기로도 소멸 광자를 측정할 수 있기 때문에 감마선이라고 불리는 경우가 많다. 이 장에서는 소멸광자 또는 511 keV 소멸광자라는 용어를 사용한다.

PET 스캐너는 이러한 소멸광자를 다양한 각도에서 측정하여, 라돈변환을 통해 단층영상을 재구성한다. 이 과정에서 각 투영 데이터는 라돈변환에 의해 처리되어 신체 내부의 대사 활동을 시각화한다.

결국, 소멸광자를 이용한 라돈변환은 소멸이 발생하는 위치의 분포를 원본 영상으로 삼아, 이를 여러 각도에서 투영한 결과로 볼 수 있다. 참고로, 소멸이 일어난 곳은 방사성 동위원소가 양전자를 방출한 지점에서 양전자 거리(positron range)만큼 떨어진 근처에 위치한다.

4) 방출영상에서 사용되는 방사성 동위원소와 방사성 의약품

방출영상은 체내에서 일어나는 기능적, 생리적 과정을 시간적·공간적으로 시각화하는 데 사용된다. 이를 위해 방사성 의약품이 활용되며, 이 의약품은 특정 생리적 과정에 관여하는 화합물(pharmaceutical)에 방사선을 방출하는 방사성 동위원소가 결합된 형태로, 극소량을 체내에 주입하여 사용된다. 방사성 동위원소는 붕괴하면서 감마선이나 소멸광자를 방출하며, 이 방사선은 검출기에 의해 포착되어 라돈변환에 기반한 기법을 통해 단층영상으로 재구성된다.

방사성 동위원소와 의약품을 선택할 때는 화합물 표지 가능성과 적절한 반감기가 중요한 요소로 꼽힌다. 방사성 동위원소는 목표 화합물에 쉽게 결합할 수 있어야 하며, 이는 특정 생체

분자나 약물에 동위원소를 효과적으로 표지할 수 있음을 의미한다. 또한 반감기가 너무 짧으면 충분한 방사선을 확보하기 어렵고, 너무 길면 불필요한 방사선 체내 피폭을 유발할 수 있어 적절한 반감기를 선택하는 것이 중요하다.

예를 들어, F-18은 PET에서 자주 사용되며, 포도당 대사를 추적하기 위해 포도당 유사체에 결합된 형태로 주입된다. SPECT에서는 Tc-99m이 널리 사용되며, 다양한 표적 분자에 결합되어 심장, 뇌, 뼈 등의 기능을 평가하는 데 이용된다.

표 5-3-2는 방출영상에서 사용되는 주요 방사성 동위원소와 방사성 의약품을 정리한 것이다.

표 5-3-2. 방출영상에서 사용되는 주요 방사성 동위원소와 방사성 의약품

관련 의료영상기기	방사성 동위원소	반감기	화합물 (방사성 의약품)	주요 용도
PET	F-18	110분	FDG	암 진단, 병기 결정, 치료 반응 평가
PET	F-18	110분	F-DOPA	파킨슨병 진단
PET	F-18	110분	Florbetapir	알츠하이머병 진단(아밀로이드 플라크 영상)
PET	C-11	20분	Raclopride	파킨슨병 진단(도파민 D2 수용체 영상)
PET	C-11	20분	Pittsburgh compound B	알츠하이머병 진단(아밀로이드 플라크 영상)
PET	N-13	10분	Ammonia	심근 관류 영상
PET	O-15	2분	Water, Oxygen	뇌 혈류 영상
감마카메라/SPECT	Tc-99m	6시간	Sestamibi, Tetrofosmin	심근 관류 영상
감마카메라/SPECT	Tc-99m	6시간	MDP	뼈 스캔
감마카메라/SPECT	Tc-99m	6시간	HMPAO, ECD	뇌 혈류 영상
감마카메라/SPECT	Tc-99m	6시간	MAG3, DTPA	신장 기능 평가
감마카메라/SPECT	Tc-99m	6시간	MAA	폐 관류 영상
감마카메라/SPECT	Tc-99m	6시간	Pertechnetate	갑상선, 타액선 영상
감마카메라/SPECT	I-123	13시간	Sodium Iodide	갑상선 영상
감마카메라/SPECT	I-123	13시간	MIBG	신경내분비 종양 영상
감마카메라/SPECT	In-111	2.8일	Octreotide	신경내분비 종양 영상
감마카메라	Tl-201	73시간	Thallous Chloride	심근 관류 영상(과거에 많이 사용)
감마카메라	Ga-67	3.26일	Gallium Citrate	염증, 감염, 종양 영상

PET의 경우, 양전자가 전자와 만나 소멸하기 전 이동하는 양전자 거리(positron range)도 고려할 수 있다. 실제로 측정하고자 하는 방사성 동위원소의 위치와 소멸 반응이 일어나는 위치 간의 차이인 양전자 거리는 결과 영상의 공간 해상도를 저하시킨다. 따라서 양전자 거리(positron range)가 짧은 방사성 동위원소를 사용하는 것이 공간 해상도 측면에서 유리하다.

표 5-3-3은 PET에서 주로 사용되는 방사성 동위원소들의 positron range를 나타낸다.

표 5-3-3. PET에서 주로 사용되는 방사성 동위원소들의 positron range

동위원소	최대 에너지(MeV)	평균 에너지(MeV)	최대 범위(mm)	평균 범위(mm)
F-18	0.635	0.250	2.4	0.6
C-11	0.960	0.386	4.1	1.1
N-13	1.198	0.492	5.4	1.5
O-15	1.732	0.735	8.2	2.5

05 방사선과 물질의 상호작용

이전 절에서 의료영상에 사용되는 다양한 방사선의 발생 원리에 대해 살펴보았다. 이제 이러한 방사선의 특성을 보다 자세히 살펴보고, 각각의 방사선이 투과영상과 방출영상에서 어떻게 활용되며, 물질과 어떻게 상호작용하는지를 알아보려고 한다.

1) X선, Gamma-ray, 그리고 소멸광자

X선, 감마선, 그리고 소멸광자는 의료 영상에서 중요한 방사선 신호의 원천으로, 각각의 방사선은 고유의 발생 원리와 에너지 특성을 지니고 있다. 이 절에서는 이들 방사선의 차이점과 투과영상 및 방출영상에 미치는 영향을 중점적으로 살펴보겠다.

(1) X선

X선은 주로 투과영상(transmission imaging)에서 사용되며, X선관에서 발생한다. 투과영상에서 사용되는 X선은 앞서 살펴본 것처럼 주로 제동X선이다. 제동X선은 전자가 원자 핵 근처를

지나가면서 방향이 급격히 휘어질 때 발생하기 때문에 '연속적인 에너지 스펙트럼'을 가지는 특징을 가지고 있다.

의료 영상에서 사용되는 X선의 에너지는 일반적으로 20 keV에서 150 keV 사이의 연속적인 에너지 스펙트럼을 가진다. 이 에너지 대역은 인체 조직을 효과적으로 투과하면서도 적절한 대조도를 제공한다. 낮은 에너지(예: 20 keV)는 연조직을 시각화하는 데 유리하고, 높은 에너지(예: 150 keV)는 밀도가 높은 조직, 특히 뼈와 같은 구조를 시각화하는 데 유리하다.

참고 X선과 감마선의 주요 구분 기준은 발생 위치이다. X선은 원자의 전자 궤도에서 전자기적 과정으로 발생하는 반면, 감마선은 원자핵 내에서 방사성 동위원소의 방사성 붕괴 과정으로 발생한다.

(2) 감마선

감마선은 주로 방출영상에서 사용되며, 방사성 동위원소의 핵 붕괴 과정에서 방출된다. 감마선의 에너지는 X선보다 높은 경우가 일반적이며 수십 keV에서 수 MeV까지 다양하다. SPECT와 감마카메라에서는 이 감마선을 사용하여 신체 내부의 기능적 정보를 시각화하며, 감마선은 인체 내부에서 방출된 후 외부 검출기로 검출된다.

(3) 소멸광자

소멸광자는 PET에서 사용되며, 이는 양전자(베타 플러스 입자)가 인체 조직 내에서 자유전자(베타 입자)와 충돌하여 소멸할 때 발생한다. 소멸 과정에서 두 개의 511 keV 에너지를 가진 소멸광자가 서로 반대 방향으로 방출되는데, 이 소멸광자는 감마선과 유사한 성질을 가지고 있고, PET 스캐너에서 감지되어 인체 내부의 대사적 활동을 시각화하는 데 사용된다. 소멸광자는 감마선과 달리 특정한 위치에서 180°의 반대 방향으로 방출되기 때문에, 동시에 발생한 소멸광자 두 개를 측정하면 이를 통해 정확한 위치 정보를 얻을 수 있다.

2) 고에너지 광자와 물질의 상호작용

의료영상기기에서 사용하는 방사선(X선, 감마선, 소멸광자)의 고에너지 광자는 인체 조직이나 검출기와 상호작용을 한다. 이러한 상호작용은 영상의 품질과 해상도에 큰 영향을 미치며, 투과영상과 방출영상 모두에서 중요한 역할을 한다. 이 절에서는 주요 상호작용 메커니즘인 콤프턴 산란, 광전효과, 레일리 산란, 쌍생성을 각각 설명하고, 이들이 투과영상과 방출영상에서 미치는 영향을 소개한다.

(1) 콤프턴 산란

콤프턴 산란(compton scattering)은 고에너지 광자가 원자의 외곽 전자와 충돌하여 방향이 바뀌고, 에너지 일부를 잃는 현상이다. 이때 입사된 고에너지 광자는 에너지를 잃고 산란되며, 원자에서 튕겨 나온 전자는 콤프턴 전자(compton electron)라고 한다. 콤프턴 산란은 중간 에너지 범위(수십 keV에서 수 MeV)의 광자에서 주로 발생하는데, 이는 방사선의 직진성에 기반한 라돈변환을 이용하는 의료영상에서 콤프턴 산란은 결과 영상을 흐릿하게 만드는 주요 요인 중 하나이다.

- **투과영상에서의 영향**: 콤프턴 산란은 X선이 인체를 통과할 때 발생하여 광자의 경로를 변경하고, 이로 인해 영상이 흐릿(blurring)해질 수 있다. 산란된 광자가 검출기에 도달하면, 잘못된 위치에 기록되어 영상의 정확도를 저하시키기 때문에 투과영상에서는 콤프턴 산란이 최소화되는 것이 바람직하다.
- **방출영상에서의 영향**: 방출영상에서도 콤프턴 산란은 중요한 문제이다. 감마선이나 소멸광자가 인체 내부에서 산란되면, 방향이 바뀌어어 검출기에 잘못된 경로가 기록될 수 있다. 따라서 방출영상에서도 콤프턴 산란의 검출을 최소화하고, 검출기에 기록된 콤프턴 산란된 광자를 따로 제거하는 알고리즘이 요구된다.

(2) 광전효과

광전효과(photoelectric effect)는 고에너지 광자가 원자 내부의 전자에 에너지를 전달하여 해당 전자가 궤도에서 방출되는 현상이다. 이 과정에서 광자는 완전히 흡수되고, 방출된 전자는 광전자(photoelectron)라고 불린다. 광전효과는 일반적으로 저에너지 광자(수십 keV 이하)와 밀도가 높은 물질(예: 뼈, 섬광체)의 상호작용에서 주로 발생한다.

- **투과영상에서의 영향**: 광전효과는 X선이 인체 조직을 통과할 때, 특히 밀도가 높은 뼈와 같은 조직에서 발생하여 X선이 크게 감쇠된다. 이는 뼈와 같은 밀도가 높은 구조를 명확하게 시각화하는 데 중요한 역할을 하며, 이 과정에서 감쇠된 X선은 검출기에 도달하지 못하므로, 뼈와 같은 조직이 더 어둡게 표시된다.
- **방출영상에서의 영향**: 방출영상에서는 광전효과가 감마선이나 소멸광자가 검출기에서 흡수될 때 중요한 역할을 한다. 검출기 내에서 광전효과가 발생하면, 방사선 에너지가 전자에 의해 완전히 흡수되어 정확한 위치와 에너지를 측정할 수 있게 한다. 이로 인해 영상의 정확성이 높아진다.

(3) 레일리 산란

레일리 산란(Rayleigh scattering)은 광자가 물질의 원자에 의해 산란되지만, 에너지를 거의 잃지 않는 현상이다. 이 상호작용에서는 광자가 전자와 탄성 충돌을 하여 방향만 바뀌고 에너지 손실이 거의 없으며, 산란된 광자는 동일한 파장을 유지한다. 레일리 산란은 주로 저에너지 광자(1 keV에서 10 keV 이하)에서 발생한다.

- **의료 영상에서의 영향**: 레일리 산란은 주로 낮은 에너지 광자에서 발생하며, 일반적으로 의료 영상에 큰 영향을 미치지 않는다.

(4) 쌍생성

쌍생성(pair production)은 고에너지 광자가 원자핵 근처에서 상호작용하여 전자와 양전자 쌍을 생성하는 상호작용이다. 이는 광자의 에너지가 1.022 MeV 이상일 때 발생하며, 광자의 에너지가 입자 쌍의 질량 에너지(1.022 MeV = 511 keV × 2)를 초과하는 경우 나머지 에너지는 입자들의 운동 에너지로 변환된다.

- **의료영상에서의 영향**: 쌍생성은 의료영상기기에서 사용되는 방사선의 일반적인 에너지 범위에서는 거의 발생하지 않는다. 따라서 투과영상에서 쌍생성의 영향은 무시할 수 있다.

(5) 체내와 검출기에서 일어나야 하는 상호작용

- **체내에서 일어나면 유리한 상호작용**: 투과영상에서는 광전효과가 뼈와 같은 밀도가 높은 조직에서 발생하여 X선이 감쇠되고, 이로 인해 영상의 대조도가 증가한다. 방출영상에서는 감마선과 소멸광자가 체내에서 흡수되거나 산란되지 않고 검출기로 도달하는 것이 바람직하기 때문에, 광전효과나 콤프턴 산란이 발생할 경우 영상 품질이 저하될 수 있다.
- **검출기에서 일어나야 하는 상호작용**: 광전효과는 검출기에서 매우 중요한 상호작용이다. 검출기에서 광전효과가 발생하면, 광자의 에너지가 전자에 의해 완전히 흡수되어 정확한 위치와 에너지를 측정할 수 있다. 콤프턴 산란도 검출기에서 발생할 수 있으며, 이로 인해 주위의 검출기로 전달될 경우 체내에서 발생한 경우와 마찬가지로, 영상의 해상도를 저하시킬 수 있다.

06 방사선 검출 기술과 의료영상에서의 응용

라돈변환 기반 의료영상기술에서 방사선 신호를 정확하게 검출하는 것은 고품질 영상 재구성의 핵심이다. 방사선이 인체를 통과하거나 인체 내에서 방출될 때, 이를 효과적으로 포착하고 정확하게 측정해야 라돈변환을 통해 정확한 단층영상을 재구성할 수 있다.

의료영상기기에서 방사선을 검출하는 다양한 방식이 존재하지만, 그중 가장 널리 사용되는 방식은 섬광체(scintillator)와 광센서의 조합이다. 이 조합은 방사선이 물질과 상호작용할 때 발생하는 빛(섬광)을 검출하여 전기 신호로 변환하는 방식으로, PET, SPECT, CT와 같은 다양한 영상기기에서 광범위하게 활용된다. 이 방식은 높은 감도와 해상도를 제공하며, 라돈변환을 통한 영상 재구성에 필수적이다.

또한, 반도체 직접 검출 방식(semiconductor direct conversion method)과 가스 검출기와 같은 다른 방사선 검출 기술도 있다. 반도체 직접 검출 방식은 특히 X선과 감마선을 직접 전기 신호로 변환하는 데 사용되며, DR(디지털 방사선 촬영; digital radiography) 시스템에서 주로 채택되고 있다. 반도체 직접 검출 방식은 높은 해상도와 민감도를 제공하지만, 비용이 높고 제작 공정이 복잡한 편이며, 높은 에너지의 광자를 검출하는 데에는 검출 효율이 부족한 경우도 있다. 이러한 한계로 인해, 이 방식은 아직까지는 일부 특정 응용 분야에서만 사용되고 있다.

한편, 가스 검출기(gas detector)는 방사선이 가스와 상호작용하여 이온화를 일으킬 때 생성된 전자를 감지하는 방식이다. 이 방식은 고에너지 방사선을 검출할 수 있지만, 민감도가 낮고 공간 해상도와 에너지 해상도가 떨어지는 편이라, 오늘날 의료영상기기에서는 일반적으로 사용되지 않는다.

이 절에서는 가장 널리 사용되는 섬광체와 광센서의 조합을 중심으로 설명하고, 그 외에 의료영상기기에서 방사선 검출을 위해 사용하는 콜리메이터와 동시계수회로에 대해 설명한다.

1) 의료영상에서의 섬광체(scintillator)

섬광체(scintillator)는 방사선이 물질과 상호작용할 때 에너지를 흡수하고 이를 빛으로 방출(섬광)하는 물질이다. 섬광체는 방사선이 물질을 통과할 때 에너지를 흡수하여 전자를 여기시키고, 이 전자가 원래의 기저 상태로 돌아오면서 빛을 방출하는 원리로 작동한다. 이렇게 방출된 빛은 광센서에 의해 전기 신호로 변환되어, 방사선을 검출하는데 사용된다.

섬광체는 종종 '크리스털'이라고도 불리는데, 이는 섬광체로 사용되는 많은 물질이 단결정(single crystal) 구조를 가지고 있기 때문이다. '섬광체'는 방사선을 감지하는 기능을 나타내는 용어인 반면, '크리스털'은 물질의 구조를 나타내는 용어다. 이러한 단결정 구조는 방사선을 효과적으로 감지하고, 내부 결함 없이 고품질의 빛을 방출할 수 있어 방사선 검출의 효율성을 높이는 데 중요한 역할을 한다. 특히, 의료 영상에서 사용되는 많은 섬광체가 크리스털 구조를 가지고 있어 두 용어가 자주 함께 사용되지만, 모든 섬광체가 크리스털인 것은 아니며, 모든 크리스털이 섬광체인 것도 아니다.

방사성 검출에 이상적인 섬광체에게는 다음과 같은 특성이 요구된다.

- **높은 정지능**(stopping power): 섬광체가 고에너지 광자를 흡수(혹은 검출)하는 능력을 의미한다. 높은 정지능은 더 효율적인 소멸광자 검출을 가능하게 한다. 참고로 정지능은 물질의 밀도와 원자 번호에 비례한다.
- **짧은 감쇠시간**(decay time): 방사선이 섬광체에 검출될 때, 신속하게 빛을 방출하여 빠른 신호 처리가 가능하게 만든다.
- **높은 광자 산출량**(light yield): 섬광체가 방사선을 검출할 때 방출하는 빛의 양이 많을수록, 감도가 높은 검출기가 가능해진다.
- **우수한 에너지 분해능**: 다양한 에너지의 방사선을 구분할 수 있는 능력이며, 고해상도 영상에 중요한 역할을 한다.
- **기계적 및 화학적 안정성**: 열, 습기, 충격 등에 대한 섬광체의 내구성을 의미하며, 섬광체가 장기간 안정적으로 검출기로 사용될 수 있도록 보장한다.

이상적인 섬광체는 이러한 특성을 모두 갖추고 있어야 하지만, 실제로는 각 특성 간의 트레이드오프(trade-off)가 발생하기 때문에, 사용 목적과 요구되는 성능에 따라 적절한 섬광체를 선택해야 한다.

- **섬광체 크기와 해상도, 정지능의 관계**: 섬광체의 크기는 영상의 공간 해상도(spatial resolution)와 검출기의 정지능(stopping power)에 직접적인 영향을 미친다. 섬광체의 크기를 작게 만들면 해상도는 높아지지만, 그에 따라 정지능은 감소하게 된다. 이는 섬광체가 얇아질수록 고에너지 광자를 흡수하기 어려워지기 때문이다. 따라서, 각 의료 영상 기기에서 요구되는 해상도와 정지능의 균형에 따라 섬광체의 크기가 결정된다.

섬광체의 크기는 일반적으로 3차원으로 표기되며, '가로 × 세로 × 두께' 로 표현할 수 있다.

- 가로와 세로는 섬광체의 입사면의 크기를 나타낸다. 이는 공간 해상도에 영향을 미치며 클수록 공간 해상도가 나빠진다.
- 두께는 방사선이 섬광체를 통과하는 깊이를 의미하며, 정지능와 밀접한 관련이 있다. 두께가 두꺼울수록 고에너지 광자를 흡수하는 능력이 증가하지만, 섬광체 내에서 산란 및 parallax error의 증가로 인해 공간 해상도가 낮아지기 쉽다.
- 투영방사선촬영과 CT에서의 섬광체 크기: 투영방사선촬영과 CT에서 사용되는 섬광체는 감마선에 비해 낮은 에너지의 X선을 사용하기 때문에 SPECT나 PET에 비해 상대적으로 크기가 작다. 이들 기기에서의 섬광체 크기는 보통 약 0.5 − 2 × 0.5 − 2 × 3 − 5 mm^3 정도로 만들어진다. 이 크기는 충분한 정지능을 제공하면서도 적절한 해상도를 유지하도록 고려된 것이다.
- 감마카메라와 SPECT에서의 섬광체 크기: 감마카메라와 SPECT에서 사용되는 섬광체는 감마선을 효과적으로 감지하기 위해 CT에 비해 상대적으로 큰 크기의 크리스털을 사용한다. 감마카메라와 SPECT에서의 섬광체 크기는 보통 약 3 − 5 × 3 − 5 × 6−10 mm^3 정도로 설계된다. 이 크기는 감마선의 효율적인 감지와 적절한 해상도 간의 균형을 유지하기에 적합하다.
- PET에서의 섬광체 크기: PET 시스템에서는 콜리메이터를 통한 해상도 향상을 기대할 수 없기 때문에 SPECT보다 상대적으로 작은 크기의 크리스털이 사용된다. PET에서 사용되는 섬광체 크기는 보통 약 2 − 4 × 2 − 4 × 10 − 20 mm^3 정도이며, 이 크기는 높은 해상도를 제공하면서도 소멸광자를 효과적으로 감지할 수 있도록 설계되어 있다. 그러나 섬광체가 너무 작아지면 정지능이 부족해질 수 있으며, 이에 따라 감지 효율이 떨어질 수 있는 한계가 있다.

2) 라돈기반 의료영상기기에서의 검출기: 광센서와 직접 검출기

광센서는 섬광체에서 방출된 빛을 감지하여 이를 전기 신호로 변환하는 장치로, 의료 영상기기에서 방사선 신호를 정밀하게 측정하여 고품질의 영상을 생성하는 데 중요한 역할을 한다. 광센서의 종류는 섬광체에서 방출된 빛의 파장 대역과 각 의료 영상 기기의 특성 및 요구 사항에 따라 결정된다(표 5-3-4).

표 5-3-4. **주요 섬광체 비교 표**

섬광체	사용 기기	정지능	감쇠시간 (ns)	광자산출량 (photons/MeV)	기계적 및 화학적 안정성	주요 특징	단점
CsI(Tl)	투영방사선촬영, CT	중간 (4.51 g/cm^3)	1,000	54,000-65,000	기계적 안정성은 좋으나 습기에 민감	높은 광산출량, 적절한 정지능	비교적 긴 감쇠시간
Gd_2O_2S	CT	중간 (7.32 g/cm^3)	600	45,000	높음	고밀도, 적절한 감쇠시간	상대적으로 낮은 광자산출량
NaI(Tl)	감마카메라, SPECT	중간 (3.67 g/cm^3)	230	38,000-40,000	습기에 매우 민감하고 보통의 기계적 안정성	높은 광산출량, 적절한 감쇠시간	습기에 취약하고 낮은 정지능
BGO	PET	높음 (7.13 g/cm^3)	300	8,200	높음	높은 정지능, 저렴	낮은 광자산출량과 느린 감쇠시간
LSO	PET	높음 (7.4 g/cm^3)	40	25,000-32,000	매우 높음	빠른 감쇠시간, 높은 광자산출량	고비용
LYSO	PET	높음 (7.1 g/cm^3)	40	25,000-32,000	매우 높음	LSO와 유사한 특성, 높은 광자산출량	고비용
GSO	PET	중간 (6.71 g/cm^3)	60	8,000-10,000	높음	적절한 정지능과 감쇠시간	BGO보다 낮은 정지능

광센서는 일반적으로 가시광선 영역의 빛을 감지하는 장치를 의미한다. 반면에, 섬광체 없이 고에너지 방사선을 직접 검출하는 센서는 보통 직접 검출기라고 불린다. 방사선 역시 전자기파의 일종으로, 넓은 의미에서 광(빛)으로 볼 수 있으므로 넓은 의미에서 직접 검출기도 광센서라고 볼 수도 있지만, 고에너지의 방사선을 검출을 위해 보다 높은 밀도와 높은 원자번호의 소재가 사용된다는 차이점이 있어 구분하는 경우가 더 많은 편이다.

(1) 투영방사선촬영과 CT에서의 검출기

투영방사선촬영과 CT에서의 검출기 기술은 방사선을 전기 신호로 변환하여 고품질의 의료영상을 생성하는 데 핵심적인 역할을 한다.

투영방사선촬영의 초창기에는 필름을 검출기로 사용하는 아날로그 방식이었다. 이후 디지털 투영영상을 얻기 위해 CR (computed radiography) 시스템이 도입되었으며 오늘날에는 대부분 DR (digital raidography) 시스템이 투영방사선촬영에 사용되고 있다.

CR (computed radiography) 시스템은 투영방사선촬영의 디지털화 과정에서 DR 시스템 이전에 사용된 것으로 아날로그 방식의 검출기인 필름을 포토스티뮬러블 인광체 플레이트(photo-stimulable phosphor plate, PSP)로 대체한 방식이다. PSP를 통해 X선 정보를 저장하고, 이를 레이저 스캐너로 읽어 디지털 신호로 변환한다. 이 기술은 기존의 아날로그 X선 장비를 디지털 시스템으로 쉽게 전환할 수 있게 해준다는 장점을 가지고 있어 과거에 많이 사용되었지만, 오늘날에는 거의 DR 시스템으로 대체되었다.

필름방식과 CR방식의 투영방사선촬영과 달리 현대의 디지털 방사선촬영(DR) 시스템에서는 X선을 직접 디지털 신호로 바꿔주는 디지털 검출기를 사용한다. DR에서 사용되는 검출기는 간접 변환 방식과 직접 변환 방식으로 구분할 수 있다. 간접 변환 방식에서는 섬광체(scintillator)를 사용하여 X선을 가시광선으로 변환한 후, 이 빛을 CCD (charge-coupled device) 나 CMOS (complementary metal oxide semiconductor), 또는 아몰퍼스 실리콘(a-Si) 광다이오드와 TFT (thin-film transistor) 어레이 등을 사용하여 전기 신호로 변환한다. 반면, 직접 변환 방식에서는 섬광체를 사용하지 않고 아몰퍼스 셀레늄(amorphous selenium) 같은 광전도체를 통해 X선을 직접 전기 신호로 변환하며, 이 신호는 TFT 어레이를 통해 처리된다.

CT 시스템에서는 다양한 검출기 기술이 사용된다. 현재 가장 널리 사용되는 고체 검출기는 섬광체와 광다이오드의 조합으로 구성되어 있으며, X선을 가시광선으로 변환한 후 이를 전기 신호로 바꾼다. 과거에는 기체 충전 전리함(gas-filled ionization chambers), 특히 제논 가스를 사용하는 방식이 일부 CT 시스템에서 사용되었지만, 현재는 거의 사용되지 않는다. 또한, 직접 변환 반도체 검출기(CdTe, CZT 등)는 높은 에너지 분해능을 제공하지만, 아직 널리 상용화되지는 않았다.

(2) 감마카메라와 SPECT에서의 검출기

감마카메라와 SPECT에서는 주로 광전자 증배관(PMT)이 섬광체에서 방출된 빛을 증폭하여 전기 신호로 변환하는 역할을 한다. PMT는 높은 감도와 신뢰성을 제공하며, 특히 감마카메라와 SPECT에서 널리 사용되는 NaI (Tl) 섬광체의 약 415 nm 파장에 최적화된 Bialkali photo-cathode를 사용하여 높은 양자 효율을 달성한다. 이로 인해 PMT는 여전히 감마카메라와 SPECT에서 주요 검출기 소자로 사용된다.

PMT는 높은 에너지 분해능과 나노초 단위의 빠른 응답 속도를 제공하여, SPECT와 감마카메라에서 광자 카운팅을 효과적으로 수행할 수 있다.

참고 검출기 소자의 응답속도와 달리, 영상 시스템 전체를 고려할 경우, SPECT와 감마카메라는 CT나 투영방사선촬영보다 영상 획득 속도가 느리다. PMT 자체는 높은 응답 속도를 가지지만, 전체 영상 시스템의 영상 획득 속도는 다른 요인들(방사성 동위원소의 방사선 방출 속도 및 검출기 효율성, 영상재구성에 요구되는 충분한 계수통계량 등등)에 의해 보다 큰 영향을 받기 때문이다. 일반적으로 CT나 투영방사선 촬영과 같은 투영영상 기술들이 방사성 동위원소 기반의 방출영상보다 빠른 영상획득 속도를 가지고 있다.

앞서 섬광체를 설명할 때 이야기했듯이 최근에는 반도체 검출기인 CZT (cadmium zinc telluride)를 사용하는 시스템도 증가하는 추세다. CZT는 방사선을 직접 전기 신호로 변환하기 때문에 광센서가 필요하지 않으며 기존의 섬광체와 PMT 조합보다 더 높은 에너지 분해능을 제공한다. 그러나 CZT 검출기는 PMT 기반 시스템에 비해 비용이 높고, 대면적(large area) 검출기 제작이 어렵다는 단점이 있다.

CZT 기반 기술이 빠르게 발전하고 있으나, PMT 기반 시스템은 여전히 그 신뢰성, 성능, 비용 효율성 덕분에 감마카메라와 SPECT에서 널리 사용되고 있다. 두 기술은 각각의 장단점을 가지고 있어, 특정 임상 요구사항이나 연구 목적에 따라 선택되어 사용되고 있다.

(3) PET에서의 검출기

PET 시스템에서는 높은 해상도와 정확한 시간 측정이 요구되기 때문에, 광전자 증배관(PMT) 또는 실리콘 광증배기(SiPM)가 검출기로 사용된다. PET에서 흔히 사용되는 섬광체(예: LYSO, LSO)는 주로 400~430 nm의 파장 대역을 가지며, 이는 청색 영역에 해당한다.

전통적으로 PET 시스템에서는 PMT가 널리 사용되어 왔다. PMT는 높은 감도와 우수한 에너지 분해능을 제공하여, 섬광체에서 방출된 빛을 효과적으로 전기 신호로 변환하고 증폭한다. 그러나 최근 SiPM의 등장 이후로는 연구용 PET과 최신 상용 PET 시스템에서 SiPM이 점차 주류로 자리 잡고 있다. SiPM은 PMT에 비해 작은 크기, 낮은 작동 전압, 그리고 우수한 시간 분해능을 제공하기 때문에 특히 TOF-PET (time-of-flight PET) 시스템과 PET/MR과 같은 고자장을 사용하는 하이브리드 시스템에서는 SiPM이 좀 더 선호되는 추세다.

오늘날 SiPM은 PMT와 비슷하거나 더 나은 시간 분해능을 제공하며, 이는 PET에서 요구되는 고속 시간 분해능을 충족시키는 데 매우 유리하다. 특히 PET/MR에서는 강한 자기장 환경하에서 검출기가 동작해야 하는데, PMT는 자기장에 매우 민감하여 강한 자기장 환경에서는 정상적인 동작이 어려운 반면, SiPM은 자기장의 영향을 거의 받지 않아 이러한 환경에서 유리하다. PET/CT 시스템에서는 PMT와 SiPM 모두 사용할 수 있지만, SiPM은 소형화가 가능하고 디지털 신호 처리에 보다 적합하다는 장점을 가지고 있다.

그러나 SiPM도 몇 가지 단점이 있다. 예를 들어, SiPM은 온도 변화에 민감하여 안정적인 작동을 위해 정밀한 온도 제어가 필요하다. 또한, 넓은 면적 검출기 제작 시 비용이 상대적으로 높아질 수 있다. 하지만 이러한 도전 과제들은 지속적인 연구 개발을 통해 개선되고 있으며, SiPM의 활용도는 앞으로 더욱 확대될 것으로 전망된다.

3) 콜리메이터(Collimator)

의료 영상에서 콜리메이터는 방사선을 특정 방향으로 제한하거나 정렬시키는 장치로, 다양한 의료영상기법에서 중요한 역할을 한다. 주로 납, 텅스텐, 또는 몰리브덴과 같은 고밀도 금속으로 만들어져 방사선을 효과적으로 차단하고 원하는 방향의 방사선만 통과시킬 수 있다.

투영 방사선촬영에서 콜리메이터는 주로 X선관에 부착되어 X선 빔의 크기와 모양을 조절하며 불필요한 방사선 노출을 줄인다. CT에서는 X선관 쪽 콜리메이터가 슬라이스 두께를 결정하고, 검출기 쪽 콜리메이터가 산란선을 제거하여 영상의 대조도를 향상시킨다. CT에서 콜리메이터는 라돈 변환의 구현에도 중요한 역할을 하는데 X선 빔을 정확하게 제어하여 각 투영에서 필요한 투영 데이터 만을 수집케 함으로써 정확한 영상 재구성을 가능하게 한다.

SPECT에서 콜리메이터는 감마카메라 앞에 위치하여 특정 방향의 감마선만을 통과시키고 다른 방향의 감마선은 차단하여 요구되는 투영각의 투영데이터만을 얻도록 한다. 주로 평행구멍, 핀홀, 팬빔 등의 유형이 사용되며, 이를 통해 방사성 동위원소의 3차원적 분포를 파악할 수 있다. SPECT에서도 콜리메이터는 라돈 변환의 구현에 중요하며, 특정 각도에서의 투영 데이터를 수집하여 3D 분포를 2D 투영으로 변환하는 과정을 가능하게 만든다.

PET에서는 일반적으로 물리적인 콜리메이터를 사용하지 않고, 대신 '전자적 콜리메이션'이라 불리는 동시 계측 방법을 사용한다. 이는 양전자 소멸 과정에서 발생하는 두 개의 감마선이 서로 반대 방향으로 방출되는 소멸광자쌍의 특성을 이용한다. 이를 위해 PET는 매우 높은 성능의 동시계수회로가 요구되지만, 이를 통해 SPECT보다 더 높은 감도와 공간 분해능을 달성할 수 있다. 고성능의 동시계수회로를 통해 구현된 전자적 콜리메이션은 PET이 SPECT보다 널리 사용되는 주된 이유 중의 하나다. 초창기의 일부 PET에서는 SPECT와 같은 콜리메이터를 통해 2D 촬영을 하는 등의 응용사례가 있지만, 오늘날에는 PET에서는 물리적인 콜리메이터는 잘 사용하지 않는다.

4) 동시계수회로

동시계수회로(coincidence circuit)는 PET 시스템에서 중요한 역할을 한다. 이 회로는 두 개의 소멸광자가 거의 동시에 반대 방향으로 검출기에 도달했을 때, 이를 동시 이벤트로 인식하고 기록하는 기능을 수행한다. 전통적으로 PET의 '전자적 콜리메이션'을 수행하는 핵심 요소로 PET 영상의 퀄리티를 결정짓는 구성 요소다.

아래 그림은 PET 스캐너의 기본 구조와 동시계수회로의 작동 원리를 간단히 보여준다. PET 스캐너는 촬영 대상을 둘러싼 원형의 검출기 배열(아래 그림의 파란색 블록)로 구성된다.

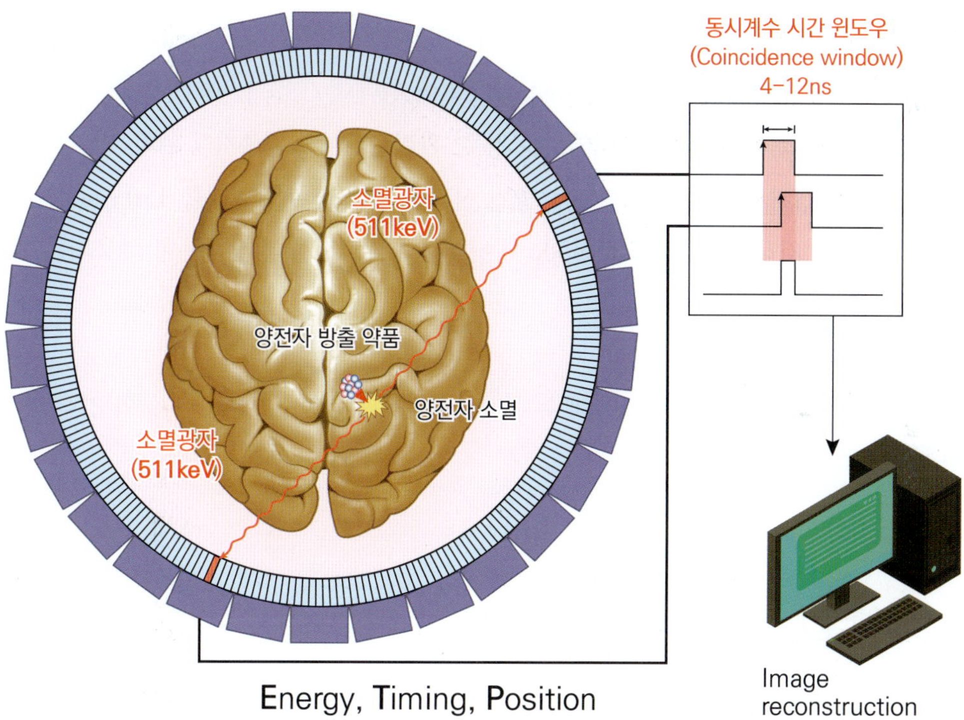

그림 5-3-13. **PET 스캐너의 기본구조와 작동원리**

위 그림에서 스캐너 중앙에는 18-FDG와 같은 양전자 방출 약품이 투여된 촬영 대상(그림 5-3-13에서 뇌 모양)이 위치한다. 투여된 양전자 방출 약품은 해당하는 체내 대사 과정에 의해 체내에 분포되며, 분포된 위치에서 양전자 소멸(positron annihilation)로 인해 두 개의 511keV 에너지를 가진 소멸광자(소멸광자) 쌍이 서로 반대 방향(사이 각도가 180도)으로 방출된다(붉은색 화살표).

PET의 동시계수회로의 작동 과정은 다음과 같다.

① **에너지 판별**: 동시계수회로가 동시성을 판별하기 전에, 검출된 광자의 에너지를 판별하고 511keV에서 벗어난 에너지를 가진 광자는 산란되었을 가능성이 높으므로 제외한다.

② **동시창**(coincidence window, time window): 동시계수회로는 '동시창'이라는 매우 짧은 시간 간격(일반적으로 6~12ns) 내에 두 검출기가 소멸광자를 검출했을 때, 이를 하나의 의미 있는 동시계수사건(coincidence event)으로 기록한다. 동시성을 판별할 때 사용되는 광자는 앞서 언급한 에너지 판별을 통과한 것에 한정된다(그림 5-3-13의 동시 계수 시간 윈도우).

③ **위치 정보**: 동시계수회로는 동시성을 만족한 두 광자를 검출한 검출기의 위치 정보를 기록한다. 이 정보는 라돈변환의 투영선에 해당하는 LOR (line of response)을 형성하는 데 사용된다. 두 검출기를 이은 직선이 바로 LOR이 된다.

④ **데이터 저장**: 동시계수사건으로 인정된 경우, 관련된 2개의 검출기의 위치, 각 검출기에서 측정한 소멸광자의 에너지, 그리고 검출된 시간 등을 포함한 데이터를 'List-mode 데이터'라는 형태로 저장한다. 이 List-mode 데이터는 시노그램을 생성하는데 사용되는 원시데이터(raw data)에 해당한다.

동시계수회로에 측정되는 전체 동시계수사건(total이라고 불림)은 그림 5-3-14와 같은 세 가지 유형으로 나뉜다.

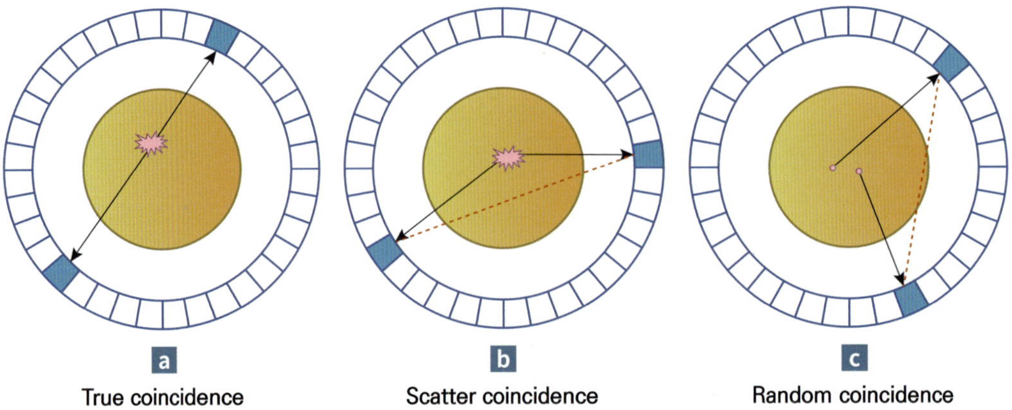

그림 5-3-14. **3가지 동시계수사건과 감쇠**

그림 5-3-14에서 (a) True Coincidence는 줄여서 True(또는 True event)라고 불리며 511keV 소멸광자 한 쌍이 체내에서 추가적인 상호작용을 하지 않고 검출기에서 제대로 도달하여 검출된 경우이며, (b) Scatter Coincidence는 소멸광자가 오는 도중 콤프턴 산란을 겪은 경우이다. 그리고 (c) Random Coincidence는 서로 다른 양전자-전자 소멸에서 발생한 511keV 소멸광자 2개가 우연히 coincidence window 내로 검출되고, 원래 짝이 되어야 하는 다른 소멸광자 2개는 감쇠 등의 이유로 검출이 되지 않은 경우다. (A)를 제외한 (B)와 (C)는 거짓 동시계수이므로 보정 등을 통해 제거되어야 한다.

동시계수회로의 성능은 PET 시스템의 전반적인 성능에 크고 직접적인 영향을 미친다. 예를 들어, 더 짧은 '동시창'과 더 정확한 '에너지 판별'은 우연히 발생하는 random coincidence를 줄여주기 때문에 결과적으로 더 높은 품질의 PET 영상을 얻을 수 있게 한다.

동시계수회로를 거쳐 기록된 List-mode 데이터는 PET 영상 재구성의 기초 데이터가 된다. 각 동시계수사건의 공간 정보는 두 검출기를 연결하는 가상의 선인 LOR로 표현되며, 이는 라돈변환의 투영선에 해당한다. PET 스캐너는 각 LOR에서 발생한 양전자 소멸 사건의 수를 합산하여 시노그램을 형성하고, 이에 역라돈변환을 적용하여 최종 단층영상을 얻는다.

최근에는 TOF (time-of-flight) PET 기술을 일정 수준 구현할 정도로, 동시계수회로의 시간 분해능이 크게 향상되었다. TOF PET은 두 광자의 검출 시간 차이를 이용해 소멸 위치를 좀 더 정확하게 추정할 수 있도록 도와준다. 이는 PET 영상의 화질 향상과 노이즈 감소에 크게 기여하고 있다.

참고 이상적인 TOF PET이 가능해지면, 영상재구성 없이 PET영상을 직접 동시계수회로의 정보만으로 구현할 수 있다. 이는 LOR상에서 각 광자의 도착시간의 차이를 통해 정확히 양전자-전자 소멸이 일어난 위치를 구할 수 있기 때문이다. 하지만 광자가 빛의 속도로 움직이기 때문에 현재 기술 수준으로는 라돈변환 기반의 영상재구성이 필요 없는 TOF PET을 만들기에는 한계가 있다. 예를 들어 2 mm 수준의 공간해상도를 위해서는 66.7 ps의 시간 해상도를 가지는 동시계수회로가 요구되는데 이는 현재의 회로 기술로는 구현하기 어렵다.

07 데이터 처리, 영상재구성 및 후처리

전통적인 라돈변환을 기반으로 하는 의료영상기기들은 다음과 같은 여러 핵심 구성 요소들로 이루어져 있다(그림 5-3-15).

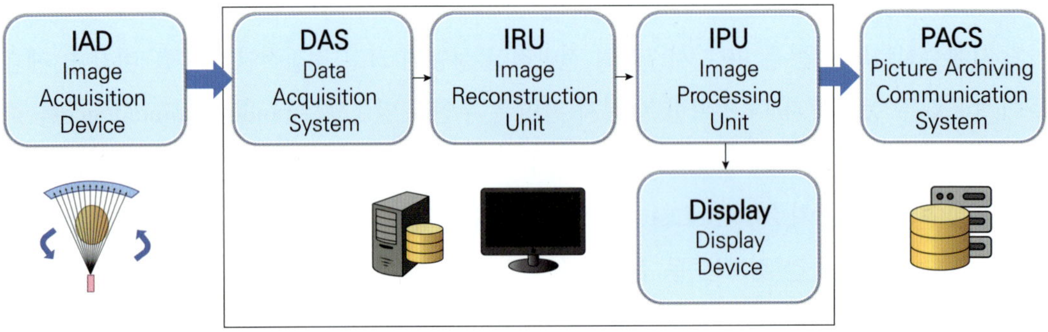

그림 5-3-15. **일반적인 의료영상기기 구성요소**

위의 구성요소들에서 image acquisition device (IAD)는 X선 발생장치와 검출기, 동시계수회로 등을 사용하여 환자의 신체를 다양한 투영각도로 스캔해 원시 데이터를 획득한다. 그런 다음, data acquisition system (DAS)은 이 원시 데이터를 디지털화하고, 이를 시노그램으로 변환한다. 시노그램은 라돈변환의 결과로, 각 투영각도에 따른 데이터를 배열한 것이다. 이어서 image reconstruction unit (IRU)은 DAS에서 생성된 시노그램을 기반으로 '역라돈변환'을 적용해 최종 의료 영상을 재구성한다. 이 절에서는 이러한 각 구성 요소의 역할과 데이터 처리 과정을 간단히 소개한다.

1) 신호의 디지털화와 데이터 저장

의료영상기기에서 최초로 측정된 데이터는 환자의 신체를 통과한 X선이나 감마선과 같은 방사선을 검출기 소자를 통해 측정한 전기 신호다. 앞서 설명했던 원시 데이터를 획득하는 섬광체와 광센서, 동시계수회로 등으로 구성된 image acquisition device (IAD)는 보통 아날로그 전기신호를 생성한다. 최근의 일부 검출기의 경우엔 디지털 신호를 직접 출력하기도 하지만, IAD에서는 아직 아날로그 전기신호를 출력하는 경우가 좀 더 일반적이다. 이 신호는 매우 복잡하고 미세한 변화를 포함하기 때문에, 이를 정확하게 측정하기 위해서는 높은 정확도의 디지털화 과정이 필수다.

Data acquisition system (DAS)은 이러한 아날로그 신호를 받아 디지털 신호로 변환하는 역할을 한다. 디지털화 과정에서는 신호가 일정한 간격으로 샘플링되고, 각 샘플에 대해 양자화가 이루어진다. 이를 통해 연속적인 아날로그 신호는 이산적인 디지털 신호로 변환된다.

디지털화된 데이터는 이후 시노그램이라는 형식으로 저장된다. 시노그램은 다양한 각도에서 획득된 투영 데이터를 모아 배열한 것으로, 영상 재구성의 기본이 된다. DAS는 이 디지털회된 raw data 및 시노그램 데이터를 저장하고, 일반적으로 해당 데이터들의 압축, 전송, 보관 등을 같이 수행한다.

2) 영상 재구성 기법

DAS에서 디지털화된 시노그램 데이터를 이용해 환자의 단층영상을 재구성하는 과정은 image reconstruction unit (IRU)에서 이루어진다. 영상재구성은 역라돈변환에 기반하여 시노그램 데이터를 환자의 실제 단층영상으로 변환하는 작업이다.

영상재구성기법들은 크게 FBP와 같은 분석적 재구성 방식과 MLEM과 같은 반복적 재구성 방식으로 나뉜다. FBP는 필터링과 역투영 과정을 결합하여 시노그램 데이터를 빠르고 계산 효율적으로 재구성하며, 이는 주로 CT에서 사용된다. 다만, 이 방법은 노이즈에 취약하고 SNR이 낮은 경우에는 적용하기 어렵다는 단점이 있다. 반면, MLEM (maximum likelihood expectation maximization)은 초기 추정값을 기반으로 여러 번의 반복을 통해 데이터를 점진적으로 최적화하여 보다 노이즈에 강건한 영상재구성을 가능하게 만든다. 이러한 반복적 방식은 노이즈가 많거나 불완전한 데이터에서도 좋은 결과를 얻을 수 있어 PET, SPECT와 같은 방출 영상에서 주로 사용된다.

최근에는 Time-of-Flight (TOF) 정보를 활용한 PET 재구성 기법이 발전하고 있으며, 이는 더 정확한 위치 정보를 제공하여 영상 품질을 향상시킨다. 또한, 딥러닝을 활용해 낮은 신호 대 잡음비(SNR) 또는 짧은 촬영 시간의 데이터에서부터 보다 정확한 영상을 재구성하려는 연구들이 활발히 이루어지고 있다. 이러한 방법들은 기존 기법으로는 정상적인 영상의 재구성이 어려운 상황에서도 고품질 영상을 제공할 수 있다는 점에서 주목받으며, 특히 저선량(low dose) CT나 짧은 촬영시간에서의 PET 스캔에서 유망한 결과를 보여주고 있다. SPECT에서도 딥러닝 기반의 재구성 기법이 연구되고 있고, 특히 저해상도 콜리메이터 데이터에서 고해상도 영상을 얻는 데 효과적인 것으로 보고되었다. 그러나 딥러닝 기반 방법은 아직 임상에서 광범위하게 사용되기 위해 더 많은 연구와 검증이 필요한 분야이다.

3) 영상 후처리와 품질 개선

영상 재구성 후, image processing unit(IPU)는 영상의 품질을 최적화하고 진단 가치를 높이기 위한 다양한 후처리 과정을 수행한다. IPU는 재구성된 영상을 받아 다양한 알고리즘을 적용해 영상을 최적화하고, 진단에 적합한 형태로 개선하는 역할을 한다.

IPU의 주요 작업에는 다음과 같은 과정들이 포함되어 있다.

- **노이즈 제거**: 영상을 더 명확하게 하기 위해 노이즈를 제거한다. 이는 영상의 해석을 용이하게 하고, 진단의 정확성을 높이는 데 중요한 역할을 한다.
- **해상도 향상**: 저해상도 이미지를 고해상도로 변환하거나, 이미지를 선명하게 만든다. 이를 통해 작은 병변이나 미세한 구조물도 정확하게 시각화할 수 있다.
- **필터링**: 특정 필터를 적용해 이미지를 더욱 보기 쉽게 만든다. 필터링은 영상의 특정 특징을 강조하거나 불필요한 정보를 제거하는 데 사용된다.
- **대조도**(contrast) **향상**: 이미지의 대비를 조정해 더 뚜렷하게 보이도록 한다. 이를 통해 조직 간의 밀도 차이를 명확히 하여 병변을 쉽게 구별할 수 있다.
- **왜곡 보정**: 스캔 과정에서 발생할 수 있는 왜곡을 교정한다. 이는 특히 복잡한 구조나 다양한 각도에서 촬영된 이미지에서 중요한 역할을 한다.

각 의료 영상 기기는 후처리 단계에서 특정 지표나 단위를 사용하여 영상을 정량화하고 해석한다. 아래는 주요 정량화 방법과 그에 따른 후처리 기법이다.

(1) Hounsfield unit (HU)

CT 영상은 Hounsfield unit(HU)로 정량화된다. HU는 물질의 X선 감쇠 계수를 물(water)의 X선 감쇠 계수와 비교하여 상대적으로 나타낸 단위로, 다양한 조직과 물질을 구별하는 데 사용된다. HU는 다음과 같은 수식으로 계산한다.

$$\mathrm{HU} = 1000 \times \frac{\mu_{물질} - \mu_{물}}{\mu_{물}}$$

여기서 $\mu_{물질}$은 해당 물질의 감쇠 계수이고, $\mu_{물}$은 물의 감쇠 계수이다. CT의 IPU는 보통 HU 값을 가지는 영상을 바탕으로 노이즈 제거, 대조도 향상, 아티팩트 제거 등의 후처리를 수행하며, 영상의 해석을 돕는다.

(2) Standardized uptake value (SUV)

PET 영상에서는 방사성 동위원소의 분포를 standardized uptake value (SUV)로 정량화한다. SUV는 특정 조직의 방사성 동위원소 농도를 환자의 체중과 주입된 방사성 의약품의 양에 대해 표준화한 값으로, 질병의 진단과 치료 반응 평가에 중요하다. SUV는 다음 수식으로 계산한다.

$$\mathrm{SUV} = \frac{C_{ROI}}{\frac{D_{inj}}{W}}$$

여기서 C_{ROI}는 관심 영역(ROI) 내의 방사성 동위원소 농도(Bq/mL), D_{inj}는 주입된 방사성 의약품의 양(Bq), w는 환자의 체중(kg)이다. PET의 IPU는 SUV를 활용하여 영상의 대조도를 조절하고, 노이즈를 제거하여 정확한 위치와 방사성 동위원소의 농도를 평가한다.

(3) Counts 및 베크렐(Becquerel) 단위(Bq/mL, Bq/g)

SPECT와 감마카메라에서는 영상 데이터를 주로 Counts로 정량화한다. 이는 검출된 감마선의 수를 나타내며, 특정 부위의 방사성 농도를 평가하는 데 사용된다. 이외에도 베크렐 단위(Bq/mL, Bq/g)로 방사성 동위원소의 농도를 정량화하여 표현한다. 후처리 과정에서는 이 데이터를 바탕으로 균일성 보정, 에너지 보정, 산란보정 등을 수행하여 영상의 정확도를 높인다.

(4) Pixel Intensity 및 Exposure Index(EI) – 투영방사선촬영

투영방사선촬영에서 픽셀 강도(pixel intensity)는 디지털 이미지의 각 픽셀에 기록된 값을 의미하며, 이는 X선이 통과한 조직의 흡수 특성에 따라 달라진다. 픽셀 강도는 조직의 선형감쇠계수를 직접적으로 나타내지는 않지만, 해당 조직의 X선 흡수량을 반영한다.

노출 지수(exposure index, EI)는 디지털 방사선촬영에서 적절한 X선 노출 수준을 평가하기 위한 지표로 사용된다. 노출 지수는 환자에게 가해지는 방사선량을 간접적으로 나타내며, 영상의 품질을 유지하면서 적절한 노출을 보장하는 데 중요한 역할을 한다. 노출 지수의 단위는 국제적으로 완전히 표준화되지 않았으며, 일반적으로 단위가 없는 무차원 수치로 정의되지만, 일부 시스템에서는 마이크로그레이(μGy) 단위로 표현한다.

투영방사선촬영에서의 IPU는 이러한 지표들을 활용하여 대비 강화, 윤곽 강조 등의 후처리 작업을 수행하며, 이를 통해 병변과 정상 조직을 보다 선명하게 구분할 수 있게 한다. 최신 시스템에서는 자동 노출 제어(AEC)와 인공지능(AI) 기술을 활용하여 노출 지수를 최적화하고 영상 품질을 개선하고 있다.

이처럼 후처리 및 정량화가 된 의료영상은 PACS로 전송되어 저장되고, 디스플레이 장치(display devices)로 전달되어 의료진이 판독 및 진단에 사용할 수 있게 된다.

08 하이브리드 시스템

하이브리드 영상 시스템은 의료 영상 분야에서 중요한 혁신을 가져왔다. 일반적으로는 각각의 기기로 촬영한 영상을 소프트웨어를 통해 융합시키는 방법이 사용되지만, 그 필요성이 임상적으로 매우 높은 경우 하드웨어적으로 영상 융합을 구현하는 하이브리드 기기가 개발되어 영상융합의 정확성과 편의성을 높인다. 방출과 투과 단층영상을 동시에 만족시키는 단일 검출기 개발이 쉽지 않기 때문에, 대부분의 경우 각각의 검출기 모듈을 각자 사용하되 이들을 하나의 (융합)기기 내에서 같은 위치를 촬영하도록 배치하거나, 두 개의 영상기기를 공간적으로 최대한 밀착시켜 순차적으로 촬영하는 방식으로 하이브리드 시스템이 개발된다. 현재 대표적인 하이브리드 시스템들은 다음과 같다.

PET/CT는 1990년대 개발되어 2000년대 초반에 상용화된 하이브리드 영상 시스템으로 CT와 PET을 결합한 장비다. 하이브리드 영상의 중요성을 의료영상기기 시장에서 가장 확실하게 증명한 기기로, PET과 CT 두 기술의 결합을 통해 암 진단 및 치료 계획에서 혁신적인 도구로 자리 잡았다. PET/CT는 CT와 PET을 앞뒤로 붙이는 형태로 물리적으로 결합시키고, PET에서 요구되는 감쇠보정을 CT영상을 기반으로 수행하여 진단의 정확도 향상뿐 아니라 촬영시간을 획기적으로 개선했다. PET/CT는 종양의 위치와 크기뿐만 아니라 대사 활동을 동시에 평가할 수 있어, 현재 전 세계적으로 널리 사용되고 있다. 특히, 종양학에서 필수적인 장비로 인식되어 암의 진단, 치료 계획 수립, 치료 반응 모니터링 등에 중요한 역할을 하고 있기 때문에 오늘날 판매되고 있는 PET 시스템은 사실상 거의 대부분이 PET/CT형태일 정도로 대중화되었다.

SPECT/CT는 2000년대에 상용화된 기기로 SPECT와 CT를 결합시켜 종양학과 심장학에서 보다 정확한 진단을 가능하게 했다. 현재 종양학, 심장학, 신경과학 등 다양한 분야에서 널리 사용되고 있으며, 특히 뼈 스캔, 심장 스캔, 종양 평가에서 중요한 도구로 자리 잡고 있다. SPECT가 PET에 비해 민감도가 떨어지는 단점이 있지만, SPECT는 PET에 비해 장비 비용이 저렴하고, 일부 특정 핵종(예: Tc−99m)을 이용한 검사에서 유용성이 높다는 장점을 가지고 있다. 따라서 임상 상황과 요구되는 정보의 종류에 따라 PET/CT와 SPECT/CT가 상호 보완적으로 사용되고 있다.

PET/MR(또는 PET/MRI)은 PET/CT의 성공에 힘입어 연구 개발이 시작되었고, 2010년대 초반에 도입되기 시작했다. PET/MR은 PET와 MRI의 장점을 결합하여 고해상도의 해부학적 세부사항과 대사 정보를 동시에 제공하는 시스템이다. PET/CT에 비해 PET/MR은 방사선 노출을 줄일 수 있으며, 연조직(soft tissue)에서 높은 대조도를 가지며 동시에 대사기능 영상 촬영이 가능하기 때문에 신경학, 종양학, 심장학에서 그 응용성이 커질 것으로 기대된다. PET/MR은 PET의 주요 검출기 소자인 PMT가 자기장에 취약하고, MRI에서는 PET에서 요구되는 감쇠보정을 수행하기 어렵다는 여러 기술적 난제가 있어 PET/CT에 비해 늦게 개발되었다. 비록 도입 속도가 PET/CT에 비해 느린 편이고 기술 자체가 훨씬 어렵고 복잡하다는 단점이 있지만, PET/MR은 특히 신경학적 질환의 진단과 연구에 큰 잠재력을 지니고 있어 향후 임상적 적용이 더욱 확대될 것으로 기대된다.

SPECT/MRI는 하이브리드 영상 시스템 중 가장 최근에 개발되고 있는 시스템 중 하나이다. SPECT/MRI는 SPECT와 MRI의 장점을 결합하여 보다 종합적인 영상 정보를 제공하기 위해 고안되었다. SPECT가 PET에 비해 경제적이며 핀홀 콜리메이터 등을 활용할 경우 방출영상에서 최고 수준의 공간해상도가 가능하기 때문에 PET/MR 못지 않은 유용성을 기대하는 사람들도 있는 실정이다. 단, 핀홀 콜리메이터 등을 사용하는 경우, 민감도의 감소 등과 같은 어려움이 있고 고자장에서 이를 효과적으로 결합하기도 쉽지 않기 때문에 PET/MR에 비해 그 활용도가 낮을 것이라는 의견도 많다. 따라서 앞서의 하이브리드 기기들과 달리, 아직까지는 연구 목적의 프로토타입 수준의 시스템만 사용 가능하며 상용화된 장비는 없다.

09 성능 비교

의료영상기기의 성능을 평가할 때, 해상도, 대조도, 신호대잡음비(SNR)는 중요한 지표로 작용한다. 이 절에서는 공간 해상도와 시간 해상도를 구분하여 각 기기별 성능을 비교하고, 임상적 활용에서의 장단점을 간략하게 살펴보려고 한다.

1) 성능 지표: 공간 해상도, 시간 해상도, 대조도, SNR

의료영상기기의 성능을 평가하는 주요 지표에는 공간 해상도, 시간 해상도, 대조도, 그리고 신호대잡음비(SNR)가 있다.

- **공간 해상도**는 영상에서 얼마나 세밀한 구조를 분별할 수 있는지를 나타내는 지표로, 높은 공간 해상도를 가진 기기는 작은 병변이나 세부 구조를 더 명확하게 구분할 수 있다.
- **시간 해상도**는 영상이 얼마나 빠르게 획득되는지 나타내며, 특히 움직이는 구조물(예: 심장)을 촬영할 때 중요하다. 높은 시간 해상도는 빠르게 변화하는 생리적 과정을 명확하게 포착할 수 있다.
- **대조도**는 서로 다른 조직 간의 차이를 얼마나 뚜렷하게 구분할 수 있는지를 의미하며, 조직 간 밀도나 성분 차이를 시각화하는 데 중요한 역할을 한다. 특히, MRI는 연조직의 대조도가 뛰어난 것으로 잘 알려져 있다.
- **신호대잡음비**(SNR)는 신호 강도에 비해 잡음이 얼마나 적은지를 나타내는 지표로, 높은 SNR은 더 깨끗하고 선명한 이미지를 얻을 수 있다. SNR은 기기의 설정과 촬영 환경에 따라 달라질 수 있다. 일반적으로 투영방사선촬영은 SNR이 높지만, 이를 형광투시법으로 촬영할 경우 낮은 선량의 방사선을 긴 시간 동안 조사하기 때문에 SNR이 낮아지게 된다.

이러한 성능 지표들은 의료영상기기의 진단 정확성과 임상적 유용성을 평가하는 데 필수적이다.

2) 각 기기별 성능 비교

표 5-3-5는 PET/CT, PET/MR, SPECT, 투영방사선촬영, 형광투시법과 같은 주요 의료영상

표 5-3-5. 의료영상기기 성능 비교표

항목	PET/CT	PET/MR	SPECT	투영방사선촬영	형광투시법
공간 해상도	PET: 4-5 mm(최신 2-3 mm) CT: 0.5-1 mm(최신 0.25 mm 이하)	PET: 4-5 mm(최신 2-3 mm) MRI: 약 1 mm 이하 (최신 0.5 mm 이하)	약 7-10 mm	약 0.1 mm	약 0.2-0.5 mm
시간 해상도	중간	낮음	낮음	높음	높음
대조도	중간-높음	높음	중간	낮음	낮음
SNR(SNR)	중간-높음	중간-높음	중간	높음	낮음
검사 시간	30-60분	45-90분	30-60분	수 초	실시간
방사선 노출량	12-30 mSv	10-20 mSv	6-11 mSv	0.1-0.2 mSv	1-10 mSv
장점	기능적 및 구조적 정보 제공, 조기 진단, 정량화, 전체 검사시간 단축	기능적 및 연조직 정보 제공, 조기 진단, 방사선 노출 감소, 정량화	기능적 정보 제공, 다양한 방사성 동위원소 사용 가능, 상대적으로 저렴	신속하고 저렴함, 뼈 구조 감지, 광범위한 사용	실시간 영상 제공, 동적 과정 평가, 중재 치료에 유용
단점	방사선 노출 증가, 비용 높음, PET 해상도 제한	비용 높음, 긴 검사 시간, PET 해상도 제한	해상도 낮음, 긴 검사 시간, 방사성 동위원소 준비 필요	방사선 노출, 낮은 연조직 대조도, 2차원 이미지	높은 방사선 노출, 상대적으로 낮은 영상 품질, 특정 용도에만 적합

기기의 성능을 대략적으로 비교한 것이다. PET/CT, PET/MR, SPECT의 검사 시간은 전신 스캔을 기준으로 했고, 투영방사선촬영과 형광투시법은 주요 촬영 부위를 기준으로 작성되었다.

PET/CT는 기능적 정보와 구조적 정보를 동시에 제공하며, 중간 정도의 시간 해상도와 공간 해상도를 갖추고 있다. 이는 암의 조기 진단과 같은 중요한 역할을 하며, 전신 스캔 기준으로는 검사 시간이 비교적 짧지만 방사선 노출이 높고 비용이 많이 드는 단점이 있다. PET/MR은 높은 공간 해상도와 대조도를 제공하며, 연조직의 세밀한 분석에 강점이 있지만, 시간 해상도가 낮고 검사 시간이 길며 기기의 가격이 가장 비싼 반면 그 활용도가 아직 PET/CT에 비해 부족한 면이 있다. SPECT는 시간 해상도와 공간 해상도가 상대적으로 떨어지지만 다양한 방사성 동위원소를 활용하여 기능적 정보를 제공할 수 있으며, 상대적으로 저렴하다. 투영방사선촬영은 매우 높은 공간 해상도와 빠른 촬영 시간으로 신속한 검사에 적합하지만, 대조도가 낮아 연조직의 세부 정보를 제공하는 데는 한계가 있다. 형광투시법은 실시간 영상 제공에 특화되어 있으며, 높은 시간 해상도를 가지고 있으나, 낮은 선량의 방사선을 긴 시간 동안 조사하기 때문에 SNR이 낮고, 방사선 노출이 높은 단점이 있다.

10 요약 및 결론

이 장에서는 라돈변환을 기반으로 한 방사선을 이용한 현대 의료 영상 기술의 기초와 응용을 개괄적으로 살펴보았다. 라돈변환은 CT, PET, SPECT와 같은 다양한 의료 영상 기기에서 단층영상을 재구성하는 핵심 원리로, 우리는 이 원리가 여러 모달리티에서 어떻게 구현되고 응용되는지, 그리고 각 기기의 작동 원리와 특징을 간략히 소개했다.

특히 투과영상과 방출영상의 원리와 응용에 대한 이해가 중요하다는 점을 강조했다. 투과영상은 외부 방사선원을 사용하여 인체를 통과한 방사선을 측정하는 방식이며, 방출영상은 체내에 주입된 방사성 동위원소에서 방출되는 방사선을 측정한다. 이러한 영상 기술의 기본 개념을 이해하는 것은 이후 더 복잡한 원리를 학습하는 데 중요한 기초가 된다. 또한, 방사선의 물리적 특성, 물질과의 상호작용, 그리고 방사선 검출 기술에 대해 간단히 소개하여 방사선 영상의 원리에 대한 기초적인 이해를 돕고자 했다.

최근 의료 영상 기술에서 중요한 트렌드로 떠오른 하이브리드 시스템에 대해서도 다루었다. PET/CT, PET/MR과 같은 융합 기술이 어떻게 의료 영상의 정확성과 유용성을 향상시키고 있는지를 살펴보았고, 이들 하이브리드 시스템은 각각의 기술이 가지는 장점을 결합하여 보다 정교하고 정확한 진단을 가능하게 한다.

결론적으로, 이 장의 내용은 라돈변환과 관련된 의료 영상 기술에 대한 기초적인 이해를 돕기 위한 것이다. 방사선을 사용하는 의료 영상 분야는 매우 광범위하고 깊이 있는 학문으로, 이를 더 깊이 이해하기 위해서는 수학, 물리학, 컴퓨터 과학 등 다양한 분야의 지식이 필요하다. 여러분이 이 장의 내용을 바탕으로 의료 영상 기술에 대한 흥미를 갖고, 더 깊이 있는 공부와 연구를 시작하는 데 작은 도움이 되기를 희망한다.

연습문제

1. 라돈 변환이 무엇인지 정의하고, 2차원 이미지가 어떻게 다양한 각도에서의 투영을 통해 재구성되는지 설명하시오.
2. 시노그램이란 무엇이며, 라돈 변환을 수행할 때 시노그램이 어떻게 구성되는지 설명하시오.
3. 투영 영상(예: X선)과 방출 영상(예: 감마선 영상) 간의 차이점을 설명하고, 각각의 영상이 진단에 어떻게 활용되는지 사례를 논하시오.
4. 필터링된 역투영법(Filtered Back Projection, FBP)의 필요성을 설명하고, 단순 역투영(Simple Back Projection) 방식이 가지는 단점에 대해 논하시오.
5. 반복적 재구성(Iterative Reconstruction) 방식이 필터링된 역투영법에 비해 가지는 장점을 설명하고, 반복적 재구성이 선호되는 상황에 대해 논하시오.
6. 라돈 변환이 적용되는 의료 영상 장치들의 종류(예: CT, SPECT, PET)를 나열하고, 각 장치에서 라돈 변환이 어떻게 적용되는지 설명하시오.
7. X선과 감마선, 소멸광자의 발생 원리를 설명하고, 각 방사선이 의료 영상에서 어떻게 활용되는지 구체적인 예를 들어 설명하시오.
8. 의료 영상에서 사용하는 방사선 검출기와 콜리메이터의 기본 원리와 역할을 설명하고, 이들이 영상 품질에 어떤 영향을 미치는지 설명하시오.
9. SPECT와 PET의 원리를 비교하고, 주요 차이점과 각각의 장치가 가지는 장점 및 단점을 설명하세요. 또한, SPECT와 PET가 각각 선호되는 임상 상황에 대해 논하시오.
10. PET/CT, PET/MR 같은 하이브리드 영상 시스템의 필요성을 설명하고, 이러한 시스템이 가지는 장점과 임상적 활용 사례를 논하시오.

용어정리

감마선(Gamma ray) 방사성 동위원소의 붕괴에서 방출되는 고에너지 광자. 방출 영상에서 주로 사용되며, 인체 내부의 기능적 정보를 제공함. 감마카메라와 SPECT에서 활용됨

감쇠 보정(Attenuation correction) 방사선이 인체 조직을 통과하면서 약해지는 정도를 보정하는 과정. PET 및 SPECT 영상에서 정확한 이미지를 얻기 위해 필수적으로 수행됨

단순 역투영(Simple back projection, SBP) 필터링 과정을 거치지 않고 단순히 투영 데이터를 결합하여 이미지를 복원하는 방법. 이미지가 흐리게 복원되는 단점이 있어 실제로는 필터링된 역투영법을 주로 사용함

동시계수(Coincidence detection) 두 개의 소멸광자가 동시에 검출될 때 같은 사건에서 발생한 것으로 인식하는 PET의 핵심 기술. 이를 통해 물리적 콜리메이터 없이 방사선을 검출할 수 있어 PET의 민감도를 높임

동적 스캔(Dynamic scanning) 시간에 따라 변하는 생리적 변화를 영상화하기 위해 일정한 시간 간격으로 영상을 수집하는 방법. PET과 SPECT에서 주로 사용되며, 대사 변화 등을 분석하는 데 유용함

라돈 변환(Radon transform) 다각도의 투영 데이터를 바탕으로 2D 또는 3D 이미지를 재구성하는 수학적 변환. 단층촬영(tomography) 기술에서 사용되며, 2차원 또는 3차원 구조를 여러 투영 각도에서 시노그램으로 표현하여 복원하는 원리를 제공함

반복적 재구성(Iterative reconstruction) 초기 추정값으로 시작해 여러 번의 반복을 통해 이미지의 정확성을 점진적으로 개선하는 재구성 방법. 노이즈와 같은 현실적 문제에 강점이 있으며, 저선량 CT 및 PET에서 주로 사용됨

방사성 붕괴(Radioactive decay) 불안정한 방사성 핵이 감마선, 베타 입자 등을 방출하며 안정한 상태로 변환되는 과정. 방사성 동위원소가 사용되는 SPECT, PET 영상에서 활용됨

방사성 의약품(Radiopharmaceuticals) 방사성 동위원소와 특정 생체 화합물이 결합된 형태로, 체내에 주입되어 특정 장기나 기능적 과정을 시각화하는 데 사용됨. PET과 SPECT에서 진단에 필수적으로 활용됨.

방출영상(Emission imaging) 방사성 동위원소가 체내에서 방출하는 방사선을 검출하여 이미지를 형성되는 방식. 인체 내부의 기능적 정보를 시각화할 수 있어 PET, SPECT, 감마카메라 등에 사용됨

베타 플러스 붕괴(Beta plus decay) 양전자를 방출하는 붕괴 현상으로, 양전자가 인체 내에서 전자와 만나 소멸광자를 발생시킴. PET에서 주요한 방사선 발생 원리임

산란 보정(Scatter correction) 방사선이 인체에서 산란되면서 발생하는 신호 왜곡을 보정하는 과정. PET 및 SPECT에서 노이즈를 줄이고 정확한 이미지를 확보하기 위해 사용됨

섬광체(Scintillator) 방사선을 빛으로 변환하는 물질로, 의료 영상에서 방사선을 검출하는 데 사용됨. 방사선을 이용하는 의료 영상 시스템에서 광 센서와 결합되어 사용됨

소멸광자(Annihilation photon) 양전자 방출 붕괴 과정에서 양전자와 전자가 충돌하여 소멸하면서 방출되는 511 keV 에너지의 광자 쌍. PET 영상에서 체내 대사 활동을 시각화하는 역할을 함

실리콘 광증배기(Silicon photomultiplier, SiPM) 고속 및 고감도 검출이 가능한 반도체 기반 광증배기. PET 스캐너에서 소멸광자의 검출에 주로 사용됨

영상 재구성(Image reconstruction) 의료 영상에서 검출기로부터 획득한 원시 데이터를 처리하여 사람이 해석할 수 있는 유용한 이미지로 변환하는 과정. 이 과정은 다양한 알고리즘과 수학적 방법을 활용하여 투영 데이터나 신호 데이터를 공간적으로 재배열하여 원본 객체의 구조나 기능적 정보를 재현함

정규화(Normalization) 검출기 간 감도 차이를 보정하여 일관된 데이터가 수집되도록 하는 과정. PET에서 주로 사용되며, 영상의 정밀도를 높임

제동X선(Bremsstrahlung radiation) 가속된 전자가 원자 핵 근처를 통과하며 급격히 감속되면서 방출하는 연속적 에너지를 가진 X선. CT 및 X선 촬영에서 주로 활용됨

중재적 시술(Interventional procedure) 실시간 영상 가이드를 통해 진행되는 비침습적 또는 최소 침습적 치료 방법. Fluoroscopy가 많이 사용되며, 혈관 조영술이나 심장 시술 등에 사용됨

컴퓨터 단층촬영(Computed tomography, CT) 다양한 각도에서 X선 투사를 통해 획득한 투영 데이터를 컴퓨터로 재구성하여 인체 단층 이미지를 제공하는 기술. 높은 해상도와 정밀도를 통해 뇌출혈, 종양, 폐 질환 등의 진단에 활용됨

콘빔(Cone beam) 원뿔 형태로 넓어진 X선 빔. 주로 치과 CT 및 미세 구조 촬영에서 사용함

콜리메이터(Collimator) 감마카메라와 SPECT에서 특정 방향의 감마선만 통과하도록 조절하는 장치. 불필요한 방사선을 걸러내고 해상도를 개선하여 영상 품질을 높임

투과영상(Transmission imaging) 외부에서 발생한 방사선이 물체를 투과한 후 감쇠된 신호를 탐지하는 영상 방식. X선이나 CT에서 사용되며, 밀도 차이를 이용해 내부 구조를 시각화함

투영영상(Projection imaging) X선을 외부에서 투과시켜 인체 내부의 감쇠 계수를 바탕으로 이미지를 생성하는 방법. 단일 투영각에서 획득하며 X선 투영방사선촬영이 대표적인 예

특성X선(Characteristic X-ray) 전자가 타겟 물질 원자의 궤도 전자를 쳐서 제거할 때, 더 높은 에너지 궤도 전자가 그 자리를 채우면서 방출되는 X선. 특정 에너지를 가지며, X선 영상에서 사용됨

팬빔(Fan beam) 넓은 부위를 동시에 촬영하기 위해 사용되는 부채꼴 모양의 X선 빔. CT에서 사용되며 검출기 배열과 함께 회전하며 영상을 획득함

플루오르데옥시글루코스(Fluorodeoxyglucose, FDG) PET에서 사용되는 대표적인 방사성 의약품으로, 포도당과 유사하게 대사 활동이 활발한 조직에 축적되어 암 진단 등에 사용됨

필터링된 역투영법(Filtered back projection, FBP) 시노그램을 이용해 원래의 이미지를 복원하는 기법. 필터링 단계를 통해 이미지의 선명도를 개선하고, 역투영 단계에서 각 투영 각도의 데이터를 결합하여 재구성된 이미지를 생성함

하운스필드 단위(Hounsfield unit, HU) CT 영상에서 사용되는 단위로, X선 감쇠 계수를 나타내며 물질의 밀도 차이를 기반으로 음수에서 양수 범위로 표현됨. 물리적 감쇠값에 따라 뼈, 공기, 조직 등을 구분함

하이브리드 영상 시스템(Hybrid imaging system) PET/CT, PET/MR처럼 두 가지 영상 기기를 결합하여 해부학적 정보와 기능적 정보를 동시에 제공하는 시스템. 진단 정확도를 높이고 임상적 가치를 증대시키는 데 기여함

OSEM (Ordered subset expectation maximization) 반복적 재구성 기법 중 하나로, 데이터를 부분집합으로 나눠 계산 속도를 높인 방식. MLEM을 개선하여 빠르게 이미지 재구성을 수행함

PET (Positron emission tomography) 방사성 동위원소가 방출하는 양전자가 소멸하며 생성하는 소멸 광자를 검출하여 이미지를 형성하는 기법. 기능적, 대사적 정보를 제공하여 종양학, 신경과학 등에서 활용됨.

SNR (Signal-to-noise ratio) 영상의 신호 대 잡음비를 나타내는 지표로, SNR이 높을수록 영상의 품질이 좋음을 의미함. 의료 영상의 정밀도와 정확도를 높이기 위해 중요한 지표임

SPECT (Single photon emission computed tomography) 감마선을 검출하여 단층 영상을 생성하는 방출 영상 기술. 다양한 방사성 동위원소를 이용해 심장, 뇌 등 여러 장기의 기능적 정보를 시각화함

SUV (Standardized uptake value) PET에서 방사성 의약품이 특정 부위에 얼마나 흡수되었는지를 정량적으로 나타내는 지표. 암의 대사 활성 정도를 평가하는 데 주로 사용됨

X선(X-ray) 파장이 매우 짧고 에너지가 높은 전자기파의 한 형태로, 물질을 투과하는 능력이 있음. 이 특성을 활용하여 의료 영상에서 인체 내부의 구조를 시각화하거나 진단하는 데 널리 사용됨

참고 문헌

1. Z. H. Cho, J. P. Jones, and M. Singh, Foundations of Medical Imaging. New York, NY, USA: Wiley, 1993.
2. S. R. Cherry, J. A. Sorenson, and M. E. Phelps, Physics in Nuclear Medicine, 3rd ed. Philadelphia, PA, USA: Saunders, 2003.
3. M. E. Phelps, PET: Molecular Imaging and Its Biological Applications. New York, NY, USA: Springer, 2004.
4. D. L. Bailey, D. W. Townsend, P. E. Valk, and M. N. Maisey, Positron Emission Tomography: Basic Sciences. New York, NY, USA: Springer, 2005.
5. J. L. Prince and J. M. Links, Medical Imaging Signals and Systems, 2nd ed. Upper Saddle River, NJ, USA: Pearson Prentice Hall, 2014.
6. Z. H. Cho, "General views on 3-D image reconstruction and computerized transverse axial tomography," IEEE Transactions on Nuclear Science, vol. 21, no. 3, pp. 44–71, 1974.
7. M. M. Ter-Pogossian, M. E. Phelps, E. J. Hoffman, and N. A. Mullani, "A positron-emission transaxial tomograph for nuclear imaging (PETT)," Radiology, vol. 114, no. 1, pp. 89–98, 1975.
8. Z. H. Cho, J. K. Chan, L. Eriksson, M. Singh, S. Graham, N. S. MacDonald, and Y. Yano, "Positron ranges obtained from biomedically important positron-emitting radionuclides," Journal of Nuclear Medicine, vol. 16, no. 12, pp. 1174–1176, Dec. 1975.
9. Z. H. Cho, J. K. Chan, and L. Eriksson, "Circular ring transverse axial positron camera for 3-dimensional reconstruction of radionuclides distribution," IEEE Transactions on Nuclear Science, vol. 23, no. 1, pp. 613–622, Feb. 1976.
10. Z. H. Cho and M. R. Farukhi, "Bismuth germanate as a potential scintillation detector in positron cameras," Journal of Nuclear Medicine, vol. 18, no. 8, pp. 840–844, Aug. 1977.
11. C. Bohm, L. Eriksson, M. Bergstrom, J. Litton, R. Sundman, and M. Singh, "A computer assisted ring detector positron camera system for reconstruction tomography of the brain," IEEE Transactions on Nuclear Science, vol. 25, no. 1, pp. 624–637, Feb. 1978.
12. L. A. Shepp and Y. Vardi, "Maximum likelihood reconstruction for emission tomography," IEEE Transactions on Medical Imaging, vol. 1, no. 2, pp. 113–122, Oct. 1982.
13. Z. H. Cho, S. K. Hilal, J. B. Ra, and K. S. Hong, "High-resolution circular ring positron tomograph with dichotomic sampling: Dichotom-I," Physics in Medicine & Biology, vol. 28, no. 11, pp. 1219–1227, Nov. 1983.
14. C. J. Thompson, J. M. Roney, R. Lecomte, D. Schmitt, and L. R. Lupton, "Dependence of the coincidence aperture function of narrow BGO crystals on crystal shape and light encoding schemes," Physics in Medicine & Biology, vol. 31, no. 5, pp. 491–506, May 1986.
15. Z. H. Cho, S. C. Juh, R. M. Friedenberg, W. Bunney, M. Buchsbaum, and E. Wong, "A new approach to very high resolution mini-brain PET using a small number of large detectors," IEEE Transactions

on Nuclear Science, vol. 37, no. 2, pp. 842–851, Apr. 1990.

16. D. W. Cooke, K. J. McClellan, B. L. Bennett, J. M. Roper, M. T. Whittaker, R. E. Muenchausen, and R. C. Sze, "Crystal growth and optical characterization of cerium-doped $Lu_{1.8}Y_{0.2}SiO_5$," Journal of Applied Physics, vol. 88, no. 12, pp. 7360–7362, Dec. 2000.
17. K. Wienhard, M. Schmand, M. E. Casey, K. Baker, J. Bao, L. Eriksson, W. F. Jones, C. Knoess, M. Lenox, M. Lercher, P. Luk, C. Michel, J. H. Reed, N. Richerzhagen, J. Treffert, S. Vollmar, J. W. Young, W.-D. Heiss, and R. Nutt, "The ECAT HRRT: performance and first clinical application of the new high resolution research tomograph," IEEE Transactions on Nuclear Science, vol. 49, no. 1, pp. 104–110, Feb. 2002.
18. L. Eriksson, K. Wienhard, M. Eriksson, M. E. Casey, C. Knoess, T. Bruckbauer, J. Hamill, M. Schmand, T. Gremillion, M. Lenox, M. Conti, B. Bendriem, W. D. Heiss, and R. Nutt, "The ECAT HRRT: NEMA NEC evaluation of the HRRT system, the new high-resolution research tomograph," IEEE Transactions on Nuclear Science, vol. 49, no. 5, pp. 2085–2088, Oct. 2002.
19. L. Eriksson, C. C. Watson, K. Wienhard, M. Eriksson, M. E. Casey, C. Knoess, M. Lenox, Z. Burbar, M. Conti, B. Bendriem, W. D. Heiss, and R. Nutt, "The ECAT HRRT: an example of NEMA scatter estimation issues for LSO-based PET systems," IEEE Transactions on Nuclear Science, vol. 52, no. 1, pp. 90–94, Feb. 2005.
20. J. P. J. Carney, D. W. Townsend, V. Rappoport, and B. Bendriem, "Method for transforming CT images for attenuation correction in PET/CT imaging," Medical Physics, vol. 33, no. 4, pp. 976–983, Apr. 2006.
21. I. K. Hong, S. T. Chung, H. K. Kim, Y. B. Kim, Y. D. Son, and Z. H. Cho, "Ultra fast symmetry and SIMD-based projection-backprojection (SSP) algorithm for 3-D PET image reconstruction," IEEE Transactions on Medical Imaging, vol. 26, no. 6, pp. 789–803, Jun. 2007.
22. Z. H. Cho, Y. D. Son, H. K. Kim, K. N. Kim, S. H. Oh, J. Y. Han, I. K. Hong, and Y. B. Kim, "A fusion PET–MRI system with a high-resolution research tomograph-PET and ultra-high field 7.0 T-MRI for the molecular-genetic imaging of the brain," Proteomics, vol. 8, no. 6, pp. 1302–1323, Mar. 2008.
23. H. K. Kim, Y. D. Son, D. H. Kwon, Y. H. Joo, and Z. H. Cho, "Wobbling and LSF-based maximum likelihood expectation maximization reconstruction for wobbling PET," Radiation Physics and Chemistry, vol. 121, pp. 1–9, 2016.
24. D. F. C. Hsu, E. Ilan, W. T. Peterson, J. Uribe, M. Lubberink, and C. S. Levin, "Studies of a Next-Generation Silicon-Photomultiplier–Based Time-of-Flight PET/CT System," Journal of Nuclear Medicine, vol. 58, no. 9, pp. 1511–1518, 2017.
25. K. Kim, D. Wu, K. Gong, J. Dutta, J. H. Kim, Y. D. Son, H. K. Kim, G. El Fakhri, and Q. Li, "Penalized PET reconstruction using deep learning prior and local linear fitting," IEEE Trans. Med. Imaging, vol. 37, no. 6, pp. 1478–1487, Jun. 2018.
26. Z. H. Cho, Y. D. Son, H. K. Kim, D. H. Kwon, Y. H. Joo, J. B. Ra, Y. Choi, and Y. B. Kim, "Development of positron emission tomography with wobbling and zooming for high sensitivity and high-resolution molecular imaging," IEEE Trans. Med. Imaging, vol. 38, no. 12, pp. 2875–2882, Dec. 2019.

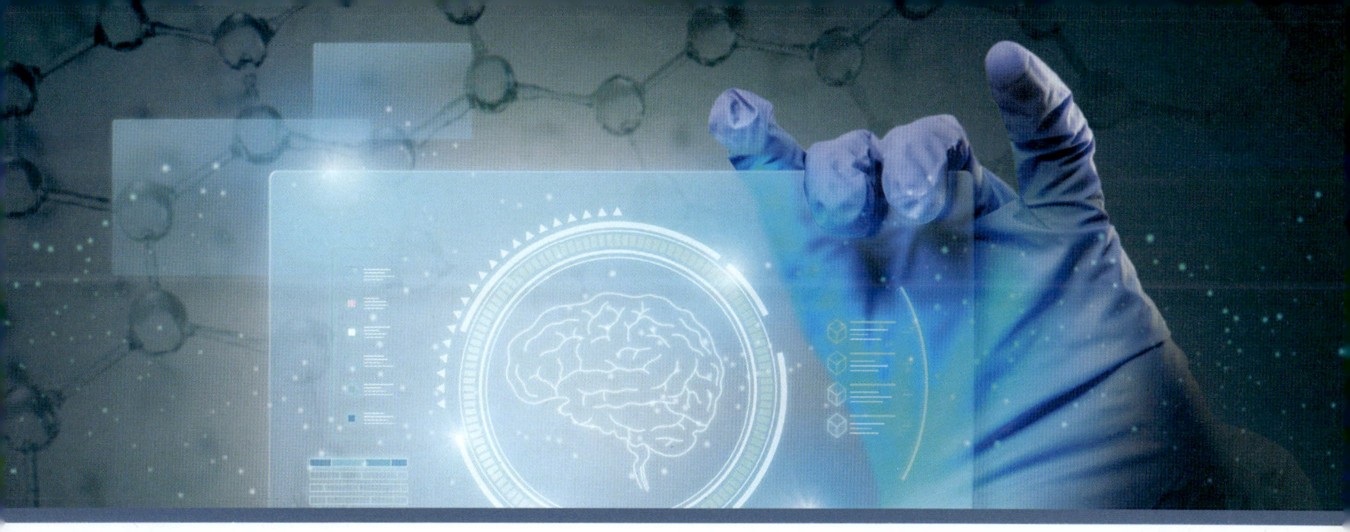

Chapter 05-4 DICOM

1. 디지털 의료영상 개요
2. 디지털 의료 영상 데이터 및 정보 표준
3. 의료분야 인공지능을 지원하는 오픈데이터베이스 소개
4. 의료인공지능의 미래

CHAPTER

5-4 DICOM

김광기

학습개요

1. 디지털 의료영상의 원리 및 특성을 이해한다.
2. 디지털 의료영상 데이터 특성 및 정보와 관련된 표준을 이해한다.
3. 의료영상정보와 의료정보 시스템 간의 연계 방법 및 HW/SW에 대해 이해한다.

01 디지털 의료영상 개요

디지털 의료 영상은 각 화소(픽셀)로 구성된 디지털 정보로 이루어져 있으며 이 화소들은 주로 흑백 음영(그레이스케일)으로 표현되거나, RGB(빨강, 초록, 파랑) 채널로 구성된 컬러 이미지를 포함할 수 있다. 디지털 의료 영상은 의료 전문가들이 인체 내부 구조를 시각화하고 분석하는 데 사용된다.

방사선 장치(X-ray), 초음파(US), MRI 등 다양한 의료 영상 촬영 장치를 통해 의료 영상을 볼 수 있다. 예를 들어, X-ray 영상의 경우 방사선이 인체를 투과하면서 조직별로 방사선을 흡수하는 정도가 다르게 나타나며, 이 차이를 감지하여 이미지를 생성한다. 이 과정에서 센서가 아날로그 신호를 디지털 신호로 변환하여 컴퓨터에 저장하고, 저장된 디지털 정보를 바탕으로 컴퓨터에서 의료 영상을 재현한다.

디지털 의료 영상은 아날로그 영상에 비해 다음과 같은 여러 장점을 가지고 있다.

- **영상의 품질 향상**: 디지털 방식은 고해상도 이미지를 제공하여 진단의 정확성을 높여준다.
- **저장 및 검색의 효율성**: 디지털 파일은 물리적 공간을 차지하지 않으므로 저장 공간을 절약할 수 있으며, 데이터베이스에서 신속하게 검색할 수 있다.
- **영상 처리 기능**: 밝기나 대비를 조절하고, 이미지 확대·축소와 같은 기능을 통해 병변 관찰이나 이상 징후 발견을 용이하게 할 수 있다.

이와 같이 디지털 의료 영상은 더 정밀한 진단을 가능하게 하며, 저장 및 처리 측면에서도 유리한 점이 많다.

02 디지털 의료 영상 데이터 및 정보 표준

의료영상의 표준형식인 DICOM (digital imaging and communications in medicine)과 DICOM에 대한 이해를 돕기 위해 의료영상저장전송시스템(picture archiving and communication system, PACS)에 대해서 설명한다.

1) 의료 영상 데이터 표준 DICOM

의료 영상 기술이 발전하면서 디지털 의료 영상 장비들이 다양하게 등장했다. 여러 제조사에서 만든 디지털 의료 장비들이 제공하는 영상을 서로 호환하고 통합적으로 관리하기 위해 DICOM이라는 표준 포맷이 도입되었다. 확장자는 .dcm이며, 이 표준은 디지털 영상뿐만 아니라 영상의 전송 및 공유에 사용하는 여러 프로토콜을 포함하고 있다.

DICOM을 우리말로 쉽게 번역하면 '의료용 디지털 영상 및 통신에 관한 표준'이라고 할 수 있다. 이 표준은 병원에서 널리 사용되는 PACS(의료영상저장전송시스템)과도 연관이 있다. PACS는 DICOM 표준을 사용하여 디지털 의료 영상을 저장하고, 전송하며, 검색할 수 있는 시스템이다(그림 5-4-1).

DICOM은 1983년에 미국방사선학회(American College of Radiology, ACR)와 전기전자제조협회(National Electrical Manufacturers Association, NEMA)에 의해 개발이 시작되었다. 1985년에 첫 번째 버전인 ACR-NEMA 1.0이 발표되었고, 1991년에는 네트워크 개념이 추가되어 DICOM 3.0이라는 이름으로 발전했다. 이후 지속적으로 업데이트되면서 현재는 70개 이상의 추가 문서와 300개 이상의 수정 제안이 반영된 표준이 되었다. 최근 버전은 2024년 9월 2024d 버전이다.

DICOM은 방사선학(영상의학) 분야에서 표준으로 자리 잡았으며, 현재는 핵의학, 내시경, 안과 영상 등 다양한 의료 영상 분야에도 적용되고 있다. 최근에는 심전도와 같은 생리 신호 데이트뿐만 아니라, 병리학 이미지, 수술 비디오, 3D 표면 스캔, 인공지능(AI) 분석 결과 등으로도

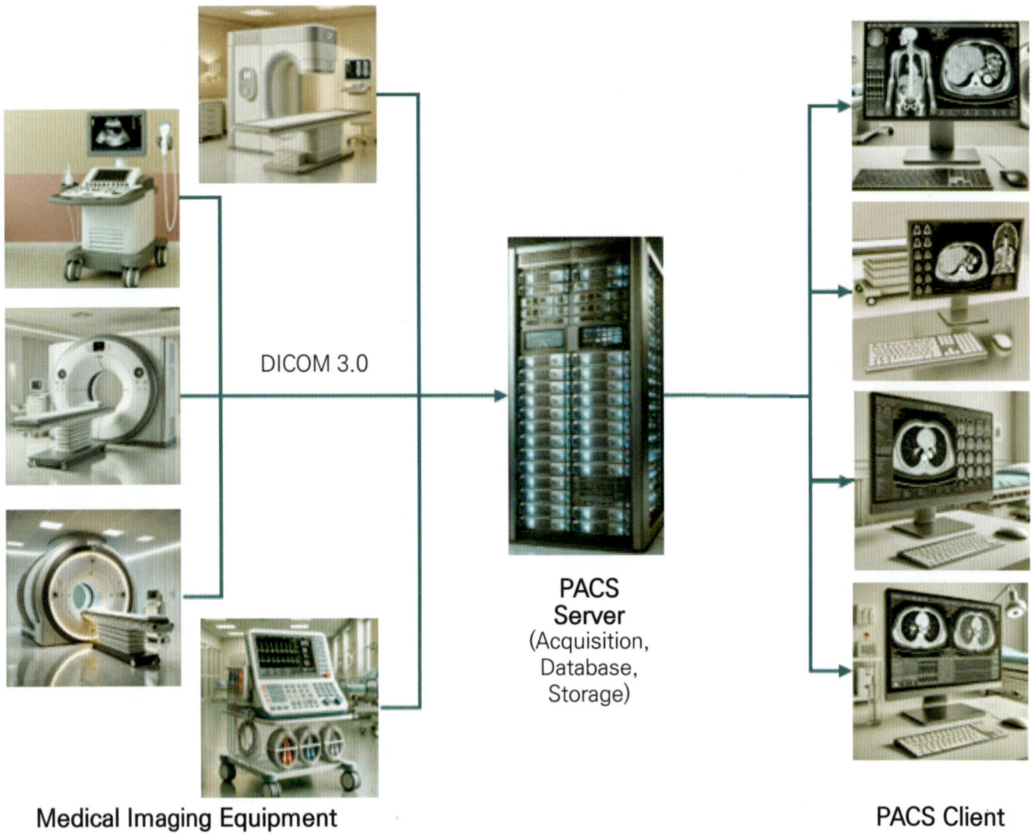

그림 5-4-1. **의료장비와 PACS의 워크플로우 다이어그램**

범위가 확대되었다. 대부분의 의료 영상 및 생체 데이터 장비들이 DICOM 표준을 따르게 될 것으로 예상되며, AI 기술과의 통합을 통해 진단 및 치료 효율성을 더욱 높이는 방향으로 발전할 것이다.

이처럼 DICOM은 의료 영상 데이터를 저장하고 전송하는 방식에 대한 표준으로, 다양한 의료 영상 장비 간의 호환성을 높이고 의료 데이터를 더 쉽게 관리할 수 있게 도와준다.

2) DICOM 파일의 구조

디지털기기로 찍은 영상은 BMP, TIFF, JPEG, PNG와 같은 다양한 포맷으로 저장된다. 이러한 파일들은 각 화소(픽셀)의 밝기 값 외에도 가로, 세로 화소 개수, 화소당 비트 수 등 영상을 설명하는 메타 정보를 포함하고 있다(그림 5-4-2).

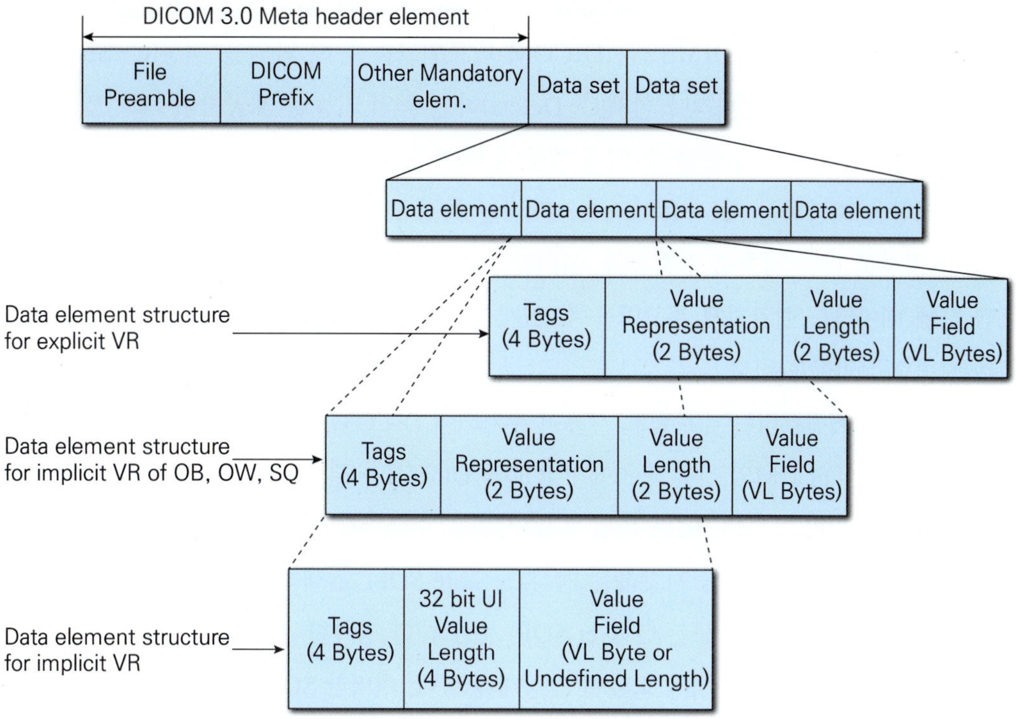

그림 5-4-2. **DICOM 헤더 구조**

DICOM 파일은 여기서 더 나아가 영상 자체에 대한 정보 외에도 영상이 어떻게 획득되었는지에 대한 정보(예: 촬영 날짜, 시간, 장소, 사용된 장비 등)와 환자 정보(이름, 성별, 나이 등)도 포함한다.

DICOM 파일은 단순한 영상 정보 외에도 영상을 정확히 해석하고 활용하기 위해 다양한 추가 정보를 포함해야 한다.

이러한 정보는 영상의 세부 특성 외에도 환자와 검사에 대한 메타데이터를 담고 있어, 의료 환경에서 일관성과 상호 운용성을 보장한다. 영상 정보를 입력하는 형식을 IOD (information object definition)라고 하며, 이는 특정 의료 영상 또는 생리 신호 유형에 맞는 데이터 구조를 정의한다. IOD에 실제 데이터가 입력된 구체적 사례를 IOI (information object instance)라 부르는데, 서로 다른 제조사의 CT 장비 간 데이터 교환이 이루어질 때 환자 정보(이름, 성별, 검사 일자), 영상 특성(해상도, 비트 깊이, 컬러 또는 흑백 여부) 등 여러 속성이 공통으로 정의되어야 호환이 가능하다. 이와 같은 구조 덕분에, DICOM은 영상 데이터뿐만 아니라 AI 분석 결과, 임상 보고서 등 다른 데이터들과 일관성 있게 결합할 수 있다.

DICOM 파일을 다룰 때는 다양한 명령어가 필요한데, 이를 DIMSE (DICOM message service element)라고 한다. DIMSE는 DICOM 네트워크를 통해 파일을 저장(C-Store), 검색(C-Find), 이동(C-Move)하거나 삭제(C-Delete)하는 등의 기능을 제공하여 의료 영상 데이터를 효율적으로 관리하고 전송할 수 있게 해준다. 예를 들어, C-Store 명령어는 DICOM 서버에 새로운 영상을 저장하는 데 사용되고, C-Find는 특정 조건에 맞는 영상을 검색하며 C-Move는 특정 영상을 다른 장치로 전송한다. 이러한 DIMSE 명령어들은 의료진이 다양한 장비와 시스템 간에 데이터를 원활하게 주고받을 수 있게 하여 DICOM 파일의 활용성과 상호 운용성을 높이는 중요한 역할을 한다.

DICOM 3.0 버전부터는 네트워크 기능이 추가되어 DICOM 파일을 네트워크를 통해 통신할 수 있게 되었다. DICOM의 기본 구조에서 IOD와 DIMSE가 결합된 것을 SOP 클래스(service-object pair class)라고 하며, 이는 특정 의료 작업을 수행하기 위한 구체적인 규칙을 정의한다. 예를 들어, CT 스캔 데이터를 저장하는 방식(C-Store SOP), 검색하는 방식(C-Find SOP), 그리고 전송하는 방식(C-Move 또는 C-Get SOP) 등에 대한 명확한 절차와 형식을 규정하여 서로 다른 장비 간에도 일관된 데이터 교환이 가능하게 한다. 이러한 SOP 클래스 덕분에, 다양한 제조사와 장비에서도 의료 영상 데이터를 동일한 방식으로 해석하고 처리할 수 있어 의료 영상 관리의 표준화를 실현하는 데 중요한 역할을 한다.

DICOM 파일에는 각 데이터 단위에 UID (unique identifier)라는 고유 번호가 부여된다. 이 UID는 환자의 검사 단위(study instance UID), 영상 시리즈 단위(series instance UID), 그리고 개별 영상 단위(SOP instance UID) 등으로 나뉘며, 전 세계적으로 고유하도록 설계되었다. UID는 각 장비나 소프트웨어에서 DICOM 표준에 맞춰 부여되며, 장비 또는 소프트웨어의 OID (object identifier)를 포함하여 고유성을 보장한다.

또한, 미국방사선학회(ACR)와 전기전자제조협회(NEMA)에서 정의한 표준 UID가 있어, 각 SOP 클래스에 고유한 UID가 할당된다. 예를 들어, CR 이미지 저장을 위한 SOP 클래스 UID는 '1.2.840.10008.5.1.4.1.1.1'이며, MR 이미지 저장을 위한 SOP 클래스 UID는 '1.2.840.10008.5.1.4.1.1.4'이다. 이러한 UID는 DICOM 표준을 준수하여 통일된 형식으로 작성되어 전 세계 어디서나 동일한 규격으로 데이터를 저장하고 조회할 수 있도록 한다.

이렇게 DICOM은 의료 영상을 저장하고, 전송하고, 검색하는 모든 과정을 표준화하여 다양한 장비 간 호환성을 보장하고, 환자 정보와 검사 데이터를 안전하게 관리할 수 있도록 도와준다.

3) 디지털영상에서의 인공지능을 위한 의료 영상 준비

DICOM 파일에는 영상 데이터 외에도 다양한 정보를 담고 있는 헤더(header)가 있다. 헤더에는 환자 정보, 촬영 환경, 영상의 특성 등 다양한 메타데이터가 포함되어 있어 의료 영상 분석에 매우 유용하다. 또한, DICOM 파일에는 영상 자료의 익명화와 관련된 요소들도 포함되어 있어 데이터 보호와 프라이버시 유지에도 중요한 역할을 한다.

DICOM 파일의 화소(픽셀) 밝기 값은 일반적인 디지털 영상과는 다른 특성을 가진다. 우리가 흔히 접하는 일반 디지털 영상은 RGB(빨강, 초록, 파랑) 세 가지 색상의 조합으로 화소의 밝기 값을 표현하며, 각각의 채널마다 8비트를 사용해 0–255 범위의 값을 가진다.

하지만, DICOM 영상은 주로 회색조(grey) 단일 채널로 표현되며, 일반적으로 화소당 12비트 또는 16비트를 사용한다. 특히 12비트를 사용하는 경우가 많으며, 일반 디지털 영상보다 더 넓은 명암 범위(dynamic range)를 갖는다. 덕분에 미세한 차이까지 표현할 수 있어 의료 영상에서 필요한 세밀한 정보를 제공한다.

또한, DICOM 파일은 컬러 영상의 표현을 위한 두 가지 방식도 지원한다.

- **24비트 RGB 컬러 영상**: 각 채널이 8비트를 사용해 총 24비트로 구성된 고품질 컬러 영상으로, 병리학 이미지, 내시경 사진, 수술 비디오 등에서 사용된다.
- **8비트 Indexed Color 영상**: 전체가 8비트로 구성되며, 픽셀 값이 색상 테이블(look-up table, LUT)을 참조하여 색상을 표현하는 방식이다. 메모리 효율성을 높이면서 컬러 표현이 필요할 때 유용하다.

DICOM 영상을 모니터나 다른 출력 장치에서 시각화 하기 위해서는 보통 8비트 영상으로 변환이 필요하며, 이때 Windowing이라는 기술이 사용된다. Windowing은 특정 밝기 영역을 강조하는 방법으로, level (또는 center)와 Width라는 두 가지 파라미터를 사용하여 밝기 값을 0~255 범위로 조정한다. 이 범위를 넘는 값은 모두 검정(black) 또는 흰색(white)으로 변환된다.

Windowing은 영상에서 특정 장기나 조직 혹은 관심 영역을 더 명확하게 볼 수 있도록 도와주며, 관찰 목적에 따라 적절한 설정을 선택하는 것이 중요하다.

인공지능 알고리즘을 이용해 의료 영상을 분석하기 위해서는 먼저 수행하고자 하는 작업을 이해해야 한다. 필요한 경우, DICOM 영상을 windowing으로 변환하여 준비하거나 원본 영상의 정보를 그대로 사용할 수 있다. 이러한 전처리 과정은 알고리즘 성능에 큰 영향을 줄 수 있어 신중하게 설정해야 한다.

4) 디지털 의료영상 포맷과 활용방법

의료 영상은 여러 형식과 포맷으로 저장 및 전송된다. 여기서는 의료 영상에서 자주 사용되는 주요 포맷들을 살펴보려고 한다.

(1) DICOM (Digital imaging and communications in medicine)

DICOM은 의료 영상 저장과 전송을 위한 국제 표준 포맷이다. 의료 기기나 영상 장비에서 생성된 데이터를 표준화된 형식으로 저장하며, 다양한 의료 영상을 효율적으로 관리하고 공유하는 데 사용된다.

(2) NIfTI (Neuroimaging informatics technology initiative)

NIfTI는 주로 뇌 영상 분야에서 사용되는 포맷이다. 3D 볼륨 데이터와 관련된 메타데이터를 저장하며, fMRI(기능적 MRI)나 뇌 구조 영상에 주로 사용된다.

(3) Analyze 파일

뇌 영상 분야에서 사용된 포맷 중 하나로, Mayo클리닉에서 제공한 포맷으로 3D 볼륨 영상 데이터와 영상의 헤더 정보를 저장한다.

(4) MINC (Medical imaging NetCDF) 파일

MINC는 의료 영상 데이터와 관련된 다양한 메타데이터를 함께 저장하는 포맷으로, 의료 영상 데이터 분석에도 자주 사용된다.

(5) JPEG (Joint photographic experts group)

JPEG는 이미지 압축 포맷으로, CT나 MRI의 미리보기 이미지 등을 저장할 때 사용할 수 있다.

(6) PNG (Portable network graphics)

PNG는 압축 이미지 포맷 중 하나로, 주로 상세한 정보가 필요 없는 의료 영상에서 사용된다.

(7) AVI (Audio video interleave) 및 MPEG (Moving picture experts group) 파일

AVI와 MPEG는 동영상 포맷으로, 의료 영상에서는 수술 영상이나 실시간 모니터링 영상을 저장하는 데 활용된다.

(8) RAW 포맷 파일

일부 의료 영상 장비는 원시 데이터를 저장하기 위해 RAW 포맷을 사용한다. 이를 통해 의료 전문가들은 후속 처리나 분석할 수 있다.

(9) HDF5 (Hierarchical data format 5) 파일

HDF5는 복잡한 데이터 구조와 다양한 메타데이터를 저장하는 다목적 포맷으로, 의료 영상 분석 및 관리에 사용된다.

5) 디지털의료영상처리

디지털 의료 영상은 영상을 획득한 후, 기본적인 영상 처리 방법을 통해 시각적으로 표현할 수 있다. 최근에는 영상 분석 기술이 크게 발전하여 영상을 통해 다양한 정보를 분류, 분할, 검출하는 등의 작업을 할 수 있게 되었다. 이러한 발전 덕분에, 컴퓨터가 의료진의 진단을 보조하는 컴퓨터 보조 진단 프로그램(computer aided diagnosis, CAD)까지 개발되었다. 이 프로그램들은 병변을 탐지하거나 병의 진행 상태를 평가하는 데 도움을 주어 의료진이 더 정확하고 빠르게 진단할 수 있도록 돕는다(표 5-4-1).

이렇게 영상 분석 기술의 발전은 방사선학, 병리학, 심장학 등 다양한 의료 분야에서 적용되어 의료 영상의 활용도를 크게 높였으며, 진단의 정확성과 효율성을 향상하고 있다.

(1) 영상 개선(Image enhancement)

영상 개선이란, 디지털 영상을 처리하여 의료 전문가가 진단을 쉽게 할 수 있도록 사람의 눈에 더 잘 보이게 만드는 작업이다. 주로 영상의 특징을 강조하여 영상의 전반적인 질을 높이는 데 사용된다. 이 과정에서 그레이 레벨 처리, 히스토그램 평활화, 필터링 등 다양한 기법들이 사용되며, X-ray 영상을 처리하여 윤곽을 더 뚜렷하게 하거나 CT 영상에서 조직의 경계선을 강조하는 작업이 대표적이다.

(2) 영상 변환 및 재구성(Image transformation and reconstruction)

영상 변환은 영상의 특성을 변경하거나 영상 데이터를 이용해 새로운 이미지를 생성하는 과정이다. 이 과정에서 노이즈 제거, 대비 향상, 해상도 증가 등의 작업이 이루어져 영상의 품질과 가독성을 높인다. 또한, CT나 MRI 영상을 3D로 재구성하여 더 복잡한 해부학적 정보를 시각화 할 수 있다.

또한, CT나 MRI 영상을 기반으로 3D 재구성을 수행하여 단면 영상만으로는 확인하기 어려운 복잡한 해부학적 구조를 입체적으로 시각화 할 수 있다. 이러한 3D 재구성은 수술 계획 수립, 종양의 위치 파악, 병변 분석 등에서 중요한 역할을 하며 더 정확한 진단과 치료 계획을 가능하게 한다.

(3) 영상 압축(Image compression)

영상 데이터를 효율적으로 저장하고 전송 시간을 절약하기 위해 압축이 필요하다. 압축 방식에는 무손실 압축과 손실 압축이 있으며, 의료 영상에서는 병변 등 중요한 정보가 손실되지 않도록 신중하게 압축 방식을 선택해야 한다. 대표적인 압축 방식으로는 JPEG와 Wavelet 압축이 있으며, JPEG2000은 무손실과 손실 압축을 모두 지원하는 포맷으로, 의료 영상의 효율적 압축에 많이 사용된다.

(4) 영상 복원(Image restoration)

영상 복원은 영상 획득 과정에서 발생한 노이즈나 왜곡을 제거하여 손상된 영상을 원래의 화질에 가깝게 복구하는 기술이다. 이 과정은 영상의 질을 개선하여 진단의 질을 높인다.

(5) 영상 분할(Image segmentation)

영상 분할은 의료 영상에서 특정 구조나 병변을 분리하여 분석하는 기술이다. 예를 들어, 종양이나 조직을 분리하여 의료 전문가가 분석할 수 있도록 도와준다. 주로 임계값 기반, 경계선 검출, 영역 기반 기법이 사용되며, 머신 러닝과 딥 러닝 기술이 도입되어 자동화된 분할 방법도 활용되고 있다.

표 5-4-1. 주요 오픈소스 의료영상처리 프로그램

	라이센스	개발자	주요기능
ImageJ	공개	NIH	이미지 처리
3D Slicer	BSD	The Slicer Community	이미지 시각화
VTK	BSD	Kitware Inc.	이미지 시각화
ITK	BSD	Kitware Inc.	이미지 분석
DIPY	BSD	Indiana University	이미지 분석
Horos	BSD	Horos Project	이미지 분석
Orthanc	GPL	Osimis	DICOM Server
OpenCV	BSD	Intel	이미지 처리
OsiriX	GPL	Pixmeo SARL	이미지 정합, 시각화

※ BSD (Berkeley Software Distribution), GPL (GNU General Public License)

(6) 영상 분류(Image classification)

영상 분류는 영상에서 특정 카테고리나 질환을 자동으로 분류하는 과정이다. 딥 러닝의 CNN (convolutional neural network) 기술을 사용하여 의료 영상에서 질병을 빠르고 정확하게 분류할 수 있다. 이는 조기 진단과 정확한 치료에 기여한다.

(7) 영상 객체 검출(Object detection)

영상 객체 검출은 의료 영상에서 종양이나 병변을 자동으로 탐지하는 과정이다. 딥 러닝과 컴퓨터 비전 기술을 활용하여 의료 영상의 병변을 효과적으로 찾아내고 분석한다. 이는 환자의 조기 진단과 치료 계획 수립에 큰 도움이 된다.

(8) 영상 분석(Image analysis)

영상 분석은 영상을 처리하여 컴퓨터가 의미 있는 정보를 추출하는 과정이다. 영상 분석은 의료 영상 처리에서 분할, 정합, 객체 검출 등을 포함한 다양한 기법을 사용하여 의료 전문가들이 더 정확한 정보를 얻도록 도와준다.

03 의료분야 인공지능을 지원하는 오픈데이터베이스 소개

의료 영상 오픈 데이터베이스는 다양한 의료 데이터를 공개적으로 제공하는 플랫폼이다. 이러한 데이터베이스는 의료 분야에서 인공지능 연구와 응용을 지원하며, 진단 및 분석을 위한 중요한 자료로 사용된다. 대표적인 의료 영상 오픈 데이터베이스와 그 웹 주소를 소개한다.

1) The Cancer Imaging Archive (TCIA)

TCIA는 암 진단 및 연구를 위한 의료 영상 데이터를 제공하는 대표적인 플랫폼이다. 종양 및 조직 정보와 함께 다양한 암 관련 영상 데이터셋을 제공한다.

웹 주소: https://www.cancerimagingarchive.net

2) RSNA Radiology Data from Kaggle

북미영상의학회(RSNA)에서 제공하는 데이터는 Kaggle 플랫폼을 통해 공개된다. 이 데이터는 폐렴과 같은 질병을 탐지하는 데 사용되는 의료 영상을 포함하고 있다.

웹 주소: https://www.kaggle.com/c/rsna-pneumonia-detection-challenge

3) NIH Chest X-ray Dataset

NIH(국립보건원)에서 제공하는 흉부 X선 영상 데이터셋으로, 폐렴이나 결핵과 같은 다양한 폐 질환을 분석하는 데 활용한다.

웹 주소: https://nihcc.app.box.com/v/ChestXray-NIHCC

4) Google Health's Open Images Dataset

Google Health에서 제공하는 오픈 이미지 데이터셋은 다양한 의료 관련 주제와 레이블을 포함한 영상 데이터를 제공한다. 이는 의료 이미지 분류와 객체 검출 등에 활용한다.

웹 주소: https://storage.googleapis.com/openimages/web/index.html

5) Medical Segmentation Decathlon (MSD)

MSD 데이터셋은 다양한 의료 영상 분할 과제에 맞춰 제공되며 각 과제에 필요한 영상과 레이블 정보를 포함하고 있다.

웹 주소: http://medicaldecathlon.com

6) AI 허브 (AI Hub)

AI허브는 한국정보화진흥원(KISA)에서 운영하는 인공지능 기술 및 데이터 공유 플랫폼이다. 의료 분야에서는 의료 영상 데이터와 AI 모델을 제공하여 의료 진단과 분석에 인공지능을 적용하는 데 많이 사용된다.

웹 주소: https://aihub.or.kr

7) GitHub

GitHub는 소스 코드를 공유하고 협업할 수 있는 플랫폼이다. 의료 영상 분야에서도 인공지능 모델 개발과 의료 솔루션을 위한 코드를 공유하여 연구자와 개발자들이 협업할 수 있다.

웹 주소: https://github.com

04 의료인공지능의 미래

의료 영상정보는 기술의 발전에 따라 더욱 정교하고 유용한 방향으로 나아가고 있다. 다음은 앞으로 기대되는 주요 발전 방향들이다.

1) 인공지능과 머신 러닝의 발전

인공지능(AI)과 머신 러닝 기술이 발전하면서 의료 영상 분석이 더 정확하고 자동화된 방식으로 진화하고 있다. 특히 딥 러닝 알고리즘을 활용한 시스템은 종양이나 병변을 빠르고 정확하게 탐지하고 분류할 수 있으며, 이는 의료 전문가의 판단을 보조하고 진단 과정을 더욱 효율적으로 만들어준다.

2) 다중 모달리티 이미지 데이터의 융합

다중 모달리티 이미지 데이터란 MRI, CT, PET 등 여러 의료 영상 기술의 데이터를 하나로 통합하는 것을 의미한다. 이러한 융합은 진단과 치료에 필요한 더 정확한 정보를 제공하며, 병변의 위치를 정밀하게 파악하고 개인화된 치료 계획을 수립하는 데 도움이 된다.

3) 실시간 모니터링 및 데이터 전송

실시간 모니터링과 의료 데이터의 실시간 전송은 원격 진료와 응급 상황에서의 신속한 의사결정을 지원한다. 초음파, X선 등 실시간 데이터를 원격으로 전송하고, 이를 통해 의료 전문가들 간 협업이 가능해지면서 의료 서비스의 효율성이 크게 향상될 것이다.

4) 개인 맞춤형 의료 서비스의 발전

개인 맞춤형 의료 서비스는 환자의 유전자 정보와 의료 기록을 통합하여 개인의 건강 상태를 더 정확하게 예측하고 관리하는 시스템이다. 이러한 시스템은 질병 예방과 조기 진단을 강화하여 환자 개개인에게 최적화된 의료 서비스를 제공한다. 또한, 최근에는 스마트폰과 같은 모바일 기기를 활용한 의료 영상정보 시스템도 활발하게 연구되고 있다.

연습문제

1. DICOM의 정의를 설명하고, 이 표준이 의료 영상 데이터를 다룰 때 중요한 이유를 3가지로 서술하시오.
2. PACS 시스템의 주요 기능을 설명하고, 병원에서 PACS를 사용하는 이점을 2가지 이상 서술하시오.
3. MRI와 CT의 작동 원리를 간단히 설명하고, 두 영상 기술의 주요 차이점 2가지를 서술하시오.
4. DICOM 영상에서 사용되는 Windowing width의 개념을 설명하고, 이 기술이 영상 분석에 중요한 이유를 서술하시오.
5. DICOM, JPEG, NIfTI JSON의 주요 특징을 비교하고, 각 포맷이 사용되는 대표적인 상황을 서술하시오.
6. Image Enhancement와 Image Segmentation, Classification의 개념을 설명하고, 이들이 의료 영상 분석에서 어떻게 사용되는지 구체적인 예를 들어 서술하시오.
7. AI 기술이 의료 영상 분석에 기여할 수 있는 사례를 2가지 이상 서술하고, AI가 의료진의 진단에 미치는 영향을 설명하시오.
8. DICOM 파일이 저장하는 주요 정보(예: 메타데이터, 영상 데이터 등)를 나열하고, 이 정보가 의료 현장에서 어떻게 활용되는지 설명하시오.
9. 의료 영상에서 무손실 압축과 손실 압축의 차이를 설명하고, 각각의 장단점을 서술하시오. 다중 모달리티 융합(multimodality fusion)의 개념을 설명하고, 이를 활용한 진단 또는 치료 사례를 서술하시오.

용어정리

3D Reconstruction CT 또는 MRI 영상을 기반으로 3D로 재구성하여 해부학적 구조를 시각화

ACR (American College of Radiology) 미국방사선학회

AI 허브 한국정보화진흥원이 운영하는 플랫폼으로, 의료 영상 데이터와 AI 모델을 제공

Analyze 포맷 Mayo 클리닉에서 개발한 뇌 영상 데이터를 위한 3D 볼륨 저장 형식

AVI/MPEG 의료 수술 영상이나 실시간 모니터링을 저장하는 동영상 포맷

CAD (Computer-Aided Diagnosis) 컴퓨터 보조 진단 프로그램

CT (Computed Tomography) 단층 촬영을 통해 인체 내부를 3D로 재구성하는 영상 기술

DICOM (digital imaging and communications in medicine) 의료용 디지털 영상 및 통신에 관한 표준

HDF5 (Hierarchical Data Format 5) 복잡한 데이터 구조와 메타데이터를 저장하는 포맷

Image Enhancement 의료 영상의 특징을 강조하여 가독성을 높이는 작업

Image Segmentation 특정 구조나 병변을 분리하여 분석하는 영상 처리술

JPEG (Joint Photographic Experts Group) 의료 영상의 미리보기 이미지 압축에 사용되는 형식

MINC (Medical Imaging NetCDF) 다양한 메타데이터와 의료 영상을 저장하는 포맷

MRI (Magnetic Resonance Imaging) 자기장을 이용해 인체 내부 구조를 영상화하는 기술

NEMA (National Electrical Manufacturers Association) 전기전자제조협회

NIfTI (Neuroimaging Informatics Technology Initiative) 주로 뇌 영상 데이터 저장에 사용되는 포맷

PACS (Picture Archiving and Communication System) 의료 영상을 저장, 전송, 검색할 수 있는 시스템

PNG (Portable Network Graphics) 손실 없는 압축 방식으로 의료 영상 저장에 사용

RAW 포맷 의료 장비에서 원본 데이터를 저장하기 위한 포맷

Ultrasound (US) 초음파를 이용해 인체 조직이나 장기의 영상을 생성하는 기술

Windowing DICOM 영상에서 특정 밝기 영역을 강조하여 8비트 영상으로 변환하는 기술

X-ray 방사선을 이용해 인체 내부 구조를 투영하여 촬영하는 영상 기술

참고 문헌

1. Chan HP, Doi K, Vyborny CJ, Schmidt RA, Metz CE, Lam KL, et al. Improvement in radiologists' detection of clustered microcalcifications on mammograms: the potential of computer-aided diagnosis. Invest Radiol 1990;25:1102-10.
2. Freer TW, Ulissey MJ. Screening mammography with computer-aided detection: prospective study of 12,860 patients in a community breast center. Radiology 2001;220:781-6.
3. Huang HK. PACS and imaging informatics: basic principles and applications. John Wiley & Sons, Inc.; 2004.
4. Kakeda S, Moriya J, Sato H, Aoki T, Watanabe H, Nakata H, et al. Improved detection of lung nodules with aid of computerized detection method: evaluation of a commercial computer-aided diagnosis system. AJR 2004;182:505-10.
5. Lodwick GS, Haun CL, Smith WE, et al. Computer diagnosis of primary bone tumor. Radiology 1963;80:273-5.
6. Myers PH, Nice CM, Becker HC, et al. Automated computer analysis of radiographic images. Radiology 1964;83:1029-33.
7. Yin FF, Giger ML, Vyborny CJ, Doi K, Schmidt RA. Compari- son of bilateral-subtraction and single-image processing techniques in the computerized detection of mammographic masses. Invest Radiol 1993;28:473-81.

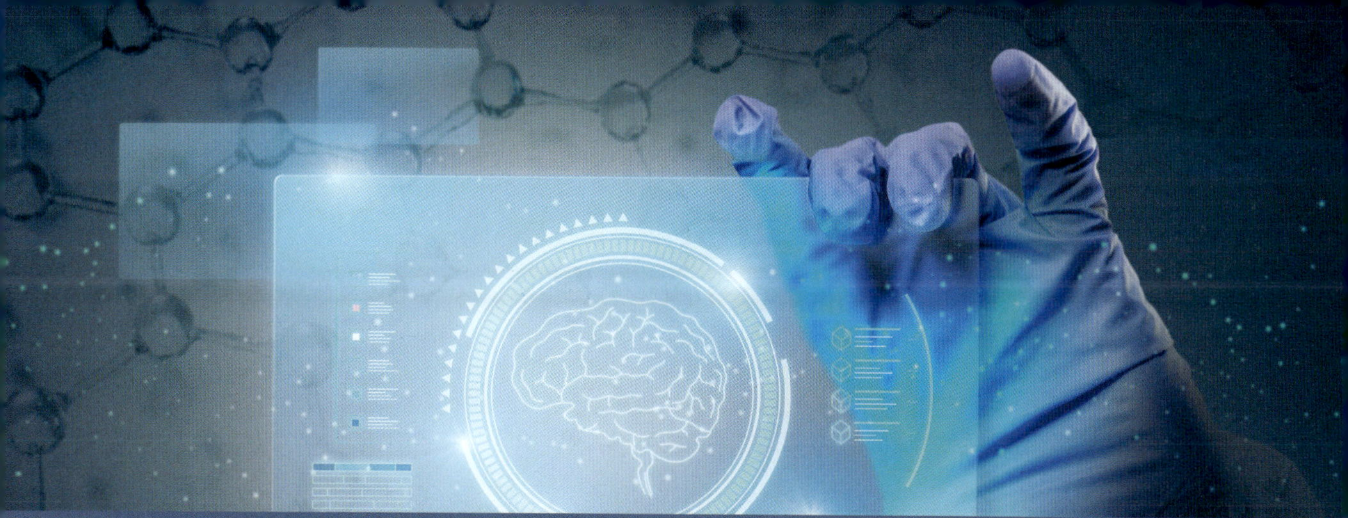

Chapter 06 바이오광학
Biomedical Optics

CHAPTER

06 바이오광학
Biomedical Optics

변경민, 김도원

학습개요

1. 빛의 특성과 레이저의 원리를 이해한다.
2. 빛과 물질의 상호작용을 이해한다.
3. 빛을 이용한 이미징, 질병 진단 및 치료기술의 과거와 현재에 대해 알아본다.
4. 바이오광학 분야의 향후 발전방향에 대해 전망한다.

01 바이오광학의 개념과 분야 소개

1) 바이오광학의 개념

바이오광학은 빛을 이용하여 생체시료를 탐구하고 진단, 치료, 모니터링하는 기술을 의미한다. 최근 광학과 생명과학, 의학 분야 최첨단 기술들의 융합을 통해 실험실 규모의 기초 연구에서부터 임상 환자를 대상으로 하는 진단 및 치료에 이르기까지 영역이 광범위하게 확장되고 있다. 특히 최신의 혁신적인 바이오광학 기술들은 진단, 치료 및 모니터링을 위해 신속하면서 최소 침습적이고 동시에 저비용의 방법을 제공하기 때문에 우리 사회의 의료복지 발전에 크게 기여할 것이다.

생체시료는 일반적으로 크기에 따라 세 가지로 나눌 수 있는데, 나노 스케일의 생체분자들이 모여 마이크로 스케일의 세포를 이루고, 이 세포들이 모여 매크로 스케일의 생체조직 또는 기관을 만들게 된다. 이때 어느 스케일에서든 생체시료와 빛 사이에 다양한 상호작용이 발생하며 이를 활용하면 해당 시료의 형태나 기능을 직접 눈으로 확인할 수 있다. 이를 통해 지금까지 알지 못했던 각종 생명현상들을 시각화하여 보다 정확하게 이해할 수 있고, 질병의 조기 진단 및 새로운 치료법 개발 또한 가능하다.

이제 생체 내부의 다양한 구조들을 단순히 보여주는 것에서 벗어나 질병을 진단하고 치료하기 위해 빛을 직접 이용하는 기술들이 빠르게 발전하고 있다. 분광기술이나 광학바이오센서를 이용하면 각종 암들을 빠르게 진단할 수 있고, 바이오마커 검출을 통해 치매와 같은 신경계 질환이나 급성심근경색, 부정맥과 같은 심혈관 질환의 진단도 가능하다. 최근에는 나노기술과의 융합을 통해 고감도 광학센싱 기술이 발전하면서 매우 적은 양의 시료만으로 정확한 진단이 가능하며, 혈액이 아닌 침, 땀, 소변 등의 체액을 이용하여 질병을 통증없이 진단하는 방법도 있다.

기존에 빛을 이용한 치료법은 주로 안과 또는 피부과에서 사용되어 왔으나 최근에 점점 그 영역을 넓히는 추세이다. 레이저의 파장이나 조사시간에 따라 광화학효과, 광열효과, 광기계효과 등이 나타나게 되는데 이를 적절히 조절하면 암조직을 제거하거나 막힌 혈관을 뚫는데도 이용될 수 있다. 최근에는 전자약이나 내시경과 같이 체내로 삽입할 수 있는 의료기기와 결합하여 체내 심부의 암이나 종양을 광학적으로 치료하는 기술도 개발되고 있다.

이처럼 바이오광학은 다른 학문분야와의 융합을 통해 그 활용도를 넓혀가고 있으며, 특히 의학기술과의 접목을 통해 인간의 수명을 연장하고 삶의 질을 높이는데 중요한 역할을 할 것으로 기대된다. 코로나 팬데믹을 거치면서 보건복지 관련 사회적 관심이 매우 높아진 상황에서 바이오광학에서 사용되는 다양한 원리를 이해하고 주요 관련 기술들의 현황 및 미래 전망에 대해 알아보는 것은 중요한 의미가 있다.

2) 바이오광학의 적용 분야

(1) 바이오이미징

바이오이미징은 비침습적으로 생명현상의 과정을 시각화하는 방법으로, 물리적인 간섭 없이 최소한으로 생명활동에 개입하면서 생체시료의 구조나 기능에 대한 실시간 정보를 얻기 위해 사용한다. 세포 단위의 구조부터 뇌와 같이 각 기관의 전체 영역에 이르기까지 다양한 시료를 관찰하기 위해 빛, 전자, 초음파, X선, 자기공명 및 양전자 등을 사용할 수 있다. 그중에서 빛은 사람의 눈으로 직접 관찰이 가능한 가시광선을 주로 이용하며, 특별한 이미징 센서 또는 장치와 결합되어 적외선이나 자외선 영역을 사용하기도 한다.

빛을 이용하여 이미지를 얻는 것은 여러 가지 장점을 가진다. 가시광선은 생체 내 이온화를 일으킬 만큼의 높은 에너지를 가지고 있지 않으므로 생체시료에 손상을 거의 혹은 전혀 일으키지 않는다. 조금 더 긴 파장의 근적외선은 생체조직 내부로 수 cm까지 침투할 수 있다. 또한 광학기술의 발전으로 광원과 광검출기는 작고 가볍고 저렴하며, 거울, 렌즈, 광섬유, 광학필터 등의 광학소자를 활용하여 빛을 쉽게 제어할 수도 있다. 또한 최근의 바이오이미징은 특정 관심 영역이나 구조에 라벨(형광, 양자점, 금속 나노입자 등)을 부착하여 광학 이미지의 품질을 향상시키기도 한다.

일반적으로 바이오이미징은 작은 물체를 확대해서 볼 수 있게 해주는 현미경 기술과 연관성이 높다. 좋은 품질의 이미지 또는 영상을 얻기 위해서는 공초점 레이저 스캐닝 현미경이나 초고해상도 현미경, 다광자 현미경 등의 고급 현미경 기기를 사용하는 것이 필수적이다. 예를 들어 일반 형광 현미경으로는 세포핵의 형태 정도를 확인할 수 있는 반면, 광활성 형광단백질 기반의 초고해상도 형광현미경을 이용하면 세포핵 내에 존재하는 RNA 중합효소의 공간적 분포를 관찰할 수 있다. 해당 연구에서는 세포핵 내에서 RNA 중합효소가 특정 영역에 뭉쳐 있고, 그곳에서 RNA 전사를 위한 여러 전사인자와 RNA 중합효소가 공장과 같은 형태의 응집체를 구성하고 있음을 밝혀냈다.

바이오이미징에서 많이 사용되고 있는 형광단백질은 우수한 대조비와 생화학적 특이성을 갖는데 최근 다양한 소재의 나노입자에 형광단백질을 결합한 형광 나노프로브를 이용하여 실시간 고해상도 형광이미징이 가능하다. 생체 내에 적용되는 형광 나노프로브의 생체적합성 및 결합 특이성은 조립과 표면 개질을 통해 개선될 수 있다. 이러한 최신의 이미징 기술은 다양한 생명현상의 원리를 규명하거나 생체 내의 동적 시공간 반응을 이미지화 하는데 이용될 수 있을 것이다.

(2) 광학진단기기

비교적 간단한 형태의 광학진단기기는 색 변화, 흡광도 및 반사도 측정을 통해 생체정보를 모니터링할 수 있다. 이미 병원에서 많이 사용되고 있는 펄스 옥시미터는 환자의 산소포화도를 비침습적으로 계측하는데, 손가락 끝에서 적색 및 근적외선 파장의 빛에 대한 동맥혈 헤모글로빈의 광흡수율 차이를 분석하여 산소포화도를 계산하고 실시간으로 보여준다. 최근에는 광학 시스템이 소형화, 경량화 되면서 분광, 산란, 간섭과 같은 복잡한 광학적 현상을 측정하여 질병을 진단하거나 검사 부위를 이미징하는 장비가 개발되어 현장진단에 활용하고 있다.

광학진단기기는 크게 체외진단과 체내진단으로 구분할 수 있다. 체외진단기기는 혈액, 체액, 침 등 인체에서 유래한 생체시료를 이용해 몸 밖에서 신속하게 질병에 대한 결과를 얻기 위한 시스템을 말한다. 특히 코로나 팬데믹으로 인해 신속한 현장진단이 가능하도록 하는 기술 및 제품 개발에 대한 관심이 계속 증대되고 있는 상황이다. 최근에는 바이오멤스 기술을 이용하여 적은 양의 시료로 복잡한 전처리 없이 미세유체칩 내에서 질병 진단이 가능하도록 하는 기술이 국내외에서 활발히 연구개발 중이다. 또한 빠른 검사결과가 요구되는 질병에 대하여 비숙련자가 수행하더라도 정확한 결과를 얻을 수 있도록 사용자 편의성 향상을 위한 노력도 함께 진행되고 있다.

한편 체내진단기기의 경우에는 상대적으로 깊이 들어갈 수 있는 근적외선을 주로 이용하여 질병을 진단한다. 물을 포함한 체액은 700~900 nm 파장에서 매우 작은 흡수계수를 가지고 있어 피부에서 수 cm 정도의 깊이까지도 흡수와 산란을 거쳐 도달할 수 있다. 이러한 특성과 관련하여 근적외선 분광법이라고 불리는 광학적 분석기술이 많이 활용되는데, 예를 들면 신경인성 방광 환자를 위한 방광 내 소변량 측정 기술은 하복부에 근적외선 광원을 위치시키고 방광에 소변이 찼을 때의 광흡수도 또는 광산란도 특성을 분석하여 소변량을 정량화한다. 해당 기술은 소변감을 잘 느끼지 못해 발생할 수 있는 다양한 방광 관련 합병증을 예방하는데 매우 효과적이다.

(3) 광학치료기기

빛을 이용한 질병 치료는 대부분 레이저와 생체조직의 상호작용을 기반으로 한다. 높은 출력 에너지와 연속형 또는 펄스형의 조사방식을 가지며, 안전성이 검증된 다양한 의료용 레이저가 개발되어 안과, 정형외과, 피부과 등에서 널리 사용되고 있다. 피부과에서는 색소침착, 혈관종, 모반 등의 치료 및 미용 목적으로, 안과에서는 백내장, 녹내장 및 망막질환의 치료에 레이저를 활발히 이용하고 있다. 또한 위장관, 기관지 및 혈관내시경을 이용하여 출혈을 멈추게 하고 암 조직을 제거하며, 막힌 혈관을 뚫는데도 레이저가 이용된다.

최근에는 나노 기술과 결합된 광 기반 치료법들이 다각도로 연구되고 있다. 광역학치료는 빛과 화학적 반응을 일으키는 광감각제를 종양 부위에 주입하여 빛으로 종양만을 선택적으로 괴사시킨다. 광감각제가 빛과 산소에 의해 화학적 반응을 일으킴으로써 활성산소를 발생시키고, 이에 의해 유발되는 자유 라디칼이 아무런 통증 없이 암세포만을 파괴한다. 한편 나노 의학 기술은 생체적합성이 검증된 나노 구조를 종양에 선택적으로 결합시키고 동시에 적절한 용량의 약물을 운반하도록 하며, 최종적으로 원하는 부위에 빛을 조사하여 약물 방출을 제어할 수 있다. 나노 의학을 활용한 표적항암제는 약물의 부작용을 최소화하고 치료효과를 높이는 연구를 통해 기존 항암제의 한계를 극복할 수 있을 것이다.

02 바이오광학의 기본 원리

1) 광학기술의 기본 원리

(1) 빛의 특성

바이오광학의 다양한 기술들을 올바르게 이해하기 위해서는 우선 빛의 특성에 대해 파악할 필요가 있다. 빛은 넓은 의미로 마이크로파부터 적외선, 가시광선, 자외선, X선과 감마선까지 포함될 수 있지만, X선과 감마선은 의료 영상에서 설명하도록 하고, 여기서는 가시광선과 근처 영역의 자외선 및 근적외선을 다루고자 한다. 빛은 전기장과 자기장을 포함하는 전자기파이며, 입자성과 파동성의 이중성을 갖는다. 일반적으로 파장이 짧고 에너지가 높은 빛일수록 입자성을 강하게 띄게 되는데, 가시광선(파장 400~700 nm)은 입자성과 파동성을 동시에 나타내면서 우리 눈으로 직접 볼 수 있기 때문에 바이오광학에서 주로 많이 사용된다. 근적외선(파장 800 nm 이상)은 피부 투과도가 높아서 체내로 빛을 전달하기 위한 목적으로 많이 이용되며, 자외선(파장 400 nm 이하)은 상대적으로 높은 에너지로 인해 눈이나 피부에 문제를 일으킬 수 있지만, 피부질환을 치료하거나 살균 및 소독용으로 사용되기도 한다(그림 6-1).

빛의 입자성으로 인한 특성들은 페르마의 원리로 설명이 가능하다. 이 원리에 의하면 두 지점을 지나는 빛은 최소 시간이 걸리는 경로를 선택하며, 이에 따라 빛은 기본적으로 직진성을

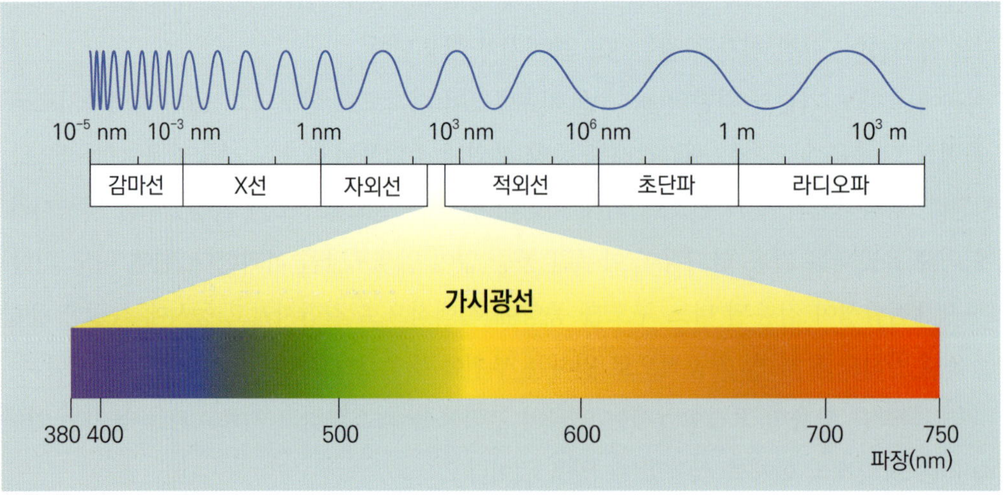

그림 6-1. **빛의 스펙트럼**

가진다. 또한 두 매질의 경계면에서 입사하는 방향과 반대로 진행하는 것을 반사라고 하는데, 이 경우에도 페르마의 원리에 따라 입사각과 반사각은 같아진다. 한편 두 매질의 경계면에서 빛이 투과하여 진행하는 경우, 두 매질의 굴절률에 따라 빛이 구부러지거나 꺾이게 되는데 입사각과 굴절각 사이의 관계는 스넬의 법칙을 만족한다.

빛은 입자성과 함께 파동성을 동시에 갖고 있어 주기함수로 표현할 때 진폭, 진동수, 파장, 진행 방향, 위상 등의 값을 가진다. 빛의 세기는 진폭의 제곱으로 얻어지고, 진동수와 파장을 곱한 값은 굴절률이 1인 매질에서 빛의 속력으로 일정하다. 굴절률이 1보다 큰 매질에서 빛의 속력은 굴절률의 비율만큼 느려지며, 이에 따라 파장은 짧아지는 반면 진동수에는 변함없다. 특별한 비선형 현상을 제외하면 일반적인 선형 시스템 내에서 빛의 진동수는 바뀌지 않는다. 가시광선 빛은 파장에 따라 다른 색깔을 띄게 되는데 빨간색(R)은 대략 파장 600~700 nm, 초록색(G)은 500~550 nm, 파란색(B)은 450 nm 근처의 영역에 해당하며 파장이 더해질수록 가산혼합에 의해 빛이 밝아지면서 RGB 색상들의 합은 백색이 된다.

빛의 파동성과 관련된 몇 가지 특성을 추가로 살펴보자. 우선 레이저와 같이 위상이 일정한 빛은 서로 중첩되는 경우에 간섭이 일어나며 공간적으로는 경로차에 따른 간섭무늬가 생성된다. 같은 세기의 두 빛이 중첩되는 경우에 위상차가 없으면 보강간섭에 의해 빛의 세기가 4배로 증가하며, 위상차가 180도가 되면 상쇄간섭에 의해 빛의 세기는 0이 된다. 레이저가 높은 출력을 갖는 것은 레이저 내부에서 동일한 위상과 같은 방향성을 갖는 빛들이 보강간섭을 하기 때문이다. 대부분의 광원에서는 위상차가 무작위이기 때문에 간섭성을 갖지 않으므로, 중첩된 빛의 세기는 단순히 두 빛의 세기를 더한 값이 된다. 간섭과 함께 빛의 파동성을 보여주는 특성으로 회절이 있다. 수백 nm 수준의 파장과 비슷하거나 파장보다 작은 크기의 모퉁이, 틈, 구멍을 통해 빛이 지날 때, 진행 방향이 바뀌면서 확산되는 회절이 일어난다. 단일 슬릿 회절실험에서 평행하게 진행하던 빛은 좁은 틈을 통과하면서 구면파로 바뀌고 빛은 방사형으로 넓게 퍼진다. 반도체 공정에서는 빛을 이용하여 아주 작은 크기의 회로 패턴들을 웨이퍼 위에 형성시키는데, 이때 패턴이 그려진 마스크를 빛이 통과할 때 회절이 발생하게 되어 패턴 형태가 변한다. 따라서 회절 현상으로 인해 패턴이 왜곡되는 현상을 막기 위해 회절을 고려한 보상 패턴을 마스크에 설계하게 된다.

빛의 회절을 다루면서 바이오광학과 밀접한 관련이 있는 회절한계라는 개념도 알아둘 필요가 있다. 가시광선과 광학렌즈를 이용하여 만들어지는 일반적인 광학현미경을 통해 200 nm보다 작은 물체를 관찰하는 것은 불가능하다. 우리가 어떤 물체를 보기 위해서는 물체로부터 반사된 빛이 우리의 눈으로 들어와야 한다. 그런데 빛의 파장보다 물체가 작으면 빛이 물체에서 반사하지 못하고 대신 회절하여 투과해 버리기 때문에, 물체로부터 반사한 빛에 의해 만들어지는 상이 없어진다. 19세기의 물리학자 아베는 광학현미경으로 두 점을 구분하기 위해 필요한 두 점의 최소 거리는 파장의 절반이라는 점을 밝혀냈고, 따라서 가시광선의 파장을 고려하면 광학현미경의 해상도는 최소 200 nm에서 최대 350 nm 정도가 된다.

마지막으로 빛의 편광 특성에 대해서도 알아보자. 편광은 진행하는 빛의 진동 방향이며, 특히 전기장의 진동 방향을 의미한다. 일반적으로 하나의 빛은 하나의 진동 방향을 가지므로 선편광으로 나타난다. 만약 진폭이 같은 두 선편광의 빛을 합성한다면 두 빛의 위상차에 따라 시계 방향 또는 반시계 방향으로 진동하는 원형편광을 만들어낼 수 있다. 또한 두 빛의 진폭과 위상을 동시에 조절하여 중첩시키면 타원편광도 구현이 가능하다. 광학소자의 하나인 편광판은 시간에 따라 바뀌는 빛의 편광성분 중에 하나의 진동 방향 성분만을 걸러내는 기능을 한다. 따라서 편광판을 통과하게 되면 다른 편광성분의 빛은 통과하지 못하므로 빛이 조금 어두워지고, 하나의 편광판을 추가하여 방향을 수직으로 놓고 두 개를 겹치면 빛이 전혀 통과하지 못해 완전히 어두워진다. 편광 현상은 실생활에서도 많이 활용되고 있는데 3D 입체영상을 맨눈으로 보게 되면 여러 화면이 겹쳐진 듯한 선명하지 않은 영상을 볼 수 있다. 하지만 편광 안경을 쓰면 한쪽은 편광이 수평, 다른 쪽은 수직인 상태의 빛만 통과시킨다. 따라서 편광을 조절하여 두 눈에서 편광이 서로 수직인 두 영상을 동시에 볼 수 있게 되므로 다른 두 영상을 대뇌에서 하나의 영상으로 인식하면서 우리는 입체감을 느낄 수 있는 것이다.

(2) 레이저

바이오광학의 개념에서도 언급하였듯이 다양한 스케일에서 빛과 생체시료 사이의 상호작용을 이해하는 것이 중요하다. 이 때 빛을 만드는 광원들이 있는데, 그중에서 레이저는 독특하고 유용한 특성으로 인해 생체시료와의 상호작용을 효율적으로 유도하며, 다른 광원들과 달리 많은 분야에서 활용되고 있다. 레이저(LASER)는 원래 [유도방출에 의한 빛의 증폭(Light Amplification by Stimulated Emission of Radiation)]이라는 영어 표현의 약자로 만들어진 용어인데, 지금은 일반명사처럼 사용되고 있다. 여기서는 레이저의 발생 원리와 특성을 이해하고 어떤 종류가 있는지 살펴보고자 한다.

어떤 물질이 입자, 파동, 열 등의 형태로 에너지를 내놓는 현상을 방출이라고 한다. 자발방출은 원자가 외부의 에너지를 받아 여기상태에 있다가 곧바로 바닥상태로 천이되면서 빛을 방출

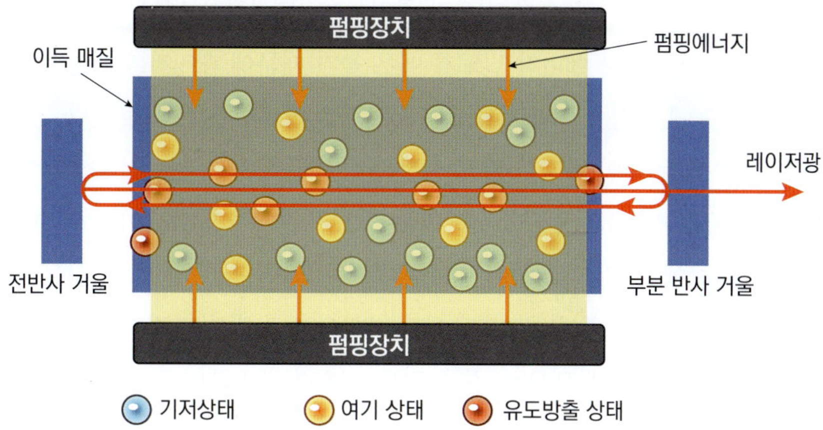

그림 6-2. **레이저의 내부 구조**

하는 과정을 말한다. 이때 자발방출된 빛은 인접한 여기 상태의 원자를 자극하여 바닥상태로 돌아가는 것을 유도하여 빛을 추가로 방출하게 된다. 이것을 유도방출이라고 하는데 이 과정에서 발생하는 빛은 여기된 원자를 자극했던 빛과 파장 및 위상이 같은 일종의 쌍둥이 빛이며, 공진기 내에서 보강간섭이 일어나 결과적으로 단일 파장의 빛이 증폭되는 결과를 낳게 된다(그림 6-2).

이러한 증폭 과정에서 필요한 구조가 이득매질, 공진기, 펌핑장치 등이다. 우선 펌핑을 통해 빛에너지 또는 전기에너지를 공급하여 이득매질이 바닥상태보다 여기상태의 원자가 더 많은 밀도 반전을 일으킬 수 있도록 유도한다. 이득매질은 공진기 내부를 채우고 있으면서 자발방출 및 유도방출이 일어나는 곳으로 고체, 기체, 액체의 형태가 모두 가능하다. 공진기는 이득매질을 사이에 두고 양 쪽 끝에 거울을 위치시켜서 빛이 왕복하도록 하여 증폭을 지속적으로 발생시키며, 한 쪽은 부분반사 및 부분투과성 거울을 사용하여 레이저 출력이 나올 수 있도록 설계한다.

레이저는 다른 광원과 비교해서 네 가지 독특한 특성을 갖는다. 먼저 단색성은 단일 파장의 빛과 같은 의미이며, 가시광선 영역에서 파장에 따라 무지개 색 중에 한 가지 색으로 보이게 된다. 레이저는 이득매질을 구성하는 원자가 여기상태일 때, 내부의 전자가 높은 에너지 준위에서 낮은 에너지 준위로 천이하면서 에너지 준위의 차이에 해당하는 빛을 방출하게 된다. 따라서 이득매질의 종류에 따라 다른 색깔의 빛이 발생하며 외부공진기를 통해 공진기 길이를 조절하면 파장 가변형 레이저도 구현이 가능하다.

두번째로 고휘도 특성을 갖는다. 공진기 내에서 같은 파장과 같은 위상을 갖는 빛들이 보강

간섭을 일으키면서 시간이 갈수록 휘도가 증가하며, 특정값을 넘어서면 공진기를 투과하여 외부로 출력된다. 자연광보다 에너지 밀도가 매우 높기 때문에 레이저를 사용할 때에는 세심한 주의가 필요하며, 눈에 직접 들어가지 않도록 보안경을 반드시 착용해야 한다.

세번째로 레이저는 빛이 퍼지지 않고 일정한 방향으로 직진하는 지향성을 갖는다. 공진기 내부에서 양 쪽 끝에 거울을 통해 반사가 반복적으로 일어나면서 빛이 증폭되는데, 유도방출에 의해 발생한 빛 중에 두 개의 거울이 만드는 축에 정확히 평행하게 진행하는 빛만이 공진기 내부에서 살아남게 된다. 조금이라도 기울어진 방향으로 진행하는 빛은 빠르게 여러 번 반사하면서 공진기 외부로 사라지게 되므로 결국 외부로 출력되는 레이저는 높은 지향성을 갖게 되는 것이다.

마지막으로 레이저는 가간섭성을 가진다. 레이저는 위상이 일치하는 균일한 정현파의 집합체이다. 따라서 단색성과 지향성의 특성과 결합하여 시간이나 위치에 따른 위상의 변화를 예측하는 것이 가능하다. 이러한 규칙성을 바탕으로 동일 위상의 레이저 빛을 두 갈래로 나누고, 한 쪽에서 바이오 반응에 의한 굴절률 변화를 통해 위상 변화를 유도하여 두 빛의 위상차를 분석하고 정량적 바이오센싱에 활용될 수 있다.

레이저는 형태가 다양하고 지금도 계속해서 새로운 레이저가 개발되고 있다. 여기서는 가장 일반적인 분류 기준으로 매질에 따른 레이저 종류를 소개하고자 한다. 먼저 고체 상태의 이득매질을 사용하는 고체레이저가 있다. 루비, Nd:YAG, Ti:Sapphire 등을 사용하며 보통 빛에너지로 여기되어 적외선 영역의 레이저를 방출한다. Ti:Sapphire 레이저는 파장 가변 레이저로 자외선 및 가시광선의 레이저 출력도 만들 수 있다. 다음으로 액체레이저는 보통 색소레이저를 말하는데, 알코올 같은 용매에 색소를 녹여 이득매질로 사용한다. 색소레이저는 색소의 종류나 농도에 따라 자외선부터 적외선까지 다양한 파장의 빛을 얻을 수 있다. 마지막으로 기체레이저는 헬륨-네온, 이산화탄소, 아르곤 등의 기체를 이득매질로 사용한다. 방전관 내부에 해당 기체를 채우고 방전을 통해 여기시키며, 발진파장은 적외선(이산화탄소), 가시광선(헬륨-네온, 아르곤), 자외선(엑시머) 등으로 다양하다.

레이저는 출력 형태에 따라 연속형과 펄스형으로 나눌 수 있는데, 출력의 세기를 조절하여 산업체에서는 절단, 용접, 표면처리, 마킹 등에 이용하고 있고, 의료용으로는 안과수술 및 외과수술, 종양 치료, 피부 미용 등에 많이 활용되고 있다. 의료용레이저는 빛과 생체조직 사이의 상호작용에 대한 정확한 이해를 바탕으로 레이저 출력 형태에 따라 광화학효과, 광열효과, 광기계효과로 구분하여 시술 및 치료에 사용해야 한다.

03 바이오광학의 응용

1) 종래의 기술: 초기 광학기술과 생체 응용

(1) 광학현미경(그림 6-3)

광학현미경은 1600년 즈음에 네덜란드에서 처음 발명된 것으로 알려져 있다. 1800년대 후반에 칼자이스 회사에서 만들어진 광학현미경을 보면 지금과 구조 및 형태가 매우 유사하다. 현미경의 전체 배율은 대물렌즈와 접안렌즈 배율의 곱으로 결정되는데 이미지의 품질을 향상시키기 위해 암시야, 위상차, 형광 등의 광학적 원리들이 적용되기도 한다.

광학현미경의 여러 구성요소 중에 가장 중요한 부분은 빛과 생체시료가 만나는 곳에 위치한 대물렌즈이다. 투과형 현미경을 예를 들면, 스테이지 아래의 광원에서 나온 빛은 집광렌즈를 거쳐 위쪽으로 생체시료에 인가되고 시료에서 투과 또는 산란된 빛은 대물렌즈를 통해 집속되어 우리 눈이나 광검출기로 들어가게 된다. 이때 시료의 내부구조가 잘 보이는 이미지를 얻기 위해서는 시료에서 산란된 빛이 대물렌즈로 최대한 많이 들어가도록 유도하는 것이 중요하다. 일반적으로 이러한 대물렌즈의 성능을 개구수로 표현하며, 개구수가 클수록 보다 넓은 범위에서 산란광을 받아들일 수 있다. 개구수를 높이기 위해 보통 현미경 오일이 사용된다. 시료에서 산란된 빛은 대물렌즈로 들어가기 전에 공기층을 통과하게 되는데, 이 부분을 굴절률이 큰 현미경 오일로 채워 산란광이 대물렌즈 밖으로 빠져나가지 않고 잘 집속되도록 유도한다. 보통 시료를 덮는 커버슬립 위에 현미경 오일을 떨어뜨리면 현미경 이미지의 해상도 및 대조도를 향상시킬 수 있다.

광학현미경에서는 많은 수의 렌즈들이 사용된다. 빛이 렌즈를 통과하면서 중심부와 주변부의 빛이 한 점에 잘 모여야 하지만, 그렇지 못하고 번지는 현상이 발생하여 이미지를 좋지 않게 만드는데 이를 수차라고 부른다. 우선 렌즈 표면이 구면으로 되어 있으면, 렌즈 위치에 따라 빛의 입사각이 달라져서 중심부 및 주변부 빛이 맺히는 초점이 달라지는 구면수차가 발생한다. 이 경우, 구면수차를 보상하는 렌즈를 추가로 사용하거나 단일 초점을 갖는 포물면 형태의 비구면 렌즈를 사용하여 문제를 해결할 수 있다. 한편 렌즈의 굴절률은 파장에 따라 약간씩 값이 달라지는데, 파장 별로 다른 초점 거리를 가져 이미지가 번지는 현상을 색수차라고 한다. 이는 볼록렌즈와 오목렌즈가 접합된 형태의 이중렌즈를 사용하여 해결할 수 있다.

광학현미경의 분해능은 매우 가깝게 위치한 두 개의 에어리 디스크(점 물체의 상이 맺히는 곳에서 회절에 의해 만들어지는 여러 개의 고리로 둘러싸인 디스크 패턴)를 구별할 수 있는 능력을 말한다. 이러한 회절로 인해 인접한 점을 분해하는 것이 불가능한 유한한 한계가 발생하는데 이를 회절한계라고 부른다. 가시광선 영역의 빛과 적절한 수준의 개구수를 갖는 대물렌즈, 그리고 현미경 오일을 사용하는 실제 환경에서 현미경의 회절한계는 대략 200 nm 수준으로 알려져 있다.

광학현미경으로 살아있는 세포나 조직을 볼 때, 색깔이 거의 없고 투명하여 내부 구조를 관찰하기 어려운 경우가 많다. 위상차 현미경은 이러한 문제를 해결하기 위해 고안되었는데 원리는 다음과 같다. 광원과 집광렌즈 사이에 링 모양의 슬릿이 있고, 여기를 통과한 빛은 시료가 없거나 굴절률의 변화가 없을 때 진행 방향의 변화 없이 대물렌즈로 들어가 대칭이 되는 위치에 있는 위상판에 의해 90도의 위상지연을 겪게 된다. 하지만 링 모양의 빛이 시료 외부의 경계면이나 시료 내부의 작은 구조물을 통과하게 되면 회절 또는 산란에 의해 진행방향이 바뀌면서 위상판에서 위상 지연을 받지 않으며, 결국 이러한 빛들은 상이 맺히는 곳에서 다양한 위상 차이로 간섭하면서 밝기 차이로 표현되는 것이다.

위상차현미경보다 좀 더 간단한 원리로 세포 내부구조를 볼 수 있는 암시야현미경도 많이 이용되고 있다. 가운데 부분이 막힌 링 모양의 슬릿을 통과한 빛은 집광렌즈를 거쳐 시료를 통과하게 되는데, 시료 내부구조의 경계에서 산란된 빛은 진행방향이 바뀌면서 링 모양보다 작은 직경의 대물렌즈 안으로 들어가게 된다. 하지만 진행 방향의 변화가 없는 부분의 빛들은 대물렌즈 안으로 들어가지 못하고 사라지게 되는 것이다. 결국 이 과정에 의해 얻어지는 이미지는 시료 내부 구조의 경계선 부분만 밝고 배경이 어둡게 나오는 특징이 있다. 암시야현미경은 간단한 구성에 비해 높은 대조비의 이미지를 얻을 수 있지만, 산란되는 빛만 검출하기 때문에 광원의 세기를 높이는 경우가 많고 이로 인해 시료의 손상이 발생할 수 있어 주의가 필요하다(그림 6-3).

한편 두께가 두꺼운 시료를 일반 광학현미경으로 보면 초점을 벗어나 발생하는 빛들이 간섭하면서 이미지를 흐릿하게 한다. 공초점현미경은 핀홀 구조를 사용하여 초점 이외의 빛들을 제거하여 초점이 맺히는 단면에 대해 높은 해상도의 이미지를 얻을 수 있도록 한다. 레이저 광원에서 나온 빛은 스캐닝 미러를 통해 두꺼운 시료를 가로지르며 이동하고, 이렇게 초점을 이동하면서 전체 단면에서 얻어진 이미지를 재구성하면 시료의 3차원 구조에 대한 영상화가 가능하다. 레이저와 검출기가 같은 초점을 공유하기 위해 광원 및 검출기 앞에 핀홀 구조가 쌍으로 위치하여 고속 스캐닝 시스템을 통해 빠른 이미징 속도를 구현하는 것이 중요하다.

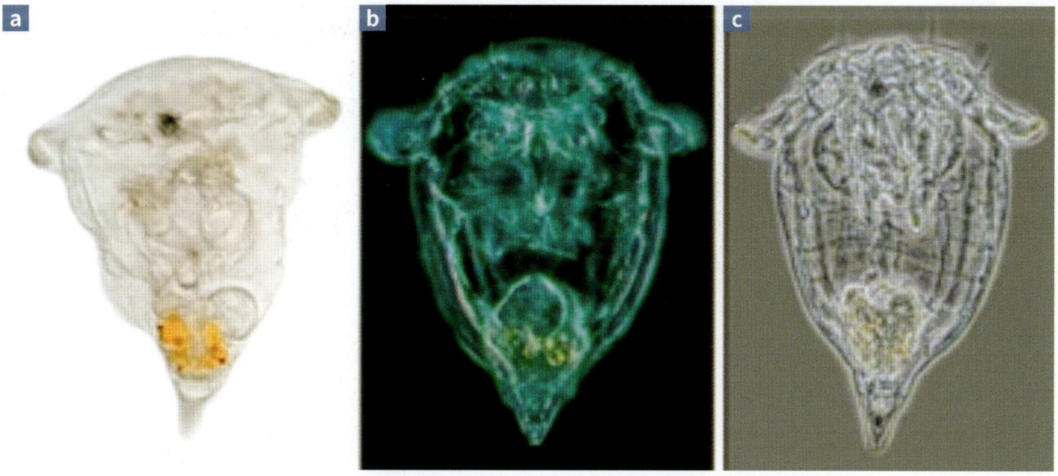

그림 6-3. Rotifer Synchaeta의 (a) 일반현미경, (b) 암시야현미경, (c) 위상차현미경 사진

(2) 레이저 치료기술

레이저와 생체물질 사이의 상호작용에 대한 이해를 기반으로 다양한 레이저 치료기술들이 의료 분야에서 사용되어 왔다. 먼저 광화학효과는 빛이 생체조직에 흡수되면서 화학적 반응을 일으키는 과정을 말한다. 대표적으로 레이저의 특정 파장이 조직 내의 화학 물질과 상호작용하여 화학적 반응을 유도하고 선택적으로 종양이나 암세포를 파괴시키는 광선역학요법이 있다. 생체적합성이 검증된 광감각제를 체내에 투여하고 일정한 시간이 지나면 종양 부위에 해당 물질이 선택적으로 축적된다. 이후 특정 파장의 레이저를 조사하여 광감각제를 활성화시키는데 이때 활성산소가 발생하면서 종양의 파괴가 일어나게 되는 원리다.

다음으로 광열효과는 레이저가 생체 조직에 흡수되어 열을 발생시키는 현상이다. 레이저의 강한 광학적 에너지가 조직에 흡수되면서 열이 발생하고, 이 열이 주변 조직의 온도를 상승시켜 조직이 파괴되거나 변성이 일어난다. 조사시간과 온도에 따라 효과가 달라지는데 보통 50도 이하의 온도에서는 가역적 반응으로 인해 조직이 손상을 받은 후에도 다시 정상으로 복구할 수 있다. 피부과에서 레이저 제모를 받게 되면, 레이저가 피부 내의 모낭에 있는 멜라닌 색소에 흡수되면서 열이 발생하여 모낭의 온도가 상승한다. 이 열로 인해 모낭이 파괴되고, 그 결과 모발이 자라지 않게 되는 것이다. 안과에서도 광열효과가 치료에 이용되는데 레이저를 통해 망막의 병변에 열을 전달하여 병변 부위를 응고시키거나 소작한다. 이 방법은 병변의 혈관을 치료하거나 망막의 비정상적인 조직을 제거하는 데 효과적이다(그림 6-4).

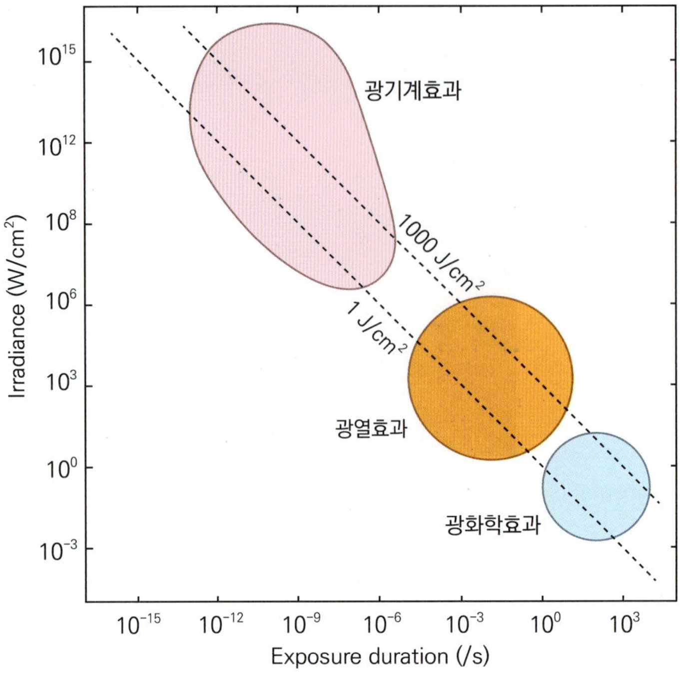

그림 6-4. **빛의 조사시간과 세기에 따라 유도되는 광학효과의 종류**

마지막으로 광기계효과는 레이저가 생체조직에 흡수되면서 순간적으로 높은 기계적 압력을 생성하는 현상이다. 이러한 기계적 에너지는 조직을 파편화하거나 물리적으로 파괴한다. 주로 매우 짧은 펄스의 고출력 레이저를 사용하여 순간적인 고압을 생성한다. 레이저 박피술은 피부의 주름, 흉터, 색소 침착 등을 치료하는 데 사용하는데, 레이저가 피부의 표면층에 흡수되면 수분과 반응하여 순간적으로 수증기로 변하고, 이로 인해 피부의 표면층이 기계적으로 제거된다. 이 방법은 피부의 재생을 촉진하고 외관을 개선하는 데 효과적이다. 또한 결석의 제거에도 광기계효과를 이용할 수 있는데, 레이저를 이용하여 체내의 결석 부위에 강력한 기계적 충격을 가한 후 결석을 분쇄한다. 레이저가 결석에 충격을 주면 결석이 작은 조각으로 부서져 소변을 통해 배출된다. 이러한 각각의 효과들은 치료 대상에 따라 선택하여 의료용으로 활용되고 있으며, 적절한 레이저 파장과 출력, 펄스 등을 사용하여 최적의 치료 결과를 얻는 데 기여하고 있다.

2) 현재의 기술: 현대의 광학 진단 및 치료 기술

(1) 분자영상기술

광학기술이 발전하면서 세포 내에서 일어나는 분자 수준의 변화, 예를 들면 유전자 발현, 단백질 변화, 대사 변화 등을 영상화할 수 있게 되었다. 특히 질병이 발생할 때, 해부학적 변화가 나타나기에 앞서 생화학적 변화 또는 분자유전학적 변화가 먼저 나타나며, 이를 영상화하여 초기에 질병을 진단하고 치료 효과를 조기에 판단하여 환자 개개인의 맞춤 치료가 가능할 수 있다. 분자영상은 실시간으로 일어나는 생명 현상을 영상화할 수 있으므로 질병의 근본적인 원인을 규명하는데 있어서 매우 중요하며, 의약학, 유전학, 의공학 등에도 파급효과가 큰 편이다.

광학적 분자영상 기술에서는 형광을 이용한 영상법이 가장 대표적이다. 형광물질에 입사하는 빛이 흡수되면 전자가 바닥상태에서 여기상태로 이동한다. 여기된 전자는 일부 에너지를 진동, 열 등의 형태로 주변에 소실되고, 이후 형광을 방출하면서 빠르게 다시 바닥상태로 돌아온다. 이 과정에서 방출되는 빛은 항상 입사하는 빛보다 에너지가 작으므로 파장이 길다. 형광물질은 각각의 독특한 분자구조 때문에 흡수 및 방출 특성에 대한 고유 스펙트럼을 갖고 있다. 이때 흡수 스펙트럼과 방출 스펙트럼에서 나타나는 최대 파장의 차이를 스토크스 이동이라고 부르며, 이 값이 클수록 형광을 효율적으로 분리할 수 있다. 일반적으로 흡수 및 방출 스펙트럼에서 중첩되는 부분이 존재하기 때문에 방출되는 형광신호만을 얻기 위해 여러 가지 파장 필터를 사용하게 된다.

형광물질에는 형광단백질, 유기염료, 양자점 등이 있으며, 이 중 플루오레신이나 인도시아닌 그린과 같은 물질은 인체 내에 사용할 수 있도록 허가되어 다양하게 활용하고 있다. 예를 들어, 체내에서 망막질환을 가진 환자의 시신경 혈관을 선명하게 보여주거나 암환자의 종양 부위에서 암세포를 정상세포와 구별하여 선택적으로 관찰할 수 있도록 해준다. 여기서 우리가 관심있는 영역의 분자만을 선택적으로 영상화하기 위해서 형광물질은 해당 분자와 특이적으로 결합하는 수용체와 링커 구조를 통해 합성되는데, 이를 형광 프로브 또는 형광센서라고 부른다. 형광물질의 분자구조를 변환하면 다양한 색과 밝기의 형광센서를 만들 수 있다(표 6-1).

형광영상은 생체 외부에서 세포 수준의 생명 활동을 영상화하는 단계를 넘어 지금은 생체 내에 적용되어 유용한 생물학적 정보를 실시간으로 영상화하는 수준으로 발전하고 있다. 이 과정에서 중요한 문제는 체내에서 나오는 빛을 효율적으로 감지하여 영상화하는 것인데, 피부 또는 조직 투과성이 좋은 근적외선 영역의 형광물질을 사용하거나 고감도 CCD 카메라를 통해 이미지 품질을 개선하여 가능해졌다.

표 6-1. **주요 형광물질의 특성**

Fluorophore	Fluorescence Colour	Maximal Absorbance, nm	Maximal Emissions, nm
Alexa Fluor 405		401	421
Pacific Blue		410	455
CoraLite 488		495	519
FITC		490	525
Coralite 594		590	617
APC		650	661
CoraLite 647		650	665
Alexa Fluor 700		702	723

FITC: fluorescein isothiocyanate, APC: allophycocyanin

형광센서는 분자 수준의 반응을 검출 및 영상화 할 수 있다는 점에서 매우 우수한 감도 특성을 가지지만 정량 분석이 어렵고, 형광물질이 계속 형광을 방출했을 때 시간에 따라 광화학적으로 형광 특성이 감소하는 광표백의 문제점도 있다. 또한 어떤 형광물질은 생체 내 환경에서 형광 특성을 잃고 불안정하게 존재하거나 광화학 반응에 의해 독성을 나타내기도 한다. 앞으로 생명공학, 화학, 광학 기술의 발전을 통해 높은 발광 효율을 가지면서 오랜 시간 동안 안정적으로 형광을 방출하는 형광분자가 개발되어 다양한 바이오 의료 분야에서 활용될 것으로 기대된다.

(2) 분광기술

어떤 물질을 검출할 때, 형광물질과 같은 특별한 처리가 필요없이 단순히 빛을 비추는 것만으로 해당 물질의 분자구조와 농도를 파악할 수 있다면 매우 유용한 분석법으로 활용될 수 있는데, 그것을 가능하게 하는 것이 바로 분광기술이다. 여기서는 그 예로 적외선 분광법과 라만 분광법을 소개하고자 한다.

먼저 적외선 분광법에서는 적외선 입사광의 에너지 대비 특정 파장에서의 흡광도를 검출하는 적외선 흡수 스펙트럼을 측정하여 임의의 물질을 분석할 수 있다. 특정 파장에서 흡수 밴드가 존재한다면 이는 분자 내에 특정한 작용기가 존재한다는 의미이며, 해당 작용기의 분자 진동과 밀접한 관련이 있다. 특히 분자 진동 중에 쌍극자 모멘트의 변화가 있는 비대칭 구조에서 적외선을 흡수할 수 있다고 알려져 있어 산소나 염소 기체와 같은 대칭적인 구조의 분자는 측정이 불가능하다. 일단 적외선 흡수가 일어나는 상황에서 특정 흡수 파장은 특정 작용기와 관련이 있으므로 사람의 지문과 같은 역할을 하고 측정되는 여러 흡수 파장들을 분석하면 해당 분자의 전체적인 구조를 유추해낼 수 있다. 예를 들어, 탄소 결합의 경우, 단일결합과 이중결합, 삼중결합에 따라 결합세기가 달라지면서 흡수 파장도 달라지며, 탄소 원자와 결합하는 원자의 질량이 바뀌면 이에 따라 고유한 진동 특성의 변화로 인해 흡수 파장이 변화한다.

이렇게 흥미로운 특성을 갖는 적외선 분광법은 몇 가지 한계점도 가지고 있다. 적외선 흡수 스펙트럼은 시료의 준비 과정에 따라 흡광도도 달라질 수 있어 데이터의 왜곡이 없도록 일관된 전처리를 요구한다. 또한 앞에서 설명했듯이 가벼운 원소나 대칭적인 구조의 화합물을 감지하는데 어려움이 있고 물 분자의 적외선 흡광도가 매우 높아 수용액 상태의 시료에서는 정확한 결과를 얻을 수 없다. 또한 검출기의 비선형 특성으로 신호 포화가 발생하거나 정량적 분석이 어렵다는 단점도 있다.

이어서 라만 분광법은 적외선 분광법과 마찬가지로 시료의 분자 진동과 관련이 있지만 빛의 흡수가 아닌 산란 특성에 대한 스펙트럼을 분석한다는 차이가 있다. 가시광선 또는 근적외선 영역의 빛과 분자가 상호작용하면 보통 레일리 산란이라고 불리는 탄성산란이 일어나며 이때 입사광과 산란광의 에너지는 같다. 그런데 아주 낮은 확률로 산란광의 에너지가 달라지는 비탄성 산란이 일어나기도 하는데 이것을 라만 산란이라고 부른다. 라만 산란에 의해 산란광은 시료의 분자 구조에 따라 달라지는 진동모드로 인해 일부 에너지를 잃거나 얻으면서 입사광과 다른 파장을 갖게 된다. 보통 라만 산란 신호의 세기가 아주 약하기 때문에 정밀한 파장필터를 사용하여 탄성산란에 의한 빛을 걸러주어야 한다.

라만 분광법은 적외선 분광법과 비교했을 때 대칭적인 구조의 분자에 대해 신호가 잘 측정되고, 수용액 상태의 시료에서도 신뢰도 높은 결과를 얻을 수 있다. 또한 시료의 전처리 과정에 크게 영향을 받지 않고, 정량적인 분석이 가능하다는 장점이 있다. 회절격자와 여러 파장필터를 포함하고 있어 측정 셋업이 좀 더 복잡하고, 입사광으로 주로 사용되는 가시광선에 의해 시료에서 자가형광이 발생하는 경우, 라만 신호의 측정이 매우 어려워지는 문제가 있다.

그럼에도 불구하고 샘플을 비파괴적으로 정량 분석할 수 있는 라만 분광법은 고유의 강력한 장점들로 인해 제약 품질 관리, 환경 오염물질 분석, 반도체 및 배터리 품질 분석, 식품 위생 관리 등의 많은 분야에서 활용되고 있다. 특히 최근에 금속 나노물질에서 발생하는 국소 표면 플라즈몬 공명 현상과 결합하여 라만 산란 신호를 수백만 배 증폭하면서 극미량의 성분 분석이 가능했으며 단분자 검출, 각종 암 진단, 범죄 수사 등에도 사용된다.

(3) 광학바이오센서

센서는 온도, 습도, 압력과 같은 물리적 변화가 일어났을 때 이를 감지하여 검출 가능한 형태의 신호로 변환하는 장치이다. 바이오센서에서는 검출하고자 하는 생체물질과 선택적으로 결합하는 생체 인식 요소(주로 항체, 효소 또는 핵산)가 핵심 역할을 수행하며, 생체 인식 요소는 생체물질과 상호작용하면서 변환기에서 센싱신호의 변화를 유도한다. 특히 광학 바이오센서에서는 이러한 상호작용의 결과로 빛의 세기, 파장, 위상 등의 변화가 발생하고, 다양한 형태의 광검출기를 이용하여 이를 실시간으로 측정 및 분석할 수 있다.

광학 바이오센서는 크게 표지 및 비표지 방식으로 나뉘는데, 표지 기반의 광학 바이오센서는 형광 표지를 주로 사용한다. 형광 표지는 매우 높은 민감도를 통해 단분자 검출도 가능하다는 장점이 있지만, 표지 과정이 매우 번거롭고 정량화가 쉽지 않다는 단점도 있다. 한편, 비표지 방식의 광학 바이오센서에서는 먼저 항체와 같은 생체 인식 요소가 표면 개질을 통해 센서 표면에 부착되고, 이후 표적 물질이 포함된 시료가 센서 표면 위로 흐르게 된다. 표면에 고정된 생체 인식 요소와의 특이적인 항원-항체 반응을 통해 표적 물질은 선택적으로 포획된다. 이때 표적 물질의 부착은 센서 표면에서 매우 얇은 층을 형성하고 동시에 굴절률 변화를 일으킨다. 여기서 굴절률 변화는 센서 표면에서의 광학적 변화를 유도하며, 이러한 변화의 정도는 포획된 표적 물질의 농도에 직접적으로 비례한다.

비표지 방식의 예로 표면 플라즈몬 공명 바이오센서를 살펴보자. 표면 플라즈몬 공명 현상은 수십 나노미터 두께의 금속 박막에 존재하는 자유전자의 진동 주파수와 입사하는 빛의 주파수가 같아지는 경우, 해당 공명 조건에서 입사하는 빛의 에너지가 흡수되어 표면 플라즈몬이라고 하는 소산파의 진동으로 전환되는 현상을 말한다. 여기서 공명 조건을 결정하는 파라미터 중 한 가지가 바로 금속 박막 표면에서의 굴절률인데, 이것을 이용하여 센서 표면의 결합반응을 검출할 수 있다. 일반적인 표면 플라즈몬 공명 바이오센서는 레이저 광원, 광학 검출기, 금속 박막이 코팅된 유리 기판, 입사 각도 조절이 가능한 프리즘 등이 결합하여 구성된다. 유리 기판과 프리즘은 모터와 연결되어 각도 변화에 따른 반사도 측정이 가능하도록 한다. 생체 인식 요소는 금속 박막 표면에 미리 부착되고, 그런 다음 표적 물질이 미세 유체 시스템을 통해 센서 표면 위로 흐르다가 고정된 요소 물질에 선택적으로 포획된다. 이때 센서 표면에 부착되는 표적 물질의 양이 증가하면 표면 플라즈몬의 공명 조건이 달라지면서 최대의 광흡수가 일어나는 입사각이 동시에 변화한다. 그러므로 입사각에 따른 광흡수 측정을 계속 반복하면 센서 표면에서의 반응을 실시간으로 모니터링할 수 있다.

표면 플라즈몬 공명 외에도 간섭계, 광섬유, 광결정과 같은 다양한 광학구조를 활용하여 비표지 광학 바이오센서를 구현할 수 있다. 광학 바이오센서의 측정 방법이나 광학적 구성은 다르지만, 센서 표면에서의 결합 반응에 따른 굴절률 변화로 인한 광학적 신호의 차이를 측정하고 분석한다는 점에서는 모두 동일하다.

3) 미래의 기술 방향

(1) 광학적 바이오이미징

향후 광학적 바이오이미징 기술은 현재의 여러 가지 문제 및 한계점을 극복하는 방식으로 발전할 것이다. 몇 가지 대표적인 사례를 살펴보면, 먼저 초고해상도 현미경 기술이 있는데, STORM (stochastic optical reconstruction microscopy)과 PALM (photo-activated localization microscopy)으로 불리는 기술들은 기존 광학 현미경의 회절한계를 넘어 나노미터 수준의 해상도로 이미지를 생성할 수 있다. 이들 기술의 발전은 단백질 상호작용 연구나 세포 내 구조 분석에 큰 기여를 하고 있다. 이어서 여러 이미징 기술을 결합하는 다중 모드 이미징도 있는데, 형광 현미경과 전자 현미경을 결합하여 생체 샘플의 복잡한 구조를 동시에 다각도로 분석하는 방식이다. 이렇게 하면 해당 샘플의 생리학적 기능과 구조적 정보를 함께 제공하여 더 깊은 이해를 할 수 있다.

또한 최근 인공지능 및 빅데이터 기술의 발달과 함께 이미지 분석 과정에서 관련 기술들이 사용되고 있다. 딥러닝 알고리즘을 활용하여 대량의 이미지를 처리하고 분석하여 중요한 생물학적 패턴을 식별하는 연구가 진행되고 있다. 이러한 접근법은 바이오이미징의 효율성과 정확성을 크게 향상시키고 있다. 한편 최근에는 체내에서 실시간으로 이미지를 획득할 수 있는 기술도 주목받고 있다. 예를 들면, 광학 및 초음파 이미징을 결합하는 방식을 통해 체내 조직을 비침습적으로 관찰할 수 있는 가능성이 열리고 있다. 한편 나노입자나 새로운 형광 물질을 개발하여 더 높은 감도와 선택성을 가진 새로운 형광 프로브의 개발도 진행되고 있다. 이러한 프로브는 특정 세포나 조직, 기관을 표적화하여 더욱 정밀한 이미징을 가능하게 한다.

(2) 광학적 진단 기술

광학적 질병 진단 기술의 발전 방향은 크게 체외 진단과 체내 진단으로 구분할 수 있는데, 먼저 체외 진단과 관련해서 초고감도 분광 기술을 이용한 바이오마커 기반 질병 진단을 들 수 있다. 최근 나노기술, 화학 및 생명공학 기술의 발달과 함께 표면 증강 라만 산란 또는 국소 표면 플라즈몬 공명 원리 등에 기반한 초고감도 광학 센서 연구가 활발히 이루어지고 있다. 각종 암이나 치매로 대표되는 퇴행성 신경질환의 경우, 발병과 함께 혈액 내에 질병 관련 바이오마커들의 농도가 변하는데, 환자의 혈액을 전처리한 시료를 초고감도 광학 센서 기판 위에서 항원-항체 반응을 이용하는 면역진단법을 통해 해당 바이오마커들을 신속하게 검출할 수 있다. 특히 초고감도 센싱 특성을 통해 극미량의 시료만으로도 정확한 암 또는 질병 진단이 가능하게 되면 초기 암을 진단할 수 있고, 혈액을 뽑지 않고도 소변이나 땀과 같은 체액을 통해 질병을 정확하게 진단할 수 있다.

한편 광학적으로 체내 진단을 하기 위해서는 무엇보다도 빛을 체내로 주입하는 것이 필수적이다. 현재까지 체외에서 안전한 수준의 빛을 체내로 주입하는 것은 근적외선 영역에서 수 cm 정도의 깊이에 불과한데, 최근 생체적합성이 검증된 실크, 하이드로젤과 같은 물질로 만들어진 광섬유를 통해 체내로 더 깊이 빛을 전달하는 것이 가능해졌다. 체내에 이식된 광섬유는 제어 가능한 생분해 특성을 통해 일정 시간이 지나면 안정적으로 분해되어 체내에 흡수되므로 인체에 무해하며 마이크로 스케일의 작은 직경으로 제작하면 유연성과 함께 통증 없이 체내에 삽입할 수 있다. 또 다른 방식으로는 소형 캡슐 내시경을 통한 광학적 체내 진단 기술이 있다. 동전보다 작은 크기의 내시경 캡슐에는 레이저 및 플래시 광원, 카메라, 전송장치 등이 내장되어 캡슐을 삼키면 환자의 소화관을 지나면서 내부를 촬영하여 컴퓨터로 전송하고 필요시 바로 레이저를 통한 질병 진단도 가능하다.

(3) 광학적 치료 기술

빛을 이용한 질병이나 상처 치료와 관련하여 최근 광화학효과 또는 광열효과를 이용하는 연구가 활발하게 수행되고 있다. 먼저 상처 부위를 빠르게 접합하기 위해 빛을 이용할 수 있는데, 로즈 벵갈이라는 의료용 염료는 녹색빛을 흡수하여 자유 라디칼을 생성한다. 일반적으로 상처가 생기면 콜라겐 조직이 끊어지는데, 이 부위에 잔광발광 입자와 로즈 벵갈 염료를 발라준다. 외부에서 해당 부위에 빛을 조사해주면 오랫동안 녹색의 잔광이 유지되며, 잔광에 의해 활성화된 로즈 벵갈 염료가 자유 라디칼 생성을 지속적으로 유도하여 광화학 조직 결합에 의한 콜라겐 접합을 유도할 수 있다.

한편 광열효과 기반의 광학적 치료는 나노입자가 전달된 빛에너지를 흡수하여 국소적으로 40도 이상의 열을 발생시켜 암을 사멸시키는 기술이다. 암세포에 특이적으로 결합하는 나노입자들이 혈액을 통해 주입되어 암세포 근처에 가까이 다가갔을 때, 빛과의 상호작용으로 온도가 증가하여 암세포 손상을 이끌 수 있는 것이다. 이러한 연구는 다양한 근적외선 흡수 기반 나노 물질의 개발로 커다란 진보를 이루었다. 비슷한 접근법으로 앞서 설명한 광역학 요법이 있는데, 이 기술은 암세포들을 죽이기 위해 특정한 종류의 광감각제가 빛을 흡수하여 암세포 사멸을 유도하는 활성산소와 과산화산소를 발생시킨다. 최근에는 시너지 치료 효과를 얻기 위해 나노물질 기반의 광열효과와 광감각제 기반의 광역학요법을 결합하는 방법도 연구되고 있다. 현재 대부분의 접근 방법들은 안전성이 검증된 낮은 레이저 조사 조건에서 암세포의 완전한 파괴보다는 종양 억제 수준의 결과를 얻었으나, 앞으로 기술 개발을 통해 암세포 사멸도 가능할 것으로 전망된다.

연습문제

1. 빛의 파동성과 관련하여 회절, 간섭, 편광에 대해 각각 설명하시오.

2. 레이저의 구조과 유도방출의 원리를 이용하여 레이저의 생성 원리를 기술하시오.

3. 레이저의 네 가지 특성에 대해 설명하시오.

4. 레이저 치료기술에서 이용되는 세 가지 광학 효과를 구분하여 서술하시오.

5. 적외선 분광법과 라만 분광법의 원리과 장단점을 비교하여 기술하시오.

6. 바이오마커를 이용한 광학적 질병 진단의 원리를 설명하시오.

용어정리

개구수(Numerical aperture) 어떤 광학 소자가 빛을 받아들이거나 방출할 수 있는 각도의 범위를 나타내며 일반적으로 현미경에서 대물렌즈의 집광력을 표현하는 파라미터로 사용됨

결합특이성(Binding specificity) 어떤 물질과 그 결합체의 반응이 어느 정도 선택적으로 실시되는가를 평가하는 정량적 지표이며, 선택성이라고도 함

대조비(Contrast) 발광 특성에서 밝은 부분과 어두운 부분의 밝기 차이를 의미함

레일리산란(Rayleigh scattering) 파장보다 작은 입자들과의 탄성 충돌로 인해 빛이 산란되는 현상을 말함

바이오마커(Biomarker) 생물학적으로 정상과정과 병리과정을 객관적으로 측정 및 평가할 수 있는 지표. 혈압, 맥박과 같은 생체신호를 포함하여 콜레스테롤, DNA, 단백질, 호르몬과 같은 다양한 생체물질들이 바이오마커로 사용될 수 있으며 이들의 지속적인 관찰과 평가를 통해 건강상태를 확인할 수 있음

바이오멤스(BioMEMS) 초미세 전자기계 제작 기술과 바이오 기술을 결합하여 의료, 생명 공학 분야에 적용하는 기술분야를 말함

반사도(Reflectivity) 입사광 세기에 대한 반사광 세기의 비율을 말하며, 반사도가 높을수록 빛이 표면에 흡수되거나 투과하지 않음

산소포화도(Oxygen saturation) 혈액 내의 전체 헤모글로빈 중 산소와 결합하여 포화된 헤모글로빈의 비를 나타내는 값

생체적합성(Biocompatibility) 의료용 재료가 독성이 없고, 무해하며 생체 내 환경에 적응하기 쉬운 성질을 의미함

스넬의 법칙(Snell's law) 빛이 하나의 매질에서 다른 매질로 진행할 때, 입사각의 사인 값과 굴절각의 사인 값의 비가 항상 일정하다는 법칙

위상판(Phase plate) 위상차를 주기 위해 광학경로에 삽입하는 투명한 판 형태의 광학소자. 위상차 현미경에서는 대물렌즈의 뒷쪽 초점면에 위치하며 유리판에 황화아연, 플루오르화마그네슘 소재의 투명 박판을 적당한 두께로 붙여 박판이 있는 부분과 없는 부분 사이에 90도의 위상차를 줌

전자약(Electroceuticals) 전기신호를 통해 뇌 또는 신경세포를 자극하여 약물 복용 없이 우리 몸의 생리학적 반응을 이끌어내 질환을 치료하는 기술을 말함

페르마의 원리(Fermat's principle) 한 점에서 출발한 빛이 다른 점으로 진행할 때, 광선의 경로는 두 점 사이를 지나는 가장 짧은 시간이 걸리는 경로임을 설명하는 원리

표면 플라즈몬 공명(Surface plasmon resonance) 수십 나노미터 두께의 금속 박막에 존재하는 자유전자의 진동 주파수와 입사하는 빛의 주파수가 같아지는 경우, 해당 공명 조건에서 입사하는 빛의 에너지가 흡수되어 표면 플라즈몬이라고 하는 전자의 집단적 진동으로 전환되는 현상을 말함

표면증강 라만산란(Surface-enhanced Raman scattering) 귀금속 소재의 나노입자 표면에서 국소적으로 발생하는 표면 플라즈몬 공명 현상에 의하여 분자와 빛의 비탄성 충돌 과정에서 라만 산란 신호가 비약적으로 증가하는 현상을 말함

항체(Antibody) 면역계 내에서 항원의 자극에 의하여 만들어지는 물질

핵산(Nucleic acid) 뉴클레오티드라는 단위체로 구성된 중합체. 핵산에는 DNA와 RNA라는 두 가지 유형이 있으며, 유전정보의 저장과 전달, 그리고 발현을 돕는 기능을 담당

회절한계(Diffraction limit) 회절로 인해 인접한 점을 분별하는 것이 불가능한 한계에 해당하는 두 점 사이의 거리를 말함

효소(Enzyme) 생체 내에서 화학반응을 촉진할 수 있는 단백질 촉매이며 DNA 유전정보를 해석하여 합성됨

흡광도(Absorbance) 단색광이 어떤 매질을 통과할 때, 투과광 세기와 입사광 세기의 비율을 투과도라 하고, 투과도의 역수를 흡광도하고 부름

참고 문헌

1. S. Yang et al., "Transcription and translation contribute to gene locus relocation to the nucleoid periphery in E. coli" Nature Communications 10, 5131 (2019).
2. J. O. Andrews et al., "qSR: a quantitative super-resolution analysis tool reveals the cell-cycle dependent organization of RNA Polymerase I in live human cells" Scientific Reports 8, 7424 (2018).
3. X. Zhuang, "Nano-imaging with Storm" Nature Photonics 3(7), 365-367 (2009).
4. 바이오 의광학, 범희승 외, 전남대학교출판부 (2008).
5. 레이저 기술, 이용산, 교문사 (2006).
6. 레이저 치료학, 장인수, 우리의학서적 (2023).
7. Introduction to Spectroscopy, James R. Vyvyan et al. Cengage Learning (2014).
8. Introduction to Biophotonics, Paras N. Prasad,Wiley-Interscience (2004).
9. Biophotonics for Medical Applications, Igor Meglinski, Elsevier (2015).
10. https://moticmicroscopes.com/blogs/articles/introduction-o-dark-field-microscopy

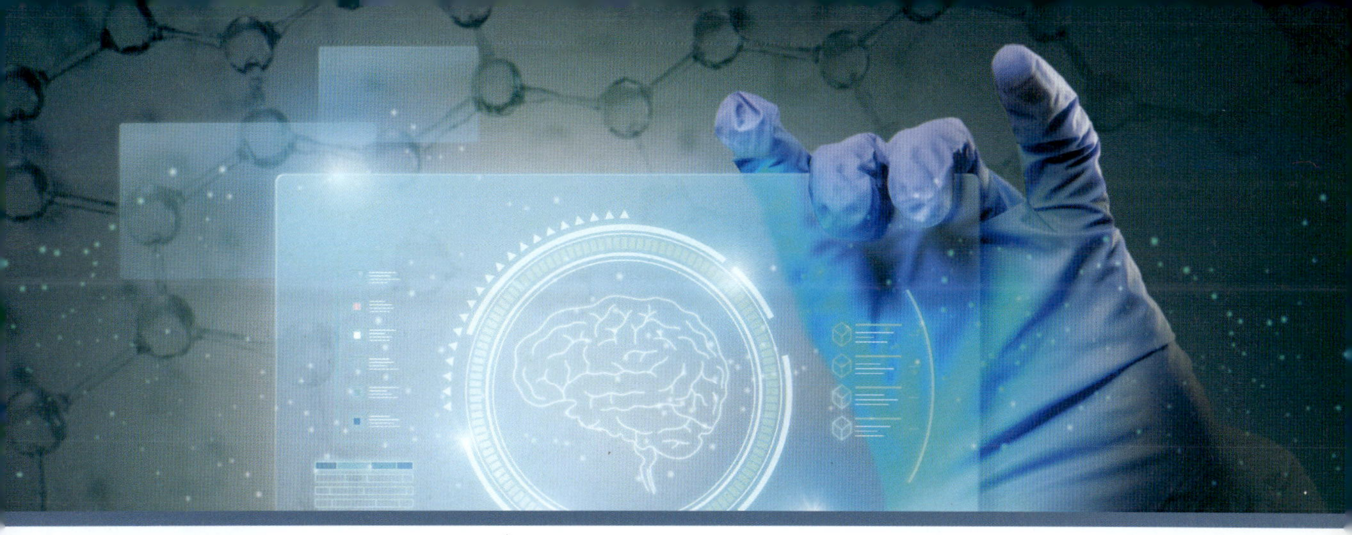

Chapter 07 바이오칩 Biochip

1. 분야 소개
2. 바이오칩의 원리
3. 바이오칩의 응용
4. 요약: 바이오칩 기술의 미래 전망

CHAPTER

07 바이오칩
Biochip

최성용, 한영기, 신중호, 정세훈

학습개요

1. 바이오칩의 정의와 다양한 응용 분야를 이해하고 그 응용 분야에 대해 학습한다.
2. 바이오칩의 기본 원리와 제작 과정에서 발생하는 물리적 현상 및 화학적 방법론을 이해한다.
3. DNA칩, 단백질칩, 세포칩 등 다양한 바이오칩의 원리를 학습하며, 최신 기술 동향과 연구 방향을 이해한다.

01 분야 소개

1) 바이오칩 정의

바이오칩(biochip)은 생체 내 생화학 물질을 분석하거나 처리하기 위해 설계된 작은 장치이다. 이 장치는 주로 DNA, RNA, 단백질, 세포 등의 생체 물질을 다루며, 이러한 물질을 고정시키거나 다양한 생화학 반응을 통해 검출하거나 처리할 수 있다. 따라서 바이오칩은 바이오센서, DNA칩, 단백질칩, 세포칩, 오간온어칩 등 다양한 생물학적·생화학적 반응을 다루는 소형기기를 모두 포괄하는 개념이다. 이러한 바이오칩은 다양한 응용 분야에서 활용되고 있다. 예를 들어, 바이오칩을 이용해 DNA를 분석하여 유전적인 문제를 진단하거나 질병의 원인을 규명할 수 있으며, 신약 개발 과정에서 바이오칩을 활용해서 새로운 약물이 어떻게 작용하는지 확인할 수 있다. 이를 통해 약물의 효능과 부작용을 조기에 파악하여 신약 개발의 효율성을 높인다. 바이오칩 기술은 의료 분야뿐만 아니라 환경 모니터링, 식품 안전 검사 등 다양한 분야에서 널리 활용되고 있다. 예를 들어, 환경 오염 물질을 감지하거나, 식품 내 유해 물질을 검출하는 데에도 바이오칩이 사용된다. 이처럼 바이오칩은 현대 과학기술에서 매우 중요한 도구로 자리 잡고 있다.

바이오칩은 종종 그 이름이 유사한 마이크로칩(microchip)과 비교되기도 한다(그림 7-1, 표 7-1). 마이크로칩은 집적 회로(integrated circuit)라고도 불리며, 주로 반도체 재료인 실리콘으로 제조된 매우 작은 회로이다. 마이크로칩은 컴퓨터, 스마트폰, 가전제품, 자동차, 의료기기에 이

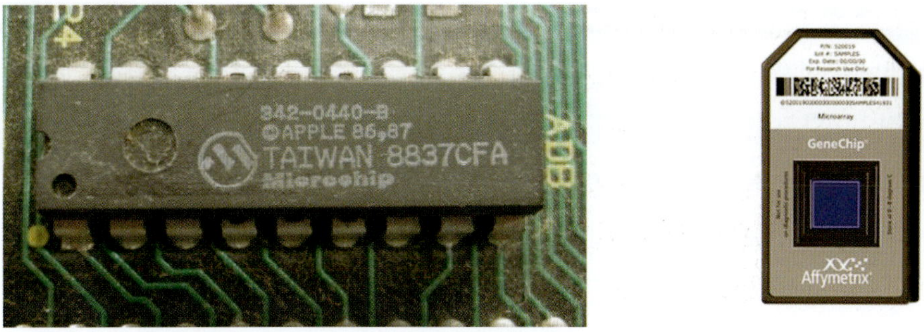

그림 7-1. 마이크로칩과 처음으로 상용화된 DNA 바이오칩 비교.
출처: 위키피디아 https://en.wikipedia.org/wiki/Microchip_Technology, https://www.thermofisher.com/order/catalog/product/902113

표 7-1. 마이크로칩과 바이오칩 비교표

특징	마이크로칩	바이오칩
정의	실리콘 기판에 집적된 전자 부품	생체 물질이 집적된 소자
작동원리	전기 신호 처리	분자 또는 세포 기반의 생화학 반응
예	컴퓨터 프로세서, 메모리, 마이크로컨트롤러	마이크로어레이, 바이오센서, 세포칩, 오간온어칩
피처 크기 (feature size)	나노미터	마이크로미터~밀리미터

르기까지 다양한 전자 기기에서 전기 신호를 처리하고 저장하는데 사용된다. 마이크로칩은 포토리소그래피(photolithography) 기술을 사용해 실리콘 기판에 전자 회로를 패터닝하여 제작된다. 이와 유사하게 바이오칩도 생체 시료가 흐를 수 있는 미세한 유로를 고체 기판에 패터닝하여 제작하여 다양한 생화학적 반응을 동시에 수행할 수 있다. 이는 마치 실험실에서 수행하던 반응 실험을 작은 기판에서 수행한다는 점 때문에 바이오칩을 '칩 위의 실험실'이라는 의미로 랩온어칩(lab-on-a-chip)이라고 부른다. 단, 세포와 같은 생체 시료를 처리하기 위해 미세유로의 크기는 보통 나노미터보다 크며, 수 마이크로미터에서 밀리미터 단위까지 다양하게 설계된다.

2) 바이오칩의 역사

바이오칩 개발의 역사는 1900년대 초반 소형화된 전기화학 센서의 개발에서 시작되었다. 1900년대 후반에는 DNA 및 단백질 센서가 발전했고, 2000년대에는 미세유체칩(microfluidic chip)과 랩온어칩 기술이 발전했다. 이후 삼차원 세포 배양 기술이 진보하면서 2010년대 이후로 세포칩 및 오간온어칩이 크게 발전하게 되었다.

전기화학 센서는 특정 화학물질의 농도, pH (power of hydrogen; 수소 이온 농도), 산화환원* 상태에 따라 생성된 전자가 전극을 통해 이동하면서 전류가 생성되고, 이를 전극 간의 전위차로** 측정하는 장치이다. 예를 들어, 유리 pH 전극은 전위차를 생성하기 위해 얇은 유리 막을 이용한다. 이 유리막은 수소 이온을 선택적으로 통과시켜 외부 용액과 내부 용액의 수소 이온 농도 차이로 인한 전위차를 발생시키며, 이를 측정해 pH를 재는데 사용된다. 이러한 선택투과막(permselectrive membrane)의 발전은 특정 이온이나 분자를 선택적으로 통과시키고 다른 물질은 차단하여 센서의 정확성을 크게 높였다. 이로 인해 목표 이온의 농도 변화에만 민감하게 반응할 수 있도록 센서를 설계할 수 있게 되었으며, 높은 감도를 통해 센서 소형화에도 큰 기여를 했다. 이렇게 소형화된 전기화학 센서는 생화학적 분자를 탐지하고 분석할 수 있는 소형 장치로, 바이오칩의 초기 형태로 간주될 수 있다.

현대의 DNA 센서는 DNA 증폭기술인 중합효소연쇄반응(polymerase chain reaction, PCR) 뿐만 아니라, 형광 표지자가 부착된 DNA 프로브를 상보적인 표적 DNA 서열에 혼성화(hybridization)시켜 높은 특이도를 갖는 고감도 DNA 검출 기술이 개발되면서 가능해졌다. 이러한 형광 검출 기술은 수천 개의 유전자를 동시에 분석할 수 있도록 DNA 프로브가 고밀도로 집적화된 DNA 마이크로어레이 기술이 등장하면서 크게 발전했고, Affymetrix사의 GeneChip과 같은 DNA 바이오칩으로 상용화되었다(그림 7-1). 현재는 더 고도화된 형태로 염기 서열을 직접 읽는 차세대염기서열분석법(next generation sequencing, NGS)이 개발되어, 알려지지 않은 유전자나 변이를 발견하는 등 유전체학, 개인 맞춤형 의학, 질병 연구 등 다양한 분야에서 활용되고 있다.

DNA 센서가 염기쌍 간의 상보적인 결합을 이용하는 것처럼, 단백질 센서도 항원-항체 결합, 리간드-수용체 결합과 같은 특정 생물학적 상호작용을 이용한다. 특히, 1970년대에는 하나의 고유한 B세포에서 유래한 동일한 항체로 구성된 단일클론 항체가 개발되어 높은 특이도와 민감도를 지닌 항체 기반 센서의 발전을 이끌었다. 1990년대에는 마이크로어레이 기술이 발전하면서 단백질 센서의 대량 분석이 가능해지며 응용 범위가 확장되었다. 현대의 단백질 센서는 실시간으로 단백질 상호작용을 모니터링하고, NGS 기술과 결합되어 멀티오믹스 분석에 활용되면서 질병 진단과 개인 맞춤형 의학 등 다양한 분야에서 중요한 역할을 하고 있다.

미세유체역학(microfluidics)은 마이크로미터 스케일의 미세 유체를 다루는 기술이다. 초기에

---

* 산화화원: 화학 반응에서 산화는 물질이 전자를 잃는, 환원은 물질이 전자를 얻는 과정이다.

** 전위차: 두 위치(예: 두 전극) 사이의 전기 에너지 차이를 의미하며, 단위는 볼트(V)이다.

는 주로 작은 채널 내에서 유체 흐름을 제어하고 분석하는 데 집중되었으나, 포토리소그래피와 같은 반도체 제조 기술을 활용하여 정밀한 패턴의 채널을 제작할 수 있게 되면서 크게 발전했다. 이 기술은 실험실에서 수행하던 다양한 시료 전처리 및 분석 과정을 하나의 칩으로 통합한 랩온어칩으로 발전했으며, 이러한 랩온어칩 기술은 적은 양의 시료로도 다양한 생화학적 반응을 빠르고 정확하게 분석할 수 있어 바이오칩의 효율성을 높였다. 특히, 대용량의 약물 스크리닝을 수행하는 high content 스크리닝 분야에서 그 유용성이 극대화될 수 있으며, 신약 개발 과정에서 고속으로 수많은 약물 후보를 평가하고 최적화하는 데 큰 잠재력을 가지고 있다.

세포칩은 기존의 페트리디쉬에서 배양하던 세포를 바이오칩 위에 배양하며 다양한 생물학적·생화학적 처리 및 분석을 가능하게 하는 기술이다. 이 기술은 미세유체역학과 랩온어칩 기술의 발전과 함께 시작되었으며, 초기에는 주로 단순한 세포 배양과 분석 도구로 활용되었다. 그러나 시간이 지나면서 세포칩은 특정 장기의 기능과 특성을 모방하여 장기의 생리적 반응을 연구하는 오간온어칩(organ-on-a-chip)으로 발전했다. 오간온어칩의 초기 모델 중 하나는 폐칩(lung-on-a-chip)으로, 인간의 폐가 확장 및 수축할 때의 기계적 스트레칭을 모사했다. 이후 심장, 간, 신장 등 다양한 장기를 모사하는 칩이 개발되었다. 이 기술은 신약 개발, 약물 독성 평가, 질병 모델 연구 등에서 중요한 도구로 자리 잡았으며, 여러 장기를 하나의 칩으로 통합하는 '휴먼온어칩' 플랫폼으로도 확장되고 있다.

02 바이오칩의 원리

1) 미세유체역학

미세유체역학은 매우 작은 스케일에서 효율적으로 유체를 제어할 수 있는 기술로, 실험에 필요한 시료와 시약의 양을 크게 줄여 비용을 절감하고, 다양한 기능을 하나의 바이오칩에 통합하여 실험의 복잡성을 줄이고 효율성을 높이는데 기여한 중요한 기술이다. 전통적인 유체역학은 주로 거시적 스케일에서 유체 거동을 다루는 학문이라면, 미세유체역학은 마이크로미터 수준의 미시적 스케일에서 유체의 흐름을 연구한다는 점에서 차이가 있다. 물론 작은 스케일에서도 유체의 운동을 설명하는 나비에-스토크스 방정식(Navier-Stokes equation)과 같은 수학적 모델을 그대로 사용한다. 그러나 스케일이 작아지면서 중력의 영향은 줄어들고, 모세관 현상,

표면장력, 점성이 유체의 흐름에 더 큰 영향을 미친다.

모세관 현상은 좁은 모세관에서 액체가 상승하거나 하강하는 현상으로, 종이와 같은 다공성 재료, 빨대와 같은 얇은 튜브를 통해 액체가 흐르는 원리이다. 이 현상은 주로 표면장력과 액체와 모세관 사이의 접착력에 의해 발생하며, 다음 수식으로 설명할 수 있다.

$$h = \frac{2\gamma \cos\theta}{\rho g r}$$

여기서, h는 액체가 모세관을 따라 상승한 높이, γ는 표면장력, θ는 액체와 모세관 벽 사이의 접촉각, ρ는 액체의 밀도, g는 중력 가속도, r은 모세관 반지름을 나타낸다. 미세유체역학에서 채널 또는 튜브 반지름 r이 작을수록 상승 높이 h가 커지며, 모세관 현상은 더 강하게 나타나 유체를 미세유체채널 내로 강하게 끌어당기는 주요한 힘으로 작용한다.

표면장력은 액체 표면의 분자들이 서로 끌어당기는 힘으로 인해 액체 표면이 가능한 최소 표면적으로 수축하려는 현상이다. 액체와 공기 중의 분자들 사이보다 액체 분자 사이의 결합력이 더 크기 때문에 표면의 분자를 안쪽으로 당기는 힘이 발생한다. 이 현상으로 동그란 물방울이 형성되며, 소금쟁이와 같이 물보다 밀도가 높은 곤충도 물 표면에 떠 있을 수 있다. 표면장력은 액체 표면에 작용하는 힘 F와 힘이 작용하는 길이 L의 비로 나타낸다.

$$\gamma = \frac{F}{L}$$

미세유체역학에서는 미세한 수준의 작은 액적이 생성되며, L이 작아지면서 표면장력은 더욱 강하게 작용한다. 표면장력은 모세관 현상에도 영향을 미치며, 관성, 중력보다 더 큰 힘으로 작용하여 미세유체 거동을 지배한다.

유체의 점성은 유체와 모세관 벽 사이의 내부 마찰로 인해 유체 흐름에 저항하는 성질을 나타낸다. 이러한 저항력으로 인해 점성 유체를 모세관 내로 강제로 통과시키면, 모세관 벽 근처보다 모세관 중심부에서 더 빠르게 흐른다. 점성은 다음의 수식으로 나타낸다.

$$\mu = \frac{Fy}{Au}$$

여기서, μ는 점성 계수, F는 유체 층 사이의 전단응력, y는 유체층 간의 거리, A는 유체의 단면적, u는 유체 속도를 나타낸다. 점성은 유체의 고유한 성질이므로 스케일이 작아지더라도 변하지 않지만, 점성의 상대적 중요성을 나타내는 지표인 레이놀즈 수(Reynolds number)는 작아진다.

$$Re = \frac{\rho u D}{\mu}$$

레이놀즈 수는 관성력과 점성력의 비를 나타내며, 미세유체역학에서는 특성길이 D (예: 채널 직경)가 작아지면서 일반적으로 레이놀즈 수가 매우 낮아져 점성력이 관성력보다 훨씬 큰 영향을 미친다. 거시적으로 비교하면, 점도가 높은 꿀이 가득한 수영장에서 수영하는 것처럼 유체가 혼합되지 않고 층류(laminar flow)로 흐르게 되어 유체의 혼합 및 이동을 억제하며, 이를 통해 바이오칩 내에서 시료 및 시약을 정밀하게 제어할 수 있다.

2) 바이오칩 제조기술

바이오칩은 생체 물질이나 시료를 정밀하게 배열하거나 제어하도록 발전해 왔으며, 이를 위해 다양한 미세공정기술이 개발되었다. 이 장에서는 바이오칩 제조에 사용되는 주요 기술로 마이크로어레이, 포토리소그래피, 소프트 리소그래피에 대해서 다룬다.

마이크로어레이는 유리 또는 실리콘 기판 위에 DNA, 단백질, 세포 등을 고밀도로 배열하는 생체물질 패터닝을 요구한다. 이를 위해 두 개 이상의 분자를 화학적으로 연결하는 분자 링커(molecular linker)를 이용한다. 생체분자를 기판에 비특이적으로 흡착시킬수도 있지만, 이 경우 기판에 고르게 부착되지 않거나 쉽게 떨어질 수 있어 바이오칩의 재현성을 저해할 수 있다. 반면에 분자 링커는 특정 화학 작용기를 통해 표면에 고정화시킬 수 있어 비특이적 흡착으로 인해 발생할 수 있는 무작위적 결합을 방지하고, 분자의 방향성을 정밀하게 조절할 수 있다. 이를 통해 항체의 항원 결합부위와 DNA의 염기서열이 표면과 반대 방향으로 배치되어 분자의 기능적 특성을 유지시킨다. 분자 링커의 대표적인 예로는 'silane—PEG (polyethylene glycol) — NHS (N-hydroxysuccinimide)'가 있는데(그림 7-2), 여기서 실란(silane)은 유리 또는 실리콘 기판에 노출된 수산화기와 결합하고, NHS는 단백질 또는 DNA의 아민기와 결합해 기판에 단백질 또는 DNA를 고정할 수 있다. 이러한 생체분자들은 미세유로 또는 미세 패턴이 고정화된 실리콘 고무를 도장처럼 이용해 표면에 선택적으로 기능화할 수 있다. 세포의 경우, 세포 부착 단백질을 미세유로 또는 패턴으로 고정하여 세포가 특정 위치에 부착되도록 조절할 수 있다.

포토리소그래피는 반도체 집적 회로 제조 공정에서 활용되는 기술로, 빛을 이용해 포토마스

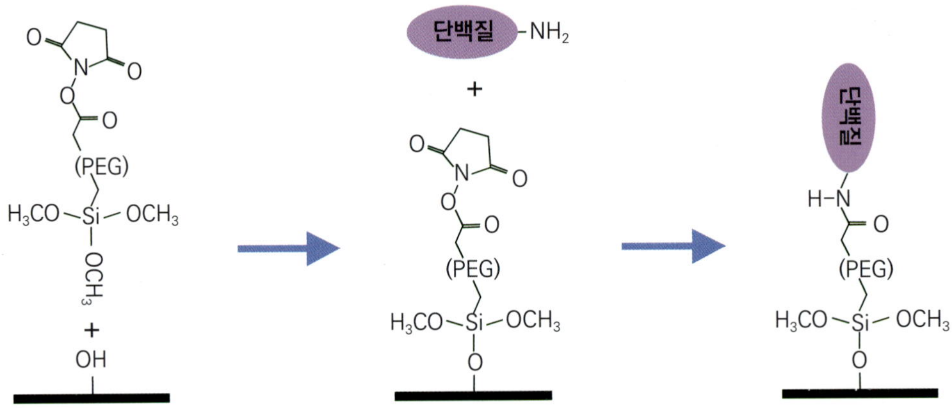

그림 7-2. **Silane-PEG-NHS 분자 링커를 이용한 생체물질 패터닝 과정**

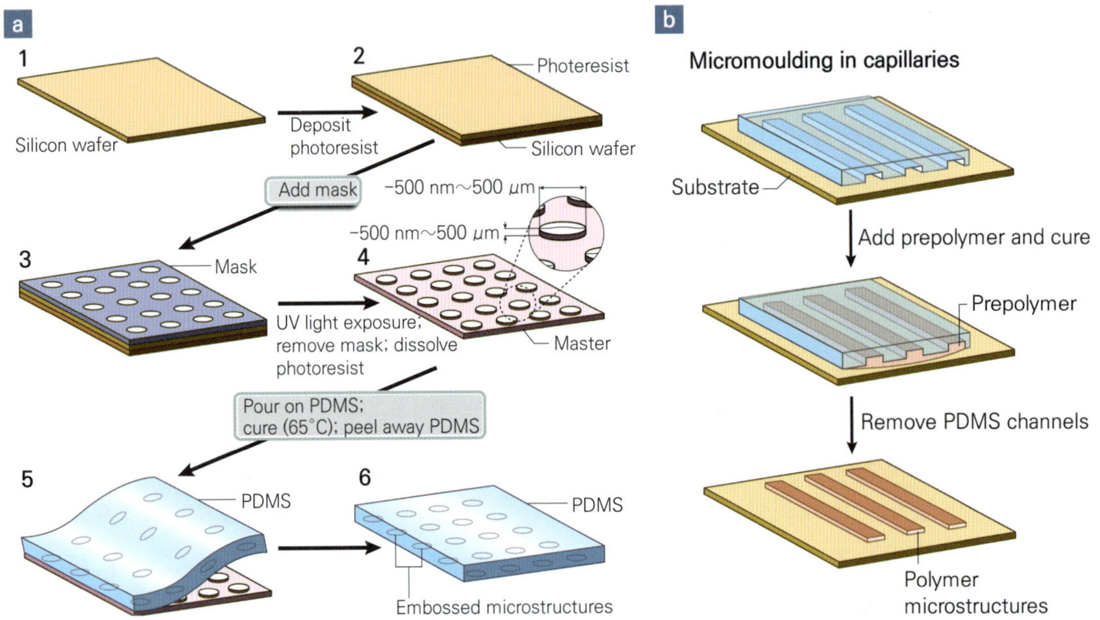

그림 7-3. **(a) 바이오칩 제작을 위한 포토리소그래피와 소프트 리소그래피 과정, (b) 모세관 현상을 이용해 미세유로에 시료를 채워주고 패터닝하는 과정**

Weibel DB, Diluzio WR, Whitesides GM. Microfabrication meets microbiology. Nat Rev Microbiol. 2007;5(3): 209-18.

크 패턴을 감광성 소재인 포토레지스트에 전달하는 방법이다(그림 7-3). 이 과정은 빛에 노출된 필름의 감광성 물질이 화학 변화를 통해 이미지를 형성하는 사진 인화 과정과 비슷하다. 그러나 포토리소그래피는 수 나노미터 크기까지 매우 작은 패턴을 생성할 수 있으며, 필름 대신 포토레지스트를 기판에 얇고 균일하게 코팅한다는 점에서 차이가 있다. 이후, 포토마스크를 사용해 특정 패턴을 포토레지스트에 노광한다. 포토레지스트 종류에 따라 노출된 부분이 경화되거나 제거되면서 원하는 최종 패턴만 기판에 남긴다.

유리 또는 실리콘 기판 위에 생성된 단단한 포토레지스트 마이크로 패턴을 마스터로 활용하여, 열경화성 수지를 부어 경화시킨 후 떼어내면 마스터 패턴을 그대로 복제한 몰드를 만들 수 있다. 이러한 과정을 소프트 리소그래피(soft lithography)라고 하는데, 이 과정에서는 주로 폴리디메틸실록산(polydimethylsiloxane, PDMS)과 같이 탄성이 있는 엘라스토머(elastomer)를 사용하며, 붕어빵 제조 과정과 비슷하게 동일한 몰드를 반복적으로 제작할 수 있다. 엘라스토머는 탄성이 있어 대면적에 밀착하여 생체분자를 전달하거나, 다른 엘라스토머 또는 기판과 접합하여 미세유로를 형성할 수 있다. PDMS와 같은 엘라스토머 소재는 생체적합성이 뛰어나 세포 배양, 유연 전자 소자 등 다양한 생명과학 및 의료 분야에 활용되고 있다.

03 바이오칩의 응용

1) DNA 기반 바이오칩

(1) DNA 칩(DNA 마이크로어레이)

① 원리

우리 몸에서는 약 2만 가지의 활성 유전자가 있다. 활성 유전자란 단백질 합성을 위해 발현되는 유전자인데, 이렇게 많은 수의 유전자의 발현을 효과적으로 분석하기 위해 DNA칩을 활용할 수 있다. DNA칩, 또는 DNA 마이크로 어레이는 DNA 기반 바이오칩 기술들 중 가장 오래되고 대표적인 기술로, 수만 개의 스팟(spot), 또는 피처(feature)에서 발생하는 형광 신호를 통해 특정 유전자의 발현 여부나 유전자 변이를 분석할 수 있다(그림 7-4).

유전자가 발현되어 단백질이 합성되려면 mRNA가 먼저 발현되어야 하기 때문에 유전자 발현 분석을 위해서는 실제로는 mRNA를 분석한다. 이를 위해 우선 시료에서 mRNA를 추출하고 역전사 중합효소 연쇄 반응(reverse transcription PCR, RT-PCR)을 통해 mRNA를 기반으로 상보적 DNA (complementary DNA, cDNA)를 합성한다(그림 7-5). 이 과정에서 cDNA에 형광태그(fluorescent tag)를 결합하는데, 형광태그는 분석 대상에 따라 서로 다른 색을 사용할

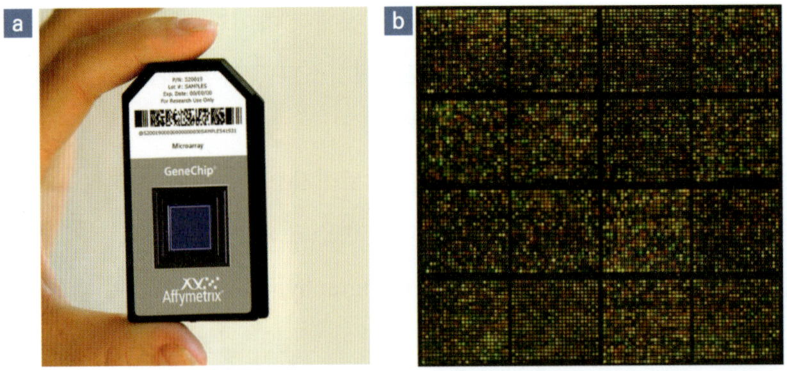

그림 7-4. (a) DNA칩, (b) 그 안에 있는 DNA 마이크로 어레이(8,700개의 spot)에서 관찰되는 형광 신호

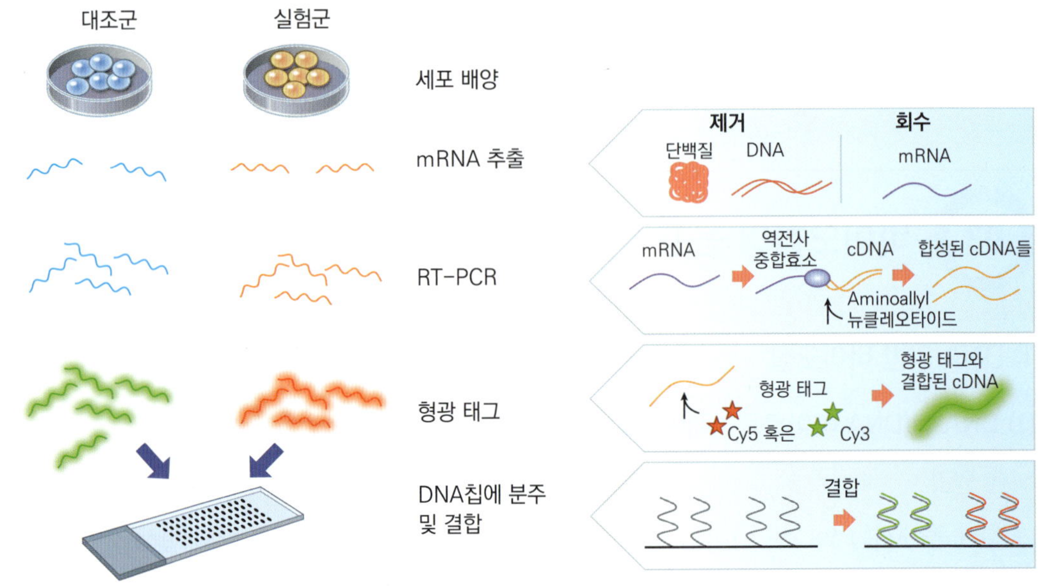

그림 7-5. DNA칩을 이용한 검사를 위한 시료 전처리 과정

수 있다. 예를 들어, 두 가지 세포의 유전자 발현을 비교할 때 대조군(예: 정상 세포)에서 얻은 cDNA에는 초록색 태그를, 실험군(예: 암 세포)에서 얻은 cDNA에는 빨간색 태그를 결합할 수 있다. 형광 태그를 결합하는 방법은 여러 가지가 있는데, 대표적으로 Cy3와 Cy5 형광 태그는 역전사 중합효소 연쇄 반응 과정에서 생성된 상보적 DNA에 포함된 aminoallyl 그룹과 결합할 수 있다.

DNA 칩의 표면에는 분석하려는 유전자에 상보적으로 결합할 수 있는 올리고뉴클레오타이

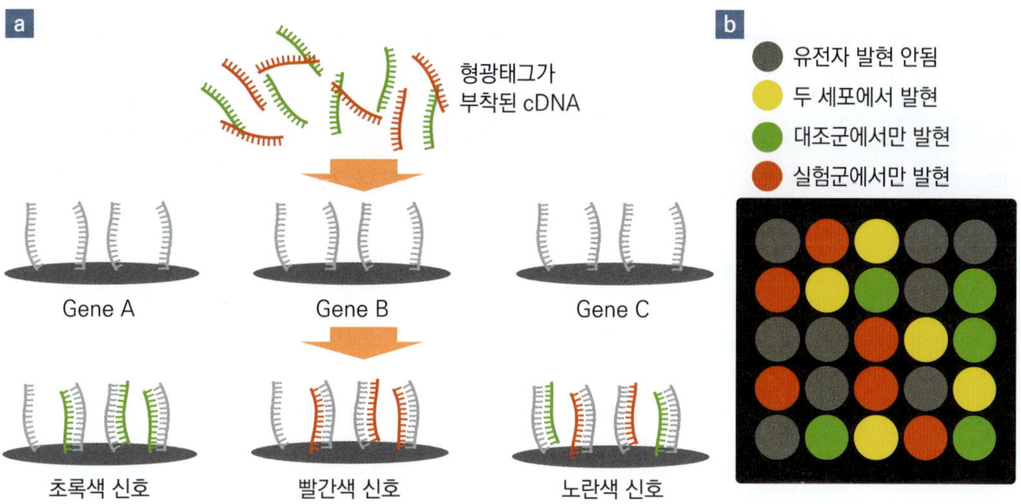

그림 7-6. (a) DNA 혼성화, (b) 마이크로어레이의 형광 신호 색의 의미

드 프로브(oligo nucleotide probe)가 작은 스팟 형태로 고정되어 있다(그림 7-6). 각 스팟에서 발생하는 신호는 서로 다른 유전자의 발현을 의미하며, 이 스팟들이 어레이(array) 형식으로 배열되어 있다. 여기에 앞서 설명한 형광태그가 붙은 cDNA를 분주하면 그에 맞는 프로브와 혼성화한다. 그 결과, 대조군의 유전자 발현은 초록색으로, 분석 대상의 유전자 발현은 빨간색으로 나타난다. 만약 동일한 유전자가 대조군과 환자 세포에서 모두 발현되면, 두 프로브가 하나의 스팟에 동시에 결합하게 되어 초록색과 빨간색이 겹쳐진 노란색 신호가 관찰된다. DNA 칩은 이러한 원리로 동시에 수천에서 수만 개의 유전자 발현을 분석할 수 있는 매우 유용한 도구다.

② 응용 예시

DNA 칩의 응용 분야는 매우 광범위하다. 그중 하나는 앞에서 잠시 설명한 유전자 발현 분석이다. 이는 특정 조건에서 세포가 얼마나 많은 양의 mRNA를 발현하는지 측정하여 세포의 상태나 질병 상태를 분석하는 데 사용된다. 예를 들어, 암 세포는 정상 세포와 비교해 특정 유전자가 과발현되거나 저발현되는 경우가 많으며, DNA 칩을 통해 이러한 비정상적인 발현 패턴을 확인할 수 있으며, 유전자 변이 탐지에도 유용하다. 단일 염기 다형성(single nucleotide polymorphism, SNP)이나 유전자 복제 수 변이(copy number variation, CNV)와 같은 유전체 변이를 효율적으로 탐지할 수 있어 질병 진단이나 개인화된 치료법 개발에 중요한 도구로 활용되고 있다. DNA 칩의 주요 장점은 고밀도 병렬 처리가 가능하다는 점이다. 즉, 수천에서 수만 개의 유전자 서열을 동시에 분석할 수 있어 대규모 연구에서도 효율적으로 사용할 수 있으며, 짧은 시간 안에 방대한 양의 데이터를 처리할 수 있어 시간과 비용 측면에서도 매우 유리하다. 그러나 DNA 칩은 이미 알려진 유전자나 서열만 분석할 수 있어, 미지의 서열이나 변이를 탐지하는 데는 한계가 있고 샘플 준비 과정에서 발생하는 오차나 형광 신호 해석에서의 불확실성이 있을 수 있다.

(2) 차세대 염기서열 분석(NGS)을 위한 바이오칩

① 원리

DNA 칩은 알려지지 않은 유전자의 서열을 분석하는 데 한계가 있다. 유전자의 서열을 분석하기 위해서는 DNA를 구성하는 네 가지 뉴클레오타이드[아데닌(A), 티민(T), 사이토신(C), 구아닌(G)]의 배열 순서를 파악해야 하는데, 이를 위해 1970년대부터 여러 가지 염기서열 분석 방법들이 개발되었다. 최초의 DNA 염기서열 분석 기술은 1977년 노벨상을 수상한 프레데릭 생어(Frederick Sanger)가 개발한 생어 염기서열 분석법(Sanger sequencing)이다. 이 기술은 1990년에 시작되어 2003년에 완료된 인간 유전체 프로젝트(human genome project)에 사용되었으며, 인간 게놈에 있는 약 32억 개의 뉴클레오타이드 염기쌍을 분석하는데 사용되었다. 이전에는 유전자 염기서열을 분석하는 데 시간이 오래 걸리고 비싸다는 단점이 있었지만, 2000년대부터 아이온토렌트(Ion Torrent), 나노포어(Nanopore), 파이로시퀀싱(Pyrosequencing) 등 새로운 염기서열 분석 기술들이 개발되면서 유전자 분석에 소모되는 비용이 급격하게 감소되고 있다(그림 7-7a). 이러한 새로운 분석 기술들을 차세대 염기서열 분석(next generation sequencing, NGS)이라고 한다. NGS 기술 중 현대 유전학 연구에서 가장 많이 사용되고 있는 기술은 일루미나(Illumina)사의 합성에 의한 시퀀싱(sequencing by synthesis, SBS)으로, 플로우셀(flow cell)이라고 불리우는 칩 내에 분석에 필요한 시약을 순차적으로 흘려주며 이루어진다(그림 7-7b).

유전자 염기서열 분석을 위해서는 분석대상 시료의 전처리를 통해 유전물질(예: genomic DNA; gDNA)을 분리 및 정제해야 한다. 정제된 DNA를 분석하기 위해 먼저 라이브러리 제작(library preparation)과정을 거친다(그림 7-8). 우선, gDNA의 경우 길이가 길기 때문에 단편화(fragmentation)을 통해 짧은 가닥으로 만든다. 단편화를 위해서는 DNA에 물리적인 힘을 가하거나 효소를 이용할 수 있으며, 단편화된 DNA 조각의 양쪽 끝단에는 어댑터(adapter)를 연결(ligation)한다. 어댑터는 몇 가지 역할을 하는데, 그중 하나는 NGS칩 바닥에 고정되어 있는 올리고뉴클레오타이드와의 결합하는 역할이고, 또 하나는 프라이머(primer)와 결합하는 역할이다.

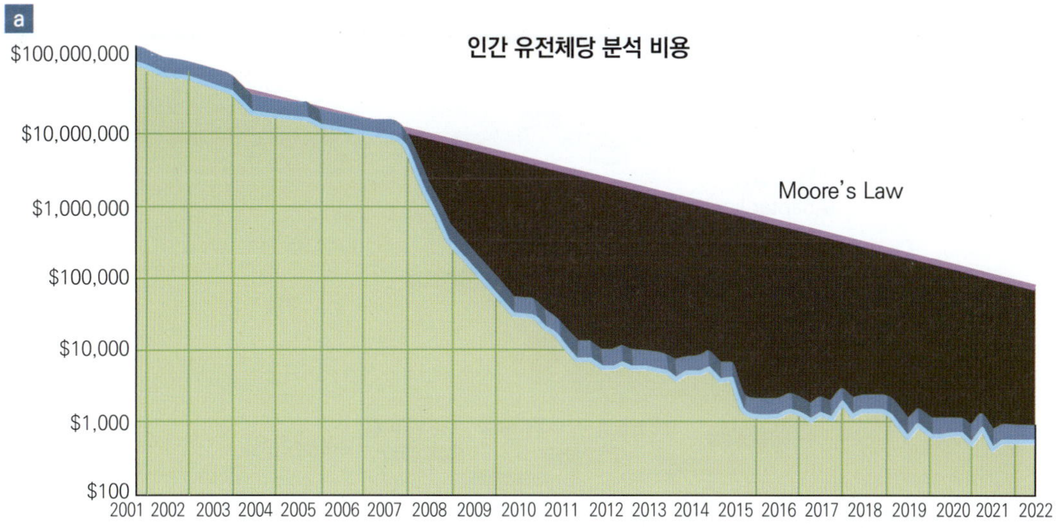

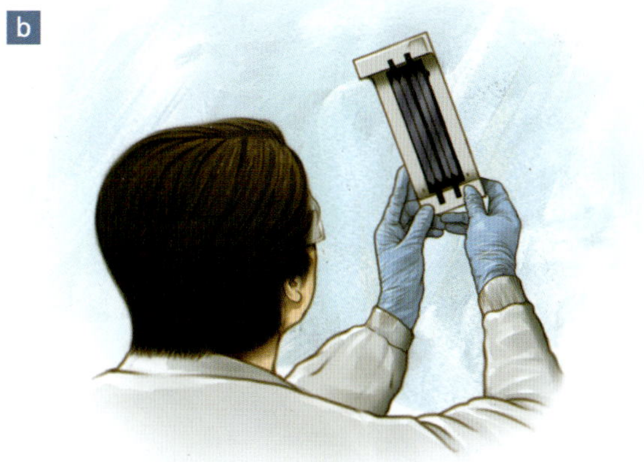

그림 7-7. (a) **인간 유전체 분석에 필요한 비용의 감소 추세를 보여주는 그래프.** 분석 비용은 Moore's Law (집적 회로 내 트랜지스터 수가 약 2년마다 두 배로 증가하고, 동시에 비용은 절반으로 감소할 것이라는 예측)의 추세선보다 빠르게 감소하고 있음, (b) **상용화된 NGS칩**

준비된 라이브러리는 염기서열 분석을 하기 전에 클론 증폭(clonal amplification)을 거치는데, 이는 라이브러리를 복제하며 단일 DNA가닥을 플로우셀 바닥에 고정하는 과정이다. 플로우셀은 여러 종류가 있지만 본 예시에서는 바닥이 웰(well)어레이로 패터닝된 칩에서의 클론 증폭과정을 설명한다(그림 7-9). 웰에는 조각난 DNA들과 결합할 수 있는 올리고뉴클레오타이드 쌍들이 고정되어 있다. ① 라이브러리의 DNA조각들을 변성(denaturation)을 통해 단일 가닥으로 나눈 후 NGS 칩에 주입하면 단일 가닥 주형(template)들은 플로우셀의 웰에 고정되어 있는

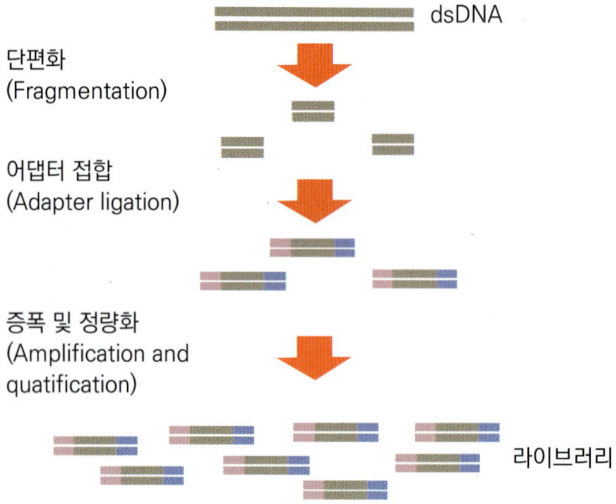

그림 7-8. NGS를 위한 라이브러리 제작 과정

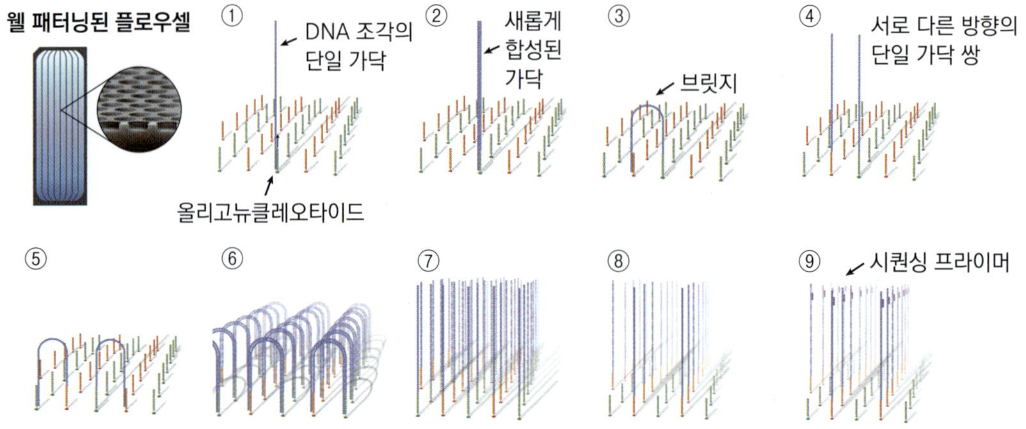

그림 7-9. Flow cell내부에서 일어나는 cluster형성 과정

올리고뉴클레오타이드와 결합하게 된다. ② 그 후 DNA 중합효소(polymerase)와 뉴클레오타이드를 플로우셀에 주입하면 주형의 상보적인 cDNA가 합성되고, 그 결과 플로우셀 바닥에 이중나선(double stranded, DS) DNA가 형성된다. ③ 처음에 주입하여 바닥에 결합했던 주형을 떼어내고, 플로우셀 내부에 세척액을 흘려 세척하고 나면 복제된 단일 가닥의 반대편이 바닥에 고정된 또 다른 프라이머와 결합하여 브릿지(bridge)를 형성한다. ④ 플로우셀 내부로 DNA중합효소와 뉴클레오타이드를 주입하여 새로운 cDNA를 합성한다. 이 주형은 ⑤ 새로운 브릿지를 형성

하고, 이를 기반으로 ⑥ 중합과정을 반복하여 웰 바닥에 단일 가닥을 복제한다. ⑦ 브릿지를 변성하여 단일가닥으로 만든 후 ⑧ 중합 방향이 바닥에서부터 시작하도록 고정된 주형들만 모두 제거한다. 이렇게 얻게 되는 동일한 주형으로만 구성된 스팟(직경 약 1–2 μm)을 클러스터(cluster)라고 부른다. ⑨ 클러스터가 준비된 후 주형들에 시퀀싱 프라이머(sequencing primer)를 흘려주면 주형의 끝에만 시퀀싱 프라이머가 결합하게 되고, 이 과정이 끝나면 염기 서열 분석을 시작할 수 있다.

DNA중합효소가 주형의 상보적인 뉴클레오타이드를 하나씩 결합하며 염기서열 분석이 이루어진다. 이 과정에서는 일반적인 뉴클레오타이드가 아닌 가역적 종결자(reversible terminator)가 부착된 뉴클레오타이드를 사용한다. 각각의 뉴클레오타이드에는 서로 다른 색의 형광 태그와 종결자가 부착되어 있고, 이 둘은 중합과정 중에 제거할 수 있다(그림 7–10).

시퀀싱 프라이머가 주형에 뉴클레오타이드를 부착하면 뉴클레오타이드의 형광 신호(색)를 이미징하여 어느 염기가 붙었는지 알 수 있다(그림 7–11). 이미징 후에는 화학적으로 형광 태그와 종결자를 제거하고 그 다음 뉴클레오타이드가 붙을 수 있게 한다. 이러한 과정을 반복하여 주형에 하나씩 순서대로 붙은 염기 서열을 분석할 수 있다. 각 웰, 혹은 스팟에서는 75에서 300 bp길이의 염기서열 조각을 시퀀싱할 수 있다. 시퀀싱된 조각들을 정렬하기 위해 참조 유전체(Reference genome)를 사용할 수 있다. 만약 타겟의 참조 유전체가 없는 경우 시퀀싱된 조각들

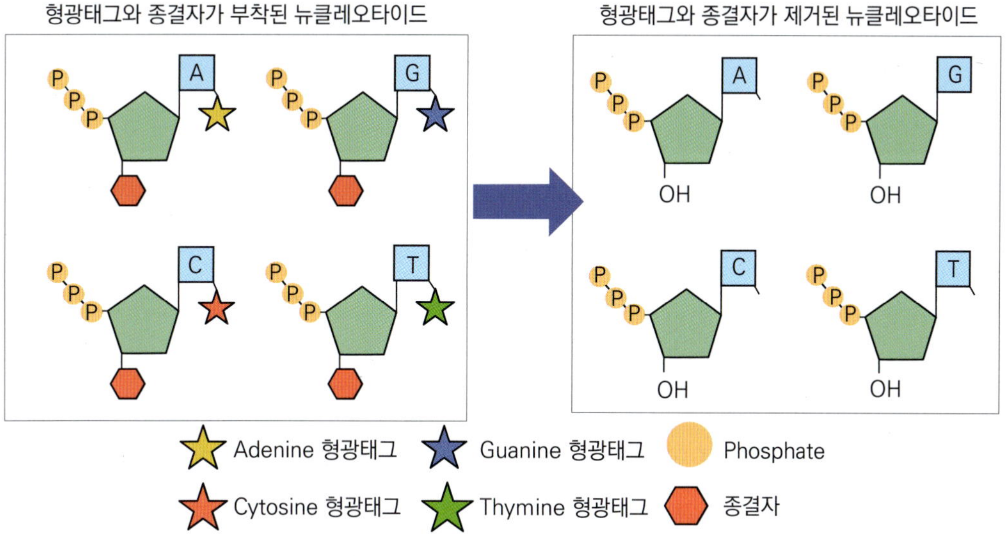

그림 7–10. **형광 태그와 terminator가 부착되어 있는 뉴클레오타이드**

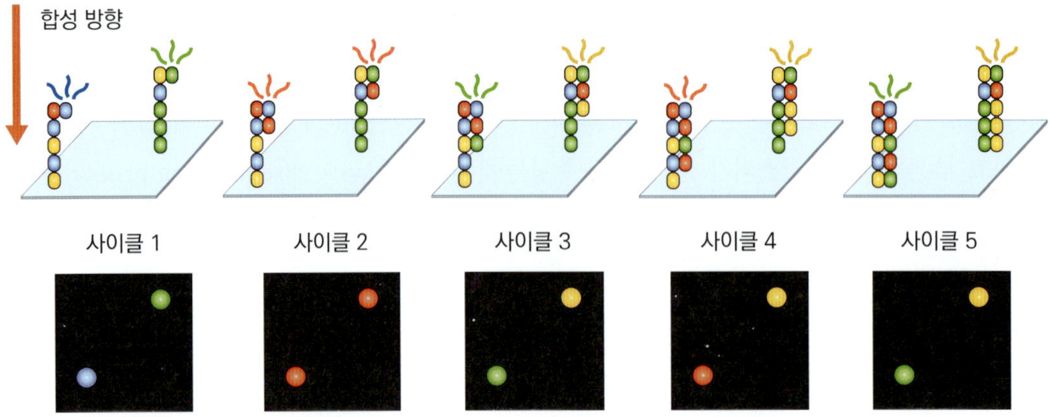

그림 7-11. **플로우셀 바닥에 고정된 단일 가닥에 뉴클레오타이드가 하나씩 결합하며 형광 신호를 분석하는 과정**

의 염기서열이 중복되는 구간들을 이용하여 전체 염기서열을 정렬할 수 있다.

이러한 일련의 과정을 통해 유전자 염기 서열을 분석하는 SBS기술은 플로우셀을 활용한다. 플로우셀을 활용하기 때문에 여러 시약들을 순차적으로, 그리고 반복적으로 주입하는 것이 용이하고 빠르게 염기서열을 분석할 수 있다. 하지만 효소의 활동과 화학적 반응은 완벽하지 않기 때문에 합성 과정에서 에러가 발생할 수 있다. 대표적으로, 붙어야 할 뉴클레오타이드가 붙지 않거나, 서열을 생략하고 다음 서열의 신호를 발생하는 등의 오류가 일어날 수 있다. 분석하고자 하는 염기 서열의 길이가 길수록 이러한 오류가 누적될 확률이 높아지고, 이때 올바른 신호를 읽기 어렵기 때문에 분석하는 염기서열의 길이는 300 bp로 제한한다.

② 응용 예시

플로우셀을 이용한 SBS기술은 NGS의 핵심적인 방법 중 하나로, 다양한 생물학적 및 의학적 연구에 광범위하게 활용되고 있다. SBS 기술은 특히 유전체 전사체의 염기서열을 정확하게 분석할 수 있어 유전자 발현 분석, 유전체 분석, 그리고 개인 맞춤형 의학에 중요한 역할을 한다. 예를 들어, 암 연구에서 암세포의 돌연변이를 빠르고 정확하게 탐지할 수 있으며, 종양 내 유전적 이질성을 분석해 더 효과적인 맞춤형 치료 전략을 개발하는 데 사용된다. 또한, SBS 기술은 유전자 변이(SNPs), 삽입 및 결실(indels), 복제 수 변이(CNV) 등을 고해상도로 분석할 수 있어 질병의 발병 메커니즘을 규명하거나 유전적 요인을 기반으로 환자의 치료 반응을 예측하는 데 활용될 수 있다.

SBS 기술의 큰 장점 중 하나는 짧은 염기서열을 매우 높은 정확도로 읽을 수 있고 수백만에서 수십억 개의 DNA 분자를 동시에 분석할 수 있다는 점이다. 이를 통해 대규모 유전체 데이터를 빠르게 얻을 수 있으며, 시간과 비용 측면에서 매우 효율적이다. 그러나 SBS 기술도 한계가 있는데, 비교적 짧은 리드(read) 길이를 가지기 때문에 복잡한 구조 변이나 반복 서열을 분석할 때 어려움이 있을 수 있으며, 높은 비용과 데이터 분석의 복잡성도 해결해야 할 과제로 남아 있다.

2) 단백질칩

(1) 면역측정법(Immunoassay)

면역측정법은 항체 또는 항원을 사용하여 분석하고자 하는 용액 내 생체분자의 존재 또는 농도를 측정하는 생화학 검사이다. 면역측정법으로 검출하는 대상물질을 분석물(analyte)이라 하고, 인체 내에 존재하는 분석물을 대상으로 할 경우 혈액, 소변, 눈물, 침, 땀 등 다양한 생체액을 적용하여 측정할 수 있다. 항원은 면역 반응을 일으켜 항체를 생산하게 만드는 물질로, 일반적으로 독성물질, 화학물질, 박테리아, 바이러스 등 생체 내에서 이물질로 여겨지는 총체적인 물질을 일컫는다. 항체는 항원에 대한 인체의 반응으로 혈장 세포가 만드는 단백질이다. 각각의 항체는 특정 항원에만 결합할 수 있는데, 면역측정법에서는 이 원리를 이용한다. 항체가 해당 항원에 대해 높은 선택성을 가지고 있기 때문에 다른 물질을 포함하는 복잡한 매트릭스에서도 항체-항원 인식을 성공적으로 수행할 수 있다.

일반적인 면역측정법의 과정은 다음과 같다(그림 7-12). 먼저, 기판 위에 분석하고자 하는 대상물질과 반응할 수 있는 포획항체(capture antibody)를 고정화한다. 포획항체가 고정된 기판에

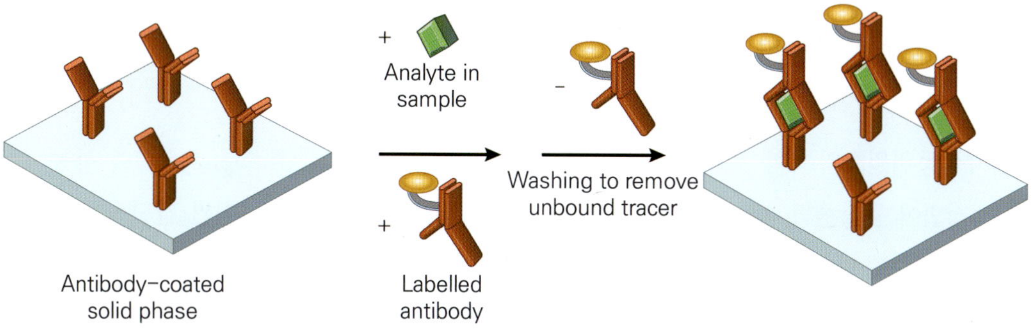

그림 7-12. **면역측정법 진행과정의 모식도**

분석물이 포함되어 있는 샘플을 넣어주어 일정 시간 동안 반응시키고, 결합하지 않은 대상물질 또는 샘플 내에 존재할 수 있는 여러 물질을 제거하기 위해 세척(washing) 과정을 거친다. 이후, 포획항체와 결합한 대상물질의 존재 여부 또는 정량 분석을 위해 대상물질과 결합 가능한 검출 항체(detection antibody)와 반응하는 과정을 거친다. 이때, 검출항체에는 여러 종류의 라벨이 접합되어 있는데 이런 라벨로부터 유도되는 신호를 측정하여 대상물질의 존재 여부 및 정량 분석이 가능하다. 라벨 물질로는 빛, 전기 펄스, 효소 작용 등과 같은 특정 자극에 따라 신호를 생성하는 물질을 사용할 수 있고, 다양한 조건에서 신호를 측정하여 산출된 판독값을 샘플의 비표지 분석물 농도의 함수로 나타내는 표준 곡선을 생성한다. 그 후, 미지의 시료로부터 얻는 데이터와 표준 곡선을 결합하여 대상물질의 농도를 결정할 수 있다.

(2) 효소면역측정법(Enzyme-Linked Immunosorbent Assay)

앞서 설명한 면역측정법은 사용하는 라벨 물질에 따라 여러 형태로 분류될 수 있다. 방사면역측정법(radioimmunoassay, RIA)은 방사성동위원소를 표지자로 이용하는 방법으로, 생물학적 대상물질을 검출하는데 사용된 최초의 방식 중 하나이다. 방사성동위원소는 불안정한 상태로 존재하다가 안정한 물질로 변화하면서 방사선을 방출하는 물질인데, 분석하고자 하는 대상물질 또는 이 물질과 같은 물질에 방사성동위원소를 부착하여 면역측정법을 시행한다. 이후, 반응에서 나오는 방사선의 정도를 측정하여 대상물질의 농도를 알 수 있는 방법이다. 이 방법은 1959년에 로절린 앨로(Rosalyn Yalow) 박사와 그의 동료인 베르손(Solomon Berson) 박사가 고안한 면역분석법으로, 방사면역측정법의 개발로 로절린 앨로 박사는 1977년 노벨 생리의학상을 수상할 정도로 공로를 인정받았다. 방사면역측정법의 장점은 매우 높은 감도(sensitivity), 높은 특이성(specificity) 그리고 동시에 많은 수의 시료 분석이 가능하다는 점이다. 그러나, 실제로 이 방법을 이용할 때 방사성 물질 사용으로 인해 발생하는 건강 및 환경에 대한 위험, 시약 취급에 대한 특별한 주의, 사용자에 대한 특별한 교육 및 비싼 장비 등의 단점이 있기에 유의해야 한다.

방사성동위원소의 대체 표지자로서 항체에 화학적으로 결합시킨 효소(enzyme)를 사용하는 면역측정법이 등장했다. 방사성 표지자를 효소로 대체하여 면역분석을 훨씬 간단하게 진행할 수 있어 대중화되었고, 이는 오늘날 가장 널리 사용되는 면역측정법인 효소면역측정법(enzyme-linked immunosorbent assay, ELISA)이다. 이 효소면역측정법은 신호 생성 프로세스에 효소가 관여하는 방법으로, 항체 또는 항원으로 코팅된 고체 표면(주로 96 well plate를 사

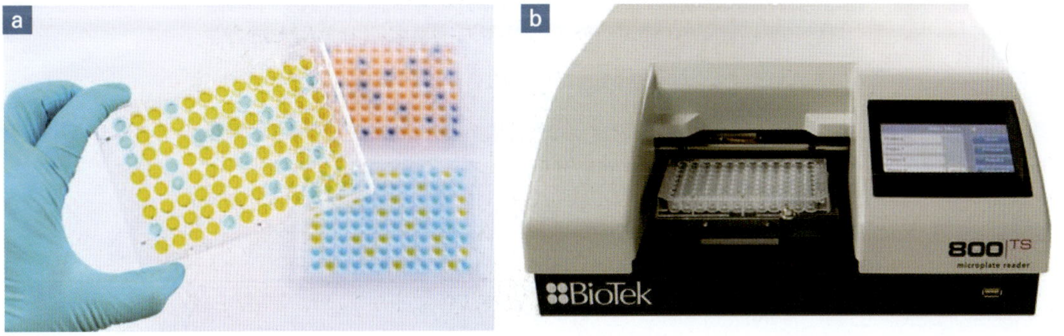

그림 7-13. (a) 96 well plate 이미지, (b) Microplate reader 이미지

용, 그림 7-13a를 사용하는데 검출 절차는 다음과 같다. 플레이트 코팅(plate coating), 블로킹(blocking), 검출(detection), 세척(washing), 검출항체 추가(detection antibody), 기질 반응(substrate), 측정 등의 과정을 거쳐 대상물질을 분석한다. 전체적인 검출 절차는 앞서 설명한 일반적인 면역측정법과 동일하게 시작한다. 우선, 분석 대상물질 또는 대상물질과 반응하는 물질을 고체 표면 위에 고정화시키는 코팅 작업을 한다. 고체 표면은 주로 대상물질이 잘 접합될 수 있는 플라스틱과 같은 재질로 되어있으며 표준화된 광학 측정기기에 탑재될 수 있는 플레이트를 사용해야 한다. 코팅된 표면과 대상물질을 반응시키기에 앞서 고체 표면에 비특이적으로 대상물질이 결합하는 것을 방지하기 위해 고체 표면의 코팅되지 않은 표면은 소 혈청 알부민(bovine serum albumin, BSA)과 같은 불활성 단백질을 넣어주어 막아준다. 대상물질이 들어있는 샘플을 플레이트에 넣고 적절한 시간 동안 반응시켜 분석 대상물질과 코팅된 물질이 결합되도록 만들어 준다. 이후에는 세척 과정을 통해 결합되지 않았거나 비특이적으로 결합된 물질을 제거하는데, 이 단계는 신뢰성 있는 결과를 얻기 위한 매우 중요한 과정이다. 그 다음 효소가 결합되어 있는 검출항체를 추가하는데, 이 효소는 분석할 물질을 광학적으로 검출하는데 결정적인 역할을 하게 된다. 효소가 접합된 검출항체 추가 후, 효소와 반응할 수 있는 기질을 넣고 용액의 색깔 변화를 유도한다. 이때, 변화되는 용액의 색깔은 효소에 의해 기질이 생성물(product)로 변하면서 나타나게 되는데, 결국 대상물질의 많고 적음에 따라 용액의 색깔의 짙고 옅음이 결정되기 때문에 이를 측정하여 대상물질의 정량분석을 할 수 있다. 마지막으로 변화된 용액의 흡광도를 분광기(microplate reader, 그림 7-13b)를 통해 대상물질의 농도를 분석할 수 있다.

효소면역측정법은 측정하는 방법에 따라 몇 가지 형태로 분류할 수 있다. 대표적으로 직접 효소면역측정법(direct ELISA), 간접 효소면역측정법(indirect ELISA), 샌드위치 효소면역측정법

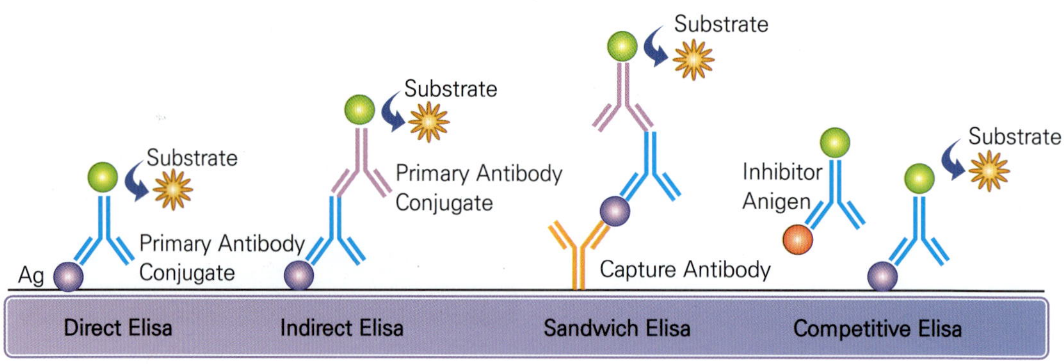

그림 7-14. **효소면역측정법의 분류**

(sandwich ELISA), 경쟁 효소면역측정법(competitive ELISA) 4개의 방식이 있다(그림 7-14). 직접 효소면역측정법은 항원이나 샘플을 플레이트에 직접 고정하고 효소가 접합된 검출항체를 표적 대상물질에 결합하는 방법을 사용한다. 그런 다음 기질을 첨가하여 샘플의 분석물 양에 비례하는 신호를 생성한다. 직접 효소면역측정법은 분석 시간이 빠르고 간편한 프로세스로 이루어진다는 장점이 있지만, 한 종류의 항체만을 사용하므로 특이성이 낮고 샘플에 포함되어 있는 모든 물질이 플레이트에 고정될 경우 잡음 신호(noise 또는 background signal)가 많이 발생할 수 있다는 단점이 있다. 간접 효소면역측정법은 대상물질이 플레이트에 고정된다는 점에서 직접 효소면역측정법과 유사하지만, 추가 증폭 검출 단계가 포함된다. 먼저, 비접합 1차 검출 항체를 첨가하여 대상물질과 결합한다. 그런 다음 1차 항체의 숙주 종에 대해 결합할 수 있는 효소 접합 2차 항체를 첨가한다. 이후 넣어주는 기질에 의해 플레이트에 결합된 대상물질의 양에 비례하는 신호가 생성된다. 이 방식은 2차 항체를 사용하기 때문에 신호를 증폭할 수 있다는 장점이 있는 반면, 항체를 한 종류 더 사용하면서 일어나는 여러 물질들 간의 교차 반응(cross-reactivity)이 발생할 수 있다는 단점을 포함하고 있다. 샌드위치 효소면역측정법은 가장 널리 쓰이는 방식이며, 앞서 효소면역분석법에서 언급된 방식이다. 두 개의 특정 항체를 사용하여 대상물질을 샌드위치처럼 사이에 끼운 후, 포획항체를 플레이트에 코팅하고 샘플을 첨가하면 대상물질이 결합하여 플레이트에 고정된다. 그 다음 효소가 접합된 검출항체를 첨가하여 포획항체가 결합한 부위가 아닌 대상물질의 다른 부위에 결합하게 한다. 이후, 기질을 첨가하면 샘플에 존재하는 대상물질의 양에 비례하는 신호를 생성한다. 이 방식은 다른 방식들에 비해 다소 복잡하고 반응시간이 길다는 단점이 있지만, 포획항체와 검출항체를 사용하기 때문에 매우 특이적이고 높은 민감도를 보이는 장점이 있어 가장 많이 사용되는 방법이다. 마지막으로 경쟁 효소

면역측정법은 분석하고자 하는 대상물질이 두 개의 항체로 효율적인 샌드위치를 하기에 너무 작은 소분자(small molecule)에 주로 적용된다. 샌드위치 효소면역측정법과 유사하게 포획항체가 플레이트에 코팅된 후, 효소가 접합된 검출항체를 사용하는 대신 효소가 접합된 대상물질을 사용하여 샘플에 있는 대상물질과 함께 반응을 시킨다. 샘플에 대상물질이 많을수록 포획항체에 결합하는 효소 접합 대상물질이 줄어드는데, 기질을 추가한 후 얻는 신호는 샘플에 있는 대상물질의 양에 반비례하여 나타난다. 이 방식은 작은 입자를 분석하는데 유용하지만, 하나의 항체만을 사용하기 때문에 특이성이 떨어질 수 있고 분석하고자 하는 대상물질에 효소를 접합한 후 사용해야 하는 기술적인 문제가 발생할 수 있다.

(3) 측면 유동 면역분석법(Lateral Flow ImmunoAssay)

최근 코로나19 팬데믹을 경험하면서 다양한 진단 방법을 이용해 코로나 19 감염 여부를 검사했다. 그중에서 가장 간편하게 검사 결과를 도출할 수 있는 방식은 코로나 신속 항원 검사 또는 진단키트로도 불리는 측면 유동 면역분석법(lateral flow immunoassay, LFIA)이다. 측면 유동 면역분석법은 고가의 비용이 드는 특수한 장비 없이 액체 샘플에서 표적 물질의 존재를 감지하기 위한 간단한 장비로, 일반적으로 임신 진단 테스트기로 더 많이 알려져 있는 방법이다. 이 방법은 효소면역측정법과 동일한 원리로 작동하는데, 분석하고자 하는 샘플을 주입구에 넣어주면 샘플이 다공성 패드를 따라 측면으로 이동하면서 항원–항체반응에 의해 표적 물질의 유무를 알려주는 매우 간단한 작동 원리를 가지고 있다.

본 방식에 대해 조금 더 구체적으로 살펴보면, 측면 유동 면역분석법은 샌드위치 방법(양성 검사의 경우 색이 나타남) 또는 경쟁 방법(양성 검사의 경우 색이 사라짐)으로 적용할 수 있다(그림 7–15). 측면 유동 면역분석법의 첫 번째 구성 요소는 샘플을 고르게 분배하기 위한 필터가 포함된 샘플 패드(sample pad)이다. 검사할 샘플을 이 샘플 패드에 주입하고 투입된 샘플 용액은 모세관 현상에 의해 옆으로 이동한다. 두 번째 구성 요소는 샘플에 존재하는 대상물질과 결합하여 이동하는 접합 항체 또는 항원이 포함된 접합 패드(conjugate pad)다. 접합 물질은 금, 라텍스, 탄소, 자기 또는 컬러 및 형광 나노입자를 사용할 수 있고, 접합 물질이 붙어있는 항체 또는 항원과 대상물질이 결합체를 형성하여 옆으로 이동한다. 다음 구성 요소는 형성된 결합체가 미리 바닥면에 코팅되어 있는 항체와 반응하여 검사 결과를 표시해주는 색상 선을 나타내는 니트로셀룰로스 멤브레인(nitrocellulose membrane)이다. 이 영역에는 보통 2개의 라인이 존재하는데, 제어 라인(control line)은 키트의 정상 작동 유무를 나타낼 수 있는 항체가, 검출 라인

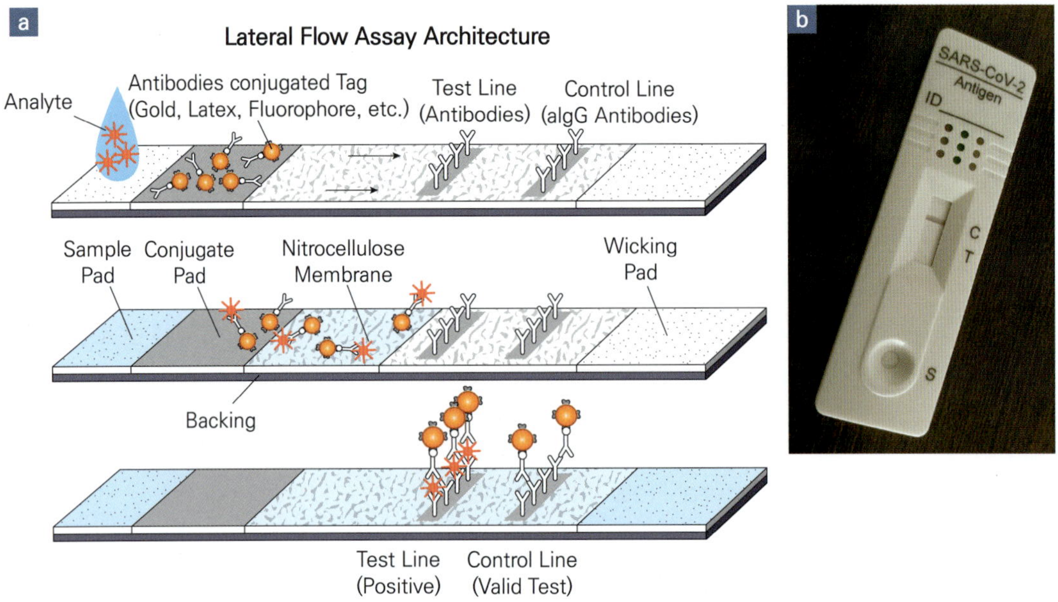

그림 7-15. (a) 측면 유동 면역분석법의 작동 원리, (b) 코로나19 신속 항원 검사 진단 키트

(test line)에는 대상물질의 존재 유무를 알려줄 수 있는 항체가 미리 코팅되어 있다. 제어 라인의 선이 보이게 되면 장비가 정상 작동한다는 것이므로 검사 결과를 믿을 수 있지만, 제어 라인의 선이 보이지 않으면 테스트가 잘못되었거나 정상 작동하지 않음을 의미한다. 검출 라인의 선이 보이지 않는 경우는 샘플에 대상물질이 없음을, 선이 보일 경우는 대상물질이 존재함을 나타낸다. 본 방식의 장점은 누구나 사용하기 쉬울 정도로 사용 방법이 단순하다는 간편함, 보통 수 분 이내에 결과를 확인할 수 있는 신속함, 작고 휴대가 간편하여 현장에서 신속하게 진단할 수 있는 휴대성에 있다. 하지만, 이러한 많은 장점에도 불구하고 미량의 대상물질은 정확한 검출 결과를 도출하지 못할 수도 있다는 낮은 민감도와 위양성(false positive) 또는 위음성(false negative) 결과를 보일 수도 있는 낮은 특이성이라는 한계점도 있다. 또한, 측면 유동 면역분석법은 정량적인 결과를 제공하기 어려워 결과를 정확한 수치로 표현하기 힘들지만, 부가적인 장비들을 통해 정량분석을 가능하게 하기 위해 많은 연구자들이 기술 개발에 매진하고 있다.

측면 유동 면역분석법과 같이 시간과 장소에 구애받지 않고 소형 장비를 통해 검사 결과를 매우 빠른 시간 안에 얻을 수 있는 기술이 점점 고도화되고 있다. 이런 기술을 현장진단기술(point of care testing, POCT)이라고 하는데, 별도의 검사실에서 검사를 진행하지 않고 환자가 있는 장소에서 진단을 수행하는 검사이다. 병원에 가지 않고 자신이 있는 장소에서 본인이 직접 검사를 수행하여 질병 여부를 예측할 수 있기 때문에 기존의 검사 방식과 달리 현장에서 수분 이내 검사 결과를 알 수 있으며, 장소에 제약을 받지 않는다는 큰 장점이 있다. 의료 분야에서의 현장진단기술은 최근 몇 년간 크게 발전해왔다. 우선, 모바일 기술과 바이오센서 기술의 발전으로 진단 장비가 소형화되고 휴대성이 높아졌으며, 인공지능(artificial intelligence)과 머신러닝(machine learning) 기술이 도입되어 대량의 데이터 분석 및 패턴 인식을 통해 검사의 정확성과 속도가 향상되어 보다 신속하고 정확한 진단 지원이 가능해졌다. 코로나19 팬데믹 이후 원격 진료의 필요성이 증가하면서 현장진단기술의 중요성은 더욱 높아졌다. 원격 진료가 이루어지려면 각종 제도 개선 및 신설이 우선시되어야 하지만 정확한 검사 결과를 바탕으로 진단 결과를 원격으로 공유하고, 의사와 환자 간의 소통을 원활하게 할 수 있는 시스템이 요구되면서 다양한 기술들이 활발히 개발되고 있다. 혈액 검사, 유전자 검사, 이미징 기술 등 다양한 진단 방법이 개발되어 현장에서 사용되고 있으며, 이는 진단의 범위를 넓히고 있다. 대표적인 예로 신속 항원 검사와 같은 기술이 점점 고도화되어 감염병의 조기 진단이 가능해졌다. 마지막으로는 현장 진단 기기의 안전성과 효율성을 보장하기 위한 규제와 표준화 작업이 진행되고 있다. 이는 의료 기기의 신뢰성을 높이고, 환자에게 보다 안전한 진단 서비스를 제공하는 데 기여하게 될 것이다. 이러한 현장진단기술 수요의 증가와 발전은 환자 진료의 질을 향상시키고, 의료 시스템의 효율성을 높이는 데 중요한 역할을 하게 될 것이고 현장 진단 분야는 계속해서 성장할 것으로 기대된다.

3) 세포 칩(Cell Chip)

(1) 원리

세포 칩(cell chip)은 아주 작은 칩 위에서 우리 몸 또는 동물의 몸을 구성하고 있는 세포를 키워서 관찰할 수 있는 특별한 도구다. 이 기술은 앞서 설명된 미세유체 기술에 소형 전자 기기를 결합하여 만들어지는데, 쉽게 말해 우리 몸에 있는 혈관처럼 아주 가느다란 관을 통해 세포를 배양할 수 있는 액체를 흐르게 하면서 세포에게 필요한 영양분이나 약물을 공급하는 시스템으로 이해하면 된다.

이러한 세포 칩은 여러 가지 연구에 유용하게 쓰인다. 세포들이 몸속에서 서로 어떤 신호를 주고받으며 행동하는지를 알 수 있으며, 새로운 약을 개발할 때도 세포 칩을 이용할 수 있다. 세포 칩에 약을 투여하여 그 약이 세포에 어떤 영향을 주는지, 효과가 있는지, 부작용이 있는지 등을 환자에게 테스트하기 전에 미리 실험할 수 있다. 또한, 세포 칩을 이용해 질병이 세포에 어떤 영향을 미치는지도 연구할 수 있다. 이런 방식으로 특정 질병이 어떻게 세포를 손상시키는지를 알아보고, 이를 통해 질병의 원인을 찾거나 새로운 치료법을 개발할 수 있다.

세포 칩이 특히 유용한 이유는 3차원(3D) 환경에서 세포를 키울 수 있기 때문이다. 전통적인 세포 배양 방법에서는 세포를 2차원(2D)으로, 평평한 표면 위에서 키운다. 이는 마치 얇은 종이 위에 씨앗을 뿌리는 것과 같다. 하지만, 실제 우리 몸의 세포는 입체적으로 배열되어 있고, 서로 복잡하게 얽혀서 기능을 수행한다. 세포 칩은 이러한 입체적인 환경을 만들어 세포들이 실제 몸속에 있는 것처럼 자라고 기능할 수 있도록 하고, 이를 통해 더 현실적이고 정확한 연구를 할 수 있게 돕는다.

이런 점 때문에 우리가 새로운 약을 개발할 때, 단순히 2D 환경에서 실험하는 것보다 3D 환경에서 실험하는 것이 더 효과적이다. 3D 환경에서는 세포들이 몸속에서와 유사한 방식으로 반응하기 때문에 약의 효과를 더 정확하게 확인할 수 있기 때문이다.

세포 칩은 세포를 우리 몸의 조직과 최대한 비슷한 환경에서 키우고 연구할 수 있는 중요한 도구다. 이를 통해 우리는 세포가 서로 어떻게 상호작용하는지, 약물이 세포에 어떤 영향을 미치는지, 그리고 질병이 세포에 주는 영향에 대해 더 효과적으로 알 수 있다. 이렇게 얻은 지식은 더 나은 치료법과 신약 개발에 큰 도움이 된다.

세포 칩은 여러 가지 중요한 구성 요소로 이루어져 있다. 이 구성 요소들은 세포가 칩 위에서 건강하게 자라고, 실험하고 분석할 수 있도록 도와준다(그림 7-16).

첫번째로, 미세유체 채널이 있다. 미세유체 채널은 머리카락만큼 얇은 관으로, 그림 7-16에서 Pump1/Medium1과 Pump2/Medium2로 적어놓은 부분의 작은 관들이다. 이러한 미세유체 채널을 통해 세포에 필요한 영양분을 보내거나 실험할 때 필요한 약물을 넣을 수 있다. 또한, 세포가 살아가면서 생기는 노폐물도 이 채널을 통해 밖으로 내보낼 수 있다. 이렇게 미세유체 채널은 세포가 자라는 환경을 잘 조절해 주기 때문에 세포가 건강하게 자라도록 도와주는 역할을 한다.

두번째로, 배양 챔버 공간이 있다. 배양 챔버는 세포가 자라는 곳으로, 마치 세포의 집 같은 공간이다. 그림 7-16에 현미경으로 관찰하고 있는 부분에 세포들이 자라고 있는데, 이 공간은 ECM (extra cellular matrix)이라는 물질로 코팅되어 있다. ECM은 세포들이 자연스럽게 달라붙고 자랄 수 있도록 돕는 역할을 한다. 예를 들어, 씨앗이 땅에 뿌리를 내리고 자라는 것처럼, 세포도 ECM이 있는 배양 챔버에 잘 달라붙어 자랄 수 있다.

세번째로, 센서 시스템이 있다. 이 센서들은 그림 7-16처럼 세포칩에 직접 또는 간접적으로 연

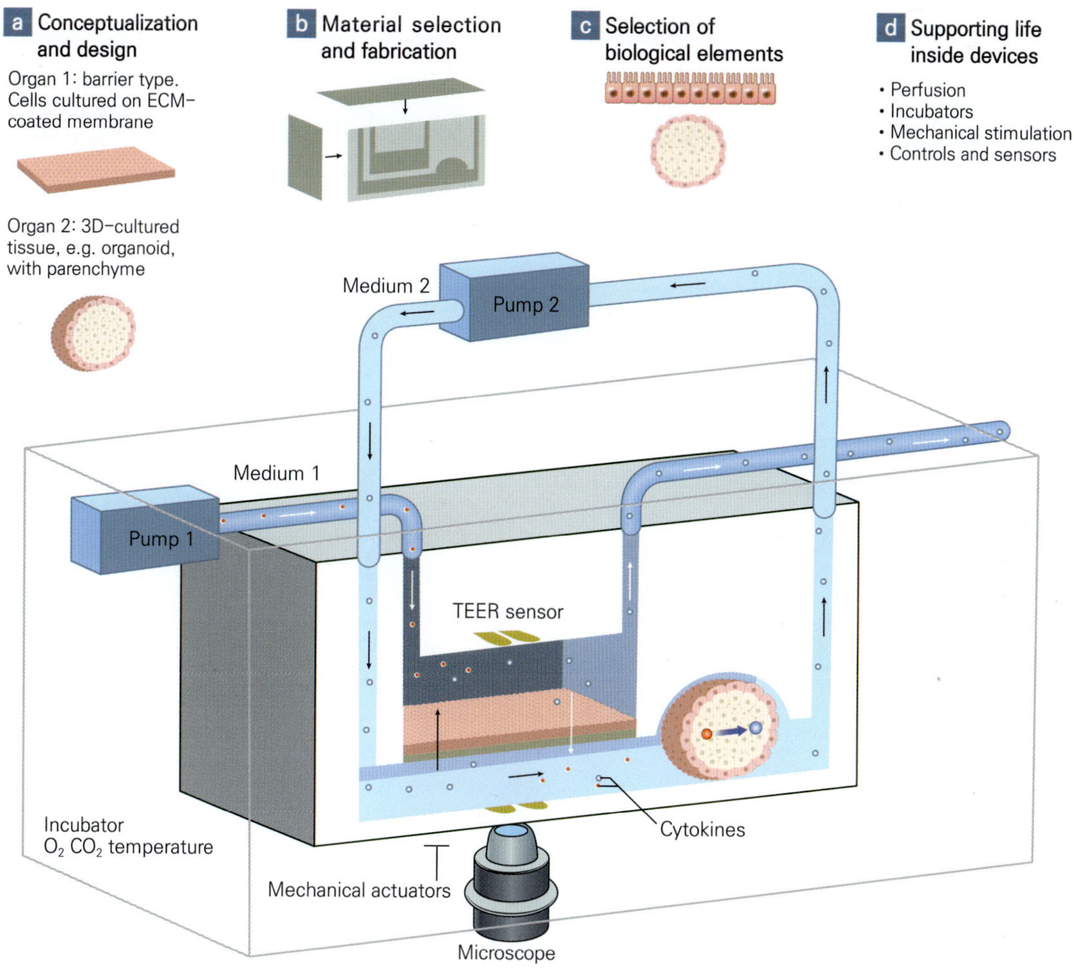

그림 7-16. 세포 칩의 칩 시스템: 미세유체 채널과 세포 배양 챔버, 센서 시스템이 통합되어 있는 모습

결되어 있어 세포가 잘 자라고 있는지, 건강한지를 실시간으로 모니터링하며 정보를 제공한다. 예를 들어, 세포의 주변 환경이 너무 뜨겁거나 차갑지는 않은지, pH(산성도)가 적절한지, 산소가 충분히 공급되고 있는지를 체크한다. 우리가 온도계나 심장 박동계를 이용해 우리 몸의 상태를 우리가 확인하는 것처럼 세포 칩 안에 있는 센서들도 세포의 상태를 실시간으로 확인하여 문제가 생기면 바로 알 수 있도록 도와준다. 이렇듯 세포 칩은 미세유체 채널, 배양 챔버, 센서 시스템으로 구성되어 있어 세포가 자라는 환경을 정밀하게 조절하고, 세포의 상태를 정확하게 확인할 수 있다. 이는 세포를 연구하거나 약물의 효과를 실험할 때 아주 유용한 도구가 될 수 있다.

그림 7-17과 같이 세포 칩 내부에서 세포를 키우는 여러 가지 방법이 있다. 이를 통해 세포가 어떻게 반응하고, 서로 어떻게 상호작용하는지를 구체적으로 연구할 수 있다. 먼저, 전통적으로 연구자들이 기존에 많이 사용하던 2D 세포 배양은 세포를 평평한 표면에 붙여서 키우는 방법이다. 이렇게 세포를 키우면, 세포들이 어떻게 서로 신호를 주고받는지, 어떻게 분열하고 성장하

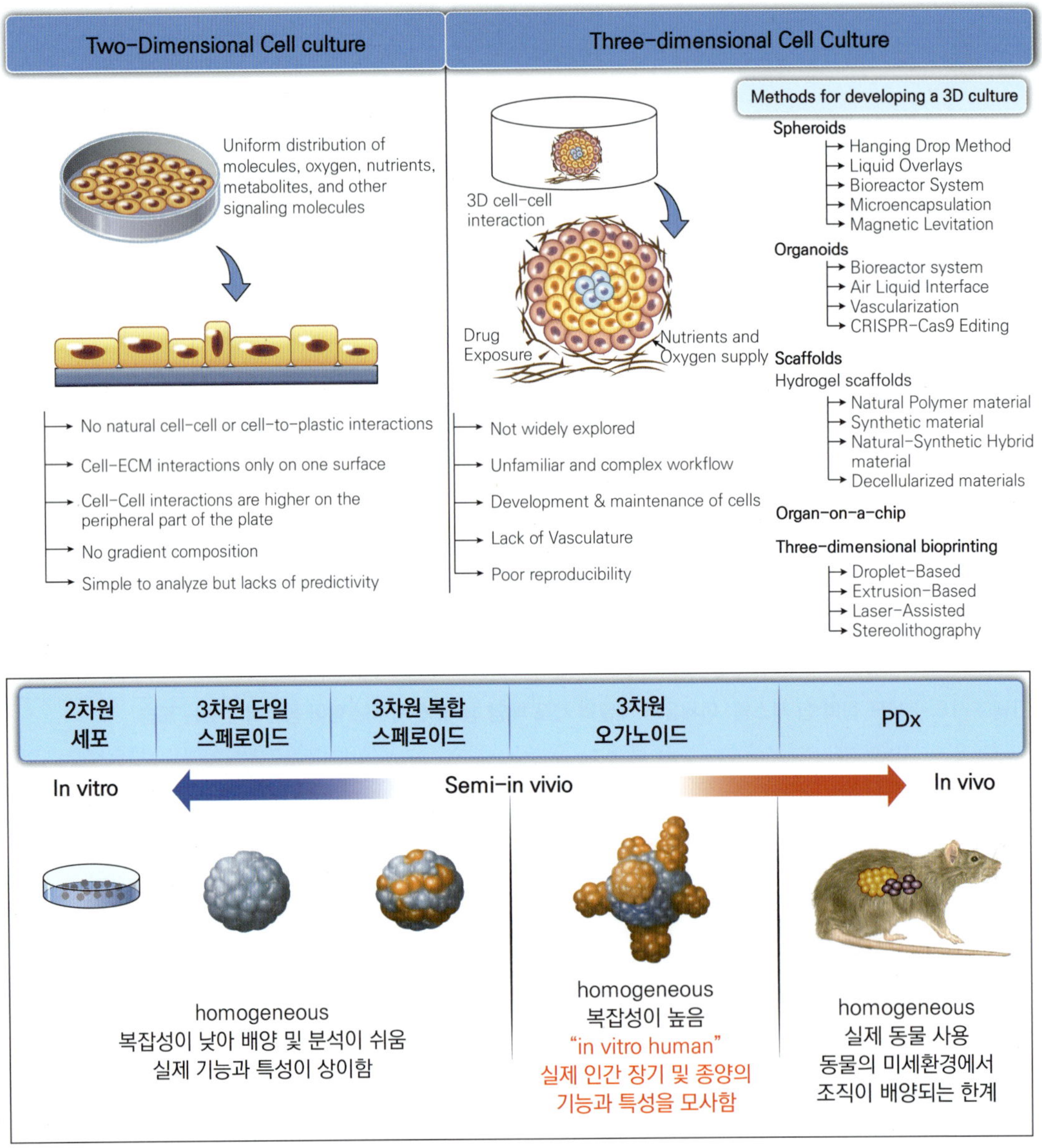

그림 7-17. **세포 칩 내부에서의 세포 배양 기법: 2D 세포 배양과 3D 세포 배양 방법의 비교 및 오가노이드의 장점 분석**

는지 등 세포 간의 기본적인 상호작용이나 세포의 약물 반응에 대해 연구할 수 있다. 하지만 이 방법에는 입체적인 환경에서 자라는 몸속 세포들을 2D 배양으로 자연스럽게 그 환경을 완전히 재현하기 어렵다는 한계가 있다. 그래서 실제 우리 몸속에서 세포들이 보이는 복잡한 행동을 모두 보는 것은 어렵다.

다음으로 3D 세포 배양 방법이 있다. 3D 배양은 세포가 입체적으로 자랄 수 있도록 하는 방법으로, 이 방법에서는 ECM의 역할을 하면서도 젤리와 같은 물리적 특성을 가진 하이드로젤을 사용하여 세포가 3차원 공간에서 여러 방향으로 자랄 수 있게 돕는다. 이를 통해 세포가 다른 세포나 ECM과 여러 방향으로 상호작용할 수 있다. 3D 환경은 세포들이 마치 실제 우리 몸속 조직처럼 자라도록 하는데, 피부나 장기를 연구할 때 세포들이 실제 조직처럼 자라게 하여 세포들의 행동을 관찰할 수 있다. 이렇듯 3D 배양 기술은 세포조직 연구, 조직 재생, 줄기세포 연구 등에서 매우 중요한 역할을 하고 있다.

또 다른 방법으로 오가노이드가 있다. 오가노이드는 특정 장기를 작은 크기로 만든 것으로, 3D 세포 배양 기술을 이용해 만들며, 특정 장기의 구조와 기능을 일부 재현할 수 있다. 예를 들어, 간, 신장, 뇌와 같은 장기의 오가노이드는 그 장기의 특성을 모사하여, 특정 질병의 원인을 연구하거나 새로운 약이 얼마나 효과적인지 시험해 볼 수 있다. 오가노이드는 특히 인간의 장기와 비슷한 환경에서 연구할 수 있어 실제로 사람에게 일어나는 현상들을 더 잘 이해하는 데 도움을 준다.

이와 같은 세포 칩 내부의 세포 배양 방법을 통한 세포 칩 기술은 앞서 설명한 미세유체역학 기술과 결합하여 세포들이 자라는 환경을 아주 정밀하게 조절할 수 있다. 미세유체 채널을 통해 세포에게 영양분을 주고, 실험에 필요한 약물도 넣어줄 수 있을 뿐만 아니라, 세포가 자라는 동안 그 환경을 실시간으로 모니터링할 수 있기 때문에, 세포가 자라는 환경을 아주 정밀하게 조절할 수 있어 다양한 실험 조건을 쉽게 재현하고 연구할 수 있다. 이를 통해 세포가 어떻게 반응하고, 약물이나 질병에 어떻게 영향을 받는지를 연구할 수 있어 생명과학 연구와 신약 개발에 큰 도움이 된다.

04 요약: 바이오칩 기술의 미래 전망

바이오칩 기술의 미래는 생명과학과 의학 분야에서 많은 변화를 일으킬 것으로 기대된다. 바이오칩은 세포나 DNA 같은 아주 작은 생물학적 물질을 연구하고 분석할 수 있는 도구인데, 앞으로 이 기술이 더욱 발전하면서 연구와 의료에 큰 도움이 될 것이다. 그중에서도 인공지능(AI)과 바이오프린팅 같은 최신 기술과 결합되면서 바이오칩의 활용 범위가 더욱 넓어질 것으로 전망된다.

우선 인공지능(AI)과 바이오칩의 결합에 대해 생각해보면, 인공지능은 컴퓨터가 사람처럼 생각하고 판단할 수 있도록 만든 기술인데, 그림 7-18에서 알 수 있듯이 인공지능 기술이 바이오칩과 만나면 여러 가지로 응용될 수 있다. 예를 들어, 바이오칩에서 얻은 엄청나게 많은 데이터를 인공지능이 실시간으로 분석할 수 있다. 이렇게 하면 세포가 어떻게 자라는지, 약물이 세포에 어떤 반응을 일으키는지, 질병이 어떻게 진행되는지를 예측할 수 있다. 연구자가 모든 데이터를 하나하나 분석하지 않아도 인공지능이 알아서 분석해 주기 때문에, 실험을 더 빠르고 정확하게 할 수 있다. 또한, 인공지능은 실험 조건을 최적화하여 실험 결과의 신뢰성을 높여준다. 이렇게 하면 연구자가 실험을 할 때 실수를 줄이고, 더 정확한 결과를 얻을 수 있다.

또한 바이오프린팅 기술과 바이오칩의 융합도 생각해 볼 수 있다. 바이오프린팅은 우리가 프린터로 종이에 그림을 그리듯 세포와 그 구조를 이용해 3D 구조를 만들 수 있다. 이 기술을 바

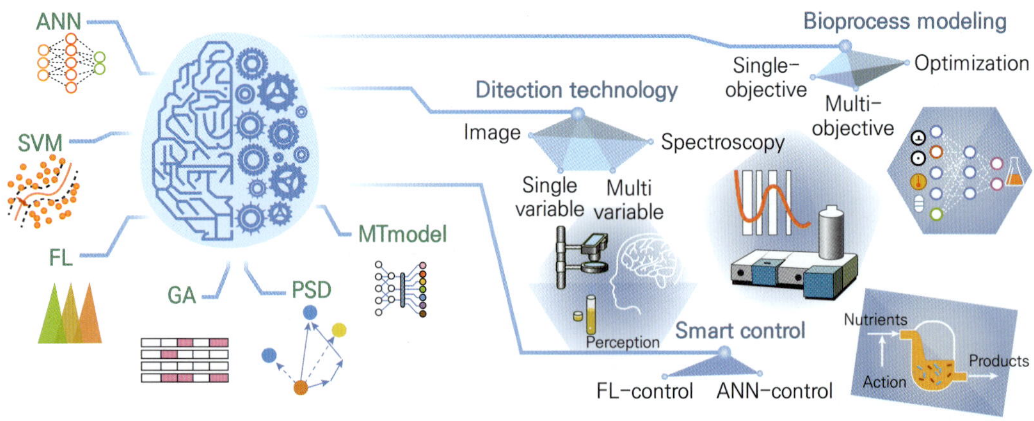

그림 7-18. **인공지능과 바이오칩 기술의 융합**

이오칩과 결합하면, 실제 장기처럼 복잡한 구조를 가진 세포 집합체를 칩 위에 만들어 다양한 실험을 할 수 있다. 예를 들어, 인공 간이나 심장 같은 장기 조직을 바이오프린팅으로 만들어 바이오칩에 올려놓고 실험하면 약물이 그 조직에 어떻게 영향을 미치는지, 이식 수술 전에 어떤 반응을 보이는지 등을 미리 확인할 수 있다. 이를 통해 맞춤형 치료제 개발이나 재생 의학 연구가 더욱 발전할 것이다.

이처럼, 바이오칩 기술은 DNA접합 및 세포 배양 기술을 넘어 장기와 시스템 수준에서 일어나는 복잡한 생리적 반응을 연구할 수 있는 강력한 도구로 자리 잡고 있다. 바이오칩 기술을 통해 세포들이 서로 어떻게 상호작용하는지, 조직 수준에서 어떻게 반응하는지, 약물이 몸 전체에 어떻게 작용하는지 등을 연구할 수 있다. 이는 기존의 연구 방법보다 훨씬 더 깊이 있고 정확한 결과를 얻을 수 있게 해주며, 생명과학과 의학 연구에 큰 혁신을 가져올 것이다. 장기적으로 보면, 바이오칩 기술은 병원에서 의료진단을 하거나 치료법을 개발하는 데 핵심적인 역할을 할 것이고, 각 환자에게 맞는 맞춤형 치료법을 제공할 것이다. 동물에게 실험하기 어려운 약물을 바이오칩으로 안전하고 윤리적으로 테스트할 수 있어 동물 실험을 대체할 수 있는 정밀한 연구 방법으로 자리 잡을 가능성도 크다.

결론적으로, 바이오칩 기술은 앞으로도 생명과학과 의학의 많은 문제를 해결하고, 새로운 연구와 치료법을 개발하는 데 큰 도움이 될 것이다. 인공지능과 바이오프린팅 같은 기술과 결합하여 더 정밀하고 윤리적인 연구를 가능하게 하며, 우리의 건강과 생명에 많은 긍정적인 영향을 미칠 것이다.

응용 예시 오간온어칩(organ-on-a-chip)

세포 칩 기술을 이용한 첨단 응용 기술이 오간온어칩(organ-on-a-chip)이다. 오간온어칩은 작은 칩 위에서 인간이나 동물의 장기와 비슷한 환경을 만들어주는 기술이다. 이 칩 안에는 미세유체 채널들이 있어서 물리적이고 생리학적인 환경을 만들어주는데, 우리가 몸속에서처럼 세포들에게 영양분을 공급하고, 세포가 배출하는 노폐물을 제거할 수 있을 뿐만 아니라, 각 장기와 비슷한 구조와 기능을 만들어 연구할 수 있도록 도와준다. 예를 들어, 폐 오간온어칩은 우리가 숨을 쉴 때 폐가 부풀고 줄어드는 모습을 그대로 재현할 수 있고, 심장 오간온어칩은 심장 근육이 수축하고 이완하면서 뛰는 모습을 재현한다. 이렇게 각각의 오간온어칩은 각 장기의 특성을 모방하여 세포들이 실제 몸속에서처럼 자라고 기능할 수 있도록 한다. 그림 7-19와 같이, 현재 폐, 심장, 간, 신장, 뇌 등 다양한 인체 장기의 기능을

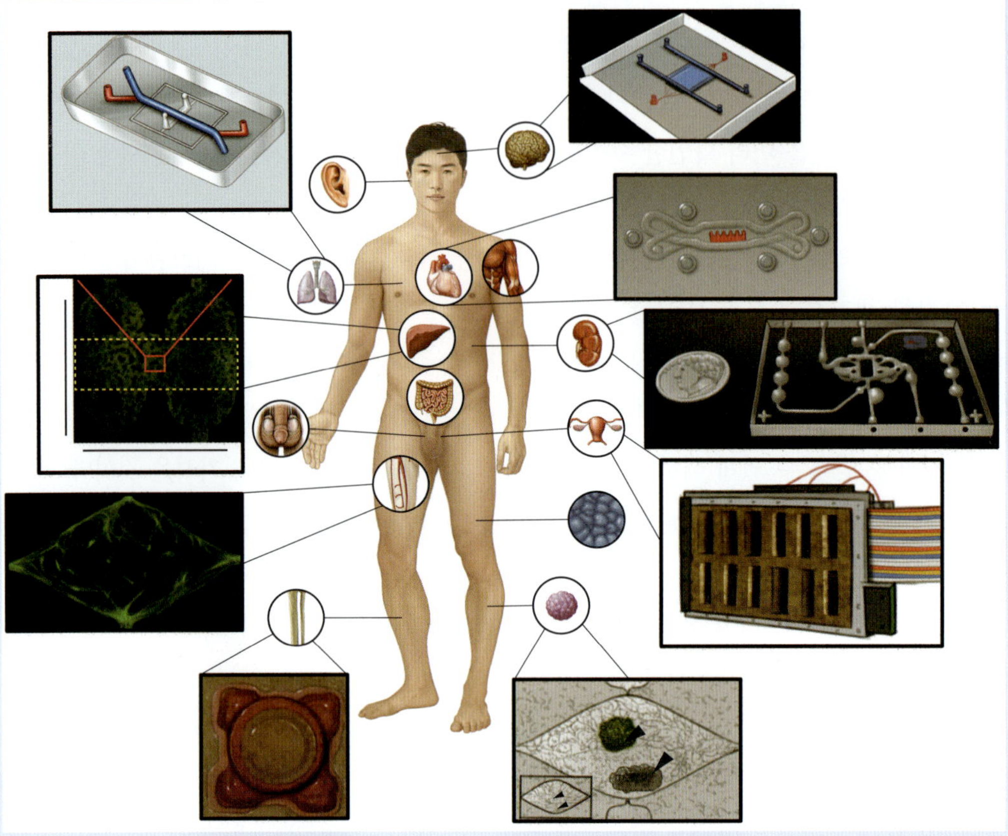

그림 7-19. **인체의 여러 장기에 대한 organ-on-a-chip 플랫폼.** 오른쪽 위부터 시계 방향으로: 혈액-뇌 장벽, 심장 근육, 신장 근위세뇨관, 여성 생식기관, 혈관화된 종양, 피부 표피, 혈관, 간, 폐-오간온어칩.

모사할 수 있는 다양한 모델이 개발되었다.

이 기술은 단순히 장기 하나만을 연구하는 것이 아니라, 여러 장기들을 연결하여 인체의 복잡한 장기 간 상호작용도 연구할 수 있는데, 이를 휴먼온어칩(human-on-a-chip)이라고 한다. 예를 들어, 간과 신장의 오간온어칩을 연결하여 간에서 약물이 대사된 후, 신장에서 어떻게 배출되는지를 연구할 수 있다. 또, 뇌와 뇌혈관을 모사한 오간온어칩을 이용하면 약물이 뇌로 어떻게 들어가는지, 뇌에서 어떻게 작용하는지를 연구할 수 있다. 이렇게 하면 약물이 몸속에서 어떻게 작용하고, 어떤 부작용이 생길 수 있는지를 더 정확하게 알 수 있다.

이러한 오간온어칩은 새로운 약을 만드는 신약 개발에 아주 유용하다. 이는 동물 실험 대신 인간 장기와 비슷한 환경에서 약물을 테스트할 수 있기 때문이다. 동물 실험만으로는 사람의 몸에서 약물이 어떻게 작용할지 정확하게 알기 어려운 경우가 많은데, 오간온어칩을 사용하면 인간의 장기와 비슷한 환경에서 약물의 효과와 부작용을 더 정확하게 예측할 수 있다. 따라서 신약 개발 과정에서 약물의 안전성과 효과를 미리 검증할 수 있어 약물 개발 속도를 높이고 실패 확률을 줄일 수 있다.

또한, 오간온어칩은 특정 질병을 연구하는 데도 유용하다. 예를 들어, 암이나 알츠하이머병 같은 질병을 연구할 때, 병에 걸린 세포를 오간온어칩에 배양하여 실제 환자 몸속에서 어떤 일이 일어나는지를 관찰할 수 있다. 이렇게 하면 질병이 어떻게 발생하고 진행되는지를 더 잘 이해할 수 있고, 새로운 치료법을 개발하는 데 도움을 줄 수 있다. 더 나아가, 오간온어칩을 사용하여 개인 맞춤형 의료도 가능해질 수 있다. 환자 본인의 세포를 이용해 오간온어칩을 만들면, 그 환자에게 맞는 치료법을 시도할 수 있다. 이를 통해 환자 개개인에게 가장 효과적인 치료 방법을 찾을 수 있으며, 부작용을 줄이고 치료 효과를 높일 수 있다.

이처럼 오간온어칩은 우리 몸의 장기와 비슷한 환경을 만들어 다양한 연구와 실험을 할 수 있게 해주는 중요한 기술이다. 그래서 신약 개발, 질병 연구, 그리고 환자 맞춤형 치료법 개발에 이르기까지 많은 분야에서 매우 중요한 역할을 하고 있다.

연습문제

1. 바이오칩이란 무엇인지 정의하고, 바이오칩이 활용될 수 있는 주요 응용 분야를 두 가지 이상 설명하시오.
2. 바이오칩과 마이크로칩의 주요 차이점을 기술적 측면과 응용 분야 측면에서 각각 비교하여 설명하시오.
3. 레이놀즈 수가 낮은 상황에서 유체가 어떻게 흐르는지와 그 이유를 기술하시오.
4. 포토리소그래피(photolithography) 공정의 주요 단계들을 설명하고, 이 기술이 바이오칩 제작에서 어떤 목적으로 사용되는지 설명하시오.
5. DNA칩이 미지의 유전자를 분석하는 데에 활용될 수 없는 이유를 설명하시오.
6. DNA칩을 이용한 유전자 발현 분석 실험에서 빨간색과 초록색 형광태그를 사용할 경우 스팟에서 관찰할 수 있는 세 가지 색이 무엇인지와, 각각의 색이 무엇을 의미하는지 예를 들어서 설명하시오.
7. DNA를 구성하는 네 가지 뉴클레오타이드를 기술하시오.
8. 차세대 염기서열 분석법 중 하나인 Sequencing by synthesis (SBS)기법에서 클러스터가 준비된 후 염기서열이 어떻게 분석되는지 설명하시오.
9. 효소면역측정법의 대표적인 4가지 방법에 대해 기술하시오.
10. 샌드위치 면역측정법의 검출 과정을 설명하시오.
11. 측면 유동 면역분석법(Lateral flow immunoassay)의 기본적인 작동원리에 대해 설명하시오.
12. 현장진단(Point-of-care testing)에 대해 설명하시오.
13. 세포 칩(Cell Chip)의 주요 구성 요소와 그 기능을 설명하시오.
14. 2D 세포 배양과 3D 세포 배양의 차이점에 대해 설명하고, 각각의 장단점을 서술하시오.
15. 오간온어칩(Organ-on-a-Chip) 기술의 응용 분야를 세 가지 이상 제시하고, 각 분야에서 어떤 역할을 하는지 설명하시오.
16. 바이오칩 기술이 인공지능(AI)과 결합될 때 얻을 수 있는 이점은 무엇인가? 예를 들어 설명하시오.

용어정리

가역적 종결자(Reversible terminator) 일시적으로 DNA 합성을 중단시키지만, 특정 조건 하에서 다시 합성을 이어갈 수 있도록 설계된 뉴클레오타이드

단백질 합성(Protein synthesis) 세포가 mRNA의 정보를 바탕으로 단백질을 생성하는 과정

단백질칩(Protein chip) 항원-항체 결합을 이용해 단백질 상호작용을 분석하며, 질병 진단과 개인 맞춤형 의학에 활용됨

랩온어칩(Lab-on-a-chip) 실험실에서 수행하는 다양한 생화학적 반응과 실험 과정을 단일 칩에 통합해 효율성과 분석 속도를 높인 기술

마이크로어레이(Microarray) DNA, 단백질 등을 고밀도로 배열하여 동시에 다수의 생화학 반응을 수행할 수 있게 하는 기술

면역측정법(Immunoassay) 항체 또는 항원을 사용하여 분석하고자 하는 용액 내 생체분자의 존재 또는 농도를 측정하는 생화학 검사

미세유체역학(Microfluidics) 미세한 채널에서 유체를 제어하는 기술로, 바이오칩의 효율성과 비용 절감을 가능하게 함

바이오칩(Biochip) 생체 물질을 분석하거나 처리하기 위해 설계된 소형 장치로, 의료, 환경, 식품 검사 등 다양한 분야에서 사용됨

상보적 DNA(complementary DNA, cDNA) RNA를 주형으로 역전사효소와 DNA 중합효소에 의해 합성된 DNA

세포칩(Cell chip) 세포를 배양하고 실험할 수 있는 바이오칩으로, 세포가 실제 환경에서 어떻게 반응하는지 관찰 가능하기 때문에, 신약 개발 및 질병 모델 연구에 활용됨

소프트 리소그래피(Soft lithography) 탄성 소재를 이용해 미세 패턴을 복제하는 기술로, PDMS와 같은 생체적합 소재가 주로 사용됨

역전사 중합효소 연쇄 반응(Reverse transcription PCR, RT-PCR) DNA를 복사하는 중합효소 연쇄 반응의 변형으로, RNA를 복사하기 위해 이를 cDNA로 먼저 복사한 후 cDNA를 복사하는 기술

오가노이드(Organoid) 특정 장기의 구조와 기능을 일부 재현한 소형 장기 세포조직

오간온어칩(Organ-on-a-chip) 인간 및 동물 장기의 구조와 생리적 기능을 모사한 칩으로, 폐, 심장, 간, 뇌 등 다양한 장기를 대상으로 약물 테스트 및 질병 모델 연구에 활용됨. 동일한 개념으로 microphysiological system (MPS)로 불리기도 함

올리고뉴클레오타이드 프로브(Oligo nucleotide probe) 표적 핵산 분자 내 상보적인 서열에 특이적으로 결합하도록 설계된 짧은 단일 가닥의 DNA 또는 RNA 조각

주형(Template) 복제되거나 증폭될 원본 DNA 서열

측면 유동 면역분석법(Lateral flow immunoassay, LFIA) 샘플을 분석 스트립에 적용하여 면역 반응을 통해 빠르고 간편하게 결과를 확인하는 진단 기술

포토리소그래피(Photolithography) 빛을 사용하여 감광성 소재에 미세한 패턴을 형성하는 기술로, 바이오칩 제작에서 고정밀 미세구조 형성에 사용됨

프라이머(Primer) 증폭될 표적 서열의 시작과 끝에 상보적으로 결합하도록 설계된 짧은 단일 가닥 DNA 조각으로, 증폭될 DNA의 특정 영역을 지정함

항원(Antigen) 외부에서 인체로 들어와 면역반응을 일으키는 물질로, 주로 병원균이나 바이러스 등이 있음

항체(Antibody) 외부에서 침입하는 항원에 대해 특이적으로 결합하는 단백질로, 면역반응을 일으키는 물질

효소면역측정법(Enzyme-linked immunosorbent assay, ELISA) 효소를 표지자로 사용하여 항원과 항체의 반응을 측정하는 방법. 항원과 항체의 반응 강도를 확인하고, 이를 통해 항원이나 항체의 양을 정량적으로 측정함

DNA칩(DNA chip) DNA 분자를 고밀도로 배열해 특정 유전자 서열을 분석하거나 질병을 진단할 수 있는 바이오칩

ECM (Extra cellular matrix) 세포가 부착하고 성장할 수 있도록 돕는 세포 외 물질로, 배양 환경을 지원함

NGS (Next generation sequencing) DNA의 염기서열을 대규모로 신속히 분석하는 차세대 기술. 유전체학, 개인 맞춤형 의학에 널리 사용됨

참고 문헌

1. Wartmann D, Rothbauer M, Kuten O, Barresi C, Visus C, Felzmann T, Ertl P. Automated, miniaturized, and integrated quality control-on-chip (QC-on-a-chip) for cell-based cancer therapy applications. Frontiers in Materials 2015;2:60.
2. Convery N, Gadegaard N. 30 years of microfluidics. Micro and Nano Engineering 2019;2:76-91.
3. Hughes WS, The potential difference between glass and electrolytes in contact with the glass, Journal of the American Chemical Society 1922;44:2860-2867.
4. Smith LM, Sanders JZ, Kaiser RJ, Hughes P, Dodd C, Connell CR, et al. Fluorescence detection in automated DNA sequence analysis Nature 1986;321:674-679.
5. Hage D. S. Immunoassays. Anal. Chem. 1999;71:294R-304R
6. Rizzo F. Optical immunoassays methods in protein analysis: an overview. Chemosensors 2022;10:326.
7. Yalow R. S., Berson S. A. Assay of plasma insulin in human subjects by immunological methods. Nature 1959;184:1648-1649.
8. Zhang C., Liu Z., Bai M., Wang Y., Liao X., Zhang Y., et al. An ultrasensitive sandwich chemiluminescent enzyme immunoassay based on phage-mediated double-nanobody for detection of Salmonella Typhimurium in food. Sens. Actuators B Chem. 2022;352:131058.
9. Han D., Park S., Kim J.-W., Lee C.-H., Bae J.-H, Jung H.-Y, et al. Multiplexed detection platform implemented with magnetic encoding and deep learning-based decoding for quantitative analysis of exosomes from cancers. Sens. Actuators B Chem. 2024;418:136260.
10. Engvall E., Perlmann P. Enzyme-linked immunosorbent assay (ELISA) quantitative assay of immunoglobin G. Immunochemistry 1971;8:871-874.
11. Song Q., Sun X., Dai Z., Gao Y., Gong X., Zhou B. et al. Point-of-care testing detection methods for COVID-19. Lab Chip 2021;21:1634-1660.
12. Khelifa L., Hu Y., Jiang N. Yetisen A. K. Lateral flow assays for hormone detection. Lab Chip 2022;22:2451-2475.
13. Graham, R. DNA chips: state-of-the art. Nat. Biotechnol, 1998;16:40-44.
14. Pirrung, M. C. How to make a DNA chip. Angew. Chem. Int. Ed., 2002;41:1276-1289.
15. Rodriguez, R., Krishnan, Y. The chemistry of next-generation sequencing. Nat. Biotechnol., 2023;41:1709-1715.
16. Uhlen M., Quake S. R. Sequential sequencing by synthesis and the next-generation sequencing revolution. Trends in Biotechnology, 2023;41:1565-1572.
17. Leung C.M., de Haan P., Ronaldson-Bouchard K. et al. A guide to the organ-on-a-chip. Nat Rev Methods Primers 2022;2:33.
18. Biju T.S., Priya V.V. & Francis, A.P. Role of three-dimensional cell culture in therapeutics and diagnostics: an updated review. Drug Deliv. and Transl. Res. 2023;13:2239-2253.
19. Low L. A., Tagle D. A., Tissue chips - innovative tools for drug development and disease modeling. Lab Chip 2017;17:3026-3036.
20. Bi X., Xu Y., Liu Y., Li J., Du G., Lv X., et al. Artificial intelligence technologies in bioprocess: Opportunities and challenges. Bioresource Technology. 2023;369:128451

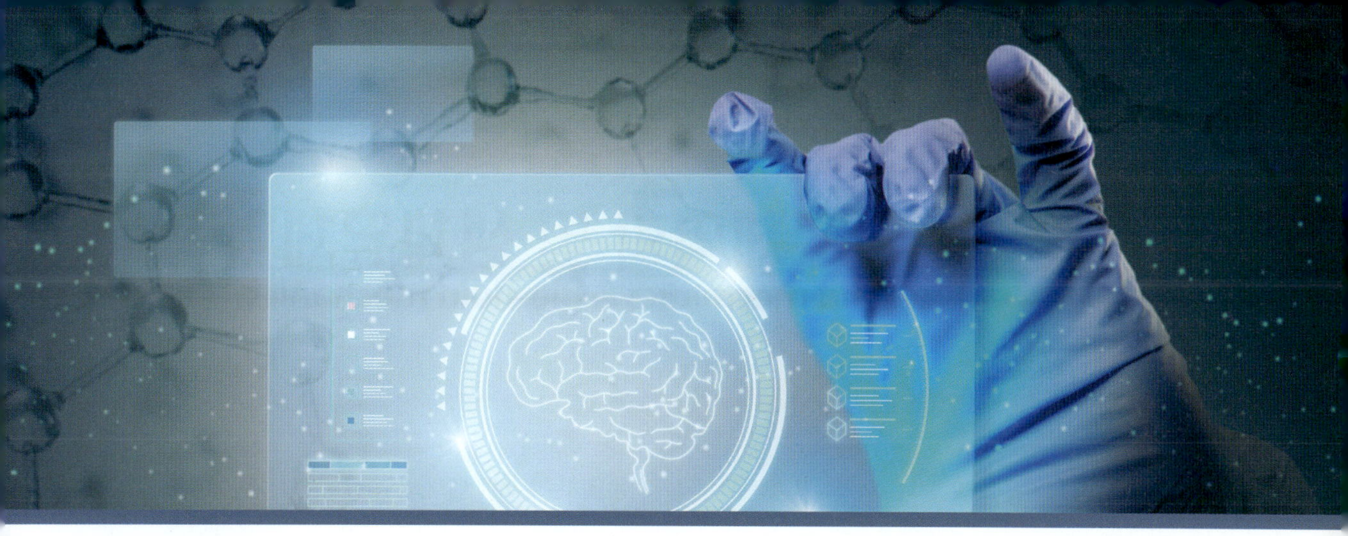

Chapter 08 생체고체역학 및 생체유체역학

Bio-solid mechanics & Bio-fluid mechanics

1. 생체고체역학과 생체유체역학의 분야 소개
2. 생체고체역학과 생체유체역학의 기본 개념
3. 생체고체역학과 생체유체역학의 응용

CHAPTER

08 생체고체역학 및 생체유체역학
Bio-solid mechanics & Bio-fluid mechanics

김영호, 김지원

학습개요

1. 생체고체역학 및 생체유체역학의 기본 원리와 개념을 이해한다.
2. 생체고체역학 및 생체유체역학이 응용되는 분야에 대해 배우고 그 중요성을 이해한다.
3. 인체 운동과 관련된 다양한 물리적 법칙들을 학습한다.
4. 심혈관계 질환을 역학적으로 이해한다.

01 생체고체역학과 생체유체역학의 분야 소개

1) 역학의 정의

역학(mechanics)이란 물리학의 기초적인 한 분야로 물체에 가해지는 힘의 효과와 이로 인해 발생하는 물체의 운동을 연구하는 학문이라 할 수 있으며 물리적 현상을 설명하고 예측하는데 있어 중요한 역할을 한다. 역학은 크게 정역학(statics)과 동역학(dynamics)으로 나뉘게 된다. 정역학은 정지해 있거나 일정한 속도로 움직이는 물체(물체의 가속도가 0인 경우)에 작용하는 힘의 균형을 연구하는 학문이고 동역학은 움직이는 물체(물체의 가속도가 0이 아닌 경우)를 연구하는 학문이다. 동역학은 크게 운동학(kinematics)과 운동역학(kinetics)으로 나뉘게 된다. 운동학은 운동을 야기하는 힘을 고려하지 않은 상태에서 움직임의 위치, 변위, 속도, 가속도 등 운동의 결과를 묘사하는 학문을 의미하며 운동역학은 운동의 원인이 되는 힘 등을 분석하는 학문을 의미한다.

2) 생체고체역학의 정의와 중요성

생체역학(biomechanics)은 인체 혹은 동물과 같은 살아 있는 생물에 역학을 적용한 학문으로 물리학, 생물학, 해부생리학 등의 학문을 융합하여 인체의 기능과 움직임 등을 연구한다. 예를 들어 생체 역학의 하위 분야인 운동학에서는 사람이 걷거나 뛰는 등 움직이는 동안 신체 부위 움직임의 궤적이나 속도, 가속도를 분석하고 관절의 각도 궤적, 각속도, 각가속도 등을 분석한다. 운동학이 인체의 움직임의 결과에 초점을 맞췄다면, 운동역학에서는 사람이 걷거나 뛰는 등 움직임을 일으키는 원인인 힘과 토크(회전력)를 분석한다.

생체역학은 의학, 스포츠 과학, 물리치료, 재활공학, 인간공학 등 다양한 분야에서 중요한 역할을 하고 있다. 생체역학은 환자들의 진단과 치료 등 의학에 도움을 줄 수 있다. 뇌졸중, 파킨슨병 등에 의해 걸음이 불편해진 다양한 환자들의 신체 기능 평가는 의사들이 직접 임상척도에 근거하여 진단한다. 하지만, 기존의 임상척도를 이용하는 진단 방법은 주관적이고 경험에 의존하여 정확한 진단을 내리는데 어려움이 있다. 생체역학은 환자들의 보행 기능을 정량적으로 분석하여 환자의 상태를 의사가 더 객관적이고 정확하게 평가할 수 있도록 도움을 줄 수 있다. 또한, 치료 후 환자의 상태가 얼마나 호전되었는지도 객관적으로 평가할 수 있으며 신약이나 새로운 치료 방법의 효과를 판단하는데도 도움을 줄 수 있다. 생체역학은 운동 선수의 운동 중 부상 예방 및 재활 치료, 경기력 향상에서도 적용된다. 예를 들어 야구 선수의 피칭 동작 단계별로 관절 움직임의 궤적, 근육의 사용, 힘 등을 분석하여 부상을 예방하고 안정적인 피칭 폼을 개발할 뿐 아니라 구속과 속도를 높여 경기력을 향상하는데 도움을 줄 수 있다. 인간공학분야에서는 의자, 키보드, 마우스, 침대 등 일상생활 다양한 제품들을 설계하는데 있어 근육 활동, 에너지 소비, 힘 등을 분석하여 사용자의 신체적 부담을 줄이고 안전상을 극대화한다. 생산공장 등 다양한 작업 환경에서 인체의 움직임과 힘의 분포 등을 분석하여 작업 중 발생하는 인체 관절의 부하와 피로를 관리하여 반복적인 작업 환경으로부터 근골계 질환을 예방하고 작업 효율성을 높일 수 있는 등 중요한 역할을 한다. 또한, 운전자 및 탑승자의 피로와 신체적 스트레스를 줄이기 위한 자동차 좌석 설계, 교통사고 시 인체에 가해지는 충격양을 최소화하여 큰 부상을 예방할 수 있는 안전벨트, 에어백 설계와 관련된 연구도 생체역학적 분석을 통해 이루어진다. 그 밖에도 거동이 불편한 장애인 및 노약자들을 위해 개인 맞춤형 보조기구 설계, 다양한 보조기의 효과 분석, 최적의 재활 치료 효과 분석 등 재활공학 분야에서도 생체역학이 중요하게 작용한다.

3) 생체유체역학의 정의와 중요성

사람의 몸은 기본적으로 고체와 액체, 기체로 구성된다고 할 수 있다. 액체와 기체를 합해서 유체라고 한다. 그럼 고체와 유체는 어떻게 다를까? 보통 고체는 단단한 것, 유체는 흐르는 것으로 말할 수 있다. 좀 더 공학적인 표현을 사용하여 설명하면 고체는 힘 또는 응력이 작용되면 주위에 국부적인 변형이 일어나지만 그 변형을 지속적으로 전달하지 않고 원래의 모양으로 되돌아가는 물체를 말한다. 반면, 유체는 이를 계속 전달하는 물체를 의미한다. 물이 흐르는 것이 바로 이 전달 현상을 의미한다. 이상적인 탄성체는 아니지만 뼈, 근육, 인대, 건 등과 같은 물질은 비교적 고체의 특성을 많이 지니고 있다.

그럼 우리 몸에는 어떤 유체들이 존재할까? 대표적으로 코와 기도를 통한 공기의 흐름을 보이는 기체와 액체의 특성을 보이는 혈액을 예시로 들 수 있으며, 그 외에도 관절액, 침 등과 같은 다양한 액체들이 존재한다. 사람이 생명을 유지하면 신체 조직에 혈액이 꾸준히 공급되어야 하므로 우리 몸에서의 이러한 전달현상은 매우 중요하다. 혈액의 순환은 폐에서 산소를, 장에서 영양소를 흡수하여 신체의 모든 부위에 전달하거나 세포에서 세포 노폐물과 이산화탄소(CO_2)를 제거하여 신장과 폐를 통해 배출한다. 또한 혈액의 순환을 통해서 심장, 신장, 간, 뇌와 같은 내장 기관에서 생성된 열을 대류시키고 피부를 통해 열을 분산시켜 일정한 온도로 유지하도록 한다.

움직이는 유체를 분석하는 데 필요한 개념을 다음의 순서로 간단히 소개하고자 한다.

- 정상/비정상, 균일/비균일, 압축성/비압축성 유동의 차이
- 유선
- 질량 보존 및 제어 체적을 통한 연속 원리
- 베르누이(에너지) 방정식
- 유동 분석에서 베르누이 및 연속 방정식의 적용

02 생체고체역학과 생체유체역학의 기본 개념

1) 생체고체역학의 기본 개념

(1) 변위, 속도, 가속도의 개념

위치(position)를 나타내기 위해 그림 8-1과 같이 좌표계를 사용한다. 자동차는 위치(ⓐ)에서 위치(ⓑ)로 이동 중이다. 변위(displacement)는 위치의 변화, 즉 나중 위치와 처음 위치의 차이로 정의되며 크기와 방향을 가지는 벡터로 표현되는 물리량이다. 예를 들어, 그림 8-1a에서 자동차가 초기 위치인 30 m 지점인 위치(ⓐ)에서 출발하여 최종 위치인 50 m 지점 위치(ⓑ)로 이동했

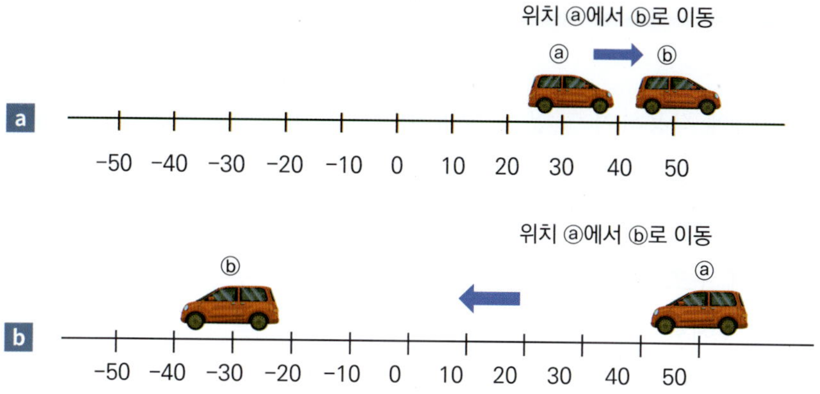

그림 8-1. **위치와 변위의 예**

다면, 변위는 50 m − 30 m = +20 m가 된다. 이것은 양의 방향(+)으로 자동차가 20 m 이동했음을 의미한다. 이와 비슷하게 그림 8-1b에서 자동차가 50 m 지점인 위치(ⓐ)에서 출발하여 −30 m 지점인 위치(ⓑ)로 이동했다면 변위는 −30 m − 50 m = −80 m가 되고 이것은 음의 방향으로 자동차가 80 m 이동한 것이다. 변위와 거리는 서로 다른 물리량으로 변위는 처음 위치와 나중 위치 간의 직선 거리를 의미하지만, 거리는 전체 이동 경로를 따라 측정된 총 거리를 의미한다. 변위는 벡터량으로 방향과 크기를 가지지만 거리는 크기만을 가지는 스칼라량으로 방향성이 없다.

속도는 보통 평균 속도를 의미하며 변위를 걸린 시간으로 나누는 것으로 정의한다. 예를 들어, 서울에서 충주까지 100 km의 직선 거리에 대해 1시간 30분 동안 소요되었다고 가정했을 때 평균 속도는 100 km/1.5 h = 66.7 km/h이다. 한편 평균 속력은 거리를 걸린 시간으로 나눈 값이다. 변위와 거리의 차이처럼 속도는 방향과 크기를 가지며, 속력은 크기만을 가진다.

평균 가속도는 시간에 따른 속도의 변화로 정의한다. 예를 들어 처음 속도가 10 m/s로 달리고 있는 자동차가 오른쪽 방향으로 이동하고 있으며 2초 후에 20 m/s로 속도가 변할 때 평균 가속도는 5 m/s^2 이다. 이것은 매초 5 m/s의 속도가 오른쪽 방향으로 증가하고 있다는 것을 의미한다. 물체는 속도가 변하면서 가속하거나 감속할 수 있다. 속도와 가속도가 모두 양의 값이나 음의 값을 동시에 가질 때 속도는 양 혹은 음의 방향으로 속도가 증가하는 것이고, 부호가 다를 때 속도는 감소하게 되는 것을 의미한다. 한편, 가속도가 0일 때는 속도의 변화 없이 크기가 일정하다는 것을 의미한다.

(2) 힘(force)의 정의와 수직항력(normal force), 마찰력(friction force) 그리고 압력(pressure)의 개념

힘은 물체나 인체에 작용하여 그 운동 상태(속도 및 방향)를 변화시키는 원인이다. 즉, 가속도를 발생시키는 원인이라 할 수 있다. 예를 들어 사람이 공을 찰 때 사람은 공에 힘을 가하게 되고 그 힘에 의해 정지해 있는 공의 속도가 변하면서 날아간다. 생체역학에서는 힘이 근육, 관절, 뼈, 인대 등 인체 구조에 어떻게 작용하고 그로 인해 발생하는 반응을 분석한다. 걷기, 달리기, 점프와 같은 활동에서 힘이 인체에 어떻게 전달되고 분산되는지 연구하게 된다.

힘은 벡터량이며 그림 8-2와 같이 벡터 합으로도 표현될 수 있다. 예를 들어 그림 8-2의 무릎 관절에서 슬개골에 작용하는 대퇴사두근의 힘(F_M)과 슬개건(F_T) 두 힘의 합력은 $\vec{F_T} + \vec{F_M} = \vec{F_S}$ 와 같이 결정될 수 있다.

생체역학에서 수직항력(normal force)과 마찰력(friction force)은 물체나 인체의 운동을 이해할 때 중요한 두 가지 힘이다. 수직항력은 물체가 접촉하는 표면에 의해 물체를 수직으로 미는 힘을 의미한다. 예를 들어, 사람이 땅 위에 서 있을 때, 땅은 사람을 위쪽으로 밀어 올리는 힘을 가하게 되는데 이 힘이 바로 수직항력이다. 수직항력의 크기는 물체의 무게와 같지만 방향이 반대이다. 수직항력은 인체가 지면과 상호작용할 때 발생하는 중요한 힘으로, 보행, 달리기, 점프와 같은 운동 동안 신체에 가해지는 지면 반력(ground reaction force)을 분석하는 데 사용된다. 한편, 마찰력은 두 표면이 서로 미끄러질 때 그 움직임을 방해하려는 힘으로 접촉하고 있는 두 표면 간의 상대적인 움직임을 방해한다. 마찰력의 크기는 접촉면의 거칠기(마찰계수)와 수직항

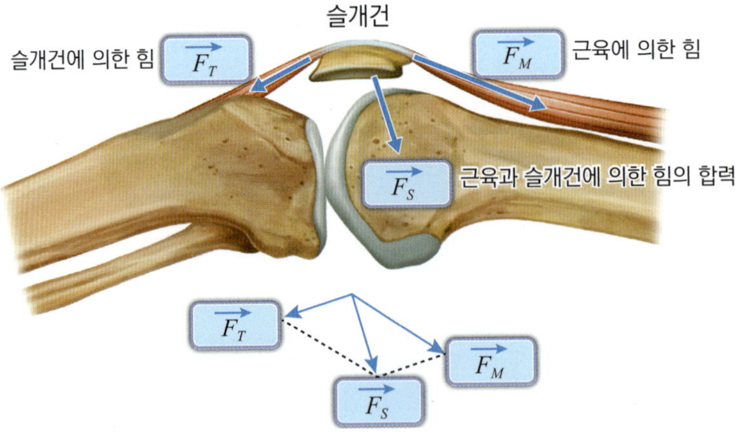

그림 8-2. **무릎 관절에서 작용하는 힘의 벡터 예**

력에 의해 결정된다. 즉 접촉면이 거칠수록, 수직항력이 커질수록 마찰력도 커진다. 마찰력은 특히 보행이나 운동 중 신체가 지면과 상호작용할 때 중요한 역할을 한다. 예를 들어, 보행 시 발이 지면에 미끄러지지 않도록 방지하는 힘이 마찰력이며 이는 운동 중 부상 방지를 위한 신발 개발 등에도 적용된다.

압력은 단위 면적당 가해지는 힘을 의미하는 물리량으로 정의되며 단위는 파스칼(Pa)이 사용된다. 생체역학에서 압력은 인체가 외부 환경과 상호작용할 때 발생하는 힘의 분포를 이해하는 데 중요하다. 예를 들어, 발이 지면에 가하는 압력 분포를 분석하면 보행 패턴, 신체 균형, 발에 가해지는 스트레스 등을 평가할 수 있다. 또한, 중증 환자들이 병상에 오래 누워 있을 때 신체의 일부에 과도한 압력이 오랫동안 지속되면 욕창이 생길 수 있는데 압력이 특정 부위에 가해지지 않는지 분석을 통해 욕창을 예방할 수 있는 매트리스 개발에도 응용할 수 있다.

(3) 각변위, 각속도, 각가속도의 개념

각변위는 각도의 변화로 정의된다. 예를 들어 그림 8-3과 같이 축을 중심으로 위치 1(P_1)에서 위치 2로(P_2)로 회전하는 경우를 생각해보자. 위치 1의 각도 위치는 θ_1 위치 2의 각도 위치는 θ_2이다. 각변위는 $\theta_2-\theta_1$라 할 수 있다. 각변위의 단위는 라디안(radian)혹은 도(degree)로 나타낼 수 있다. 인체 관절은 대부분 회전 운동을 하기 때문에 각변위는 걷거나 뛰는 동안 무릎, 엉덩이, 팔꿈치 등의 각도를 측정하여 관절의 움직임을 분석하는데 도움을 줄 수 있으며 정상적인 움직임이 발생하고 있는지를 파악하는 데 중요한 역할을 한다.

각속도는 단위 시간당 각도의 변화율을 나타내는 물리량으로 물체가 일정 시간 동안 얼마나 빠르게 회전하고 있는지를 나타낸다. 단위는 rad/s 혹은 deg/s로 표현한다. 관습적으로 반시계

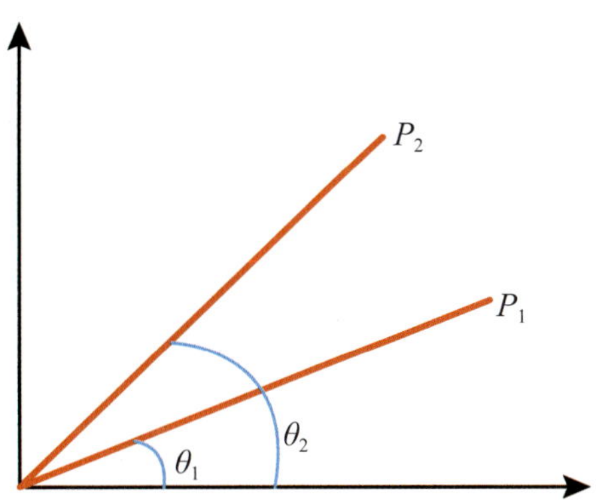

그림 8-3. **회전 운동의 예**

방향으로 움직일 때 각속도를 양(+)으로 표현하고 시계방향으로 움직일 때 각속도를 음(–)으로 표현한다. 운동 선수의 팔이나 다리의 움직임을 분석할 때 각속도를 측정하면, 그들이 얼마나 빠르게 움직이고 있는지 파악할 수 있다. 예를 들어, 투구나 스윙 운동의 회전 속도를 분석하여 효율적인 운동 패턴을 개발할 수 있다.

각가속도는 단위 시간당 각속도의 변화율을 나타내는 물리량으로 물체의 회전 운동이 시간이 지날수록 얼마나 빠르게 변화하는지를 나타낸다. 단위는 rad/s^2이다.

(4) 토크와 관성모멘트의 정의

토크와 관성모멘트는 생체역학에서 신체의 회전 운동을 이해하는 데 필수적인 개념이다. 직선 운동에서 힘은 가속의 원인이었다. 회전운동에서 힘에 대응하여 어떤 축을 중심으로 회전 운동을 일으키는 각가속도의 원인이 되는 물리량을 토크(torque)라 한다. 토크는 그림 8-4와 같이 힘의 크기 F와 그 힘이 작용하는 지점에서 회전축까지의 거리(모멘트 암)인 r의 곱으로 계산된다. 신체의 관절에서 토크는 근육이 관절을 회전시키는 능력을 나타낸다. 예를 들어, 그림 8-4와 같이 팔꿈치를 굽히는 동작에서는 이두박근이 수축하여 팔꿈치 관절에 토크를 생성하여 팔을 굽히게 된다.

관성모멘트(moment of inertia)는 회전 운동에 대한 저항의 크기를 의미한다. 즉 물체의 질량과 회전축으로부터의 거리에 따라 회전 운동을 방해하는 정도의 크기를 물리량으로 나타낸 것이다. 예를 들어 회전축으로부터 거리가 동일하지만 질량이 다른 두 물체의 관성모멘트를 비교하면 질량이 더 큰 물체의 관성 모멘트가 크다. 즉, 질량이 큰 물체를 회전시키기가 더 어렵다는 것을 의미한다.

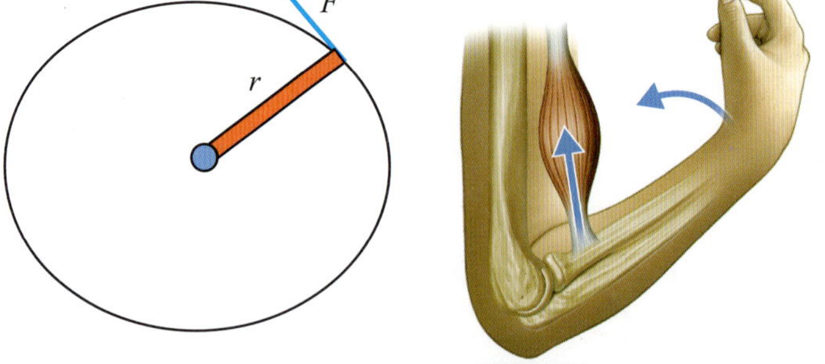

그림 8-4. **힘에 의해 회전하는 운동의 예와 근육의 힘에 의해 회전하는 팔**

2) 생체유체역학의 기본 개념

(1) 정상/비정상, 균일/비균일, 압축성/비압축성 유동

유동을 몇 그룹으로 분류해보자. 유체의 모든 지점에서 유동 속도의 크기와 방향이 같으면 균일하다고 한다(균일 유동). 특정 순간에 어느 한 지점에서라도 속도가 같지 않으면 비균일 유동이다(비균일 유동). 이 정의에 따르면 고체 경계 근처에서의 모든 유동은 비균일 유동으로 보는데, 경계에 있는 유체는 일반적으로 0인 경계의 속도를 가지기 때문이다. 그러나 유동 단면의 크기와 모양이 일정하면 유동은 균일한 것으로 간주한다.

정상 유동은 조건(속도, 압력 및 단면)이 위치마다 다를 수 있으나 시간에 따라 변하지 않는 흐름이다. 한편 어디에서나 조건이 시간에 따라 변하면 유체의 흐름은 비정상이 된다(실제로 속도와 압력에 항상 약간의 변화가 있지만 평균값이 일정하면 흐름은 정상으로 간주됨).

모든 유체는 압축할 수 있으며, 물도 마찬가지다. 압력이 변하면서 밀도도 변한다. 정상적인 조건에서 압력 변화가 작으면 일반적으로 비압축성이고 일정한 밀도를 갖는다고 가정하여 유동을 단순하게 분석할 수 있다. 실제로 액체는 압축하기가 매우 어렵기 때문에 대부분의 경우 액체를 비압축성으로 본다. 반대로 기체는 매우 쉽게 압축되므로 대부분의 경우 압력 변화를 고려하여 기체는 압축 가능한 것으로 본다.

(2) 유선

유동을 분석할 때 흐름 패턴을 시각화하는 것이 유용하다. 이는 동일한 속도의 지점을 연결하는 선을 그리면 되고, 이러한 선을 유선이라고 한다. 유체가 고체 경계, 예를 들어 에어포일 표면이나 파이프 벽을 지나 흐를 때, 유체는 절대로 표면으로 유입되거나 유출되지 않는다. 경계 벽 아주 가까운 곳에서의 유동 방향은 경계와 평행해야 한다. 유선의 정의대로, 모든 지점에서 유선의 방향은 유체 속도의 방향이 된다. 벽 근처에서 속도는 벽과 평행하므로 유선도 벽과 평행하다. 또한 비정상 유동의 경우 유선의 위치가 시간에 따라 변할 수 있다. 한편, 정상 유동에서 유선의 위치는 변하지 않는다.

(3) 유량

① 질량 유량

파이프를 따라 흐르는 물의 속도를 측정하고 싶다면, 아주 간단한 방법으로 일정한 시간 동안 파이프에서 나오는 모든 물을 양동이에 담으면 된다. 양동이에 있는 물의 무게를 측정하고 물을 모으는 데 걸린 시간으로 나누면 질량이 축적되는 속도를 얻을 수 있는데, 이를 질량 유량이라고 한다. 예를 들어, 빈 양동이의 무게는 2.0 kg이다. 물을 모은 지 7초가 지나 양동이의 무게는 8.0 kg이 되었다. 원리는 아래 수식을 참고하면 된다.

$$\text{질량유량} = \dot{m} = \frac{\text{양동이 속의 유체 질량}}{\text{유체를 모으는데 걸린 시간}} = \frac{8.0 - 2.0}{7} = 0.857 \text{ kg/s}$$

② 체적 유량(volume flow rate) - 배출(discharge)

일반적으로는 단위 시간당 흐르는 유체의 부피로 정의되는 배출 또는 체적 유량을 사용하며 간단히 유량이라고도 부른다. 여기에 유체의 밀도를 곱하면 질량 유량이 된다. 결과적으로, 위의 예에서 유체의 밀도가 850 kg/m^{3}이라고 하면 수식은 다음과 같다.

$$\text{체적유량, } Q = \frac{\text{유체의 체적}}{\text{시간}} = \frac{\text{유체의 질량}}{\text{밀도}\times\text{시간}} = \frac{\text{질량유량}}{\text{밀도}} = \frac{0.857}{850} = 0.001008 \text{ m}^3\text{/s} = 1.008 \text{ L/s}$$

③ 배출 및 평균 속도

파이프의 크기와 배출을 안다면 평균 속도를 계산할 수 있다. 지점 X에서 파이프의 단면적이 A이고, 여기의 평균 속도가 u_m인 경우, 시간 t 동안 유체 기둥이 부피 $A \times u_m \times t$로 지점 X를 통과한다. 단위 시간당 부피(방출량)는 다음과 같다.

$$Q = \frac{\text{체적}}{\text{시간}} = \frac{A \times u_m \times t}{t} = A\, u_m$$

단면적 A가 1.2×10^{-3} m^2 이고 배출 Q가 24 L/s 라면, 유체의 평균속도 u_m은 다음과 같다.

$$u_m = \frac{Q}{A} = \frac{2.4 \times 10^{-3}}{1.2 \times 10^{-3}} = 2.0 \text{ m/s}$$

이제 평균속도에 대해서 이야기해보자. 단면 전체에서 파이프의 속도는 일정하지 않다. 파이프의 중심선을 기준으로 벽에서의 속도는 0이며 중앙에서 최대가 된다. 단면 전체에서의 이 변화를 속도 프로파일 또는 분포라고 한다. 평균 속도에 면적을 곱하여 배출을 구할 수 있으며,

이는 파이프 유동뿐 아니라 모든 경우에 적용된다.

(4) 연속성(Continuity)

물질은 단순히 다른 형태의 물질로 바뀔 수 있지만, 생기거나 사라질 수 없다. 이 원리는 질량 보존이라고 부르며, 흐르는 유체를 분석할 때 적용된다. 이 원리는 그림 8-5와 같이 제어 체적(또는 표면)이라고 하는 고정 볼륨에 적용된다. 모든 제어 체적에 대한 질량보존의 원리는 다음과 같다.

단위시간당 유입 질량 = 단위시간당 유출 질량 + 단위시간당 제어체적 내의 질량 증가

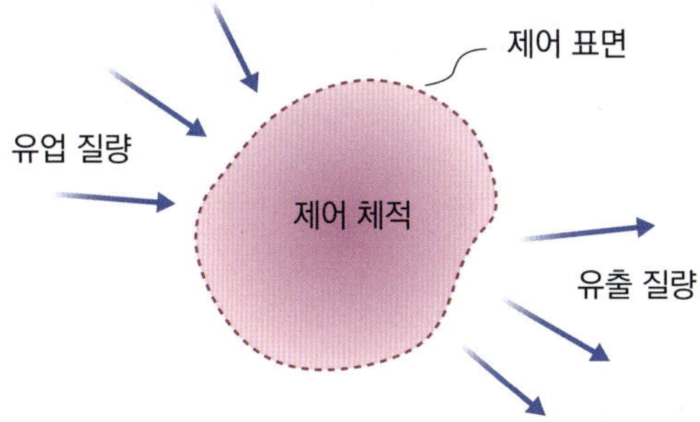

그림 8-5. 임의의 형태를 가진 제어체적

정상 유동의 경우 제어 체적 내의 질량은 증가하지 않으므로

단위시간당 유입 질량 = 단위시간당 유출 질량

이것을 아래와 같은 스트림 튜브에 적용할 수 있다. 유체는 유선에 의해 만들어진 경계를 가로질러 흐르지 않으므로 질량은 이 스트림 튜브 섹션의 두 끝을 통해서만 들어오고 나간다.

1에서의 단위시간당 유입 질량 = 2에서의 단위시간당 유출 질량

단위시간당 유입 질량 = 단위시간당 유출 질량

$$\rho_1 \delta A_1 u_1 = \rho_2 \delta A_2 u_2 = constant = \dot{m} \tag{8.1}$$

이를 연속방정식이라고 부른다.

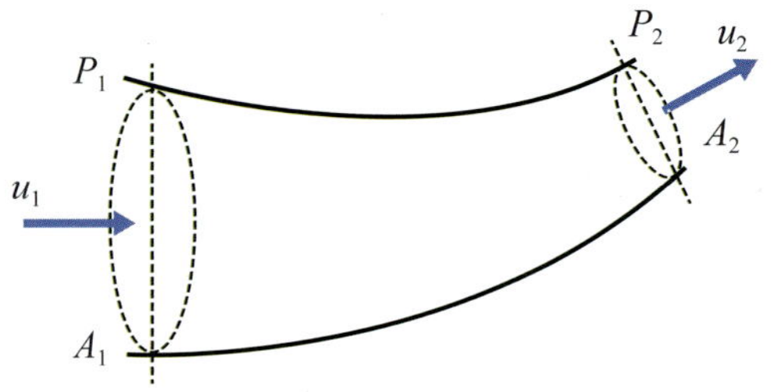

그림 8-6. **유선**

실제 파이프(또는 다른 용기)를 통과하는 유체의 흐름은 벽의 영향을 받게 되므로 평균 속도를 사용하면 좋다.

$$\rho_1 A_1 u_{m1} = \rho_2 A_2 u_{m2} = constant = \dot{m} \quad (8.2)$$

비압축성 유체의 경우, 즉 밀도가 일정한 경우, $\rho_1 = \rho_2 = \rho$이므로

$$A_1 u_1 = A_2 u_2 = Q$$

이는 가장 많이 사용되는 연속방정식의 형태이며, 유체역학에서 매우 강력한 도구로 반복적으로 사용될 것이다.

(5) Bernoulli 방정식

아래 그림 8-7과 같은 유체 요소를 고려해보자. 기준점 위의 높이 z로 인해 위치에너지를 가지며, 속도 u로 인해 운동에너지를 갖는다. 요소의 무게가 mg라면

$$\text{위치에너지} = mgz \quad \text{또는} \quad \text{단위무게당 위치에너지} = z$$

$$\text{운동에너지} = \frac{1}{2} mu^2 \ \text{또는 단위무게당 운동에너지} = \frac{u^2}{2g}$$

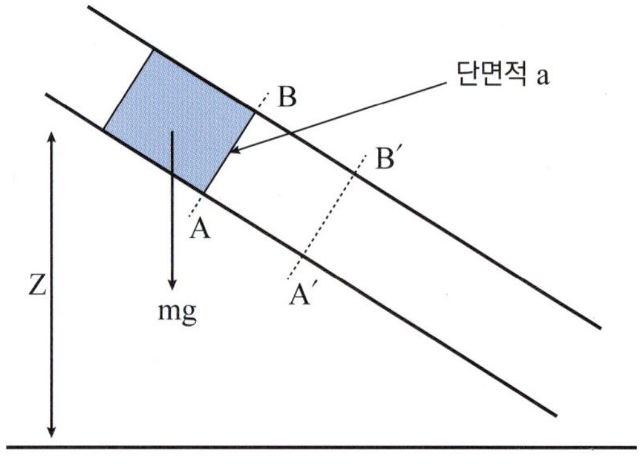

그림 8-7. **유체 요소의 운동에너지와 위치에너지**

모든 단면에서 압력은 힘을 생성하고 유체가 흐르면서 단면을 이동시켜 결국 기계적 일을 수행한다. 단면 AB의 압력이 p이고 단면적이 a이면

$$\text{AB에 작용하는 힘} = pa$$

유체의 질량 m이 AB를 통과하면 단면 AB는 A′B′로 이동한다.

$$\text{AB를 지나는 체적} = \frac{m}{p}$$

따라서,

$$\text{거리 AA}' = \frac{m}{pa}$$

$$\text{수행한 일} = \text{힘} \times \text{거리 AA}' = \text{pa} \times \frac{m}{pa} = \frac{pm}{p}$$

$$\text{단위무게당 수행한 일} = \text{힘} \times \text{거리 AA}' = \frac{p}{pg}$$

이 항은 유동의 압력 에너지로 알려진다. 위 모든 에너지 항들을 합하면,

단위무게당 압력에너지	+	단위무게당 운동에너지	+	단위무게당 위치에너지	=	단위무게당 전체에너지

$$\frac{p}{pg} + \frac{u^2}{2g} + z = H = constant \tag{8.3}$$

에너지 보존의 원리에 따라 시스템의 총 에너지는 변하지 않는다. 이를 베르누이 방정식이라고 부른다.

이 방정식은 유선을 따라 에너지 손실(예: 마찰)이나 에너지 이득(예: 펌프)이 없다고 가정한다. 그러나 적절한 에너지 항목을 추가하여 간단히 손실 및 이득을 포함시킬 수 있다.

1에서의 단위무게당 총 에너지	=	2에서의 단위무게당 총 에너지	+	단위무게당 손실 에너지	+	단위무게당 수행한 일	–	단위무게당 공급 에너지

$$\frac{p_1}{pg} + \frac{u_1^2}{2g} + z_1 = \frac{p_2}{pg} + \frac{u_2^2}{2g} + z_2 + h + w - q \tag{8.4}$$

(6) 층류와 난류

만약 파이프 속에서 자유롭게 흐르는 물의 중앙에 염료를 뿌린다면, 무슨 일이 일어날까?

실제로 둘 다 일어날 수 있지만 유동 속도는 다르다. 유속이 빠를 때 상단처럼 되고 천천히 흐를 때 하단처럼 된다. 상단 상황은 난류(turbulent)로 알려져 있고 하단 상황은 층류(laminar)로 알려져 있다. 층류에서 유체 입자의 움직임은 매우 질서정연하며 모든 입자가 파이프 벽과 평행한 직선으로 움직인다.

하지만 무엇이 빠르고 느린가? 그리고 어떤 속도에서 유동 패턴이 변하는가? 그리고 왜 우리는 이것을 알고 싶어하는가? 1880년대에 Osborne Reynolds는 유체역학의 고전이 된 실험을 통해 이 현상을 처음 관찰했다.

여러 실험을 거친 후 그는

$$\frac{\rho u d}{\mu}$$

이 유동 유형의 변화를 예측하는 데 도움이 된다는 것을 알게 되었다. 여기에서 ρ = 밀도, u = 평균속도, μ = 점성계수 이다. 그 값이 약 2100보다 작으면 흐름은 층류이고 4000보다 크면 난류이며, 그 사이에 있으면 전이대에 있다. 이 값을 레이놀즈 수, Re라고 한다.

$$\mathrm{Re} = \frac{\rho u d}{\mu} \tag{8.5}$$

층류: $\mathrm{Re} < 2100$,

전이대: $2100 < \mathrm{Re} < 4000$,

난류: $\mathrm{Re} > 4000$

이 레이놀즈 수의 단위는 무엇일까? SI 단위로 이 표현을 채워보자.

$$Re = \frac{\rho u d}{\mu} = \frac{kg}{m^3}\,\frac{m}{s}\,(m)\,\frac{m\,s}{kg} = 1$$

위 수식을 보면 단위가 없다. 단위가 없는 양은 무차원 수라고 한다. 따라서 레이놀즈 수, Re는 무차원 수이다. 이 추상적인 숫자는 무엇을 의미할까? 이 숫자는 물리적 의미를 가지고 있으며, 층류에서 난류로의 변화에 대한 몇 가지 이유를 이해하는 데 도움이 된다.

$$Re = \frac{\rho u d}{\mu} = \frac{pu^2}{\mu\left(\frac{u}{d}\right)} = \frac{\text{관성력}}{\text{점성력}}$$

관성력이 점성력보다 크면(유체의 빠른 흐름, 높은 Re), 흐름은 난류로 해석할 수 있다. 점성력이 우세하면(유체의 느린 흐름, 낮은 Re), 모든 유체 입자들이 일직선으로 줄지어 있기에 충분하고 그러면 흐름은 층류가 된다.

3) 생체역학의 주요 이론과 모델링 기법

(1) 뉴턴의 법칙(관성, 가속도, 작용/반작용의 법칙)

생체역학에서 뉴턴의 법칙은 신체의 움직임과 힘의 관계를 설명하는 데 중요한 기본 이론이다. 물체에 작용하는 알짜힘이 없다면 그 물체는 크기와 방향이 일정한 속도를 가지고 운동을 하게 될 것이다. 즉, 외부에서 작용하는 알짜힘이 없다면 정지해 있는 물체는 계속 정지 상태를 유지할 것이며, 움직이는 물체는 계속 같은 방향과 속도로 운동을 할 것이다. 이러한 법칙을 뉴턴의 제 1 법칙이자 관성(inertia)의 법칙이라고 한다.

관성(inertia)이란 물체의 상태를 원래대로 계속 유지하려고 하는 성질이다. 이 관성의 크기를 물리적인 양으로 나타내는 대표적인 것이 질량(mass)이다. 질량인 힘이 가해질 때 물체의 운동 변화에 대한 저항의 크기라 할 수 있다. 즉, 힘이 일정할 때 질량이 크면 가속도는 작고, 질량이 작으면 가속도가 더 크다. 무거운 사람을 미는데 드는 힘과 가벼운 사람을 미는데 드는 힘은 서로 다르다. 즉, 무겁고 덩치가 큰 사람은 현재 유지하고 있는 속도를 변화시키는데 더 큰 힘이 필요하여 관성이 큰 것이고, 마르고 가벼운 사람은 작은 힘에도 밀릴 수 있기 때문에 관성이 상대적으로 작다.

관성은 우리 일상생활 많은 곳에서 존재한다. 예를 들어 버스가 급정거하거나 급출발하는 경우를 생각해보자. 급정거할 때 버스 안에 있는 사람들은 계속 가려고 하는 성질 때문에 몸이 앞으로 쏠리게 되고, 급출발할 때는 계속 정지해 있으려는 성질 때문에 몸이 뒤로 쏠리는 경험을 했을 것이다.

뉴턴의 제2법칙은 물체의 가속도는 물체에 작용한 알짜힘(물체에 가해지는 전체 힘)에 비례하고 질량에는 반비례한다는 것을 의미한다. 수식으로 표현하면 $F = ma$이다. 힘의 단위는 힘이 질량과 가속도의 곱이기 때문에 kg × m/s^2 으로 나타내기도 하지만 일반적으로 N (newton)이라는 단위를 많이 사용한다. 1 N의 정의는 질량 1 kg인 물체를 1 m/s^2 으로 가속시키는데 드는 힘이다. 한편, 회전운동에서도 뉴턴의 제 2법칙이 적용된다. 직선운동에서의 $F = ma$라는 공식처럼 $M = I\alpha$로 표현할 수 있다. 이때, M은 토크, I는 관성 모멘트 α는 각가속도를 의미한다.

한 물체가 다른 물체에 어떤 힘이 작용하게 되면 힘을 받는 물체도 똑같은 힘을 준 물체에도 반작용으로 전달하게 된다. 이를 뉴턴의 제 3법칙인 작용 반작용의 법칙이라 한다. 예를 들어, 우리가 걸을 때에도 작용 반작용 법칙이 발생한다. 사람이 걸을 때 발이 지면에 닿으면서 앞으로 박차고 나갈 때 지면에 가해진 힘만큼 지면이 사람을 밀어주기 때문에 사람은 앞으로 나아가며 걸을 수 있다. 이와 같이 지면과 접촉하여 지면에 가하는 힘에 반대 방향으로 같은 힘이 작용하는 것을 지면반력이라 한다. 이 밖에도 일상생활 많은 곳에는 작용 반작용의 법칙이 존재한다. 농구 선수가 점프를 할 때에도 지면에 가하는 힘만큼 지면이 반작용으로 발에 작용하기 때문에 점프가 가능하다. 자전거나 자동차의 타이어도 지면 사이에 작용하는 작용 반작용의 힘으로 인해 이동하며, 수영 선수는 발로 벽에 가한 힘만큼 반작용의 힘을 얻어 물속에서 더 빠르게 전진할 수 있다.

(2) 인체의 정역학 및 동역학 분석

정역학은 물체 혹은 인체에 힘이 작용하지 않는 상태에서 혹은 힘이 작용하더라도 물체나 인체가 정지해 있거나 일정한 속도로 움직이고 있는 것과 같이 가속도가 0인 상황을 다루는 분야로, 평형상태에 있다고 표현한다. 힘의 평형은 직선 운동에서 인체나 물체에 작용하는 모든 힘의 합력이 0이 되는 상태를 의미한다. 예를 들어, 그림 8-8와 같이 의자에 앉아 있는 사람의 경우를 자유물체도로 표현해보면 중력에 의해 아래로 가해지는 힘 $F = mg$와 의자가 위로 받쳐주는 수직항력이 평형을 이루어 정지 상태가 유지되는 것을 볼 수 있다. 또한, 토크의 평형은 모든 토크의 합이 0이 되어 물체가 회전하지 않음을 의미한다. 예를 들어, 그림 8-8과 같이 사람이 서 있는 경우 몸의 무게 중심에서 질량과 중력가속도에 의해 $F = mg$라는 힘이 발생하여 발목관절을 중심으로 반시계 방향으로 회전하는 토크가 발생한다. 인체는 넘어지지 않도록 서 있기 위해 발목의 배측굴곡근(dorsiflexor)을 이용하여 시계방향으로 같은 크기의 토크를 발생시켜 정적인 회전 평형 상태를 유지한다.

생체역학에서 동역학은 인체의 움직임과 관련된 힘과 가속도를 분석하는 분야로 정역학과 달리 가속도가 0이 아닌 물체가 움직일 때 발생하는 힘과 토크를 분석한다. 동역학은 크게 운동학과 운동역학으로 나뉜다. 직선운동일 때의 운동학을 선형운동학(linear kinematics), 운동역학을 선형운동역학(linear kinetics)라 하고 회전운동일 때의 운동학을 각운동학(angular

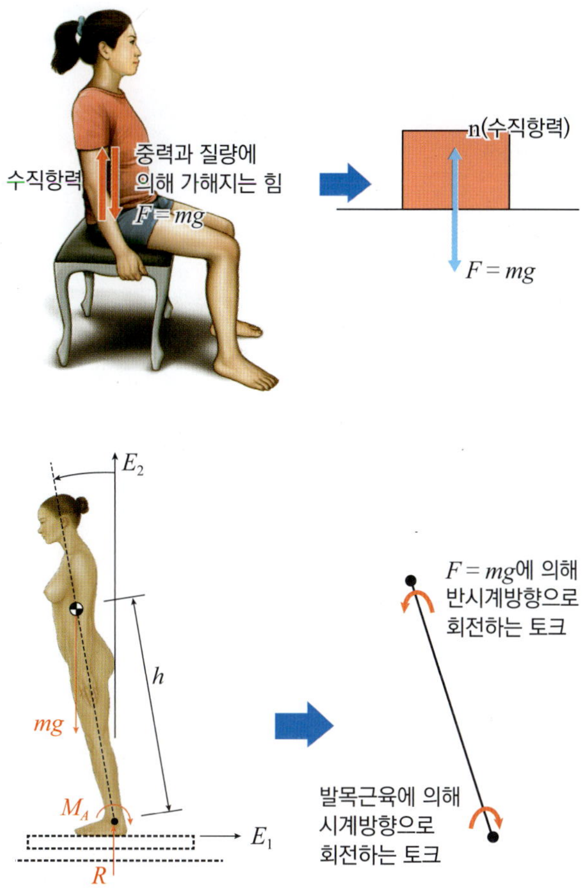

그림 8-8. 힘의 정적평형과 토크의 정적 평형의 예

kinematics), 운동역학을 각운동역학(angular kinetics)이라 한다.

운동학은 토크를 고려하지 않고 인체의 각도, 변위, 각변위, 속도, 각속도 등을 분석한다. 그림 8-9는 몸통(trunk), 대퇴(thigh), 하퇴(shank) 등의 절대 각도 혹은 분절 각도를 의미한다. 관절 각도는 상대 각도로 각 분절 각도를 이용하여 구할 수 있다. 예를 들어, 무릎 관절의 각도는 하퇴 각도와 대퇴 각도의 차($thigh_{\Theta}-shank_{\Theta}$)로 정의된다. 또한, 무릎 관절의 각도는 하퇴각도와 대퇴각도의 차로 정의된다. 이러한 운동학적 요소들은 보행이나 달리기 등 다양한 동작 중 시간에 따른 각 관절의 각도 궤적을 분석하는데 도움을 준다.

운동역학은 움직임의 원인이 되는 힘이나 토크를 분석한다. 예를 들어 그림 8-10과 같이 어떤 사람이 30 kg의 물체를 일정하게 밀고 있다. 그 물체가 1 m/s^{2}으로 가속이 생겼다면 뉴턴의 제2

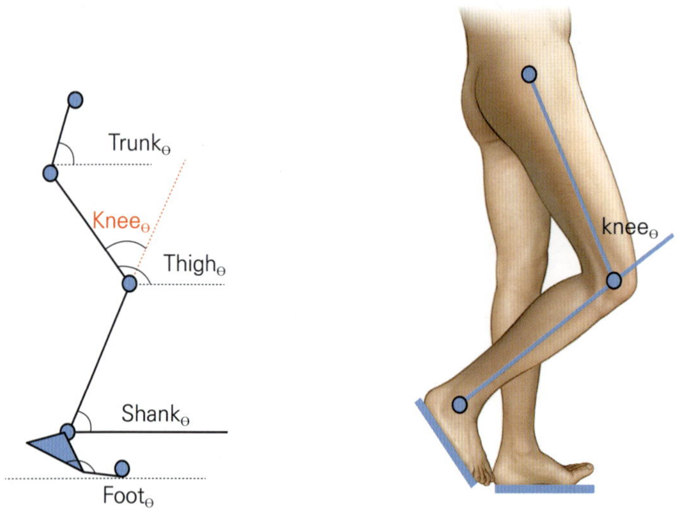

그림 8-9. **신체 관절의 절대각도와 상대각도의 예**

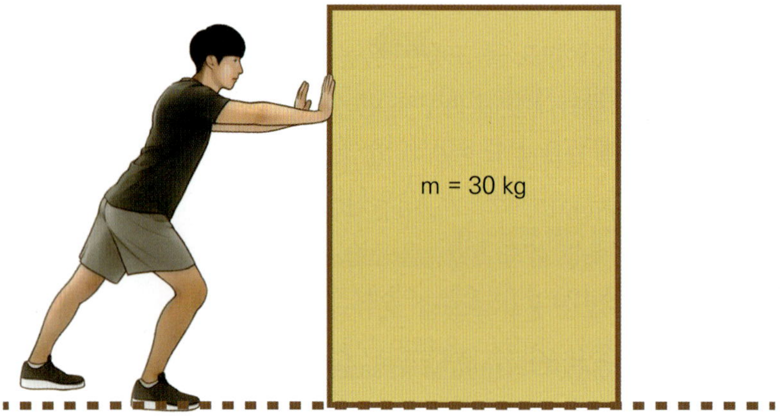

그림 8-10. **뉴턴의 제2법칙 예**

법칙에 의해 30 kg × 1 m/s^2 = 30 N의 힘으로 물체를 밀고 있다는 것을 알 수 있다. 또한 팔의 무게가 3 kg이고 팔의 길이는 0.7 m인 사람이 팔을 몸에 붙인 상태에서 수평 방향으로 들어올리고 있을 때 어깨 관절을 축으로 팔을 들어올리기 위해 필요한 토크를 팔의 무게와 길이만으로 구할 수 있다. 팔의 무게 중심이 팔의 중간에 위치해 있다고 가정하고 그 무게 중심에 가해지는 힘은 3 kg × 9.8 m/s^2 = 29.4 N인 것을 알 수 있다. 그 힘은 어깨 회전축으로부터 무게중심까지의 거리의 절반인 0.35 m이며, 토크의 정의에 의해 29.4 N × 0.35 m = 10.29 Nm의 토크가 가해진다는 것을 알 수 있다. 이 토크는 어깨를 축으로 팔을 들어올리기 위해 필요한 회전력을 의미한다.

(3) 인체의 무게중심, 질량중심, 관절중심

무게중심(center of gravity)은 인체의 모든 무게가 집중된 인체 가상의 점을 의미하며 중력에 의해 인체에 작용하는 힘의 중심점이라고 볼 수 있다. 무게 중심은 자세에 따라 변할 수 있다. 예를 들어 몸을 앞이나 옆으로 기울이면 그에 따라 무게중심이 앞으로 혹은 옆으로 이동한다. 무게 중심은 일상생활 운동이나 스포츠 등 균형을 유지해야 하는 것과 밀접한 관련이 있다. 무게중심은 중력의 작용을 고려하지만, 질량중심(center of mass)은 물체의 질량이 균등하게 분포되어 있어 중력의 영향을 받지 않는다. 예를 들어, 우주 공간에서 무중력 상태에서는 무게중심 대신 질량중심이 운동의 기준점으로 사용된다.

관절중심(joint center)은 무릎, 팔꿈치, 발목 등과 같이 두 뼈가 만나는 관절의 축을 의미하며 관절의 회전 운동의 축이 되는 지점이다. 팔꿈치 관절은 상완골(팔 뼈)과 요골 및 척골(아래팔 뼈)이 만나는 지점이 관절중심이 된다.

(4) 관성모멘트

관성모멘트(inertia)는 물체의 질량과 회전축으로부터의 거리에 따라 회전 운동을 방해하는 정도의 크기를 물리량으로 나타낸 것이다. 회전축으로부터 거리가 동일하지만 질량이 다른 두 물체의 관성모멘트를 비교하면 질량이 더 큰 물체의 관성 모멘트가 더 크다. 또한, 질량이 동일하더라도 물체가 회전축으로부터의 거리가 더 큰 경우에도 관성 모멘트가 더 크다. 이것은 질량이 큰 물체를 회전시키거나 질량 중심이 회전축으로부터 멀리 있는 물체를 회전시키는 것이 더 어렵다는 것을 의미한다. 예를 들어 야구 선수가 더 무거운 배트를 휘두르기 힘들어 하는 것은 무거운 배트의 관성모멘트가 더 커 회전 운동을 방해하기 때문이다. 또한, 피겨스케이트 선수가 회전 시 팔이나 다리를 몸 쪽으로 모아 질량중심을 회전축에 가깝게 하는 것도 관성모멘트를 더 작게 신체 자세를 변화시켜 회전을 용이하게 하는 것이라 할 수 있다. 따라서, 관성모멘트 I는 mr^2에 의해 구할 수 있다. 0.2 kg 물체를 0.5 m 길이의 줄에 매달아 회전시키는 경우 관성모멘트 I는 (0.2 kg) × (0.5 m)^2 = 0.5 kgm^{2}으로 계산할 수 있다.

그림 8-11의 경우 회전축 O를 중심으로 회전을 방해하는 성분의 관성 모멘트와 물체의 중심축을 중심으로 회전을 방해하는 성분의 관성 모멘트를 모두 고려해야 한다. 이를 평행축 정리

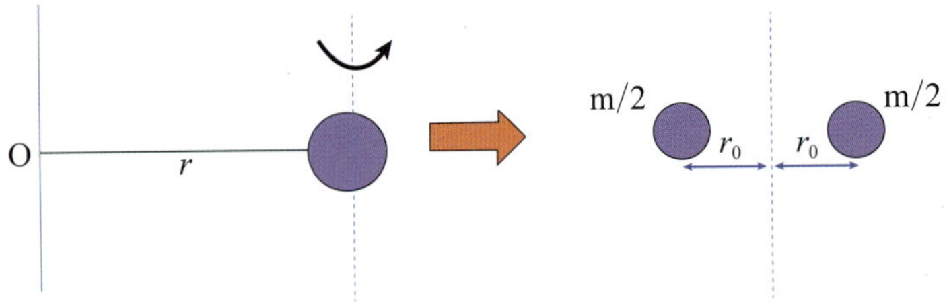

그림 8-11. **회전축으로부터 r만큼 떨어진 물체의 회전과 물체의 중심축을 두개의 점질량으로 표현**

를 이용하여 이해할 수 있다. 회전축으로부터 r만큼 떨어진 거리의 물체에 대해 그 물체의 회전축을 중심으로 회전하는 하나의 점질량을 두 개의 점질량으로 나눈다. 그 물체의 축을 중심으로 회전하는 회전 반경을 r_0라 정의하면 질량 m인 물체의 무게 중심을 축으로 회전하는 저항의 크기 I_0는 mr_0^2로 나타낼 수 있다. 중심 O를 기준으로 회전하는 것과 질량 m인 물체의 회전축을 기준으로 회전하는 저항들을 모두 고려하면 이 물체의 관성 모멘트 $I = I_0 + mr^2$ 이다. 즉, 관성 모멘트는 회전하는 원점의 회전축을 평행하게 이동한 물체의 회전축을 중심으로 발생하는 관성모멘트 I_0와 원점인 회전축을 중심으로 발생하는 관성 모멘트의 합으로 구할 수 있다.

(5) 힘판(force platform)의 원리와 압력중심의 개념

힘판(force plate)는 지면반력을 측정하는 장치다. 인체가 바닥에 가하는 힘과 반대로 바닥에서 인체로 작용하는 힘을 측정하는 장치로, 보행 분석, 균형 검사, 점프력 측정 등 다양한 생체역학적 연구와 평가에 사용될 수 있다. 힘판은 보통 그림 8-12a와 같이 4개의 3축 로드셀(loae-cell)로 구성되어 있으며, 4개의 힘 값을 조합하여 수직, 전후, 좌우 성분의 힘뿐 아니라 수직, 전후, 좌우 모멘트를 계산할 수 있다. 수직 방향의 힘은 인체가 지면에 가하는 수직 힘을 측정하는데 보행이나 점프 시 이 축의 데이터가 크게 변화하고 수평 방향은 인체가 지면을 가로지르는 힘을 측정하는 요소로, 미끄러지거나 방향을 전환할 때 발생하는 힘을 측정한다. 그림 8-12b에서 힘판의 대표적인 응용 사례를 나타내고 있다. 야구 피칭 동작 중 발생하는 지면반력을 이용하여 투구 메커니즘을 분석할 수 있고 이것은 투수의 경기력 향상에 도움을 줄 수 있다.

압력중심(center of pressure)은 힘판(force plate)을 이용해 측정할 수 있는 중요한 생체역학적 지표로 수직지면 반력이 시간에 따라 어떻게 변하는지 나타낸다. 압력중심 좌표를 산출하기 위한 원리는 다음과 같다. 그림 8-13은 힘판을 정면에서 바라보는 모습을 나타내고 있다.

인체에 의해 F_{ACT}가 인가되면 로드셀에서 F_0와 F_X가 측정이 된다. 회전정역학 해석에 의해

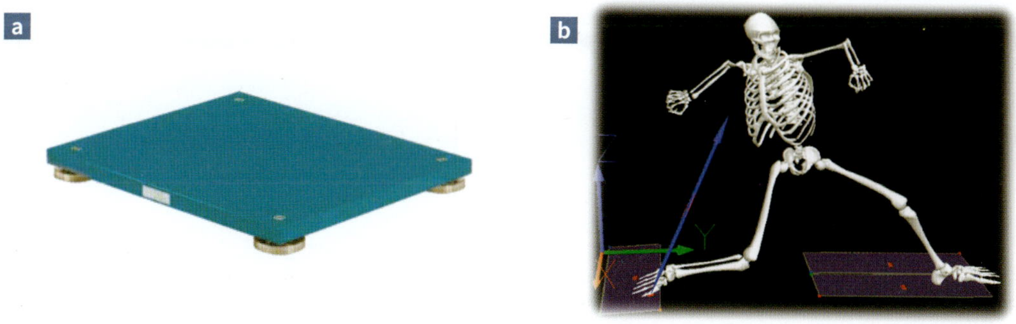

그림 8-12. **키슬러사의 힘판과 힘판의 응용**

출처: https://www.unomaha.edu/college-of-education-health-and-human-sciences/sports-medicine-and-biomechanics/community/blog-post-2.php

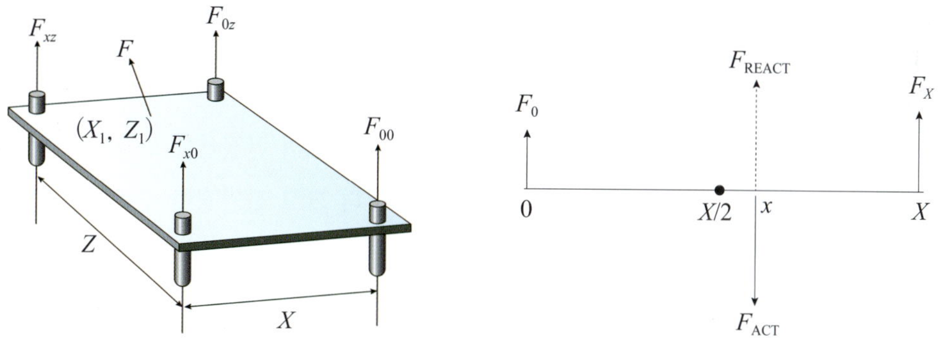

그림 8-13. **압력중심 산출을 위한 힘판의 모식도**

$F_{ACT}\left(x - \frac{X}{2}\right) + F_0\frac{X}{2} = F_x\frac{X}{2}$와 같이 나타낼 수 있고 F_{ACT}가 인가되고 있는 x축의 압력중심 좌표 $x = \frac{X}{2}\left(1 + \frac{(F_{x0}+F_{xz})-(F_{00}+F_{0z})}{(F_{x0}+F_{xz}+F_{00}+F_{0z})}\right)$으로 계산될 수 있다. Z축 방향의 좌표도 x축의 좌표와 유사한 방법을 계산할 수 있다. 이러한 압력중심의 좌표 데이터를 획득하여 자세 균형 능력을 표현하는 다양한 지표들을 산출할 수 있고, 자세 균형 능력을 정량적으로 분석하는데 도움을 줄 수 있다.

(6) 힘판을 이용한 자세 균형의 생체역학적 분석 방법

힘판의 압력중심을 이용하여 정적인 서기 자세를 통해 인체의 자세 균형능력을 정량적으로 측정할 수 있다. 압력중심은 그림 8-14와 같이 좌우 및 앞뒤 방향에 대해 2차원 평면으로 표현이 가능하며 자세 균형을 유지하기 위해 서 있는 동안 인체를 끊임없이 움직이는 것을 알 수 있다. 그림 8-14는 실제 자세 균형 테스트 동안 파킨슨병 환자와 정상인의 압력중심의 변화를 비교한

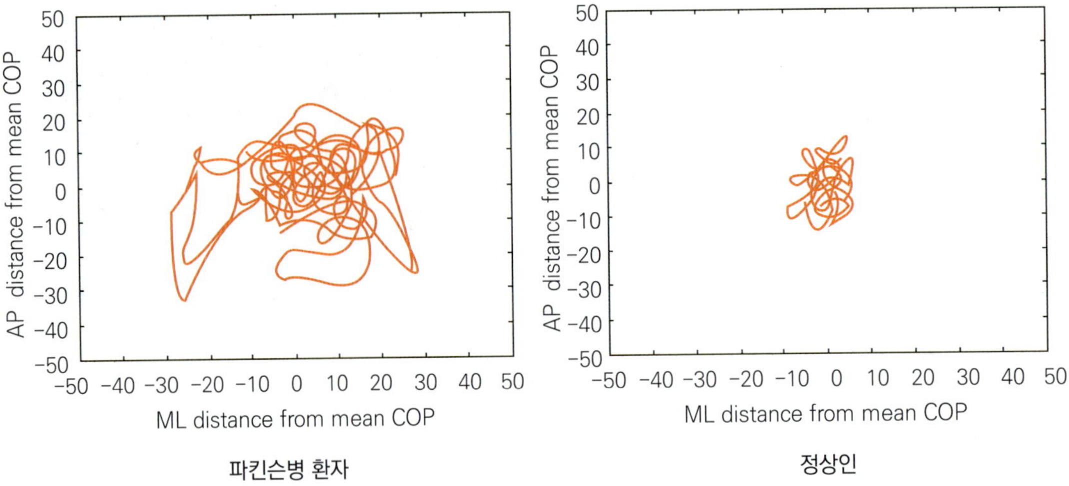

그림 8-14. **자세 균형 테스트를 통한 파킨슨병 환자와 정상인의 압력중심 비교**

그래프이다. 정상인의 경우 압력중심은 작은 범위 내에서 움직이며 안정성을 보이지만 파킨슨병과 같이 균형 장애가 있는 사람들은 압력중심의 움직임이 더 크고 불안정할 수 있다. 압력중심 데이터를 이용하여 자세 균형을 유지하는 동안의 압력중심 평균거리(mean distance), 평균 속도(mean velocity), 평균 주파수(mean frequency) 등 다양한 지표들을 산출하고 개인의 신체 균형 능력을 정량적으로 평가하는 것이 가능하다. 압력중심 평균거리는 평균적인 자세 균형의 중심 좌표로부터 평균적으로 얼마나 멀리 움직였는지를, 평균 속도는 얼마나 빠르게 이동하였는지를, 평균 주파수는 자세 동요 횟수를 의미한다. 실제로 많은 생체 역학 연구에서 정적 혹은 동적 자세에서의 압력중심을 측정하여 노화나 질병으로 인해 퇴화되는 자세 균형 능력을 연구하고 있다.

(7) 3차원 근골격 모델의 개발과 시뮬레이션

근골격계의 움직임을 분석하기 위해서는 3차원 근골격 모델을 구축하고 시뮬레이션하는 것이 필수적이다. 근육, 뼈 등의 신체 구조를 수학적 및 컴퓨터 모델로 구현하고 그 동작을 시뮬레이션 하는 과정을 포함한다. 그림 8-15와 같이 link-segment model은 인체의 움직임을 분석하는 데 사용되는 기본적인 모델 중 하나로 이 모델은 인체를 여러 개의 세그먼트로 나누고, 각 링크는 신체의 특정 부위를 나타낸다. 예를 들어, 그림과 같이 각 링크는 회전 운동이 가능한 관절을 통해 연결되며 이를 통해 전체적인 운동을 수학적으로 분석할 수 있다. 하체 link-seg-

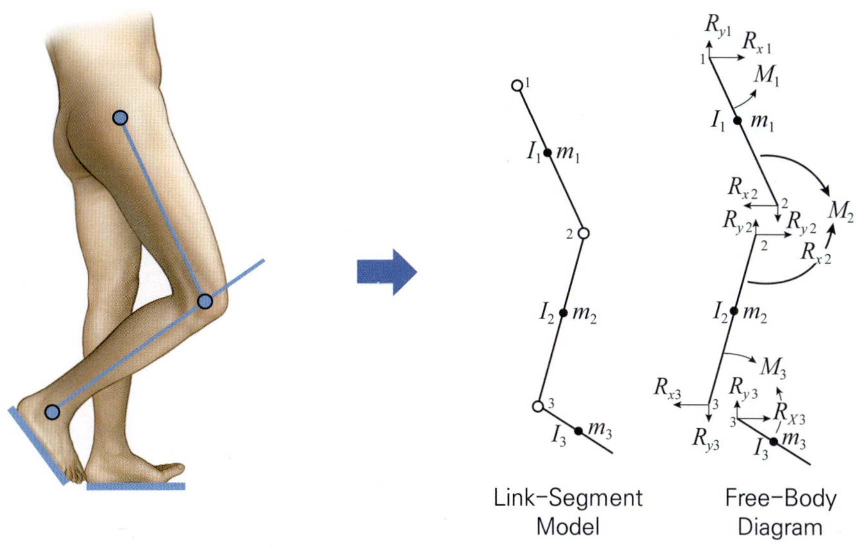

그림 8-15. **Link-segment model과 해석을 위한 free-body diagram**

ment model은 엉덩관절(hip joint)과 무릎관절(knee joint)를 잇는 링크, 무릎관절과 발목관절(ankle joint)을 잇는 링크 그리고 발 링크로 구성되어 있다. Link-segment model을 해석하기 위해 자유물체도를 그려 힘, 질량, 모멘트, 관성모멘트 등을 표현한다. 예를 들어 무릎관절의 경우, R_{x2}, R_{y2}는 무릎관절에 걸리는 작용힘과 반작용힘을 의미하고, M_2는 무릎 관절에서 발생하는 관절모멘트를 의미한다. m_1은 대퇴의 질량 및 질량 중심을 의미하고 I_1은 대퇴의 관성모멘트를 의미한다.

그림 8-16의 link-segment model의 자유물체도에서, R_{xd}, R_{yd}는 원위부(proximal joint)에 작용하는 x축과 y축 반력을 의미하고, M_d는 원위부 세그먼트에 작용하는 전체 근모멘트를 의미한다. a_x, a_y는 질량중심의 x축과 y축 가속도를 의미하며 mg는 중력에 의해 발생하는 힘을 의미한다. θ는 세그만트의 기울어진 각도를 의미하며 α는 각가속도를 의미한다. 이러한 정보들을 알고 있다면 근위부(proximal joint)의 반력 R_{xp}, R_{yp} 그리고 전체 근모멘트 M_p는 다음의 식을 이용하여 풀어나갈 수 있다. $\sum F_x = R_{xp} - R_{xd} = ma_x$, $\sum F_y = R_{yp} - R_{yd} - mg = ma_y$와 같이 x축과 y축 방향에 대해 뉴턴 제2법칙을 적용한 동역학 공식을 적용하여 R_{xp}, R_{yp} 를 구할 수 있다. 또한 질량중심에서의 전체 모멘트는 $\sum M = I_0\alpha$와 같은 식으로 계산될 수 있다.

인체 근골격계 시뮬레이션은 크게 순동역학(forward dynamics)과 역동역학(inverse dynamics)으로 나뉘게 된다. 순동역학 시뮬레이션은 운동을 생성하는 힘이나 근육 활동을 알고 있을

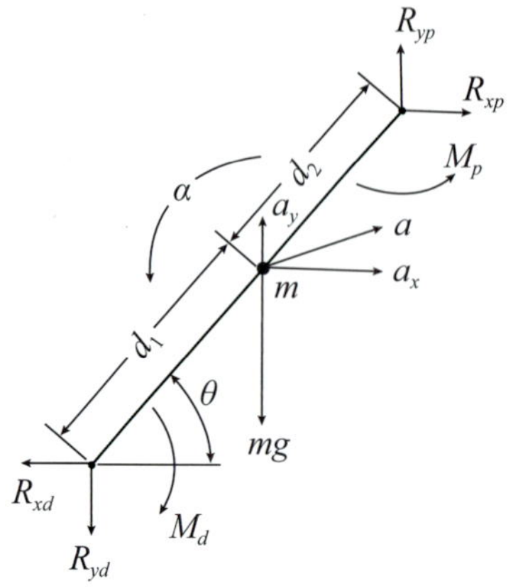

그림 8-16. **기본적인 link-segment model 해석을 위한 자유 물체도**

때, 그 힘이 인체에 어떻게 작용하여 결과적인 움직임이 나타나는지 예측하는 방법이다. 이는 입력으로 주어진 힘이나 토크가 인체에 미치는 영향을 계산하여 그로 인한 운동을 예측하는 방식의 시뮬레이션이다. 특정 근육이 일정한 양의 힘을 발휘할 때, 그 결과로 다리나 팔이 어떻게 움직이는지 계산하는 것으로 입력은 근전도 등 근육과 관련된 특성 등이 사용되고 운동방정식을 기반으로 세그먼트에 작용하는 시뮬레이션 실행 후 관절의 각도, 각속도, 각가속도 등의 운동학적 특성을 획득할 수 있다.

역동역학 시뮬레이션은 각도, 각속도 등 운동학적인 데이터들이 주어졌을 때 그 움직임을 발생시키기 위해 필요한 힘이나 토크를 역으로 추정하는 방법이다. 즉, 실제 결과적인 움직임을 먼저 알고, 이를 실현하기 위해 어떤 힘과 근육 활동이 필요한지 계산하는 방식이다. 입력값으로 관절의 각도 등을 측정하여 사용하고 운동방정식을 역으로 적용하여 시뮬레이션을 실행하면 각 관절에서 발생하는 토크나 근육에서 발생하는 힘 등을 결과로 획득할 수 있다.

4) 생체유체역학의 주요 이론과 모델링 기법

(1) 심혈관계 생리학 및 혈액유변학

① 심혈관계 생리학

- **심장**

심장은 우리의 생명과 직결되는 장기로 수축을 통해 온몸에 혈액유동을 위한 에너지를 공급하는 중요 역할을 담당한다. 그림 8-17과 같이 심장은 2개의 방(atrium)과 2개의 실(ventricle)

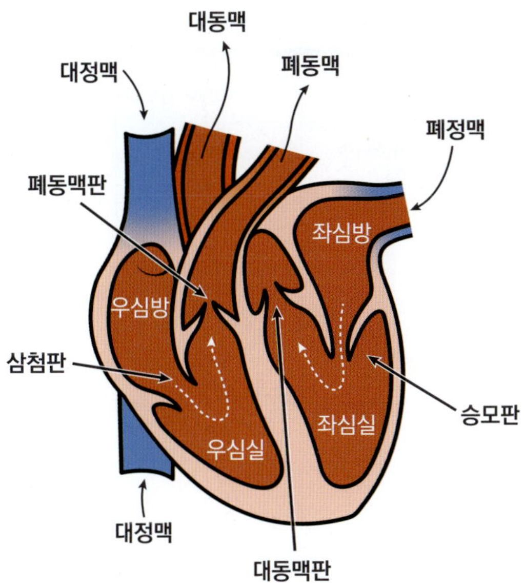

그림 8-17. **심장의 구조**

로 구성되며 총 4개(3개의 삼첨판, 1개의 이첨판)의 판막이 존재한다. 각 방과 실 사이에 판막이 있으며 심장의 출구에도 2개의 판막이 있다. 좌심장은 온몸으로의 체순환(systemic circulation)을 담당하는 반면, 우심장은 폐순환(pulmonary circulation)으로 호흡을 통한 혈액으로의 산소 전달을 담당한다. 심장을 기준으로 머리 쪽으로의 혈액 유동이 대략 1/3, 그 외 사지 등 몸으로의 유동이 2/3에 해당한다.

온몸을 돌고 돌아온 정맥혈은 상부(superior) 및 하부(inferior) 대정맥(vena cava)을 통해 우심방으로 들어온다. 우심방에 있는 혈액은 삼첨판(tricuspid valve)을 통해 우심실로 들어가며 심장의 수축으로 폐동맥판막(pulmonary valve)을 통해 허파로 들어간다. 허파로 들어간 혈액은 호흡을 통해 산소를 공급받아 다시 좌심방으로 들어간다. 좌심방의 압력이 증가하면 이첨판(bicuspid)인 승모판(mitral valve)이 열리면서 좌심실로 혈액이 들어가게 된다. 다시 심장의 등적수축(isovolumetric contraction)에 의해 좌심실의 압력이 올라가고 좌심실의 압력이 약 100 mmHg가 되면 대동맥판막(aortic valve)이 열리면서 체순환을 하게 된다.

- **심장주기**(cardiac cycle)

압력 차이(pressure gradient)는 혈액을 흐르게 하는 원동력이다. 심장주기는 한 심장 박동의 시작부터 다음 심장 박동의 시작까지로 인간의 심장 기능의 기본이 된다. 심장주기는 두 기

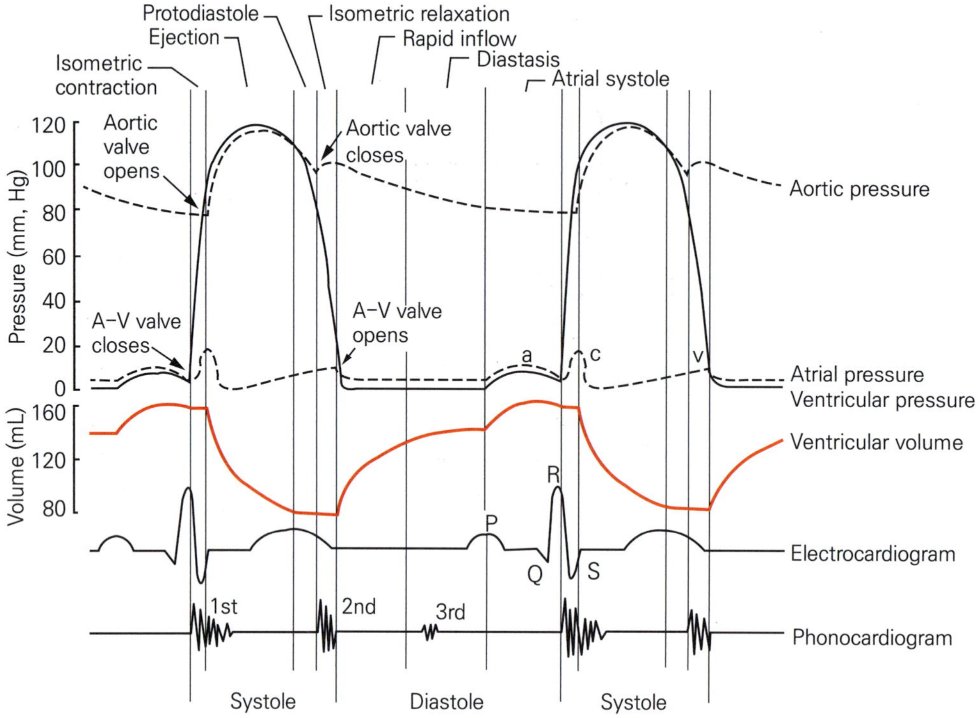

그림 8-18. **심장 주기와 이벤트**[5]

간으로 구성되는데, 첫 기간은 심장 근육이 이완되고 혈액으로 다시 채워지는 이완기고 두 번째 기간은 수축기라고 하는 강력한 수축 및 혈액 펌핑 기간이다. 심장은 비운 후 이완되고 확장되어 폐와 신체의 다른 곳에서 돌아오는 또 다른 혈액을 받은 후, 다시 수축하여 폐 및 해당 시스템으로 혈액을 펌핑한다. 건강한 사람이 쉬고 있는 경우 일반적으로 분당 70~75회의 박동이, 한 심장 주기는 약 0.8초가 소요된다. 심장주기의 지속 시간은 심박수에 반비례한다.

그림 8-18의 Wiggers 다이어그램은 전기적 추적선으로 시간에 따라서 심장주기의 이벤트와 세부 사항을 설명한다. 심실(ventricular) '이완기(diastole)' 또는 이완(relaxation)은 '등적 이완(isovolumetric relaxation)'으로 시작해서 유입(inflow)의 세 가지 하위 단계, 즉 '빠른 유입(rapid in flow)', '이완(diastasis)' 및 '심방 수축(atrial systole)'을 거친다. '이완기(diastole)' 기간 동안 '심실 용적(ventricular volume)'이 증가한다(그림 8-18 빨간 선). 이는 '대동맥 판막 닫힘(aortic valve closes)'에서 시작해서 QRS 복합체의 R에서 끝난다. 심실(ventricular) '수축기(systole)'는 '등적 수축(isovolumetric contraction)', 즉 'A–V 판막 닫힘(atrioventricular valve closes)'에서 시작하여 '대동맥 판막 닫힘'에서 '방출(ejection)' 단계를 완료하면서 끝난다. '방출' 단계에서는 심실이 폐동맥과 대동맥으로 혈액을 펌핑함에 따라 '심실 용적'의 추적선(그림 8-18 빨간 선)이 최소가 된다.

- **동맥과 정맥**

동맥은 폐를 거쳐 산소가 풍부해진 혈액을 온몸으로 전달하고 모세혈관은 조직세포에 산소와 영양분을 공급하며 이산화탄소와 노폐물을 수거한다. 한편, 정맥은 온몸을 순환한 후 노폐물과 이산화탄소를 싣고 다시 심장으로 돌아가는 통로를 의미한다. 동맥의 압력은 심장의 펌핑운동으로 인해 높고 맥동성이 있으나 정맥의 압력은 상대적으로 낮고 맥동성이 없다. 동맥의 혈류속도는 비교적 빠르지만 정맥에서는 느리므로 역류를 방지하고, 안정적인 유동을 위해 판막이 존재한다. 동맥의 두껍고 튼튼하며 탄력성이 좋은 반면에 정맥은 얇고 탄력성이 작다.

- **심장의 기계적 일**

물리학에서 일은 힘과 거리의 곱이다. 따라서 일정한 질량의 고체 물체를 움직이기 위해 행해진 일은 물체에 가해진 힘과 물체가 이동한 거리를 곱한 값이다. 일정량의 유체를 이동시키기 위해 일을 했을 때, 일은 유체의 부피와 유체를 이동시키는 데 필요한 압력의 곱으로 정의된다.

일회박출의 일(stroke work, SW)은 일정량의 혈액[즉, 일회박출량(stroke volume)]을 방출하기 위해 심실이 하는 일을 의미한다. 혈액량에 가해지는 힘은 심실내압이다. 따라서 심실의 일회박출 일은 수축기 박출 기간 동안의 심실 박출량과 평균 심실 내압의 곱으로 추정할 수 있다. 이는 정상적인 심장에서 박출 중의 평균 대동맥압으로 근사화된다. 운동에너지는 무시할 수 있다고 가정하여 심실내압 대신 대동맥압을 사용하는데, 이는 휴식 중인 심박출량에서 일반적으로 옳다. 가끔, 이는 일회박출량(SV)과 평균 동맥압(MAP)을 곱하여 단순화되지만, 일회박출 일을 더욱 작게 계산하게 된다.

일회박출 일은 심실의 압력-용적 다이어그램(pressure-volume diagram)으로 가장 잘 설명할 수 있는데, 여기서 일회박출 일은 압력-용적 루프 내의 면적이다. 이 면적은 대동맥으로 혈액을 분출하기 위해 심실이 수행한 외부 일을 나타낸다. 이 일회박출 일은 종종 심실의 기능을 평가하는 데 사용된다.

② 혈액 유변학(Blood rheology)

• **혈액**

혈액 유변학은 혈액과 혈장 단백질 성분의 흐름 특성을 공부하는 학문이다. 정상적인 조직 관류(tissue perfusion)는 특정한 유변학적 한계 내에서 발생하며, 어떠한 변화에서도 심각한 질병 상태에 이르게 한다. 따라서 혈액의 유변학적 특성을 이해하는 것은 매우 중요하다.

혈액의 점도(viscosity)는 혈장 점도, 적혈구용적률(세포 성분의 99.9%를 구성하는 적혈구 부피 분율) 및 적혈구의 기계적 특성에 따라 결정된다. 적혈구는 독특한 기계적 거동을 갖고 있는데, 이는 적혈구 변형성 및 적혈구 응집이라는 용어로 논의될 수 있다. 이 때문에 혈액은 비뉴턴 유체처럼 행동한다. 이처럼 혈액의 점도는 전단율에 따라 달라진다. 운동 중이나 최고 수축기 때와 같이 흐름이 증가할 때 나타나는 것과 같이 높은 전단 속도에서는 혈액의 점성이 낮아진다. 그러므로 혈액은 전단력이 묽어지는 액체다. 반대로, 혈관 직경이 증가하거나 폐쇄 후 하류 또는 확장기와 같이 낮은 흐름으로 전단 속도가 낮아지면 혈액 점도가 증가한다. 적혈구 응집성이 증가하면 혈액 점도도 증가한다.

혈액을 채취하여 원심 분리하면 혈장(plasma; 물, 단백질, 호르몬, 항체 등)과 혈구(formed elements; 주로 적혈구)로 나뉘고, 혈장과 혈구 사이에 하얀색 층이 보이는데 백혈구와 혈소판이 존재한다. 일반적으로 혈장은 전체 혈액의 약 55%를 차지하고, 혈장의 92%는 물로 구성되어 있으며 그 다음으로 가장 양이 많고 중요한 것은 단백질이며 약 8% 정도를 차지한다. 여기에 해당되는 단백질로는 대표적으로 혈관 내 압력을 유지시키는 역할을 하는 알부민(albumin), 박테리아나 바이러스 감염에 저항하는 항체를 갖고 있는 글로불린(globulin), 혈액응고에 중요한 역할을 하는 피브리노겐(fibrinogen)이 있는데, 이 중에서 알부민이 가장 많은 양을 차지한다. 혈액의 나머지 45%는 혈구로 구성되어 있는데, 이들의 95%가 적혈구(erythrocyte 또는 red blood cell), 혈소판(platelet) 4.9%, 백혈구(while blood cell) 0.1%로 구성된다. 혈액에서 가장 중요한 역할을 하는 적혈구의 부피분율(volume percentage)을 헤마토크릿(hematocrit)이라 하고 일반적으로 남성의 경우 40.7-50.3%, 여성의 경우 36.1-44.3%라고 보고된다.

그림 8-19는 적혈구의 전형적인 모양이다. 양쪽으로 오목한(bi-concave) 모양의 적혈구는 유연한 적혈구 막으로 둘러싸인 헤모글로빈으로 구성되어 있다. 적혈구에서 헤모글로빈의 주요 기능은 폐에서 신체의 살아있는 조직으로 산소를 운반한다. 적혈구의 직경은 약 8.5 μ이고 가장 두꺼운 부분의 가로 치수는 2.5 μ이며 가장 얇은 부분의 가로 치수는 약 1 μ이다.

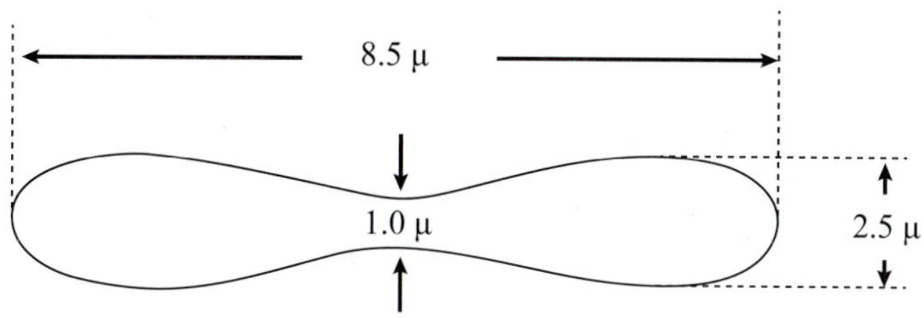

그림 8-19. **적혈구의 형태**

세포 내액의 부피는 약 87.3 μm이고 세포의 표면적은 약 163.2 μm이다. 세포 내액 부피가 같은 구형 적혈구는 양쪽으로 오목한 모양에 비해 표면적이 42% 더 작다는 것을 쉽게 알 수 있다. 즉 적혈구가 양쪽으로 오목한 모양을 가져 표면적이 증가하고 이는 모세혈관에서 효율적인 가스 교환을 하도록 도와준다. 막이 유연하고 세포가 유연하므로 직경이 5 μ인 모세혈관도 통과할 수 있다.

인간 혈장의 밀도는 약 1.035 g/cc이고 점성계수는 0.011–0.016P이다. 포유류 동물의 혈장은 실험에 따라 뉴톤성 유체 또는 비뉴톤성 유체라는 상반된 연구결과를 보이고 있다. 온도도 점도에 상당한 영향을 미치지만, 우리의 목적을 위해 플라스마가 인체 온도인 37℃에서 일정한 점도를 가진 뉴턴 유체처럼 행동한다고 가정한다. 편의상, 혈장의 점도가 1.2 cP라고 가정했을 때, 물의 점성계수는 1 cP이다. 혈장 단백질이 존재하므로 점도가 물보다 커진다.

• **점성**

앞서 다루었듯이 유체는 전단응력(shear force)의 작용을 받아 변형되는 물질로 정의된다. 유체의 점성(혹은 점도, 끈적임; stickiness)은 기호 'μ'로 표기되며, 유체에 전단응력이 작용될 때, 유체가 변형되는 정도와 관련이 있다. 고체와 마찬가지로 유체에 가해지는 전단응력은 유체 표면에 대해 접선방향으로 가해지는 단위 면적당 힘으로 정의되며, 'τ'로 표기한다. 보다 쉽게 이해하기 위해 그림 8-20과 같이 단면적이 A (cm^2)인 평행한 두 판 사이에 점성이 μ인 유체가 있다고 가정해 보자.

그림 8-20과 같이, 전단력 F_t가 위쪽 판(a)에 가해지면 위쪽 판(a)은 아래쪽 판(b)에 대해 속력 $U(cm/s)$로 움직이게 된다. 위쪽 판(a)에 인접한 유체는 유체의 특성에 따라 판에 '달라붙는다'고 가정하므로 판과 동일한 속도 $U(cm/s)$로 움직이게 된다. 반대로, 아래쪽 판(b)는 힘이 작용되지 않아 정지 상태이므로, 아래쪽 판(b)에 인접한 유체는 속도가 0인, 정지 상태일 것

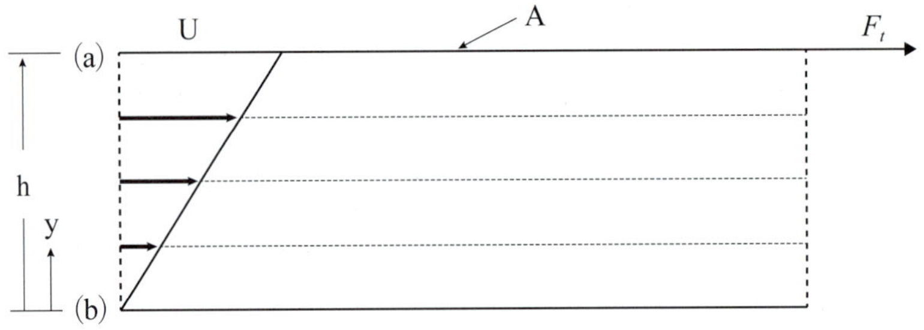

그림 8-20. **단순 전단응력을 받는 유체**

이다. 이렇게 두 판 사이에는 속도가 $U(cm/s)$인 영역과 0인 영역이 공존한다. 유체는 인접한 유체끼리 끌어당기는, 혹은 잡아당기는 힘이 작용하므로, 정지 상태인 아래쪽 판(b)와 움직이는 위쪽 판(a)사이의 위치에 따라 속도가 달라질 것이다.

따라서 그림과 같이 유체 내에서 속도 기울기 즉, 단위길이당 속도의 변화는 나타나게 된다. 전단력 F_t을 단위면적 A [cm^2]로 나누어 단위 [$ML^{-1}T^{-2}$]를 갖는 전단응력 τ로 정의하게 된다. 속도 기울기, 전단율(shear rate) $\dot{\Upsilon}$는 속도 U [cm/s]와 두 평행 판 사이거리 h[cm] 사이의 비율 $U/h[sec^{-1}]$로 정의된다. 일반적으로, 전단율 $\dot{\Upsilon}$은 $\dfrac{\partial u}{\partial y}$로 정의되며, y는 그림과 같이 전단력 방향에 수직으로 표현된다. 모든 유체의 점성 특성은 전단응력과 전단율 사이의 관계로 정의된다. x방향으로 흐르는 유동에 대한 전단응력 τ와 점성 μ, 전단율 $\dfrac{\partial u}{\partial y}$ 사이의 관계는 (8.6)을 통해 확인할 수 있으며, y 방향은 유동 방향에 수직인 도함수로 얻어진다.

$$\tau = -\mu \frac{\partial u}{\partial y} \tag{8.6}$$

해당 방정식의 계수는 일반적으로 동점성계수(dynamic viscosity) [$ML^{-1}\ T^{-2}$]로 알려져 있으며, 보통 meter/kilogram/second [MKS] 단위계에서는 $Pa \cdot sec \cdot (kg/m \cdot s)$로, centimeter/gram/second [CGS] 단위계에서는 $Poise(gm/cm \cdot s)$로 표현된다. 생물학에서는 보통 상대적으로 작은 $centiPoise(CP)$ ($1cP$ = 0.01 $Poise$)로 정의한다. (8.6)에서 보여주는 관계식은 그림 8-21과 같이 전단응력과 전단율의 관계로 나타낸다.

점성이 일정한 유체를 뉴턴 유체(Newtonian fluid)라 하며, 전단응력과 전단율 사이의 비례 관계를 μ와 같은 기울기로 원점을 지나는 직선으로 나타냈다. 실제로 많은 유체들의 경우 뉴턴 유체와 같이 이상적인 선형관계를 따르지 않는다. 일반적으로 전단응력과 전단율이 정비례하지 않는 유체들을 비뉴턴 유체(non-Newtonian fluid)로 분류한다. 비뉴턴 유체의 점

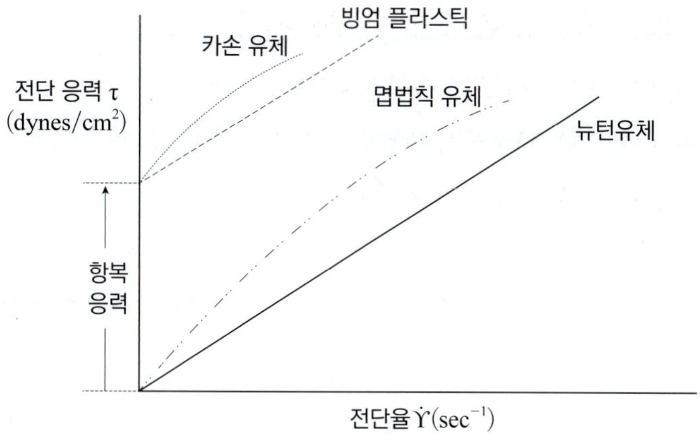

그림 8-21. **뉴턴 유체와 비뉴턴 유체의 전단응력과 전단율 관계**

성은 특정 측정지점에서의 전단응력과 전단율의 비를 겉보기 점도(apparent viscosity), μ_{app}로 표현한다. 겉보기 점도는 일정하지 않으며, 측정되는 시점의 전단율에 따라 달라진다. 그림 8-21에서 몇 가지 비뉴턴 유체를 확인할 수 있다. 예를 들어 전단응력과 전단율 사이에 비선형관계를 보이고, 원점을 지나는 유체들을 다음과 같은 관계식 (8.7)로 표현되며, 보통 n은 1보다 작다.

$$\tau = K_{pl}\dot{\gamma}^{n} \tag{8.7}$$

이러한 유체들을 멱법칙 유체(power law fluids)로 분류한다. 다른 유체로 분류되는 빙엄 플라스틱(Bingham plastic)은 전단응력이 항복응력(yield stress, τ_y)을 초과할 때까지 변형에 저항하는 성질이 있다. 항복응력을 넘어서는 시점부터는 전단응력과 전단율이 선형 관계를 보이기 시작한다. 이러한 빙엄 플라스틱은 다음과 같이 정의된다.

$$\tau = \tau_y + \mu_b\dot{\gamma} \tag{8.8}$$

τ_y는 항복응력을 나타내며, μ_b는 소성 계수를 의미한다. 이상적인 빙엄 플라스틱의 변형 양상을 벗어나 항복응력과 전단율 사이의 비선형적인 관계를 나타내는 유체는 카손 유체(Casson's fluid)로 분류한다. 이러한 유체들은 카손 방정식 혹은 아래와 같이 정의될 수 있다.

$$\sqrt{\tau} = \sqrt{\tau_y} + k_c\sqrt{\dot{\gamma}} \tag{8.9}$$

앞서 말한 것처럼, 혈액의 유변학적 특성을 이해하는 것은 생물학적 접근에서 매우 중요하다. 혈액에 대한 전단응력과 전단율 사이의 관계를 이해하기 위해 수많은 반복 측정 실험을 수행한다. 그 결과, 혈액은 상대적으로 높은 전단율(>100_{sec}^{-1})을 보이는 영역에서만 뉴턴 유체와 같이 전단응력과 전단율이 선형관계를 보이는 것을 알 수 있었다. 따라서 전단율이 100_{sec}^{-1}를 훨씬 초과하는 큰 대동맥 유동의 점성계수는 3.5 cP로 추정되어 사용된다. 저속의 유동을 보이는 작은 동맥 및 모세혈관, 전단율이 매우 낮은 정맥에서 혈액은 비뉴턴 유체로 취급해야 한다. 또한, 유체의 점도는 온도에 따라 크게 달라진다. 일반적으로 액체의 점성은 온도가 증가하면서 감소하는 반면, 기체는 온도가 증가하면서 점성이 증가한다.

- **혈액유동에서의 튜브직경의 효과:** Fahraeus–Lindqvist **효과**

매우 작은 직경의 튜브에서 혈액의 겉보기 점도는 매우 작은 값을 갖는다. 튜브 직경이 증가하면서 점도도 증가하고, 튜브 직경이 약 0.5 mm보다 클 때 일정한 값에 접근한다. 작은 직경의 튜브에서 겉보기 점도가 감소하는 이러한 현상을 Fahraeus–Lindqvist효과라고 한다. 이 효과는 물리적으로 설명할 수 있다. 혈액이 튜브를 통과할 때 혈액 세포는 베르누이 힘을 받아 그림 8-22와 같이 회전하려고 한다. 적혈구의 회전으로 인해 튜브 중앙으로 이동하는 경향이 있으며, 따라서 벽 근처에 플라스마 스키밍 층이라고 하는 cell–free 구역이 존재하게 된다. 작은 직경의 튜브에서 cell–free 구역의 단면적은 중앙 코어지역과 비슷하다. 결과적으로 점성이 낮은 cell–free 구역(플라스마만의 점도)이 생기면서 유동의 겉보기 점도가 줄어든다. 튜브 직경이 증가하면서 cell–free 구역의 효과는 감소하고, 따라서 점성계수는 튜브 직경이 증가하면서 일정한 값에 접근한다. Fahraeus–Lindqvist 효과를 증명하는 수학적 모델에는cell–free zone 모델과 시그마 효과 모델이 있다.

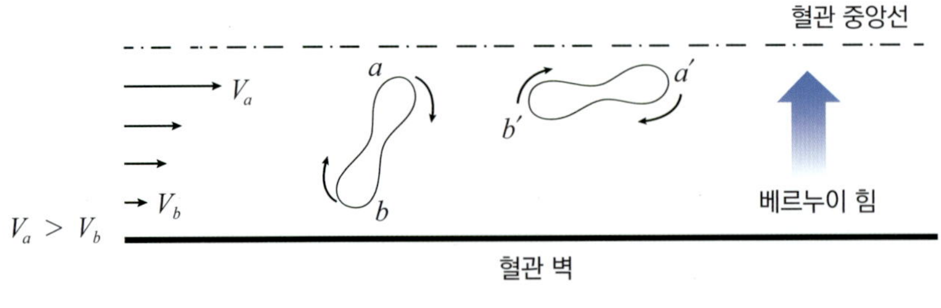

그림 8-22. Fahraeus–Lindqvist 효과

• **심혈관 벽에 작용하는 힘: 라플라스 법칙**

라플라스의 법칙은 프랑스 학자 피에르시몽 라플라스의 이름을 따서 명명된 물리학 원리로 속이 빈 구형이나 원통형 물체의 벽에 작용되는 장력은 내부 압력과 반경에 따라 달라진다고 설명한다. 이 개념은 혈관과 심장과 같은 신체의 여러 구형 또는 원통형 장기들이 다양한 압력을 받고 있어 의학 분야에서도 적용된다. 라플라스의 법칙에 따르면 벽 장력은 내부 압력과 반경의 곱에 비례한다.

$$Wall\ tension \propto Pressure(P) \times Radius(r)$$

벽 장력은 늘어나려고 하는 힘에 대항하여 용기의 벽에 걸리는 힘을 말한다. 예를 들어, 풍선을 불 때 벽 장력은 풍선 내부의 압력에 의해 발생하는 확장력에 저항하는 고무 벽의 힘으로 생각할 수 있다. 벽 장력을 수평과 수직성분으로 분해하면, 수직 힘은 풍선의 확장을 억제하고, 수평 힘은 벽을 늘리고 잡아당긴다. 내부 압력이 증가하면 벽 장력도 증가하며 확장하는 힘에 저항하게 된다. 만약 내부 압력이 벽 장력보다 크면, 풍선은 더 확장하거나 터질 수 있다. 반경도 이 관계에서 중요한 역할을 한다. 반경이 작을수록 확장에 대한 벽 장력을 극복하기 위해 더 많은 압력이 필요하다. 이는 작고 바람 빠진 풍선을 부는 것이 이미 바람이 조금 들어간 풍선을 부는 것보다 더 어려운 이유이다. 갓 태어난 신생아의 폐포는 쪼그라든 상태이므로, 벽 장력을 이기고 확장하기 위해서는 충분한 내부 압력이 필요하다. 처음 아기가 숨을 들이마실 때는 힘들지만, 아기가 계속해서 호흡하면 폐포가 팽창하고 확장에 필요한 압력이 감소하며 이후 호흡이 점점 원활해진다.

벽 장력과 관련된 개념으로 벽 응력이 있는데, 이는 벽 두께를 고려하여 라플라스 법칙을 달리 표현한 것이다. 벽 응력은 압력에 반경을 곱한 값을 벽 두께의 두 배로 나눈 값으로 표현된다. 따라서 벽이 두꺼울수록 벽 응력은 감소한다. 이 현상은 심장의 좌심실에서도 찾을 수 있다. 대동맥 협착증의 경우, 심장은 저항을 극복하기 위해 더 세게 펌핑을 해야 하며, 이로 인해 내부 압력과 벽 장력이 증가한다. 더 많은 혈액을 밀어내기 위해 심장세포가 심장 수축을 담당하는 근절(sarcomeres)을 추가하면서 좌심실은 비대해진다. 결과적으로 심실 내부 벽 두께는 증가하고, 심실 반경이 줄어들면서 심실 벽 응력이 감소한다. 이러한 심장의 적응으로 심장에서 발생하는 높은 압력에서도 심장이 찢어질 가능성이 줄어든다.

$$Wall\ Stress = \frac{Wall\ tension}{2 \times Wall\ Thickness(w)} = \frac{P \times r}{2w} \tag{8.10}$$

요약하자면, 라플라스의 법칙은 속이 빈 구조물의 벽 장력이 압력과 반경에 비례한다는 것이다. 반면, 벽 응력은 벽 장력에 비례하지만 벽 두께의 두 배에 반비례한다. 이 원리들은 다양한 장기의 기계적 특성과 압력 및 구조적 변화가 기능에 미치는 영향을 이해하는 데 도움을 준다.

(2) 정상유동

① Poiseuille 유동

그림 8-23과 같이 혈관을 통한 혈류의 가장 단순한 모델로 원형 단면의 원통형 직선 튜브를 흐르는 비압축성 뉴턴 유체의 정상적이고 완전히 발달된 유동을 생각할 수 있다. 이 유동은 압력 기울기, 유동 및 튜브 형상과 관련된 실험을 수행한 J. L. M. Poiseuille(1799–1869)의 업적을 위해 Poiseuille 유동으로 불린다. 그는 실험을 통해 아래와 같은 관계를 도출했다.

$$Q = \frac{K\Delta p D^4}{L} \tag{8.11}$$

여기에서 Q는 유량이고, Δp는 길이가 L이고 지름이 D인 튜브의 압력 강하이며, K는 다른 변수와 무관한 상수이다. Hagenbach는 유체 점도를 도입하여 이 문제를 이론적으로 유도했다.

상류의 압력은 p이고, 하류의 압력은 $(p - \Delta p)$가 된다. 압력으로 인한 힘은 구동력은 면적을 곱해서 $\Delta p A = \Delta p \pi r^2$이 된다. 한편 전단응력에 의한 유동을 지연시키는 힘은 $\tau\, 2\pi r L$ 이다 이다. 위 두 힘은 평형을 유지하므로, 수식은 다음과 같다.

$$\Delta p \pi r^2 = \tau\, 2\pi r L \text{ 또는 } \tau = \Delta p \frac{r}{2L}$$

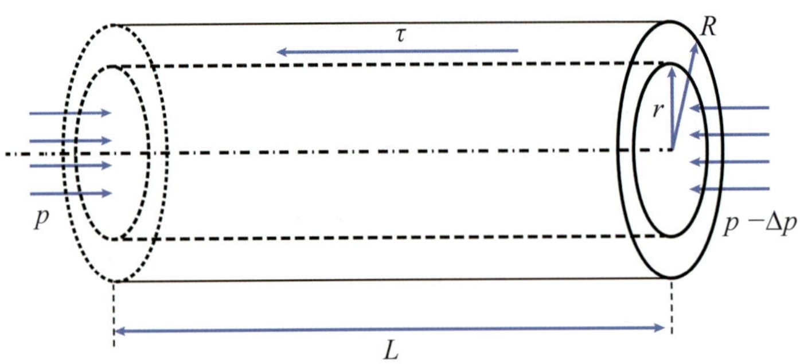

그림 8-23. Poiseuille 유동

한편, Newtonian 유체로 가정하면 즉, $\tau = -\mu \dfrac{du}{dr}$

$$\tau = -\mu \frac{du}{dr} = \Delta p \frac{r}{2L} \frac{du}{dr} = \frac{\Delta p}{2\mu L} r \tag{8.12}$$

적분하고, $r = R$일 때 $u = 0$이므로

$$u = \frac{du}{dr} = \frac{\Delta p}{4\mu L}(R^2 - r^2) \tag{8.13}$$

즉, 속도분포는 중앙에서 최대가 되는 포물선 모양인 r의 이차함수 형태로 나타난다. 면적적분을 수행하면 유량을 계산할 수 있다.

$$\mathrm{Q} = \int u dA = \int_0^R \frac{\Delta p}{4\mu L}(R^2 - r^2) 2\pi r dr = \frac{\pi R^4}{8\mu L} \Delta p \tag{8.14}$$

Poiseuille의 실험식과 비교하면 결국 $K = \dfrac{\pi}{128\mu}$임을 알 수 있다.

앞의 속도 프로파일을 유도하는 데 여러 가정을 했으며 동맥에서의 혈류 모델에서 그 가정의 타당성을 잘 검토할 필요가 있다.

가정은 다음과 같다.

- **뉴톤성 유체**: 속도 프로파일을 구할 때 사용된 지배 방정식은 유체가 일정한 점성 계수를 가진 뉴톤성 유체라고 가정했다. 혈액유변학에 대해 공부할 때, 혈액의 유동은 Casson 모델로 가장 잘 설명할 수 있으며 혈액은 특히 낮은 전단율에서 비선형적인 전단응력–전단율 특성을 보인다고 한 바 있다. 그러나 점성계수는 비교적 높은 전단율에서 점차적으로 일정한 값에 접근한다는 것도 알려졌다. 따라서 수축 중 비교적 큰 전단율을 예상할 수 있는 대구경 혈관 유동의 경우에는 뉴톤성 유체의 가정이 타당한 것으로 생각된다.
- **층류**: 유동특성이 층류라고 가정했다. 원통형 파이프의 정상유동의 경우, 임계 Re 수 Rec를 정의할 수 있으며, 이를 초과하면 난류로 간주된다. 인간의 경우, 일반적으로 대동맥 입구의 직경이 2.5 cm, 평균 유속이 20 cm/s (심박출량 6 lpm 기준)라고 가정하여 Re 수를 추정해보면 약 1500이 얻어진다. 이 계산에 전체 혈액의 밀도 1.056 g/cc와 점성계수 0.035 P를 적용하였다. 따라서 시간 평균 Re 수는 임계값인 약 2,100보다 훨씬 작게 계산된다. 최대 수축기에 최대 박출량이 20 liter/min라고 한다면, 심장주기 중 그 때 레이놀즈 수는 약 5100이 된다. 그러나 인간의 대동맥은 팽창이 가능하고 복잡한 기하학적 형상을

가지고 있으므로, 단단한 직선 원통형 파이프 실험에서 결정된 임계 Re 수는 적절치 않을 수 있다. Hot-film 속도계를 사용한 생체 내 속도 측정을 통해 심장주기의 감속 단계에서 유동 교란이 있음이 확인되었지만, 판막이나 동맥 협착과 같은 질병 상태가 아니라면 인간의 순환계에서 지속적인 난류의 실험적 증거는 없다. 따라서 모델에서 층류를 가정한 것도 합리적인 것으로 보인다.

- **혈관벽에서의** no-slip: 혈액과 접촉하는 동맥벽의 가장 안쪽 층은 내피세포 층이며 인터페이스에 미끄러짐이 없다고 가정하는 것은 타당해 보인다.
- **정상유동**: 앞서 지적했듯이 정상유동 모델은 수학적으로 가장 단순하여 위의 관계식을 유도하는 데 사용되었다. 지배 방정식을 단순화할 때 이 가정에 따라 관성력을 무시했다. 그러나 심혈관계 생리학 리뷰에서 설명한 바와 같이 인체 동맥에서의 혈류는 수축기와 이완기의 맥동성이 있으므로 정상유동의 가정은 순환계의 주요 부분에서 유효하지 않다.
- **원통형**: 위의 모델은 원형 단면과 축대칭을 가정했다. 비록 이 기하학적 형상이 체순환계의 대부분 동맥에 대해 좋은 근사치가 될 수는 있으나, 정맥과 폐동맥의 모양은 타원형에 가깝다. 동맥은 또한 하류로 이동하면서 단면이 좁아지는 테이퍼도 있다. 따라서 테이퍼가 없는 원형 단면이라는 일반적인 가정은 현실적이지 못하다.
- **강성 벽**: 앞에서 논의했듯이, 동맥 벽은 점탄성이며 맥압에 따라 팽창한다. 팽창 가능한 동맥 벽과 혈액과의 상호 작용은 혈류역학을 설명하는 데 중요하다. 따라서 모델에서 강성 벽의 가정도 유효하지 않다. 그러나 순환계에서 정상유동 모델을 적용하는 경우 혈관의 팽창성은 고려하지 않는다.
- **완전히 발달된 유동**: 위에서 설명한 모델은 유동이 완전히 발달되었다고 가정했는데, 이는 속도 프로파일이 하류로 진행하면서 모든 횡단면에서 동일하게 유지됨을 의미한다. 그러나 대동맥에서 혈액이 대동맥 판을 통해 심실을 빠져나갈 때 속도 프로파일은 비교적 평평하여 어느 정도의 거리 이후에 유동이 완전히 발달하는 것을 보인다. 마찬가지로 말단 동맥에서도 여러 분기점과 굽은 동맥 구간이 존재한다. 기하학적 구조가 직선 형태에서 달라지면 유동특성도 바뀌므로, 완전히 발달된 유동의 가정도 유효하지 않다.

정상유동 모델로 혈액유동을 설명할 때 정상유동, 강성 벽, 관강의 원통형 모양, 완전히 발달된 유동 등의 가정이 모두 명백히 위반되는 것을 알 수 있었다. 복잡한 비원통형 기하학적 효과와 유동의 발달 특성을 분석하기 위해서는 실험적 측정이나 유한요소해석과 같은 수치적 해결

방법을 사용해야 한다. 그러나 이 단순화된 정상유동 모델로 얻은 기본 관계를 사용하여 동맥계를 통한 유동에 대한 몇 가지 응용 사례를 소개하고자 한다.

② 혈관저항

우리는 앞에서 유동에 대한 저항의 개념을 소개했다. 혈관 저항은 다음 관계로 주어진다.

$$R = \frac{\Delta p}{Q}$$

이 표현은 다음과 같이 주어진 전기 저항과 유사하다.

$$R = \frac{E}{I}$$

여기서 I는 전류이고 E는 회로의 세그먼트에 걸리는 전압이다. 압력 강하가 mmHg로 측정되고 유량이 cc/s로 측정되는 경우 저항은 말초혈관저항(PRU)으로 표현되며 생리학에서 사용된다. 튜브를 통과하는 유량에 대한 Poiseuille 방정식에서 다음 관계를 얻을 수 있다.

$$R = \frac{8\mu L}{\pi a^4} \tag{8.15}$$

혈관계에서 저항은 전기회로와 유사하게 접근할 수 있고, 혈관이 직렬로 연결된 경우 총 저항은 개별 저항의 합이 된다. 한편, 혈관이 병렬로 연결된 경우 혈관 전체의 총 저항은 그림 8-24에 표시된 관계를 사용하여 계산할 수 있다.

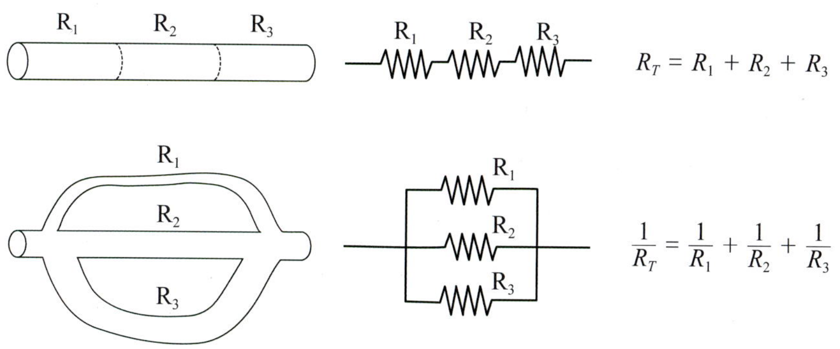

그림 8-24. **혈관 저항 모식도**

안정적이고 완전히 발달된 유동 관계에서 파생된 이 혈관 저항 식은 혈관계의 세그먼트에서 저항을 추정하는 데 사용할 수 있다. 예를 들어, 대동맥 근위부와 대정맥 끝의 평균 압력을 평균 유량과 함께 측정할 수 있다. 이 데이터는 순환계의 기능을 측정하는 척도로 체순환의 저항을 계산하는 데 사용할 수 있다. 마찬가지로 폐 혈관 저항도 적절한 압력을 측정하여 결정할 수 있다. 저항에 대한 표현식 (8.15)은 저항이 반지름의 4제곱에 반비례한다는 것을 보여준다. 따라서 혈관의 반지름이 약간만 변해도 유동 저항에 큰 영향을 미친다.

신체의 자율신경계는 동맥 벽에 있는 평활근의 긴장을 조절한다. 근육 긴장이 변화하면 동맥이 확장되거나 수축되어 신체의 다양한 부분으로 흐르는 혈류량을 조절된다. 혈관 저항을 측정하면 순환계 상태에 대한 정보를 얻을 수 있으므로 진단 지표로 사용할 수 있으나 제공되는 정보에는 몇 가지 부족한 점이 있다. (1) 두 측정 지점 사이에서 어느 경로가 수축되었는지 혹은 확장되었는지 알 수 없다. (2) 변화의 원인(신경 자극, 증가된 경벽압(transmural pressure) 또는 기타 원인)은 알 수 없다. (3) 순 변화만을 알 수 있고 지역적 변화는 알 수 없다. (4) 혈관 확장인지 새로운 혈관의 개방인지 구별할 수 없다.

③ 협착부의 압력 강하(Pressure drop in stenoses)

동맥의 세그먼트는 지방 축적(동맥경화증)으로 인해 좁아질 수 있으며 베르누이 방정식을 적용하여 좁아지는 정도를 추정할 수 있다. 예를 들어, 동맥에 협착이 발생하여 해당 단면의 직경이 정상치의 1/3이 되면(그림 8-25), 질량 보존의 원리에 따라,

$$A_1 v_1 = A_2 v_2 \tag{8.16}$$

좁아진 단면에서의 속도는 상류 값의 9배가 될 것이다. 이 관계에서 아래 첨자 1은 협착부 상

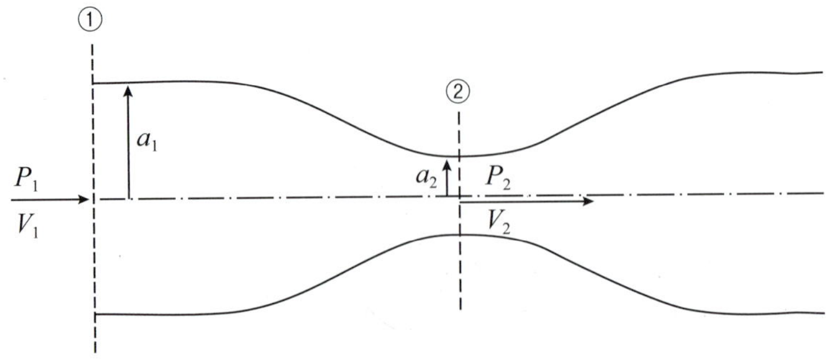

그림 8-25. **동맥의 협착**

류의 단면이고 2는 협착부의 가장 좁은 부위를 나타낸다. 고려하는 단면이 비교적 서로 가까이 있는 경우 점성 소실의 효과를 무시하고 베르누이 방정식을 적용할 수 있다. 중력 변화도 무시할 수 있으므로 관계는 다음과 같이 간단해진다.

$$p_1 + \frac{\rho v_1^2}{2} = p_2 + \frac{\rho v_2^2}{2} \tag{8.17}$$

여기에서 p_1, v_1, v_2를 알고 있으므로 협착 부위의 압력 p_2를 알 수 있다. 운동에너지를 mmHg로 표현하기 위해 변환 계수 $1\ \mathrm{g/cm\text{-}sec^2} = 7.5 \times 10^{-4}$ mmHg를 사용할 수 있다.

따라서, 이 사례에서 상류의 압력이 100 mmHg인 경우 협착부 압력은 상당히 낮아지게 된다. 압력이 더 낮아지면 혈관 벽이 함몰될 수도 있으며 심지어는 완전히 막힐 수도 있다. 그런 다음 마찰 저항으로 인해 유속이 느려지고 운동에너지가 압력으로 변환되어 협착 부위의 압력이 다시 증가하여 동맥이 다시 열린다. 이 현상은 반복되어 동맥 세동(arterial flutter)이 발생하게 된다.

④ 동맥류의 압력 상승(Pressure rise in an aneurysm)

동맥류는 혈관벽이 부풀어오르고 관강의 단면적이 매우 증가할 때 동맥벽이 약해지면서 발생한다. 앞과 같은 분석을 통해 동맥류의 단면에서 혈류 속도가 감소하고 해당 부위에서 운동에너지가 압력으로 전환되는 것을 알 수 있다.

휴식 상태에서는 압력 증가가 크지 않을 수 있으나 운동 시에 혈류 속도가 증가하면 동맥류 부위에서 운동에너지에서 압력으로의 해당 전환이 크게 발생하여 단면이 더욱 확장되고 결국 해당 부위에서 혈관이 파열될 수 있다.

⑤ 오리피스 통과 유동: 판막 오리피스 면적(Flow through an orifice: Valve orifice area)

베르누이 방정식의 또 다른 응용은 오리피스 통과 유동의 분석이다. 엔지니어링 응용 분야에서 이 분석은 내부 유동의 유량계에 사용된다. 그림 8-26은 오리피스를 통과하는 유동의 개략도이다. 유체가 노즐의 날카로운 모서리를 통과할 때 유동 분리로 인해 노즐 바로 뒤에 재순환 영역이 생긴다. 코어 영역의 유체는 계속 가속되어 좁아진 단면(그림 8-26에서 ②)을 형성하는데, 이를 베나 콘트락타(vena contracta)라고 한다. 이 단면에서 유선은 튜브 축과 평행하고 단면 위의 압력은 균일하다. 중력의 효과를 무시하면 베르누이 방정식은 다음과 같이 쓸 수 있다.

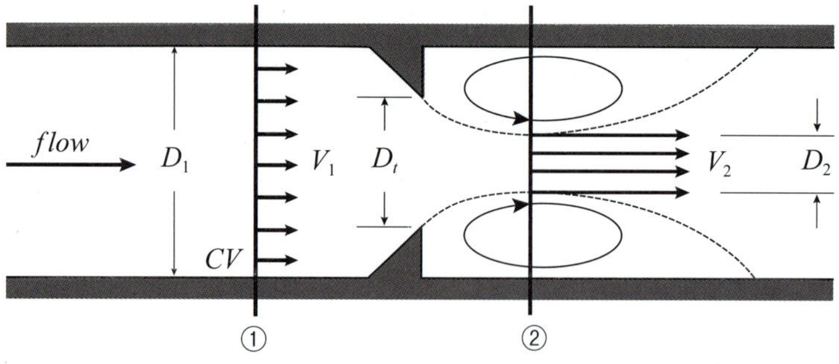

그림 8-26. **오리피스를 지나는 유동**

$$p_1 - p_2 = \frac{\rho}{2}(v_2^2 - v_1^2) = \frac{\rho v_2^2}{2}\left\{1 - \left(\frac{v_1}{v_2}\right)^2\right\} \tag{8.18}$$

한편, 연속방정식으로부터 $\left(\frac{v_1}{v_2}\right)^2 = \left(\frac{A_2}{A_1}\right)^2$

이 관계식을 대입하면

$$p_1 - p_2 = \frac{\rho v_2^2}{2}\left\{1 - \left(\frac{A_2}{A_1}\right)^2\right\} \tag{8.19}$$

이 식을 이상적 속도 v_2에 대해서 풀면

$$v_{2,ideal} = \sqrt{\frac{2(p_1 - p_2)}{p\left\{1 - \left(\frac{A_2}{A_1}\right)^2\right\}}} \tag{8.20}$$

여기에서 베르누이 방정식을 사용했으므로 이상적이며 유체의 점성을 무시했다. 그림 8-26에서 볼 수 있듯이, 유선이 축과 평행한 위치 ②의 단면은 구멍의 단면보다 작다. 수축 계수 C_c를 도입하여 이 면적 A_2는 목구멍 면적 A_0와 아래의 관계를 갖는다.

$$C_v = \frac{v_{2,actual}}{v_{2,ideal}}$$

이제 실지 유량은 다음과 같이 계산될 수 있다.

$$Q = A_2 v_{2,actual} = C_c A_0 C_v v_{2,ideal}$$

또는

$$Q = A_0 C_c C_v \sqrt{\frac{2(p_1 - p_2)}{p\left\{1 - C_c^2 \left(\frac{A_0}{A_1}\right)^2\right\}}}$$

$$p_1 - p_2 = \frac{\rho Q^2}{2}\left[\frac{1 - C_c^2\left(\frac{A_0}{A_1}\right)^2}{A_0^2 C_c^2 C_v^2}\right] = \frac{\rho Q^2}{2}\frac{1}{A_0^2 C_d^2} \tag{8.21}$$

여기에서 $C_d = \dfrac{C_c C_v}{\sqrt{1 - C_v^2\left(\frac{A_0}{A_1}\right)^2}}$ 는 배출계수(discharge coefficient)이다.

배출 계수 C_d는 노즐의 기하학적 구조와 튜브의 크기, 그리고 노즐의 목에 따라 달라지며 실험적으로 결정된다. 이 표현식은 완전히 열린 위치에서의 심장 판막의 유효 오리피스 면적을 결정하는 데 임상적으로 적용된다. 목의 면적에 따라 쓰면 다음과 같다.

$$A_0 = \frac{Q_m}{C_d}\sqrt{\frac{\rho}{2\Delta p}} \tag{8.22}$$

여기에서 Q_m은 평균 유량이며, $\Delta p = p_1 - p_2$ 이다.

대동맥 판막의 유효 오리피스 면적의 경우, Q_m은 평균 수축기 혈류 속도(판막이 열려 있는 동안의 혈류 속도)로 대체된다. 이 방정식은 1950년대에 인간 심장 판막의 오리피스 면적을 추정하는 데 사용되었으며 임상에서는 일반적으로 Gorlin 방정식이라고 부른다. 대동맥 판막의 Gorlin 공식은 다음과 같다.

$$AVA = \frac{MSF}{44.5\sqrt{\Delta P_m}} \tag{8.23}$$

여기서 AVA는 대동맥 판막 면적, MSF는 평균 수축기 혈류량, Δp_m은 판막 전후의 평균 압력 강하이다. 상수는 cc/s로 주어진 평균 수축기 혈류량과 mmHg로 주어진 평균 수축기 압력 강하 사이의 단위 변환을 고려하며, 또한 가정된 배출 계수를 포함하여 오리피스 면적을 cm^2로 계산한다. 한편 승모판의 해당 Gorlin 공식은 다음과 같다.

$$AVA = \frac{MDF}{31.0\sqrt{\Delta P_m}} \tag{8.24}$$

여기서 평균 이완기 혈류 속도와 평균 이완기 압력 기울기가 사용된다. 혈류 속도와 판막 전후의 압력 강하를 측정하여 협착이 의심되는 자연 판막의 유효 오리피스 면적을 예측할 수 있고 이 정보는 외과의사가 질병에 걸린 판막을 언제 교체해야 할지 결정하는 데 유용하게 사용된다. 대동맥 판막과 승모판의 경우 1에 가까운 배출 계수를 가정한다.

중앙에 유동이 있고 장애물이 없는 자연 심장 판막의 경우 노즐을 통한 유동이 유사함은 합리적이라고 할 수 있다. 이 공식은 또한 인공 판막의 유효 오리피스 면적을 예측하는 데 널리 사용된다. 그러나 폐쇄기에 특히 기계적 판막의 경우 배출 계수가 인간의 심장 판막과 상당히 다를 것으로 예상할 수 있다. 일반적으로, 실제 유효 오리피스 면적을 측정할 수 있는 시험관내 실험을 수행하고 각 유형의 인공 판막에 대한 배출 계수를 결정한다.

위의 유효 오리피스 면적에 대한 표현은 노즐을 통한 정상 유동을 가정한 것이다. 실제로 심장 주기 동안 혈류는 가속 및 감속 단계를 거치며 시간에 따라 유동이 변화한다. 보다 엄밀한 분석을 위해서는 유체의 가속과 점성 손실도 포함되어야 하지만 여기에서는 제외하기로 한다.

또한 배출계수가 일정하다고 가정하여 이 식을 도출했으나 실지로 배출계수는 오리피스 크기뿐 아니라 Re 수의 영향을 받는다고 보고되었으며 다양한 유량에 대한 실험을 통해 배출계수를 결정하여 적용하면 유효 오리피스 면적을 더 정확하게 예측할 수 있다고 보고된다.

$$C_d = f\left(\frac{d}{D},\ Re\right)$$

$$EOA = \frac{kQ}{C_d(Q)\sqrt{\Delta P}} \tag{8.25}$$

여기서 EOA는 유효 오리피스 면적이고, $C_d(Q)$는 는 유량 Q의 함수인 배출계수이다.

03 생체고체역학과 생체유체역학의 응용

1) 종래의 기술: 초기 생체역학 연구

(1) 시각적 관찰

초기 생체역학 연구는 시각적 관찰을 기반으로 인체의 움직임을 이해하려는 시도에서 출발했다. 고대 그리스 아리스토텔레스는 동물과 인간의 움직임을 관찰하고 분석하는 연구를 수행하며 관절과 근육의 역할을 시각적으로 관찰하고 논문에 기록하였다. 또한, 레오나르도 다빈치는 근육이 뼈를 어떻게 움직이는지, 관절의 역할이 무엇인지에 대한 구체적인 묘사를 시도하여 걷기, 달리기 같은 움직임을 기계적 원리로 설명했다.

(2) 2D 모션 분석기술

크로노포토그래피(chronophotography)는 움직임을 분석하기 위해 단일 이미지나 짧은 시간에 여러 이미지를 캡처하여 물체나 사람의 움직임을 시간순으로 기록하는 19세기 후반에 개발된 기술이다. 그 당시 "말이 전속력으로 달릴 때, 네 발이 동시에 지면에서 떨어지는 순간이 있는가?"라는 논란에 크로노포토그래피 기술을 이용하여 말의 움직임을 촬영하는 실험을 진행했다. 여러 대의 카메라를 직선 경로를 따라 일정한 간격으로 설치하고 말이 줄을 건드릴 때마다 카메라 셔터가 열리면서 연속적인 사진이 촬영이 되도록 하여 네 발이 동시에 지면에서 떨어지는 것을 입증하였다. 이것은 육안으로는 확인하기 어려운 빠른 움직임을 기술적으로 증명하여 생체역학 연구에 큰 기여를 하였다.

1950~60년대에는 카메라를 이용해 피험자의 걸음을 촬영한 후 수동으로 분석하는 연구가 시행되었다. 컴퓨터가 발전하지 못한 시대여서 많은 분석 작업이 수작업으로 이루어졌다. 1980년대 이후 컴퓨터로 보행 분석을 자동화하는 연구가 시행되었다. 하지만, 2D 동작 분석은 평면상의 움직임만을 분석하기 때문에 사람의 움직임을 3차원적으로 이해하는 데 한계가 있고 최근에는 3D 동작 분석의 생체역학적 연구가 활발히 발달되었다.

2) 현재의 기술: 현대의 생체역학 기술

(1) 3D 모션 캡쳐를 이용한 동작 분석

3D 모션 캡처 시스템은 여러 대의 적외선 카메라와 반사 마커를 이용해 인체의 움직임을 3차원 좌표로 측정하여 생체역학적인 분석에 이용한다. 그림 8-27과 같이 신체의 다양한 부위에 해부학적인 근거에 기반하여 마커를 부착하고 여러 대의 적외선 카메라로 마커를 추적하며 소프트웨어를 통해 각 마커들의 3차원 좌표들을 획득한다. 이를 통해 시간에 따른 신체 각 부분의 위치 변화를 계산할 수 있으며 관절 각도, 속도, 가속도 등의 데이터를 분석할 수 있다. 또한, 관절 각도 등의 데이터를 이용하여 역동역학 해석을 통해 각 관절에 발생하는 모멘트나 근육에 발생하는 힘 등을 계산할 수 있다.

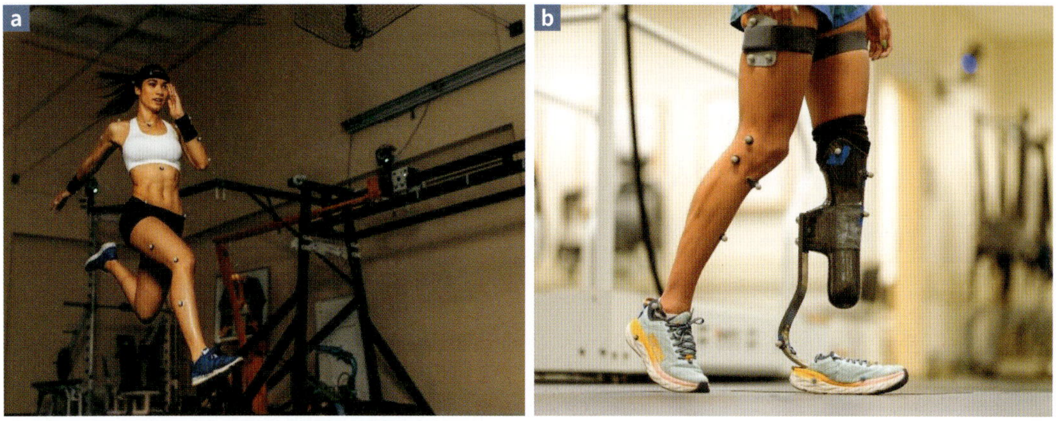

그림 8-27. **3차원 모션 캡쳐 카메라를 이용한 다양한 분야에서의 생체역학적 분석**

출처: (a) https://www.run3d.co.uk/news/gait-analysis-systems, (b) https://www.maryfreebed.com/services/motion-analysis-laboratory/

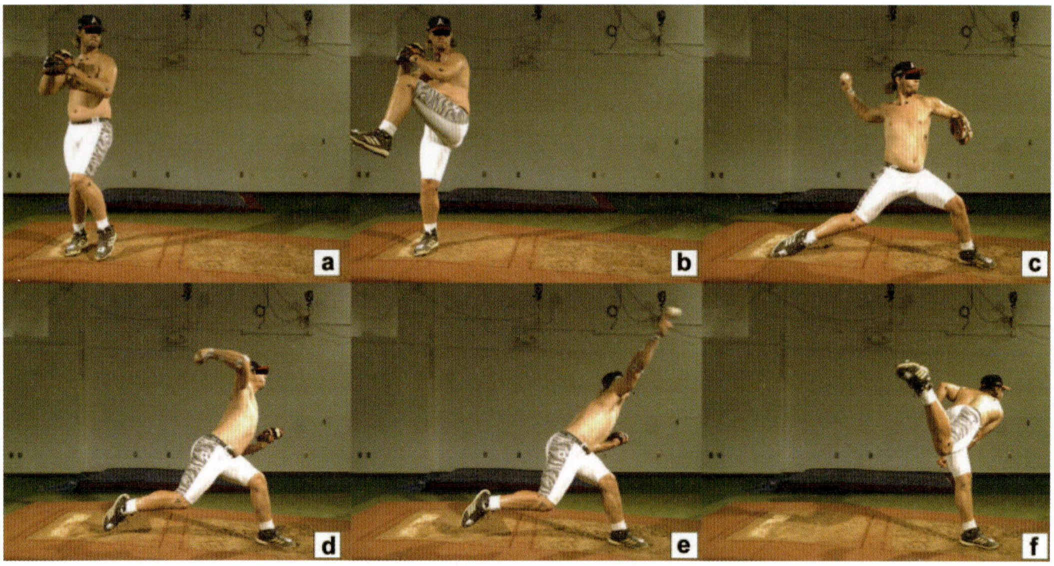

그림 8-28. **3차원 모션 캡쳐 카메라를 이용한 투수 피칭 동작의 측정**[2]

이러한 3차원 모션 캡쳐 카메라는 지면반력을 측정할 수 있는 힘판과 동기화하여 다양한 분야에 응용된다. 그림 8-28과 같이 모션 캡쳐 카메라로부터 야구 피칭 동작 동안 변화하는 각 관절의 각도, 속도, 가속도 등을 획득하고 힘판의 지면반력 데이터와 함께 역동역학 시뮬레이션을 통해 관절모멘트나 근육의 힘 등을 계산하여 투수의 피칭 메커니즘을 분석할 수 있다. 즉 스포츠 선수들의 부상을 예방하거나 재활 훈련 효과를 모니터링하는데 유용하고, 더 나아가 경기력 향상에도 도움이 될 수 있다. 의료에서도 3D 모션 캡처 시스템이 다양하게 사용되고 있다. 예를 들어 환자의 보행 패턴을 분석하여 비정상적인 움직임을 진단하고 치료 계획을 세울 수 있다. 뇌졸중 환자나 척추 손상 환자의 재활 과정에서 3D 모션 캡처를 통해 회복 상황을 모니터링할 수 있고 골관절염 환자의 경우 수술 전후 관절의 움직임을 분석하여 정상 범위로 회복되는지 여부를 평가할 수도 있다.

(2) 웨어러블(wearable) 센서를 이용한 동작 분석

3차원 모션 캡쳐 카메라는 정확한 분석이 장점이나 고가이고 실험실과 같이 시스템이 준비되어 있는 한정된 공간에서만 측정이 가능하다는 제한점이 있다. 웨어러블(wearable) 센서는 인체에 착용하여 다양한 생체역학적 데이터를 실시간으로 수집하고 모니터링할 수 있는 장치로 가속도계(accelerometer), 자이로스코프(gyroscope), 지자계센서(magnetic sensor)로 통합 구성된 관성센서(Inertial Measurement Unit, IMU)가 대표적이다. 신발, 아대, 시계, 벨트에 일체형으로 착용하여 일상생활의 동작을 분석할 수 있는 장점도 있다. 그림 8–29는 신발에 압력센서와 IMU 센서를 삽입한 신발형 웨어러블 시스템으로 공간적 제약을 받지 않고 일상생활에서의 보행 등 다양한 동작에 대한 생체역학적 분석이 가능한 장점이 있다. 센서 부착 위치의 가속도, 각속도 등을 분석할 수 있고 두 개 이상의 IMU 센서를 사용하여 상대적인 각도 계산을 통해 관절 각도를 추정할 수 있다.

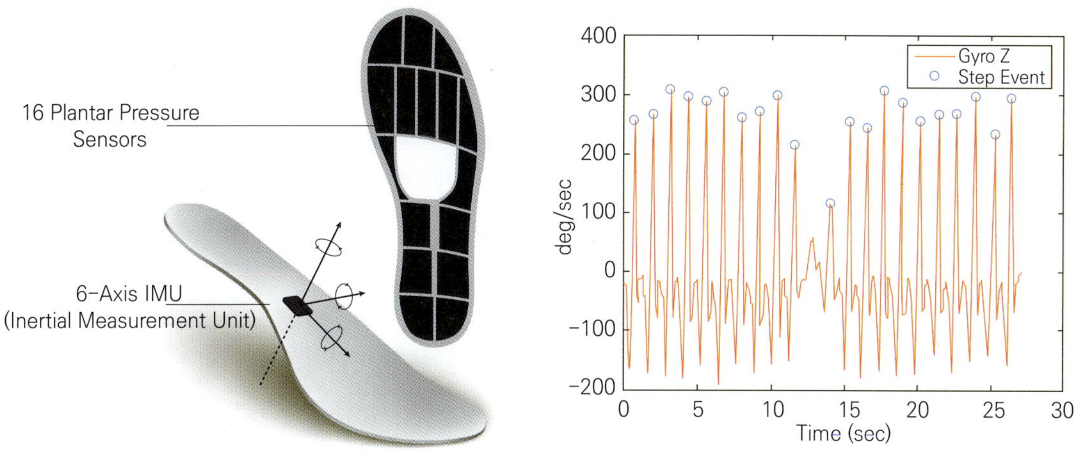

그림 8–29. 관성 센서와 압력센서로 구성된 인솔시스템과 측정 예[10]

(3) 마커리스(markerless) 동작 분석 시스템

웨어러블 센서는 착용을 해야 하는 번거로움이 있어 실제 사용자들에게 제약을 줄 수 있다. 그래서 최근에는 마커가 없이도 동작 분석이 가능한 시스템들이 개발되고 있다. 마커리스(markerless) 동작 분석 시스템은 물리적인 마커나 센서를 사용하지 않고, 주로 카메라 기반 영상 인식 기술을 활용하여 신체의 움직임을 추적하고 분석하는 시스템이다. 전통적인 마커 기반의 모션 캡처 시스템과 달리 사용자가 신체에 마커(예: 적외선 반사 마커)나 센서를 부착할 필요가 없기 때문에 측정이 효율적이고 자연스러운 환경에서 동작을 분석할 수 있다는 장점이 있다. 또한, 한정된 실험실 공간에 국한되지 않고 대상을 측정 및 연구가 가능하다. 그림 8-30은 마커 없이 뇌성마비 소아의 보행을 분석하는 모습을 볼 수 있다.

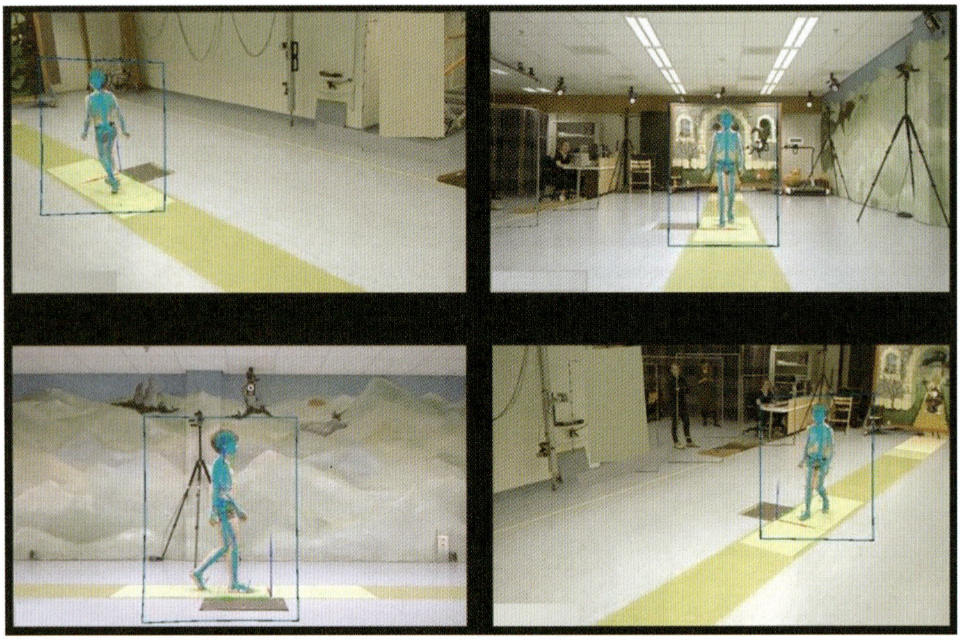

그림 8-30. **마커리스 동작 분석 시스템을 이용한 뇌성마비 환자의 생체역학적 분석**[12]

3) 미래의 기술: 미래의 생체역학 응용

미래에는 의류형 센서(스마트 의류), 피부 부착형 센서 같은 혁신적인 형태의 웨어러블 디바이스가 대중화되어 사용자가 인식하지 못할 정도로 자연스럽게 신체의 움직임을 분석하게 될 것으로 예상된다. 최근 인공지능(AI) 기술의 발달로 웨어러블 시스템, 마커리스 동작 분석 시스템에 딥러닝(deep learning) 알고리즘이 적용되어 마커리스 동작 분석 시스템의 정확도와 응용 범위를 높이기 위한 연구가 활발하게 진행되고 있다. 즉 다양한 동작을 분류하고 관절의 각도와 모멘트 등을 더 정확히 추정할 수 있도록 개발할 것이다. 미래에는 더 고도화된 알고리즘이 등장하여 동작 분석의 정확도와 속도를 크게 향상시켜 매우 복잡한 움직임도 실시간으로 분석하고 예측할 수 있을 것이다. 예를 들어 특정 동작 패턴과 부상 이력을 분석하여 부상 위험을 사전에 감지할 수 있고 사용자가 잘못된 자세나 과도한 부하를 받을 가능성이 있는 상황을 미리 경고하고 부상을 예방하는 솔루션을 제공할 수 있을 것이다.

컨셉 요약

• 생체고체역학의 기본 개념과 응용

생체고체역학은 인체 등에 역학을 적용하여 의학, 스포츠, 물리치료, 인간공학 등 다양한 분야에서 중요한 역할을 하고 있는 학문이다. 생체 역학은 크게 정역학과 동역학으로 나뉘며 동역학은 사람이 걷거나 뛰는 등 움직임이는 동안의 변위, 속도, 가속도 등을 분석하는 운동학과 움직임을 일으키는 원인이 되는 힘과 토크를 분석하는 운동역학으로 나뉜다. 정역학에서는 앉아 있거나 서 있는 동안 관절이나 특정 위치에서 발생하는 토크나 힘 등을 분석하고 동역학에서는 뛰거나 걷는 등 동작 중 발생하는 관절의 토크나 힘, 속도, 각속도 등을 분석한다. 생체역학적 분석을 위해서는 뉴턴의 법칙 등과 같은 다양한 물리 법칙이 적용되고 인체의 무게중심, 질량중심, 관절 중심, 관성 모멘트의 개념도 함께 숙지하고 있어야 한다. 3차원 모션 캡쳐 카메라 시스템, 힘판 등으로 근골격계 모델에 3차원 좌표와 외력 등을 적용하여 관절의 모멘트나 근육의 힘을 계산하는 것을 역동역학 시뮬레이션이라 하고 근전도나 힘 등을 근골격계 모델에 적용하여 관절의 각도 변화, 속도 변화 등을 계산하는 것을 순동역학 시뮬레이션이라 한다. 웨어러블 센서, 마커리스 동작 분석 시스템 등의 측정 기술은 생체역학적 분석을 용이하게 하여 스포츠의 경기력 향상, 환자의 보행 패턴 분석, 수술후 관절 부하 효과 분석, 효과적인 육아 전략 제시 등 다양한 분야에 응용이 가능하다. 향후 미래에는 스마트의류, 피부접촉센서 등의 측정 기술이 발달하고 인공지능 기술의 고도화로 일상생활 개인의 실시간 생체역학적 분석도 가능할 것으로 기대된다.

• 생체 유체역학의 기본 개념과 응용의 요약

우리 몸에 흐르는 혈액은 점탄성 등 살아있는 조직의 디양한 특성을 가지고 있고, 특히 점성은 혈액의 유동 특성뿐 아니라 여러 질환과의 상관성이 매우 높다. 혈액은 비선형적인 전단응력-전단율 관계를 가지며 혈관의 크기에 따라 겉보기 점성계수가 변하고 심장의 수축과 이완에 의해 허파순환 및 체순환을 한다. 혈액의 유동은 압력차에 의해서 이루어지며 원관 내 정상유동인 Poiseuille 방정식을 통해서 혈관저항은 혈관 직경 4제곱에 반비례함을 알 수 있었다. 또한 혈액 유동의 효율성을 결정하는 혈관저항은 전기회로와 유사하게 접근할 수 있고, 혈관이 직렬 또는 병렬로 연결된 경우에도 쉽게 해석할 수 있도록 해준다. 유체역학의 기본 방정식인 연속방정식과 베르누이 방정식을 적용하여 혈관의 협착부에서는 혈류속도가 증가하는 반면 압력은 감소하여 지속적으로 적절한 혈액 유동을 위해서는 혈압이 상승하는 결과를 얻게 되었다.

이와 유사한 방법으로, 동맥류에서는 압력증가가 발생하며 혈관벽을 약화시켜 결국 동맥의 파열을 초래할 수 있어 조기 진단하는 것이 매우 중요하다. 연속방정식과 베르누이 방정식을 적용하여 카테터를 이용한 판막 전후에서 측정된 압력을 통해 심장 판막의 유효 오리피스 면적을 계산할 수 있다. 같은 방법으로 인공 판막의 유효오리피스 면적도 평가할 수 있다. 보다 자세하고 깊은 심혈관 생체역학에 관한 내용은 여기에서 다루지 않으나 물리학의 기본적 보존법칙을 이용하여 심혈관계 유동을 이해하고 질환을 진단 · 치료하는 단순한 예를 설명하였다. 여기에서 소개된 몇 가지 진단 알고리즘들은 심장초음파 기기와 같은 고가의 의료기기에 탑재되어 임상에서 널리 이용되고 있다.

연습문제

1. 생체역학의 다양한 응용 분야에 대해서 서술하시오.

2. 3차원 모션 캡쳐 시스템으로부터 획득된 위치, 각도 등 운동학적인 데이터를 이용하여 인체의 움직임을 발생시키기 위해 필요한 힘이나 토크를 역으로 추정하는 방법을 무엇이라고 하는가?

3. 지면 반력의 측정이 가능하고 자세 균형 능력 평가에도 사용 가능한 측정 장비를 무엇이라고 하는가?

4. 야구선수가 배트를 휘두를 때 관성 모멘트를 작게 하기 위한 방법에 대해 논하시오.

5. 마커리스 동작 분석 시스템의 장점은 무엇인가?

6. 하나의 적혈구는 양쪽으로 오목한(bi-concave) 모양이다. 이러한 모양의 장점은 무엇인가?

7. 모세혈관과 같이 매우 작은 구경의 혈관에서 점성효과는 어떻게 나타나는가? 그 이유도 설명하시오.

8. Poiseuille 유동을 유도하라. 또한 이를 위해서 적용된 가정들을 나열해보고 그것들이 적절한지 각각 설명하시오.

9. 혈관의 협착부에서 상대적으로 큰 압력강하가 발생한다. 그 이유를 설명하시오.

10. 동맥류가 진행되면서 동맥벽이 파열될 수 있다. 그 기전을 설명하시오.

용어정리

관성모멘트(Inertia) 물체의 질량과 회전축으로부터의 거리에 따라 회전 운동을 방해하는 정도의 크기를 물리량으로 나타낸 것

관절중심(Joint center) 무릎, 팔꿈치, 발목 등과 같이 두 뼈가 만나는 관절의 축

뉴턴 유체(Newtonian fluid) 점성이 일정한 유체

동역학(Dynamics) 정역학과 달리 가속도가 0이 아닌 물체가 움직일 때 발생하는 힘과 토크를 분석하는 분야

무게중심(Center of gravity) 인체의 모든 무게가 집중된 인체 가상의 점을 의미하며 중력에의해 인체에 작용하는 힘의 중심점

비뉴턴 유체(Non-Newtonian fluid) 전단응력과 전단률이 정비례하지 않는 유체

생체역학(Biomechanics) 인체 혹은 동물과 같은 살아 있는 생물에 역학을 적용한 학문

순동역학 (Forward dynamics) 시뮬레이션 운동을 생성하는 힘이나 근육활동을 알고 있을때, 그 힘이 인체에 어떻게 작용하여 결과적인 움직임이 나타나는지 예측하는 방법

역동역학(Inverse dynamics) 시뮬레이션 각도, 각속도 등 운동학적인 데이터들이 주어졌을 때, 그움직임을 발생시키기 위해 필요한 힘이나 토크를 역으로 추정하는 방법

정역학(Statics) 물체 혹은 인체에 힘이 작용하지 않는 상태에서, 또는 힘이 작용하더라도 물체나 인체가 정지해 있거나 일정한 속도로 움직이고 있는 것과 같이 가속도가 0인 상황을 다루는 분야

체적 유량(Volume flow rate) 단위 시간당 흐르는 유체의 부피

토크(Torque) 어떤 축을 중심으로 회전 운동을 일으키는 각가속도의원인이 되는 물리량

힘판(Force plate) 지면반력을 측정하는 장치

Bernoulli 방정식 한 점에서 다른 점으로의 유체 이동 시 에너지가 보존된다는 것을 의미

Fahraeus-Lindqvist 효과 작은 직경의 튜브에서 겉보기 점도가 감소하는 현상

참고 문헌

1. Di Biase L, Di Santo A, Caminiti ML, De Liso A, Shah SA, Ricci L, et al. Gait Analysis in Parkinson's Disease: An Overview of the Most Accurate Markers for Diagnosis and Symptoms Monitoring. Sensors (Basel). 2020 Jun 22;20(12).
2. Diffendaffer AZ, Bagwell MS, Fleisig GS, Yanagita Y, Stewart M, Cain EL, Jr., et al. The Clinician's Guide to Baseball Pitching Biomechanics. Sports Health. 2023 Mar-Apr;15(2):274-81.
3. REYNOLDS, Osborne. XXIX. An experimental investigation of the circumstances which determine whether the motion of water shall be direct or sinuous, and of the law of resistance in parallel channels. Philosophical Transactions of the Royal society of London, 1883, 174: 935-982.
4. David A Winter, Biomechanics and motor control of human movement, second edition, Champaign, IL: Human Kinetics, 2008, pp. 1-277.
5. Guyton AC and Hall JE (2000), A Textbook of Medical Physiology, 10th edn., WR Saunders Company, Philadeliphia, PA
6. Wiggers C (1915). Circulation in Health and Disease. Philadelphia, PA: Lea & Febiger.
7. Fahraeus, Robin, and Torsten Lindqvist. The viscosity of the blood in narrow capillary tubes. American Journal of Physiology-Legacy Content, 1931, 96.3: 562-568.
8. Chandran KB, Rittgers SE and Yoganathan AP (2012) Biofluid Mechanics: The human circulation, 2nd edn., CRC Press, Taylor and Francis Group
9. Gorlin, R., and Gorlin S. G. Hydraulic formula for calculation of the area of the stenotic mitral valve, other cardiac valves, and central circulatory shunts. I. American heart journal, 1951, 41.1: 1-29.
10. Tsakanikas V, Ntanis A, Rigas G, Androutsos C, Boucharas D, Tachos N, et al. Evaluating Gait Impairment in Parkinson's Disease from Instrumented Insole and IMU Sensor Data. Sensors (Basel). 2023 Apr 12;23(8).
11. O'Day J, Lee M, Seagers K, Hoffman S, Jih-Schiff A, Kidzinski L, et al. Assessing inertial measurement unit locations for freezing of gait detection and patient preference. J Neuroeng Rehabil. 2022 Feb 13;19(1):20.
12. Wishaupt K, Schallig W, van Dorst MH, Buizer AI, van der Krogt MM. The applicability of markerless motion capture for clinical gait analysis in children with cerebral palsy. Sci Rep. 2024 May 24;14(1):11910.

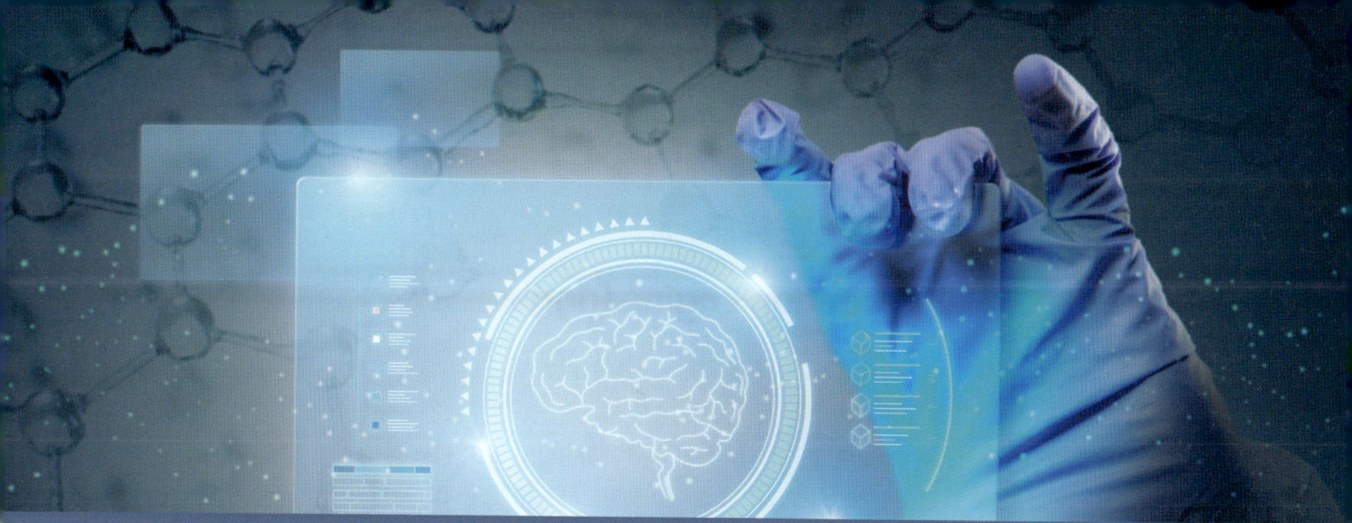

Chapter 09

재활공학
Rehabilitation Engineering

1. 분야 소개
2. 재활기기의 기술적 원리 및 설계
3. 재활공학 기술의 역사: 고대에서 미래까지
4. 재활공학 기술의 발전방향

CHAPTER

09 재활공학
Rehabilitation Engineering

배태수

학습개요

1. 장애인의 삶의 질을 향상시키기 위해 재활공학의 목표, 범위 및 과제를 이해한다.
2. 재활공학 기반의 보조기기 설계를 뒷받침하는 종래, 현재, 그리고 미래의 재활공학 기술을 학습한다.
3. 고대 인공사지로부터 미래 첨단로봇 및 센서통합 장치까지 재활공학 기술의 발전과정을 탐구한다.
4. AI기반 사용자 맞춤화 솔루션 기술 등을 활용한 재활공학 기술의 연구분야 및 발전방향을 이해한다.

01 분야 소개

재활공학(Rehabilitation Engineering)은 최종적으로 장애인의 삶의 질 향상을 목표로 하는 공학 분야 중 하나다. 단순히 기술적 장치(기기)를 제공하는 수준을 넘어 장애인 각 개인의 특수한 요구를 충족시키기 위해 맞춤형 솔루션(하드웨어, 소프트웨어)을 설계 및 개발하는 데 중점을 둔 분야이다. 이러한 측면에서 북미 재활공학 및 보조기술 협회(RESNA)는 재활공학을 '장애를 가진 사람들이 독립적이고 생산적인 삶을 영위할 수 있도록 돕는 설계, 연구 개발, 장치, 시스템 또는 서비스의 응용'으로 정의했다. 이 정의는 재활공학이 단순히 기술을 제공하는 것을 넘어 장애인의 자립과 삶의 질 향상에 보다 큰 중점을 두고 있음을 강조하고 있다. 즉, 기술적 솔루션의 사용자 맞춤형 설계가 그들의 일상적 활동을 넘어 사회적 참여를 최대한 지원할 수 있도록 설계하는 데 중점을 둔다.

장애인들을 위한 학문 분야로 재활공학이 언급될 때마다 항상 보조기술(assistive technology)이 거론된다. 재활공학과 보조기술 모두 장애인의 삶의 질을 향상시키는 것을 목표로 사람들이 신체적, 인지적, 감각적 장애로 인해 어렵거나 불가능하다고 생각하는 작업을 수행할 수 있도록 돕기 위해 설계된다는 점에서 유사하다. 그러나, 재활공학은 사람들이 부상이나 질병 후에 기능을 회복하거나 회복하는 데 도움되는 기술을 개발하고 적용하는 데 중점을 두고 있어

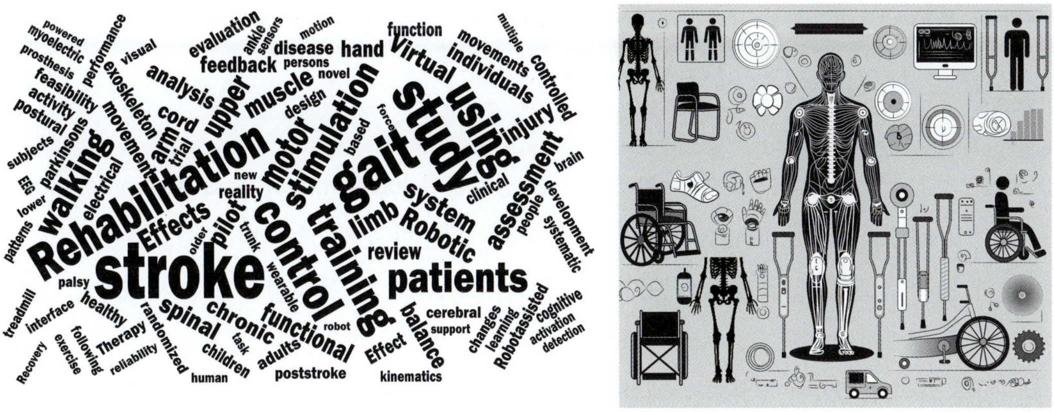

그림 9-1. **재활공학의 범위**

단순 보철물부터 물리치료에 사용되는 로봇공학까지 모든 분야를 아우르고 있다. 반면에 보조기술은 개인이 일상생활 작업을 수행하는 데 도움을 주기 위해 설계된 보청기, 휠체어 등의 장치 또는 시스템으로 축소해서 정의된다. 이런 측면에서 RESNA에서는 1988년 기술법(tech act)을 통해 재활공학을 '과학과 기술을 응용하여 장애인의 삶의 질을 향상시키는 것'으로, 보조기술은 '장애인의 기능적 능력을 유지, 증진 또는 향상시키기 위해 사용되는 제품, 장치 또는 장비'로 구분하여 재활공학의 적용범위와 비교해 볼 때 보조기술은 재활공학의 결과물로 보는 시각도 소개했다(그림 9-1).

재활공학과 보조기술은 비교적 적은 인구집단을 대상으로 하는 기술이라는 점과 주로 특정 장애를 가진 개인들을 위해 개발되는 점 때문에 시장이 제한적이라는 현실을 반영하여 때로는 '고아기술(orphan technology)'이라는 용어로 불리곤 한다. 재활공학 솔루션의 시장 규모가 상대적으로 작고, 관련된 연구개발 비용은 상당히 높아지는 경우가 많아 기술개발이 초기단계에서 중단되거나, 시장에 출시되기 전에 포기되는 경우가 많다. 이러한 점을 감안할 때 우선적인 선택을 받지 못한다는 현실은 일정 부분 이해할 수 있지만, '고아'라는 용어를 사용한다는 점은 보편적인 공감을 이끌어 낼 수는 없는 과도한 표현으로 보인다.

재활공학은 장애인 및 노인 인구의 신체적 기능 한계를 극복하기 위해 필요한 보조기술과 서비스를 모두 포함한다. 휠체어, 보청기, 의족, 의수 등을 활용하여 신체적 한계를 극복하고, 이를 통해 장애를 가진 사람들이 독립적으로 생활하고 교육과 직업 등 사회적 활동에도 적극적으로 참여하게 만들었다. 장애인이 관심과 도움만 필요한 존재가 아니라 사회에서 중추적인 역할을 감당하고 주도적인 존재가 될 수 있게 한다는 점에서 재활공학은 매우 중요한 통로이자 도구의 역할로 인식되고 있다.

02 재활기기의 기술적 원리 및 설계

세계보건기구(WHO)가 제정한 국제 장애기능 건강분류(international classification of functioning, disability and health, ICF)에 따르면 장애는 단순한 신체기능이나 구조의 손상뿐만 아니라 개인이 일상생활에서 겪는 활동 제한과 교육/고용/사회 및 문화활동의 참여 제한의 정도에 따라 등급이 나눠진다(그림 9-2). 따라서 장애의 종류와 등급에 따라 적용되는 기술과 서비스에는 일부 차이가 있지만 적용되는 재활기기의 기술적 원리는 대체로 큰 차이가 없다. 간략하게 재활기기의 기술적 원리를 살펴본다면, 먼저 장애부위와 등급에 대한 지식을 기초로 기본 설계를 하고, 기본 설계에 대한 생체역학 분석을 통해 구조적 안정성을 검토한다. 다양한 센서와 생체신호 측정기술을 통해 장애부위에 적용 가능 여부를 확인한 후, 개인 맞춤형 로봇공학 기반 제어기술로 부족한 신체기능을 보조하는 것이 일반적인 재활공학 기술의 내용이다. 최근 들어 급속하게 발전한 인공지능이나 기계학습 기술을 적용한 최적화 기술이 적용되면서 장애인별 맞춤형 재활 지원이 가능한 기기 개발이 가능해졌다. 구체적으로 재활기기의 원리와 설계 방법에 대해 상지장애와 하지장애로 나눠서 각각 설명하고, 대표적인 사례를 확인해 보자.

1) 상지 장애인을 위한 로봇 팔 보조기기

상지장애는 어깨, 팔, 팔꿈치, 손목, 손 등 상지의 기능 및 활동 장애를 말하며, 상지장애가 있는 사람들은 식사, 옷 입기, 쓰기, 도구나 장치 사용과 같은 일상생활 활동을 수행하는 데 어려움을 겪는 경우가 많다.

상지장애를 가진 사람들을 위한 로봇 팔 보조기기는 신체의 일부 기능을 대체하거나 보완하여 일상생활에서의 독립성을 높이는 데 중점을 두고 있다. 이 보조기기는 주로 팔의 근력 약화나 마비, 또는 팔의 결손을 보완하기 위해 고안되었으며 최초 설계 과정은 먼저 사용자의 신체기능평가에서 시작된다. 예를 들어, 특정 근육 그룹의 약화 정도나 완전한 마비 상태를 기반으로 보조기기의 요구 사항을 결정한다.

기본 설계는 생체역학 원리를 적용하여 이루어진다. 로봇 팔의 각 관절과 연결 부위는 인체의 움직임을 최대한 모방하도록 설계되어 있으며, 기능의 적정성과 안전성을 평가하기 위해 인체적용 전 컴퓨터 모델링과 시뮬레이션도 사용한다. 시뮬레이션을 통해 로봇 팔이 사용자의 자연스러운 움직임에 어떻게 대응할 수 있을 지를 검토하고, 결과에 따라 구조적 보강이나 개선을

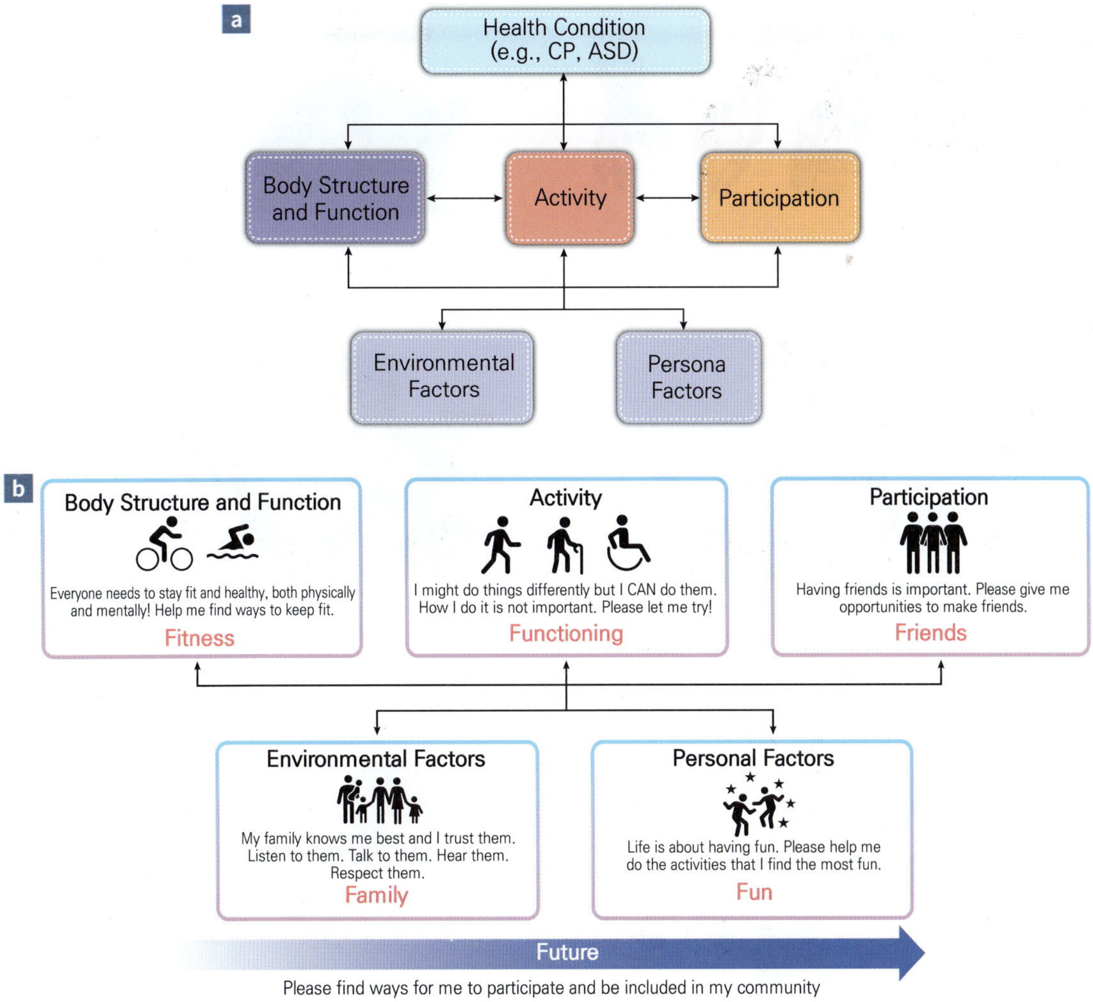

그림 9-2. International Classification of Functioning, Disability and Health (ICF) framework(a) 및 Adult ICF Framework(b)

진행한다.

또한, 로봇 팔에는 다양한 센서와 생체신호 측정장치가 탑재된다. 예를 들어, 근전도(EMG) 센서를 통해 사용자의 근육 수축/이완 신호를 감지하고 이를 기반으로 로봇 팔이 적절한 동작을 수행하도록 제어한다. 이러한 실시간 신호처리 및 제어기술은 로봇 팔이 사용자의 의도에 맞게 움직이도록 돕는다.

최근에는 인공지능(AI)과 기계학습(machine learning) 기술이 로봇 팔의 동작을 지속적으로 학습하고 개선하는 데 사용되고 있다. 사용자 사용패턴을 학습하여 로봇 팔은 시간이 지나면

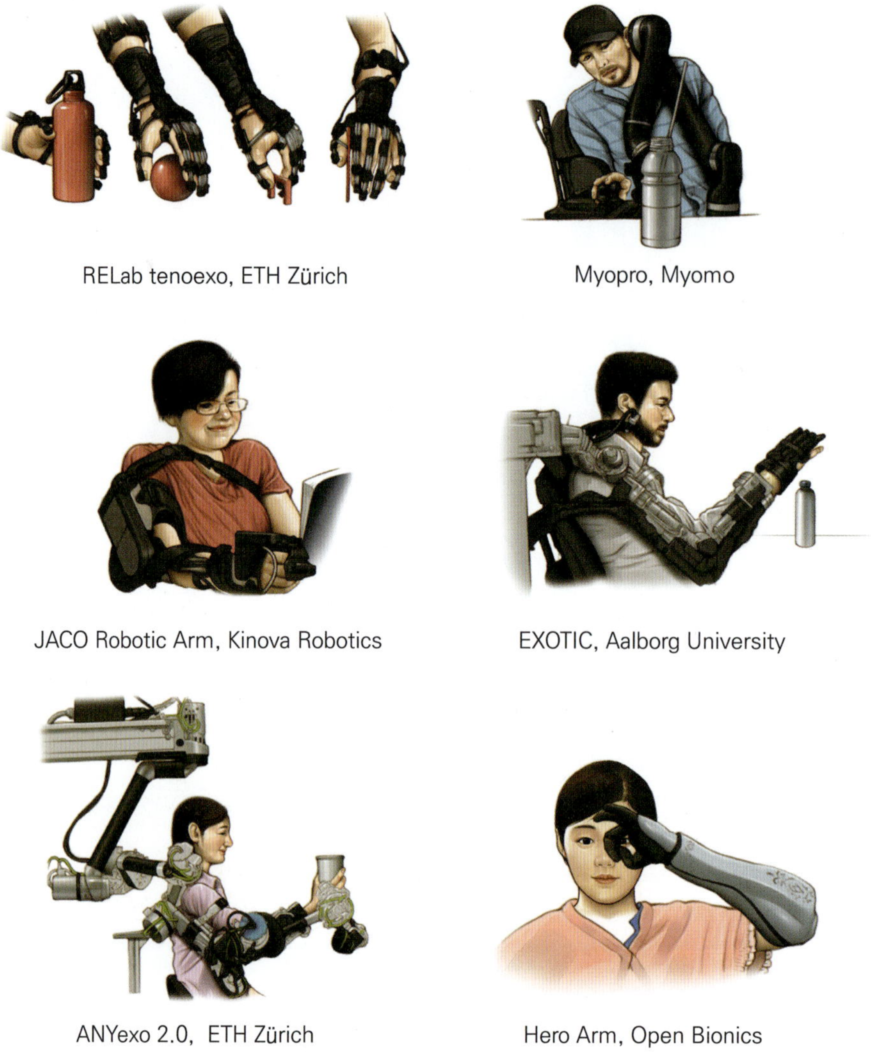

그림 9-3. **상지 장애인을 위한 로봇 팔 보조기기 개발 사례 및 Bionics arm 소개**

더 효율적인 사용자 맞춤형으로 동작할 수 있다. 예를 들어, 일상생활동작(activities of daily lives) 움직임을 반복적으로 수행하는 경우, 로봇 팔은 이를 인식하고 해당 움직임을 더 쉽게 수행할 수 있도록 동작을 최적화한다. 이러한 설계 과정을 거친 로봇 팔 보조기기는 사용자가 일상생활에서 다양한 활동을 보다 독립적으로 수행할 수 있도록 지원하며, 교육이나 직업 활동에도 적극적으로 참여할 수 있도록 도울 수 있다(그림 9-3).

2) 하지 장애인을 위한 스마트 보조기기

하지장애는 엉덩이, 다리, 무릎, 발목, 발 등 하지의 기능과 움직임에 영향을 미치는 장애를 의미하며 보행, 균형, 그 밖의 일상생활 활동수행에 어려움을 겪는 경우가 많다.

하지장애를 가진 사람들을 위한 스마트 보조기기는 보행 능력을 보완하고, 이동성을 향상시키는 데 중점을 둔 보조기기이다. 이 보조기기는 주로 하지의 근력 저하, 마비, 또는 절단 등의 문제를 보완하기 위해 설계되며, 사용자가 보다 독립적으로 생활할 수 있도록 돕기 위해 기획되었다(그림 9-4).

설계 과정의 첫 단계는 사용자의 보행 기능을 평가하는 것이다. 예를 들어, 일부 근육의 약화나 완전한 마비 상태를 고려해 보조기기의 지원 수준이 결정하고, 이 과정에서 사용자의 보행 패턴을 분석하고, 기기 설계변수 등에 반영한다. 이처럼 스마트 보조기기의 기본 설계는 인

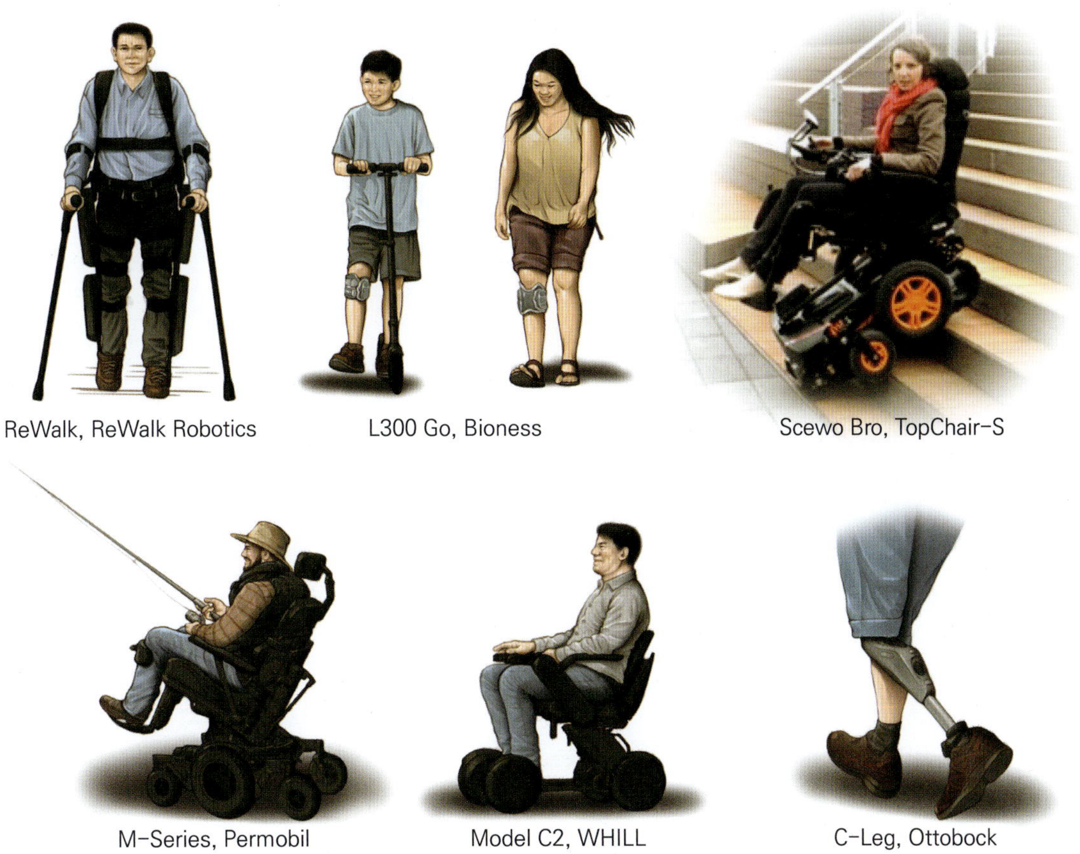

그림 9-4. **하지 장애인을 위한 스마트 보조기기 개발 사례 및 smart knee prosthesis 소개**

체의 보행 분석을 기반으로 이루어진다. 하지의 관절 각도와 힘의 전달 경로를 최적화하여 사용자가 자연스러운 보행을 할 수 있도록 설계하고, 설계 과정에서 컴퓨터 전산해석과 시뮬레이션을 통해 보행 동작을 재현하여 보조기기의 구조적 안정성을 검토하게 된다.

또한, 보조기기에는 다양한 센서가 통합되어 사용자의 보행 데이터를 실시간으로 모니터링하고 분석한다. 예를 들어, 가속도계와 자이로스코프 센서를 이용해 사용자의 균형과 보행속도를 측정하고 이를 통해 보조기기의 보조 수준을 실시간으로 조정하도록 제어한다. 특히, 근전도(EMG)센서는 사용자의 근육 활동을 감지하여 기기의 동작을 제어하는 데 중요한 역할을 한다.

최근 들어, 기계학습 알고리즘을 적용하여 사용자 개개인의 보행패턴을 학습해 보조기기의 자연스러운 보행보조 기능을 점진적으로 개선하려는 시도가 많아지고 있다. 사용자가 반복적으로 걷는 경로와 보행 스타일을 학습하여 필요에 따라 보조기기의 동작을 자동으로 최적화한다. 이러한 적응형 설계를 통해 사용자는 다양한 환경에서 안정적이고 효율적인 보행을 유지할 수 있다.

03 재활공학 기술의 역사: 고대에서 미래까지

1) 종래의 기술: 초기 재활공학 기술과 기기

고대의 재활공학 기술은 고대 이집트, 로마, 그리고 그리스의 전쟁 역사를 통해 전투 중에 잃어버린 신체의 일부를 단순 대체하는 것에 초점을 맞춘 기기들이 대장장이를 통해 소개되면서 재활공학의 역사가 시작되었다. 심지어 고대 로마와 그리스에서는 전쟁에서 부상당한 군인들을 위한 재활센터가 마련되었다는 기록도 발견되었다. 초기 재활공학 기술은 단순 개념 설계와 투박한 제작기술에 초점을 맞춘 것이 다수였고, 중세에 접어들면서 유럽에서는 단순 설계와 제작 과정에서 금속, 나무, 가죽 등과 같이 소재변화를 통해 보다 발전된 보조 기기를 제작했다. 이는 단순 형태를 본뜬 것을 넘어 크랭크와 톱니바퀴를 포함시켜 기능을 포함한 기계장치를 설계하여 고대에 비해 소재와 기능성을 강화시키는 재활기기가 개발되기 시작했다. 고대 이집트와 로마의 인공사지와 중세의 의수 등의 작동원리와 기술 등에 대해 살펴보자.

(1) 고대 이집트와 로마시대: 인공사지(Artificial limb)

고대 이집트와 로마 시대는 초기 재활공학의 중요한 출발점으로 여겨진다. 이 시기의 재활공학 및 보조기기는 주로 전쟁 중 신체 일부를 상실한 군인들을 돕기 위해 개발되었으며, 잃어버린 사지를 대체하는 기능을 제공하는 데 중점을 두었다. 특히, 인공사지는 이러한 필요를 충족시키기 위해 만들어졌고, 나무, 가죽, 금속 등 당시 이용 가능한 재료들을 사용하여 제작되었다 (그림 9-5). 이 중 금속재료를 통해 인공사지를 만들었던 대장장이들을 재활공학자의 시작으로 보는 견해도 있다.

이집트에서 발견된 초기 인공다리는 주로 나무와 가죽으로 만들어져 있어 사용자의 절단된 다리에 부착되도록 설계되었다. 인공다리는 보행 시 균형을 유지하고, 손상된 부위를 보호하는 기능을 포함시켜 제작되었다. 고대 기술로는 관절이 있는 복잡한 구조를 구현하기 어려웠으나 기본적인 보행능력을 제공하려는 목적에 집중해서 만들어진 것으로 추정된다.

고대 로마에서는 금속을 사용하여 보다 강력하고 내구성 있는 인공사지가 제작되었다. 이러한 금속 인공사지는 단순히 잃어버린 다리나 팔의 기능을 단순히 대체할 뿐만 아니라 착용자의 활동성을 조금이라도 더 확보할 수 있도록 설계되었다. 예를 들어 금속의 강도를 활용하여 무게를 지탱하는 능력을 강화했으며, 가죽 스트랩을 통해 사용자에게 고정하여 동작할 때 탈착 문

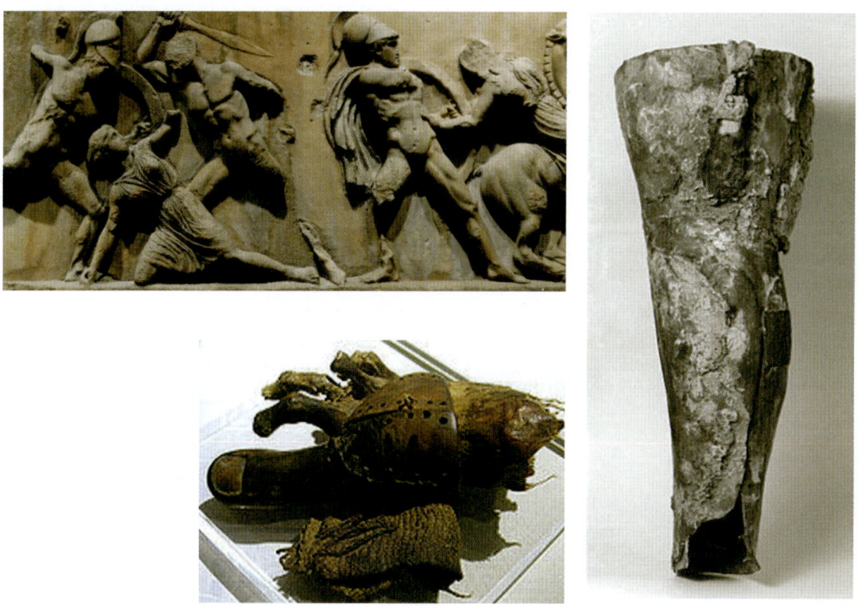

그림 9-5. **고대 이집트/로마 인공사지 사례 소개, 핵심 기술**

제를 해결하고자 하였다.

고대 이집트와 로마시대의 인공사지는 기능적으로는 단순했으나, 재활공학 기술의 중요한 기초를 마련했다. 특히, 다양한 재료의 사용과 단순한 구조적 설계를 통해 신체의 일부분을 대체할 수 있는 가능성을 제시했다는 점에서 그 의의를 찾을 수 있다. 현대 재활공학에서는 이러한 초석을 바탕으로 더 정교한 기계적 시스템과 생체역학적 설계를 통해 사용자 맞춤형 보조기기를 제공했다.

(2) 중세 유럽 시대: 기계적 보조기기, 의수(prosthetic hand)

중세 유럽에서는 재활공학 기술이 한층 더 발전하여 단순한 보조기기에서 기능적 기계장치를 포함하는 보조기기로 진화하기 시작했다. 이 시기의 기계적 보조기기는 주로 전쟁에서 부상당한 군인들을 위해 개발되었으며 당시로서는 매우 혁신적인 기계적 장치들이 포함된 보조기기로 개발되었다. 특히, 크랭크와 톱니바퀴 같은 기계적 장치가 처음으로 적용되어 단순히 잃어버린 신체부위를 대체하는 데 그치지 않고 실제 기능을 수행할 수 있도록 설계되었다(그림 9-6). 이는 현재도 고대 이집트와 로마시대에 비해 진보된 기술로 평가되고 있다.

중세에 개발된 기계적 보조기기 중 하나는 초기 형태의 의수이다. 이 의수는 금속과 가죽으로 제작되었으며, 크랭크와 톱니바퀴를 활용해 손의 움직임을 모방할 수 있도록 설계되었다. 사용자가 남은 팔을 움직일 때, 크랭크를 돌려 톱니바퀴가 회전하면서 인공 손이 열리고 닫히는 구조였다. 의수의 기계적 구조는 사용자의 의도에 따라 움직임을 조절할 수 있게 설계되었고 중

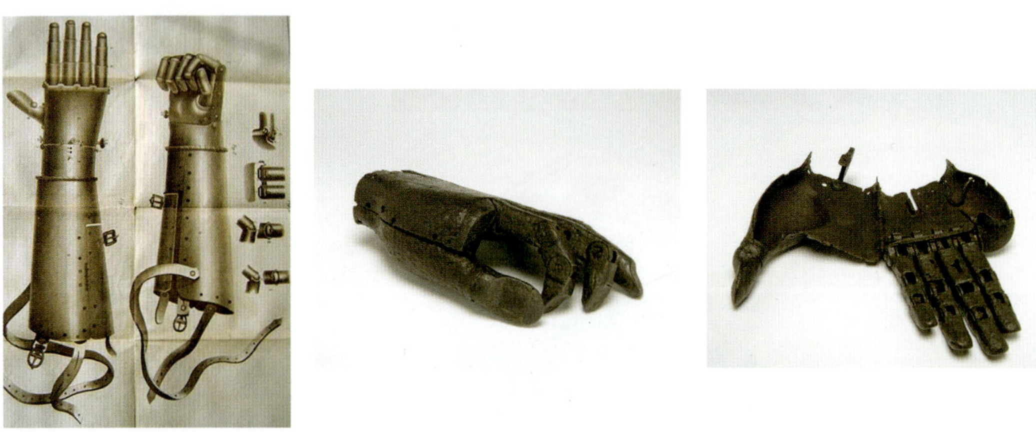

그림 9-6. **크랭크와 톱니바퀴가 포함된 중세 유럽 의수**

세의 기술자들은 금속의 내구성과 가죽의 유연성을 조합하여 기계적 보조기기를 제작했다. 이는 착용자의 일상생활에서 손의 일부 기능을 수행하는 데 도움을 주었다.

중세 유럽의 기계적 보조기기는 현대 재활공학의 중요한 기초를 마련했다. 이러한 기기들은 초기에는 단순한 보조 장치로 시작되었지만, 점차 복잡한 기계적 요소들을 통합하여 사용자의 기능적 요구를 충족시키기 위한 기계장치로 발전했다. 크랭크와 톱니바퀴 같은 기계적 장치의 도입은 생체역학적 설계의 초기 형태를 구현한 것으로, 이후 재활공학 기기 개발에 중요한 영향을 미쳤다. 특히, 중세의 기계적 보조기기에서 사용된 원리는 오늘날의 의수나 의족뿐만 아니라 다양한 재활기기 설계의 기초가 되었다. 재활공학 기술이 사용자의 일상생활을 돕기 위한 목적에서 출발하여 점차 더 복잡하고 정교한 기기로 진화하는 과정을 잘 보여주는 사례다. 현재의 재활기기들이 제공하는 높은 수준의 기능성과 사용자 맞춤형 설계의 기초가 되었다.

2) 현재의 기술: 현대의 재활공학 기술 및 기기

19세기 산업혁명 이후에는 기능성이 강화된 의족과 의수가 등장하기 시작했고 20세기에 들어서는 전자기술의 발전으로 인해 전자동 의수와 의족, 전동 휠체어 등이 개발되면서 재활공학 분야가 급성장하게 되었다. 19~20세기의 성장 배경에도 고대 및 중세시대처럼 2차 세계대전 이후 참전 상이용사들이 급증했다. 특히 20세기 이후, 재활공학 기술은 디지털 기술과의 결합을 통해 현저하게 발전했다. 센서 공학과 컴퓨터 기술이 발전하면서 재활 기기의 기능을 크게 향상시켜 장애인에게 더욱 정교하고 효율적인 지원을 가능하게 하였다. 특히, 고도로 발전된 센서는 사용자의 의도와 필요를 더 정확하게 파악하고, 컴퓨터 기술은 이 데이터를 분석하여 개인 맞춤형 솔루션을 제공하게 되었다. 이와 같은 기술의 융합은 재활공학 분야에서의 큰 변화를 이끌었다. 현재 기술의 대표적인 성과인 전동의수와 전동휠체어 등에 대해 좀 더 살펴보고, 해당 보조기기의 작동원리와 기술 등에 대해 살펴보자.

(1) 현재의 기술: 전동 근전의수(Electric myoelectric prosthesis)

20세기 중반, 특히 2차 세계대전 참전으로 인해 신체적 장애를 가진 참전 군인들이 증가하면서 재활공학 기술은 급격히 발전했다. 이 시기부터 전자공학의 발전이 본격화되었고, 이를 통해 기계적 보조기기였던 전통적인 의수를 넘어 전자기술이 적용된 전동 의수가 개발되었다. 특히, 근전도(EMG) 생체계측 기술이 전통적인 의수에 적용되므로 기계적 의수의 제어방식을 혁신적으로 변화시켰다.

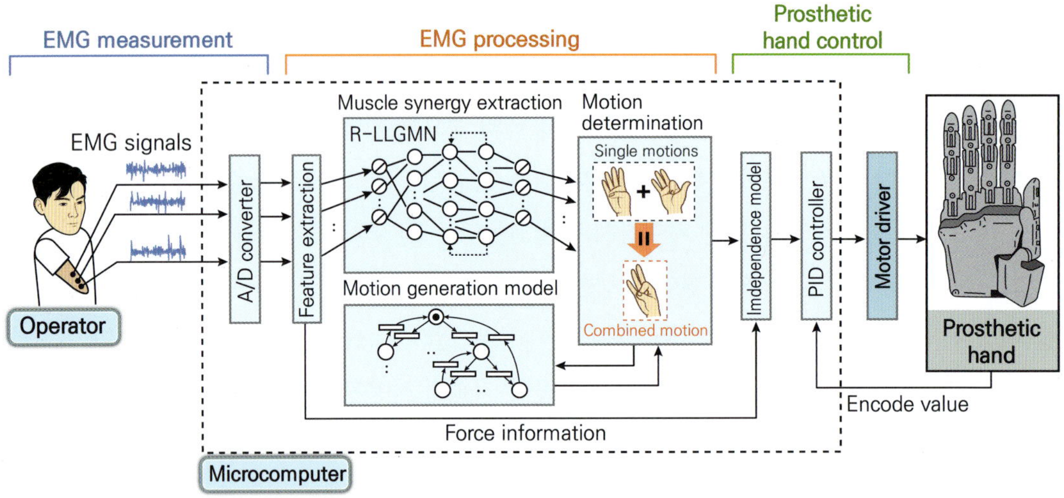

그림 9-7. **근전 전동의수의 핵심 기술**

근전 전동의수는 사용자의 팔 근육에서 발생하는 전기적 활동을 감지하고 이를 의수의 움직임으로 변환하는 방식으로 작동한다. 이 기술의 핵심은 근육이 수축할 때 발생하는 미세한 전기 신호를 감지하는 근전도 센서이다. 근전도 센서는 사용자의 피부 표면에 부착되어 근육 신호를 실시간으로 모니터링할 수 있도록 한다. 이후 감지된 신호는 의수 내부의 제어시스템으로 전달되며, 이 신호를 바탕으로 의수의 움직임이 결정된다. 예를 들어, 사용자가 손을 쥐고자 하는 의도를 근육 수축으로 표현하면, 센서가 이를 감지하여 모터를 작동시키고 손가락을 움직이게 한다. 이러한 과정은 매우 신속하게 이루어지며, 사용자가 자신의 의지로 인공 손을 제어할 수 있게 해준다(그림 9-7).

근전 전동의수의 주요 구성 요소는 근전도 센서, 제어시스템, 전동모터와 기계구조, 그리고 배터리로 구성되어 있다. 근전도 센서는 사용자의 근육 신호를 감지하고, 이를 전기 신호로 변환하여 제어 시스템으로 전달하며, 제어 시스템(마이크로컨트롤러)은 근전도 센서로부터 전달된 신호를 처리하여 의수의 움직임을 결정한다. 이 시스템은 신호를 분석하고, 적절한 명령을 모터에 전달하여 의수의 동작을 구현한다. 그런 다음, 제어 시스템의 명령에 따라 각 관절에 있는 모터를 작동시키고, 인체의 움직임을 모사한 구조물을 통해 손가락 및 팔의 움직임을 구현하므로 사용자가 원하는 동작을 수행할 수 있게 한다. 마지막으로, 의수에 필요한 전력을 공급하는 배터리 시스템을 통해 의수를 작동시키고 가동시간을 결정하게 되는데 일반적으로는 리튬이온 배터리를 주로 사용하고 있다. 근전 전동의수는 단순히 손의 기능을 대체하는 것을 넘어 사용자가 일상생활에서 더욱 자유롭게 활동할 수 있는 능력을 제공한다는 점에서 혁신적인 재활공학 기술발전의 성과로 볼 수 있다.

(2) 현재의 기술: 전동휠체어(Electric wheelchair)

20세기 중반부터 전자기술의 발전과 함께 본격적으로 수동휠체어를 개선하고 전동기능을 포함시킨 전동휠체어 개발이 활발해졌다. 초기에는 간단한 모터로 구동되는 모델이 대부분이었지만 전자공학과 컴퓨터 제어기술의 발전으로 더욱 정교하고 사용하기 편리한 전동휠체어가 등장했다. 특히, 2차 세계대전 이후 신체적 장애를 가진 사람들이 급증하고 수동휠체어 사용에 따른 근육 피로도를 줄여주거나 중증 휠체어사용 장애인의 이동 편의성을 높여준다는 측면에서 다양한 전동 휠체어의 수요와 기술 발전이 가속화되기 시작했다.

전동휠체어를 이해하기 위해서는 기본적인 구성요소와 기능을 먼저 살펴보는 것이 필요하다. 전동휠체어는 기본적인 프레임을 가지고 있으며, 입력장치, 제어시스템, 구동장치, 그리고 배터리로 구성되어 있다. 먼저, 전동휠체어는 기본적으로 사용자는 조이스틱, 버튼, 또는 터치스크린 패널과 같은 입력장치를 통해 휠체어의 방향과 속도를 제어할 수 있다. 조이스틱을 앞쪽으로 밀거나, 버튼 혹은 터치스크린으로 방향표시를 선택하면 휠체어가 앞으로 이동하고, 좌우로 움직이거나 선택하면 해당 방향으로 회전한다. 중증 장애인들의 상황을 고려하여 제어시스템은 사용자가 최소한의 힘으로 휠체어를 조작할 수 있도록 설계되었다. 입력장치의 신호를 구동장치인 모터가 이해하기 위해서는 입력신호를 기계신호로 변환시켜주는 제어시스템이 필요하다. 제어시스템은 입력신호를 통해 휠체어의 방향과 속도를 번역하는 기능과 번역된 방향과 속도에 맞게 구동장치인 전동모터가 이해할 수 있는 전기적 신호로 변환시켜 전달하는 기능을 모두 포함하고 있다. 마지막으로 배터리는 전동 휠체어에 전원을 공급하는 장치로 휠체어의 가동시간을 결정하는 중요한 요소다. 대부분의 현대 전동 휠체어는 리튬이온 배터리를 사용하여 장시간 사용이 가능하다.

국내에서 사용되는 전동휠체어는 주로 A, B, C의 세 가지 타입으로 분류할 수 있으며, 각 타입은 사용자의 필요와 환경에 따라 설계되었기 때문에 사용자의 필요와 활동환경에 따라 선택해야 한다. 전동휠체어의 A, B, C 타입에 대한 구분은 한국뿐만 아니라 다른 나라에서도 비슷한 방식으로 사용되며 명칭이나 구체적인 사양은 지역에 따라 다를 수 있다. 하지만, 대체로 실내형 전동휠체어(indoor power wheelchair), 실내/실외 겸용 전동휠체어(indoor/outdoor power wheelchair), 그리고 실외형 전동휠체어(outdoor power wheelchair)으로 구분해서 제작되고 있

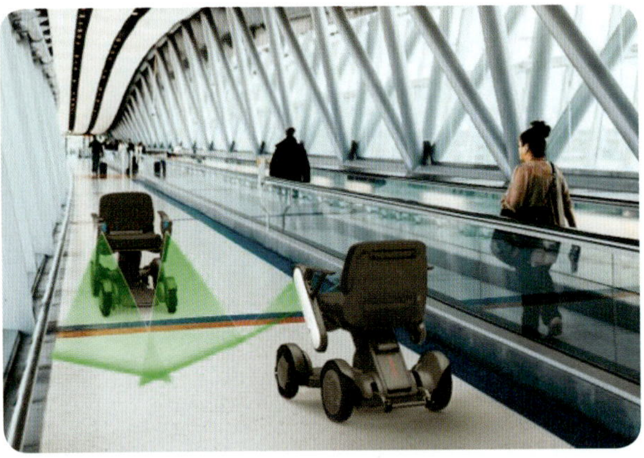

Autonomous-driving wheelchairs, WHILL

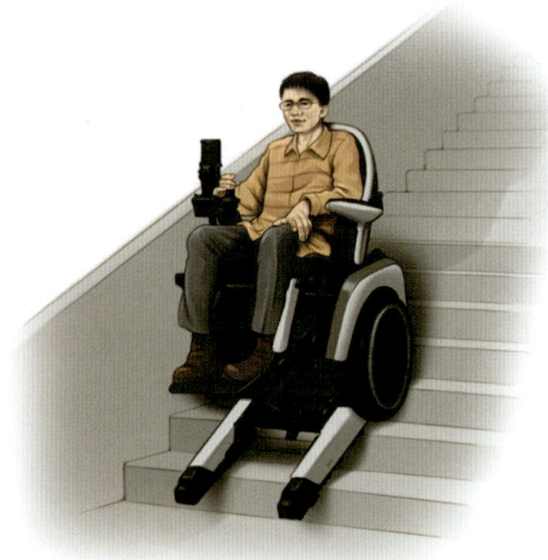

Stair climbing wheelchair, Scewo BRO

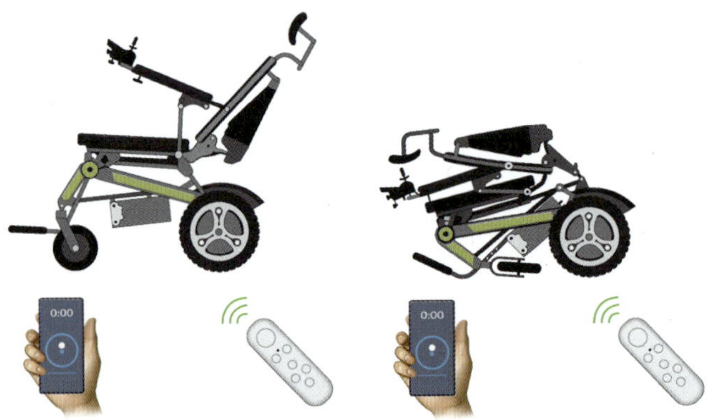

Automatic folding wheelchairs, Airwheel

그림 9-8. **첨단화되고 있는 전동휠체어에 대한 사례**

다(표 9-1). 또한, 전동휠체어의 성능평가는 국가나 지역에 따라 다를 수 있지만, ISO (international organization for standardization)와 같은 국제표준기관에서 제공하는 표준인 ISO 7176 표준 시리즈를 통해 전동휠체어의 다양한 성능 평가 기준 즉, 주행 성능, 안정성, 전기 안전성, 배터리 수명 등에 대한 기준에 맞춰 성능평가를 실시하고 있다.

현대 전동휠체어는 단순한 이동수단을 넘어 최근에는 인공지능(AI) 기술이 도입되면서 사용자에게 최적의 경로를 안내하고, 장애물을 자동으로 피할 수 있는 자율주행 기능이 추가되었다(그림 9-8). 또한, 사용자의 자세를 모니터링하고 자동으로 조정하는 기술이 발전하면서 장시간

표 9-1. **타입별 전동휠체어에 대한 사례**

구분	A-type	B-type	C-type
주요 사용환경	실내	실내/실외 겸용	실외
회전반경	약 60~70cm	약 80~100cm	약 120~150cm
배터리 성능	10~15km	20~30km	30~50km 이상
충격흡수 기능	없음	기본	강화
휴대성 (무게)	약 20~35kg	약 40~60kg	약 70~120kg 이상

사용 시에도 편안함과 안정성을 제공하고 있다. 또한, 사용자 맞춤형 기능을 통해 각 개인의 필요에 최적화된 이동성(경로 포함)을 지원할 수 있어 전동 휠체어는 장애인들의 사회성 및 독립성을 강화하는 데 핵심적인 역할을 하고 있다.

3) 미래의 기술: 차세대 재활공학 기술

재활공학 및 보조기술 분야에서의 차세대 재활공학 기술은 일반적인 공학 분야의 기술 발전 속도와 동일하게 성장하지는 않는다. 장애인들을 대상으로 한 공학기술은 장애인들에게 적용하여 실제로 적용 가능한지 여부를 우선적으로 고려해야 한다. 20세기에 들어와서 일반인에게도 많이 알려진 웨어러블 기술, 증강 및 가상 현실 기술, 로봇 보조기술, 스마트 홈 기술 등이 이제 장애인들에게 보편적으로 적용할 수 있는 수준의 기술로 성장했다. 하지만, 인공지능과 관련된 기술은 통계적으로 예측이 어려운 장애인의 진단 치료 상황을 고려했을 때 맞춤형 솔루션을 제공한다는 것이 현실적으로는 효과성을 담보하기 어렵다. 그럼에도 불구하고 희망적으로 차세대 재활공학 기술로 인공지능기술이 적용된 보조기술(기기)이 필요한 이유는 사용자의 필요와 환경에 따라 실시간으로 반응하여 일상 생활속에서의 자립 가능성을 높여줄 수 있다는 점에서 비롯된다. 현재 기술의 대표적인 성과인 웨어러블 재활기기와 AI기반 로봇 보조기기와 그 작동 원리와 기술 등에 대해 살펴보자.

(1) 미래의 기술: 웨어러블 재활기기

웨어러블 기술은 20세기 후반부터 발전을 거듭해왔으며 처음에는 주로 건강 모니터링이나 피트니스 관리 목적으로 개발되었다. 재활 측면에서 건강모니터링과 피트니스가 중요한 부분을 차지한다는 것을 감안했을 때, 웨어러블 기술의 발전은 재활공학 분야에서도 점차 적용 분야를 넓히고 있다. 웨어러블 재활기기는 장애인의 일상생활을 지원하고, 재활과정을 돕는 데 중점을 두고 있으며 장애인의 신체에 착용하여 지속적으로 생체 데이터를 수집한다. 이를 기반으로 실시간 피드백을 제공하여 장애인 본인과 장애인 가족들에게 맞춤형 솔루션을 제공하고 있다.

웨어러블 재활기기의 작동 원리는 주로 신체에 부착된 센서를 통해 실시간으로 생체 데이터 혹은 움직임 데이터를 수집하고, 이를 분석하여 사용자에게 필요한 피드백을 제공한다는 측면에서 센서공학과 생체계측의 원리를 결합한 보조기기로 볼 수 있다. 예를 들어, 스마트 의류 형태의 웨어러블 재활기기는 섬유에 내장된 다양한 센서와 액츄에이터를 활용하여 사용자의 신체 움직임을 모니터링하고, 이를 기반으로 재활을 돕는 보조기기이다. 이 기기는 의류형태라는 점을 감안하여 주로 압전섬유(piezoelectric fibers), 전도성 실(conductive yarn) 등을 활용하며, 부착센서로 스트레인게이지 센서(straingauge sensors), 근전도(EMG)센서 등을 사용한다(그림 9-9). 먼저, 압전섬유는 사용자의 근육 움직임이나 신체의 물리적 변형을 전기신호로 변환하는 역할을 한다. 이 섬유는 신체의 움직임에 따라 발생하는 미세한 압력을 감지하여 실시간으로 데이터를 수집하며, 이를 통해 사용자 움직임의 패턴을 분석할 수 있는데, 이를 통해 보행분석이나 근력 회복과정에서 유용하게 사용되고 있다. 다음으로, 전도성 실은 스마트 의류에 내장되어 있는 일종의 회로로, 섬유 내부에 전류를 흘려보내거나 신호를 전달한다. 전도성 실은 의류에 부착된 센서와 통신장치 사이의 데이터 전송을 가능하게 하며, 이를 통해 사용자의 신체상태를 실시간으로 모니터링할 수 있다. 이 기술은 특히 다중 센서를 연결하는 데 사용되며, 정확한 위치정보와 동작데이터를 제공한다는 측면에서 매우 유용한 기술이다. 스트레인게이지 센서는 섬유가 늘어날 때 센서내 회로의 길이 변화에 따른 저항의 변화를 측정하여 신체의 움직임을 파악한다는 점에서 착안하여 스마트 의류에 내장된 센서를 통해 근육의 수축과 이완, 관절의 굽힘 정도 등을 정밀하게 모니터링할 수 있다는 장점이 있다. 이렇게 측정된 데이터는 물리치료사나 의료진에게 전달되어 사용자의 재활 과정을 정밀하게 관리하는 데 사용된다. 마지막으로, 근전도 센서는 사용자의 근육 활동을 감지하고 분석하는 데 사용된다. 이 센서는 근육의 전기적 활동을 측정하여 근육의 피로도, 활성화 패턴 등을 파악한다. 근전도 센서는 스마트 의류에 내장되어 사용자의 근육 움직임을 실시간으로 모니터링하며, 특히 신경 근육 재활훈련에서 중요한 역할을 한다. 이 외에도 온도 및 습도센서를 통해 피부상태를 모니터링하고 추적하는 기술도 있다. 다양한 센서들을 부착한 스마트 의류는 수집된 데이터를 무선 통신 기술(Bluetooth, Wi-Fi)을 통해 스마트폰이나 클라우드 서버로 전송되고, 머신러닝 알고리즘을 사용하여 데이터를 분석하고, 사용자에게 적절한 피드백을 제공한다. 이 피드백은 진동, 시각적 신호, 또

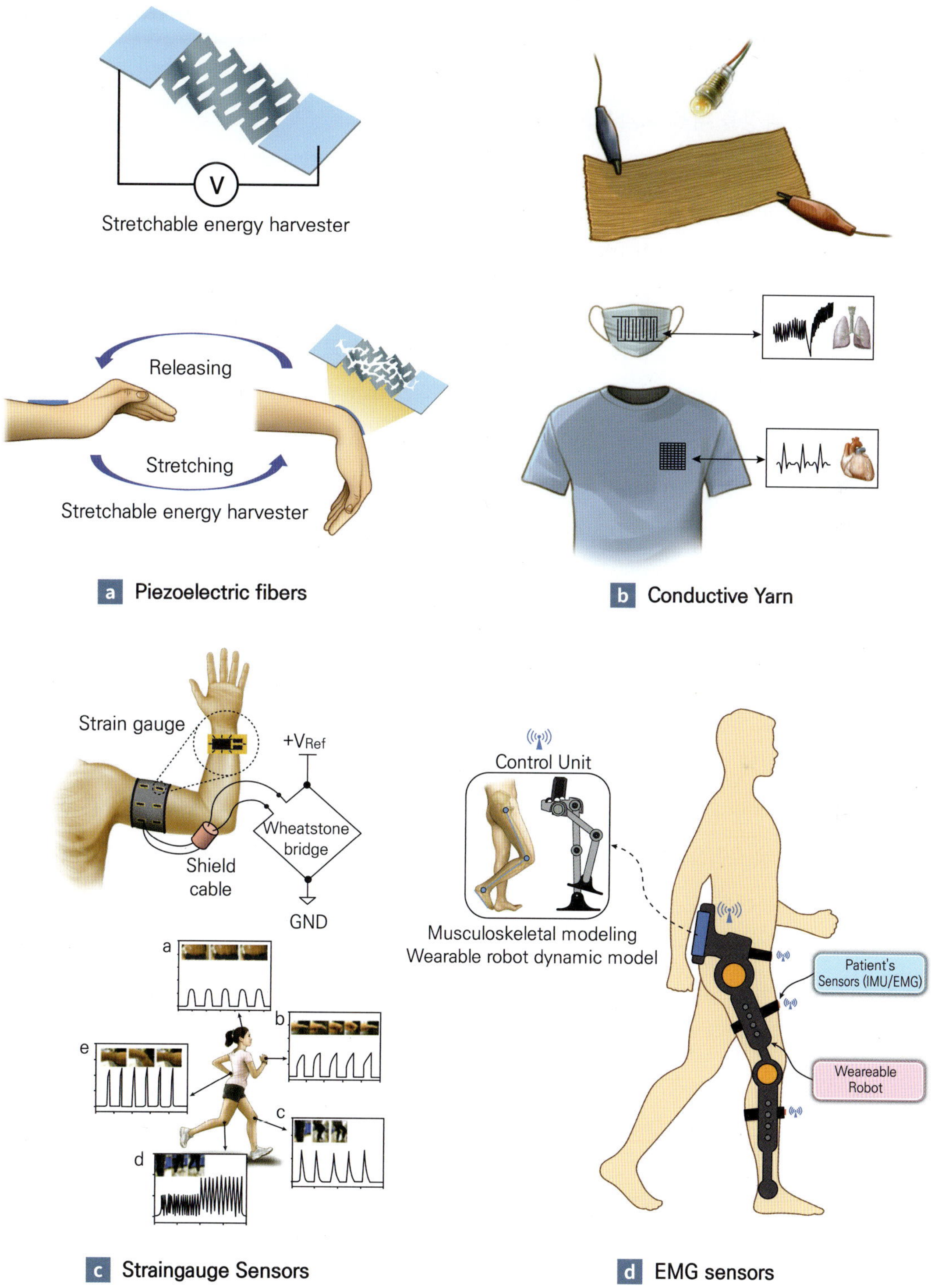

그림 9-9. **웨어러블 재활기기에서 활용되고 있는 4가지 주요 기술**

는 음성 안내를 통해 제공될 수 있으며, 사용자는 이를 통해 올바른 동작을 수행하거나 수정할 수 있다. 이와 같은 스마트 의류 형태의 웨어러블 재활기기는 사용자에게 맞춤형 재활 훈련을 제공하며 재활 과정을 더욱 효과적으로 진행할 수 있도록 도울 수 있다.

최근 들어 이 과정에서 인공지능(AI) 알고리즘이 사용자의 데이터를 학습하고, 이를 기반으로 더욱 정교한 피드백을 제공하도록 기존 재활기기를 고도화시키고 있다. 예를 들어, Sensoria의 스마트 양말은 AI와 결합된 웨어러블 기기로 주로 보행 분석과 재활에 사용되고 있는데, 이 양말에는 압력 센서가 내장되어 있다. 사용자의 보행패턴, 압력분포, 그리고 보행 속도 등을 모니터링하고 수집된 데이터는 AI를 통해 분석해서 사용자의 보행이 정상 범위에서 벗어나면 즉각적인 피드백을 제공한다. 이런 기술은 당뇨병 환자의 족부궤양 예방 및 관리, 그리고 보행패턴 개선이 필요한 환자의 재활에 활용될 수 있다. Myontec의 Mbody는 운동과 재활에 적용된 스마트 의류로, 근전도(EMG)센서를 통해 하지의 근육활동을 실시간으로 모니터링하고 수집된 데이터를 AI 알고리즘으로 처리함으로 운동패턴, 근 피로도, 근육 불균형 등을 파악할 수 있다. 이 보조기기는 특히 환자뿐만 아니라 운동선수들의 재활훈련에도 사용되며, 근육회복과 강화를 위한 맞춤형 프로그램을 제공함으로 부상 재발 방지 및 재활속도 향상에 도움을 주는 보조기기로 보고되었다. 마지막으로 Xenoma의 e-skin은 AI와 결합된 스마트 셔츠로 내장된 모션 센서와 전도성 실을 통해 사용자의 자세와 움직임을 모니터링하는 기능을 가지고 있다. 이 셔츠는 주로 신경계 손상환자 재활에 사용되며 AI가 실시간으로 환자의 움직임 데이터를 분석하여 올바른 자세를 유지하도록 도와준다. 동시에 재활훈련 중 발생할 수 있는 부상을 예방하기 위해 위험한 움직임을 감지하고, 실시간으로 피드백 해주는 기능이 탑재되어 있어 비대면 원격 재활환경 구축에도 도움이 되는 기기다.

이처럼 웨어러블 재활기기는 재활공학의 중요한 부분으로, 미래에는 더욱 다양한 형태로 발전할 가능성이 크다. 이 기술은 사용자의 일상적인 움직임을 지속적으로 모니터링하며 필요한 경우 자동으로 재활 운동을 제안하거나 적절한 방법으로 운동을 수행할 수 있도록 돕는다. 이는 사용자가 재활 전문가의 지속적인 지도 없이도 효과적인 재활 과정을 거쳐 자립적인 생활을 가능하게 한다. 또한, 원격의료와 결합하여 환자의 데이터를 의료 전문가와 실시간으로 공유할 수 있는 시스템으로도 확장될 수 있다. 이를 통해 의료진은 환자의 상태를 지속적으로 모니터링하고, 필요할 때 즉각적인 조치를 취할 수 있다는 점에서 장애인들이 안전한 재활여건을 조성하는데 큰 기여를 할 것이다.

(2) 미래의 기술: 로봇 보조기기

로봇 보조기기는 신경계 손상, 근골격계 장애, 또는 외상 후 재활이 필요한 환자들을 위해 설계되었으며, 인공지능(AI), 기계학습, 정밀센서기술, 그리고 로봇공학을 결합하여 보다 효율적인 개인 맞춤형 재활을 가능케 하는 기술로 부상하고 있다. 로봇 보조기기는 외골격 로봇(exo-skeleton), 로봇 팔, 보행보조 로봇 등으로 나눌 수 있으며, 각각의 기기는 각기 다른 적응증 환자를 대상으로 한 고유의 작동원리와 기술적 구성을 가진 것으로 보이지만, 실제로는 멀티센서 활용, 사용자 의도 파악, 움직임 모니터링, AI분석, 실시간 제어 등 유사한 방식으로의 접근인 것이 발견되었다.

먼저, 외골격 로봇은 환자의 신체에 착용되는 기기로, 주로 하지마비 환자나 근력 약화 환자가 다시 걷는 법을 배우도록 돕는다. 이 로봇은 메카트로닉스 시스템으로 구성되어 있으며, 주요 구성요소로는 모터, 기어박스, 센서(예: 관절각도 센서, 힘 센서), 제어 시스템, 그리고 배터리가 있다. 모터와 기어박스는 환자의 움직임을 보조하기 위해 필요한 힘을 제공하며, 센서는 환자의 움직임과 상태를 실시간으로 모니터링한다. 제어시스템은 센서로부터 수집된 데이터를 분석하여 모터를 정밀하게 제어하며, 이 과정에서 AI 알고리즘이 사용자의 의도를 해석하여 자연스러운 보행패턴을 구현하도록 돕는다(그림 9-10). 예를 들어, ReWalk 외골격 로봇은 사용자의 고관절과 무릎 관절에 부착된 모터와 센서를 통해 보행보조를 하며, 제어시스템은 사용자가 걷거나 서기를 원하는 순간을 감지하여 낙상 가능성을 고려해 로봇이 적절한 동작을 수행한다. 또

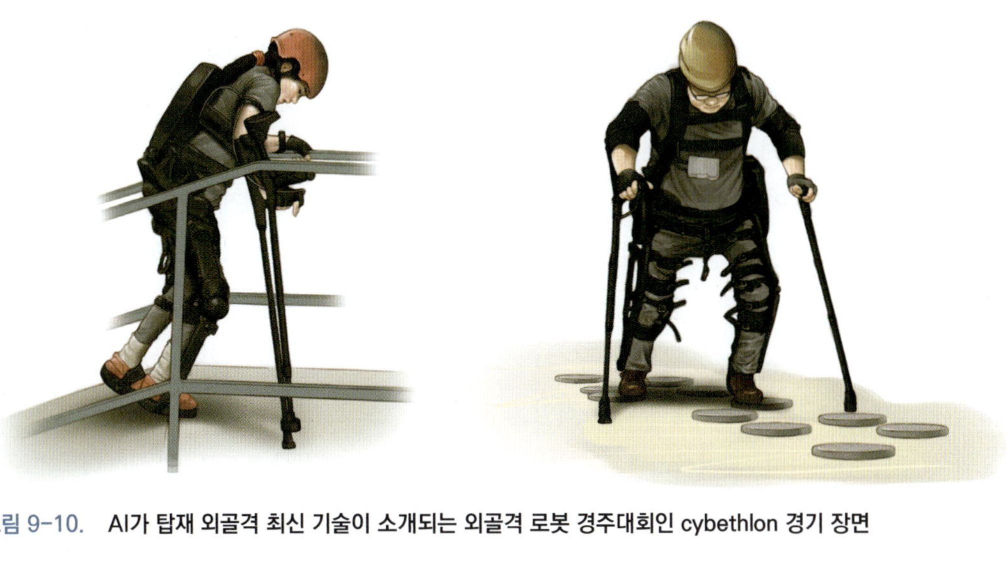

그림 9-10. **AI가 탑재 외골격 최신 기술이 소개되는 외골격 로봇 경주대회인 cybethlon 경기 장면**

한, 정밀한 힘 제어와 실시간 피드백을 통해 사용자가 더욱 안전하고 효과적으로 재활을 진행할 수 있도록 돕는다(그림 9-4).

로봇 팔은 상지 기능이 저하된 환자들을 위해 개발된 재활 기기로 주로 뇌졸중 환자나 신경계 손상 환자가 팔과 손의 기능을 회복하는 데 사용된다. 로봇 팔의 주요 구성요소로는 전기모터, 근전도(EMG)센서, 포지션 센서, 제어시스템, 그리고 액츄에이터가 있다. EMG 센서는 환자의 근육활동을 감지하여 환자가 움직이려는 의도를 파악하고, 이 신호를 제어시스템으로 전달하며 받은 신호를 분석한 후 모터와 액츄에이터를 제어하여 로봇 팔이 사용자의 의도에 맞게 움직이도록 한다. 예를 들어, MyoPro 로봇 팔은 환자의 팔에 부착된 근전도(EMG)센서를 통해 근육의 전기적 신호를 감지하고, 이 신호를 기반으로 팔의 움직임을 보조한다. 또한, 포지션 센서는 로봇 팔의 위치와 움직임을 실시간으로 모니터링하여 사용자가 자연스럽게 팔을 움직일 수 있도록 보조한다(그림 9-11a).

마지막으로, 보행보조 로봇은 하지마비, 근위축증(ALS), 또는 노화로 인해 보행이 어려운 환자들의 보행재활을 위해 고안되었다. 이 로봇은 모터, 러닝머신, 힘측정판(force plate), 모션센서, 제어시스템 등으로 구성된다. 모터는 환자의 다리를 움직이기 위한 힘을 제공하며, 러닝머신은 환자가 걷는 동안 다리를 일정한 속도로 움직이게 한다. 힘측정판은 환자가 걸을 때 바닥에 가하는 힘을 측정하여 보행 패턴을 분석하는 데 사용된다. 모션센서는 환자의 다리 움직임과 관절 각도를 측정하며, 제어 시스템은 이 데이터를 분석하여 환자의 보행을 지원한다. 예를 들어, Lokomat 보행보조 로봇은 환자의 다리에 부착된 모터와 센서를 통해 다리의 움직임을 제어하며, 러닝머신 위에서 환자가 걸을 때 정상적인 보행패턴을 학습할 수 있도록 돕는다(그림 9-11b). 보행보조 로봇의 작동원리는 외골격 로봇이나 로봇 팔과 같이 기본적으로 사용자의 의도를 파악하고, 이를 기반으로 기계가 움직임을 보조하는 방식이다. 이를 위해 정교한 센서기술이 필수적이며, 센서에서 수집된 데이터는 실시간으로 분석되어 제어시스템에 전달된다. 제어시스템은 모터와 액츄에이터를 제어하여 사용자가 원하는 동작을 정확하게 수행하도록 한다. AI와 기계 학습 알고리즘은 사용자에게 최적화된 재활 프로그램을 제공하고, 사용자와 기기의 상호작용을 통해 재활 효과를 극대화한다.

3가지 로봇 보조기기의 공통된 핵심 구성요소는 모터와 액츄에이터로 기능약화 혹은 기능손실로 인한 근골격계를 도와 사용자의 움직임을 지원한다. 보조기기에 포함된 센서는 사용자의 의도와 상태를 감지하며, 제어시스템은 이 데이터를 처리하여 적절한 동작을 수행한다. 더욱이, AI 알고리즘은 재활과정을 개인 맞춤형으로 개인화하여 실시간 피드백을 제공하며, 장기적으

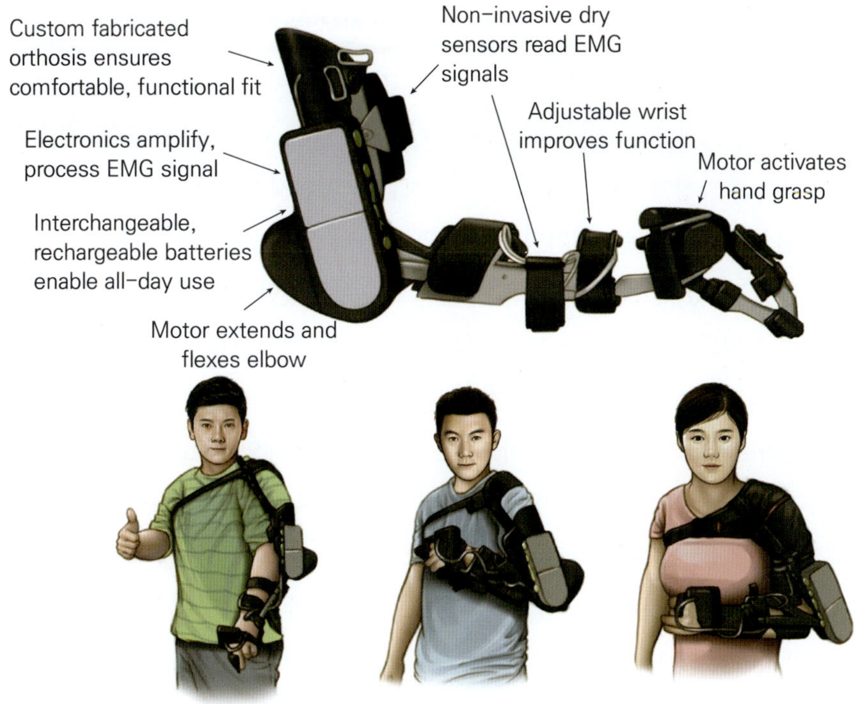

a MyoPro, Myomo

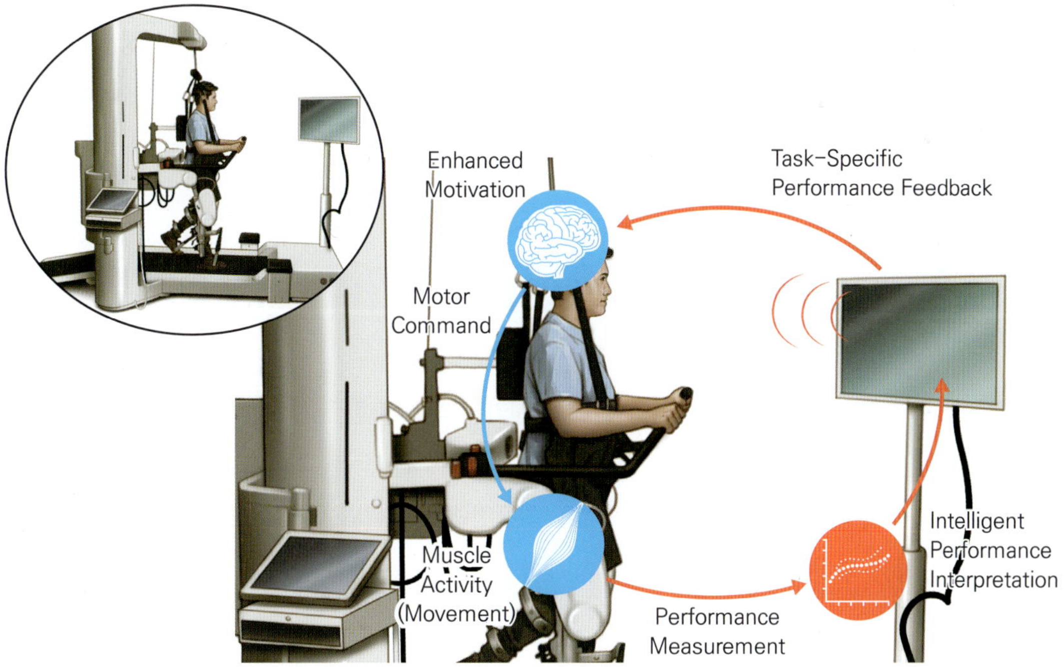

b Lokomat, Hocoma

그림 9-11. AI가 탑재된 로봇 팔과 보행보조 로봇 개발 현황

로 사용자의 상태변화를 분석하여 재활 프로그램을 조정하는데 보조적인 역할을 한다. 이처럼 로봇 보조기기는 재활과정에서 미래에 매우 유망한 기술로 보이지만 여전히 몇 가지 도전 과제가 남아 있다. 첫째로, 로봇 보조기기의 구입비용이 높아 널리 보급되기 어렵다. 기술적으로 높은 수준이고 재활의 효과성이 입증된다 하더라도 보급이 이뤄지지 않는 기술은 점차 사장될 수밖에 없는 것이 현실이다. 둘째로, 기기의 복잡성과 기술적 요구사항으로 인해 사용자가 익숙해지는 데 시간이 걸릴 수 있다. 물리치료사의 도움으로 진행되었던 전통방식의 재활치료 혹은 훈련이 로봇에 의해 진행된다는 점에서 1인당 할당되어 있는 물리치료 시간의 한계를 감안했을 때, 운용하는 물리치료사의 숙련도도 필요하며 훈련대상인 환자의 적응기간도 피할 수는 없다는 것이 임상에서의 주된 의견이다. 마지막으로, 각 환자의 상태와 필요에 따라 로봇 보조기기가 적절히 조정되어야 하며, 모든 환자에게 동일한 효과를 보장하지는 못할 수 있다. 재활훈련대상환자들의 모든 장애상태를 아우르는 로봇 보조기기는 아직까지는 없다. 물론 AI알고리즘을 통해 최대한 맞춤형으로 접근하려는 노력은 있지만, 여전히 모든 환자들에게 동일한 효과를 기대하는 것이 무리라는 것이 임상전문가들의 의견이다. 그럼에도 불구하고, 로봇 보조기기의 발전 가능성은 여전히 매우 크다고 볼 수 있다. 특히 인공지능과 머신러닝의 발전은 로봇 보조기기가 더 정교하고 개인화된 재활 프로그램을 제공하는 데 기여할 것으로 기대된다. 따라서 이러한 로봇 보조기기 기술의 발전은 재활치료의 효율성을 극대화하고, 환자가 일상생활로 복귀하는 시간을 단축할 것이며 환자와 의료진 모두에게 긍정적인 영향을 미칠 것으로 여겨진다.

04 재활공학 기술의 발전방향

재활공학 기술은 장애인의 삶의 질을 향상시키는 데 중요한 역할을 하고 있으며, 향후 이 분야의 발전은 더욱 많은 장애인들이 이러한 기술의 혜택을 받을 수 있도록 첨단기술의 단순 소개 수준을 넘어 다양한 서비스와 보조기기 공공정책이 실현되어 실질적인 장애인들의 삶의 질 향상에 중점을 두어야 한다. 따라서 향후 재활공학 기술의 발전 방향을 제시하고, 주요 미래기술의 발전방향을 살펴보고자 한다.

무엇보다 재활공학 기술의 발전 방향은 재활공학 및 보조기술관련 기기들에 대한 환자의 접근성 향상에 초점을 맞춰야 한다. 이는 기술개발 초기부터 보조기기의 구입비용을 고려해 보다 저렴하고 보급가능한 제품을 출시하는 개발 방향의 전환이 필요하다. 특히, 재활공학 및 보조기기의 개발에 있어 고가의 기술이나 특수한 재료보다 일반적인 재료와 표준화된 기술을 활용해 제조단가를 낮추는 방법이 중요하다. 이러한 접근은 보조기기의 보급을 확대하고, 더 많은 장애인들이 쉽게 접근할 수 있도록 할 것이다. 연계하여 정부의 지원과 인허가 등의 법적문제에 있어 규제완화 등의 추가지원도 필요할 것이다.

다음으로, 재활공학 기술은 사용자 맞춤형솔루션의 개발에 초점을 맞추어야 한다. 즉, 인공지능(AI)과 머신러닝 기술을 활용하여 각 개인의 신체상태와 필요에 맞게 보조기기를 최적화하고 재활치료의 효과를 극대화시키는 방향으로 나아가야 한다. 이런 맞춤형 솔루션 기술들은 보조기기의 초기 적응성을 높이고, 다양한 장애유형에 따른 최적의 재활효과를 제공할 수 있도록 도울 것이다. 예를 들어, 사용자 데이터에 기반한 실시간 분석과 피드백 시스템을 통해 사용자 맞춤형 재활프로그램을 제공하고, 이를 통해 장애인이 일상생활에서 더욱 독립적으로 생활할 수 있도록 지원해야 한다.

미래의 기술로 제시한 웨어러블 재활기기, 로봇 보조기기에 대해서도 살펴보자. 웨어러블 기술은 사용자의 신체에 부착되어 비대면으로 실시간 생체신호와 움직임과 관련된 신체 데이터를 수집하고 분석할 수 있어 다른 보조기기에 비해 임상의의 진단 및 처치과정을 통해 좀 더 효과적인 재활 프로그램을 제공할 수 있다. 따라서 거동이 불편하며 의료기관으로의 내원이 어려운 다수의 장애인들의 상황을 고려할 때, 원격 모니터링 기능을 통해 의료진이 환자의 상태를 지속적으로 파악하고 필요할 때 즉각적인 조치를 취함으로 개개의 장애인들의 거주공간에서 효율적인 재활과정 관리를 통해 환자가 자립적으로 생활할 수 있도록 돕는 데 중요한 역할을 할 것이다.

또한, 다수의 장애가 상지 혹은 하지의 근골격계의 장애인 것을 감안해 볼 때 로봇 보조기기(혹은 재활로봇기기)의 발전은 지속적으로 필요할 것으로 보인다. 로봇 보조기기는 신경계 손상이나 근골격계 장애가 있는 환자들이 다시 움직이는 법을 배우고, 일상생활에서 독립적으로 생활할 수 있도록 돕는다는 측면에서 외골격 로봇(exoskeleton), 로봇 팔, 보행 보조 로봇 등의 발전에 대한 환자들의 기대감은 어느 보조기기에 비해 높은 수준이며, 현재도 국립재활원을 중심으로 로봇중개연구 등을 통해 다양한 로봇기기에 대한 임상시험이 추진되고 있다. 향후 이러한 기기들이 정밀한 센서기술과 AI기반 제어시스템을 결합하여 사용자의 움직임을 보조하며, 사용자 맞춤형 재활프로그램을 제공한다면 장애인들의 삶의 의욕을 보다 강하게 키워줄 것으로 기대된다. 다만, 이러한 기술이 더 많은 사람들에게 보급되기 위해서는 앞서 거론한 구입비용 절감과 초기 적응을 위한 사용자 교육 및 훈련에 대한 임상훈련의 노하우 축적이 우선시된다.

결론적으로, 재활공학 기술의 발전방향은 보다 많은 장애인들이 기술을 활용할 수 있도록 가성비를 고려한 접근성을 높이고, 사용자 맞춤형솔루션을 제공하며, 웨어러블 재활기기와 로봇 보조기기의 발전에 보다 초점을 맞춰야 할 것으로 보인다. 이를 위해서는 정부, 산업, 그리고 학계가 협력하여 기술개발과 보급을 촉진하고, 장애인들이 필요로 하는 재활기기를 보다 쉽게 접근할 수 있는 환경조성이 필요하다.

컨셉 요약

재활공학 기술은 '장애부위 및 정도 이해'에서 시작하여 '설계-생체역학 분석-생체신호 측정-로봇제어-최적화-개인화-보급'이라는 기본적인 개발 방향을 가지고 추진하는 것이 필요하다. 기획부터 시판-보급까지의 효율성을 높이기 위해 모든 개발과정에 해당 장애를 가진 장애인이 직접 연구에 참여할 수 있는 연구 생태계 조성이 무엇보다 필요한 분야다.

주요 응용기술도 장애의 다양성을 고려한 다각도의 재활공학 연구가 필요하며, 타 연구와는 달리 시장성과 트랜드를 따라서 응용분야가 변화되는 것을 지양한다. 또한, 일회성 시연정도를 위한 보조기기 개발보다는 일상생활에서의 한계를 극복하고 지속적으로 사용 가능한 기술 개발이 우선시된다. 장애를 가진 사람들이 독립적으로 생활하고, 교육과 직업 등에서도 차별을 받지 않게 하기 위한 모든 기술개발은 재활공학의 응용 분야가 될 수 있다. 기술의 수준은 돋보기처럼 낮은 수준의 기기부터 인공지능 기반의 맞춤형 보조기기와 같은 스마트 기술에 이르기까지 다양한 응용 분야가 존재한다.

고대와 중세 시대의 재활 기술은 주로 목발, 지팡이, 의수와 같은 단순한 보조 기구에 의존했으며, 재활 치료는 물리적 수동적인 방법에 의존했다. 당시 기술의 한계로 인해 재활 기기의 효과는 매우 제한적이었고, 주로 장애인을 위한 기본적인 이동성 지원에 초점이 맞춰져 있었다. 현재의 재활 기술은 인공지능(AI), 로봇공학, 정밀 센서 기술을 통합한 복잡하고 정교한 시스템으로 발전했다. 예를 들어, 외골격 로봇(exoskeleton)은 하지마비 환자가 다시 걸을 수 있도록 돕고, 로봇 팔은 뇌졸중 환자의 팔 기능을 회복시키며, 보행 보조 로봇은 정확한 보행 패턴을 학습하게 한다. 이러한 현대 기술은 사용자의 상태에 맞춰 실시간으로 조정되며, 맞춤형 재활 프로그램을 제공한다. 미래의 재활 기술은 더욱 정교한 인공지능과 머신러닝 알고리즘을 통해 사용자의 재활 과정을 예측하고 개인화된 치료를 제공하는 방향으로 발전할 것이다. 예를 들어, 미래의 재활 기술은 신경 인터페이스를 통해 뇌와 기기를 직접 연결하여 장애로 인해 상실된 신체 기능을 회복시키는 데 기여할 수 있다. 이와 함께 웨어러블 기술과 원격 모니터링이 결합되어 재활 치료의 접근성과 효율성이 크게 향상될 전망이다.

고대로부터 현대에 이르면서 기술적인 진보와 보조기기의 다양성에 대한 성과는 괄목할 만한 성장을 이룬 것으로 보이지만, 여전히 개발제품의 보급은 제품 가격, 임상적용에 따른 적응기간과 효과입증 등의 한계로 그 속도를 따라가지 못하고 있는 실정이다. 따라서 재활공학 및 보조기기에 대한 기술개발은 반드시 서비스 개발, 보급 정책개발과 삼박자로 조화를 이룰 때 비로소 최대의 효과를 기대할 수 있고, 장애인 삶의 질 향상에 실질적인 도움을 줄 것이다.

연습문제

1. 재활공학(rehabilitation engineering)의 정의와 목적을 설명하시오.

2. 재활공학과 보조기술(assistive technology)의 차이점을 기술하시오.

3. 고대와 중세 시대의 재활공학 기술이 현재와 비교하여 어떤 점에서 발전했는지 설명하시오.

4. 20세기 산업혁명 이후 재활공학 기술이 급격히 발전하게 된 이유를 설명하시오.

5. 근전도(EMG) 센서의 원리와 재활공학에서의 응용 사례를 제시하시오.

6. 전동 휠체어의 A, B, C 타입의 차이점을 비교 설명하시오.

7. 외골격 로봇(exoskeleton)의 주요 구성 요소와 작동 원리를 설명하시오.

8. 로봇 팔의 구성 요소와 상지 재활에 미치는 영향을 기술하시오.

9. 보행보조 로봇의 작동 원리와 재활과정에서의 역할을 설명하시오.

10. 스마트의류 형태의 웨어러블 재활기기가 사용자의 움직임을 모니터링하는 방법을 설명하시오.

11. 재활공학 기술이 발전하기 위해 해결해야 할 주요 과제는 무엇인지 설명하시오.

용어정리

근전도(Electromyography, EMG) 근육의 전기적 활동을 평가하고 기록하는 기술

근전의수(Myoelectric prosthesis) 사용자의 근육에서 생성된 전기 신호로 제어되는 의수

기계 학습(Machine learning) 명시적으로 프로그래밍하지 않아도 시스템이 임상실증 데이터 등을 통한 경험을 학습하고 개선할 수 있게 하는 인공지능 기술

보조기술(Assistive technology) 장애인 개인이 독자적으로 어려운 작업을 수행할 수 있도록 돕는 도구, 장치 또는 시스템

사이배슬론(Cybathlon) 취리히 연방 공과대학교(ETH Zürich)가 주최하는 대회로써, 지체 장애인들이 로봇과 같은 생체 공학 보조장치를 통해 경기를 겨루는 방식으로 진행하는 대회

상지장애(Upper extremity disorders) 일반적으로 어깨, 팔, 팔꿈치, 전완, 손목 또는 손의 기능 손상이나 상실로 인해 일상생활 활동을 수행하는 데 심각한 제한을 초래하는 상태를 의미하며, 관련 등급은 세계보건기구(WHO) 또는 국가장애 기준과 같은 규정이나 지침에 따라 정의됨

센서(Sensor) 움직임, 압력, 온도와 같은 물리적 특성을 감지하고 이를 전기적 신호로 변환하는 장치

액츄에이터(Actuator) 전기적 신호를 받아 기계나 시스템의 움직임을 제어하거나 조작하는 장치

외골격 로봇(Exoskeleton robot) 착용형 로봇 장치로, 움직임을 지원하거나 강화하여 재활에 도움을 주는 기술

웨어러블 기술(Wearable technology) 신체에 착용하여 신체 활동을 모니터링, 분석하거나 지원하는 장치

하지장애(Lower extremity disorers) 일반적으로 엉덩이, 허벅지, 무릎, 종아리, 발목 또는 발에 영향을 미치는 기능 장애 또는 손상을 의미하며, 관절염, 골절, 근육 약화, 신경 손상 또는 절단과 같은 상태를 포함할 수 있으며, 세계보건기구(WHO) 또는 국가장애 기준과 같은 규정이나 지침에 따라 정의됨

힘측정판(Force plate) 걸음이나 균형을 분석하기 위해 지면에 가해지는 힘을 측정하는 장치

참고 문헌

1. Cooper, R. A., & Cooper, R. (2002). Introduction to Rehabilitation Engineering. In Rehabilitation Engineering, pp. 3-24, CRC Press.
2. Cook, A. M., & Polgar, J. M. (2014). Assistive Technologies: Principles and Practice. Elsevier Health Sciences.
3. Scherer, M. J. (2002). The Change in Emphasis from People to Person: Introduction to the Special Issue on Assistive Technology. Disability and Rehabilitation, 24(1-3), 1-4.
4. World Health Organization. (2001). International Classification of Functioning, Disability and Health (ICF). Geneva: WHO.
5. Kuiken, T. A., Li, G., & Lock, B. A. (2009). Targeted Muscle Reinnervation for Real-time Myoelectric Control of Multifunction Artificial Arms. Journal of the American Medical Association, 301(6), 619-628.
6. Schultz, A. E., & Kuiken, T. A. (2010). Neural Interfaces for Control of Upper Limb Prostheses: The State of the Art and Future Possibilities. IEEE Transactions on Biomedical Engineering, 57(6), 1374-1381.
7. Taira, K., & Tsuji, T. (2016). Machine Learning Techniques in Assistive Robotics: Applications to Upper Limb Prosthetics. IEEE Transactions on Neural Systems and Rehabilitation Engineering, 24(10), 1103-1111.
8. Sensinger, J. W., & Dosen, S. (2012). A Review of Sensory Feedback in Upper-Limb Prostheses. Journal of NeuroEngineering and Rehabilitation, 9(1), 20.
9. Herr, H. (2009). Exoskeletons and Orthoses: Classification, Design Challenges and Future Directions. Journal of NeuroEngineering and Rehabilitation, 6(1), 21.
10. Hidler, J., & Sainburg, R. L. (2011). Robotics for Rehabilitation: Past, Present, and Future. Journal of Rehabilitation Research and Development, 48(4), vii-xxx.
11. Vitiello, N., Lenzi, T., & Carrozza, M. C. (2012). Smart Prosthetic Knee and Hip Joints: Technologies and Applications in Lower Limb Prosthetics. Journal of NeuroEngineering and Rehabilitation, 9(1), 34.
12. Cooper, R. A., Ohnabe, H., & Hobson, D. A. (2006). An Introduction to Rehabilitation Engineering. CRC Press.
13. Popovic, D. B. (2004). Functional Electrical Stimulation (FES): Applications in Restoring Function in Neurological Disorders. BioMedical Engineering OnLine, 3(1), 2.
14. Pons, J. L. (2008). Wearable Robots: Biomechatronic Exoskeletons. John Wiley & Sons.
15. Mann, W. C. (2005). Smart Technology for Aging, Disability, and Independence: The State of the Science. John Wiley & Sons.
16. Rosenbaum, P & Gorter, J. W. (2012) The 'F-words' in childhood disability: I swear this ishow we should think! Child: care, health and development, 38(4), 457-463.
17. Akira Furui et al.(2019) A myoelectric prosthetic hand with muscle synergy-based motion determination and impedance model-based biomimetic control.Sci. Robot.4,eaaw6339.

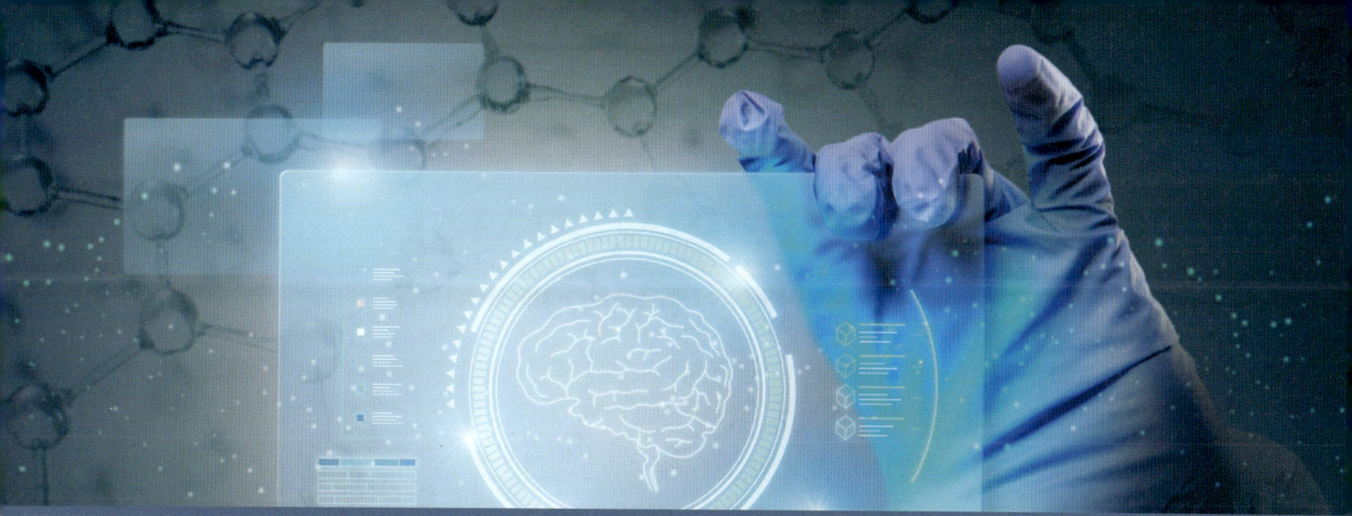

10 생체재료 및 조직공학
Biomaterials & Tissue Engineering

1. 분야 소개
2. 기본 원리
3. 조직공학의 최신동향

CHAPTER

10 생체재료 및 조직공학
Biomaterials & Tissue Engineering

박상혁, 남승윤

학습개요

1. 조직공학의 기본 개념을 이해하고, 생체재료의 역할과 중요성을 설명할 수 있다.
2. 조직공학의 기본 요소인 세포, 생체재료, 조절인자의 종류와 특성을 이해한다.
3. 바이오잉크의 기본 개념을 이해하고 특성 및 요구조건을 설명할 수 있다.
4. 바이오프린팅의 종류 및 특징을 이해하고 활용 분야에 대해 논의할 수 있다.
5. 조직공학 최신 기술을 이해하고 인공장기 유망분야에 대해 알아본다.

01 분야 소개

1) 조직공학의 개념과 정의

조직공학은 공학과 생명과학의 원리를 결합하여 조직을 회복, 유지 또는 재생하기 위한 생물학적 대체물을 개발하는 학문이다. 조직공학의 핵심 목표는 생체 조직의 구조적 및 기능적 특징을 모방하고 재현하는 것이다. 조직공학의 세 가지 핵심 구성요소는 세포(cell), 지지체(scaffold), 그리고 조절 신호(regulatory signal)이다(그림 10-1). 일반적으로 세포는 새로운 조직의 매트릭스를 합성하고, 지지체는 세포들이 효과적으로 기능할 수 있는 적절한 환경을 제공한다. 조절 신호는 세포의 증식과 조직 재생을 촉진하는 역할을 한다. 조직공학은 인공 장기 이식, 상처 치유, 뼈 및 연골 재생, 심혈관 질환 치료, 피부 재생 등 다양한 임상 분야에서 활용되고 있으며, 현재도 연구가 활발하게 이루어지고 있다.

2) 생체재료의 역할과 중요성

생체재료는 인체에 적용되어 질병을 치료하고 손상된 조직이나 장기를 대체하는 데 사용되는 재료이다. 특히 조직공학에서 생체재료는 세포 성장을 지원하며 지지체 역할을 하는 핵심 요소이다. 생체재료는 세포외기질(extracellular matrix, ECM)의 특성을 복제하여 설계되며, 조

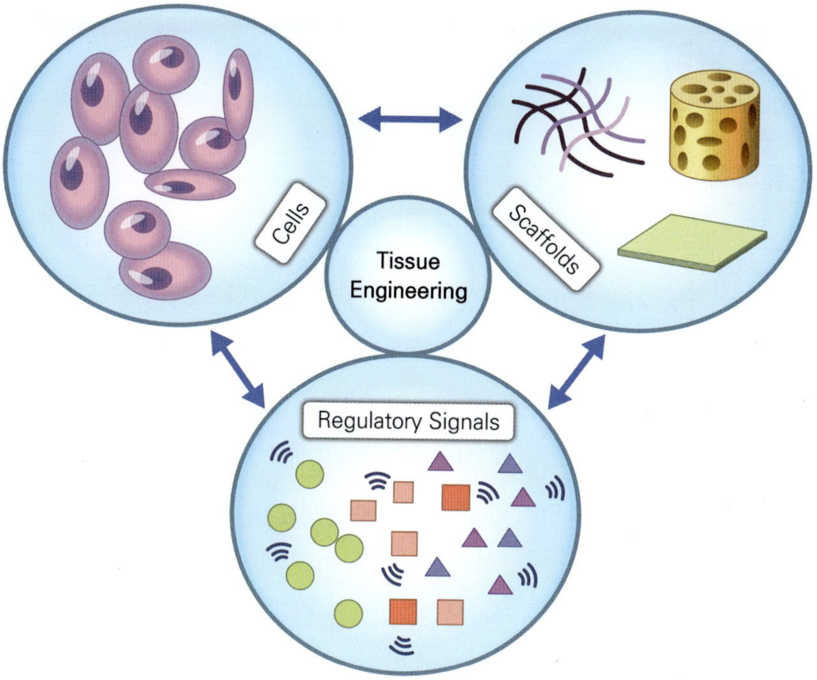

그림 10-1. **조직공학의 3가지 주요 구성 요소**

직공학에서 생체재료의 기계적 특성은 표적 환경과 전달된 세포에 의해 결정된다. 일반적으로 구조물의 특성은 주변 조직의 특성과 일치해야 한다. 예를 들어, 뼈에서는 비교적 강한 구조가 필요하고, 유연한 조직에서는 더 부드러운 구조가 필요하다.

생체재료가 갖추어야 할 주요 조건은 생체 적합성(biocompatibility)과 체내안정성(in vivo stability)이다. 생체재료는 인체에 적용되므로 안전해야 하며, 독성이 없어야 하고, 혈액 성분을 파괴하거나 세포 및 조직을 손상시키지 않아야 한다. 또한, 생체재료는 체내 이식 후 염증 반응이나 면역 거부 반응 없이 주변 조직과 원활하게 융화되어야 하며, 세포의 성장, 이동, 분화 등을 효과적으로 지원해야 한다.

02 기본 원리

1) 세포의 종류와 특성

(1) 세포의 정의

세포란 생명체의 가장 기본적인 구성 단위로, 인간을 포함한 고등동물 또한 세포라는 최소 단위로 구성되어 있다. 1838년에 Schleiden과 Schwann은 모든 생명체가 세포와 그 생성물로 구성되어 있다는 세포설(cell theory)을 발표하였으며, 세포의 구조 및 기능 분석을 통해 다양한 생명체에 대한 기본적인 이해 또한 가능해졌다. 세포들과 세포 주변의 환경을 의미하는 세포외기질이 모여 조직(tissue)을 이루며, 다양한 조직들이 장기(organ)를 형성하여 한 개체의 인간으로 구성된다. 이와 같이, 생명체의 최소 구성단위인 세포는 핵의 존재 여부에 따라 크게 핵을 지니는 진핵세포(eukaryotic cell)와 핵을 가지고 있지 않은 원핵세포(prokaryotic cell)로 분류되며, 진핵세포는 세포 소기관의 차이에 의해 동물세포(animal cell) 및 식물세포(plant cell)로 구분된다. 다음의 내용은 인간세포를 포함하는 동물세포의 세포학적 특성에 대해 설명하고자 한다.

(2) 줄기세포의 분류 및 특성

세포는 분화(differentiation) 및 자가재생산(self-renewal) 특성에 의해 미분화 세포인 줄기세포(stem cell)와 분화를 통해 성숙된 체세포(somatic cell), 그리고 이들의 중간 단계인 전구세포(progenitor, precursor, blast cell)로 분류된다. 줄기세포는 특정 조직으로 분화할 수 있는 능력을 지닌 미분화 세포를 의미하며, 세포 분열을 통해 특정한 기능을 지니는 세포로 분화할 수 있다. 자가재생산 특성은 줄기세포의 미분화성 및 다중분화능(multipotency)을 그대로 지닌 줄기세포를 세포분열을 통해 재생산하는 것이 포함되어 있다.

줄기세포는 세포 유래, 자가증식력 및 분화능 등에 따라 여러 가지로 분류할 수 있다. 줄기세포의 분화능에 따라 거의 모든 조직으로 분화 가능한 전분화능줄기세포(pluripotent stem cell, PSC)와 피부, 간, 심장 등의 특정 세포로 분화 가능한 성체줄기세포(adult stem cell)로 크게 분류된다. 전분화능줄기세포는 난자(ovum) 혹은 수정란(zygote) 유래 배아줄기세포(embryonic stem cell)와 체세포가 분화능을 지니도록 인위적으로 프로그래밍한 역분화줄기세포(induced pluripotent stem cell, iPSC)로 나뉜다.

(3) 배아줄기세포의 특성

배아줄기세포는 초기 배아에서 얻어진 미분화상태의 세포로 다양한 조직과 생식세포로 분화할 수 있는 다능성을 지닌다(그림 10-2). 배아줄기세포는 다분화능을 지닌 외배엽(ectoderm), 중배엽(mesoderm), 내배엽(endoderm)으로 분화할 수 있으며, 각 배엽에 따라 특정 조직의 성숙으로 이어진다. 모든 조직의 세포로 분화 가능한 이론적 가능성을 지니고 있어 세포치료법의 가장 적합한 방법으로 인정받는다. 하지만, 배아줄기세포의 세포주를 확립하는 과정에서 배아를 사용해야 하기 때문에 윤리적 문제가 제기되어 사용에 제약이 따른다.

(4) 성체줄기세포의 특성

성체줄기세포는 배아줄기세포와 구별되는 세포로, 발생과정을 마친 후에도 다양한 조직으로 분화 가능한 다분화능을 지니고 있어 배아줄기세포의 윤리적 문제를 극복할 수 있는 우수 대안으로 언급된다. 성체줄기세포는 단일 종류의 줄기세포를 말하는 것이 아닌 골수(bone marrow), 제대혈(umbilical cord blood), 피부(skin), 지방(fat), 신경(nerve) 조직 등에서 발견되는 세포들의 집합체를 의미한다. 성체줄기세포에 포함되는 조혈모세포(hematopoietic stem cell)의 경우 혈액 및 림프구를 생산해낼 수 있는 능력을 가지고 있으며 다양한 면역 연관 세포의 분화에 관여하는 특성을 지닌다. 중배엽줄기세포(mesenchymal stem cell, MSC)는 세포원 확보의 용이성 및 폭넓은 분화능으로 성체줄기세포에서 가장 활발하게 이용된다.

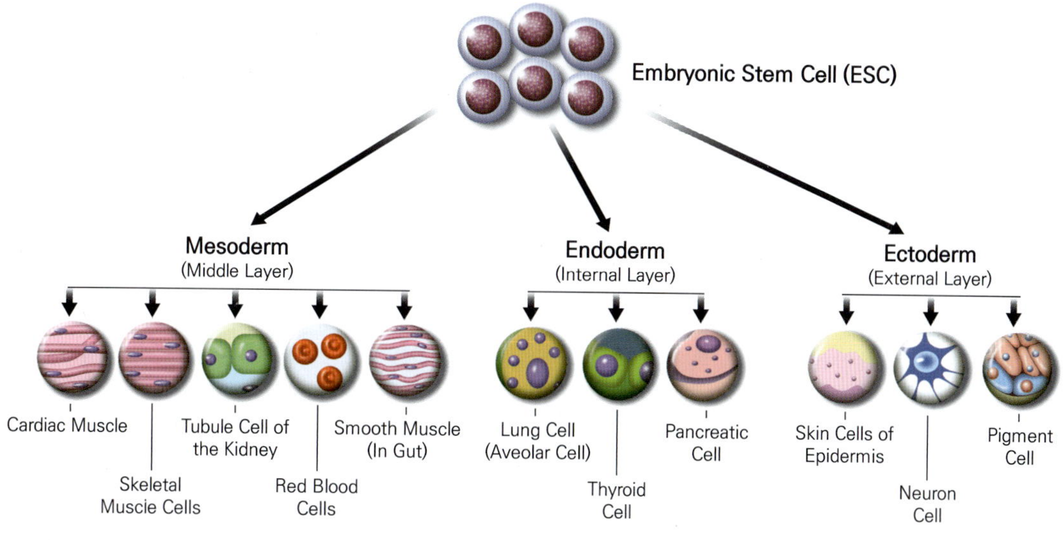

그림 10-2. **배아줄기세포의 분화 계통**

(5) 역분화줄기세포의 특성

역분화줄기세포는 체세포가 전분능을 지닐 수 있도록 유전자적 역분화를 통해 프로그래밍된 세포로 2006년 일본 교토대학의 Shinya Yamanaka 교수에 의해 고안되었다. 배아줄기세포가 지니는 윤리적 문제 한계를 극복하며 면역거부반응이 적으며, 체세포가 지니는 한정적 분화능을 동시에 극복할 수 있는 대안으로 큰 관심이 주목되는 세포이다. 배양 중인 섬유아세포(fibroblast)에 레트로바이러스(retrovirus)를 사용하여 Oct−3/4, Sox2, Klf4, C−Myc, Nanog, Lin28, Glis1등 주요 유전자들을 형질 도입하여 역분화시킨다. 역분화줄기세포는 환자의 체세포를 활용하여 생산할 수 있어 면역거부반응이 적은 유망성이 있지만, 돌연변이나 다른 유전적 이상을 일으킬 수 있는 문제점도 지적되고 있어 많은 후속 연구가 필요한 실정이다.

2) 생체재료의 종류와 특성

생체재료는 질병이나 사고로 손상된 신체조직을 형태학적 대체뿐만 아니라 본래 기능을 복원하기 위해 사용하는 다양한 소재를 뜻하며, 크게 의료용 합성고분자와 바이오세라믹 그리고 천연고분자로 분류된다. 여기서 의료용 합성고분자는 비분해성 합성고분자와 생분해성 합성고분자로 분류된다. 다음의 내용은 각 분류별 종류와 특성에 대해 설명하고자 한다.

(1) 의료용 합성고분자

① 비분해성 합성고분자

의료용 합성고분자(synthetic polymer)는 다양한 의료 관련 분야에 사용되도록 설계된 인공 고분자 소재를 의미하며 주로 화학적으로 합성된 고분자 사슬로 이루어져 있다. 의료용 소재는 인체 내에서 사용되기 때문에 생체 적합성, 기계적 특성, 화학적 안정성, 투과성 등 다양하게 요구되는 특성에 따라 단일 또는 복합적으로 설계하여 사용되는 특징이 있다.

- **폴리우레탄**(Polyurethane, PU)

폴리우레탄은 다양한 구조와 특성으로 의료용 소재로 가장 널리 이용되고 있는 고분자 재료 중 하나이다. 일반적으로 디올(diol) 형태에서 연질 세그먼트와 경질 세그먼트로 나누어져 뛰어난 물리·화학적 특성을 가지고 있을 뿐만 아니라 생체 적합성이 뛰어나 인공심장, 심장판막, 인공혈관 등에 많이 사용되고 있다.

• **폴리테트라플루오로에틸렌**(Polytetrafluoroethylene, PTFE)

폴리테트라플루오로에틸렌은 4개의 플루오린이 붙어 있는 형태로 열에 매우 강한 열가소성 결정질 고분자 합성소재이며 흔히 테프론(teflon)으로 불린다. 강한 소수성 성질과 부드러운 유연성 및 혈액과의 생체 적합성이 우수하여 주로 인공혈관, 카테터(catheter) 등의 튜브 제작에 사용된다.

• **폴리메틸메타크릴레이트**(Polymethyl methacrylate, PMMA)

폴리메틸메타크릴레이트는 투명한 열가소성 고분자로 우수한 광학적 투명성, 기계적 강도, 내구성 등의 특성을 가지고 있어 다양한 산업 및 의료용 소재로 사용되고 있다. 위의 특성으로 의료 분야에서는 인공수정체, 치과소재, 골시멘트 등에 주로 사용되고 있다.

• **폴리하이드록시에틸메타크릴레이트**[Poly(2-hydroxyethyl methacrylate), PHEMA]

폴리하이드록시에틸메타크릴레이트는 투명한 비분해성 고분자로 뛰어난 생체 적합성 및 친수성(hydrophilicity)을 갖는다. 단량체(monomer)인 HEMA는 생체독성이 있다고 알려졌으나, 고분자로 중합되면서 비독성의 성질을 갖는다. 앞서 설명한 뛰어난 생체 적합성 및 수화성(swelling) 그리고 물성으로 주로 콘택트렌즈에 사용되고 있다.

② 생분해성 합성고분자

• **폴리에틸렌글리콜**(Polyethylene Glycol, PEG)

폴리에틸렌글리콜은 미국 식약처(FDA)에 승인을 받은 독성이 매우 낮은 친수성 생분해성 고분자이다. 또한 우수한 물리화학적 및 생체 적합성의 특징으로 다양한 의료분야에서 주로 하이드로젤의 형태로 주사제 또는 코팅제로 사용되고 있다.

• **폴리락트산**(Polylactic Acid, PLA)

폴리락타이드는 옥수수나 사탕수수 같은 식물 전분으로부터 추출 공정을 통해 제작이 가능한 생분해성 가소성 고분자이다. Poly(L-lactic acid) (PLLA), Poly(D-lactic acid) (PDLA), Poly(DL-lactic acid) (PDLLA)와 같은 여러 이성질체를 포함하며, 높은 인장 탄성률과 강도를 가진다. TCA (tricarboxylic acid) 사이클을 통해 물과 이산화탄소로 분해되는 특징을 가지고 있으며, 해당 소재는 골이식을 위한 지지체(scaffold)나 흡수성 봉합사로 주로 사용되고 있다.

• **폴리글리콜산**(Polyglycolic Acid, PGA)

폴리글리콜산은 글리콜산의 탈수축합으로 만들거나 글리콜라이드(glycolide) 같은 단량체의 중합으로 만들어지며 PLA보다 결정성이 높고 물성이 상대적으로 우수한 것으로 알려져 있다. 또한 PLA보다 주사슬의 친수성이 더 높기 때문에 가수분해에 의한 생분해속도가 더 빠른 편이다. 위와 같은 특성으로 지지체 또는 스텐트(stent) 등에 주로 사용되고 있다.

• **폴리카프로락톤**(Polycaprolactone, PCL)

폴리카프로락톤은 주로 카프로락톤(ε-caprolactone)의 중합으로 만들어지는 생분해성 고분자이다. 우수한 기계적 물성, 높은 생체 적합성, 약 60℃의 낮은 융점, 뛰어난 유연성을 보이는 특성을 보인다. 생분해는 주로 주사슬의 에스테르 결합의 가수분해에 의해 진행되며 평균 2년 정도 걸리는 것으로 알려져 있다. 보통 장기간을 요하는 골 나사, 장기간 약물 전달체, 조직공학 지지체 등에 사용되고 있다.

(2) 바이오세라믹

바이오세라믹은 생체 조직과 상호작용할 수 있도록 설계된 인공 또는 천연 세라믹 소재이며 골과 유사한 성분 및 높은 생체 적합성, 화학적 안정성 그리고 골 관련 생체활성 등의 특성으로 경조직 복구 및 대체에 사용될 수 있기 때문에 주로 정형외과 또는 치의학 분야에서 사용된다.

① 하이드록시아파타이트(Hydroxyapatite, HA)

하이드록시아파타이트는 칼슘과 인산으로 구성된 세라믹 소재로 화학식은 $Ca_{10}(OH)_2(PO_4)_6$이다. 인체의 골 또는 치아의 주요 무기질 성분과 유사하며 높은 기계적 특성 및 뛰어난 생체 적합성의 특성을 갖는 것으로 알려져 있어 주로 골과 관련된 이식재, 임플란트 등에 사용되고 있다.

② 트리칼슘포스페이트(Tricalcium Phosphate, TCP)

트리칼슘포스페이트는 칼슘과 인산으로 구성된 세라믹 소재로 화학식은 $Ca_3(PO_4)_2$ 이다. HA와 마찬가지로 인체의 골 또는 치아의 주요 무기질 성분과 유사하여 생체 적합성이 뛰어난 것으로 알려져 있다. 기계적인 물성은 HA가 TCP보다 더 높은 것으로 알려져 있으나 TCP가 HA보다 빠르게 흡수되는 특성으로 새로운 골 재생에 효과를 유도하는 것으로 알려져 있다.

③ 칼슘황산염(Calcium Sulfate, $CaSO_4$)

칼슘황산염은 주로 석고로 불리며 건축, 의료 및 치과 등 다양한 산업 분야에서 널리 사용되고 있는 물질로 알려져 있다. 높은 생체 적합성 및 비교적 무른 기계적 특성을 지녔으며, 일반적으로 이수화물($CaSO_4 \cdot 2H_2O$) 형태로 존재하고 의료 및 치과용으로 사용 시에는 반수화물($CaSO_4 \cdot ½H_2O$) 형태로 변환하여 골 대체물이나 충전재로 사용되고 있다.

④ 칼슘인산염세라믹(Calcium Phosphate Ceramics)

칼슘인산염세라믹은 뼈의 미네랄 무기질 성분으로 석회화(calcification)와 흡수 과정에서 생물학적 친화성과 활성도가 높아, 골 대체물로 임플란트 및 표면 코팅 등에서 다양하게 사용되고 있다.

⑤ 바이오글라스(Bioglass)

바이오글라스는 주로 $Si_2-CaO-Na_2O-P_2O_5$ 구성으로 이루어진 소재로 체액과 접촉 시 아파타이트 층을 형성하여 골격계와 안정적인 결합을 형성하는 특징이 있어 주로 골 충전재로 사용된다.

(3) 천연고분자

천연고분자(natural polymer)는 생물이나 생물의 구성 요소가 만들어내는 큰 분자 화합물을 말한다. 자연에서 발생하며 다양한 추출 방법을 통해 생체재료로 활용될 수 있다. 천연고분자는 합성고분자에 비해 생체 적합성이 뛰어나고, 접근성이 좋으며, 조직 재생에 효과적인 물질들을 함유하고 있다. 또한, 천연고분자는 반응성 그룹을 이용하여 새로운 기능을 부여하거나 물리적 및 화학적 특성을 조절할 수 있는 가능성이 있다는 장점이 있다.

하지만 천연고분자는 균일한 조성을 유지하기 어려우며, 합성고분자에 비해 약한 물성, 조절하기 어려운 분해 속도가 단점으로 꼽히고 있다. 또한, 면역반응이 발생할 수 있다는 점도 완전히 해결되지 않은 문제로 남아있다. 이러한 천연고분자는 구조적 특성에 따라 단백질 유래 고분자와 다당류 유래 고분자로 구분할 수 있다. 대표적인 단백질 유래 고분자와 다당류 유래 고분자의 종류와 특성에 대해 설명하고자 한다.

① 세포외기질

세포외기질은 세포 사이에 단백질, 프로테오글리칸, 글리코사미노글리칸 등으로 구성된 섬유질 네트워크로, 조직과 기관의 구조적 무결성을 유지하는 중요한 역할을 한다. 그중에서도 가장 높은 비율을 차지하는 콜라겐은 대부분 조직과 기관에 분포하며 조직의 구조적 지지 기능을 담당한다. 글리코사미노글리칸은 콜라겐 다음으로 많은 양을 차지하며, 수분을 유지하고 압력에 저항하는 특성을 지닌다. 이외에도 조직에 유연성을 제공하는 엘라스틴, 세포 부착에 중요한 라미닌, 피브로넥틴, 테나신 등의 접착성 단백질이 존재한다.

세포외기질은 구조적 무결성 역할뿐만 아니라, 생화학적 및 기계적 신호를 제공하여 세포 표현형과 기능 조절을 통해 조직의 발달, 항상성 유지에 중요한 역할을 한다. 최근 조직공학 연구에서는 세포외기질 기반 물질의 활용이 주목받고 있으며, 이는 세포외기질의 구성 성분을 정제해 조직의 역학, 구성, 구조를 모방하는 탈세포화된 조직공학 기술로 발전하고 있다.

② 단백질

- **콜라겐**(Collagen)

세포외기질의 주요 단백질인 콜라겐은 섬유아세포(fibroblast), 연골세포(chondrocyte), 골모세포(osteoblast), 평활근세포(smooth muscle cell) 등 다양한 세포에서 합성 및 분비되며, 생체단백질의 약 30%, 체중의 약 6%를 차지한다. 콜라겐은 삼중나선(triple helix) 형태를 가지고 있으며, 1,000여 개의 아미노산(amino acid)으로 구성된 폴리펩타이드(polypeptide)로 이루어져 있다.

- **젤라틴**(Gelatin)

젤라틴은 산, 염기, 열처리 등의 공정을 통해 콜라겐의 가수분해를 통해 파생된 천연고분자로, 코일 구조를 형성하고 있으며 18개의 아미노산이 반복된 구조로 이루어져 있다. 젤라틴은 콜라겐과 유사한 생체 적합성을 지녔으며, 유연하고 안정적인 구조를 가지고 있다.

- **실크**(Silk)

실크는 누에와 거미와 같은 다양한 곤충에 의해 생산되며 생물학적 응용에서는 누에와 거미가 일반적으로 사용된다. 실크는 섬유 형태의 실크 피브로인(silk fibroin), 실크 세리신(silk sericin), 그리고 3%의 탄수화물로 구성되어 있다. 실크의 β-시트 단백질 구조는 우수한 기계적 특성을 제공하여 이를 바탕으로 필름, 하이드로젤 등의 다양한 형태로 가공되어 다양한 연구 분야에서 활용되고 있다.

• **엘라스틴**(Elastin)

엘라스틴은 콜라겐과 함께 결합조직의 주요 성분으로, 조직 및 장기에 탄성을 제공하는 세포외기질 단백질이다. 엘라스틴은 혈관, 인대, 폐, 피부와 같은 탄력이 중요한 장기에 풍부하게 존재한다. 이 단백질은 조직의 유연성을 유지하며, 자가이식, 동종이식, 이종이식 및 탈세포화된 세포외기질 형태로 생체재료로서의 응용 가능성이 점차 확대되고 있다.

③ 다당류

• **글리코사미노글리칸**(Glycosaminoglycan, GAG)

세포외기질은 다당류와 단백질로 구성된 그물 구조를 형성하며, 그중 다당류는 주로 아미노당과 유론산의 반복 배열로 이루어진 글리코사미노글리칸으로 알려져 있다. 글리코사미노글리칸은 동물과 세균에서 발견되며, 강한 친수성으로 인해 많은 수분과 결합하여 조직에 탄성을 부여하고 충격으로부터 보호하는 역할을 한다. 또한 글리코사미노글리칸은 성장인자와 같은 생리활성 인자들과 결합하여 세포 활성에 영향을 미치고 조직을 체계화하는 역할을 한다.

• **히알루론산**(Hyaluronic acid, HA)

히알루론산은 체액, 관절, 탯줄, 피부 및 결합조직에서 발견되며 미생물의 발효를 통해서도 얻을 수 있는 천연고분자다. 히알루론산은 이당류 단위로 구성되어, 글리코시드결합이 교대로 연결되어 있는 구조이다. 구조 내의 많은 수의 카복실 그룹과 하이드록실 그룹은 높은 친수성을 부여하여, 히알루론산이 세포외기질을 수화시키고 조직의 항상성과 외부 하중 압력에 대한 저항을 조절하는 데 도움을 준다. 또한, 결합단백질과 상호작용하고 세포 부착, 이동 및 증식을 조절하는 신호분자로 기능한다. 또한 활액의 필수 구성요소로 관절의 윤활제로의 역할을 한다.

• **알지네이트**(Alginate)

알지네이트는 일반적으로 갈색 해조류로부터 얻어지는 천연 음이온 중합체로, 두 가지 단량체가 반복되어 있는 다당류 공중합체이다. 알지네이트는 높은 친수성, 우수한 생체 적합성,

낮은 독성, 상대적 낮은 비용, 그리고 Ca^{2+}와 같은 2가 양이온 첨가에 의해 쉽게 젤화되는 특성을 지닌다.

- **키토산**(Chitosan)

키토산은 키틴(chitin)에서 얻어진 선형 다당류로, 일반적인 환경에서는 널리 존재하지 않지만 키틴의 부분 탈아세틸화에 의해 유도될 수 있다. 아미노 그룹의 존재는 키토산과 키틴을 구별하며, 키토산의 높은 반응성으로 다양한 개질이 가능하다.

3) 조직공학 적용 의공학 기술

(1) 성장인자의 종류

성장인자(growth factor)는 다양한 세포에서 분비되는 사이토카인의 일종으로, 세포의 분화, 증식, 이동 기능을 조절한다. 세포 표면의 수용체는 이러한 성장인자를 인식하고, 다양한 신호전달 경로를 활성화한다. 이는 성장인자가 조직 내 면역반응조절과 상처치유와 같은 조직의 복구 및 재생에 관여할 수 있다는 것을 의미한다. 이러한 특성으로 성장인자는 임상환경에서 치료제로서 많은 관심을 받고 있다. 하지만 성장인자는 짧은 반감기, 제한적인 흡수율과 표적 부위에 적용되기 이전 다른 부위로 빠르게 퍼진다는 한계점을 가지고 있어 더욱 효과적인 전달을 위해 다양한 생체소재를 활용하여 이를 해결하려는 시도가 이루어지고 있다.

성장인자는 세포에 따라 분비되는 종류와 역할이 달라 각각의 성장인자가 수행하는 기능과 효과가 상이하다. 성장인자의 신호전달은 각 세포 표면에 있는 선택적인 수용체에 의해 이루어진다. 수용체는 세포막에 결합된 효소와 연결되어 3가지 큰 구조를 가지고 있다. 먼저 세포 외 리간드 결합 도메인(extracellular ligand binding domain) 성장인자를 인식하게 되고, 막관통 도메인(transmembrane domain)에서 신호를 효소 혹은 효소의 역할을 하는 단백질인 세포질 도메인(cytoplasmic domain)을 통해 내부로 전달하게 된다. 이러한 일련의 과정을 세포 내 신호전달이라고 한다.

위와 같은 신호전달의 대표적인 성장인자로는 상피 성장인자(epidermal growth factor), 전환 성장인자(transforming growth factor, TGF), 섬유아세포 성장인자(fibroblast growth factor, FGF), 혈관내피 성장인자(vascular endothelial growth factor, VEGF), 신경 성장인자(nerve growth factor, NGF), 혈소판 유래 성장인자(platelet-derived growth factor, PDGF) 등의 많은 종류가 있으며, 대표적인 몇 가지를 설명하고자 한다.

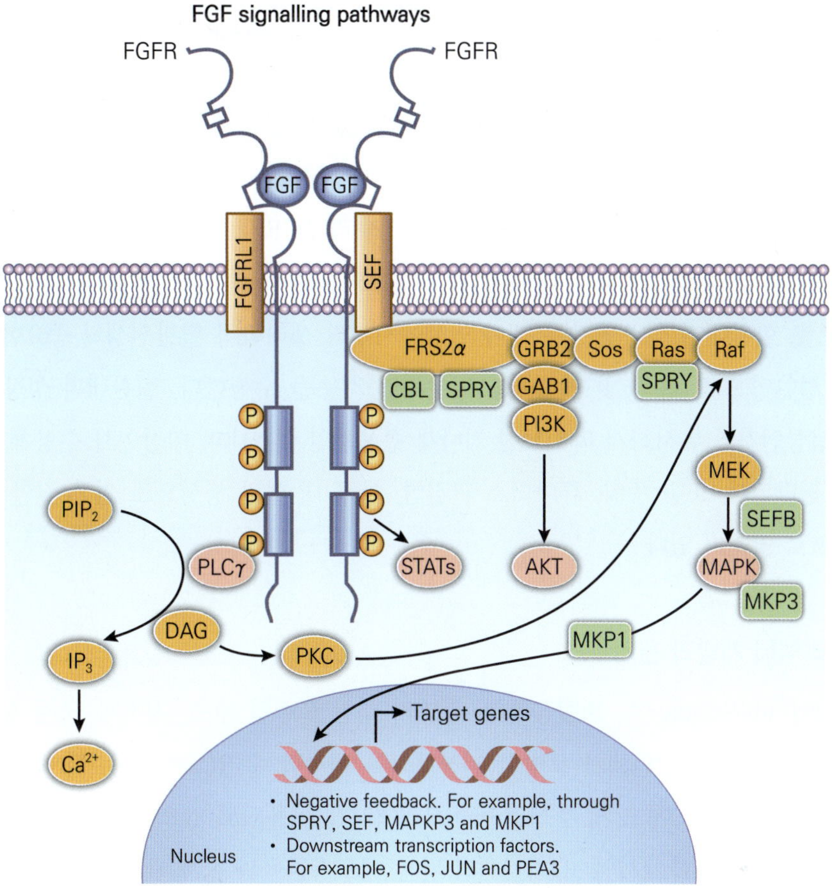

그림 10-3. **FGFR 신호전달경로**

상피 성장인자는 53개의 아미노산으로 구성된 단일 사슬 폴리펩타이드로, 세포의 성장 및 증식을 유도하는 능력을 가지고 있다. 표피 성장인자는 혈소판, 대식세포, 섬유아세포 등에서 분비되며, 급성 외상에서 재상피화(re-epithelialization)를 유도하고, 새롭게 형성된 피부의 인장 강도를 증가시키는 등 다양한 역할을 한다.

TGF-β는 1978년 De Larco와 Todaro에 의해 처음 보고되었으며, 섬유아세포의 형질전환을 유도하는 물질로 알려졌다. 이후 TGF-β의 isoform인 TGF-β1, TGF-β2, TGF-β3가 발견되면서 3가지 다른 유전자에 의해 인코딩되는 것으로 보고되었다. 이러한 TGF-β는 조직의 손상이 발생할 경우 대식세포, 섬유아세포, 혈소판 등에서 분비되어 상처치유, 조직 및 면역의 항상성 유지 등 많은 역할을 수행한다.

섬유아세포 성장인자는 세포 증식, 생존, 대사 및 분화 등 다양한 생리적 과정을 조절하며, 혈관신생과 같은 조직 복구 및 재생에 효과적인 성장인자 중 하나이다. 현재까지 22개의 섬유아세포 성장인자가 발견되어 FGF family를 구성하고 있다. 섬유아세포 성장인자는 섬유아세포 성장인자 수용체(FGFR) 1, 2, 3, 4와 같은 타이로신 키나제(tyrosine kinase) 수용체와 결합하여 다양한 생리적 역할을 수행한다(그림 10-3). 뿐만 아니라 FGF의 신호전달은 줄기세포의 만능성(pluripotency)을 유지 및 조절하는데 매우 중요한 요인으로 작용한다.

마지막으로 혈관내피 성장인자는 배아 발생에서부터 생리학적 혈관신생의 중요한 조절자로 작용하며, 성인의 조직 복구 및 재생에도 필수적인 기능을 수행한다. 혈관내피 성장인자는 섬유아세포 성장인자와 유사하게 타이로신 키나제 수용체인 혈관내피 성장인자 수용체-1, 2에 의해 신호가 전달된다. 또한 종양, 류마티스 관절염, 안구 내 혈관 생성으로 인한 질환 등에도 관여하는 것으로 알려져 있다.

(2) 바이오리액터 개념과 원리

바이오리액터(bioreactor)는 조직공학의 세 가지 핵심 요소인 세포, 지지체, 조절 신호를 통합하여 기능적, 구조적으로 인체를 모방한 인공조직을 제작할 수 있도록 하는 장치이다. 현재 다양한 환경에서 여러 용도에 맞게 수정된 바이오리액터가 사용되고 있으며, 이러한 바이오리액터의 수요는 기존 조직공학에서의 3D지지체의 낮은 세포생존율과 생체 내 통합 문제를 해결하기 위해 증가하고 있다. 바이오리액터는 기존 문제점을 해결하고, 환자 맞춤형 연골, 힘줄, 인대, 뼈, 피부, 혈관 등의 조직을 대량으로 제작하는 것을 목표로 한다. 또한, *in vitro*에서 제작된 특정 질환 모델은 많은 실험이 필요한 전임상약물스크리닝을 수행하는데 유용하며, 동물 실험을 줄이는 데 기여할 것으로 기대된다.

바이오리액터를 설계하고자 한다면 모방하고자 하는 조직의 특성을 정확히 이해하고 이를 장치에 적용해야 한다. 이상적인 바이오리액터는 pH, 산소농도, 온도, 영양분의 수송, CO_2농도 조절, 폐기물 처리와 같은 환경을 조절하고, 자동화 상태에서 무균을 유지할 수 있어야 한다. 뿐만 아니라 *in vivo* 환경을 모방한 기계적, 구조적 요인을 고려하여야 한다. 이러한 기계적 요인은 세포를 증식시키고, 적용부위에 적합한 조직의 모양과 미세구조를 갖출 수 있도록 유도된다. 위 요인에는 신전, 압축 그리고 유체역학적 흐름을 포함하고 있으며, 조직에 따라 서로 다른 특성을 갖게 된다. 마찬가지로 구조를 유지하는데 사용되는 지지체 또한 조직의 특성에 따라 다른 생체재료를 사용하게 되며 이는 세포의 3차원 성장을 촉진한다. 다음의 내용은 다양한 응

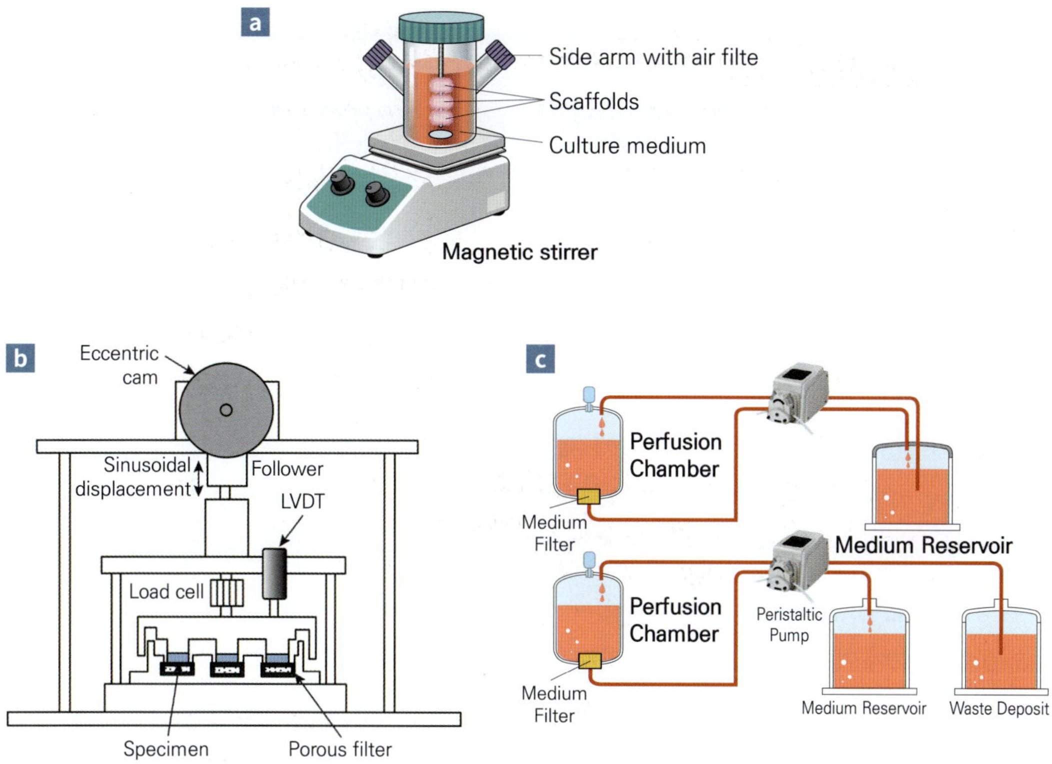

그림 10-4. **바이오리액터 종류.**
(a) 교반형 바이오리액터, (b) 기계자극 구현 바이오리액터, (c) 관류형 바이오리액터

용을 위해 설계된 바이오리액터의 종류와 특성에 대해 설명하고자 한다(그림 10-4).

교반형 바이오리액터는 내부에 자석이나 물리적인 장치가 장착되어 배양 배지를 혼합하는 전통적인 바이오리액터이다. 이러한 방식은 배양배지의 균일한 혼합과 이산화탄소 및 산소 농도에 대한 적절한 비율을 유지하는 데 유용하다. 일반적으로 부유상태에서의 배양을 통해 세포를 높은 농도로 배양할 수 있어 조직공학 연구에서 많이 사용되지만, 세포 자체에 높은 전단응력을 유발할 수 있고, 복잡한 조직을 만드는데 적합하지 않다.

인체 내 근육, 힘줄, 뼈와 같은 조직은 해부학적인 구조상 활동 중 진동, 충격 그리고 압력 등의 자극을 여러 방향에서 받게 된다. 이러한 인체 내 환경을 모방한 바이오리액터의 미세환경에서의 기계적 자극은 조직의 발달과 기능적 측면에서 중요한 역할을 하는 것으로 확인되었다. 기계적 자극의 주요 요소로 하중의 방향, 압력 또는 인장력의 강도, 빈도, 자극 간의 간격 등이 있다. 이러한 요소를 조정하여 바이오리액터 내에서 인체의 다양한 기계적 자극을 모방하고, 이

를 통해 조직의 발달과 기능을 최적화할 수 있다.

관류형 바이오리액터는 뼈와 연골과 같은 조직을 구성하는데 효과적인 장치이다. 기존 교반형 바이오리액터와 비교했을 때, 더욱 적합한 전단응력을 만들어내며 전체적으로 균질한 배지의 혼합을 유도하는 것이 가능해 조직의 균일한 미세환경을 구성하는데 효과적이다. 관류 바이오리액터는 관류 챔버내부에 지지체를 고정하고, 이때 사용되는 지지체는 그 내부에 다공성의 구조를 가지고 있어 원활하게 배지가 흐를 수 있게 제작되어야 한다.

(3) 바이오가공 기술의 개요

바이오가공(biofabrication) 기술은 생체 세포, 생체재료, 성장인자, 세포 집합체 등을 이용하여 생물학적 기능을 가진 제품을 자동화된 가공을 통해 생성하는 과정으로 정의할 수 있으며 조직공학과 재생의학에서 혁신적인 영향을 미치는 기술로 주목받으며 중요한 역할을 하고 있다. 이 과정은 크게 바이오프린팅(bioprinting)과 생체조립(bioassembly)이라는 두 가지 주요 기술로 구분될 수 있으며 가공 이후 조직 성숙 과정을 거쳐 보다 복잡하고 정교한 생체 모방 구조의 생성이 가능하다. 이를 통해 환자 맞춤형 치료법 개발, 조직 재생, 약물 테스트를 위한 3D 조직 모델 개발 등 다양한 의료 및 생명과학 분야에서 응용 가능성이 높아지고 있다.

바이오가공 기술에는 여러 종류가 있으며, 압출 기반 바이오프린팅(extrusion bioprinting), 잉크젯 기반 바이오프린팅(inkjet bioprinting), 스테레오리소그래피(stereolithography, SLA), 이광자중합(two photon polymerization, 2PP), 전기방사(electrospinning) 등의 주요 세부 기술이 여기에 포함된다. 각 기술은 특정 응용에 따라 다양한 장점과 제한사항이 존재하며, 제작 효율성을 비교하기 위해 특정한 기술이 얼마나 정밀한 구조를 얼마나 짧은 시간 안에 제작할 수 있는지를 나타내는 RTM (resolution/time of manufacturing) 비율을 척도로 삼을 수 있다(표 10-1).

표 10-1. **주요 바이오가공 기술 비교**

구분	RTM 비율 ($10^{-3}m^2$/분)	최고해상도 (μm)	장점 및 단점
압출 기반 바이오프린팅 (Extrusion bioprinting)	중 (~0.5)	~100	- 넓은 점도 범위를 가지는 다양한 물질 활용 가능성, 세포 프린팅의 용이성, 복합 물질 활용 가능성 - 충분한 탄성계수 및 전단 박화 특성을 가지는 물질에 한정, 높은 전단 응력으로 인한 세포 손상 발생 가능성
잉크젯 기반 바이오프린팅 (Inkjet bioprinting)	중하 (~0.1)	~50	- 정밀한 액적 및 세포 배치, 비접촉식 작동, 낮은 비용 - 낮은 점도를 가지는 물질에 한정, 가공물의 약한 강도, 복잡한 3차원 구조 가공의 어려움
스테레오리소그래피 (Stereolithography, SLA)	중 (~0.5)	~30-70	- 높은 해상도 및 정밀도, 복잡한 구조 가공 가능 - 광경화 가능 물질에 한정, 광감응성 폴리머와 광개시제의 독성 가능성, UV 노출에 따른 세포 손상 위험성
디지털 광처리 (Digital light processing, DLP)	상 (~2)	~70-100	- 빠른 출력 속도(높은 RTM 비율), 복잡한 구조 가공 가능 - 광경화 가능 물질에 한정, 광감응성 폴리머와 광개시제의 독성 가능성, UV 노출에 따른 세포 손상 위험성
이광자중합 (Two photon polymerization, 2PP)	하 (~0.05)	<1	- 초고해상도, 복잡한 구조 가공 가능 - 느린 제작 속도, 높은 비용, 광경화 가능 물질에 한정, 레이저 노출에 따른 세포 손상 위험성
용융적층모델링 (Fused deposition modeling, FDM)	중상 (~1)	~200	- 낮은 비용, 사용 용이성, 빠른 출력 속도 - 낮은 해상도, 열가소성 재료에 한정, 용융과정으로 인한 세포 프린팅 제한
전기방사 (Electrospinning)	중하 (~0.1)	<1	- 나노구조 활용 가능성, 낮은 비용, 단순한 공정 - 3차원 및 복잡한 구조 가공의 한계, 용매 사용으로 인한 독성 가능성, 높은 전압 및 용매로 인한 세포 융합 어려움
세포 스페로이드 기반 기술 (Spheroid-based biofabrication)	하 (<0.001)	~300	- 높은 세포 생존율, 높은 조직 특성 모방성 - 느린 제작 속도, 제작 재현성, 산소 및 영양분 공급 제한으로 인한 세포 괴사 가능성

03 조직공학의 최신동향

1) 기능성 생체재료 정의

조직공학에서 생체재료는 중요한 역할을 하지만, 생체재료 기반 지지체를 이용한 조직 재생의 임상 적용 사례는 아직 많지 않다. 최근에는 체내 이식형 및 부착형 의료기기에서 생체재료의 중요성이 커지고 있으며, 특정 기능을 갖춘 생체재료에 대한 연구가 활발히 진행되고 있다. 다음의 내용은 기능성 생체재료를 주제로 생체활성 하이드로젤, 세포외기질 활용 기능성 생체재료, 기능성 나노물질 대해 설명하고자 한다.

(1) 생체활성 하이드로젤

생체재료는 다양한 천연 및 합성소재와 제조 방법을 활용하여 연구 및 발전되고 있다. 특히, 3차원 친수성 고분자 네트워크로 이루어진 하이드로젤은 조직공학을 위한 유망한 생체재료 중

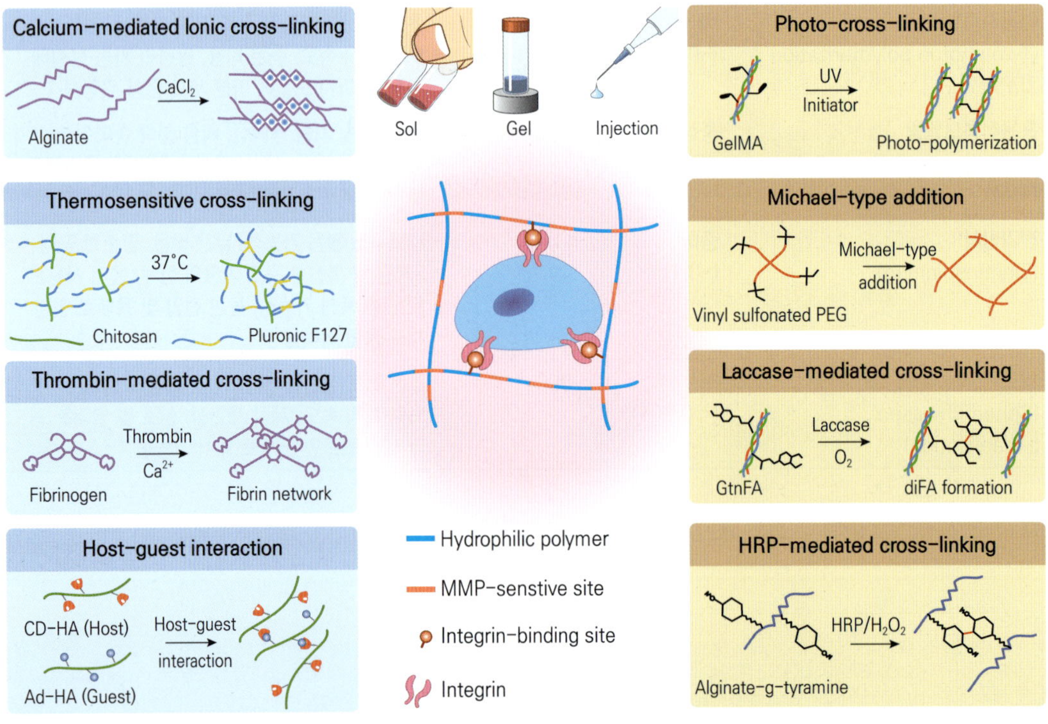

그림 10-5. **물리적 및 화학적 가교 반응을 통한 *In situ* 하이드로젤의 예시**

하나로 주목받고 있다. 하이드로젤은 과량의 물을 함유하여 조직과 유사한 습윤 환경을 제공하며, 세포외기질과 가장 유사한 생체재료로 우수한 생체 적합성을 바탕으로 조직 재생 분야에서 널리 활용되고 있다.

초기 하이드로젤은 사전 가교 시스템의 적용으로 세포와 약물의 탑재가 제한적이었지만, 다양한 물리적, 화학적 가교방법에 의해 자체(*in situ*) 가교 하이드로젤이 개발되었다(그림 10-5). 이로 인해 3차원 세포 및 조직 배양이 가능한 인공 세포외기질과 같은 다양한 용도로 활용되고 있다. 인공 세포외기질로서 활용되기 위해서는 하이드로젤 내에 세포외기질 조성 물질을 도입하여 세포를 위한 환경을 제작하고, 세포 활성제어를 통해 효과적인 조직 재생을 유도해야 한다. 이러한 *in situ* 가교 하이드로젤은 최소 침습으로 불규칙한 상처부위를 쉽게 메울 수 있는 장점을 바탕으로 차세대 조직 재생 소재로 각광받고 있다.

2) 세포외기질 활용 가능성 생체재료

생체재료는 체내 이식 시 외부물질로 인식되어 면역반응을 회피하는 것은 거의 불가능에 가깝기 때문에, 생체재료를 세포외기질과 유사한 성분으로 개질하여 생체 및 세포적합성을 높이는 가장 쉬운 방법으로 인식되어 왔다. 하지만 이러한 방식은 단기적으로는 효과를 보일 수 있지만, 장기적으로 섬유화와 온전한 조직 재생의 어려움 등 여러 한계가 있다. 생체재료의 체내 적합성이 부족한 것이 주요 원인으로 지적된다. 따라서, 세포외기질을 모사한 생체재료를 개발하여 생체 적합성을 높이고, 면역조절 또는 회피가 가능하다면 효과적인 조직 재생이 가능할 것이다.

(1) 세포외기질 생체재료 표면 개질

소재 표면을 세포외기질로 코팅하는 표면 개질은 생체재료의 생체 적합성을 높이고 세포 부착을 유도할 수 있는 일반적이고 간단한 접근법이다. 이 기술에서는 재료 표면에 비특이적 물리적 흡착방법으로 콜라겐, 피브로넥틴, 젤라틴과 같은 세포외기질 성분이 주로 사용된다. 이러한 표면 개질을 통해 이식세포나 호스트세포의 증식과 부착이 개선될 수 있지만 표면 코팅은 장기적인 물리적 안정성이 떨어지고 일관성 있는 적용이 쉽지 않다는 단점이 있다. 따라서, 재료 표면에 화학반응을 통한 특정 기능기를 도입하여 세포외기질 성분을 접목하는 방법들이 사용되고 있다.

(2) 세포외기질-고분자 하이브리드 지지체

세포외기질 표면 개질과 달리, 생체재료와 세포외기질을 혼합하는 형태의 기술이다(그림 10-6). 이 기술은 해당 재료의 생체 적합성을 높이고, 하이브리드 지지체 내에 성장인자를 포함시키거나 세포의 부착 및 분화 유도 등의 주요 기능을 한다. 전통적 방법은 생분해성 고분자와 콜라겐, 히알루론산, 탈세포화 세포외기질을 물리적으로 혼합한 뒤, 하이드로젤이나 다공성 지지체 등의 형태로 만들어 두 가지 다른 재료의 상호보완적인 효과를 기대할 수 있다. 적응증의 해부학적 특성을 고려하여 고분자와 세포외기질 선택을 다양하게 할 수 있다는 장점이 있다. 다른 방법으로는 3차원 지지체나 나노파이버 메쉬에 세포를 이식한 후 배양하고, 이 세포를 탈세포화하여 세포가 분비한 세포외기질으로 지지체를 덮는 방식으로 하이브리드 지지체를 만들 수 있다.

(3) 기능성 나노물질 정의

나노기술과 생물공학기술의 융복합 연구를 통해 바이오메디컬 분야에서 적용될 수 있는 다양한 방법과 기술들이 발전하고 있다. 특히 나노물질은 기본적으로 단위 부피당 표면적이 넓고,

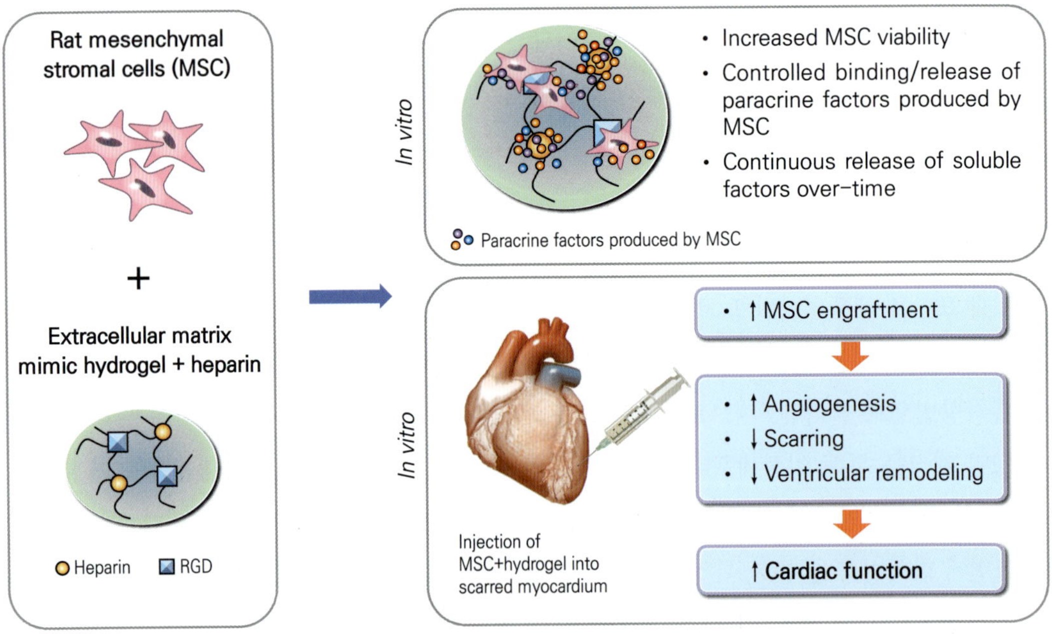

그림 10-6. **세포외기질-고분자 하이브리드 지지체 예시**

다양한 표면 개질이 가능하다는 장점을 가지고 있어 세포 내 이입 과정 등을 통해 비교적 쉽게 세포 내부로 침투할 수 있다. 이러한 특성을 통해 특정 유전자나 약물의 세포 내로 전달, 방출, 미세환경 조절 등을 위한 물질로 활용할 수 있다.

① 항암치료용 광열효과

항암치료용 광열효과(photothermal therapy, PTT)는 광열감응물질을 이용해 빛 에너지를 열 에너지로 변환하고, 이를 이용하여 암세포를 사멸시키는 치료법이다. 항암치료용 광열효과는 직접적인 항암치료법에 해당하나 기존 방식에 비해 비침습적이고 정확한 치료법으로 평가된다. 다양한 파장대의 근적외선과 나노물질을 사용하며, 치료 면적과 시간 등을 환자의 상태와 치료 효과에 따라 조절할 수 있다는 장점이 있다.

② 조직 재생용 세포분화를 위한 나노물질

인산칼슘, 바이오액티브 유리(bioactive glass), 산화철, 루테늄(Ru) 기반 무기 나노물질은 특정 이온을 방출하거나 유전자발현, 세포 신호 전달체계에 관여하여 세포의 골분화를 촉진한다. 이러한 나노물질은 BMP 신호 전달 경로를 자극하여 골형성 유전자 발현을 촉진시키고, 지방분화 유전자발현을 억제한다.

은 나노물질은 중간엽 줄기세포의 초기 연골 형성 및 발달에 관여하는 전사인자 SOX9의 발현을 증가시키며, 연골 세포외기질 구성물질의 발현을 증가시킨다. 또한, 금 나노물질 또한 인테그린 활성화를 촉진하여 연골 세포외기질 생성이 증진되는 점이 보고된 바 있다.

3) 바이오프린팅 기술

바이오프린팅(bioprinting)은 의공학에 혁신적인 영향을 미치는 새로운 바이오가공 기술로, 많은 연구자들과 일반 대중으로부터 큰 주목을 받아왔다. 이 기술은 살아있는 세포와 생체재료를 층별로 정밀하게 배치하여, 조직공학, 재생의학 및 기타 생물학적 연구에 필요한 생체 공학적 3D 구조물을 제작하는 것을 목표로 한다. 일반적인 3D 프린팅과 비교하여 바이오프린팅의 주요 차별점은 생체재료를 주로 활용한다는 점이며, 이를 통해 세포, 단백질, DNA, 약물 입자, 성장인자, 그리고 생물학적 활성 입자의 공간적 배치를 정밀하게 제어할 수 있다. 이러한 기술은 조직 생성 및 성숙을 더 잘 유도할 수 있는 가능성을 제공하며, 궁극적으로 기능적인 조직과 오가노이드 제작을 통해 장기 부족 문제를 완화하고 생명을 구하는 데 기여할 수 있다.

(1) 바이오잉크

바이오잉크(bioink)는 바이오프린팅에서 세포와 생체재료를 결합하여 조직과 장기를 만드는 데 사용되는 핵심 물질이다. 이 잉크는 주로 하이드로젤 형태로 제공되며, 세포를 지지하고 보호하는 역할을 한다. 바이오잉크는 세포의 생존과 증식을 돕고, 프린팅 후에는 세포들이 자연스럽게 조직을 형성할 수 있도록 최적의 환경을 제공한다. 다양한 바이오잉크는 생체 적합성, 생분해성, 구조적 안정성 등의 특성에 따라 선택되며, 특정 조직 재생 목적에 맞춰 조정될 수 있다. 이러한 바이오잉크의 사용은 맞춤형 조직과 장기의 제작을 가능하게 하여 재생의학과 조직공학 분야에서 혁신적인 가능성을 열어주고 있다.

① 바이오잉크 소재

바이오프린팅에서 사용되는 바이오잉크는 세포와 생체재료를 결합하여 조직과 장기 구조를 형성하는 데 필수적인 역할을 한다. 주로 사용되는 바이오잉크는 하이드로젤 기반으로, 이들은 자연적인 세포외기질을 모방한 고수분성의 교차 결합된 고분자 네트워크를 가지고 있다. 하이드로젤은 세포가 포함된 상태로 프린팅될 수 있으며 세포의 증식과 조직 형성을 촉진한다. 이러한 하이드로젤은 천연 고분자와 합성 고분자로 나눌 수 있으며 다양한 물리적 및 생물학적 요구를 고려하여 선택하여야 한다. 천연 고분자 하이드로젤(예: 콜라겐, 히알루론산, 젤라틴 등)은 우수한 생체 적합성을 가지지만, 변동성이 크고 면역 반응을 유발할 수 있는 반면, 합성 고분자 하이드로젤(예: 폴리에틸렌 글리콜, 플루로닉 등)은 물리적 특성을 쉽게 조정할 수 있지만 상대적으로 낮은 생체 적합성을 가지고 있다. 이러한 하이드로젤 기반 바이오잉크는 프린팅된 구조물의 세포 생존율을 유지하고 장기적인 기능성을 보장하기 위해 중요한 역할을 한다.

② 바이오잉크의 유변학적 특성

바이오잉크의 유변학적 특성은 바이오프린팅에서 매우 중요한 역할을 하며, 주로 점도(viscosity), 전단 박화(shear-thinning), 젤화(gelation) 등의 특성으로 구분된다. 점도는 바이오잉크의 흐름성과 프린팅 정확도를 결정짓는 주요 요소로, 프린팅 과정에서 세포의 생존율을 유지하면서 구조의 안정성을 보장하는데 중요한 역할을 한다. 전단 박화는 바이오잉크가 프린터의 노즐을 통과할 때 점도가 감소하는 특성으로, 미세노즐을 활용해 고해상도의 정밀한 구조를 형성할 수 있게 한다. 젤화는 프린팅 후 바이오잉크가 고체 형태로 빠르게 전환되는 과정으로, 프린팅된 구조의 형태 유지와 안정성을 확보하는 데 필수적이다. 젤화는 물리적 상호작용(예: 고분자 사슬 얽힘, 수소 결합, 이온 상호작용 등)이나 화학적 결합(예: 공유 결합)을 통해 이루어질 수 있으며, 이러한 과정은 프린팅된 구조물의 기계적 특성과 생물학적 성능에 큰 영향을 미친다.

③ 바이오잉크 특성 및 요구 조건

- **인쇄적성**(Printability)

인쇄적성은 바이오잉크가 특정 3D 프린팅 기술에서 적합하게 적층될 수 있는 능력을 의미한다. 바이오잉크는 프린팅 과정에서 노즐을 통해 쉽게 압출될 수 있어야 하며, 인쇄 중에 안정성을 유지해야 한다. 이를 위해 바이오잉크의 점도, 유동학적 거동, 그리고 프린팅 매개변수(예: 노즐 직경, 노즐 속도, 프린팅 압력, 프린팅 온도 등) 등이 중요하다. 이러한 특성들은 바이오잉크의 노즐 막힘을 방지하고, 프린팅의 정확도를 높이는 데 기여한다.

- **생체 적합성**(Biocompatibility)

생체 적합성은 바이오잉크가 생체 환경 내에서 유해 반응 없이 사용될 수 있는 능력을 의미한다. 바이오잉크는 세포의 생존율을 높이고 세포의 증식 및 분화를 지원해야 한다. 또한, 면역 반응을 최소화하면서 세포가 정상적으로 기능할 수 있도록 세포 부착 부위를 포함하고 있어야 한다.

- **생분해성**(Biodegradability)

바이오프린팅된 구조물은 *in vivo* 환경에서 적절히 분해되어야 하며, 세포에 의해 생성된 새로운 세포외기질로 대체되어야 한다. 분해 속도는 새로운 세포외기질 생산 속도와 일치해야 하며, 분해 부산물은 독성이 없어야 하고 면역 반응을 일으키지 않아야 한다. 이는 세포의 증식과 분화를 위한 최적의 환경을 제공하기 위해 중요하다.

- **구조적 및 기계적 특성**(Structural and mechanical properties)

구조적 및 기계적 특성은 프린팅된 구조물이 세포에 필요한 물리적 환경을 제공할 수 있는지를 나타낸다. 적절한 강도와 유연성을 갖춘 바이오잉크는 세포의 부착, 증식, 분화에 중요한 역할을 하며, 인체 조직과 유사한 기계적 특성을 가질 경우 더욱 효과적이다.

• **생체 모방성**(Biomimetic)

생체 모방성은 바이오잉크가 인체의 자연 조직을 얼마나 잘 모사하는지를 의미한다. 생체 모방이 잘 되어 있는 바이오잉크는 세포의 생존율과 기능을 최적화할 수 있으며, 특히 조직공학 및 재생의학에서 중요한 역할을 한다.

(2) 주요 바이오프린팅 기술

바이오프린팅은 공압이나 기계적 압력을 이용하여 연속적인 필라멘트 형태로 바이오잉크를 적층하는 압출 방식, 열이나 음향, 전기 에너지를 활용하여 작은 방울 형태로 바이오잉크를 배치하는 잉크젯 방식, 그리고 광 에너지를 이용하여 세포와 재료를 고해상도로 패턴화하는 광경

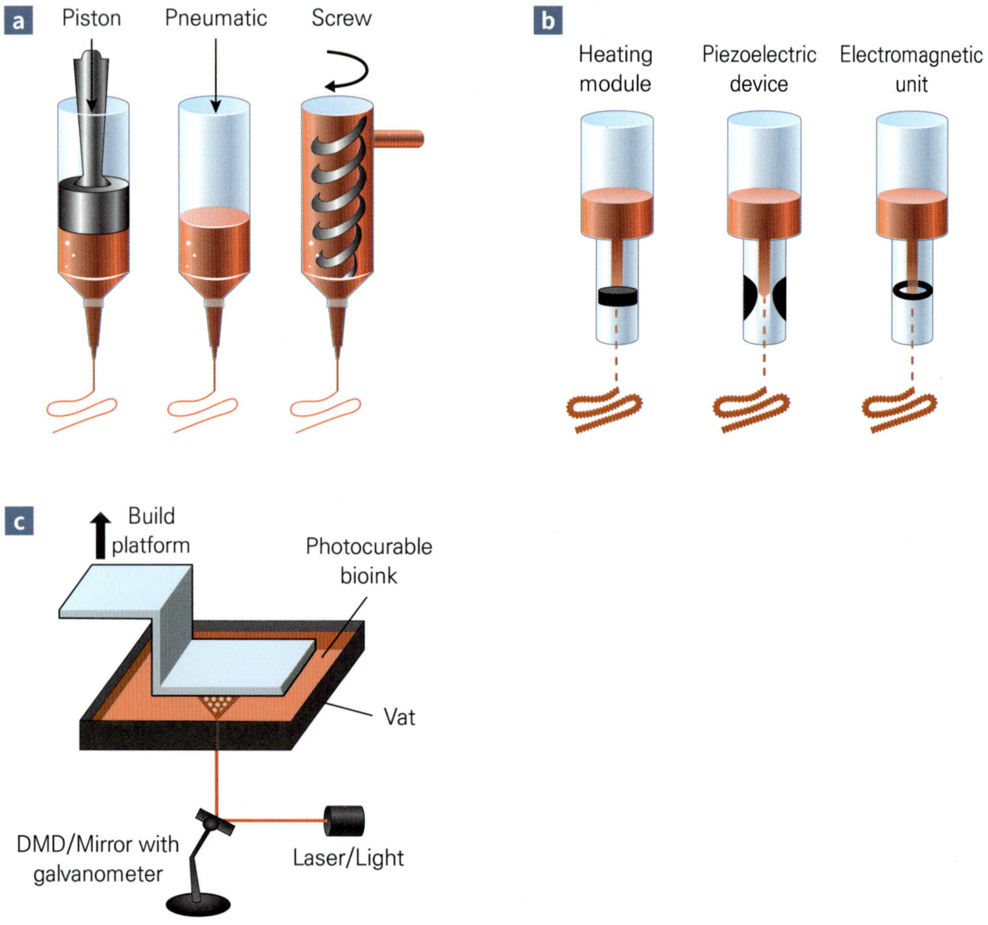

그림 10-7. **바이오프린팅 방식:** (a) 압출 기반 바이오프린팅, (b) 잉크젯 기반 바이오프린팅, (c) 광 기반 바이오프린팅

화 방식 등으로 나뉜다(그림 10-7). 이러한 기술들은 각각 고유한 응용 가능성과 기술적 특징을 가지고 있으며, 이러한 바이오프린팅 기술의 발전은 미래의 의학과 생명 과학 연구에서 중요한 변화를 가져올 것으로 예상된다.

① 압출 기반 바이오프린팅

압출 기반 바이오프린팅(extrusion bioprinting)은 생체재료인 바이오잉크를 연속적으로 압출하여 3D 구조물을 형성하는 기술이다. 압출 기반 바이오프린팅은 기계적 힘(피스톤, 스크류) 또는 공압을 사용하여 바이오잉크를 노즐을 통해 압출하여 원하는 형태로 적층한다. 이 기술은 다양한 바이오잉크를 사용할 수 있는 유연성과 높은 세포 밀도를 구현할 수 있는 장점이 있다. 특히, 높은 점도의 바이오잉크를 사용할 수 있어 조직의 기계적 특성과 생체 적합성을 동시에 만족시킬 수 있다. 그러나 해상도가 비교적 낮으며(일반적으로 100-1000 μm 범위), 프린팅 중 전단 응력으로 인해 세포 생존율이 낮아질 수 있다. 또한, 노즐 막힘과 같은 문제가 발생할 수 있어 지속적인 개선이 필요하다.

압출 기반 바이오프린팅에 적합한 바이오잉크는 전단 박화 특성 및 요변성(thixotropy)을 가져야 한다. 전단 박화 특성은 인쇄 과정 중 전단 속도가 증가할 때 점도가 감소하여 노즐을 통해 바이오잉크가 쉽게 압출되도록 한다. 요변성을 가진 물질은 전단력이 가해졌을 때 일시적으로 점도가 낮아지지만, 전단력이 제거되면 점도가 다시 증가하여 프린팅된 구조물을 안정화시킨다. 또한, 압출 기반 바이오프린팅에 활용되는 바이오잉크는 낮은 표면 장력과 낮은 접착력을 가져야 하며, 빠른 젤화와 모양 유지 능력이 중요하다. 이러한 특성들은 프린팅 중 높은 세포 생존율을 유지하면서 정밀한 구조를 구현하는 데 필요하다.

② 잉크젯 기반 바이오프린팅

잉크젯 기반 바이오프린팅(inkjet bioprinting)은 비접촉 방식으로 세포와 생체재료를 작은 액적(droplet) 형태로 정밀하게 배치하여 레이어링하는 기술이다. 이 방식은 전기, 음파, 열 에너지 등을 이용해 세포와 바이오잉크를 작은 방울로 만들어 원하는 위치에 정밀하게 분사하는 원리를 사용한다. 잉크젯 기반 바이오프린팅은 고해상도(약 50 μm)와 높은 프린팅 속도(1-10,000 방울/초)를 제공하며, 저렴한 비용과 다양한 생물학적 재료와의 호환성이 좋다는 장점이 있다. 그러나 낮은 점도의 바이오잉크만 사용할 수 있어 기계적 강도가 낮고, 높은 점도의 재료를 사용할 경우 노즐 막힘 문제가 발생할 수 있다. 이러한 특성으로 인해 잉크젯 기반 바이오프린팅은 고해상도와 높은 세포 생존율이 필요한 응용 분야에 적합하지만, 높은 강도와 정밀한 3차원 구조가 요구되는 경우에는 한계가 있을 수 있다.

잉크젯 기반 바이오프린팅에 적합한 바이오잉크는 낮은 점도와 비섬유성 특성을 갖추고 있어야 하며, 이는 액적을 형성하고 노즐 막힘을 방지하는 데 중요하다. 일반적으로 이를 위한 바이오잉크는 3.5–12 mPa·s의 점도를 가지며, 프린팅 후 빠르게 젤화되어 고체화될 수 있어야 한다. 또한, 적절한 유변학적 특성을 통해 전단력이 가해질 때 점도가 증가하여 방울이 형성된 후 구조가 신속히 안정화될 수 있어야 한다. 낮은 표면 장력과 적절한 습윤성은 액적이 노즐로부터 쉽게 떨어지도록 하고, 표면에 정확하게 부착되도록 하여 프린팅 중 세포 손상을 최소화한다. 이러한 바이오잉크의 특성들은 인쇄된 구조물의 기계적 강도를 높이고, 세포의 생존율을 최대화하는 데 중요한 역할을 한다.

③ 광 기반 바이오프린팅

광 기반 바이오프린팅(light–based bioprinting)은 레이저나 다른 형태의 광원을 사용하여 생체재료와 세포를 정밀하게 배치하고 경화시키는 기술로, 고해상도의 3D 구조체를 생성하는 데 매우 유용하다. 이 기술의 핵심 원리는 빛을 이용해 특정 위치에서 광경화성 재료를 선택적으로 경화시키는 것이다. 이를 통해 매우 미세한 패턴을 생성할 수 있어 조직공학과 같은 분야에서 활용도가 높다. 광 기반 바이오프린팅에는 주로 스테레오리소그래피(stereolithography, SLA), 이광자중합(two–photon polymerization, 2PP), 디지털 광처리(digital light processing, DLP) 세 가지 방식이 있다. SLA는 갈바노미터 등을 이용하여 정밀하게 위치가 조절된 레이저를 사용해 광경화성 재료를 고해상도로 경화시켜 다양한 구조체를 제작하는 기술을 말하며, 정밀도가 높은 편이나 제작 속도가 다소 느리다. DLP는 디지털 미세거울 장치를 이용해 패턴화된 빛을 레이어별로 한꺼번에 투사(projection)하여 복잡한 구조를 빠르게 면조형할 수 있는 장점이 있지만, 다른 광 기반 바이오프린팅에 비해 해상도가 상대적으로 낮을 수 있다. 반면, 2PP는 두 개의 광자가 동시에 흡수되어 초고해상도의 3D 구조를 형성할 수 있어 회절 한계를 넘어서는 정밀도를 제공하지만, 제작 속도가 매우 느리고 고가의 레이저가 필요해 제작 비용이 높다.

광 기반 바이오프린팅에 적합한 바이오잉크는 광중합(photopolymerization) 특성을 지니고 있어야 하며, 이를 위해 낮은 독성을 가진 광개시제(photoinitiator)와 광흡수제(light absorber)를 사용해야 한다. 이러한 바이오잉크는 광 에너지를 흡수하여 빠르게 젤화할 수 있어야 하며, 이는 균일한 세포 분포와 높은 기계적 강도를 유지하는 데 기여한다. 일반적으로 사용되는 재료로는 폴리에틸렌 글리콜 다이아크릴레이트(PEGDA)와 메타크릴레이트 젤라틴(GelMA) 등이 있으며, 이들은 생체 적합성과 구조적 안정성을 동시에 확보하는데 유리한 재료로 알려져 있다. 따라서, 위에서 언급된 세 가지 광 기반 바이오프린팅 모두 이러한 광경화가 가능한 바이오잉크를 사용해야 하며 사용 목적에 따라 광개시제 농도, 자외선 노출시간 및 강도 등을 적절하게 조절해야 충분한 세포 생존율이 보장된다.

4) 오가노이드 조직공학

(1) 오가노이드의 정의

오가노이드(organoid)는 '장기'를 의미하는 'organ'과 '유사함'을 뜻하는 접미사 '-oid'가 합쳐진 단어로 장기와 유사한 유기체를 의미한다. 기존 생물학 분야에서 대두되던 3차원 세포 응집체를 의미하는 스페로이드(spheroid)를 넘어서 실제 장기를 모사하는 개념을 포함한다. 최근에는 오가노이드로 규명되기 위한 3가지의 조건이 요구된다.

① 모사 장기를 이루는 세포로 구성

② 모사 장기의 특이적 구조를 포함

③ 모사 장기의 특이적 기능을 재현

(2) 오가노이드의 활용 및 전망

오가노이드는 실제 장기의 구조 및 기능을 모사하고 있는 유사성을 지니고 있어 이를 활용한 질병 모델과 조직 재생능을 활용한 재생치료제 두 가지 측면에서 활용 가능하다(그림 10-8). 오

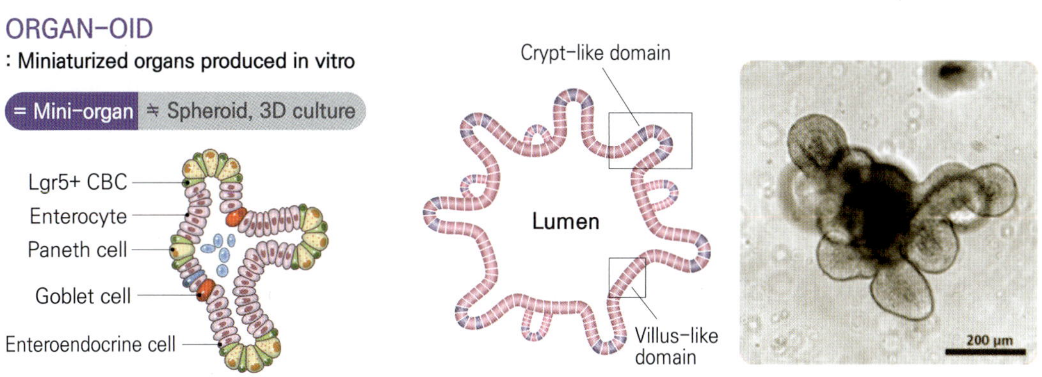

그림 10-8. 오가노이드의 정의

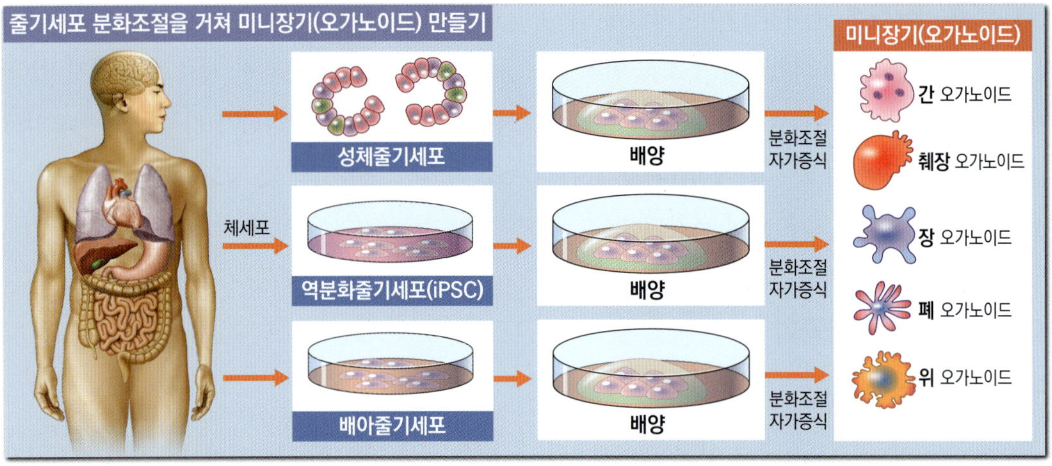

그림 10-9. **오가노이드의 제작 및 적용**

가노이드 활용 질병 모델은 인체 조직으로부터 확보된 세포를 활용하여 제작하는 인간 장기 모델로서 장기 수준의 3차원 구조를 지니고 있어 기존 단순한 방식의 단층 세포배양 혹은 조직화 세포 연구보다 더욱 생체와 유사한 결과를 얻을 수 있다. 특히 정상 장기 모델을 제작하여 발달 및 재생 기전 연구뿐 아니라 이를 활용한 약물 개발 또한 가능한다. 특히, 암세포 기반 암 오가노이드 모델의 경우 종양 생성 기전부터 항암제 개발까지 활용 가능하다.

오가노이드 재생치료제의 개념은 네덜란드의 Hans Clevers 교수의 연구진들에 의해 2012년에 처음으로 제시되었다. 장 오가노이드를 염증성 장 질환 동물모델에 이식한 후 치료 효과를 확인하였다. 체외에서 제작되어 이식된 장 오가노이드가 손상 조직에 생착하여 직접적으로 조직 재생 효능을 지녔음을 입증한 연구로 침샘, 간, 담도, 눈물샘 등의 다양한 오가노이드를 활용한 연구로 확장되었다(그림 10-9). 현재 오가노이드는 질병의 근원적 치료법을 제공할 수 있어 큰 주목을 받고 있는 연구 분야이지만, 오가노이드의 품질 수준 표준화, 생산량 증대, 최적의 환자 선정 및 이식 기술의 최적화 등의 극복 방안이 요구된다.

5) 우주 조직공학

우주 환경은 인류가 우주로 진출하는 것에 있어 많은 영향을 미치며, 특히 인체가 중력의 영향을 거의 받지 않아 근 위축, 골 밀도 감소, 면역기능 장애 등을 유발하는 것으로 알려져 있다. 따라서, 우주 조직공학은 우주에서의 변화하는 환경에 맞춰 적합한 치료 전략을 수립하고 개발하기 위한 방법에 대한 연구를 의미하며, 이러한 문제점을 직접적으로 해결하기 위해 오랜 기간 많은 연구가 이루어지고 있다. 그러나 현재 우주환경은 지상과 달리 탑재 용량, 인원, 실험실의 설계와 같은 부분에서 많은 제약이 있으며, 이는 여러 플랫폼에서 바이오리액터를 활용한 세포 배양 및 조직 재생에 대해 연구를 하도록 만든다.

무중력 환경에서 세포의 성장 및 조직의 재생을 연구하기 위해서는 무중력 환경을 조성하는 것이 중요하다. 이에 따라 크게 두 가지의 무중력 연구 플랫폼이 제작되었다. 그중 하나는 실제 무중력 공간인 국제우주정거장(international space station, ISS)를 활용하는 것이다. 현재 ISS에서는 외상 후 골관절염, 약물전달을 위한 나노 소재 개발, 신경퇴행성질환의 원인, 세포 노화와 관련된 실험 등이 이루어지고 있다. 또 다른 방법으로는 지상에서 인공적인 미세중력을 구현한 플랫폼을 활용하는 것이다. 이를 위해 Rotating Wall Vessel이라는 바이오리액터가 주로 사용되며, 미세중력환경을 인공적으로 구현하기 위해서는 자유낙하조건 설정, 중력에 대응되는 힘에 대한 적용, 중력의 영향을 거의 제거하기 위한 벡터에 대한 공간적인 분산이 필요하다. 이는 우주와 유사한 환경에서 실험을 진행할 수 있도록 도와준다.

무중력 혹은 미세중력은 줄기세포의 증식, 분화뿐만 아니라 일반적인 중력 환경과는 다른 새로운 특징을 보여준다. 특히, 바이오리액터를 활용한 세포배양에서 미세중력은 배양액 내 난류와 전단 응력을 최소화하고, 우주공간에서 유체가 모이는 특성을 활용하여 세포 간 응집력을 높일 수 있다. 또한, 일반적으로 지상에서 사용하기 어려운 생체재료 혹은 바이오잉크를 이용하여 새로운 구조를 제작할 수 있으며, 매우 얇은 층의 적층이 가능하여 기존보다 더욱 정교한 조직을 만들어내는 것이 가능할 것으로 보인다.

이러한 미세중력을 활용한 연구의 구체적인 예로는 우주에서 활동하는 우주 비행사들이 낮은 중력으로 인해 근육의 빠른 소모 및 파골세포의 활동 증가로 골의 강도가 약해지며 연골이 약화되어 골관절염을 겪는 등의 근골격계와 관련된 질환이 있다. 이에 대한 구체적인 원인을 파악하기 위해 우주정거장 및 지상에서 Rotating Wall Vessel 바이오리액터를 통해 세포 단위에서의 변화, 조직 재생 및 제작 시 변화된 환경에서의 차이점에 대해 검증하고 있다.

빠르게 발전하는 우주산업에 발맞춰 우주 조직공학 분야는 지구에서 하기 어려운 기술적인 발전을 가능하게 하며, 이를 활용한 연구 및 적용은 많은 부가적인 이점을 가져올 것이다.

컨셉 요약

생체재료 및 조직공학 기술의 기본 원리와 주요 응용

조직공학은 손상된 조직을 복구하거나 대체할 수 있는 생물학적 대체물을 개발하는 학문으로, 생명과학과 공학의 원리가 결합된다. 이 학문의 주요 목표는 생체 조직의 구조와 기능을 모방하는 것이며, 이를 위해 세포, 지지체, 조절 신호의 세 가지 핵심 요소를 고려해야 한다. 세포는 새로운 조직을 형성하는 역할을 하며, 지지체는 세포가 적절하게 기능할 수 있는 환경을 제공하고, 조절 신호는 세포의 증식과 조직 재생을 촉진한다.

특히 생체재료는 세포 성장을 지원하고 손상된 조직을 대체하는 중요한 역할을 한다. 이러한 생체재료는 크게 합성고분자, 바이오세라믹, 천연고분자로 분류되며, 세포외기질의 특성을 모방하여 설계된다. 생체재료는 표적 조직의 기계적 특성과 생체 적합성을 고려하여 설계되며, 체내에서 적절히 기능하고, 필요한 경우 분해되는 특성을 갖추어야 한다.

줄기세포는 다양한 조직으로 분화할 수 있는 능력을 지니고 있어 조직공학에서 핵심적인 역할을 한다. 줄기세포는 크게 전분화능 줄기세포와 성체줄기세포로 나뉜다. 전분화능 줄기세포에는 배아줄기세포와 유도만능줄기세포(iPSC)가 포함된다. 배아줄기세포는 높은 분화 잠재력을 지니지만 윤리적 문제로 인해 사용이 제한적이다. 반면, 성체줄기세포는 성숙한 조직 내에서 발견되며, 특정 조직으로 분화하여 손상된 조직을 복구할 수 있는 가능성을 제공한다. 성체줄기세포는 윤리적 논란이 적어, 현재 조직공학에서 대안으로 활발히 연구되고 있다.

조직공학은 성장인자, 바이오리액터, 바이오프린팅 기술의 발전으로 맞춤형 조직과 장기의 생산 등에서 임상적으로 큰 잠재력을 보이고 있다. 최근에는 하이드로젤, 세포외기질의 활용, 기능성 나노물질 등에 대한 연구가 활발히 진행되고 있다. 생체활성 하이드로젤은 세포외기질을 모방하여 습윤 환경을 제공하며, 다양한 상처 치유에 활용된다. 세포외기질 활용 생체재료는 생체 적합성을 높이며, 기능성 나노물질은 조직 재생과 항암치료에 응용되고 있다. 또한, 바이오프린팅 기술은 3D 구조물 제작과 맞춤형 장기 재생 가능성을 제시하며 지속적으로 발전 중이다.

연습문제

1. 조직공학의 세 가지 핵심 구성요소에 대해 서술하시오.
2. 세포외기질(ECM) 구성성분 중 가장 많은 비중을 차지하는 단백질이 무엇이고, 그 단백질이 어떤 역할을 하는지 서술하시오.
3. 인체의 골 또는 치아의 주요 무기질 성분과 유사하며 높은 기계적 특성 및 뛰어난 생체 적합성의 특성을 갖는 바이오세라믹은 무엇인가?
4. 활액의 구성요소로 관절에서 윤활유 역할을 하는 천연고분자 물질의 이름은 무엇인가?
5. 바이오잉크의 중요한 유변학적 특성 중 하나로, 바이오잉크의 흐름성과 프린팅 정확도에 직접적인 영향을 미치는 주요 요소는 무엇인가?
6. 바이오프린팅에서 바이오잉크로 사용되는 재료가 갖추어야 할 필수적인 특성에 대해 서술하시오.
7. 압출 기반 바이오프린팅의 작동 원리와 이 방식의 주요 장점 및 단점에 대해 서술하시오.
8. 광 기반 바이오프린팅 기술의 주요 종류를 나열하시오.
9. 오가노이드에 대한 정의 및 규명 조건 장점에 대해 서술하시오.
10. 우주 조직공학을 지상에서 연구하기 위한 방법이 무엇인지 서술하시오.

용어정리

광 기반 바이오프린팅(Light-based bioprinting) 레이저나 다른 형태의 광원을 사용하여 생체재료와 세포를 정밀하게 배치하고 경화시키는 기술

기능성 생체재료(Advanced functional biomaterials) 생체재료에 특정 목적의 기능성을 부여하여, 생체재료의 단점을 보완하여 생체에 적용이 더 용이하게 한 것

바이오가공(Biofabrication) 생체 세포, 생체재료, 성장인자, 세포 집합체 등을 이용하여 생물학적 기능을 가진 제품을 자동화된 가공을 통해 생성하는 과정

바이오리액터(Bioreactor) 조직공학의 세 가지 핵심 요소인 세포, 지지체, 조절 신호를 통합하여 기능적, 구조적으로 인체를 모방한 인공조직을 제작할 수 있도록 하는 장치

바이오잉크(Bioink) 바이오프린팅 기술에서 사용되는 생체재료

바이오프린팅(Bioprinting) 3D 구조물을 제작하기 위해 적층가공을 활용하여 생체재료와 살아있는 세포를 정밀하게 배치하는 기술

생체재료(Biomaterials) 인체에 적용되어 질병을 치료하고 손상된 조직이나 장기를 대체하는 데 사용되는 재료

세포(Cell) 생명체의 가장 기본적인 최소 단위

세포외기질(Extracellular matrix, ECM) 세포 사이에서 단백질, 프로테오글리칸, 글리코사미노글리칸(GAG) 등으로 구성된 네트워크로, 조직의 구조적 안정성을 유지하고, 생화학적·기계적 신호를 전달하여 세포의 기능과 항상성을 조절함

압출 기반 바이오프린팅(Extrusion bioprinting) 바이오잉크를 압출 및 적층하여 3D 구조물을 제작하는 기술

역분화줄기세포(Induced pluripotent stem cell, iPSC) 유전자적 프로그래밍을 통해 전분능을 지닌 체세포

오가노이드(Organoid) 세포로 이루어진 삼차원 장기 유사체

잉크젯 기반 바이오프린팅(Inkjet bioprinting) 비접촉 방식으로 세포와 생체재료를 작은 액적 형태로 정밀하게 배치하여 레이어링하는 기술

조절 신호(Regulatory signal) 세포의 분화, 증식, 이동 등을 조절하는 생화학적 신호로, 성장인자, 사이토카인 등이 포함됨

조직공학(Tissue engineering) 공학과 생명과학의 원리를 결합하여 조직을 회복, 유지 또는 재생하기 위한 생물학적 대체물을 개발하는 학문

줄기세포(Stem cell) 자가재생산 능력을 지니는 미분화 세포

지지체(Scaffold) 세포가 부착하고 성장할 수 있는 구조물

천연고분자(Natural polymer) 생물이나 생물의 구성 요소가 만들어내는 큰 분자 화합물

표면 개질(Surface modification) 원하는 응용에 맞춰 기존 표면에 없던 특성을 부여하는 기술

하이드로젤(Hydrogel) 친수성 고분자가 수소결합, 이온결합 등의 물리적인 결합 또는 화학적인 공유 결합을 통하여 3차원적으로 가교된 구조를 지님으로써 많은 수분을 함유할 수 있는 물질

항암치료용 광열효과(photothermal therapy, PTT) 광열감응물질을 이용해 빛에너지를 열에너지로 변환하고, 이를 암세포 사멸에 이용하는 방식

참고 문헌

1. Zulkiflee I, Fauzi MB. Gelatin-polyvinyl alcohol film for tissue engineering: A concise review. Biomedicines 2021;9:979.
2. Kohane DS, Langer R. Polymeric biomaterials in tissue engineering. Pediatric research 2008;63:487-91.
3. 서검석. 질병치료제로서 줄기세포의 특성. 대한소화기학회지 2011;58:125-32. Geom Seog Seo, Stem cell properties of therapeutic potential. Korean J Gastroenterol, 2011; 58(3): p125-132.
4. Kim YI, Oh I-H. Cell biological characteristics of adult stem cells. Journal of the Korean Medical Association 2005;48:993-1002.
5. Yavuz M, Aydınoğlu A, Güner MB, Hazar ABY. Handbook of Polymers in Medicine: Elsevier; 2023. Polyurethane as biomaterials for biomedical applications; p. 243-62.
6. Roina Y, Auber F, Hocquet D, Herlem G. ePTFE functionalization for medical applications. Materials Today Chemistry 2021;20:100412.
7. Ali U, Karim KJBA, Buang NA. A review of the properties and applications of poly (methyl methacrylate)(PMMA). Polymer Reviews 2015;55:678-705.
8. Zare M, Bigham A, Zare M, Luo H, Rezvani Ghomi E, Ramakrishna S. pHEMA: An overview for biomedical applications. International Journal of Molecular Sciences 2021;22:6376.
9. Hussey GS, Dziki JL, Badylak SF. Extracellular matrix-based materials for regenerative medicine. Nature Reviews Materials 2018;3:159-73.
10. O'brien FJ. Biomaterials & scaffolds for tissue engineering. Materials today 2011;14:88-95.
11. Turner N, Grose R. Fibroblast growth factor signalling: from development to cancer. Nature Reviews Cancer 2010;10:116-29.
12. Simpson S, Kaislasuo J, Guller S, Pal L. Thermal stability of cytokines: A review. Cytokine 2020;125:154829.
13. Yun Y-R, Won JE, Jeon E, Lee S, Kang W, Jo H, et al. Fibroblast growth factors: biology, function, and application for tissue regeneration. Journal of tissue engineering 2010;1:218142.
14. Ferrara N, Gerber H-P, LeCouter J. The biology of VEGF and its receptors. Nature medicine 2003;9:669-76.
15. Selden C, Fuller B. Role of bioreactor technology in tissue engineering for clinical use and therapeutic target design. Bioengineering 2018;5:32.
16. Afzali AM, Kheradmand MA, Naghib SM. Bioreactor design-assisted bioprinting of stimuli-responsive materials for tissue engineering and drug delivery applications. Bioprinting 2023:e00325.
17. Castro N, Ribeiro S, Fernandes M, Ribeiro C, Cardoso V, Correia V, et al. Physically active bioreactors for tissue engineering applications. Advanced Biosystems 2020;4:2000125.
18. Moroni L, Burdick JA, Highley C, Lee SJ, Morimoto Y, Takeuchi S, et al. Biofabrication strategies for 3D in vitro models and regenerative medicine. Nature Reviews Materials 2018;3:21-37.
19. Moroni L, Boland T, Burdick JA, De Maria C, Derby B, Forgacs G, et al. Biofabrication: a guide to

technology and terminology. Trends in biotechnology 2018;36:384-402.

20. Santoni S, Gugliandolo SG, Sponchioni M, Moscatelli D, Colosimo BM. 3D bioprinting: current status and trends—a guide to the literature and industrial practice. Bio-Design and Manufacturing 2022;5:14-42.

21. Ozbolat IT. 3D bioprinting: fundamentals, principles and applications: Academic Press; 2016.

22. Sun W, Starly B, Daly A, Burdick J, Groll J, Skeldon G, et al. The bioprinting roadmap. Biofabrication 2020;12:022002.

23. Abdulghani S, Mitchell GR. Biomaterials for in situ tissue regeneration: A review. Biomolecules 2019;9:750.

24. Fathi-Achachelouei M, Knopf-Marques H, Ribeiro da Silva CE, Barthès J, Bat E, Tezcaner A, et al. Use of nanoparticles in tissue engineering and regenerative medicine. Frontiers in bioengineering and biotechnology 2019;7:113.

25. Kim J-J, El-Fiqi A, Kim H-W. Synergetic cues of bioactive nanoparticles and nanofibrous structure in bone scaffolds to stimulate osteogenesis and angiogenesis. ACS Applied Materials & Interfaces 2017;9:2059-73.

26. Hospodiuk M, Dey M, Sosnoski D, Ozbolat IT. The bioink: A comprehensive review on bioprintable materials. Biotechnology advances 2017;35:217-39.

27. 김성호, 여기백, 박민규, 박종순, 기미란, 백승필. 3D 바이오 프린팅 기술 현황과 응용. KSBB Journal 2015;30:268-74.

28. Ravanbakhsh H, Karamzadeh V, Bao G, Mongeau L, Juncker D, Zhang YS. Emerging technologies in multi-material bioprinting. Advanced Materials 2021;33:2104730.

29. Donderwinkel I, Van Hest JC, Cameron NR. Bio-inks for 3D bioprinting: recent advances and future prospects. Polymer Chemistry 2017;8:4451-71.

30. Barzegari A, Saei AA. An update to space biomedical research: tissue engineering in microgravity bioreactors. BioImpacts: BI 2012;2:23.

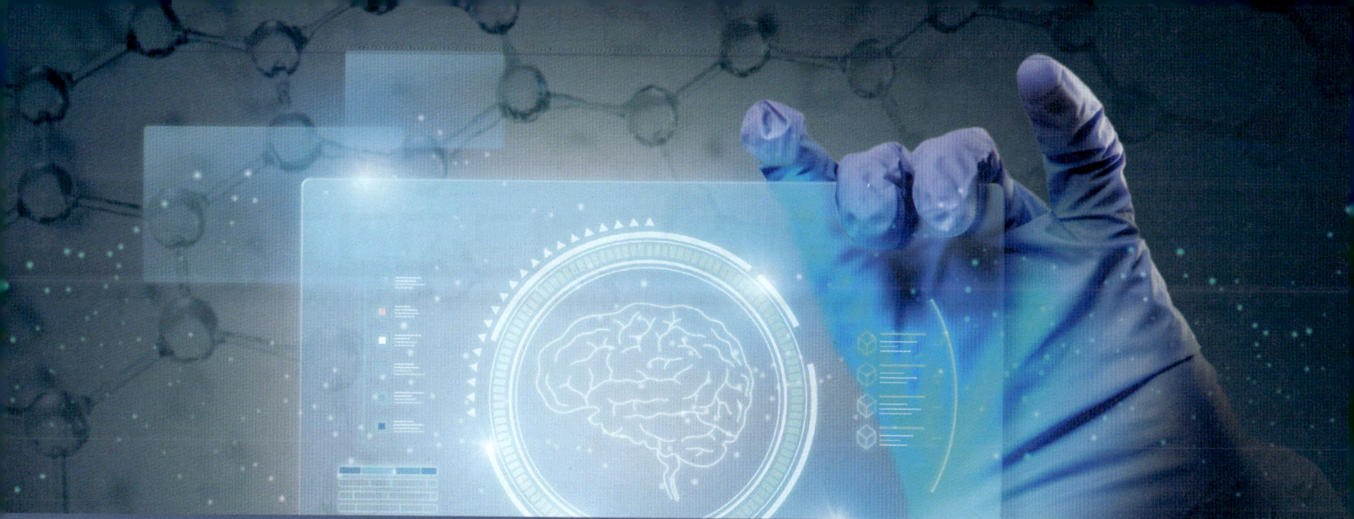

11 의료기기 규제, 법규 그리고 표준
Medical device regulation and standards

1. 규제의 탄생과 규제의 중요성
2. 의료기기 인허가 시스템
3. 의료기기 인허가에서의 품질경영시스템(GMP)
4. 의료기기 안전에 관한 표준과 규격
5. 의료기기 회사의 연구개발 시스템
6. 규제와 법규의 요약

CHAPTER

11 의료기기 규제, 법규 그리고 표준
Medical device regulation and standards

김영모, 이충근, 최낙의

학습개요

1. 항상 규제는 사건이 일어나고 난 다음 만들어진다. 의료기기 규제는 미국에서 1976년부터 무엇 때문에 시작되었으며, 우리나라는 언제부터 왜 시작했는지 알아보자.
2. 의료기기 인허가를 받기 위해 크게 2가지를 증명해야 하는데, 이것이 무엇인지 알아보고 한 나라의 인허가 시스템은 무엇이 필요한지도 알아보자.
3. 안전한 의료기기를 설계하기 위해 무엇을 이용하여 설계계획서를 작성해야 하는지 알아보자.
4. 미국/유럽연합에서 의료기기의 인허가를 받기 위해 등급분류에 따른 인허가 과정은 어떠한 지 알아보자.
5. 의료기기 규제 시스템을 체계적으로 지키기 위해 규제 프로세스를 사람들이 절차서에 따라 문서로 지키는 것 보다 디지털적(IT화)으로 만들면 무엇이 좋아지고, 어떻게 하면 되는지 알아보자.

01 규제의 탄생과 규제의 중요성

의료기기 산업은 환자에게 안전과 임상적 유효성을 보장하기 위해 정부에 의해 규제되는 대표적인 분야이다. 여기서 '규제'란 국가나 지방자치단체가 특정한 행정 목적을 실현하기 위하여 국민(국내법을 적용 받는 외국인을 포함한다)의 권리를 제한하거나 의무를 부과하는 것으로, 법령 등이나 조례·규칙에 규정되는 사항을 말한다. 그렇기에 의료기기 제조자는 제품개발단계부터 생산, 시판후 사후활동까지 정부가 정한 규칙과 의무를 따라야 하며, 시장에 진입하기 위해서는 엄격한 인허가 과정을 거쳐야 한다. 그렇다면, 의료기기 분야는 어떻게 규제산업화 된 것일까? 국내외 규제의 발전과정과 그 중요성을 살펴보고자 한다.

1) 미국의 의료기기 규제

미국에서 독성 음식물 첨가제나 비위생적인 육류 유통 관련 사회문제로 인해 1906년에 식품 의약품 안전법이 처음 만들어졌고, 여기에 화장품 관련 내용이 추가되어 1938년 식품 의약품 및 화장품법(FD&C Act)이 시행되었다. 제약 관련해서는 이때부터 RA (Regulatory Affairs; 규제담당자)업무가 시작되었다. 여기에 의료기기 규제가 들어간 것은 1976년 의료기기 수정법(Medical Device Amendment Act, MDAA)을 통해 마련되었다.

미국 의료기기 규제는 이 법이 개정되면서 FDA가 안전하지 않거나 효과가 없는 기기를 시장에 출시하지 못하도록 하여 국민 건강을 보호하고, 시장에 진입하는 새로운 기기를 심사하며, 시판전 승인 및 성능 표준 개발을 포함한 일련의 메커니즘을 통해 모든 기기를 분류하고 그에 따라 규제하도록 요구되었다. 또한 3 등급(Class III)에 해당하는 연구단계 의료기기를 통한 임상연구에 대한 사전승인제도(PMA)와 2 등급(Class II) 기기의 510(k) 신고, 품질경영시스템(GMP) 및 이상사례 보고 등이 포함되었다. 이는 결함 있는 의료기기로 인해 731명의 사망자를 포함해 10,000명 이상의 부상자가 발생했다는 미국 상원의 조사 결과(Cooper report)에 따라 개정된 것이다.

의료기기 규제가 시행되면서 FDA는 많은 지적에 직면하게 된다. 비판자들은 의료기기 산업의 발전에 비해 FDA의 심사가 느리고 1등급(Class I)의 저 위험 의료기기에도 많은 자료를 요구하여 혁신을 저해하고 있다고 비판하였다. 미국 의료기기 제품이 해외에서는 허가되어 유통되었지만, 규제를 이유로 미국에는 허가가 되지 않는 등 의료기기산업계 및 환자단체 등으로부터 많은 비판이 있었으며, 이를 FDA가 수용하여 1997년 FDA 현대화법(FDA Modernization Act)이 제정되었다. 이 법을 통해 본질적 동등비교를 위한 '최소부담의 원칙', De novo 프로그램, Class I Device의 심사면제 및 중저위험 의료기기의 3자 심사(third party review)가 허용되었다.

그럼에도 불구하고, 미국사회에서는 여전히 2 등급(Class 2)의 510(k) 절차가 환자에게 안전하고 효과적인 기기를 제공하거나 의료기기 산업의 혁신을 촉진하지 못하고 있다는 우려를 표명해왔으며, 이에 FDA는 미국의학한림원(Institute of Medicine of National Academy)에 다음의 질문을 던졌다.

1. 현행 510(k) 절차가 환자를 최적으로 보호하고 공중 보건을 지원하는 혁신을 촉진하는가?
2. 그렇지 않다면 510(k) 절차의 목표를 최적으로 달성하기 위해 어떤 입법, 규제 또는 행정적 변경이 권고되는가?

이에 대해 미국의학한림원은 2011년 보고서를 발행하여 규제개선의 의견을 제언하였고, FDA 안전 및 혁신법(Food and Drug Administration Safety and Innovation Act)을 제정하면서 De novo 프로세스의 개편 등의 권고사항을 반영하였고, 시판전 심사기간의 단축을 경영평가에 반영하기 위한 의료기기 사용료 프로그램(medical device user fee program)의 재승인, 국제규제조화의 촉진 등의 포함되었다. 이후, 21세기 치료법 및 식품 및 의약품 옴니버스 개혁법(FDORA)을 통해 최소부담 원칙의 확대, 실사용증거(real world evidence)의 촉진, 사이버보안(cybersecurity)의 강화, 재정적 어려움을 겪고 있는 중소기업 등록 수수료 면제 제도 등을 신설하였다. 미국의 제도를 간략히 요약하자면, 공중보건의 위기를 통해 제도가 확립되었으며 안전과 혁신 간의 균형을 맞추기 위해 규제가 발전해왔다.

2) 한국의 의료기기 규제

한국의 의료기기 규제는 1979년 당시 보건사회부의 의약품관리과 의료장비계에서 우리나라의 「약사법」 제66조에 의하여 의약품과 함께 관리하는 조건하에 '의료기기'에 대한 '의료용구검사명령'에 따라 업무를 실시하게 되면서 시작되었다. 의료장비로 지칭할 수 있는 의료용 X선 진단기기, 의료용소독기 등 질병의 유무를 진단할 수 있는 기본적인 24개 의료기기 등을 미국, 독일, 일본 등 선진국에서 수입하는 상태에서 처음으로 국가차원의 검사 업무를 시작하였다. 이후 1987년 7월 국립보건원의 일부기능을 분리하여 보건사회부 소속으로 국립보건안전연구원이 설치되었고, 국립보건안전연구원은 1996년 4월 식품의약품안전본부로 명칭이 변경되었다. 1998년 2월 식품의약품안전본부가 식품의약품안전청으로 승격 개편하였고, 2013년 정부조직법이 개편되면서 식품의약품안전처(식약처)로 승격되어 의료기기 규제를 계속 담당하였다.

의약품에서 독립하여 독자적인 규제체계를 갖추게 된 것은 2003년 5월 29일 「의료기기법」이 제정된 후 2004년에 시행되면서 시작되었다. 의료기기 산업육성을 위한 법적기반을 조성하고 국제 경쟁력 제고를 위한 의료기기 관리 체계의 국제조화가 시급했다는 점과 의약품 중심의 관리 체계의 한계가 있다는 식약청의 판단이 주된 요인이었다. 의료기기법이 적용되기 이전에는 제품의 안전만 입증하면 허가를 받을 수 있었는데, 의료기기법 시행과 함께 의료기기 GMP제도가 시행되면서 의료기기 제조사의 품질경영시스템에 대한 적합성 확보를 요구하기 시작하였다.

이후 국내 규정은 「의료기기법」 및 하위규정을 개정해가면서 유지하다가 2017년 이후로 의료기기의 기술적 특성에 특화된 법체계를 구축하는 방향으로 발전해왔다.

「의료기기법」은 모든 의료기기를 관리하는 법이었으나, 체외진단의료기기는 2020년 「체외진단의료기기법」을 통해 별도로 관리되기 시작했다. 의료 패러다임이 치료에서 질병의 조기 진단 및 예방 중심으로 변동되면서 사람이나 동물로부터 유래하는 검체를 체외에서 검사하기 위해 사용되는 체외진단의료기기의 중요성이 부각되고 있으나, 체외진단의료기기는 치료가 아닌 진단 목적으로 사용되고 체외에서 사용되는 등 일반 의료기기와는 다른 특성이 있음에도 불구하고 기존 「의료기기법」은 이러한 체외진단의료기기의 특성을 충분히 반영하지 못하고 있었기 때문이다.

또한 현재 국내 의료기기 시장은 외국 의료기기 기업이 선점하고 있고, 국내 의료기기 기업은 영세기업이 대부분을 차지하여 경쟁력 확보에 어려움이 있음에도 불구하고 국가적 차원의 신규 기술개발 및 시장 진출을 위한 지원이 체계적으로 이루어지지 못하고 있는 실정을 고려하여 「의료기기 산업 육성 및 혁신의료기기 지원법」이 2020년에 시행되었다.

이에 의료기기에 관한 연구개발 활동 및 그 성과가 우수한 기업을 혁신형 의료기기 기업으로 인증하여 지원하고, 첨단기술이 적용되어 안전성·유효성이 현저히 개선된 의료기기 등을 혁신의료기기로 지정하여 허가·심사 등의 특례를 부여하는 등 의료기기 산업 육성 및 혁신의료기기의 제품화 촉진 등에 관한 사항을 규정했다. 이는 국민 건강증진 및 국가경제 발전에 이바지하기 위함이었으며, 현재는 그림 11-1과 같은 규제체계를 갖추게 되었다.

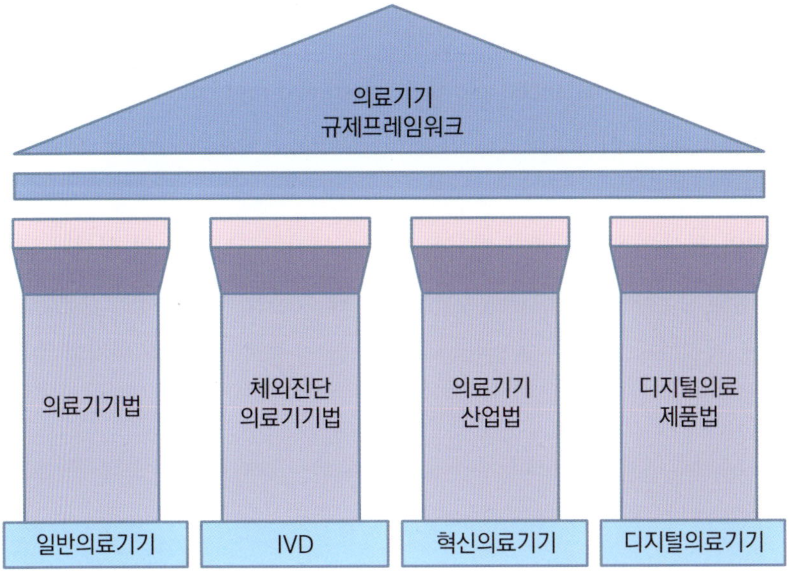

그림 11-1. **한국의 의료기기규제모형**

2024년도에는 인공지능, 디지털 치료기기 등 새로운 디지털 의료기기들을 관리하기 위한 「디지털의료제품법」이 새로이 제정되었다. 기존의 법제가 하드웨어(기기) 및 전통 의약품에 적합한 시판전 관리중심의 규제이었기에 무형의 소프트웨어, 인공지능/빅데이터 및 네트워크 등 디지털 기술이 적용되는 새로운 의료제품의 특성이 반영되지 않기에 혁신을 지체시킨다는 지적이 있어왔다. 이에 '디지털' 기술의 혁신을 수용하고 개발·사용·평가 전주기에 걸쳐 빠르게 지속적으로 발전하는 디지털의료제품 특화 맞춤형 규제모형을 마련하고자 한 것이다.

전반적으로 한국의 의료기기규제는 안전하고 유효한 의료기기를 환자에게 적시제공하기 위해 노력한다는 점에서는 타국가와 유사하지만, 기술중심 및 의료기기 특성별로 최적화된 체계를 구성하고 한국 제조업체의 제도적 지원 성격이 강한 것이 특징이다.

3) 규제의 중요성: 규제와 혁신

의료기기의 규제는 기기의 설계, 제조 및 사용과정 등에서 안전기준을 제시하여 공중보건을 지키는 핵심적인 역할을 한다. 4개의 법에서는 환자와 소비자를 보호하고 품질을 보장하기 위해 시판전/시판후에 다양한 규제장치를 지니고 있고, 이를 준수하기 위해서는 많은 노력이 필요하며 규제는 시대와 기술의 혁신에 따라 계속하여 변화되어 왔다. 규제가 혁신을 저해하여 규제완화를 주장하는 측면에서는 '낮은 규제'를 통한 규제부담을 낮추면 혁신이 촉진된다고 생각할 수도 있지만, 규제와 혁신은 대립적인 관계가 아닌 상호 보완적인 관계를 가지고 있고 규제부담을 낮춘다고 해서 혁신을 지키면서도 공중보건과 안전을 지켜내는지는 불명확하다. 오히려, '균형 잡히고 잘 설계된 규제(well-balanced and well-designed regulation)'가 환자의 요구를 충족하는 혁신을 촉진하고, 의료 서비스에 도움이 되며, 공중보건체계의 개선을 통해 사회 전체에 이익이 될 수 있다.

따라서, 규제와 혁신은 대립관계가 아님을 인지하여야 하고, 기술의 혁신과 균형 잡히고 잘 설계된 규제는 동반성장해야 한다. 그래야 기술발전과 혁신을 촉진시키며 안전하고 유효한 의료기기가 환자에게 적절하게 제공할 수 있는 지속가능한 공중보건체계를 유지할 수 있다.

02 의료기기 인허가 시스템

1) 의료기기 인허가

의료기기 인허가는 국민의 건강을 위해 존재하고, 인허가시 의도된 용도(Intended Use)와 기술문서 그리고 품질경영시스템(QMS)을 대상으로, 의료기기가 안전함을 검증, 유효성확인 그리고 지속적으로 품질 유지·개선을 할 수 있음을 입증해야 한다. 이에 대해 간단히 알아보자.

(1) 의료기기는 왜 인허가를 받아야 하는가?

만약 정부의 규제없이 안전성(safety)이 입증되지 않은 의료기기가 유통되어 사고가 나면 큰 문제가 발생한다. 또한 거짓 제품으로 소비자를 유혹하는 의료기기(예: 무침습 혈당 측정기라고 속여 놓고 혈당 정보를 입력하는 기능만 있는 해외 제품)가 국내시장에 유통되면 안 되기에 의료기기 품목허가를 받은 제품만 시장에 유통이 되어야 한다.

인허가는 인증과 허가의 준말로 식약처에서 직접 허가를 내어주거나, 식약처에서 권한을 위탁 받은 제3자기관(한국의료기기안전정보원)에서 인증을 내어준다. 그리고 위해도가 높지 않은 의료기기는 신고만으로 인허가를 받을 수 있다. 이러한 인허가를 받기 위해 의료기기의 안전을 문서로 입증할 필요가 있다.

(2) 인허가의 기본인 기술 문서는 무엇인가?

인허가용 기술문서는 의료기기가 안전하고 임상적으로 유효하다는 것을 입증하는 서류로, 의료기기 기술문서 심사의뢰서와 첨부문서로 되어 있다. 심사의뢰서에는 의료기기의 작동원리, 외형 치수, 제조방법, 사용목적, 성능, 사용방법 등의 요약정보를 기술한다. 자세한 자료는 첨부문서로 제출하되, 규제에서 요구한 규격을 제대로 지키고 있다는 것을 입증하기 위해 식약처 지정 시험검사기관/임상시험기관에서 발급한 (공인) 시험성적서를 주로 활용한다.

의료기기의 인허가를 위해 제품뿐만 아니라 회사의 품질경영시스템도 평가를 받아야 한다.

(3) 인허가에 품질경영시스템(GMP)은 왜 평가를 받아야 하는가?

의료기기 인허가 시험검사를 통과하기 위해 좋은 품질의 제품을 설계하여 제작했더라도, 이를 생산하여 판매하는 도중에 부품이 바뀌고, 기능, 성능, 안전성이 바뀔 수 있다. 물론 안전성을 해칠 정도면 변경심사를 통해 그 안전성을 다시 평가받아야 하겠지만, 회사의 사정상 무시될 수 있다. 그래서 시간이 지나갈수록 품질이 나빠질 수 있는데, 품질경영시스템에 의해 품질이 나빠지지 않고 고객의 사용 정보로부터 품질을 더욱 개선하도록 하는 회사의 경영시스템이 있어야 할 것이다. 이러한 품질경영시스템을 평가하는 제도를 우리나라에서는 GMP (Good Manufacturing Practice; 의료기기 제조 및 품질관리 기준)이라고 하고, 의료기기법이 시행되던 시기인 2004년부터 GMP를 규제화하고 있다.

(4) 의료기기 안전의 중요성

의료기기의 안전 및 필수성능을 제대로 지키고 있다고 증명하는 객관적인 자료를 식약처에 제출하여 심사를 받아야 한다. 여러 회사에서 의료기기를 개발해오면서 수많은 위해요인(Hazard)에 의해 위험 사고를 일으켰다. 다음 설계 시 이런 문제를 일으키지 않게 하기 위해 회사 내의 노하우집으로 작성된 것이 있을 것인데, 이러한 위해요인 열거 정보는 사실 기업들의 지식자산이다. 이런 것을 알 수 있으면 설계 때 미리 반영하여 위험을 줄일 수 있을 것이다. 그런 지식자산을 공개한 것이 제품 표준이다. 예를 들어 전기의료기기면 대부분 받아야 하는 IEC 60601-1이라는 규격에 1467개의 위해요인을 설명하고 있다. 제품에 해당이 되면, 표준에 함께 기술되어 있는 시험기준을 만족하도록 설계하면 된다. 예를 들어 환자가 의료기기의 누설전류에 의해 감전 위험이 발생할 수 있을 때, '그 환자누설전류는 0.1 mA 이내이면 위험하지 않다.'고 나와 있다. 설계 조건으로 환자누설전류가 0.1 mA 이내가 되도록 설계하면 된다. 만약 이런 조건이 없다면, 0.1 mA의 누설전류가 환자에 위험하지 않다는 것을 제조회사가 입증해야 한다. 정상인에게 0.5 mA 이하의 누설전류가 흐르면 거의 느낄 수 없다.

(5) 의료기기의 표준은 어떤 안전을 요구하는가?

의료기기에 기본적으로 요구하는 것으로, 환자의 안전과 조작자의 안전 그리고 의료기기면 의료기기다운 성능이 나오도록 요구하고 있다. 표준에는 조작자가 어떤 조심을 해야 하는지에 대한 매뉴얼 내용과 전기적인 안전, 기계적인 안전, 환자에게 조사한 (열/초음파/X-ray 등) 에너지에 대한 안전, 가해진 에너지에 의해 우리 몸의 온도가 어느 정도 이상 올라가면 안 되는지 설정, 센서와 제어기의 정확도 및 정밀도 관련 안전, 의료기기 소프트웨어에 의한 안전, 의료기기 설치시 고려해야 하는 안전 등에 대해 나와 있다.

의료기기를 설계 시 안전, 기능, 성능, 신뢰성을 고려하여 설계하여야 한다. 안전을 위해 위해 요인 대처방안을 고려해야 하고, 기능의 구현을 위해 의료기기가 필요로 하는 의도된 용도를 정의해야 한다.

(6) 의료기기를 만들게 된 의도된 용도

표준에는 제조회사 입장에서 의도한 용도로 표기되어 있으나, 규제에서는 의도된 용도로 표기되어 있다. 의도된 용도(intended use)의 다른 이름은 사용목적이다. 인허가를 받기 위해 작성하는 기술문서에서 의료기기의 사용목적을 작성해야 한다. 이것이 의료기기를 설계할 때 제일 중요한 요구사항으로 설계계획서에 명확히 정의해야 한다. 이 의도된 용도는 KS P ISO 14971:2019 3.6항 및 KS P IEC62366-1:2020 3.23항에 6가지로 언급되어 있다.

- 환자군 – 검사/치료 대상
- 사용부위 – 신체 부위/검체 종류
- 의료적응증 – 검사/치료 항목
- 작동원리 – 의도된용도를 달성하기 위한 물리적 방법 및 작동 메커니즘
- 사용자 프로파일 – 사용자 특성(연령, 성별, 언어, 문화적 배경, 교육수준, 전문적 역량 등)
- 사용 환경 – 의료기기를 사용하는 위치 및 환경[병원(수술실, 진단실), 집, 야외 등]

(7) 의료기기 구현 후 검증과 유효성 확인

의료기기를 연구 개발 시, 제일 먼저 위와 같은 안전/기능/성능/신뢰성을 고려한 설계(design) 계획서를 작성하고, 이 계획서대로 의료기기를 개발(development)하고, 제대로 구현했는지 검증과 유효성확인을 하고 그 결과를 인허가 시 제출해야 한다. 검증은 엔지니어 입장에서 설계계획서에서 언급한 특정 기술적 요구사항(수단)이 이행이 되었음을 객관적인 증거로 확인하는 것이고, 유효성확인은 설계된 의료기기가 의도된 용도를 충족하는지 객관적인 증거를 통해 (의도된 용도에 대해) 확인을 수행하는 것이다.

2) 대한민국의 의료기기 인허가 시스템

WHO(세계보건기구)에서 언급한 각 나라의 의료기기 규제 시스템 분석 시 사용하는 9가지 비교 항목은 다음과 같다.

- 가장 기본적인 의료기기법은 있는가?
- 그 법을 집행하는 기관(식약처)은 있는가?
- 의료기기법에 의료기기의 정의는 있는가?
- 의료기기의 등급분류는 어떻게 되어 있나?
- 의료기기의 인허가를 받기 위해 평가 시스템은 구축되어 있는가?
- 위험이 높은 의료기기의 경우 임상시험을 받는 구조로 되어 있는가?
- 수입된 의료기기의 인허가 시스템이 구축되어 있는가?
- 의료기기 회사의 등록 및 인허가를 받은 제품 등록 시스템이 구축되어 있는가?
- 의료기기를 판매하고 난 뒤 부작용이나 사고를 감시하는 기능은 있는가?

그림 11-2에서 대한민국에 대한 답변으로 모두 YES이다. 이 항목에 대해 알아보자.

(1) 규제의 근간이 되는 의료기기법

전 세계 최초의 의료기기법은 미국에서 1976년에 만들어지고, 우리나라 의료기기법은 2004년부터 적용되기 시작했다. 물론 우리나라 의료기기법 이전에 의료기기 규제에 관련된 법이 없

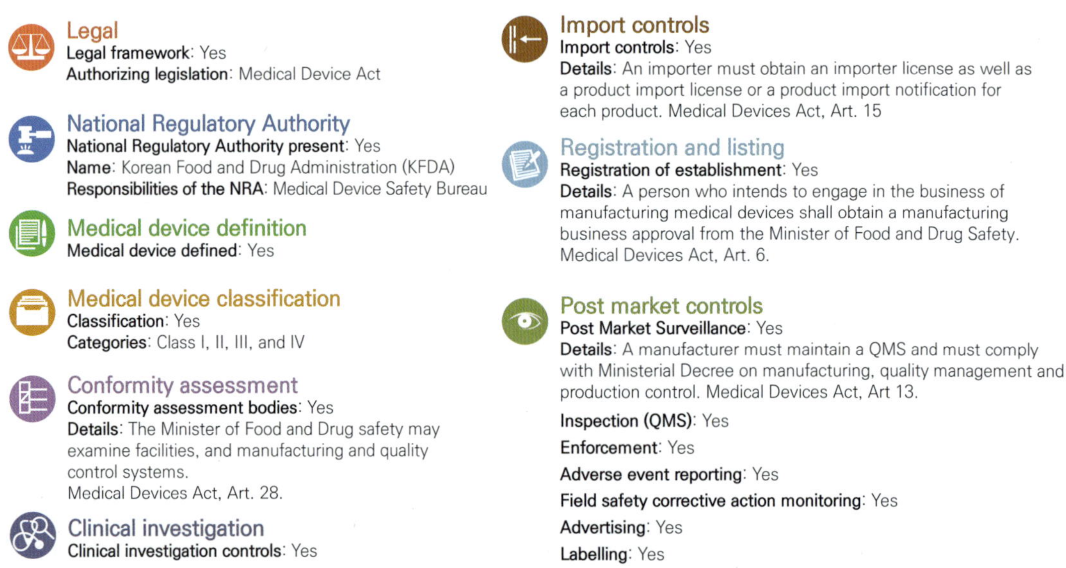
Legal
Legal framework: Yes
Authorizing legislation: Medical Device Act
National Regulatory Authority
National Regulatory Authority present: Yes
Name: Korean Food and Drug Administration (KFDA)
Responsibilities of the NRA: Medical Device Safety Bureau
Medical device definition
Medical device defined: Yes
Medical device classification
Classification: Yes
Categories: Class I, II, III, and IV
Conformity assessment
Conformity assessment bodies: Yes
Details: The Minister of Food and Drug safety may examine facilities, and manufacturing and quality control systems.
Medical Devices Act, Art. 28.
Clinical investigation
Clinical investigation controls: Yes
Import controls
Import controls: Yes
Details: An importer must obtain an importer license as well as a product import license or a product import notification for each product. Medical Devices Act, Art. 15
Registration and listing
Registration of establishment: Yes
Details: A person who intends to engage in the business of manufacturing medical devices shall obtain a manufacturing business approval from the Minister of Food and Drug Safety. Medical Devices Act, Art. 6.
Post market controls
Post Market Surveillance: Yes
Details: A manufacturer must maintain a QMS and must comply with Ministerial Decree on manufacturing, quality management and production control. Medical Devices Act, Art 13.
Inspection (QMS): Yes
Enforcement: Yes
Adverse event reporting: Yes
Field safety corrective action monitoring: Yes
Advertising: Yes
Labelling: Yes

그림 11-2. **WHO에서 각 나라의 의료기기 규제시스템 비교** (출처: WHO)

는 것은 아니었다. 약사법의 일부분으로 의료기기에 대한 기본 규제 내용이 있었지만, '의약품 등'이라는 용어 속에 포함되어 관리되고 있었다. 독립적으로 의료기기법을 만들면서 의료기기 등급체계를 3등급 체계를 4등급 체계로 바꾸고, 제조업 중심의 규제에서 제조업/수입업/판매업/임대업/수리업에 대해 확대 정의/규제하였다. 그리고 이전에는 인허가 심사 시 제품만 안전성에 대해 판별하였는데, 추가로 제품을 만드는 회사도 좋은 품질의 제품을 만들 수 있는 체제(GMP)도 갖추도록 하였다. 또한 각 의료기기 제품의 개별 기준규격을 정의하여 각 제품의 성능/안전성을 평가하는 기준을 마련하였다.

전 세계적으로 체계적인 의료기기법이 있는 나라는 약 50개국이며, 의료기기 규제의 가장 근간이 되는 의료기기법이 없는 나라도 많다.

(2) 규제를 실행하는 식품의약품안전처

우리나라는 전국민의 건강을 책임지는 보건복지부와 기본적인 식품/의약품/화장품/의료기기의 안전에 대한 규제를 시행하는 식품의약품안전처(준말 식약처)로 이원화되어 있다. 미국은 FDA를 포함하고 있는 보건복지부(department of Health & Human Services, HHS)에 이 기능이 모두 포함되어 있다. 정부기관의 책임과 권한은 모두 법으로 규제되어 있다. 국내 의료기기에 대한 규제는 2004년부터 의료기기법으로 진행되었다가 2020년부터 체외진단기기법이 분리 운영되고 있다. 또한 2025년부터는 인공지능이 들어간 첨단 디지털의료제품법도 추가로 실시될 예정이다. 식약처 중 의료기기 부분의 인허가를 담당하는 의료기기안전국이 있으며, 하부 조직으로 실제 의료기기 심사를 수행하는 식품의약품안전평가원과 인허가를 받은 후 의료기기의 사후관리를 담당하고 있는 지방 식약청이 있다.

2010년 이전에는 식약처에서 모두 인허가를 담당했으나, 인허가 건수가 늘어나면서 식약처에서 수행하던 일 중, 위험이 크지 않는 일부의 일은 식약처 지정 기관들에게 위탁 운영하고 있다.

- 1~2등급의 신고/인증 업무는 한국의료기기안전정보원(NIDS)에서 처리
- 2등급의 기술문서 심사는 기술문서 지정기관들에게 위탁 처리
- 식약처 지정 시험검사기관에서 표준에 따라 설계/제작했는지 검사, 성적서 발행
- 식약처 지정 임상시험기관에서 임상적 유효성이 있는지 임상 시험 보고서 발행

(3) 의료기기의 정의

의료기기법 제2조 1항에 의료기기에 대한 정의가 되어 있다.

- 질병: 질병을 진단/치료/경감/처치 또는 예방할 목적으로 사용되는 제품
- 상해/장애: 상해나 장애를 진단/치료/경감 또는 보정할 목적으로 사용되는 제품
- 대체: 우리 몸의 일부의 기능을 검사/대체 또는 변형할 목적으로 사용되는 제품
- 임신을 조절할 목적으로 사용되는 제품

우리 몸에 암이라는 질병이 있는지 진단할 수 있는 장치, 생활하다가 다칠 경우 빨리 낫게 하기 위한 장치, 할머니의 무릎이 아파 관절을 대체하는 인공관절 제품, 임신을 막는 콘돔 등이 의료기기로 정의되어 있다.

다만 예뻐지기 위한 시술장치는 질병이나 상해에 해당되지 않아 의료기기에 해당하지 않으며 집에서 간단하게 사용하는 웰니스 제품 또한 의료기기가 아니다. 의료기기는 구체적으로 어떤 질병에 대한 목적이 있어야 한다.

(4) 의료기기의 등급분류

전 세계 의료기기는 위험에 따라 4등급 체계를 주로 이루고 있다. 기본적으로 의료기기에서 발생할 수 있는 대부분의 위험이 발생하지 않도록 설계/제조해야 한다. 그러나 만에 하나 발생할 수 있는 위해요인까지 조치를 취하기는 어렵다. 그렇게 조치를 취하지 않은 잠재적 위해요인에 의해 위험이 사용 도중에 발생했더라도 작은 문제도 없이 그냥 지나갈 수 있는 상황이라면 1등급으로 지정하고, 그 위험이 낮아 잘못되더라도 병원에 갈 정도가 아닌 경우에는 2등급, 그 위험이 높아 병원에 가서 치료를 받아야 할 중증도의 위험인 경우 3등급, 사망에 이를 수 있는 정도는 4등급으로 지정하여 관리하고 있다.

예를 들어 진료용 조명이나 수동식 휠체어와 같이 잠재적 위해성이 거의 없는 것은 1등급 의료기기이고, 초음파진단기, 저주파 자극기 같이 잠재적 위해성이 낮은 것은 2등급, 수술하거나 평소 사용하다가 잘못되면 큰일이 일어날 수 있는 인공호흡기, 고주파자극기 같은 것은 3등급, 보조심장장치, 혈관용 스텐트 같은 의료기기는 잘못되면 바로 사망에 이를 수 있기에 4등급으로 지정되고 있다.

최근 인공지능이 들어간 의료기기들이 많이 생기고 있어 의료기기법 및 등급분류에서도 많은 변화들이 일어나고 있다. 의료기기법을 가진 나라 중에 미국과 중국만 3등급 체계를 가지고 있다.

(5) 의료기기의 인허가 절차

의료기기 등급은 잠재적인 위험에 따라 나뉘어져 있다. 그러므로 인허가도 그 등급에 맞게 구성이 되어 있다.

- 1등급: 잠재적 위해도가 거의 없기에 식약처의 위탁기관인 한국의료기기안전정보원에 신고만 하면 된다.
- 2등급: 잠재적 위해도가 조금 있어 제품에 대해 표준을 제대로 지켜 안전한지, 의료기기로서 해야 할 필수성능은 제대로 나오고 이로 인한 위험은 없는지 확인하기 위해 이를 입증할 기술문서를 식약처 지정 기술문서 심사기관에서 평가한다. 첨부문서에 식약처 지정 시험검사기관으로부터 받은 안전성 및 성능 입증자료를 추가한다. 이것이 준비되면 인허가 신청서 및 기술문서, 그리고 GMP 인증서를 식약처(의료기기안전정보원)에 제출하여 인증을 받는다.
- 3−4등급: 잠재적 위해도가 상당하기에 식약처에서 직접 허가 신청서 검토, 기술문서 심사, GMP 심사를 수행한다. 그리고 3~4등급의 많은 제품은 임상적 성능 및 안전을 파악하기 위해 임상시험 자료도 제출한다.

(6) 임상적 성능을 입증하는 임상평가와 임상시험

의료기기의 중요한 성능 중 하나가 임상적인 성능이다. 질환을 제대로 찾을 수 있는지, 또는 치료를 할 수 있는지에 대한 성능은 의료진에 의해서만 평가할 수 있다. 이 평가는 문헌을 통해 임상적 안전성을 평가하는 임상평가(clinical evaluation)를 통해 할 수 있고, 그런 자료가 없는 경우 직접 환자를 대상으로 임상시험(clinical investigation)을 해야 한다.

의료기기의 임상평가 정의는 의료기기와 관련된 임상 데이터를 수집하고 평가하여 안전성, 효과 및 성능을 검증하고 관련 규제 요건에 대한 적합성을 입증하는 과정이다. 의료기기 임상시험의 정의는 인간의 질병/질환 등을 예방하거나 치료하고자 하는 목적으로 개발하는 기술을 의료기기로 상품화하기 이전에 해당 기술의 안전성과 임상적인 유효성을 사람 대상으로 입증하는 과정을 의미한다.

임상시험은 사람을 대상으로 하는 실험적 연구이기 때문에 임상시험의 대상자들이 자의적으로 참여할 수 있도록 하는 윤리성, 그리고 임상시험을 다시 하더라도 같은 결과가 나오는 신뢰성, 많은 사람들이 임상시험의 과정을 이해할 수 있는 과학성이 있어야 한다.

의료기기를 이용하여 임상시험을 하기 위해서는 환자를 대상으로 수행하기 때문에 식약처의 승인과 임상시험을 수행하는 병원에서의 IRB(임상시험 심사위원회) 승인을 받아야 한다.

임상시험과 비슷한 것이 사용적합성 시험인데, 이는 환자를 대상으로 하지 않고 환자 형태의 인형을 이용하여 실제 사용자(주로 의료진)가 의료기기를 사용하면서 사용상의 문제점을 찾는 시험이다.

(7) 수입된 의료기기의 인허가 시스템 유무

많은 개도국들은 수입 의료기기의 품질을 평가할 수 있는 실력도 안 되고, 평가할 수 있는 법 및 시험소도 없는 상태다. 반면, 우리나라는 전자산업을 육성하기 위해 UN 특별기금 원조사업으로 1966년부터 KTL이 전자 산업 분야에 시험을 시작했으며 1979년부터 의료기기 시험을 시작했다.

이 당시 24개의 의료기기를 선진국에서 수입하고 있었는데 국가 차원에서 처음 검사업무를 시작하였다. 2004년 의료기기법이 시행되기 전에는 생산 및 수입할 때마다 공인시험소에서 제품검사를 시행했다. 의료기기법이 시행된 후에는 제조업과 수입업에 동일한 기준으로 인허가 처리되고 있다. 다만 회사가 국내에 있는지 해외에 있는 지의 차이만 있다.

(8) 의료기기를 판매하고 난 뒤 부작용이나 의료기기 사고를 감시하는 기능

2004년에 GMP가 우리나라에 적용이 되어 제품을 판매하고 난 뒤에도 시장에서의 여러 정보(부작용/사고 등)를 체계적으로 모아 이런 일이 일어나지 않게 품질 개선 활동을 시행했다. 어떤 위해상황에 대한 임시적인 수정은 사후서비스라는 이름으로 긴급하게 처리하지만 그 위해요인이 어떤 근본 요인에 의해 발생했는지 파악하여 다시는 그 위해요인에 의한 위해상황이 발생하지 않도록 시정조치(Corrective Action, CA)를 취한다. 이때, 잠재적인 위해상황이 발생할 수 있는 여러 위해요인을 추가로 발굴하여 예방적으로 발생가능성이 높은 관련 위해상황의 발생에 대해 예방조치(Preventive Action, PA)를 수행하도록 하는데 이러한 활동을 시정 및 예방 조치(CAPA)라고 한다.

2004년 이전에는 이런 활동이 거의 이루어지지 않았다. 2004년 이후에는 식약처에서 그런 시판후 정보를 수집하여 의료기기를 사용하는 의료인이나 소비자들의 안전을 감시하는 기능을 체계화하였다.

(9) 의료수가를 책정하기 위한 신의료기술평가

WHO의 각 나라 의료기기 인허가 시스템의 평가 잣대에는 없지만 하나 더 추가하면 신의료기술을 언급할 수 있다. 기존에 인허가 받은 제품을 다른 회사에서 만든다면, 그 제품의 인허가의 판단 기준이 이미 있기에 쉽게 허가를 받고 시장에 판매할 수 있다. 그러나 우리나라에 없는 신제품을 개발한 경우, 임상시험을 통해 임상적인 의도된 용도를 증명해야 하므로 인허가를 받기도 힘들다. 그리고 이 제품이 시장에 나온다고 해도 의료보험 수가를 받을 수 없다. 왜냐하면 아직 의료보험 수가에 반영되어 있지 않기 때문이다. 의료보험 수가에 반영하기 위해서는 한국보건의료연구원(NECA)를 통해 정말 이 제품이 의료비를 절감시키거나 임상적 효과가 좋다고 판정되었을 때 신의료기술평가에서 통과할 수 있다. 이에 따라 건강보험심사평가원(HIRA)에서 급여 코드가 발행되면 의료보험 수가를 적용받을 수 있게 되고, 비급여 코드가 발행되면 대신에 환자가 직접 자부담으로 비용을 지불해야 한다.

3) 미국의 의료기기 인허가 시스템

미국의 의료기기법은 FD&C (Foot, Drug and Cosmetics)법으로, 이 법을 집행하는 곳은 미국 보건복지부(HHS) 산하 FDA (Food and Drug Administration) 식품의약국 기관이다. 이 중 특히 의료기기를 담당하는 곳은 CDRH (Center for Devices and Radiological Health; 의료기기 및 방사선 건강 센터)이다.

FDA의 의료기기 등급분류는 1~3등급(Class I ~ Class III)으로 되어 있다. 우리나라의 2~3등급이 FDA의 Class II에 해당한다. Class I은 위험도가 가장 낮은 등급으로 생산자 등록/의료기기 등재를 하는 일반규제만 신고하면 되고, Class II는 510(k) 신고로 이미 미국에 판매되고 있는 기존 의료기기와 본질적 동등성을 입증하면 된다. Class III 의료기기의 경우 PMA (pre-Market approval; 시판전 허가)를 받아야 한다. 이 경우 일반적으로 임상시험을 요구하고 있고, 이에 최소 100억 원 이상 들기 때문에 우리나라 의료기기 회사들이 허가를 획득하기 쉽지 않다.

우리나라는 품질경영시스템의 적합성 입증을 위한 GMP를 시판전에 인증을 받아야 하지만, 미국은 510(k)의 서류 심사에서 통과되면 GMP 인증이 없어도 먼저 팔 수 있다. FDA는 최소 3년에 1번 정도 출장 심사를 나와서 제조업체가 신고한 대로 GMP를 수행하고 있는지 확인한다. 이는 미국 국민의 건강을 기준으로 판단하기에 까다롭게 심사한다.

4) 유럽의 의료기기 인허가 시스템

유럽에 28개 나라가 모여 EU (European Union; 유럽연합)를 이루고 있었는데, 최근에 영국이 탈퇴하여 27개 나라가 되었다. 이들 나라 전체의 국회 같은 EC (European Commission; 유럽 집행위원회)에서 유럽의 의료기기법인 MDR (Medical Device Regulation; 의료기기법)을 제정하고 운영은 각 나라의 규제당국에서 수행하고 있다.

유럽의 각 나라 규제당국(식약처 해당)은 각 회원국가를 대표하여 자국내에서 시행되는 의료기기법에 대한 관리감독 업무 및 특히, 자국내에서 활동하는 인증기관(NB)에 대한 심사와 관리를 수행한다. 적합성 심사를 수행하여 CE 마크를 발행하는 일은 별도의 민간기업들이 인증기관(Notified Body, NB)으로 지정을 받아서 이를 진행한다. 우리나라와는 차이가 있는데 우리나라는 시험기관에서 시험만 하는데, 유럽에서는 시험기관이 인증기관 역할도 하고 있다. 물론 이 NB들은 의료기기법에 따라서 적합성 심사업무를 제대로 수행할 수 있는지 각 나라의 규제당국의 심사를 통해 인증을 받아야 하고, 매년 감독도 받는다.

2021년부터 유럽 신 의료기기법인 MDR (Medical Device Regulation)이 적용되었다. 이 MDR 이전에는 MDD (Medical Device Directive; 의료기기 지침)가 규제활동을 수행하는 지침으로서 운영되고 있었는데, 2010년 3월에 프랑스에서 PIP 사건이 발생하였다. PIP 회사가 유방성형용 실리콘 물질을 허가 받을 때는 인체용으로 허가 받고, 나중에 공업용으로 바꿔 40만 명 이상의 피해자가 발생했다. 집행위원에서 이 문제에 대한 원인을 파악한 결과, 유럽연합의 지침인 MDD를 각 회원국 차원에서 일부 수정하여 자기 나라의 법으로 만들면서 일부 나라에서의 NB에서 인허가 및 관리 기준이 낮아 문제를 일으킨 것으로 파악되었다. 이를 해결하고자 지침(directive)으로 된 의료기기법을 유럽연합의 법(regulation)으로 승격시켜 모든 유럽 나라들이 동일한 법으로 관리를 할 수 있게 만들었다. 이와 함께 의사들이 사용하는 의료기기 인허가에 의사들의 의견이 반영되지 않는다는 의견을 받아들여 많은 부분에서 임상평가와 임상시험을 요구하는 형태로 변경되었다. 이로 인해 MDD 시절에는 FDA보다 비교적 쉬운 인허가 방식이 현재 MDR 시절에는 전세계에서 제일 어려운 인허가 방식으로 되었다.

유럽연합의 의료기기법에도 제품의 등급분류는 우리나라와 같은 4등급 체계로 되어 있고, Class I, Class IIa, Class IIb, Class III로 구분되고 있다. MDR의 인허가를 받으면 CE (Conformité Européenne; 유럽 적합성) 마크를 부착하여 EU 지역 및 이를 준용하는 나라에 수출할 수 있다.

03 의료기기 인허가에서의 품질경영시스템(GMP)

1) 인허가에서 품질경영시스템(GMP)의 필요성

의료기기 인허가의 본질은 각국의 규제당국*을 통한 해당 기기의 안전성과 유효성에 대한 적합성을 확인하는 것으로 정의할 수 있다. 이러한 안전성과 유효성의 입증은 그림 11-3과 같이 크게 보아서 첫 번째 기술문서(개발된 제품 자체의 기능과 성능) 그리고 두 번째 품질경영시스템(회사의 조직과 시스템의 역량)에 대한 평가를 통해 진행된다.

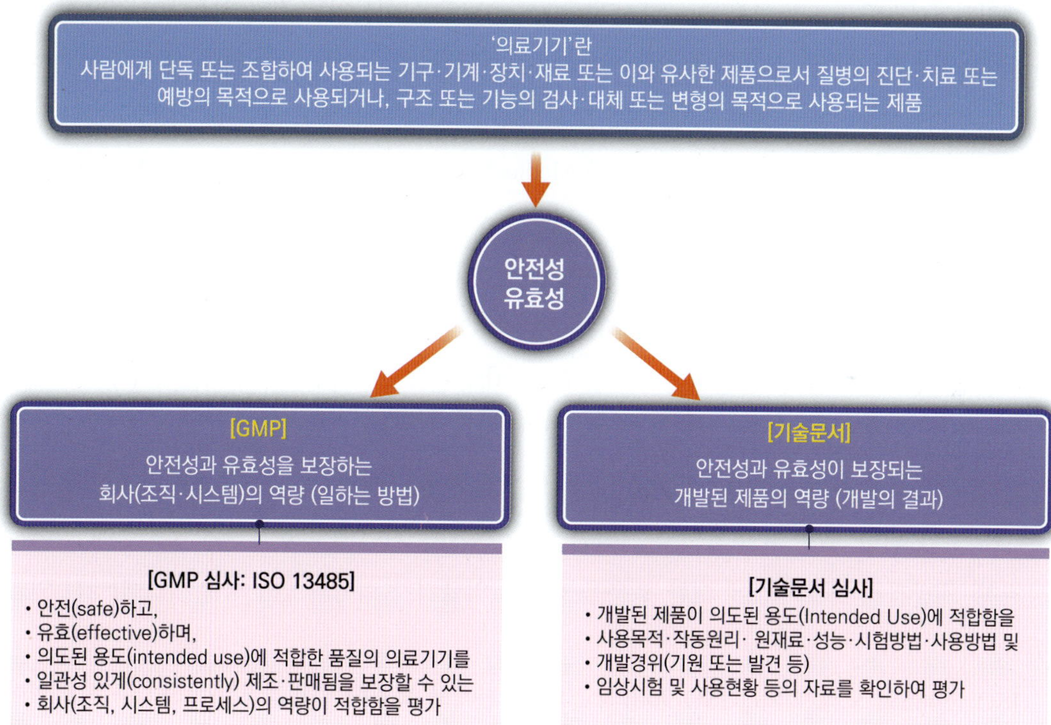

그림 11-3. **의료기기 안전성 및 유효성 입증의 개념** (출처: 팀누비즈)

---

* 한국은 식약처, 미국은 FDA, 유럽은 유럽연합(EU) 회원국별 규제당국(Competent Authority, CA). 유럽의 특성으로 인해 별도의 인증기관(Notified Body, NB)을 지정하여 운영하고 있음.

품질경영시스템은 안전성과 유효성이 확보된 기기를 지속적으로 공급할 수 있는 조직의 올바르게 일하는 방법을 이야기하고 있고, 기술문서는 이 조직에서 올바르게 개발한 기기의 결과가 안전성과 유효성이 확보되었음을 보여준다.

결국, 안전성과 유효성을 입증하여 의료기기의 인허가를 취득하는 것은 개발된 결과인 기기의 기능과 성능의 안전성과 유효성을 입증해야 한다는 의미다. 그리고 이것이 일회성이 아니라 안전성과 유효성을 보장하는 기기의 기능과 성능이 유지되는 제품을 지속적으로 생산하여 사용자에게 공급할 수 있는 조직의 역량(일하는 방법)도 아울러 입증해야 한다.

2) 품질경영시스템과 GMP (Good Manufacturing Practice)

품질경영시스템(Quality Management System, QMS)은 회사의 조직과 시스템이 지속적으로 안전하고 유효한 기기를 제공할 수 있는 역량을 갖추는 것을 의미한다. 이러한 의료기기 분야에서의 품질경영시스템은 특별히 국제표준으로서 ISO13485를 적용하고 있는데, 이 ISO 13485 표준의 정식 이름이 의료기기 품질경영시스템(Medical Device Quality Management System)임을 기억해야 할 필요가 있다.

ISO 13485는 현재 2016버전이 SOTA (State Of The Art; 최신 기술)로 인정되고 있으며, 전체 8절로 구성되어 있다. 1절부터 3절까지는 모든 ISO, IEC의 국제 표준과 동일하게 1절–범주, 2절–참조표준, 3절–용어 및 정의이기에 실제적인 내용은 4절부터 8절까지 기술되어 있다.

의료기기 품질경영시스템에서의 '시스템'은 일반적으로 조직이 의료기기의 품질과 안전을 보장하기 위해 사용하는 프로세스, 절차 및 리소스의 전체 프레임워크를 의미하며, 조직의 목표를 달성하기 위한 구성 요소들의 유기적인 상호 관계를 기반으로 한다. 이 시스템에 있어서 설계 및 개발관리 프로세스에 대한 부분을 12.5항(의료기기 회사의 연구개발 시스템)에서 언급했다.

ISO 13485의 모태가 되는 ISO 9001의 2015 버전에서 특별히 품질경영시스템의 구축에 있어 프로세스 바탕의 접근을 강조하고 있다. 상호 관련된 프로세스를 하나의 시스템으로 이해하고 관리하는 것이 조직이 의도한 목표를 달성하는 데 있어 효율성과 유효성을 확보하고, 이 접근법을 통해 조직은 시스템의 프로세스 간 상호 관련성과 상호 의존성을 관리할 수 있으므로, 조직의 전반적인 성과가 증진될 수 있다고 설명하고 있다.

결국 그림 11–4에서 이해할 수 있듯이 ISO 13485는 좋은 품질(안전성과 유효성의 확보)의 기기를 지속적으로 공급할 수 있는 회사의 조직 구성, 일하는 방법 및 절차, 인력의 적격성, 환경

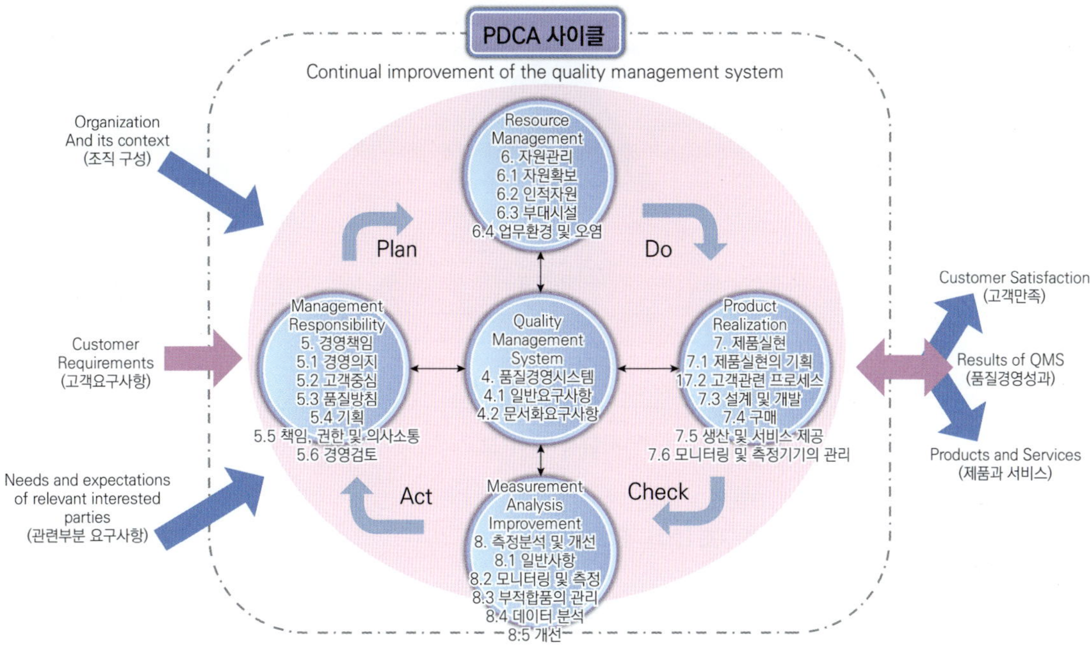

그림 11-4. **의료기기 QMS (ISO 13485:2016) 개념** [출처: 팀누비즈 (ISO 9001참조)]

의 구축, 그리고 이를 바탕으로 개발, 구매, 제조 서비스 등의 제품 수명주기 전체에 걸친 제품 실현 활동을 진행한다. 이의 결과를 모니터링하여 개선점을 식별하고 다시 품질경영시스템에 피드백하는 지속적인 경영활동과 일련의 프로세스 간의 상호 유기적인 활동에 필요한 요구사항을 정의한 것이다.

나아가, 이러한 활동에는 PDCA (Plan–Do–Check–Act) 사이클의 개념을 바탕으로 하고 있다. PDCA 사이클은 모든 프로세스와 품질경영시스템 전체에 적용된다. 모든 활동은 계획을 수립하고(Plan), 이를 시행하고(Do), 그리고 그 결과를 검토(Check)하여 미비점 및 개선점을 도출하여 다시 이를 반영(Act)하는 연속되는 과정을 통해 프로세스와 시스템의 지속적인 품질(안전성과 유효성)을 확보한다.

품질경영시스템에 대한 ISO 13485 기준의 적합성을 입증하는 개념은 그림 11-5에서 보듯이 다음의 3단계로 구분할 수 있다.

① **조직의 구성과 역할 및 책임을 정의 (품질매뉴얼)**: 안전성과 유효성이 확보된 기기를 지속적으로 공급할 수 있는 회사의 조직체계를 확립하고, 해당 조직(부서)의 역할과 책임을 정

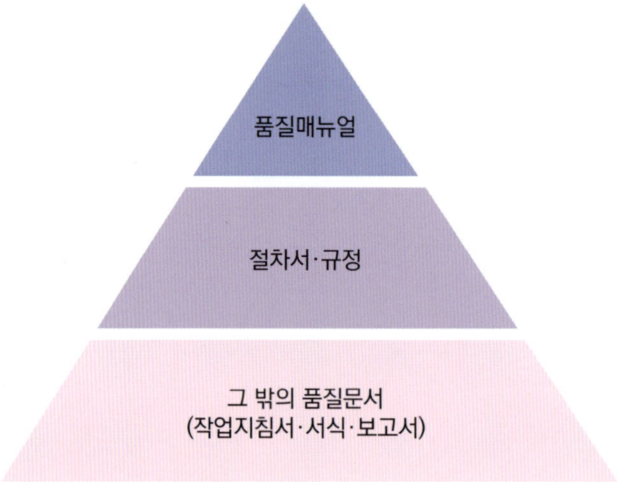

그림 11-5. **품질경영시스템 문서화 구조** (출처: ISO 10013:2001)

의한다. 이에 대한 내용을 설명하는 문서가 바로 '품질매뉴얼'이다. 품질매뉴얼은 제조업자의 품질경영시스템을 규정한 문서로, 경영의 의지를 포함하며 해당 조직의 규모 및 복잡성에 맞도록 세부사항 또는 요구사항을 기술한 문서이기에 품질경영시스템 문서 구조중 최상위 문서이다.

② **업무절차 확립(절차서/규정)**: 조직(부서)별 정의된 역할과 책임에 따른 업무를 수행하는 절차 및 방법을 확립한 업무 절차는 각 '절차서/규정'의 형태로 문서화한다. 절차서와 규정은 업무의 효율적인 수행방법을 명시한 문서인데, 품질 관련 활동의 전반적인 계획을 정리 및 관리하고 업무수행의 방법과 순서 등을 기술하여 해당 조직(부서)의 목표를 달성하기 위한 구체적인 업무 절차를 규정한다.

③ **업무진행 결과(기록문서)**: 이는 이미 확립된 '절차서/규정'에 따른 작업(업무 진행)의 결과를 기술한 문서로 절차서/규정의 세부사항을 자세히 설명하고 그에 따른 수행결과를 기록서나 보고서 형태로 기록한 문서다. 이는 절차서에 정의된 활동의 전반적인 계획에 대한 수행 방법 및 순서 등의 세부사항을 더 자세히 기술한 지침서가 있고, 특정 업무에 대한 세부사항을 기록하여 달성된 결과를 명시하거나 수행한 활동의 증거를 제공하는 기록서로 구분하여 활용한다.

결국, 품질경영시스템(QMS)에 대한 적합성을 인정받는다는 것은 안전하고 유효한 의료기기를 지속적으로 제공할 수 있는 역량을 입증하는 것인데, 이러한 입증은

- 첫째로 필요한 회사의 조직과 인력을 구비하여 역할과 책임을 명확히 하고(품질매뉴얼),
- 둘째로 이 조직과 인력들이 일하는 방법을 정의하고(절차서/규정),
- 마지막으로 이 조직과 인력들이 확립된 절차서/규정의 내용대로 일을 올바르게 수행한 결과를 기록(기록문서)한 일련의 내용을 인증기관에 제시하여 그 내용에 대한 적절성을 확인하는 절차이다.

상기의 프로세스들에 필요한 요구사항을 정리하여 ISO에서 국제표준으로 확립한 것이 ISO 13485이고 GMP는 이러한 품질경영시스템에 대한 국제표준을 각 나라의 상황과 정책의 차이를 반영하여 규제로서 운영하는 제도를 지칭하는 용어이다. 미국에서는 이를 cGMP (current GMP; 최신 GMP)라고 칭하고 있다.

3) 국내 GMP 적합성 인정

국내 식약처에서 운영하는 '의료기기 제조 및 품질관리기준(GMP)' 제도의 개념과 근간은 ISO 13485:2016의 내용을 바탕으로 되어 있는데, 식약처에서 현재 채택하여 적용하고 있는 GMP 관련 국제표준이 ISO 13485:2016이기 때문이다. 국내 GMP 적합성 심사를 진행하기 위해서는 품질관리기준 적합성 심사에 필요한 자료를 포함한 의료기기 품질관리기준 적합 인정 신청 서류를 구비하여 식약처에서 지정한 6개 GMP 심사기관(KCL, KTC, KTL, KTR 등)에 심사를 신청하면 된다.

4) FDA cGMP (QSR, 그리고 QMSR로의 개정)

미국 FDA에서는 품질경영시스템에 대한 적합성 인정을 cGMP 제도라고 하며, FDA 규제의 이름으로는 QSR (Quality System Regulation), 21CFR 820이다.

QMS는 제조업자가 제품이 해당 고객 및 규제 요구사항과 사양을 일관되게 충족할 수 있도록 지원하는 요구사항을 명시하고 있다. 미국의 경우, cGMP 준수를 요구하는 규제를 제정할 수 있는 권한은 FD&C법 520(f) 섹션(21 U.S.C. 360j(f))에서 나온다. 1978년 7월 21일 연방관보(43 FR 31508)에서 FDA는 cGMP 요구사항에 대한 최종규칙을 발표했으며, 여기에 21CFR820이 포함된 것이 의료기기를 위한 QMS가 규제화 되는 시초였다.

FDA는 이렇게 시작된 QSR을 1996년 10월 7일 연방관보(61 FR 52602)에 발표된 최종규칙에서 21CFR820을 대폭 개정한 QSR을 선보였다. QSR에는 사람이 사용하기 위한 기기의 설계, 제조, 포장, 라벨링, 보관, 설치 및 서비스에 사용되는 방법, 시설 및 관리와 관련된 요구사항이 포함되어 있는데, 이러한 요구사항을 만족시키는 것은 기기가 안전하고 유효하며 기타 FD&C 법을 준수하고 있음을 보증하는 데 효과적이다.

한편으로 동일한 시점인 1996년에 ISO는 ISO 9001의 적용과 함께 의료기기의 설계 및 개발, 해당되는 경우 설치 및 서비스에 대한 QMS 요구사항을 명시하기 위한 자발적 합의 표준으로 ISO 13485의 첫 번째 버전인 '품질시스템—의료기기—ISO 9001 적용을 위한 특별 요구사항(Quality Systems—Medical Devices—Particular Requirements for the Application of ISO 9001)'을 발행했다. 시간이 흘러 ISO 13485는 기기에 대한 QMS 요구사항을 개괄하는 독립형 표준으로 발전하였다.

개정이 이루어질 때마다 ISO 13485의 요구사항은 FDA의 QSR에 명시된 요구사항과 더욱 밀접하게 연계되고 유사해졌다. 이러한 일치와 유사성은 특히 2016년 버전의 ISO 13485에서 두드러져 보이는데, 이러한 진전을 인식한 FDA는 ISO 13485의 QMS 요구사항을 참조통합(Incorporate By Reference, IBR)하여 21CFR820을 개정함으로써 규제 간의 조화를 확대하게 되었다. 이렇게 품질경영시스템에 대한 실질적인 국제 표준인 ISO13485:2016의 전 조항을 그대로 QSR에 참조통합(IBR)하면서, 여기에 기타 필요한 조항을 유지하여 반영한 새로운 21CFR820을 QMSR (Quality Management System Regulation)이라고 명명하였고, 이를 2024년 1월 31일에 공표하였다(그림 11-6).

FDA는 새롭게 개정된 QMSR을 2년의 유예기간을 두고 2026년 2월 1일부터 적용하게 되기에 이전의 QSR은 2026년 2월1일 이전까지만 유효하다.

FDA는 이번의 QMSR의 도입을 계기로 국제간의 규제에 대한 조화를 더욱 더 활발히 추진할 계획이다. 지금까지의 QSR이 QMS에 대한 요구사항을 효과적으로 해결해 왔지만 FDA는 오랫동안 의료기기 규제에 대한 글로벌 조화의 가치를 인식하고 이를 위한 방법을 모색해왔다. 예를 들어, FDA는 2005년 5월 20일자 '품질경영시스템(QMS) 내 위험관리 원칙 및 활동의 실행(Implementation of Risk Management Principles and Activities within a Quality Management System)'이라는 제목의 글로벌 조화 태스크포스(GHTF) 지침 문서를 개발하는 등 위험관리에 관한 국제적으로 조화된 문서 및 표준 개발에 초기부터 적극적으로 참여해왔다. 이는 위험관리 시스템을 QMS에 통합하는 방법을 설명하는 것이며, FDA는 ISO 14971 '의료기기—의료기기에

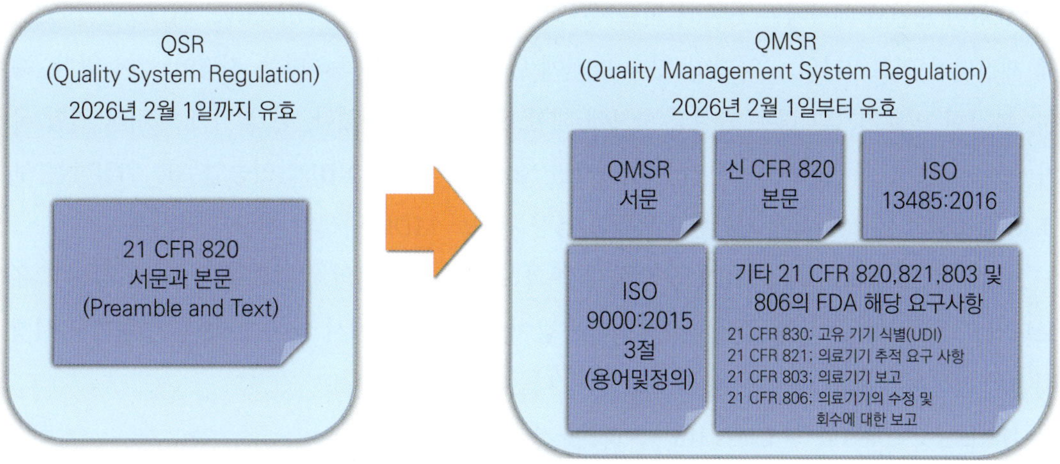

그림 11-6. **FDA 21CFR820 QMSR로의 개정 내용 요약** (출처: 팀누비즈)

대한 위험관리의 적용(Medical Devices—Application of Risk Management to Medical Devices)'의 다양한 버전 개발에도 적극 참여해 왔다.

또한 FDA는 규제 조화와 융합에 중점을 둔 전 세계 의료기기 규제 기관의 자발적 그룹인 국제 의료기기 규제기관 포럼(IMDRF)에 참여하고 있는데, IMDRF는 2012년에 MDSAP을 개발했다. MDSAP에 따라 제3자가 수행하는 감사는 ISO 13485의 핵심 요구사항과 추가 국가별 요구사항을 기반으로 수행된다. FDA는 MDSAP 참여 여부와 미국에 필요한 FDA 특정 조항을 판별할 때 ISO 13485와 QSR을 철저히 검토하고 비교한 결과 이 감사 모델에 추가해야 할 FDA 특별 요구사항이 거의 없다는 결론을 내렸다. 이는 QSR과 ISO 13485 간의 유사성뿐만 아니라 ISO 13485가 제공하는 포괄적인 QMS 접근 방식을 입증하는 것이기도 하므로, 이를 통해 FDA는 MDSAP에 참여하고 특정 MDSAP 감사를 기기 품질시스템에 대한 자체 일상적인 감시를 대체하는 것으로 받아들였다.

5) 유럽 연합의 MDR품질경영시스템

CE MDR (Medical Device Regulation)은 유럽연합(EU) 내에서 유통되는 모든 의료기기에 대한 안전성과 유효성을 보장하기 위한 규제로, 2017년 5월 25일에 발효되어 2021년 5월 26일부터 본격적으로 시행되었다.

MDR이 도입된 배경에는 기존의 의료기기 지침(Medical Device Directive, MDD)은 1993년에 제정되어 의료기기의 다양화와 기술 발전에 대한 대응이 부족하다는 지적이 있어 왔다. 특히, 복잡한 의료기기의 경우 안전성 확보에 대한 우려가 제기되었다. 한 국가가 아니라 연합 국가 형태의 EU의 특성으로 인해 민간 인증기관(Notified Body, NB)에 인증업무를 위임하는 구조로 운영되고 있으며 이에 기인한 NB들의 역량 차이도 MDR 탄생의 배경이 되었다.

21년 5월 26일에 발표된 MDR은 준비 부족과 코로나 팬데믹의 영향으로 몇 차례 시행이 유보되었고 현재는 기기의 등급에 따라 아래와 같이 2026년 5월에서 최대 2028년 12월까지 시행 시점의 연장이 적용되고 있는데, 자세한 것은 다음과 같다.

① Class I, Class II 및 Class IIb 비이식형 기기; 2028년 12월

② Class Ⅲ 및 Class Ⅱa 이식형 기기: 2027년 12월

③ Class III 이식형 기기: 2026년 5월

CE MDR 인증에 있어 품질경영시스템(QMS)의 적합성 인정에 대한 절차는 MDR의 ANNEX IX(품질 관리 시스템 및 기술 문서 평가에 기반한 적합성 평가)에 규정되어 있다.

MDR에서 품질경영시스템에 대한 본질은 ISO 13485:2016을 적용한 국내 GMP나 FDA의 cGMP와 유사하다. 단지, ISO 13485 대신에 EN ISO 13485을 조화표준으로 적용하는 것이 차이점인데, EN13485:2016은 유럽 표준화 기구(ComitéEuropén de Normalisation, CEN)에 의해 승인된 ISO 13485:2016의 유럽 버전으로, 이 표준의 텍스트는 ISO 13485:2016과 동일하며, CEN에 의해 어떠한 수정도 없이 승인되었다.

그리고, MDR ANNEX IX에 따라서 ISO 13485에 포함되어 있지 않은 임상 평가, 시판후 감시(PMS), 시판후 임상 추적관찰(PMCF) 계획이 포함되는 것을 주목해야 하는데, MDR의 탄생 배경에서 언급했듯이 임상평가와 시판후 시장감시에 대한 규제를 대폭 강화한 EU의 정책이 MDR에 반영된 결과라고 볼 수 있다.

6) 기술문서(Technical Documentation, TD)

인허가를 위한 기술문서의 목적은 개발된 기기의 안전성과 유효성을 입증하기 위한 근거 자료로 활용된다. 품질경영시스템이 확립된 조직에서 해당하는 개발의 절차(통상, ISO 13485 7.3절, 설계 및 개발)에 따라 진행된 결과를 바탕으로 기술문서를 작성한다.

우리나라 식약처에 인허가용으로 필요한 기술문서 심사는 의료기기 기술문서 심사의뢰서와

사용목적, 작동원리, 성능/안전확인자료 등을 포함한 첨부자료의 문서를 준비하여 식약처 지정 8개 기술문서 심사기관(KTL, KTC, KTR, KCL 등)에 심사를 신청하면 된다. 이때 준비서류에서 첨부자료로 명시된 항목이 대상 기기의 안전성과 유효성을 입증하는 기술문서의 본질적인 내용이다.

미국 FDA의 경우에는 Class II (2등급) 기기에 적용되는 510(k)(시판전 신고, 21 CFR 807 Subpart E)의 규제에 따라서 510(k) 신청서류(submission)에 안전성과 유효성의 입증에 필요한 내용들이 포함된다. 특별히 여기에는 동등제품(predicate device)이라고 하는 기존에 허가된 제품과의 본질적 동등성을 FDA에서 먼저 확인을 받는 절차가 있다. Class III 기기에 대부분 적용되는 PMA(시판전 승인, 21 CFR 814)의 경우에는 엄격한 절차에 따른 임상시험(clinical investigation)을 진행하고 이의 결과 데이터로서 안전성과 유효성에 관한 입증을 진행한다.

CE MDR의 경우에는 MDR ANNEX II에 정의된 요구사항에 부합하는 기술문서가 구비되어야 하는데, 이 요구사항 중 GSPR (General Safety and Performance Requirements; 일반 안전 및 성능 요구사항)은 의료기기 기본 안전 및 성능에 관한 국제표준인 IEC 60601-1의 내용과 맥락을 같이 하고 있다.

※ CE MDR ANNEX II 기술문서 요구사항

① 기기 설명 및 사양(기 판매되는 유사기기 비교 포함)

② 사용 설명서와 라벨과 같은 제조업자가 제공하는 정보

③ 설계 및 제조 정보

④ GSPR (General Safety and Performance Requirements; 일반 안전 및 성능 요구사항)

⑤ 이득-위험 분석 및 위험관리

⑥ 임상 데이터가 포함된 제품 V&V (Verification and Validation; 검증 및 유효성확인)

7) 품질경영시스템과 설계관리(Design Controls) 프로세스

앞에서 의료기기의 안전성과 유효성에 대한 입증은 의료기기의 설계/제조/유통 과정(품질경영시스템)과 의료기기의 안전성 결과(기술문서)가 모두 적합해야 한다는 점을 이해했을 것이다. 국내 식약처나 미국 FDA, 유럽 CE MDR에서는 해당 관할구역의 규제로서 기술문서에 관련된 요구사항을 정의하고 있지만, 이는 올바르게 진행된 과정의 결과로써 생성된 문서이어야 하기에 과정에 대한 내용을 아울러 규제당국에서 확인하게 된다. 즉, 생성된 문서의 추적성(traceability)이 중요하다.

기술문서 생성의 과정은 다시 또 품질경영시스템(ISO 13485)으로 돌아가서 ISO 13485 7.3절(설계 및 개발)에 정의된 다음과 같은 주요 절차 및 요구사항을 충족하여야 한다.

① **설계 및 개발계획**: 개발의 단계와 V&V를 포함한 각 단계별 필요한 개발 활동과 투입 자원 및 일정의 확립
② **설계 및 개발입력**: 기기의 의도된 용도(Intended Use)를 충족하는 기능, 성능, 사용적합성 및 안전에 관한 요구사항의 식별
③ **설계 및 개발출력**: 개발입력 요구사항을 충족하고, 관련 부서에 필요한 정보의 제공
④ **설계 및 개발검토**: 개발의 각 단계별로 진행된 설계 및 개발의 능력을 평가하여 이슈를 판별하고, 차기 단계로의 진행여부를 판단
⑤ **설계 및 개발 검증**(verification): 설계 및 개발출력이 입력 요구사항을 충족함을 확인
⑥ **설계 및 개발 유효성확인**(validation): 의도된 용도 또는 명시된 사용에 관련된 요구사항에 적합함을 확인
⑦ **설계 및 개발이관**: 설계 및 개발출력을 제조로 이관하는 절차로서 설계 및 개발출력이 최종 생산 사양으로 되기 전에 제조에 적합한지 검증하고, 생산 역량이 제품 요구사항을 충족할 수 있음을 확인
⑧ **설계 및 개발변경 관리**: 변경사항을 검토, 검증, 유효성확인 및 승인하는 절차의 반영
⑨ **설계 및 개발 파일**: 설계 및 개발에 대한 요구사항에 적합함을 입증하기 위해 작성된 기록과 설계 및 개발변경에 대한 기록

이상의 설계관리 프로세스에 대한 개념이 반영된 규제의 시작은 1990년에 미국 FDA에서 제정된 '의료기기안전법(Safe Medical Device Act, SMDA)'에서 비롯되었는데, FDA는 여기에 설계관리를 cGMP 규정에 추가하게 되었다. 1978년에 도입된 의료기기의 cGMP 규제의 운영이 10여 년간 진행하면서 FDA는 기기의 개발 결함으로 인해 많은 문제가 발생하고 있음을 인식하였고, 이를 원천적으로 예방하기 위한 설계관리 프로세스의 운영을 SMDA에 근거하여 규제에 반영하게 되었는데, 이 내용이 QSR에 포함된 것이 21CFR820.30이다.

더 나아가, 이 QSR의 21CFR820.30의 내용이 거의 그대로 ISO 13485의 7.3절에 적용되었는데, 이의 내용은 그림 11-7의 폭포수 다이어그램과 같다.

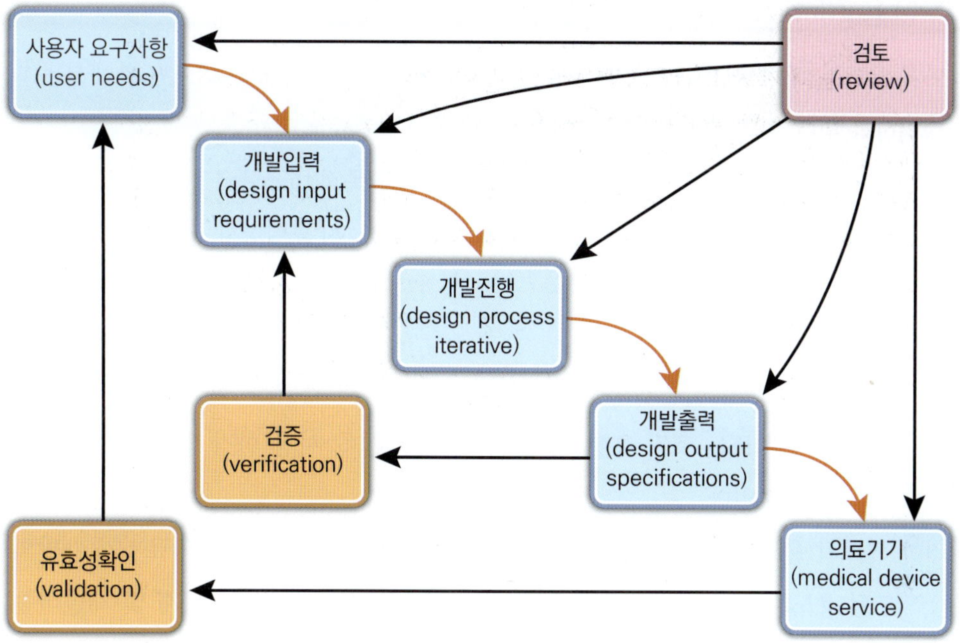

그림 11-7. **폭포수 다이어그램** (출처: FDA Design Controls, Guidance, 2015)

하지만 제품 개발 시, 이러한 '폭포수(waterfall)'라고도 하는 '일회성(once-through)' 전략은 설계관리 프로세스를 한 번에 수행하는 것으로 구성된다(그림 11-7). 사용자의 요구사항을 파악하고, 요구사항을 정의하고, 시스템을 개발하고, 시스템을 실행하고, 시험하고, 변경하고, 제공하는 것이 주된 프로세스이다. 실제로 안전성과 유효성이 확보된 기기를 개발하는 과정은 이러한 일회성이 아니라 동시공학(concurrent engineering)과 다기능팀(Cross Functional Team, CFT) 운영을 바탕으로, 설계관리 프로세스의 각 단계별 개발출력의 역량을 검토회의를 통해 순차적으로 점검해 가는 스테이지-게이트 프로세스(stage-gate process) 형태로 진행하는데, 이에 대한 상세 운영방법은 조직의 규모와 해당 기기의 복잡도, 위험도를 고려한 맞춤형 프로세스를 확립하도록 QMS에서는 요구하고 있다. 또한 실제 개발 단계에서는 여러 개발 단계(예: 제품요구사항, 기능요구사항, 초기 시제품 제작, 개발시제품 제작 등)로 구별되는데, 각 개발 단계마다 설계관리는 반복 시행된다.

8) 의도된 용도(Intended Use)와 위험관리 중심의 설계관리 프로세스

의도된 용도는 의도된목적과 동일하게 사용되는 용어인데, ISO 13485 3.6항에서는 다음과 같이 정의하고 있다.

- ISO 13485 3.6**항 의도된 용도**(Intended Use), **의도된목적**(Intended Purpose)

제품, 프로세스 또는 서비스가 제조업자가 제공한 사양, 사용설명서 및 정보에 따른 사용으로 의도된 것

이와 더불어, 의도된 용도의 전형적인 구성항목은 ① 의도된 의료 적응증, ② 환자군, ③ 상호작용하는 신체 일부 또는 조직 유형, ④ 사용자 프로필, ⑤ 사용 환경 및 ⑥ 작동 원리의 6가지 항목으로 구성되어 있다.

이러한 의도된 용도의 정의와 구성항목을 바탕으로 인허가를 고려한 의료기기 개발의 개념은, '① 의도된 용도에 적합하면서 ② 안전성과 유효성이 확보된 기기'를 설계 및 개발하는 것이라고 할 수 있는데, 이 두 가지 개념을 분리해서 설명하면 다음과 같다.

'의도된 용도에 적합하다'는 것이란, 제조업자가 지정한 의료적응증(medical indication)의 환자에게 제조업자가 지정한 사용자와 환경에서 해당 기기를 사용 시 의학적 니즈(medical needs)를 충족하는 것을 의미한다.

'안전성과 유효성이 확보된 기기'는, 의도된 용도에 적합한 기기를 신뢰할 수 있는 조직(품질경영시스템의 확립)이 국제 표준 프로세스(Process Standards)를 통해 실현하는 것인데, 이를 입증하기 위해서 국제 표준들의 조화(harmonizing)와 해당 규제 요구사항(regulatory requirements)에 대한 적합성을 문서화된 자료를 통하여 입증하게 된다.

이러한 과정은 다음과 같은 순차적인 개발 활동으로 진행할 수 있다.

① 니즈 파악(medical indication and patient population): 어떠한 의료적응증과 환자를 대상으로 하는 기기를 개발할 것인가를 식별한다.

② 의도된 조건(intended user, environment and part of the body) 반영: 개발하려는 기기가 어떤 사용자가 어떤 환경에서 사용할지를 식별하는데, 여기에는 기기가 환자에게 부착되는 조건도 포함하여 고려해야 한다.

③ 프로세스 바탕의 위험관리를 통한 안전하고 유효한 기기 개발: 작동 원리(operating principle)를 실현할 때 기기의 기능과 성능의 부적합을 예방하기 위한 위험관리 프로세스가

International Standards	내용
[Basic Safety and Performance]	
Medical electrical equipment – Part 1: General requirements for basic safety and essential performance [IEC 60601-1:3.1]	▪ IEC 60601-1은 의료기기의 전기·기계적 안전에 관한 공통기준규격 ▪ 의료 전기 장비의 기본 안전 및 필수 성능 요구사항을 다루며, 환자와 의료진에게 허용되지 않는 위험을 초래하는 전기적, 기계적, 열적 또는 기능상의 오류를 방지하는 것이 목적 ▪ KCL, KTL 등의 시험기관에서 시험성적서 발행
[Process Standards]	
Medical Device Risk Management [ISO 14971: 2019]	▪ IEC 14971은 의료기기의위험관리에 관한 국제 표준 ▪ 제조업자에게 의료기기 사용과 관련된 위험을 관리하기 위해 경험, 통찰력 및 판단을 체계적으로 적용하는 프레임워크를 제공 ▪ 위험의 분석, 평가, 통제 및 모니터링의 단계별 프로세스에 의한 체계적인 위험관리 진행
Medical device software – Software life cycle processes [IEC 62304:2015]	▪ IEC 62304는 의료기기 소프트웨어 (SaMD포함) 수명주기에 대한 국제 표준 ▪ 의료기기 소프트웨어의 안전한 개발 및 유지보수에 필요한 활동 및 작업으로 구성된 수명주기 프로세스의 프레임워크를 제공 ▪ 각 수명주기 프로세스는 일련의 활동으로 구성되며, 대부분의 활동은 일련의 작업으로 구성
Application of usability engineering to medical devices [IEC 62366-1:2015]	▪ IEC 62366-1은 의료기기 사용적합성 공학에 대한 국제 표준 ▪ 사용오류를 식별하고 최소화하여 사용 관련 위험을 줄이기 위해서 지켜야 할 사용자 인터페이스의 개발에 관한 표준 프로세스 규정 ▪ 안전과 관련된 사용적합성만으로 한정(작업의 정확성, 완결성 및 효율성, 사용자 만족 등은 PART 2)

그림 11-8. **안전성 및 유효성 입증에 필요한 중요 국제표준 요약** (출처: 팀누비즈)

반영된 설계관리를 진행해야 하는데, 이 위험관리에는 사용오류를 줄이기 위한 사용적합성 공학(usability engineering)과 소프트웨어 수명주기 프로세스도 포함이 된다.

④ 국제 표준의 조화와 요구사항에 적합한 개발 진행: 안전성과 유효성의 확보를 입증하는 것은 해당하는 국제표준들에 대한 요구사항의 반영과 함께 요구사항에 대한 적합성을 추적성으로 입증한다. 일반적으로 반영해야 하는 국제표준은 그림 11-8과 같이 ① 기본 안전 및 성능(IEC 60601-1), ② 위험관리(ISO 14971), ③ 소프트웨어 수명주기(IEC 62304), ④ 사용적합성 공학(IEC 62366-1) 등이 있다.

IEC 60601-1은 전기를 사용하는 의료기기의 전기 및 기계적 안전에 관한 공통 기준규격인데, 이의 요구사항을 지키지 않으면 위해요인을 야기할 수 있는 규정들로 구성이 되어있는 일종의 공학적인 표준(engineering standard)이라고 볼 수 있다.

나머지 3개의 표준(ISO 14971, IEC 62304 및 IEC 62366-1)들은 모두 위험관리와 관련이 되는 프로세스 표준으로, 여기에는 품질경영시스템의 설계관리 프로세스(ISO 13485 7.3항)와 조화해서 안전성과 유효성을 확보하는 위험관리에 대한 프로세스 적인 요구사항들을 제시하고 있다.

의료기기의 개발은 철저하게 5W (Who/Whom, Why, What, Where, When — 즉 누가 사용하고, 누구에게 적용하고, 어떤 적응증에 대한 기기인데, 어디에서 언제 사용하는지)에 대한 질문과 이에 대해서 1H [How, 이상의 5W에 대한 답(수단)으로 어떻게 안전성과 유효성이 확보된 기능과 성능을 구현할 것인가]를 구하는 과정이라고 할 수 있다.

이러한 개념은 다른 기기의 개발에도 유사하겠지만, 의료기기는 특별히 그 안전성과 유효성이 확보되지 않을 때 환자와 사용자에게 미치는 위험을 고려하여 국제표준과 각 규제당국의 규제에 의해 이를 개발하고, 제조 및 공급하는 전체 수명주기에 걸친 위험관리 요청사항에 대한 적합성을 확인하는 과정을 통해 인허가를 진행한다.

지금까지의 개념을 정리해 보면, 의학적 니즈(의료적응증 및 환자)를 식별하고, 이 기기가 사용 시에 고려해야 할 조건(사용자 프로파일, 사용환경 및 신체 적용부위)를 고려하여 식별한 니즈에 부합하는 솔루션(동작원리)을 위험관리 바탕의 설계관리 프로세스를 통해 구현해 가는 것이다. 솔루션(동작원리)의 본질은 의학적 니즈를 충족하는 기기의 기능과 성능을 확보하는 것인데, 이를 위해서 품질경영시스템의 설계관리 프로세스(ISO 13485 7.3항)를 반영한 설계관리 프로세스의 각 단계마다 그림 11-8의 국제표준의 요구사항을 반영하여 진행하면 된다.

04 의료기기 안전에 관한 표준과 규격

1) 국제 표준을 만드는 기관

전 세계적으로 표준을 다루는 곳은 전기분야의 IEC, 전기 이외의 분야인 ISO, 통신 분야를 다루는 ITU가 대표적인 기관이다. 1800년대 말부터 전기/전자에 대한 발견과 시험이 왕성하게 이루어지고 처음 발전소, 조명기구(1879년)를 에디슨이 만들면서 발전소의 전압 및 교류/직류 배송 문제, 조명기구의 소켓 등의 표준화가 시급하면서 IEC가 1906년에 설립되었다. 우리나라에 조명이 처음 들어온 것은 1887년으로 경복궁에 750개의 전등이 켜졌다. IEC는 International Electrotechnical Commission의 약자로 국제 전기기술위원회이다. 의료기기의 대표적인 표준으로, 여러 가지 전기 의료기기의 위해요인을 담고 있는 IEC 60601 시리즈가 있는데, 이는 전기의료기기의 안전 및 필수성능을 다루는 표준이다. 그리고 의료기기의 소프트웨어 개발 시 안전을 위해 지켜야 할 내용으로 IEC 62304에 91개의 업무가 정의되어 있고, 의료기기를 사용 시 발생할 수 있는 사람의 오용(실수, 건망증, 착오)에 의한 위험을 줄이기 위한 사용적합성은 IEC 62366-1에 포함되어 있다.

전기 이외에도 다양한 표준이 필요한데 IEC는 전기만 표준화하였기에, 1946년 전기 이외의 분야들의 표준을 다루는 ISO (International Standards Organization; 국제 표준화 기구)가 만들어졌다. 대표적인 것으로 의료기기의 위험관리를 정의한 ISO 14971, 의료기기 회사의 품질경영 시스템(QMS)을 정의한 ISO 13485 등이 있다.

2) 표준과 규격

IEC와 ISO의 국제기구에서 만든 것은 표준(standards)이다. 표준은 지켜도 되고 안 지켜도 된다. 다만 지키는 것이 안전 및 마케팅에 도움이 될 것이다. 그러나 의료기기 안전을 위해 반드시 지켜야 할 표준을 법(고시)에서 지정하고 있다. 이 경우 식약처에서 그런 표준을 규격(standard specifications)이라고 부르고 있다. 규격은 반드시 지켜야 하고 지키지 않으면 인허가를 받을 수 없으며, 인허가 이후라도 지키지 않으면 과징금이나 판매중지 같은 벌칙이 내려진다.

3) 위해요인과 위험

제품 표준에는 장비를 사용하다가 위험이 발생되는 위해요인들이 열거되어 있다. 이 위해요인이 장비에 해당이 되지만 고려하지 않으면 큰 위험으로 연결될 수 있기에 그 위해요인에 대한 조치를 취해야 한다. 표준에는 위해요인에 대한 시험기준을 대체적으로 함께 제시하고 있는데, 이 기준을 만족하게 설계하면 된다. 만약 시험기준이 제시되지 않은 경우, 위해요인에 의해 발생할 수 있는 위해상황이 허용할 수 있는 위험인지, 허용할 수 없는 위험인지 파악하여 제조회사가 객관적인 시험기준을 만들고, 그 시험기준에 만족하는 위험통제수단을 구현하면 된다. 이 위험관리는 KS P ISO 14971 표준에 나와 있다.

그리고 어디서 문제가 될 수 있는지는 모르지만, 어떤 과정상에 모든 부분을 제대로 지키기 위해 언급한 표준을 '과정(process) 표준'이라고 한다. 예를 들어, '의료기기의 소프트웨어를 구현할 때 안전등급 C인 경우, 91개의 작업(task)를 모두 지켜야 한다'고 IEC 62304에 언급되어 있다.

4) 전기의료기기의 기본 표준인 IEC 60601-1 소개

(1) IEC 60601-1 시리즈

전기의료기기에 대한 위해요인을 다루는 표준이 IEC 60601 시리즈이다. 이는 모든 전기의료기기에 공통으로 적용되는 안전 및 필수성능을 다루고 있는 IEC 60601-1 표준이 있고, 일부 부분 의료기기들에게만 적용되는 부분 공통(보조 표준)인 IEC 60601-1-xx이 있으며, 각 개별 전기 의료기기마다 서로 다른 개별 표준인 IEC 60601-2-xx으로 나뉜다. 국내 KS 표준으로 KS P IEC 60601-1에 나와있다.

※ 전기의료기기의 공통기준규격 IEC 60601-1

표준에 나와 있는 전기의료기기에 대한 기본적인 위해요인을 열거하면 다음과 같다.

- 의료기기를 설계 시 의도된 용도대로 사용했음에도 물리적으로 위험한 것, 임상적으로 위험한 것과 사람의 오용(실수, 건망증, 착오)에 의해 위험한 것이 있을 수 있다. 대부분 표준에는 위험을 발생시키는 요인(위해요인)을 이야기하고 위험한 상황을 방지하기 위해 설계기준을 제시한다. 만약 설계기준을 제시하지 않을 경우에는 연구원이 위험하지 않게 하는 설계기준을 제시해서 설계해야 하는데 이러한 위험관리 수칙을 지켜야 한다.
- 의료기기에는 기대 서비스 기간이라고 하는 것이 있는데, 이 기간 동안 의료기기가 기본 안전 및 필수성능이 유지되는 것을 말한다. 이런 기대하는 수명으로 의료기기의 부품이나 모듈을 설계해야 함을 이야기한다.
- 의료기기에서 고장이 발생하여 위험해질 수 있는 곳은 항상 이중안전을 요구한다(당연히 고장이 나지 않았는데도 위험해지는 경우가 있다면 그것은 의료기기로 허가를 받지 못할 것이다). 인큐베이터의 히터가 고장이 나면, 미숙아에게 위험이 발생할 수 있기에 이때를 대비한 대비책(이중안전)을 두어 위험하지 않게 해야 한다.
- 의료기기에 위험요소가 있으면 이를 위험하지 않게 하기 위한 조치를 취해야 한다. 하드웨어나 소프트웨어로 해결하면 제일 좋겠지만, 그렇게 하면 비용이 너무 많이 들어가거나 그 위험도가 그리 높지 않은 경우, 의료기기의 조작자에게 이렇게 사용하면 위험하니 이렇게 사용하지 마세요라고 매뉴얼이나 스티커를 이용하여 조작자가 위험을 인식하여 정상적으로 사용하도록 할 수 있다.
- 의료기기에서 경고를 나타내는 표시등의 색깔은 빨간색, 주의가 필요하다고 알려주는 것

은 노란색, 정상적인 사용 상태라는 것을 알려주는 색은 초록색을 사용하고, 긴급 시 기능을 정지시킬 필요가 있는 제어기(비상정지스위치)에만 붉은 색을 사용하도록 해야 한다.

- 전기적 위해요인의 대상은 감전이다. 일반적으로 사람은 1 mA 정도 전류가 흐르면 통증 없이 전기가 흐른다고 느낄 수 있다. 일반 IT 장비들은 이 누설전류가 0.5 mA 이하가 되도록 설계를 하여 통증이 없도록 해야 하지만, 의료기기는 환자에게 사용하는 장비이기에 사람 몸을 통해 흐르는 누설전류가 0.1 mA 이하가 되도록 설계하여 통증 및 느낌이 없도록 만들어야 한다. 물론 심장 근처로 지나는 누설전류는 더 적은 0.01 mA 이하가 되어야 한다.
- 전자 제품들은 접지선의 단선에도 동작한다. 다만 안전장치가 없어진 셈이다. 손에 들고 사용하는 수지형 의료기기의 경우, 이런 보호장치인 접지선의 단선에 의해 감전이 될 수 있기에 이 경우는 아예 접지를 없앤 이중절연을 사용한 2급 의료기기로 설계해야 하고, 다른 일반적인 경우는 보호접지 + 기초절연으로 된 1급 의료기기 형태로 설계해야 한다.
- 움직이는 부위를 가진 의료기기는 정상적인 사용, 실수/건망증/착오에 의한 오용에도 위험하지 않도록 해야 한다.
- 힘을 받는 지지시스템의 구조는 총 하중에 안전율을 곱해서 설계해야 한다. 예로 마모가 안되는 베어링을 사용했을 경우, 총 하중의 4배에서도 1분간 견디도록 해야 한다.
- 의료기기에서 고려해야 하는 인체의 기본 몸무게는 135 kg이고, 키는 1.9 m를 기본으로 해야 한다. 만약 이외의 경우는 허용 몸무게 및 키를 조작자에게 알려주어야 한다.
- 사람의 단백질은 43도 이상이면 변성되기 시작한다. 일반적인 의료기기의 경우 41도 이하에서만 사용해야 하는데, 만약 이 이상의 온도를 사용해야 하는 경우에는 위험 대비 임상적 효과가 크다는 것을 보여야 한다.
- 인체 체액 같은 생체조직에 접촉하는 것을 의도한 의료기기는 그 접촉 물질에 독성이 없다는 것을 증명해야 사용할 수 있다.
- 의료기기를 설계할 때, 하드웨어는 물론이지만 소프트웨어가 들어간 제품은 반드시 개발 이정표가 있는 개발 계획서를 작성해야 한다. 여기에 소프트웨어 요구사항(SRS)과 이 기능들의 검증용 시험계획서도 추가되어야 하고, 소프트웨어에 대한 위험이 줄어들었는지 확인하는 계획서도 포함해야 한다. 그리고 계획대로 구현되었는지 검증을 수행해야 하고, 의도한 용도대로 구현되었는지, 의료기기 사용자가 유효성확인도 시행해야 한다.

- 의료기기에서 접지로 흐르는 접지누설전류는 5 mA 이내가 되도록 해야 한다. 이정도의 전류가 사람 몸을 통해 흐르면 통증은 있으나, 상해까지 입히지는 않는다. 여러 개의 의료기기를 조합(여러 개의 공급전원 이용)해서 하나의 의료기기 시스템으로 구성이 되더라도, 의료기기 시스템 전체의 누설전류는 5 mA 이내여야 한다.
- 의료기기가 반드시 병원에서만 사용되는 것은 아니다. 집에서도 사용되고 재난지역에서도 사용되기에 이런 환경에서의 다양한 전자파들이 의료기기의 성능 저하를 일으키지 않도록 위험을 고려해야 한다.

일반적으로 하나의 의료기기에 적용되는 표준은 20개가 넘는다. 이들 표준에 언급된 위해요인 수는 보통 2000개가 넘고, 추가로 표준에 없는 위해요인을 제조회사 스스로 발굴하여 수백개 이상의 위해요인에 대한 위험통제수단을 설계에 고려하는 것이 일반적인 설계 방법이다.

05 의료기기 회사의 연구개발 시스템

의료기기 회사에서 연구개발부터 생산, 영업, 관리 등의 업무절차는 표준작업절차서(Standard Operating Procedure, SOP)라는 이름으로 관리되고 있다. 이 절차서에 의해 수작업으로 절차의 결과를 담고 있는 문서작업으로 처리할 수 있으며, 이 절차를 전산시스템으로 구현/처리할 수 있다.

대부분의 외국 의료기기 회사는 규모가 큰 대기업 수준이지만, 국내 의료기기 회사는 몇 군데를 제외하고는 전부 중소기업이다. 대기업은 업무 절차를 모두 디지털화된 전산 업무 시스템에 의해 처리하는데, 중소기업은 절차서 대로 움직이는 것은 회사원의 의지에 달려 있다.

의료기기를 개발할 때 객관적인 자료로 안전 및 필수성능, 그리고 과정의 수행 증거를 제시해야 하는데, 전산 시스템은 이를 입력하지 않으면, 개발이 완료될 수 없게 되므로 모든 절차를 개발절차서(개발관리 프로세스)대로 수행하게 되지만, 중소기업에서는 따르지 않아도 팀장이나 부서장도 잘 모르면 절차서와 실제 업무는 따로 놀 수밖에 없다.

대부분의 큰 규모의 회사들은 제조, 공급망, 재무, 회계, 인력관리 등의 성공적인 기업 운영에 필요한 도구와 프로세스가 포함된 소프트웨어 시스템인 ERP (Enterprise Resource Planning; 전사적 자원 관리)를 사용하여 기업을 운영한다. 의료기기 회사는 이런 ERP에 QMS의 프로세스를 접목하여 운영해야 한다. 전 세계 주요 의료기기 기업들은 이미 이런 소프트웨어로 인력관리, 연구관리를 수행하고 있다. 그런데 우리나라의 대부분 의료기기 회사들은 영세하여 이렇게 비싸고 규모가 큰 소프트웨어를 운영할 수 없다. 운영하고 있더라도 ERP에 QMS를 접목하는 것 또한 쉽지 않아 QMS는 절차서의 문서상으로만 운영하고 있는 실정이다.

ERP에 QMS를 접목하면 연구관리는 QMS(ISO 13495)의 7.3항 설계 및 개발 또는 FDA에서 요구하는 설계관리(21 CFR 820.30 Design Controls)를 중심으로 구현되어야 한다. 이 설계관리의 단계는 먼저 고객요구사항에 의해 설계계획을 작성하고, 이 설계계획에 따라 어떤 부분의 설계를 위한 설계 입력을 정의하고, 설계를 수행하여 설계 출력을 만들어 낸다. 이 설계 출력이라는 것은 상세설계를 한 문서(계획서)일 수도, 장비일 수도 있다. 설계 입력대로 설계 출력을 만들어 내었는지 검증(verification)을 수행해야 하고, 여러 번의 설계 입력/설계 출력으로 실제 시제품을 만들고, 만들어낸 시제품이 고객요구사항을 만족하는지 유효성확인을 수행해야 한다. 이러한 설계관리는 회사 내의 소프트웨어 툴로 IT 관점에서 관리되는 것이 최고이겠지만, 회사 내의 절차서에 입각하여 인적으로 관리해도 가능한 방법이다. 그렇지만 관리시스템이 열악한 대부분의 영세 의료기기 회사들은 절차서와 실제 일은 따로 노는 경우가 많다.

연구개발 관리시스템은 과정(process)에 따른 횡적 관리를 하고, 실제 일들은 하나의 이정표에서 깊게 절차(procedure)대로 설계계획서를 작성해야 한다. 고객요구사항이 주어진 상태에서 의료기기를 설계하기 위해 제일 처음에 수행해야 하는 일은 그 의료기기에 대한 위해요인을 찾고, 그 위해요인에 의해 위험이 발생하지 않도록 하는 것이다. 위해요인은 주된 요인이 열거되어 있는 관련 표준에서 찾아본 후 추가적인 위해요인으로 물리적인 위험(위험관리), 사이버보안을 포함한 소프트웨어적인 위험(소프트웨어 유효성확인), 인적인 위험(사용적합성), 기능 및 성적에 관련된 위험(성능시험), 의료기기에 사용된 재료에 의한 독성 위험(생체적합성 시험), 임상적인 위험(임상시험)의 관점에서 위해요인을 찾아 허용하지 않는 위험이 발생하지 않도록 설계를 해야 한다.

이런 설계계획서 및 설계 입력/설계 과정/설계 출력/설계 검토/설계 검증/설계 유효성확인 평가 자료들을 모은 DHF (Design History File; 설계 이력 파일)을 만들고 관리해야 하며, 연구소에서 공장으로 생산 이관 시 생산을 위한 제품표준서(Device Master Record, DMR)를 작성하고 관리해야 한다.

06 규제와 법규의 요약

1) 규제의 탄생과 중요성

의료기기 산업은 환자의 안전과 임상적 유효성을 보장하기 위해 정부에 의해 규제되는 대표적인 분야로 법령 등으로 규정된다. 그렇기에 의료기기 제조자는 제품개발단계부터 생산, 시판 후 사후활동까지 정부가 정한 규칙과 의무를 따라야 하며, 시장에 진입하기 위해서는 엄격한 인허가 과정을 거쳐야 한다.

이러한 의료기기 규제의 시작으로 미국에서 1976년 의료기기 수정법에서 시작되었으며, 한국은 1979년부터 수입의료기기의 성능 검사업무가 시작되었다. 본격적인 법규에 의한 규제는 2004년부터 의료기기법이 제정되면서 시작되었다. 의료기기의 규제는 기기의 설계부터 사용까지 안전 기준을 제시하여 공중보건을 보호하는 핵심적인 역할을 한다. 규제완화는 혁신을 촉진할 수 있다는 주장도 있지만, 균형 잡힌 규제가 혁신을 촉진하고 사회 전체에 이익이 될 수 있다.

2) 의료기기 인허가 시스템

의료기기 인허가에는 기본적으로 제품의 안전성/유효성 및 회사의 품질경영시스템 2가지를 평가한다. 제품의 안전은 대부분 표준에 그 위해요인을 언급하고 있다. 그리고 표준에 언급하지 않는 위해요인은 제조회사에서 위험관리 차원에서 추가적으로 위험을 평가하여 관리해야 하고, 의료기기 설계 시 이러한 위해요인에 의한 위험을 제거하도록 설계해야 한다. 그리고 의료기기의 기능 구현을 위해 의료기기가 필요로 하는 의도된 용도를 정의해야 한다. 의료기기를 연구개발 시, 안전/기능/성능/신뢰성을 고려한 설계(design) 계획서를 작성하고, 이 계획서대로 의료기기를 개발(development)하고, 제대로 구현했는지 검증(verification)과 유효성확인(validation)을 하고 그 결과를 인허가 시 제출해야 한다.

WHO(세계보건기구)에서 언급한 각 나라의 의료기기 규제 시스템을 분석하고 있는데 이때 사용된 9가지 항목을 우리나라는 모두 의료기기법에 반영이 되어 있다. 의료기기법을 집행하는 우리나라의 주 기관은 식품의약품안전처(식약처)이다. 의료기기법에 의료기기에 대해 명확히 정의되어 있다. 여기에 맞지 않는 것은 의료기기가 아니다. 또한 의료기기법에 의료기기의 잠재적인 위해도에 따라 4가지 등급을 나누고 있고, 이 등급에 따라 인허가 절차도 달라진다. 3/4등급인 경우 대개 임상적 안전 및 성능을 임상평가 또는 임상시험이라는 형태로 입증을 요구한다. 과거에는 의료기기를 판매하고 고장에 대한 서비스만 하면 됐지만 이제는 의료기기 사용 시 부작용, 사고 등을 막기 위한 시판후 활동을 적극적으로 해야 한다.

미국 의료기기 등급은 3등급 체계로 되어 있는데, Class I 기기는 우리나라와 같이 신고만 하면 되고, Class II 기기는 510(k) 절차에 따라 인증을 받아야 하고, Class III 기기는 임상시험을 통해 시판전 허가(PMA)를 받아야 시장에 출하를 할 수 있다. 27개의 나라로 된 유럽연합(EU)은 인허가를 통해 CE라는 유럽적합성 마크를 획득해야 세관 통관이 되거나 시장에 출하할 수 있다. 유럽연합도 우리나라처럼 4등급 체계로 Class I, Class IIa, Class IIb, Class III로 되어 있고 이 등급에 따라 인허가 절차가 다르다.

3) 의료기기 인허가에서의 품질경영시스템(QMS)

의료기기의 인허가를 취득한다는 것은 개발된 결과인 기기의 기능과 성능의 안전성과 유효성을 입증하여야 하고, 이것이 일회성이 아니라 안전성과 유효성을 보장하는 기기의 기능과 성능을 유지하는 제품을 지속적으로 만들어 사용자에게 공급할 수 있는 조직의 역량(일하는 방법)까지도 입증해야 한다. 의료기기 분야에서의 품질경영시스템은 국제표준으로서 ISO13485에 제시되어 있다. 의료기기 품질경영시스템에서의 '시스템'은 일반적으로 조직이 의료기기의 품질과 안전을 보장하기 위해 사용하는 프로세스, 절차에 대한 전체 프레임워크를 의미한다. ISO 13485는 좋은 품질(즉, 안전성과 유효성의 확보)의 기기를 지속적으로 공급할 수 있는 회사의 조직 구성, 일하는 방법 및 절차, 인력의 적격성, 환경의 구축, 그리고 이를 바탕으로 개발, 구매, 제조 서비스 등의 제품 수명주기 전체에 걸친 제품실현 활동을 진행하고, 이의 결과를 모니터링하여 개선점을 식별하고, 다시 이를 품질경영시스템에 피드백 하는 지속적인 경영활동과 일련의 프로세스 간의 상호 유기적인 활동에 필요한 요구사항을 정의한 것이 된다. GMP (Good Manufacturing Practice)는 이 품질경영시스템(QMS)에 대한 국제 표준인 ISO13485를 바탕으로 제조업체의 적합성을 심사하고 관리하는 제도이다.

4) 의료기기 안전에 관한 표준과 규격

전 세계적으로 표준을 다루는 곳은 전기분야의 IEC (1906년 설립), 전기 이외의 분야인 ISO (1946년 설립), 통신 분야를 다루는 ITU가 대표적인 기관이다. 의료기기의 대표적인 표준으로, 여러 가지 전기 의료기기의 위해요인을 담고 있는 IEC 60601 시리즈가 있는데, 이는 전기의료기기의 기본안전 및 필수성능을 다루는 표준이다. 규제에서 이런 표준을 반드시 지켜야 인허가를 할 수 있다고 하면 그 표준을 규격이라 부른다. 의료기기의 안전을 위해 표준에 많은 부분의 위해요인을 담고 있는데, 위해요인이 제품에 해당이 되면 함께 기재되어 있는 시험기준을 만족하게 설계하면 된다. 만약 시험기준 없이 위해요인만 기술되어 있으면 제조회사에서 시험기준을 합당한 근거로 제시하고, 거기에 맞게 설계/검증해야 한다. 일반적으로 하나의 의료기기에 적용되는 표준은 20개가 넘는다. 이들 표준에 언급된 위해요인 수는 2000개가 넘으며, 표준에 없는 위해요인을 제조회사 스스로 발굴하여 이들에 대한 위험통제수단을 설계에 고려하는 것이 일반적인 설계 방법이다.

5) 의료기기 회사의 연구개발 시스템

의료기기 회사에서 연구개발부터 생산, 영업, 관리 등의 업무절차는 절차서라는 이름으로 관리되고 있다. 이 절차에 의해 수작업으로 절차의 결과를 담고 있는 문서작업을 하는 방법보다는 전산시스템으로 구현하는 것이 정확할 것이다. 의료기기를 개발 시 객관적인 자료로 안전 및 필수성능, 그리고 과정의 수행 증거를 제시해야 한다. 이런 절차는 품질경영시스템인 GMP의 프로세스대로 전산 구현되어야 하는데, 이는 우리나라가 약한 부분 중 하나이다.

연습문제

1. 의료기기 산업은 정부에 의해 규제되는 대표적인 분야로 환자에게 무엇을 확보하기위해 시행되는가?
2. 의료기기 인허가 과정을 거친다는 것은 의료기기 제조자는 어떤 단계부터 생산, 시판후 사후활동까지 정부가 정한 규칙과 의무를 따라야 하는가?
3. 의료기기에 대한 규제는 미국에서는 언제 시작했고, 한국에서는 언제부터 시작되었나?
4. 의료기기 인허가에는 어떤 말의 준말인가? 그리고 인허가를 받기 위해 의료기기의 어떤 부분이 갖추어져 있어야 하는가?
5. 각 나라에서 위임한 대표들이 모여 의료기기 회사들이 지금까지 개발하다가 발생한 위해요인 중에 상호 합의에 의해 지켜야 할 내용을 정한 것을 무엇이라 하는가?
6. 각 나라의 의료기기 규제시스템에서 가장 기본이 되는 것은 무엇인가?
7. 의료기기 인허가를 받기 위해 2가지에 대한 기준을 지켜야 한다. 이것이 무엇인가?
8. 의료기기의 등급분류의 기준이 되는 것이 무엇인가?
9. 표준과 규격의 차이는 무엇인가?
10. 의료기기의 설계 계획에 작성된 요구사항을 수단대로 수행되었는지 확인하는 것을 무엇이라 하고, 작성된 요구사항의 목적대로 수행되었는지 확인하는 것을 무엇이라 하는가?
11. 의료기기의 설계 및 개발을 할 때, 설계관리(design controls.를 지키는 것이 중요한데 이것은 무엇인가?

용어정리

검증 및 유효성확인(Verification and Validation) 검증은 규정한 요구사항을 충족하는지에 대해 객관적 증거의 제시를 통한 확인하는 것이고, 유효성확인은 의도한사용을 위한 요구사항의 만족 여부를 결정하기 위해 개발 프로세스 동안 또는 그것의 마지막 시점에서 평가하는 과정

과정과 절차(Process and Procedure) 과정은 주어진 지식 분야에 필요한 활동 및 방침의 주장을 이행하기 위해 필요한 활동에 대한 요구사항의 조합이고, 절차는 과정의 활동에 대한 요구사항을 준수하는 방식으로 주어진 활동을 이행하기 위한 세부적으로 규정한 방법

기술문서(Technical documentation) 인허가에 필요한 의료기기의 성능과 안전성 등 품질에 관한 자료로서 해당 품목의 원자재, 구조, 사용목적, 사용방법, 작용원리, 사용 시 주의사항, 시험규격 등이 포함된 문서

누설전류(Leakage current) 기능과 무관한 전류로 환자를 통해 흐르는 환자누설전류, 접지를 통해 흐르는 접지누설전류 그리고 접촉에 의해 인체로 흐르는 접촉전류가 있다.

등급분류(Class classification) 인체에 미치는 잠재적 위해성의 정도에 따라 의료기기를 4개의 등급으로 분류한 체계(미국과 중국은 3등급 체계이고 나머지 나라들은 4등급 체계)

사용적합성(Usability) 유효성, 효율성, 그리고 조작자의 습득력과 조작자의 만족도를 확립하는 조작자 인터페이스의 특성 (사용자가 실수없이 원하는 것을 만족하게 수행할 수 있는 정도)

설계관리(Design controls) 설계 및 개발 프로세스, 즉 조직이나 시스템이 개인이나 그룹의 손에 집중되지 않도록 견제와 원래 목적 달성을 위한 균형의 시스템을 유지하고자 수행되는 일련의 상호 연관된 관행 및 절차

시판전(Pre-market) 의료기기 인허가를 받기 전, 인허가 관련 준비를 하고 있는 상태

시판후(Post-market) 의료기기 인허가를 받은 후, 판매를 하고 있는 상태

위해상황(Hazardous situation) 사람, 재산 또는 환경이 하나 이상의 위해요인에 노출되는 상황

위해요인(Hazard) 사람이나 동물에 대한 물리적 신체부상 또는 건강손상, 또는 재산이나 환경에 대한 손실에 대한 잠재적인 원천(이 요인으로 인해 위험이 발생할 수 있는 원천)

위험관리(Risk management) 위험을 분석, 평가 및 통제하는 작업들에 대한 관리 정책, 절차, 실무에서의 체계적인 적용(위험을 분석/평가/통제하여 허용할 수 있는 위험 수준으로 설계하는 과정)

의도된 용도(Intended use) 제조자가 제공하는 사양서, 설명서 및 정보에 따라서 사용자나 제조자가 의도하는 제품, 프로세스 또는 서비스의 사용이나 방법(의료적응증, 환자군, 사용부위, 사용자 프로파일, 사용환경, 장동원리를 의미함)

임상시험(Clinical investigation) 인간의 질병/질환 등을 예방하거나 치료하고자 하는 목적으로 개발하는 기술을 의료기기로 상품화하기 이전에 해당 기술의 안전성과 임상적인 유효성을 사람 대상으로 입증하는 과정

임상평가(Clinical evaluation) 의료기기와 관련된 임상 데이터를 수집하고 평가하여 안전성, 효과 및 성능을 검증하고 관련 규제 요건에 대한 적합성을 입증하는 과정

품질경영시스템(Quality management system, QMS) 회사의 조직과 시스템이 지속적으로 안전하고 유효한 기기를 제공할 수 있는 역량을 갖춘 회사의 시스템(프레임워크)으로 의료기기를 만드는 제조회사의 품질경영시스템은 ISO 13485 표준에 기술되어 있다. 우리나라 규제에서는 GMP (Good Manufacturing Practice)에 우리나라 요건 및 품질경영시스템(ISO 13485)을 지켜야 한다고 되어 있다. 미국은 cGMP 또는 QSR (Quality System Regulation)이라 함

품질매뉴얼(Quality manual) 안전성과 유효성이 확보된 기기를 지속적으로 공급할 수 있는 회사의 조직 체계를 확립하고, 해당 조직(부서)의 역할과 책임을 정의한 최상의 문서

품질절차서(Quality procedures) 조직(부서)별 정의된 역할과 책임에 따른 업무를 수행하는 절차 및 방법을 확립한 업무 절차 문서

필수성능(Essential performance) 기본안전과 관련한 것을 제외하고 제조자가 규정한 제한치를 넘는 상실이나 저하가 있으면 허용할 수 없는 위험을 발생하는 임상적 기능의 성능

참고 문헌

1. 국무조정실. "행정규제기본법." https://www.law.go.kr/lsSc.do?section=&menuId=1&subMenuId=15&tabMenuId=81&eventGubun=060101&query=행정규제기본본법.
2. M. Lauer, J. P. Barker, M. Solano, and J. Dubin, "FDA Device Regulation," Mo Med, vol. 114, no. 4, pp. 283-288, Jul-Aug 2017. [Online]. Available: https://www.ncbi.nlm.nih.gov/pubmed/30228612.
3. SPARX Engneering. "A Brief History of FDA Medical Device Regulations." https://sparxeng.com/blog/process/a-brief-history-of-fda-medical-device-regulations.
4. L. F. Golodner, "The US Food and Drug Administration Modernization Act of 1997: impact on consumers," Clin Ther, vol. 20 Suppl C, pp. C20-5, 1998, doi: 10.1016/s0149-2918(98)80004-0.
5. L. R. W. Pilot, Daniel R., "Food and Drug Administration Modernization Act of 1997: Medical Device Provisions," Food & Drug L.J., vol. 53, p. 267, 1998.
6. I. o. Medicine, Medical Devices and the Public's Health: The FDA 510(k) Clearance Process at 35 Years. Washington, DC: The National Academies Press (in English), 2011, p. 318.
7. "Food and Drug Administration Safety and Innovation Act." https://www.govinfo.gov/content/pkg/BILLS-112s3187enr/pdf/BILLS-112s3187enr.pdf.
8. "21st Century Cures Act." https://www.congress.gov/bill/114th-congress/house-bill/34/text.
9. "Food and Drug Omnibus Reform Act." https://www.congress.gov/bill/117th-congress/house-bill/2617/text.
10. 이경만, 백낙기, and 서종현, "국내 의료기기관리제도의 현황분석에 따른 정책적 제도개선 방안에 관한 연구," 대한안전경영과학회지, vol. 12, no. 3, pp. 37-52, 2010.
11. 한국산업기술시험원, 산업기술시험원 40년사. 2007.
12. 행정안전부 국가기록원. "기록물 생산기관 변천정보." https://theme.archives.go.kr/next/organ/organBasicInfo.do?code=OG0077504.
13. 약사공론. "의료기기법 독립법으로 제정된다. 식약청,품목 다양화등 의약품중심 관리체계 한계느껴." https://www.kpanews.co.kr/article/show.asp?page=8816&idx=50990.
14. 식품의약품안전처. "체외진단의료기기법 제정문." https://www.law.go.kr/lsInfoP.do?lsiSeq=208601&ancYd=20190430&ancNo=16433&efYd=20200501&nwJoYnInfo=N&efGubun=Y&chrClsCd=010202.
15. 식품의약품안전처. "의료기기산업 육성 및 혁신의료기기 지원법 제정문." https://www.law.go.kr/lsInfoP.do?lsiSeq=208533&ancYd=20190430&ancNo=16405&efYd=20200501&nwJoYnInfo=N&efGubun=Y&chrClsCd=010202.
16. 식품의약품안전처. "디지털의료제품법." https://www.law.go.kr/lsSc.do?section=&menuId=1&subMenuId=15&tabMenuId=81&eventGubun=060101&query=디지털의료제품법
17. 식품의약품안전처, "디지털의료제품 정책 현재와미래," in 제3회 대한디지털임상의학회 학술대회, 2024.
18. S. Gilbert, S. Anderson, M. Daumer, P. Li, T. Melvin, and R. Williams, "Learning From Experience and Finding the Right Balance in the Governance of Artificial Intelligence and Digital Health Technologies," J Med Internet Res, vol. 25, p. e43682, Apr 14 2023, doi: 10.2196/43682.

19. 국가법령정보센터, "의료기기법 법령체계도", https://www.law.go.kr/LSW//lsStmdInfoP.do?lsiSeq=265893.
20. "의료기기 제조 및 품질관리 기준", https://www.law.go.kr/LSW//admRulLsInfoP.do?admRulSeq=2100000233034
21. IEC, "KS C IEC 60601-1:2020 의료용 전기기기-제1부: 기본 안전 및 필수 성능에관한 일반 요구사항", https://standard.go.kr/streamdocs/view/sd;streamdocsId=72059323161288923
22. 식품의약품안전처, "의료기기 GMP 종합 해설서(민원인 안내서) (제8개정)", https://www.mfds.go.kr/brd/m_1060/view.do?seq=15381, 2023.11.09.
23. ISO, "KS P ISO 14971:2019 의료기기-의료기기에 대한 위험 관리의 적용", https://standard.go.kr/streamdocs/view/sd;streamdocsId=72903748091707877
24. IEC, "KS P IEC 62366-1:2020 의료기기-제1부: 의료기기에 대한 사용적합성 공학 적용", https://standard.go.kr/streamdocs/view/sd;streamdocsId=72622273115349784
25. WHO, Global atlas of medical devices, https://iris.who.int/handle/10665/255181, 2017.
26. "의료기기법" https://www.law.go.kr/법령/의료기기법, 2024.10.22
27. 식품의약품안전처, "식약처 조직도, 부서", https://www.mfds.go.kr/wpge/m_271/de010705l0001.do
28. 식품의약품안전처, "의료기기의 시정 및 예방조치 프로세스 운영을 위한 가이드라인", https://www.mfds.go.kr/brd/m_1060/down.do?brd_id=data0011&seq=12665&data_tp=A&file_seq=1, 2013.
29. CFR, "CFR Title 21 Part 800", https://www.ecfr.gov/current/title-21/chapter-I/subchapter-H.
30. EUR-Lex, "Regulation (EU) 2017/745 OF THE EUROPEAN PARLIAMENT AND OF THE COUNCIL", https://eur-lex.europa.eu/legal-content/EN/TXT/PDF/?uri=CELEX:32017R0745.
31. ISO, "KS P ISO 13485:2016 의료기기-품질경영시스템-규제 목적을 위한 요구사항", https://standard.go.kr/streamdocs/view/sd;streamdocsId=72622273114370860.
32. ISO, "KS Q ISO 9001:2015 품질경영시스템-요구사항", https://standard.go.kr/streamdocs/view/sd;streamdocsId=72059323161412558.
33. FDA, "Design Control Guide for Medical Device Manufacturers", https://www.fda.gov/media/116573/download, 1997.3.11.
34. IEC, "KS P IEC 62304:2015 의료기기 소프트웨어 - 소프트웨어 수명주기 프로세스", https://standard.go.kr/streamdocs/view/sd;streamdocsId=72059323162329012
35. IEC, "IEC History", https://www.iec.ch/history.
36. ISO, "ISO about", https://www.iso.org/about.

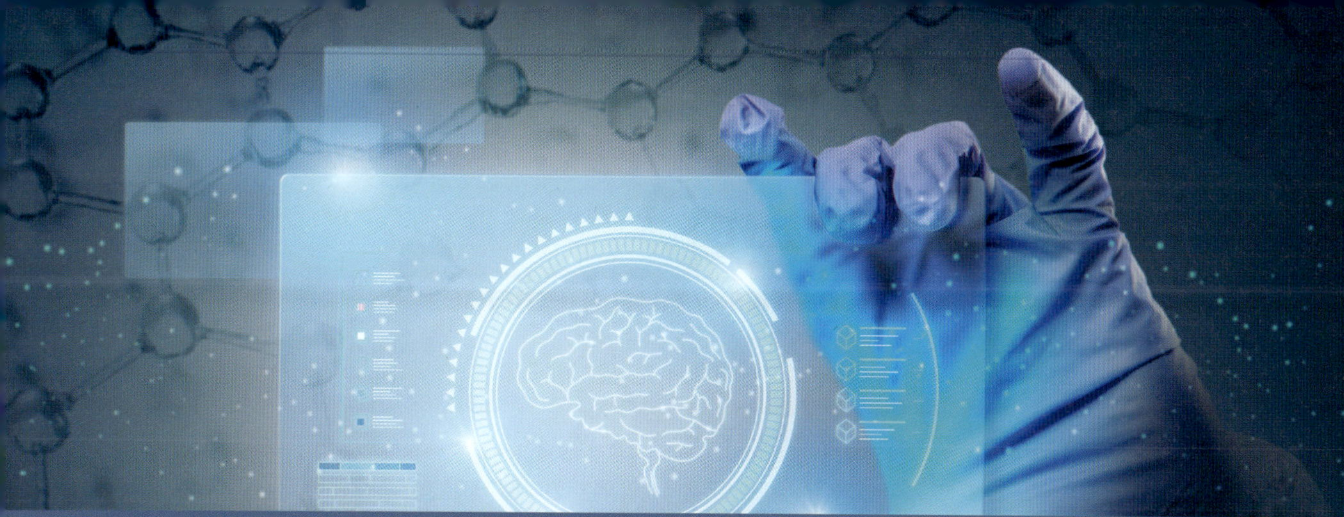

12 생물정보학
Bioinformatics & AI in medicine

1. 생물정보학과 AI의 중요성 및 적용 분야
2. 생물정보학의 적용 기술 및 활용
3. 생물정보학 전망
4. 생물정보학의 미래

CHAPTER

12 생물정보학
Bioinformatics & AI in medicine

이종하

학습개요

1. 기초 생물학 및 생화학의 기본 이론으로 DNA, RNA, 단백질의 구조와 기능, 유전자 발현과 조절 메커니즘, 세포 및 생명체의 기본 원리를 이해한다.
2. 프로그래밍 및 데이터 처리 기술로 프로그래밍 언어, 데이터 처리, 알고리즘, 생물학적 데이터베이스에 대한 학습을 수행한다.
3. 유전체학(Genomics) 및 전사체학(Transcriptomics)에 대해 DNA 및 RNA 서열 분석, NGS(Next-Generation Sequencing) 데이터 분석, 유전자 발현 데이터 해석을 학습한다.
4. 단백질 구조와 기능에 대해 단백질 서열에서 3차원 구조 예측, 분자 시뮬레이션 및 docking 분석, 단백질-단백질 상호작용 연구를 학습한다.
5. 기계학습 및 AI에 대한 이해로 생물학적 데이터에 기계학습 적용, 딥러닝 기반 서열 및 구조 예측에 관해 학습한다.
6. 시스템 생물학 및 네트워크 분석으로 생물학적 네트워크(대사 네트워크, 신호전달 네트워크) 모델링, 통합 데이터 분석 및 시스템 수준에서의 질병 연구 등을 학습한다.

01 생물정보학과 AI의 중요성 및 적용 분야

1) 생물정보학 개요

생물정보학은 생물학과 정보 기술의 결합으로 나타난 생물학의 새로운 분야이다. 생물학, 화학, 수학, 통계학, 컴퓨터 과학을 결합하여 단일 학문을 형성하는 학제 간 융합 연구 분야로 주로 생물학적 데이터를 분석하고 생물학적 도구를 사용하여 새로운 소프트웨어를 개발하는 데 연계되어 있다. NLM(미국 국립의학도서관; National Library of Medicine)과 NIH(미국 국립보건원; National Institutes of Health)의 지부인 NCBI(미국 국립생명공학정보센터; National Center for Biotechnology Information)에 따르면, 생물정보학은 계산 기술을 이용하여 모든 생물학적 정보를 분석, 수집, 분류, 변형, 저장 및 시각화하는 것으로 정의된다. 생물정보학 용어는 1960년에 Paulien Hogeweg와 Ben Hesper라는 네덜란드 생물학자에 의해 처음 제시되었는데, 생물 시스템의 정보 프로세스를 연구하는 것으로 정의되었다. 1970년대 초에 '생물정보학(Bio-

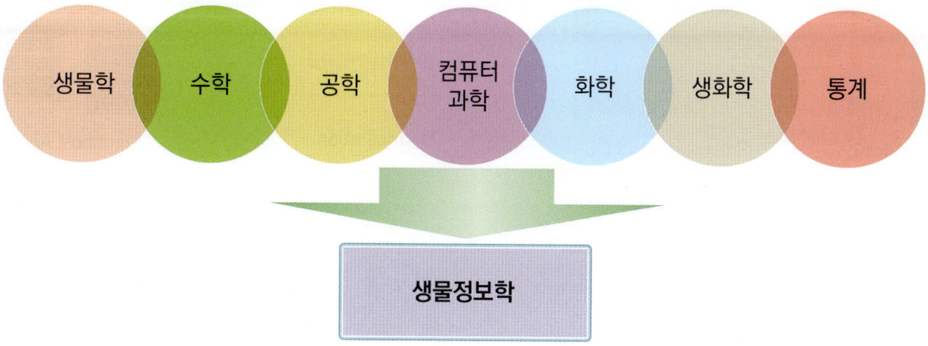

그림 12-1. 생물정보학은 분자생물학 및 유전학, 컴퓨터 과학, 수학, 통계학을 포함하는 학제 간 분야로 데이터 기반 계산적 관점에서 문제 해결을 수행한다. 통계 수집, 계산 모델 구축, 계산 모델링 해결, 계산 알고리즘 등의 방법이 제시된다.

informatics)'이라는 용어가 등장했으며, 생물 시스템의 정보화 과정에 대한 연구로 정의했다.

생물정보학은 분자생물학과 컴퓨터 과학의 발전에 발맞춰 발전했다. 1990년대 인터넷의 등장과 2000년대 차세대시퀀싱(next-generation sequencing, NGS) 기술의 탄생으로 생물학적 데이터의 활용성을 크게 증진시켰으며, 새로운 생물정보학 도구가 빠르게 개발되었다. 활용되는 데이터로 게놈시퀀스(genome sequence), 유전자변이(genetic mutation), 유전자발현(gene expression), 단일세포(single cell) 정보, 단백체학(프로테오믹스; proteomics), 대사체(metabolomics), 후생유전학(epigenetics), 마이크로어레이(microarray), 유세포분석(flow cytometry) 등이 있으며, 위장관, 감염, 백신, 호흡기, 종양학, 심혈관, 대사질환, CNS (central nervous system), 피부과, 희귀 질환 등 다양한 영역에서 활용되고 있다.

생물정보학은 유전체학, 프로테오믹스, 단백질의 3D 구조 모델링, 이미지 분석, 약물 설계 등 많은 분야에서 광범위하게 적용된다. 응용 분야는 정밀 의학 및 예방의학 등 본질적으로 생물학적 데이터 집합에 대한 빅데이터 분석으로 의미를 추출하기 위해서는 계산 및 통계 분석이 필요하다. 따라서, 생물정보학은 생물학적 데이터를 이해하는 데 사용되는 소프트웨어 및 방법의 개발이 필수적으로 수반된다(그림 12-1).

데이터 집약적인 문제의 해결은 계산적 관점에서 수행되며 생물학적 데이터에서 통계 수집, 계산 모델 구축, 계산 모델링 해결, 계산 알고리즘을 테스트하고 평가한다. 유전자 조절 네트워크, 대사 경로 및 단백질–단백질 상호 작용 같은 생물학적 네트워크는 일반적으로 그래프로 모델링 되고, 이론적 접근 방식은 대규모 네트워크의 구성 및 분석 등을 활용하여 문제를 해결하는 데 사용된다(그림 12-2).

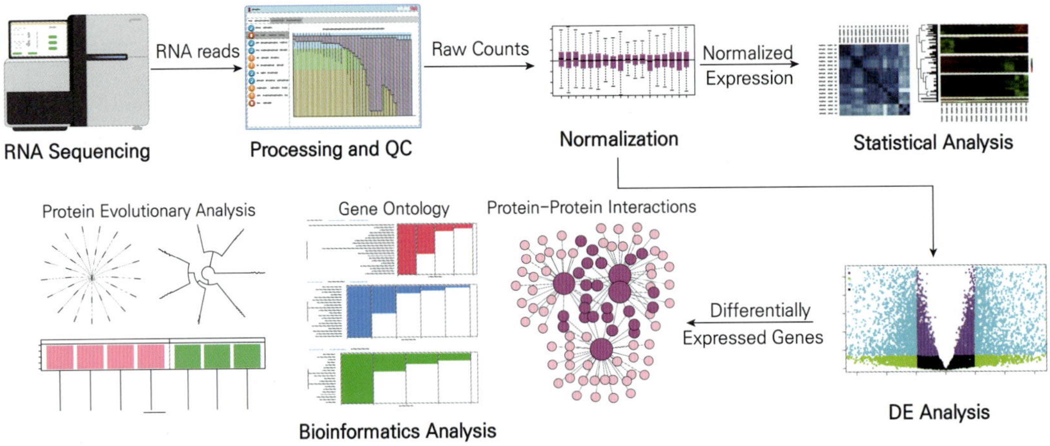

그림 12-2. **유전자 발현 프로파일링 워크플로우.** RNA 시퀀서는 세포의 게놈 분석단계를 거쳐, 유전자의 발현 패턴을 분석한다. 이후 정규화되고 통계적으로 분석되어 차등 유전자 발현(differentially expressed genes, DGE) 또는 샤논 정보량(shannon information), 주성분분석(principal component analysis, PCA) 등을 활용하여 예측한다.

2) 생물정보학의 주요 기술

(1) 서열분석(Sequence analysis)

생물정보학은 생물학적 데이터의 수집, 저장, 분석 및 시각화를 위한 통계적 도구 및 기술과 컴퓨터 소프트웨어를 연구하는 것이다. 시퀀스 분석은 DNA, RNA 또는 단백질 시퀀스를 다양한 분석 방법에 적용하여 특성, 기능, 구조 또는 진화를 이해하는 과정이다. 유전자 및 단백질 서열 정보는 매우 빠르게 증가하고 있으며, 알려진 기능이 있는 서열과 비교하는 것은 새로운 서열이 유래된 유기체의 생물학을 이해하는 중요한 방법이다. 즉, 서열 분석을 사용하여 비교된 서열 간의 유사성을 조사하여 유전자 및 단백질의 기능을 특정할 수 있다. 이를 통해 공통된 진화의 조상이나 구조적인 기능과 같은 정렬된 시퀀스에 대한 다양한 사실을 확인할 수 있다. 인공 지능 및 머신 러닝 방법은 서열 데이터 분석에 성공적으로 사용되었으며, 단백질 기능 분류, 활성 부위 인식, 단백질 구조적 특징 식별 및 질병예측과 같은 많은 생물학적 기능을 설명하는 데 중요한 역할을 한다(그림 12-3).

1990년과 2003년 사이에 휴먼게놈프로젝트(human genome project, HGP)로 알려진 국제 협력 연구 프로그램은 인간이 공유하는 20,000개 이상의 유전자를 성공적으로 식별했다. 2003년 이후 추가로 20,000개의 유전자가 식별되어 총 40,000개의 유전자로 구성된 인간 게놈이 확인되었다. 인간 게놈의 이러한 완전한 시퀀싱 결과 게놈의 99.9%가 동일하고 나머지 0.1%의 인간 게

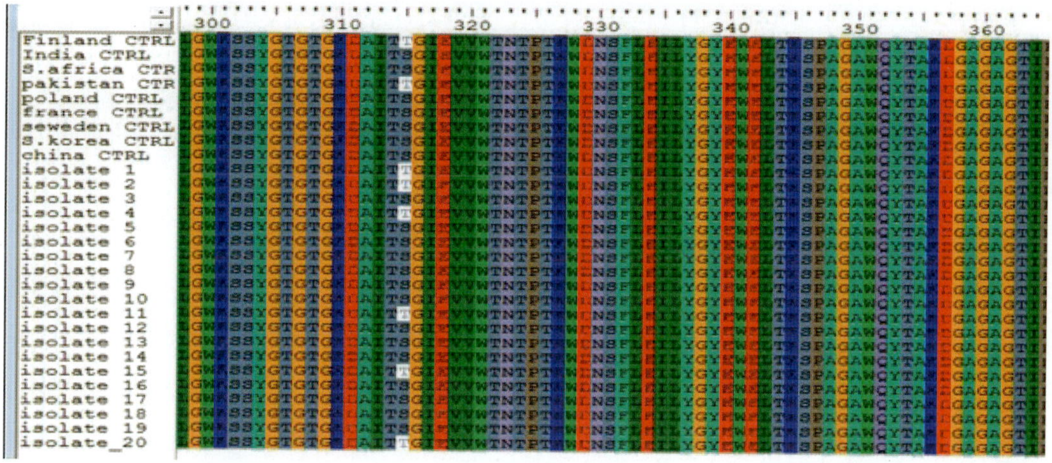

그림 12-3. **다양한 결핵균의 아마노산 시퀀스의 유사도 분석 이미지**

놈이 사람들 간의 차이를 설명한다는 결론으로 이어졌다. 이를 통해 인간 유전체의 코딩 및 비코딩 시퀀스에서 각 변이를 식별할 수 있었다. 게놈 이후 DNA 서열을 탐구하는 것 외에도 메신저 RNA (mRNA)로 전사되는 DNA 서열인 전사체와 번역된 단백질 서열과 변이된 단백질 서열로 구성된 프로테옴(단백체; proteome)을 연구하는 데에도 관심을 가지고 있다. 따라서 유전체

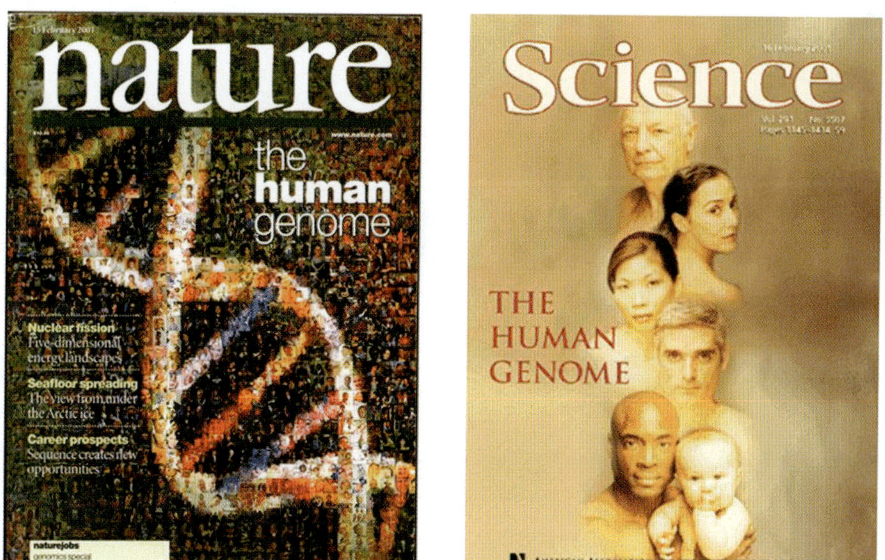

그림 12-4. **인간게놈프로젝트(human genome project) 'Nature'와 'Science' 게재 표지**

분석의 목적은 유전자와 단백질의 기능을 밝히며, 유전자형과 표현형 사이에 존재하는 관계를 확인하는 것이다(그림 12-4).

(2) 분자 구조 분석

단백질, RNA, DNA와 같은 생물학적 거대 분자의 3차원 구조를 분석하고 예측하는 것은 생물학, 생화학, 컴퓨터 과학 및 수학의 아이디어를 사용하여 단백질, 핵산 등의 복잡한 집합체의 생물학적 거대분자의 3차원(3D) 구조를 연구하고 분석하는 다학제적 분야이다. 이는 생체분자 구조, 기능 및 역학 사이의 연관성을 결정하는 것과 관련이 있으며, 여기에는 계산 방법과 알고리즘을 사용하여 단백질 구조를 예측, 모델링, 분석 및 비교하는 작업이 수반된다. 구조생물정보학(structural bioinformatics)은 분자 모델링, 분자 역학 시뮬레이션 및 구조 예측 도구와 같은 생체분자 구조의 기능을 알 수 있다(그림 12-5).

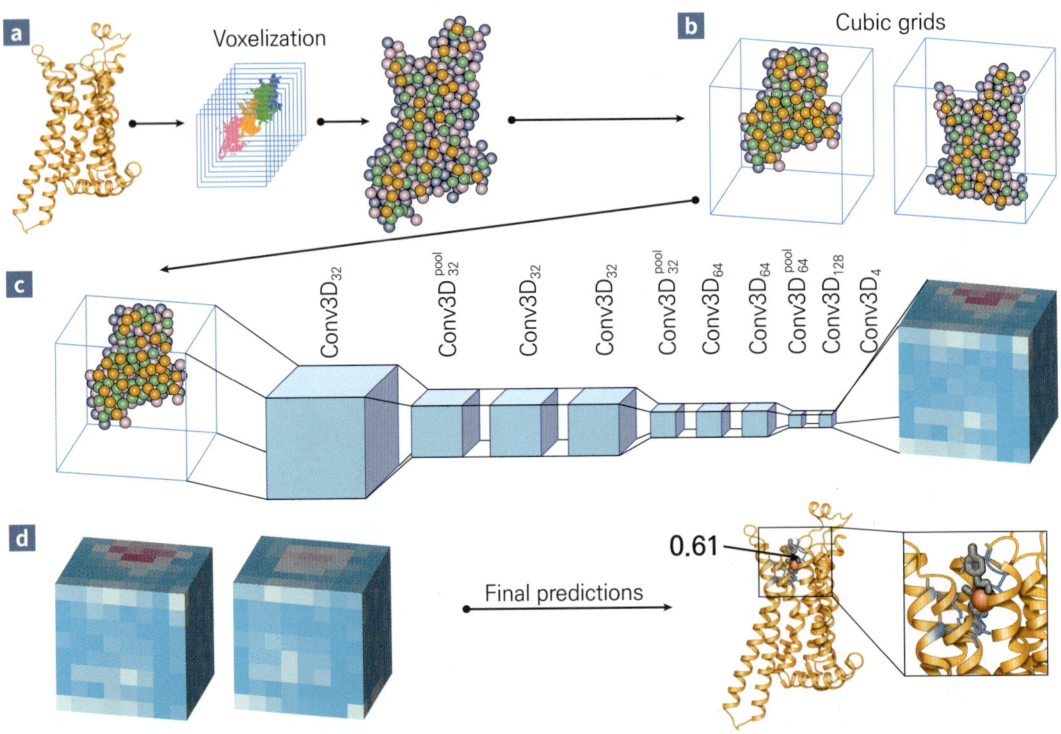

그림 12-5. **딥러닝 모델을 이용한 단백질-리간드 결합 부위를 예측하기 위한 구조적 유사성에 기반한 예측 모델**

약물로 사용하기 위한 작은 화합물의 설계 및 최적화를 돕기 위해 구조적 정보를 사용한다. 여기에는 약물–표적 단백질 상호 작용을 예측하고 분석하기 위한 가상 스크리닝(screening), 도킹 및 분자 역학 시뮬레이션이 포함되며, 단백질 구조–기능 상관관계, 단백질–단백질 상호 작용, 유전적 변이가 단백질 구조에 미치는 영향을 확인할 수 있다. 약물 발견 및 설계에서 단백질–리간드(protein–ligand) 도킹 및 가상 스크리닝은 리간드와 단백질 간의 결합 상호 작용을 예측하고 분석하는 데 사용되는 컴퓨터 기술로 잠재적인 약물 후보를 식별하고 리간드–단백질 상호 작용의 분자를 검색한다. 단백질 수용체와 저분자 리간드 사이의 최적의 결합 구조와 결합 친화도를 예측하며, 도킹 알고리즘은 다양한 분자 성질을 기반으로 가장 적합한 결합 구조를 식별하기 위해 단백질과 리간드의 3차원 공간을 확인한다. 이러한 기능은 분자 구조에 따른 모양, 정전기, 수소 결합 및 소수성 상호 작용과 같은 요소를 고려하여 리간드와 단백질 간의 상보성을 평가하며, 이를 통해 구조 공간을 샘플링하고 최적의 적합성을 식별한다. 약물 설계를 위한 구조–활성 관계(structure–activity relationships, SAR)를 이해할 수 있으며, 단백질–리간드 도킹 및 가상 스크리닝은 광대한 화학 영역을 조사하고 실험 연구의 방향성을 제시한다. 즉, 신약 및 치료제 개발을 위한 가상 스크리닝은 실험적으로 테스트해야 하는 화합물의 수를 크게 줄여 약물 발견 프로세스를 가속화하고 비용을 낮출 수 있다.

(3) 유전자 발현 연구

유전자 발현 분석은 유전자가 기능적 유전자 생성물(RNA 또는 단백질)을 합성하기 위해 전사되는 방식을 연구한다. 유전자 조절 연구는 분화와 같은 정상적인 세포 과정과 비정상적 또는 병리적 과정에 대한 해석을 가능하게 하며, 유전자 발현은 유전 정보를 사용하여 기능적 유전자 생성물을 만든다. 이러한 생성물은 유전자가 단백질 코딩인 경우 단백질이 될 수 있고 그렇지 않은 경우 RNA 분자가 될 수 있다. 유전자 발현은 유기체의 유전적 및 생리적 특성을 결정하는 전사, 번역 및 조절 메커니즘의 복잡한 과정을 포함한다. 유전자 발현의 복잡성을 밝히는 것은 발달, 분화 및 외부 자극에 대한 반응을 포함한 세포대사(cell metabolism) 과정을 주도하는 기본적인 분자 메커니즘을 이해하는 데 중요하다. 즉, 생물체가 보이는 다양한 표현형의 기반이 되며, 유전자 발현 패턴을 이해하는 것은 생물학의 기본적 측면을 밝히고 다양한 병리적 상태와 관련된 비정상적인 유전자 발현 패턴을 확인할 수 있다(그림 12–6).

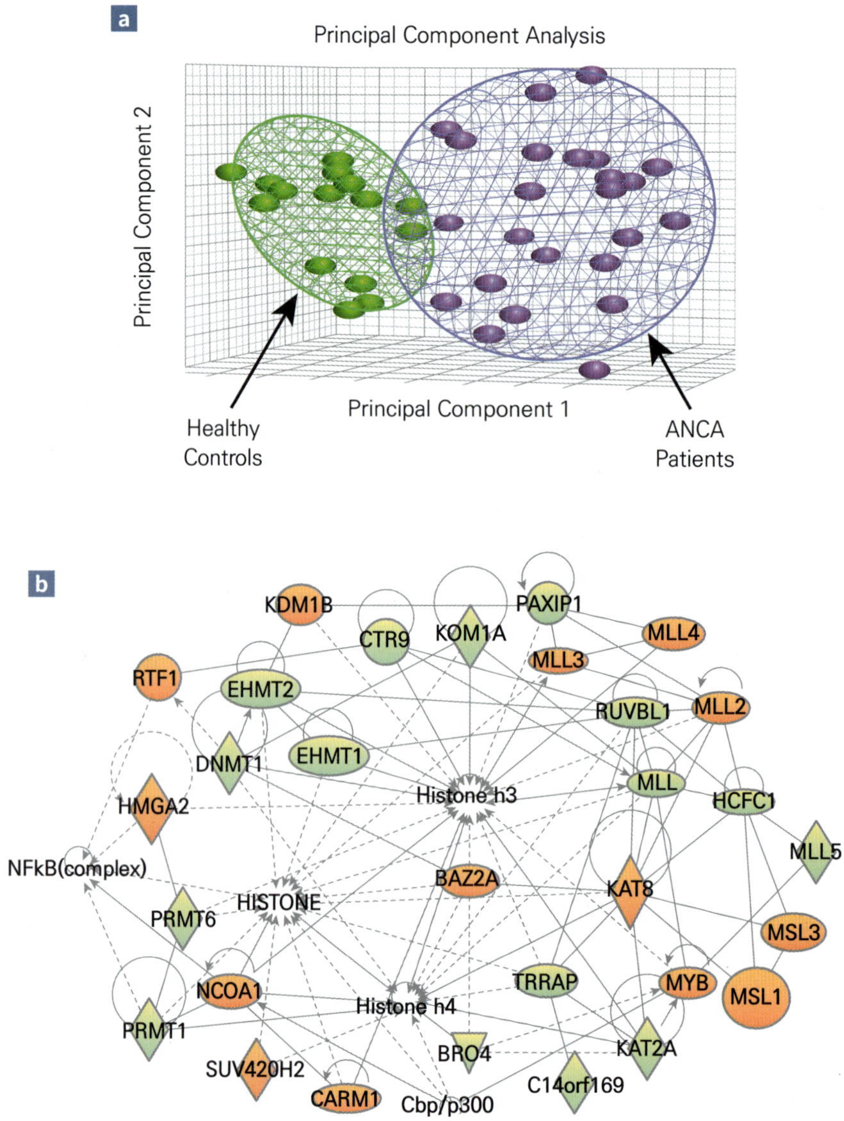

그림 12-6. **마이크로어레이 유전자 발현 데이터의 생물정보학적 분석.** (a) 유전자 발현 프로필의 주성분 분석(정상, 빨간색 점), 환자(파란색 점)로 구분하여 표시. (b) 유전자 발현 데이터의 생물학적 네트워크 분석결과 증가하거나 감소한 유전자를 빨간색과 녹색으로 표시

(4) 생물의 시스템적 분석

시스템생물학은 생물의학 연구에서 유기체, 조직 또는 세포 수준에서 조각들을 모아 더 큰 그림을 이해하는 접근 방식이다. 복잡한 생물학적 시스템을 계산 및 수학적 분석하고 모델링하

는 것으로, 생물학적 시스템 내의 복잡한 상호 작용에 초점을 맞춘 연구를 통해 전체론적 접근 방식을 사용한다. 인간 게놈 프로젝트는 생물학에서 시스템적 개념을 적용한 사례로 유전학의 생물학 분야에서 문제를 해결하는 새로운 방법을 제시했다. 시스템생물학의 목표 중 하나는 세포, 조직 및 유기체의 새로운 속성, 즉 이론적 설명이 가능한 시스템으로 세포의 속성을 모델링하고 연구하는 것이다. 일반적으로 대사와 세포 신호 전달 네트워크가 포함된다. 생물학적 시스템의 구성요소들 간의 상호 작용과 이러한 상호 작용이 어떻게 시스템의 기능과 활성을 발생시키는지에 대한 연구로, 생물학적 네트워크의 원인과 결과의 다원성은 정량적 측정을 통해 여러 구성 요소를 동시에 관찰하고 수학적 모델과 데이터 통합을 통해 해결한다.

생물학적 시스템에 대한 구체적인 검증 가능한 가설을 제안하기 위한 이론, 분석 또는 계산 모델링, 실험적 검증으로 구성된 사이클, 그리고 세포 또는 세포 과정에 대한 새롭게 획득한 정량적 설명을 사용하여 계산 모델 또는 이론을 확립한다. 전사체학, 대사체학, 단백체학 및 컴퓨터를 이용한 고처리량 기술을 사용하여 모델의 구성 및 검증을 위한 분석을 수행한다(그림 12-7).

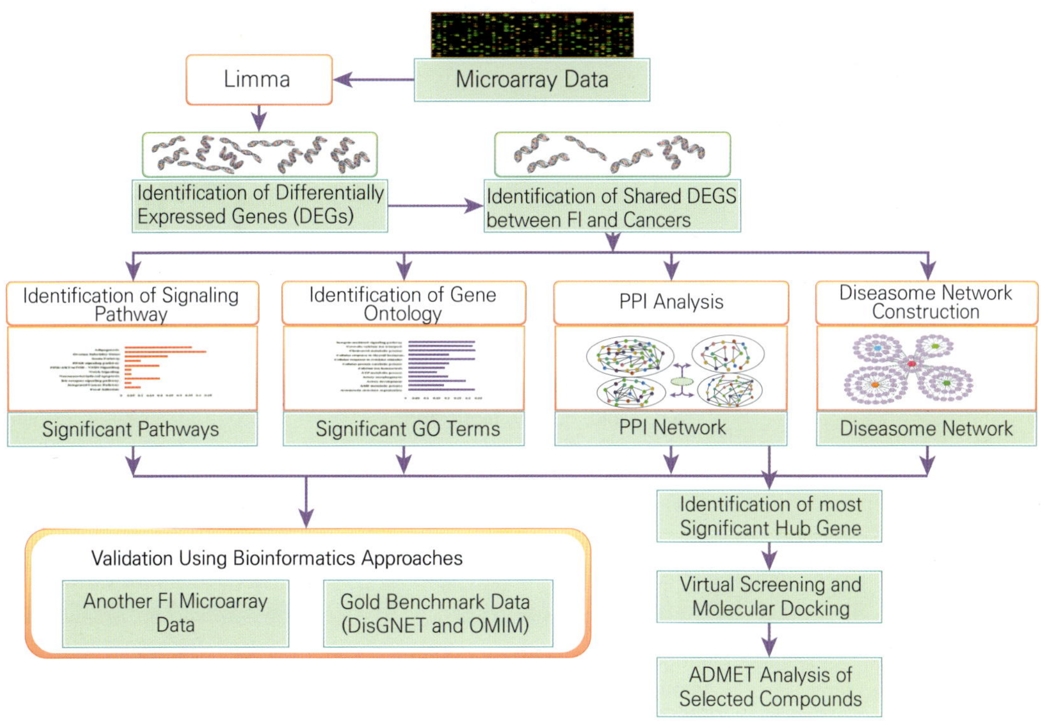

그림 12-7. **생물정보학 및 시스템 생물학 파이프라인의 블록 다이어그램**

(5) 유전학 및 인구 분석

유전학 및 유전체학과 관련된 생물정보학은 컴퓨터 기술을 사용하여 DNA 및 아미노산 서열 또는 해당 서열에 대한 주석과 같은 생물학적 데이터 및 정보를 수집, 저장, 분석 및 배포하는 분야이다. 생물학적 정보를 구성하고 색인화 하는 데이터베이스를 사용하여 건강과 질병에 대한 이해를 높이고, 어떤 경우에는 의료의 일부로 사용한다.

인구 유전학은 인구 내부 및 인구 간의 유전적 유사성과 차이점을 연구하는 것으로, 인구 대립 유전자 빈도로 표현되는 유전적 변이의 발견과 다양한 관점에서 유전적 변이의 인구 프로필을 비교한다. 인구 유전적 변이 데이터는 유전적 구조, 계통발생학적 관계, 유효 인구 크기를 추정하여 인구 내의 진화에 대한 추론을 하는데 사용할 수 있다. 인구 구조와 특성에 대한 추론 및 추정은 인구 면역 연구, 병인 연구, 인구 특정 질병에 대한 연구, 가축을 조사하는 연구, 인구 이동 연구 등에서 다양하게 활용된다.

차세대 시퀀싱(next-generation sequencing, NGS) 기술의 발전으로 방대한 양의 개별 유전체 시퀀싱 데이터를 쉽고 비용 효율적으로 생성할 수 있게 되었다. 특히, NGS 기술의 지속적인 발전은 집단 시퀀싱 데이터가 축적되었으며, 집단 유전학 분석에 응용할 수 있는 다양한 도구가 개발되었다. 집단 유전학은 집단 내부 및 집단 간의 유전적 유사성과 차이점에 기반을 두고 있

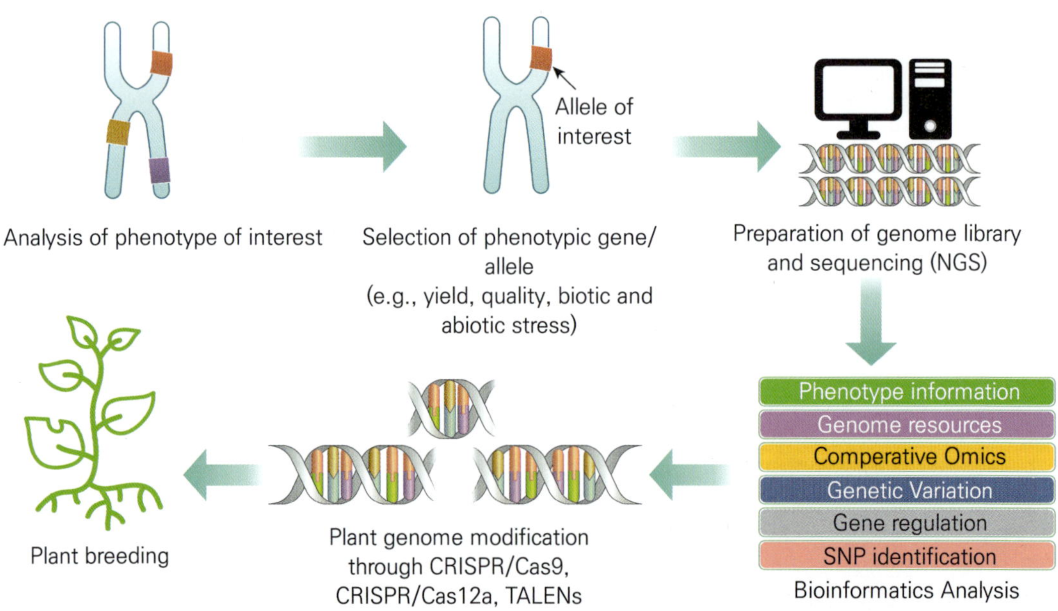

그림 12-8. **차세대 시퀀싱(next-generation sequencing, NGS)와 생물정보학을 포함하는 식물육종의 간략한 과정**

기 때문에 일반적으로 계통수 추론, 주성분 분석(principal component analysis, PCA), 집단 구조 같은 정보를 활용하여 유전 변이 데이터를 조사한다(그림 12-8).

(6) 데이터 및 텍스트 마이닝

데이터 마이닝은 많은 양의 데이터에서 새로운 정보를 추출하는 작업이며, 빅데이터(big data) 시대에 거대한 양의 데이터를 이용하여 정보를 확보할 수 있다. 분류, 패턴, 클러스터 및 네트워크 알고리즘은 다양한 데이터를 제시할 수 있다. 생물의학 텍스트 마이닝은 생물의학 분

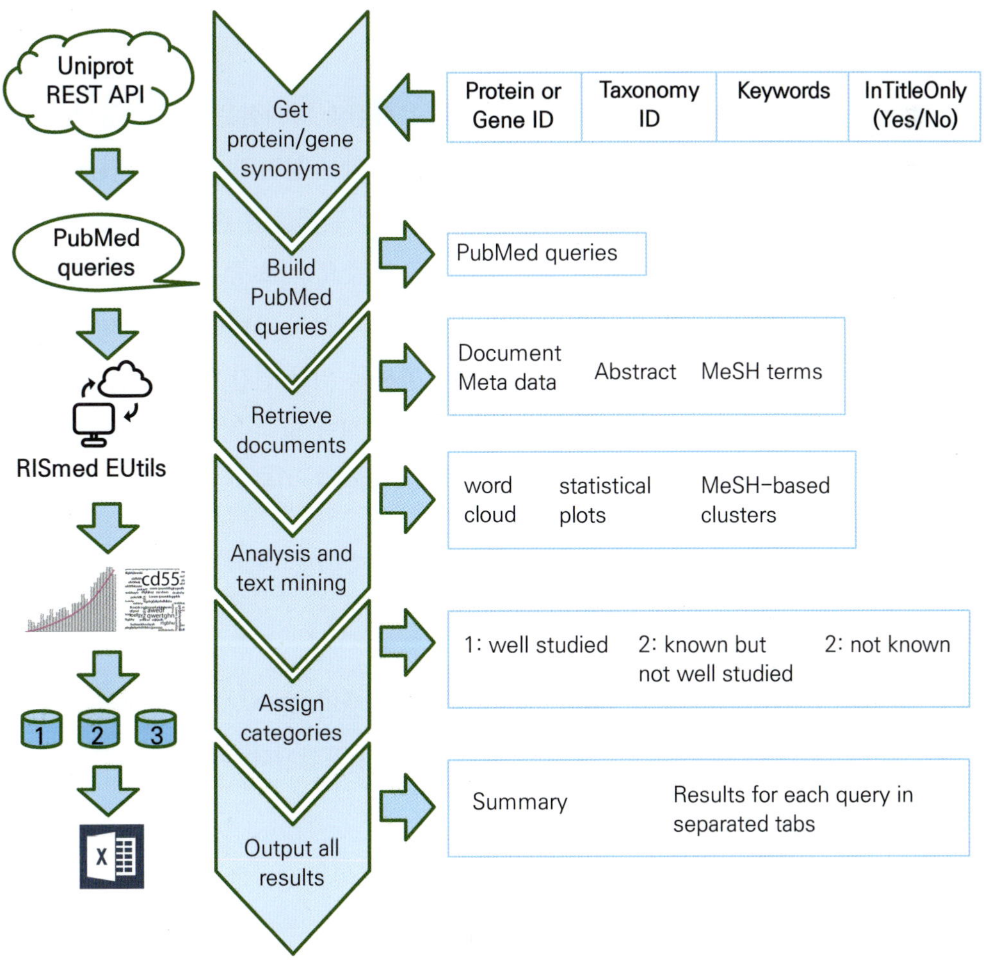

그림 12-9. **문헌 검색을 자동화하고 후속 분석을 위해 결과를 분류하여 오믹스에서 생성된 데이터의 문헌 조사 및 연구자에게 특정 키워드에서 관심 있는 생물 분자에 대한 관련 문헌에 대한 개요를 제공하는 생물정보학 도구 OmixLitMiner 시스템**

야의 텍스트와 문헌에 적용할 수 있는 방법을 연구하며, 자연어 처리, 생물정보학, 의료 정보학 및 계산 언어학의 내용을 통합한다. 최근 몇 년 동안 과학 문헌은 전자 출판으로 전환되었는데, 이를 통해 사용 가능한 정보의 양이 증가하고 텍스트 마이닝 기술에 대한 수요가 점점 높아졌다(그림 12-9).

(7) 계통발생학

계통발생학은 진화적 역사, 즉 계통발생에 근거한 유기체의 분류학적 분류를 설명한다. 유기체의 특성에 근거하여 유기체의 계통발생을 확립하는 것을 목표로 한다. 계통발생학은 지구상에서 생명이 어떻게 발생하고 발전했는지에 대한 전반적인 패러다임을 요약했기 때문에 진화생물학 전체에서 핵심적이다.

서열 정렬을 통해 밝혀진 관련 생물학적 서열 간의 유사점과 차이점은 종종 계통발생학 트리의 맥락에서 합리화하고 시각화 한다. 특히, 분자계통발생학은 분자의 구조와 기능에 대한 특성을 시간이 지나면서 어떻게 변화하는지 활용하여 진화적 관계를 추론한다. 모든 종, 유전자 또는 단백질 그룹 간의 관계를 확인하는 것은 진화 연구의 주요 목표 중 하나이다. 계통학에 대한 지식은 진화적 관계의 패턴에 대해 알려주고 종 분화의 역사적 패턴을 밝혀내며, 진화적 체계에 따라 생물체를 분류할 수 있게 한다. 또한, 역학 조사를 위한 인간 질병 연구, 새로 발견된 병원균의 식별 및 특성화, 동물성 질병의 자연적 보균원을 식별 및 추적하는 것과 같이 생물학 전반에 걸쳐 광범위하게 적용된다. 유전자는 축적된 돌연변이를 기록하는 매개체이며, 이를 통해 유기체 진화의 역사를 밝힐 수 있다.

3) 생물정보학 데이터 유형 및 데이터베이스

생물정보학의 고전적 데이터에는 유전자 또는 전체 유전체의 DNA 서열, 단백질의 아미노산 서열, 단백질, 핵산 및 단백질-핵산 복합체의 3차원 구조가 포함된다. 이외에도 다양한 형태의 데이터를 활용하여 분석한다.

(1) 게놈 데이터

DNA 염기서열 데이터는 DNA 분자의 뉴클레오티드(nucleotide) 서열을 나타낸다. DNA 염기서열 분석 데이터를 처리 및 분석하여 유전적 변이를 식별하고 유전자의 구조를 이해하며,

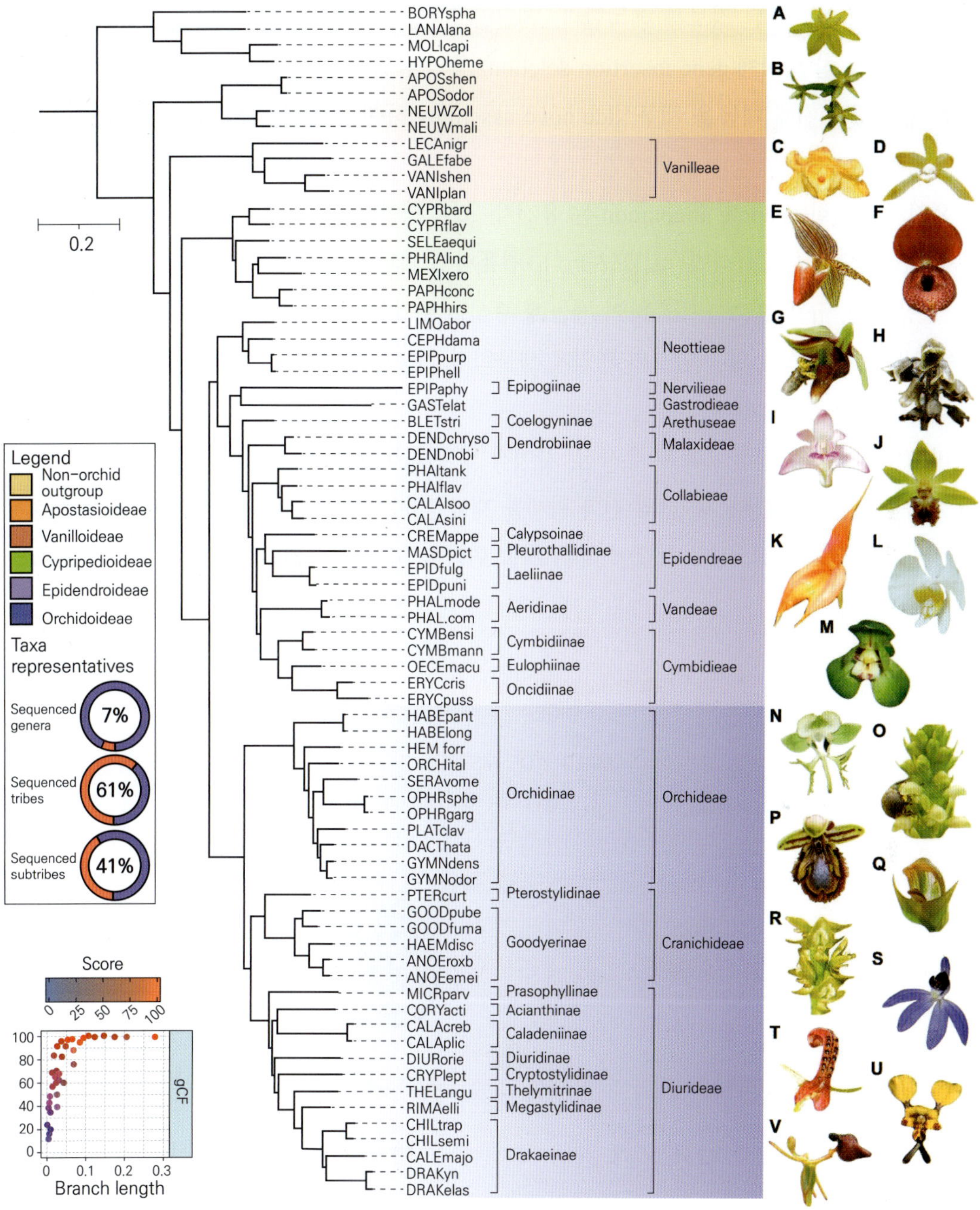

그림 12-10. 기능적 유전체학과 주석 데이터 세트를 활용한 계통수 분석 데이터

DNA 코드에 암호화된 정보를 해독한다. 단일염기다형성(single nucleotide polymorphism, SNP), 유전자 삽입/삭제(gene insertion deletion) 등의 유전적 변이를 검출(variant calling)하고 참조 게놈 없이 전체 게놈을 재구성(de novo assembly)하여 다양한 종의 DNA 서열을 비교할 수 있다(그림 12-10).

유전체 주석화(genome annotation)는 유전자, 조절 영역 및 기타 구조적 특징을 포함하여 게놈 내의 기능적 요소를 식별하고 표시한다. 컴퓨터 모델과 실험적 증거를 기반으로 유전자 위치, 코딩 영역, 규제 요소를 예측하여 게놈에 주석을 추가한다. 단백질을 코딩하는 유전자의 위치를 식별하고 유전자 및 비암호화 영역에 생물학적 기능을 할당하여 유전자 발현을 제어하는 영역을 찾을 수 있다(그림 12-11).

비교 유전체학 데이터 세트는 유사점, 차이점 및 진화적 관계를 식별하기 위해 서로 다른 종의 게놈 서열을 비교한다. 종 간의 진화 관계를 재구성하는 계통발생학적 분석, 종 전체에 걸쳐 보존된 게놈 영역 검색, 진화 시간에 따른 게놈 변화를 확인할 수 있다. 유전자 발현의 정량화,

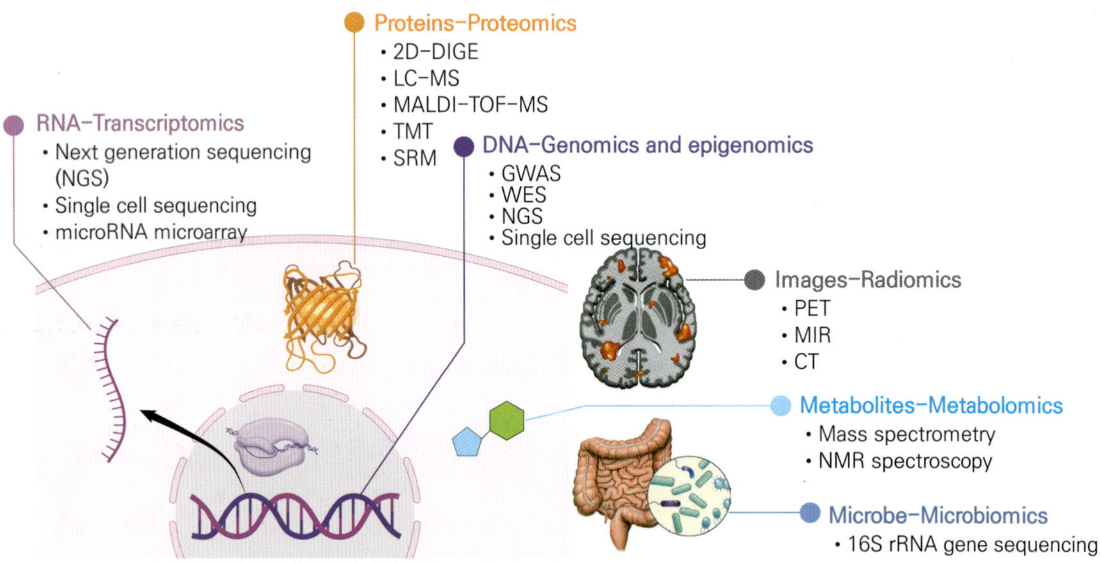

그림 12-11. 차세대 시퀀싱(NGS), 단일세포시퀀싱 및 마이크로 RNA, 마이크로어레이를 포함한 RNA 전사체, 2D 전기영동(2D-DIGE), 액체 크로마토그래피-질량 분석법(LC-MS), MALDI-TOF-MS, tandem mass tag (TMT) 및 선택적 반응 모니터링(selected reaction monitoring, SRM)을 포함한 단백질, 게놈전체연관분석(genome-wide association studies, GWAS), 엑솜 시퀀싱((whole exome sequencing, WES) 및 단일 세포 시퀀싱을 포함한 DNA-게놈학 및 에피게놈학. 이미지-양전자 방출 단층촬영(PET), 자기공명영상(MRI), 컴퓨터 단층촬영(CT)을 포함한 방사체학, 대사체-질량 분석법 및 NMR 분광법을 포함한 대사체학, 미생물-16S rRNA 유전자 시퀀싱을 포함한 미생물학 등의 데이터가 생물정보학에 활용된다.

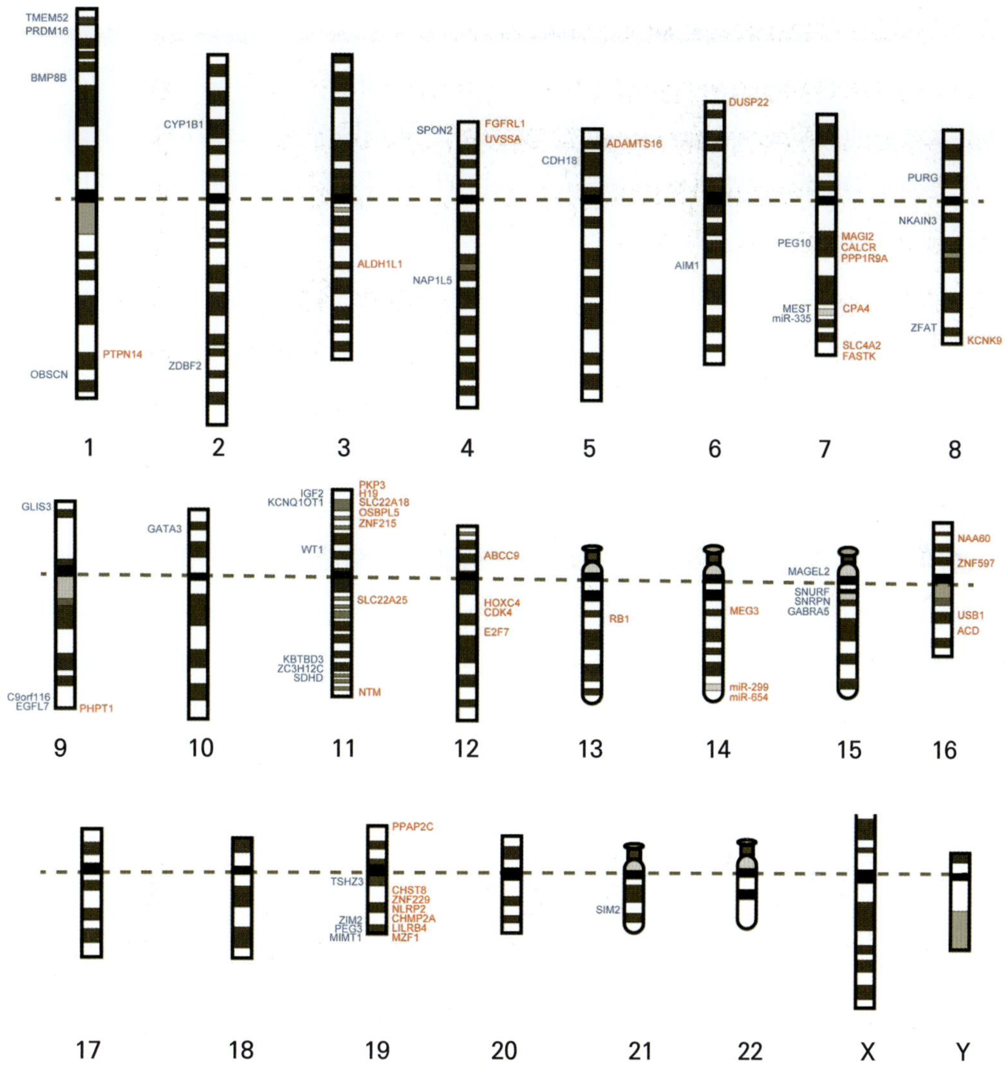

그림 12-12. **인간 염색체 지도(Human Chromosome Maps). 자폐증이 있는 가족의 대립유전자 분석**

차등 발현 분석, 유전자의 변이를 확인할 수 있다.

유전자 발현 프로파일은 다양한 샘플 또는 조건에 걸쳐 각 유전자에 대한 RNA 전사체의 상대적 비교를 할 수 있다. 유전자 발현 프로필을 분석하여 특정 생물학적 과정이나 조건과 관련된 패턴, 클러스터 및 관련 신호전달 경로를 확인한다. 유사한 발현 패턴을 갖는 유전자를 그룹화하며 발현된 유전자의 신호전달 경로를 확인하고 발현 수준에 따른 특정 표현형과 상관관계를 확인할 수 있다.

선택적 스플라이싱(alternative splicing)은 RNA 처리 중에 엑손(exon)이 결합되어 다양한 mRNA 이소형(isoforms)이 생성될 수 있는 여러 방식을 설명한다. 대체 접합 및 동형 데이터를 분석하여 유전자 발현의 복잡성과 그 조절 메커니즘을 확인할 수 있다. 다양한 전사체 동형의 발현을 추정, 대체 접합 이벤트의 기능적 영향을 평가, 대체 접합이 질병에 어떻게 기여하는지 조사한다(그림 12-12).

(2) 단백질체 데이터

질량 분석 데이터는 이온의 질량 대 전하 비율 측정이 포함되어 있어 단백질의 구성과 구조에 대한 정보를 제공한다. 단백질을 식별 및 정량화하고, 번역 후 변형을 특성화하며 단백질 복합체를 분석할 수 있다.

단백질-단백질 상호 작용 데이터는 세포 내 단백질 간의 물리적 상호 작용을 나타내어 세포 신호전달 경로에 대한 분석을 제공한다. 이는 세포 네트워크의 구성을 이해하고 핵심 단백질을 식별하며 기능적 관계를 예측한다. 단백질 상호 작용 네트워크를 구축하고 분석하며 상호 작용하는 단백질의 생물학적 경로를 기반으로 잠재적인 약물 표적을 예측할 수 있다.

단백질 구조 정보는 단백질의 3차원 구조를 포함하여 단백질의 모양과 분자 수준에서 분석을 수행한다. 데이터를 처리하여 단백질 구조 예측 및 접힘 패턴 구성으로 구조와 기능 간의 관계를 이해할 수 있다. 알려진 관련 단백질의 구조를 바탕으로 단백질의 구조를 예측(상동성 모델링; homology modeling)하며, 단백질 구조를 이해하여 특정 결합 부위를 표적으로 하는 약물을 설계할 수 있다. 이들의 유사성을 통해 단백질의 기능을 예측할 수 있다.

(3) 대사 데이터

대사산물 프로파일링 데이터는 작은 분자의 식별 및 정량화가 포함되며 생물학적 시스템의 대사 상태에 대한 분석을 제공한다. 프로파일링 데이터를 처리하여 대사산물을 식별 및 정량화하고, 대사 경로를 이해하며, 다양한 조건에서 대사산물 정량 변화를 조사한다. 특정 생물학적 상태 또는 질병과 관련된 바이오마커를 식별하고 대사 경로를 통한 대사산물의 흐름을 추정하며, 환경 요인이 대사산물 프로필에 미치는 영향을 평가한다.

대사경로 정보는 기질을 생성물로 전환하기 위해 세포 내에서 발생하는 일련의 화학 반응을 설명하여 세포대사에 대한 전체적인 관점을 제공한다. 대사 반응의 상호 연관성을 이해하고 대사 흐름을 예측하여 대사체 데이터를 해석한다. 차별적으로 조절되는 대사 경로를 식별하고 경

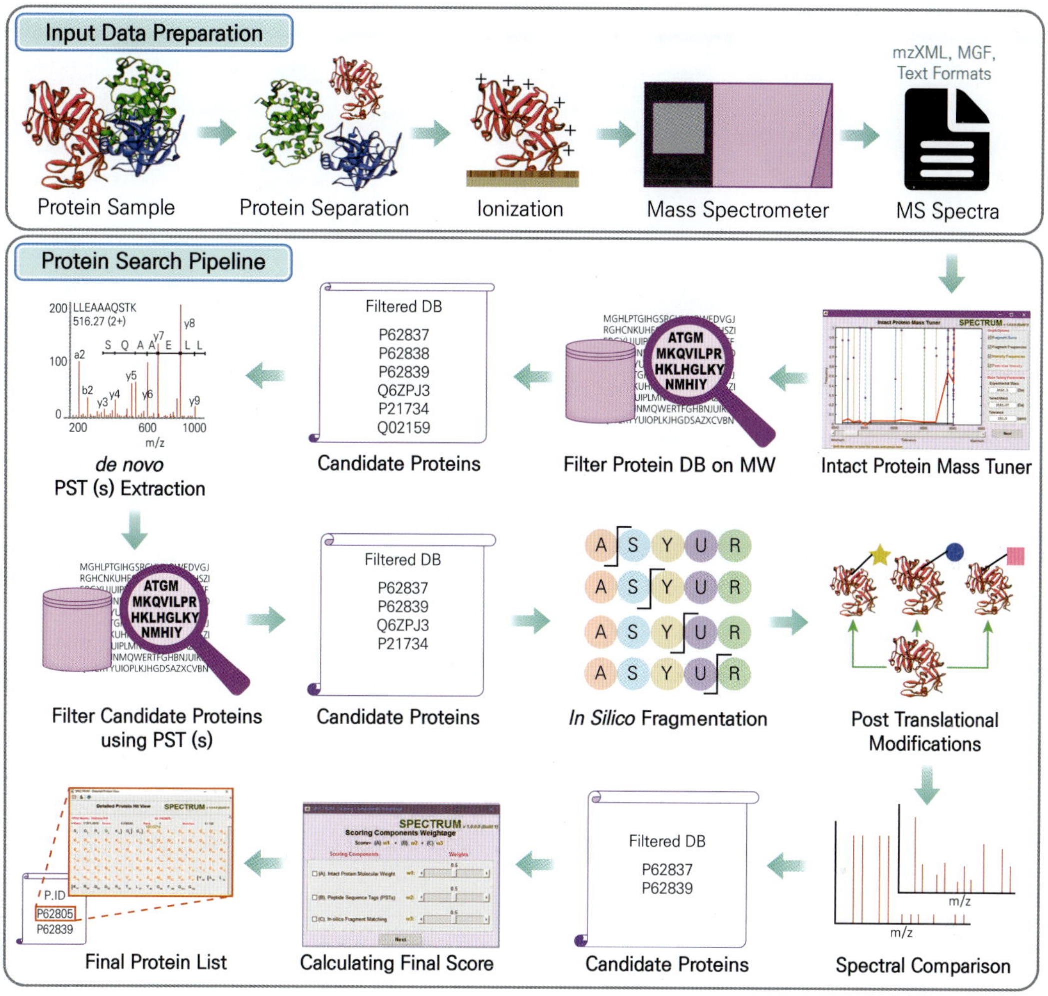

그림 12-13. 탑다운 프로테오믹스에 사용되는 통합 실험 및 계산 데이터 분석 파이프라인(SPECTRUM 워크플로

로를 통한 대사 반응의 분포를 예측하며, 대사체 데이터를 세포 대사의 계산 모델에 통합할 수 있다(그림 12-13).

다중 Omics 데이터와의 통합은 유전체학, 전사체학 및 단백질체학 데이터와 결합하여 생물학적 시스템에 대한 포괄적인 분석을 수행할 수 있다. 유전자, 전사물, 단백질 및 대사산물 간의 관계를 밝혀 생물학적 과정에 대한 시스템 수준의 이해를 가능하게 한다. 다양한 오믹스 레이어 간의 상호 작용을 모델링 및 시뮬레이션 하며, 질병과 관련된 분자 경로를 식별, 개인의 다중 오믹스 프로필을 기반으로 맞춤형 치료를 제공한다(그림 12-14).

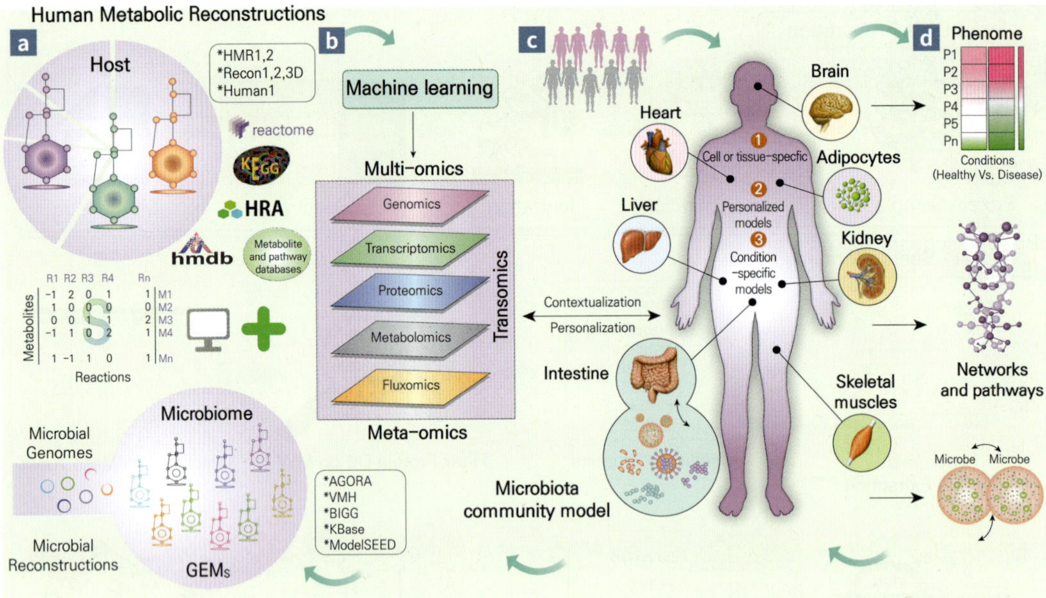

그림 12-14. **다중 오믹스 데이터를 사용한 단계별 게놈 확인 및 대사 재구성을 위한 개략적 워크플로.** (a) 인간 및 미생물 대사 재구성과 경로 데이터베이스는 오믹스 데이터를 통합하기 위한 스캐폴드(scaffold) 역할을 하며, 화학양론적 매트릭스(stoichiometric matrix, S)는 대사 네트워크의 수학적 표현을 나타내고 각 반응 대사산물의 화학양론적 계수를 확인한다. (b) 다양한 유형의 다중 오믹스 및/또는 메타오믹스 데이터 세트를 사용하여 인간 및 미생물 대사시스템을 재구성한다. (c) 세포, 조직 및 기관별 GEM (genome-scale metabolic models)은 대사 재구성 및 오믹스 데이터 세트를 사용하여 개발된다. (d) GEM은 표현형 예측, 대사 경로 조절, 대사산물 및 경로 식별, 미생물-미생물 상호 작용 연구를 가능하게 하며 건강 상태와 질병 상태에서 식단, 숙주 및 미생물 군집 간의 복잡한 관계를 탐구한다.

(4) 후생유전체 데이터

DNA 메틸화(DNA methylation) 데이터는 DNA의 시토신 염기에 추가된 메틸 그룹의 식별 및 정량화하며 유전자 발현 및 게놈 안정성을 분석한다. 메틸화된 영역을 식별하고 유전자 조절에 미치는 영향을 평가하여 게놈의 후생유전학적 환경을 예측한다. 변경된 메틸화 패턴이 있는 영역을 식별하며 DNA 메틸화 변화를 유전자 조절 및 생물학적 과정과 연관시켜 복잡한 특성과 질병에서 DNA 메틸화의 역할을 조사한다.

히스톤변형(histone modification) 데이터는 염색질 구조와 유전자 조절에 중요한 역할을 하는 히스톤 단백질의 화학적 변형(예: 아세틸화, 메틸화)을 나타낸다. 염색질 상태를 이해하고 조절 요소를 식별하며, 유전자의 전사 활성을 예측한다. 히스톤 변형을 기반으로 게놈 영역을 활성 또는 억제 상태로 분류하여 유전자 조절과 관련된 영역 찾아 히스톤 변형 패턴을 기반으로 다양한 질환을 예측할 수 있다(표 12-1).

표 12-1. **후생유전학 및 크로마틴 분석을 위한 주요 기술 목록**

방법	목적	방법론
Chromatin immunoprecipitation (ChIP) assay	히스톤 변형 및 전사인자 결합 상태 분석	세포 내 단백질과 DNA 간의 상호 작용을 조사하는 데 사용되는 면역 침전 실험 기법의 한 유형. 특정 단백질이 특정 게놈 영역과 연관되어 있는지 확인하는 것을 목표로 하며, 또한 다양한 히스톤 변형이 연관되어 있는 게놈의 특정 위치를 확인하는 것을 목표로 함
Bisulfite sequencing (BS-Seq)	DNA 메틸화 분석	DNA를 중아황산염으로 처리하면 시토신 잔류물이 우라실로 전환되지만 5-메틸시토신 잔류물은 영향을 받지 않음. 따라서 중아황산염으로 처리된 DNA는 메틸화된 시토신만 유지
Histone acetyltransferase (HAT) assay	히스톤 아세틸트랜스퍼라제 활성에 대한 검정	아세틸화된 히스톤 기반 생성물(직접) 또는 유리 CoA 생성물(간접)을 감지하여 HAT 활성을 측정
DNA methylation array: differential methylation hybridization (DMH)	DNA 메틸화 분석	게놈 라이브러리인 CGI에서 유래한 많은 CpG위치를 동시에 스크리닝하여 종양 세포에서 과메틸화된 서열을 식별
ChIP-on-chip	히스톤 변형 및 전사인자 결합 상태에 대한 전체 게놈 분석	게놈 전체에서 DNA 결합 단백질에 대한 결합 부위의 합계인 시스트롬을 식별
Histone methyltransferase (HMT) assay	히스톤 메틸트랜스퍼라제 활성에 대한 검정	방사성 분석법, 질량 분석법, 항메틸화 항체 기반 검출, 효소 결합 SAH 검출, 프로테아제 결합 검출
Histone demethylase (HDMT) assay	히스톤 탈메틸화효소 활성에 대한 검정	부위 특이적 메틸히스톤 항체를 이용한 면역 블로팅을 통해 히스톤 기질의 메틸화 수치 변화를 모니터링하거나, 질량 분석법을 사용하여 메틸기에 해당하는 히스톤 펩타이드 질량의 감소를 감지하여 3H로 표지된 메틸화된 히스톤 기질에서 방사성 표지된 포름알데히드의 방출을 측정
Reduced Representation Bisulfite Sequencing (RRBS)	전체 게놈 DNA 메틸화 분석	단일 뉴클레오티드 수준에서 게놈 전체 메틸화 프로필을 분석하는 효율적이고 처리량이 높은 기술. 제한 효소와 중황산염 시퀀싱을 결합하여 CpG 함량이 높은 게놈 영역을 분석
ChIP-loop	염색체 형태 포착 기술	단백질에 결합된 유전자좌 간의 장거리 크로마틴 상호 작용을 선택적으로 식별
ChIP-sequencing (ChIP-seq)	히스톤 변형 및 전사인자 결합 상태에 대한 전체 게놈 분석	크로마틴 면역침전(ChIP) 분석법과 차세대 시퀀싱(NGS)을 결합한 ChIP 시퀀싱(ChIP-seq)은 전사 인자와 기타 단백질에 대한 전체 게놈 DNA 결합 부위를 식별
Whole Genome Bisulfite Sequencing (WGBS)	전체 게놈 DNA 메틸화 분석	시퀀싱 전에 DNA를 중아황산나트륨으로 처리하여 단일 시토신의 DNA 메틸화 상태를 확인하는 데 사용되는 NGS 기술
Hi-C	염색체 형태 포착 기술	근접 결찰을 이용한 게놈 전체 크로마틴 형태 포착 프로토콜
ChIA-PET	게놈 전체의 새로운 크로마틴 상호 작용 결정	ChIP 기반 방법과 염색체 형태 포착(3C)을 결합하여 두 접근 방식을 통한 분석
ATAC-seq	접근 가능한 DNA 영역 식별	과활성 트랜스포사제 Tn5를 사용한 NGS 라이브러리 구축에 활용
Capture Hi-C (CHi-C)	크로마틴 상호 작용의 고해상도 매핑 식별	CHi-C는 유전자 프로모터와 같은 관심 영역의 올리고뉴클레오티드 캡처와 결합된 염색체 형태 캡처를 기반으로 게놈 구성을 평가

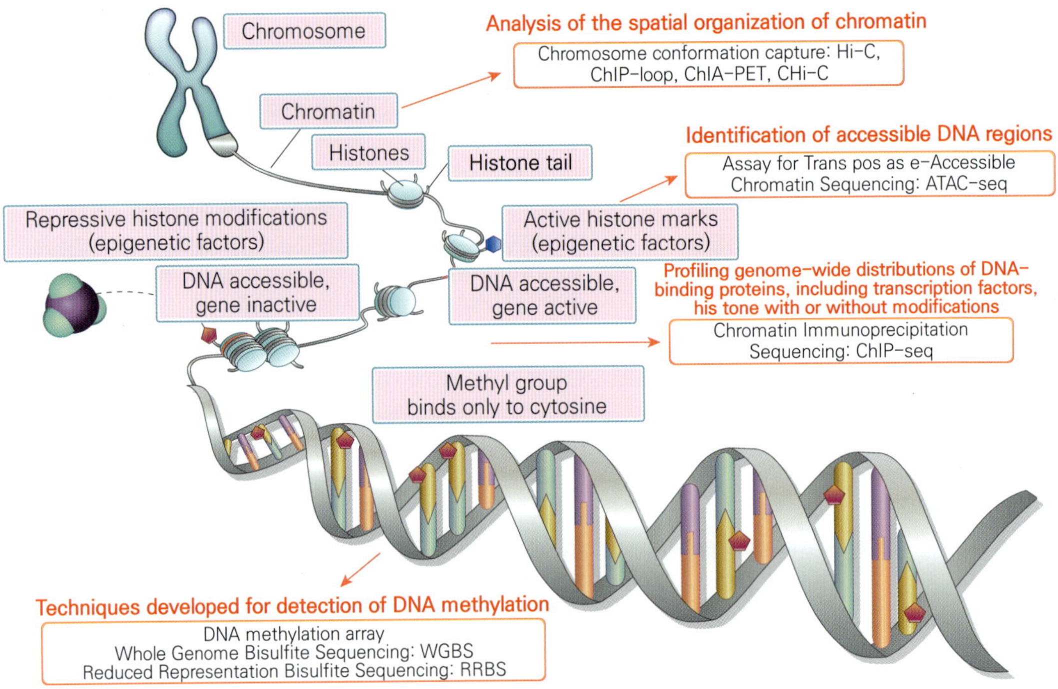

그림 12-15. **후생유전학 분석을 위한 기술 요약.** 원칙적으로, 후생유전학은 DNA 서열을 변경하지 않고 유전되는 표현형 변화를 연구한다.

염색질 접근성(chromatin accessibility) 데이터는 조절 단백질이 결합하여 유전자 발현에 영향을 미칠 수 있는 영역을 나타내는 DNA 서열의 접근성에 대한 정보를 제공한다. 이를 통해 개방형 염색질 영역을 식별하고, 전사인자 결합 부위를 예측하고, 게놈 영역의 조절 가능성을 이해할 수 있다. 전사 인자 결합 부위 예측, 염색질 접근성을 기반으로 유전자 조절과 관련된 영역 검색, 후생유전학을 결합하여 유전자 조절에 대한 포괄적인 분석이 가능하다(그림 12-15).

(5) 마이크로바이옴 데이터

16S rRNA 서열분석 데이터는 일반적으로 박테리아와 고세균(archaebacteria)을 식별하고 분류하는 데 사용된다. 미생물 군집을 특성화하고 다양성을 평가하며 분류학적 구성을 식별한다. 유전자를 기반으로 미생물 서열을 이용하여 분류 그룹을 지정하며, 미생물 군집의 다양성과 균등성을 추정한다.

메타게놈(metagenomic) 데이터는 환경 샘플에서 직접 유전 물질의 서열을 분석하여 전체 미

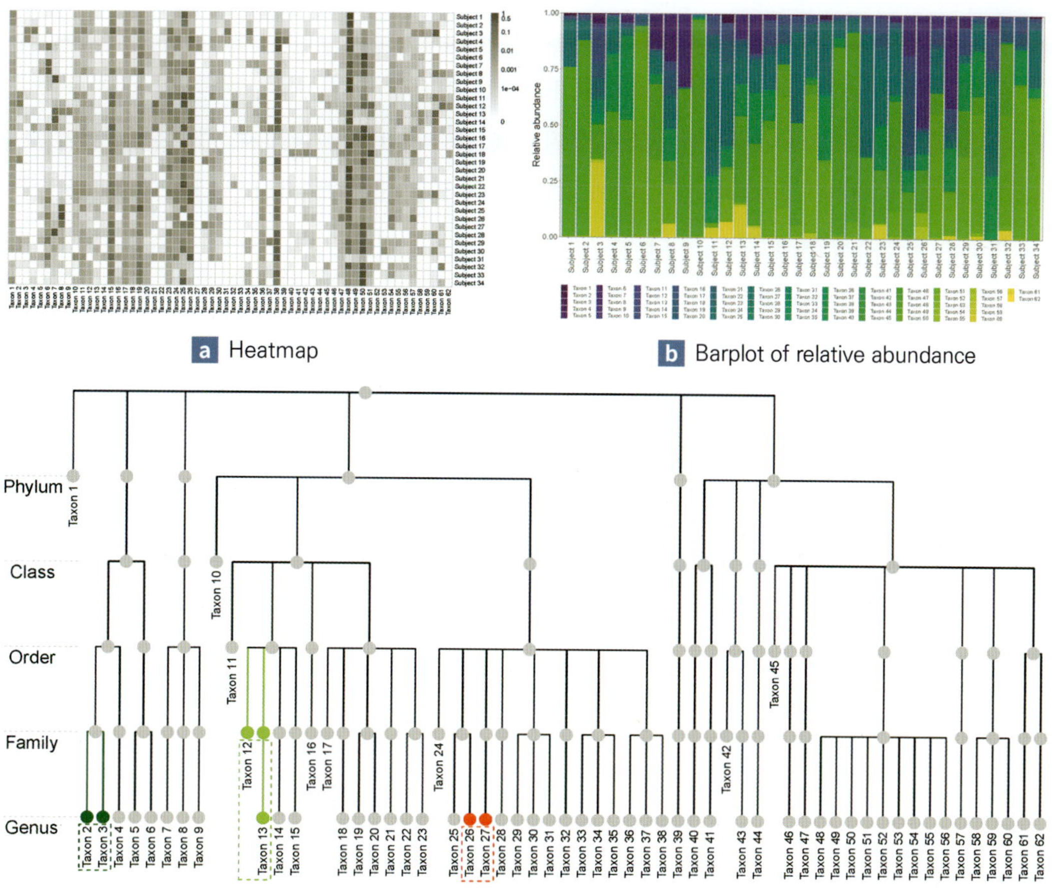

그림 12-16. NICU 데이터: 상대 풍부도 데이터의 히트맵과 상대적 풍부도에 대한 막대 그래프. Ribosomal Database Project (RDP) 분류기를 이용한 분류 결과이다.

생물 군집의 게놈에 대한 포괄적인 정보를 제공한다. 미생물 군집의 기능적 잠재력을 분석하고, 유전자를 식별하고, 유전적 다양성을 알 수 있다. 메타게놈 데이터에 존재하는 유전자 및 경로에 대한 기능을 분석하며, 환경에 대한 미생물 유전자 카탈로그를 생성한다(그림 12-16).

미생물(마이크로바이옴; microbiome) 군집 분석은 분류학적 구성, 다양성 및 기능적 잠재력을 포함한 미생물 군집에 대한 전반적인 연구가 포함된다. 미생물 군집 데이터를 분석하여 생태학적 관계, 숙주 건강에 대한 잠재적 영향을 분석한다. 미생물 군집이 숙주의 건강과 생리학에 어떻게 영향을 미치는지 조사하고 건강이나 질병과 관련된 미생물 특징을 식별하며, 치료 목적으로 미생물 군집을 조절하는 방법을 구성할 수 있다.

(6) 임상 및 표현형 데이터

전자건강기록(electronic health records, EHR)은 환자의 병력, 치료, 진단, 약물 치료 및 기타 관련 의료 정보의 디지털 버전으로 구성된다. EHR 데이터를 처리하여 다양한 예측이 가능하며, 패턴을 식별하며 분자 및 오믹스 데이터와의 통합 분석이 가능하다. EHR의 환자별 정보를 활용하여 맞춤형 진료 제공, 집단 연구 및 임상 시험 모집을 위한 데이터 추출, 환자 결과를 예측하고 질병 위험을 평가한다.

실험에서 얻은 표현형 데이터는 종종 분자 또는 세포 연구의 맥락에서 실험적 개입으로 인해 관찰 가능한 특성이 포함된다. 이러한 표현형 데이터를 분석하여 관찰된 특성과 근본적인 유전적 또는 분자적 변이를 연관시켜 생물학적 메커니즘에 대한 이해를 촉진한다. 특정 조건과 관련된 표현형 지표를 식별하며, 표현형 변화를 근본적으로 유전적·분자적 차이와 연계할 수 있다.

맞춤형 의료를 위한 환자별 정보에는 유전자, 오믹스, 임상 데이터를 통합하여 개별 환자에 대한 의학적 결정과 치료를 맞춤화하는 것이다. 정보를 통합하여 분자 특징을 식별하고, 치료에 대한 반응을 예측하며, 맞춤형 의료 전략을 구성할 수 있다. 표적 치료, 예측 모델링, 시간 경과에 따른 환자 데이터의 변화를 추적할 수 있다(그림 12-17).

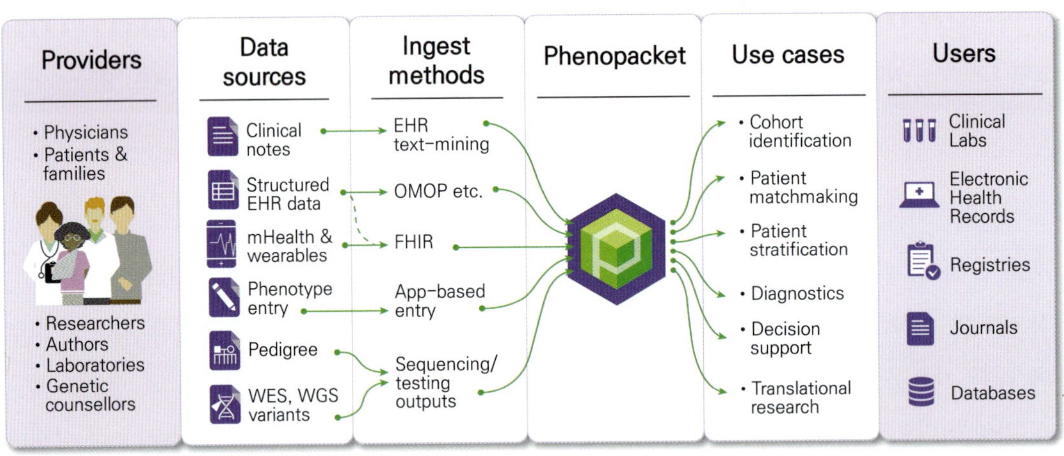

그림 12-17. **생물의학 생태계에서의 표현형 데이터 교환.** 표현형 데이터의 여러 제공자에는 mHealth 및 EHR을 포함한 다양한 메커니즘을 통해 표현형 정보를 활용하며, 환자 매칭 서비스, 진단 및 코호트 식별을 포함한 다양한 지원할 수 있다.

(7) 구조 생물학 데이터

X선 결정 데이터는 생물학적 거대분자의 X선 회절 패턴을 수집하고 분석하여 3차원 구조에 대한 정보를 제공한다. 이러한 데이터를 처리하여 원자 좌표를 결정하고 구조를 검증한다. 생물학적 분자에서 원자의 3차원 배열을 밝혀 합리적인 약물 설계를 위한 거대분자의 구조를 이해하며, 생체분자의 구조가 기능에 어떻게 영향을 미치는지 조사한다.

NMR(핵자기공명) 분광 데이터는 자기장 내 핵 상호 작용 분석이 포함되어 생물학적 분자 내 원자의 공간 배열에 대한 정보를 제공하며 생체분자의 구조와 역학관계를 결정한다. 생체분자의 3차원 구조를 결정하고, 형태 변화 및 분자 운동 분석, 결합 인터페이스 및 분자 상호 작용 식별할 수 있다.

구조적 주석 및 데이터베이스는 실험적으로 결정된 생체 분자 구조, 특징, 기능 및 관계를 설명하는 주석이 포함된다. 구조 데이터를 통합하고 분석하며, 이를 바탕으로 생체분자의 기능을 추론한다. 단백질 구조와 기능적 모티프의 진화도 연구한다(그림 12-18).

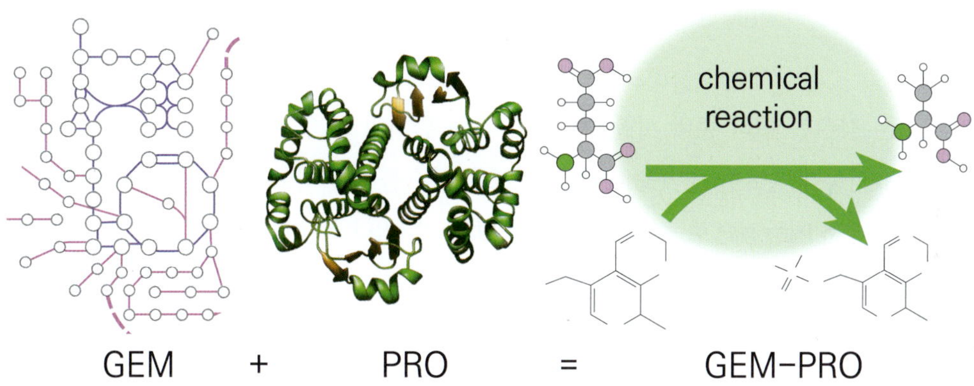

그림 12-18. 구조시스템 생물학은 네트워크와 구조 생물학의 통합에서 나타났다. 게놈 규모 모델은 KEGG 및 UniProt과 같은 데이터베이스의 다중 오믹스 데이터와 대규모 자료를 통합한다. 분자 수준 분석을 통해 2차 구조, 기질 결합 및 대사 네트워크의 단백질 간 유사한 촉매 부위 비교에 대한 원자 수준 특성화가 가능하다.

(8) 진화 데이터

계통발생학적 데이터는 다양한 종이나 유전자 간의 관계와 진화 역사를 검증하는 진화계통의 구성 및 분석이 포함된다. 계통발생 데이터를 처리하여 진화관계를 추론, 분기를 연구하고 유전자나 유기체의 진화에 대한 정보를 분석한다. 진화의 연관성을 기준으로 종이나 유전자를 분류하며, 계통수에서 공통 조상의 특성을 추정, 시간에 따른 분자 진화 속도를 연구한다(그림

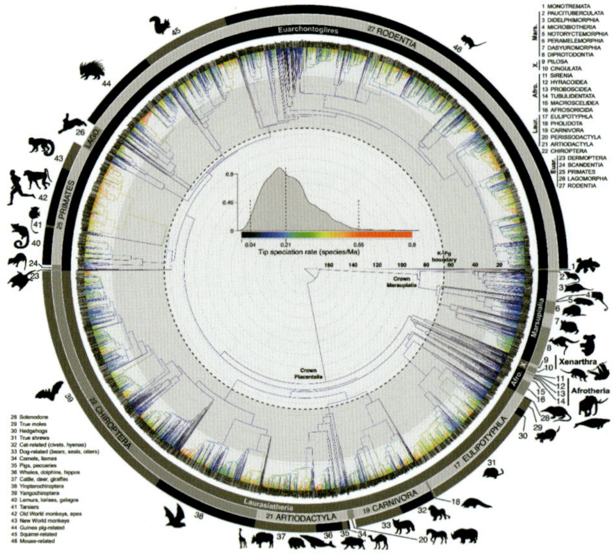

그림 12-19. **포유류 전체의 종 수준의 관계와 다양화 속도.** 5,911종의 현존하는 포유류 종과 최근 멸종된 포유류 종에 대한 화석 교정 계통학을 구축한다.

12-19).

진화적 보존 점수는 여러 종의 서열 정렬에서 특정 위치의 보존 정도를 나타내며, 이는 생체 분자의 구조나 기능에 중요한 영역을 나타낸다. 보존 점수를 계산하고 분석하여 단백질, 유전자 또는 조절 요소에서 기능적으로 중요한 영역을 식별할 수 있다. 아미노산 잔기 또는 뉴클레오타이드(nucleotide)의 기능적 중요성을 예측하며, 질병과 연결될 수 있는 변종을 식별, 비코딩 영역에서 보존된 모티프를 인식한다.

진화유전체학(evolutionary genomics) 데이터에는 보존, 적응 및 게놈 변화의 패턴을 알 수 있는 특징과 진화에 대한 자료가 있다. 게놈 진화를 연구하고, 보존된 요소를 식별하고, 적응에 대한 유전적 변화를 알 수 있다. 진화적 시간 규모에 따른 게놈 변화를 분석하며, 특정 계통에서 양성 선택이 이루어지는 유전자 또는 영역을 식별하며, 질병 관련 유전자 및 변종의 진화 역사를 조사한다.

4) 생물정보학의 목표

생물정보학은 컴퓨터 과학, 분자 생물학, 유전학, 통계학을 포함하는 광범위한 연구 분야이다. 데이터를 기반으로 문제를 해결하기 위한 이론적, 계산적 모델과 기술을 개발하며, 생물 및

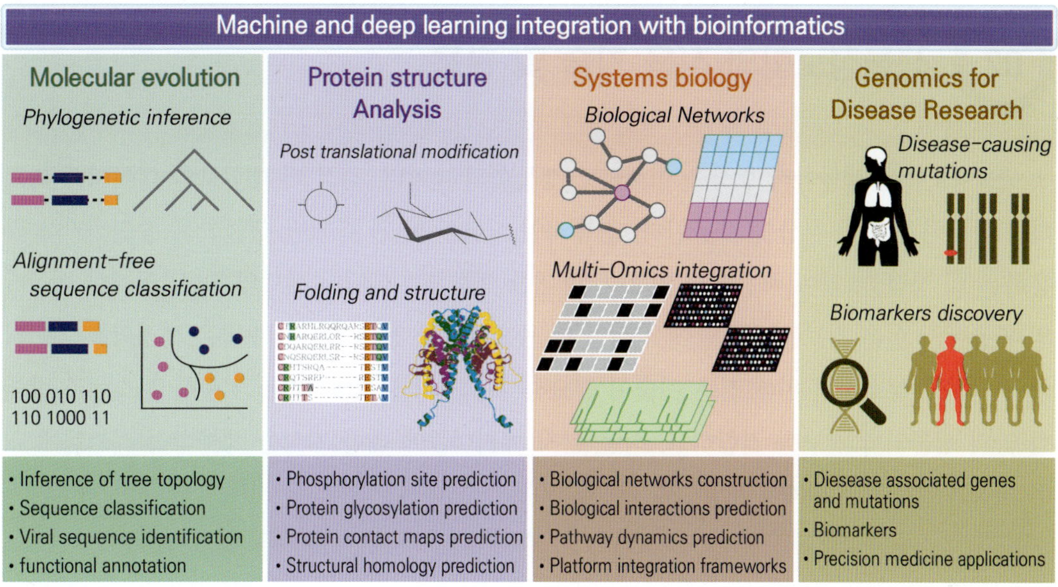

그림 12-20. **분자 진화, 단백질 구조 분석, 시스템 생물학 및 질병 유전체학에서 생물정보학과 통합된 기계 학습 기술의 응용**

유전 정보 관리를 위해 정보 기술을 사용하여 데이터를 수집, 저장, 분석 및 통합하는 모든 과정을 설명한다. 주요 목표는 기존 정보에 쉽게 접근할 수 있도록 데이터를 관리하고, 생물학적 데이터 분석에 도움이 되는 기술적 도구를 개발하여 생물학적 관점에서 데이터를 분석하고 결과를 해석하는 것이다(그림 12-20).

생물정보학의 또 다른 목표는 예측을 통해 실험 데이터를 확장하는 것이다. 초기에는 많은 생물정보학 연구가 비교적 좁은 초점을 두고 유전자 서열이나 단백질 구조와 같은 특정 유형의 데이터를 분석하기 위한 알고리즘을 고안하는 데 집중했다. 현재의 생물정보학의 목표는 통합적이며 다양한 유형의 데이터를 조합하여 유기체와 질병을 포함한 자연 현상을 이해하는 방법을 파악하는 데 있다.

02 생물정보학의 적용 기술 및 활용

생물정보학은 생물학적 현상을 이해하고 생물학적 데이터, 점점 더 대규모의 데이터를 획득하고 활용하기 위해 계산을 사용한다. 전통적인 실험실 및 관찰 기반 생물학을 증진하거나 활용하는 데 점점 더 많이 사용되고 있으며, 방대한 생물학적 데이터 세트의 확보, 이러한 데이터의 활용에서 얻은 정보는 생물학에서 점점 더 중요해지고 있다. 생물정보학은 생성되는 데이터를 구성하고 분석하기 위해 전문 기술이 필요하다는 것이 분명해지면서 지능형 시스템과 방대한 양의 생물의학 연구를 결합하고, 작은 분자 메커니즘에 대한 지식을 생물학적 시스템에 대한 지식과 결합하는 단계에 도달했다(그림 12-21).

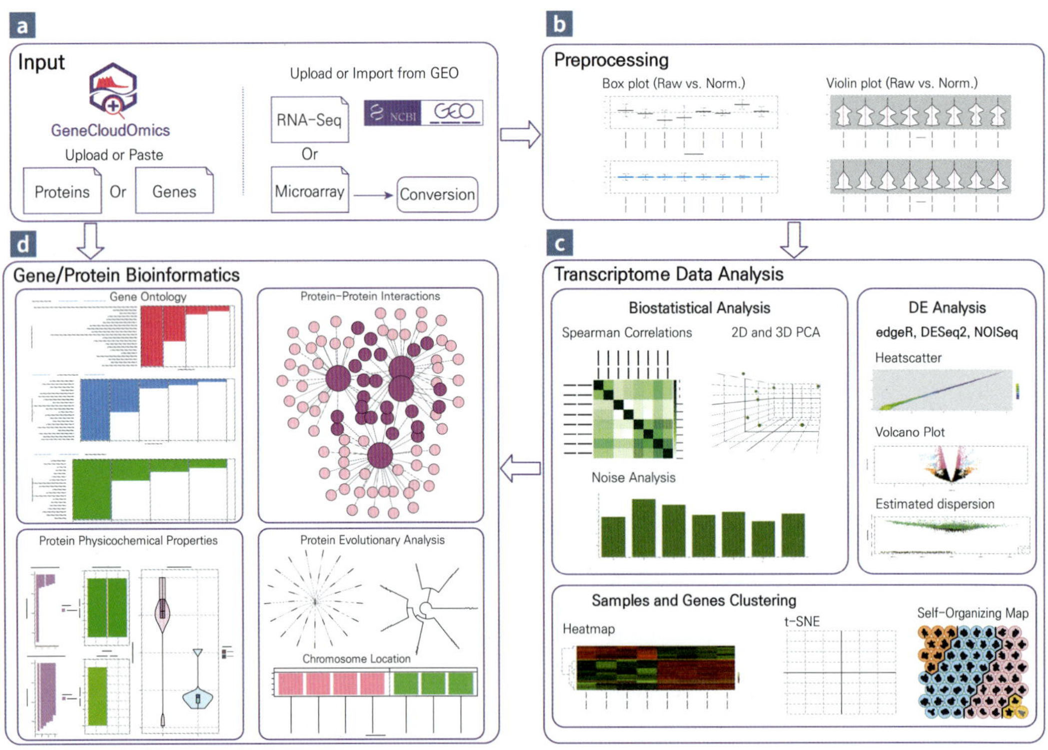

그림 12-21. **전사체 데이터를 분석하고 해석하는 과정에 대한 개략적 개요.** (a) RNASeq 및 마이크로어레이 데이터 업로드, (b) 데이터 전처리, (c) 전사체 데이터 분석[예: 상관 관계, DGE (Digital gene expression), 히트맵(heatmap), 클러스터링(Clustering) 분석] 및 (d) 유전자 또는 단백질 생물정보학 분석(GeneCloudOmics 웹서버) .

1) 생물정보학의 적용 기술

(1) 데이터 머신러닝(Machine learning)

머신러닝은 광범위한 인공지능(AI) 분야의 방법 중 하나로, 이를 통해 시스템은 데이터에서 독립적으로 학습하고 명시적으로 처리하도록 프로그래밍 되지 않은 작업을 실행할 수 있다. 목표는 진단, 계획 및 예측과 같이 인간의 지능이 필요한 작업을 수행할 수 있는 능력을 기계에 부여하는 것이다.

머신러닝에는 두 가지 주요 유형인 지도학습과 비지도학습이 있다. 지도학습은 레이블이 지정된 데이터 세트를 사용하여 알고리즘에 기존 분류 시스템과 이를 기반으로 예측하는 방법이다. 의사 결정 트리와 신경망을 훈련하는 데 사용된다. 비지도학습은 라벨을 사용하지 않으며,

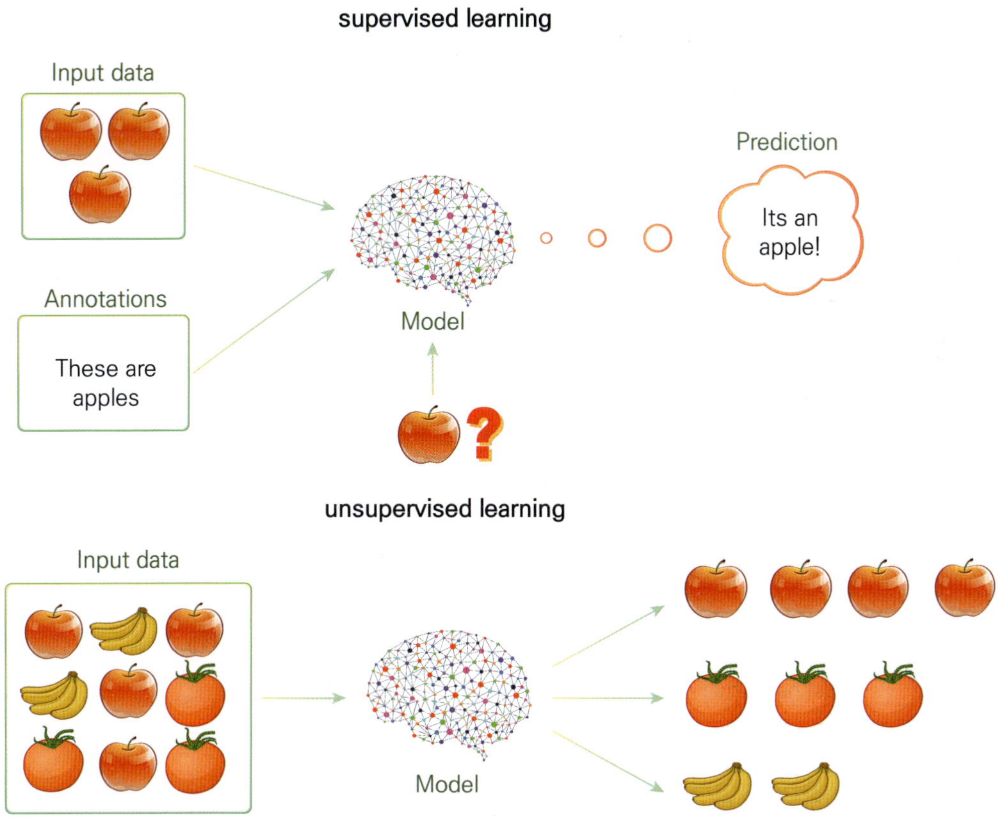

그림 12-22. **지도학습과 비지도학습.** 지도학습은 주석 안내를 사용하여 데이터에 대한 학습 과제 관련 결론을 도출한다. 비지도학습은 데이터의 잠재 요인을 사용하여 데이터와 해당 학습 과제 간의 관계를 결론 짓고, 데이터를 표시할 필요가 없다.

알고리즘은 스스로 데이터 패턴을 발견하기 위해 시도한다. 다시 말해, 알고리즘은 우리가 직접 가르칠 수 없는 것을 배우며, 이는 인간의 뇌가 작동하는 방식과 비슷하다. 훈련 중에 레이블이 지정된 데이터와 레이블이 지정되지 않은 데이터를 결합할 수 있는데, 이를 통해 반지도학습이 이루어진다. 이 유형은 지도학습 접근 방식에 충분한 고품질 레이블이 지정된 데이터가 없지만 학습 프로세스를 지시하는 데 사용하고 싶을 때에는 유용할 수 있다(그림 12-22).

(2) 인공 신경망 모델(Neural network model)

신경망은 노드/뉴런을 빌딩 블록으로 하는 다층 구조이다. 인접한 층의 뉴런은 링크를 통해 서로 연결되어 있지만 같은 층의 뉴런은 서로 연결되어 있지 않다. 입력층 뉴런은 정보를 수신하고 처리하여 다음 층에 입력으로 전달한다. 그리고 이 과정은 처리된 정보가 출력 층에 도달할 때까지 계속된다. 가장 기본적인 신경망은 퍼셉트론(Perceptron)이라고 하는데, 분류기 역할을 하는 하나의 뉴런으로 구성된다. 이 뉴런은 입력을 받고 선형 판별 함수를 사용하여 두 클래스 중 하나에 할당하며, 더 큰 신경망에서는 계층수나 한 계층의 노드수에 제한이 없다. 유전자 발현 프로필 분류, 단백질 구조 예측, DNA 시퀀싱 등에 활용된다(그림 12-23).

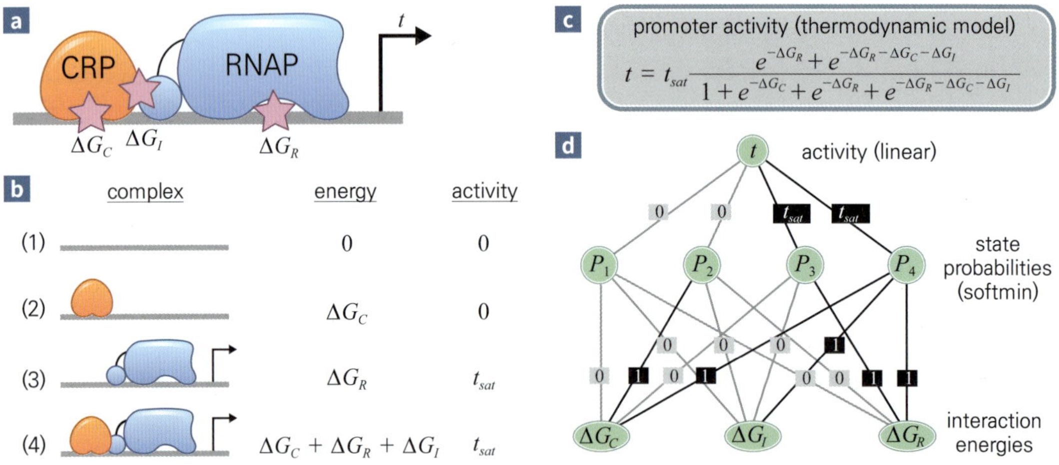

그림 12-23. **인공 신경망(Artificial Neural Network, ANN)은 특정 문제를 해결하기 위해 함께 작동하는 많은 상호 연결된 요소로 구성되어 있다. 전사 조절의 열역학적 모델.** (a) E. coli lac 프로모터에서의 전사 활성화 조절. (b) 유전자 조절의 모든 열역학적 모델로 각 상태에 따른 에너지 활동. (c) 열역학적 모델 예측 활동에 대한 수식. (d) 열역학 모델의 3층 신경망으로 첫 번째 계층 노드는 상호작용 에너지를 나타내고, 두 번째 계층 노드는 상태 확률을 나타내고, 세 번째 계층 노드는 전사 활동을 나타낸다.

(3) 군집화(Clustering) 기법

비지도 클러스터링은 제공된 유사성 정의에 따라 요소를 다양한 그룹으로 구성하는 프로세스이다. 이러한 분류의 결과로, 한 클러스터에 배치된 요소는 서로 밀접하게 관련되어 있으며 다른 클러스터의 요소와 다르다. 지도 분류와 달리 클러스터링에서는 몇 개의 클러스터가 미리 형성될지는 알 수 없다. 생물정보학에서 이 머신 러닝 접근 방식의 유명한 예 중 하나는 유전자의 마이크로어레이 기반 발현 프로파일링으로, 유사한 발현 수준을 가진 유전자가 하나의 클러스터에 배치된다(그림 12-24).

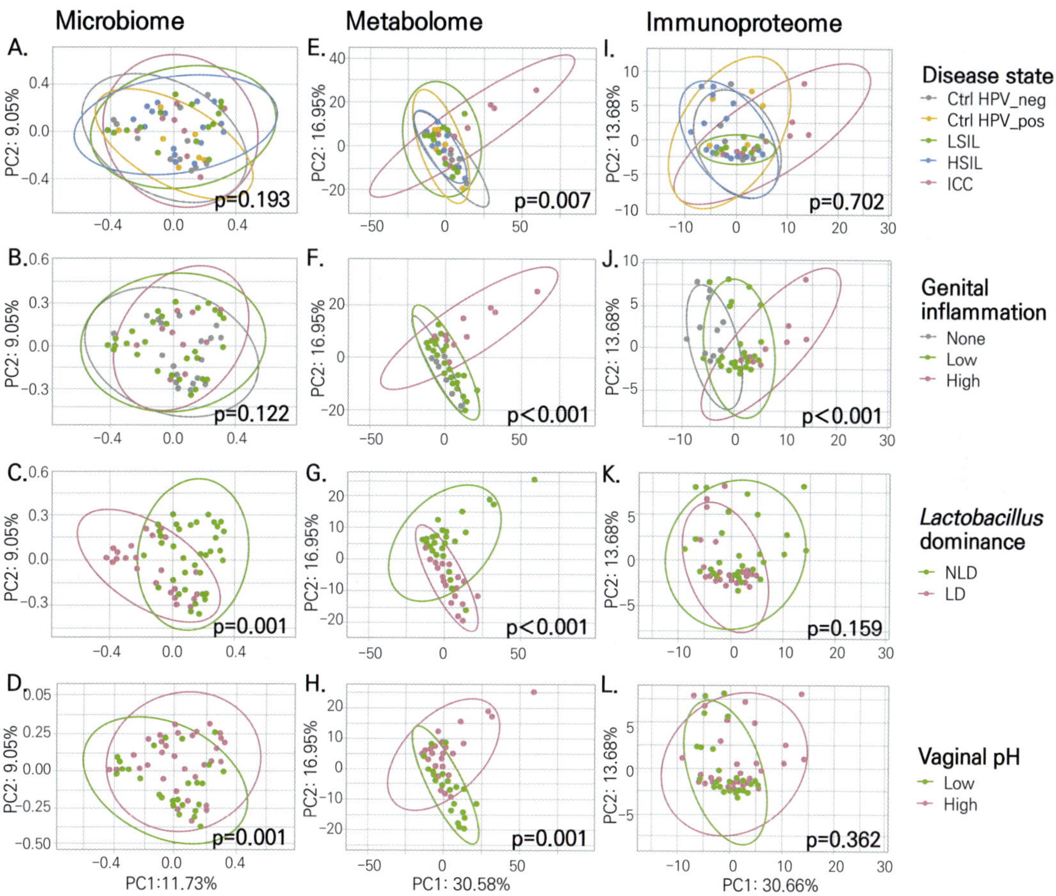

그림 12-24. **대사체의 특성을 따른 군집화 모델**

(4) 차원축소(Dimensionality Reduction)

머신러닝 분류 문제에서 분류는 요인/특징을 기반으로 수행되지만, 때로는 최종 결과에 영향을 미치는 요인이 너무 많아 데이터 세트를 시각화하고 조작하기 어려울 수 있다. 차원축소 알고리즘은 특정 수를 최소화하여 데이터 세트를 더 관리하기 쉽게 만들 수 있다. 차원 감소에는 두 가지 주요 구성요소가 있다. 기능 선택은 기능을 임베딩(embedding), 필터링(filtering) 또는 랩핑(wrapping)하여 전체 모델을 나타낼 변수의 하위 집합을 선택하고 특징 추출은 데이터 세트의 차원수를 줄인다. 이 유형의 알고리즘은 계산 시간과 저장 요구 사항을 줄이기 위해 대용량 데이터 세트를 압축하며, 데이터에 존재하는 중복 기능을 제거할 수 있다(그림 12-25).

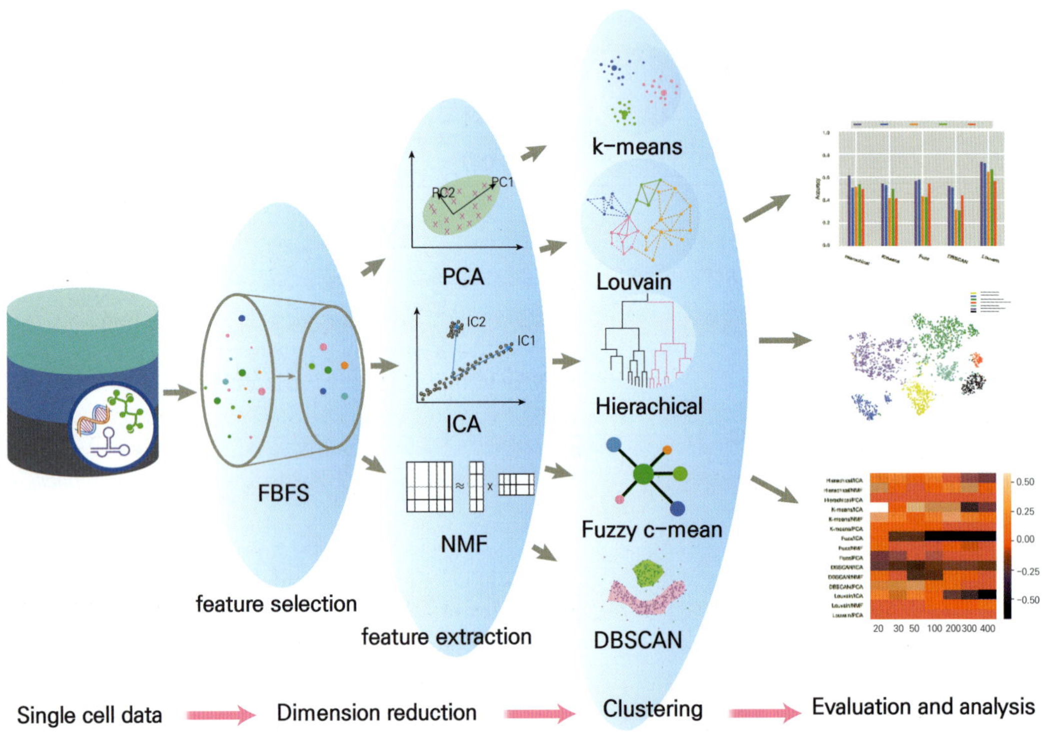

그림 12-25. **4개의 차원 감소 모델과 5개의 클러스터링 모델을 결합한 비교 프레임워크.** 데이터 수집 및 전처리, 차원 감소 모듈로 고차원 scRNA-seq 데이터에 대한 FBFS, PCA, NMF 수행, 독립성분분석, 클러스터링 모듈에 계층적 클러스터링, K-평균, 퍼지 C-평균, DBSCAN 등을 수행, 네트워크분석, 시각화 및 평가로 구성

(5) 의사결정트리(Decision tree)

알고리즘은 각 노드가 피처에 대한 테스트를 나타내는 플로차트와 같은 트리모델을 구축하기 위해 재귀적 접근 방식을 적용한다. 알고리즘은 최상위 노드(루트)를 결정한 다음 한번에 한 매개변수를 고려하여 재귀적으로 트리를 구축한다. 각 시퀀스의 마지막 노드를 리프노드(leaf node/leaf) 라고 하며, 최종 분류를 나타내고 클래스 레이블을 보유한다. 의사결정 트리 모델은

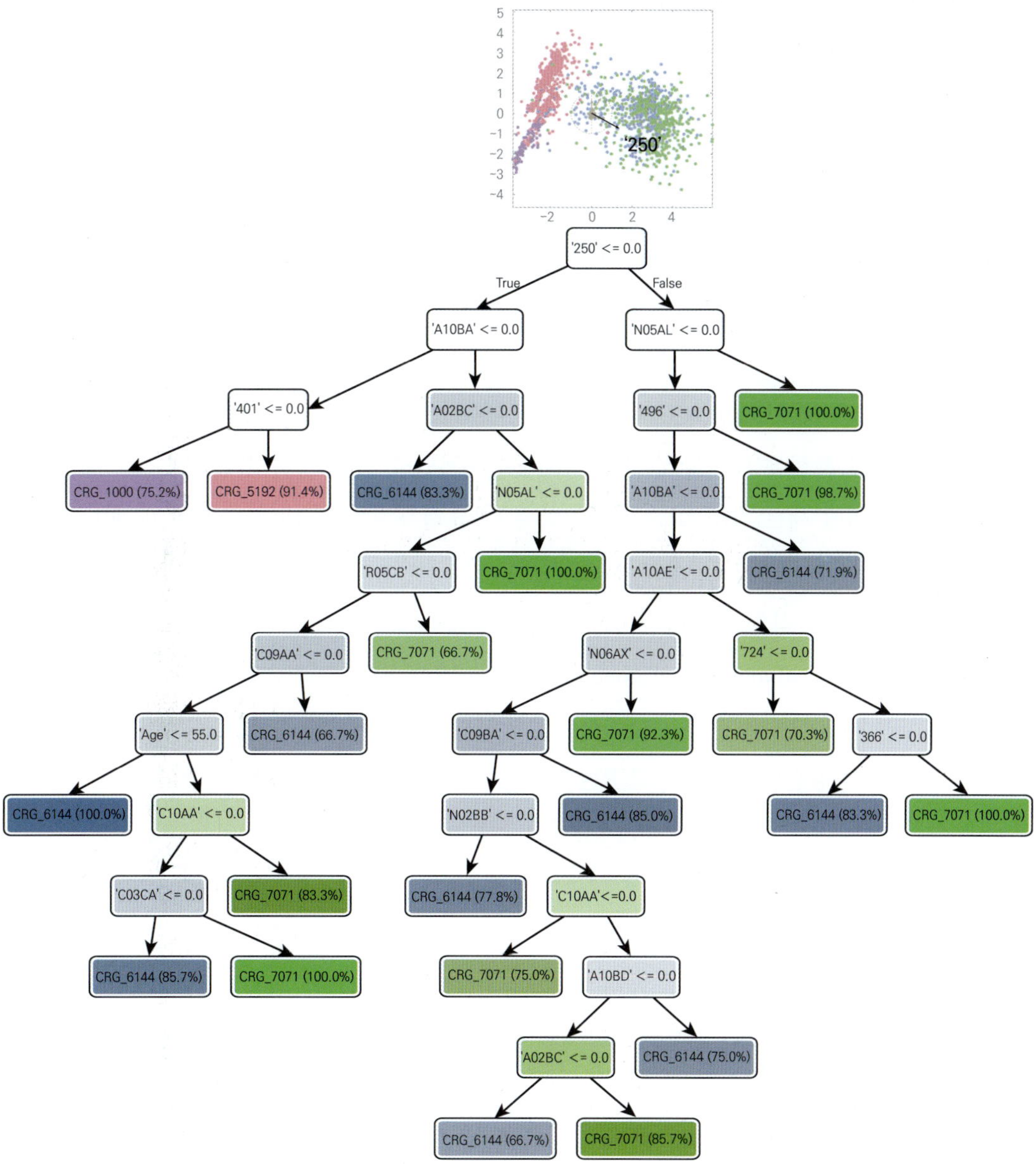

그림 12-26. **연령, 성별, 진단 및 약물 코드를 고려한 분류 트리**

훈련 중에 높은 계산 능력을 요구하지만, 그 후에는 광범위한 계산 없이 분류를 수행할 수 있다. 이러한 분류기가 생물정보학 분야에서 주요 이점은 이해할 수 있는 규칙과 설명 가능한 결과를 생성한다는 것이다(그림 12-26).

2) 생물정보학을 활용한 연구 분야

(1) 전사체학

전사체학은 특정 시간이나 발달 단계에 해당하거나 특정 생리적 조건에 따른 특정 세포, 조직, 기관 또는 전체 유기체에 대한 전사체 전체 세트에 대한 포괄적인 분석이다. 게놈의 기능 주석, 유전자의 전사 구조에 대한 통찰력을 제공하며, 전사 시작 부위 해독, 스플라이싱, 단백질 폴딩, 모든 유형의 전사본(mRNA, tRNA, rRNA, siRNA , 비번역 RNA 등)의 도식화 등에 대한 연구가 가능하다

세포의 유전적 내용과 조절 시스템에 대한 개요를 제공한다. 박테리아, 세포는 동일한 게놈 형태로 구성되어 있으며, 조건에 따라 다른 유전자가 발현되면서 패턴이 나타난다. 유전자 발현을 켜고 끌 수 있는 세포 조절 기구가 있으며, 인트론과 엑손을 모두 포함하고 스플라이싱을 통해 전체 전사체의 특성을 확인할 수 있다. 주어진 게놈의 유전자 발현 수준, 게놈 프로파일링, 다양한 실험 데이터 세트 간의 비교, 발현 수준 및 유전자 발현에 대한 다양한 매개변수와 관련된 데이터는 전사체 도구를 사용하여 평가할 수 있다.

전사체 연구에 일반적으로 사용되는 기술은 EST (expressed sequence tag) 기반 방법, 유전자발현연속분석법(serial analysis of gene expression, SAGE), 하이브리디제이션 기반 마이크로어레이, 실시간 PCR, NGS 기반 RNA-시퀀싱 방법, RNA 간섭 및 전사체 분석을 위한 생물정보학 도구이다. 이 방법은 기본적으로 RNA 분리, 정제, 정량화, cDNA 라이브러리 구축 및 고처리량 시퀀싱을 포함한다. 전사체 도구 선택에 대한 중요한 고려 사항은 비용 효율성, 감도, 고처리량 및 시작 RNA의 최소 농도이다.

EST 시퀀싱은 유전자의 발현 수준에 대한 개요를 제공한다. 대규모 EST 시퀀싱 프로젝트는 애기장대(Arabidopsis thaliana), 초파리 및 인간과 같은 생물모델에 적용되었다. 발현 프로필에 대한 데이터를 제공하는 EST 데이터베이스도 사용할 수 있다. cDNA 또는 EST 마이크로어레이는 cDNA 시퀀스 또는 EST가 마이크로칩에 부착된 방식으로 사용할 수 있다. 이 기술은 DNA 마이크로어레이와 유사하지만 여기서 샘플은 형광 표지된 cDNA 분자이다. SAGE는 EST 시퀀싱과 유사한 또 다른 방법으로, 약 15개 염기의 짧은 '태그'만 시퀀싱 되기 때문에 EST

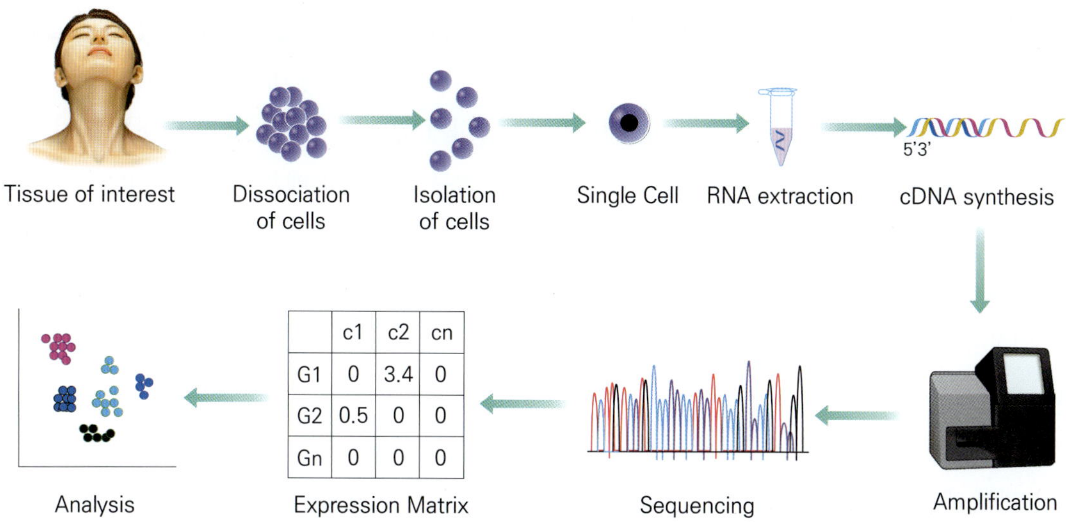

그림 12-27. 질병 및 건강에서의 단일세포분석. 표적 조직/장기에서 표적 세포를 분리하는 것부터 시작하여 유세포 분석(FACS) 또는 기타 미세 유체 기술을 기반으로 분리한 다음 RNA 추출을 진행한다. RNA 추출 후 역전사효소를 통한 cDNA 합성, 증폭 및 시퀀싱에서 판독 결과를 정렬하고 정량화하여 유전자 발현을 분석한다.

보다 유리하다. 생성된 짧은 단편은 함께 연결되어 시퀀싱 된다. cDNA 풀은 RNA-seq라고 알려진 고처리량 NGS를 거쳐 정량화, 새로운 EST 발견, RNA 프로파일링이 가능하다.

DNA 칩, 유전자 칩, 바이오칩 또는 마이크로어레이는 유리, 실리콘 칩과 같은 고체 지지체에 부착된 DNA, cDNA, 올리고뉴클레오타이드 스팟의 모음으로 발현 프로파일링을 목적으로 하는 어레이를 형성한다. 수천 개의 유전자의 발현 수준을 동시에 모니터링하며 하이브리디제이션 기반 방법으로 칩 제작, 하이브리디제이션 조건 제어, 생성된 데이터의 계산 분석과 관련된 여러 기술 개발이 이루어졌다(그림 12-27).

실시간으로 정량이 가능한 PCR (qRT-PCR)은 전사체 연구를 위한 저농도 mRNA 또는 전사의 신뢰할 수 있는 정량화를 위해 선호되는 PCR 유형이다. 이 기술의 주요 장점은 높은 감도, 더 나은 재현성 및 광범위한 동적 정량화 범위이다. 증폭 능력이 기반인 단일 세포에서도 유전자 발현 및 조절 연구를 용이하게 한다. PCR과 함께 부착된 다양한 유형의 형광 모니터링 시스템을 사용할 수 있어 유전자 발현 연구에 주로 활용된다.

RNA-seq는 전사체학을 위한 고급 고처리량 기술 중 하나로, 샷건 시퀀싱(shotgun sequencing)이라고도 알려진 RNA-seq는 NGS 도구를 활용한다. RNA-seq은 게놈 시퀀스의 가용성에 의존하지 않고 상한 정량화 한계가 없다. 또한 높은 재현성을 보이며, 넓은 동적 검출 범위를 가지고 있다. 전사체 분석은 질병 진단 및 프로파일링을 포함한 다양한 생물의학 연구 분야에 광범위하게 적용되었다. RNA-Seq 접근 방식은 전사 시작 부위의 대규모 식별로 밝혀진 대체 프로모터 사용 및 새로운 스플라이싱 변형을 가능하게 했으며, 이러한 조절 요소는 인간 질병에서 중요하므로 변이를 정의하는 것이 질병 연관 연구 해석에서 매우 중요하다. RNA-Seq는 또한 질병 관련 단일염기다형성(single nucleotide polymorphism, SNP), 대립유전자 특이적 발현 및 유전자 융합을 식별하여 질병 원인 변이에 대한 이해에 기여할 수 있다.

역전사인자는 역전사를 포함하는 과정을 통해 나타나는 진핵 생물 유전체 내 전좌 인자이다. RNA-Seq는 질병으로 이어지는 다양한 후생 유전학적 메커니즘을 통해 이웃 유전자의 전사에 영향을 미칠 수 있는 내인성 역전사인자의 전사에 대한 정보를 제공할 수 있다. 마찬가지로, 면역 세포 집단을 분석하고 환자의 T 세포 및 B 세포 수용체 레퍼토리를 시퀀싱할 수 있는 능력 덕분에 RNA-Seq를 사용하여 면역 관련 질병을 연구할 수 있는 잠재력이 빠르게 확대되고 있다. RNA-Seq는 유전자 발현 변화 정량화, 새로운 독성 인자 식별, 항생제 내성 예측 및 숙주-병원체 면역 상호 작용 밝혀내기 위해 확립된 방법이다. 이 기술은 최적화된 감염 관리 대책과 표적화 및 개인화된 치료를 개발한다.

전사체 분석은 주로 숙주 또는 병원체에 초점을 맞췄다. 최근 Dual RNA-Seq가 적용되어 감염 과정 전체에 걸쳐 병원체와 숙주 모두에서 RNA 발현을 동시에 프로파일링 할 수 있다. 이 기술을 사용하면 초기 접촉에서 침입 및 숙주 면역 체계에 의한 병원체의 최종 지속성 또는 제거까지 두 상호 작용 파트너의 동적 반응과 종간 유전자 조절 네트워크를 연구할 수 있다.

전사체학은 생물학적 및 비생물학적 환경 스트레스에 반응하고 대응하는 유전자와 경로를 식별할 수 있게 주며, 비대상적 특성은 복잡한 시스템에서 새로운 전사 네트워크를 식별할 수 있게 한다. 전사체 프로파일링은 약물 내성 메커니즘에 대해서도 중요한 정보를 제공한다.

모든 전사체 기술은 유전자 기능을 식별하고, 특정 표현형을 담당하는 유전자를 찾는 데 특히 유용하다. RNA-Seq 판독은 게놈에 의존하지 않으며 존재하지 않거나 제대로 개발되지 않은 게놈 리소스가 있는 비모델 생물의 유전자 발현 연구에 매우 이상적이다. RNA-Seq는 기존 시퀀싱된 게놈에서 이전에 알려지지 않은 단백질 코딩 영역을 식별할 때도 사용할 수 있다.

(2) 유전체학

유전체학은 인간, 동물, 식물 또는 미생물의 전체 유전체가 어떻게 기능하는지 연구하여 DNA의 특정 특성을 다른 영역에서 더 잘 이해하고 활용하기 위해 연구하는 학문이다. 유전체의 구조, 기능, 진화, 매핑 및 편집에 초점을 맞춘 분자 생물학의 학제 간 분야이다. 유전체는 모든 유전자와 계층적, 3차원 구조적 구성을 포함한 유기체의 완전한 DNA 세트이다. 게놈은 유기체의 DNA에 포함된 유전적 지시 또는 정보의 전체 세트를 말한다. 여기에는 유기체의 특성과 특징을 결정하는 모든 유전자, 조절 요소 및 기타 비코딩 DNA 시퀀스가 포함되며, 여기에는 신체적 외관, 행동, 질병에 대한 감수성 및 기타 많은 특성이 포함된다.

게놈은 염색체로 구성되어 있으며, 염색체는 히스톤(histone)이라는 단백질과 함께 긴 DNA 가닥으로 크로마틴(chromatin)이라는 복잡한 구조를 형성한다. 게놈은 모든 사람에게 고유하며 종마다 상이하게 다를 수 있다. 유전자가 어떻게 기능하고 상호 작용하는지, 그리고 게놈의 변화가 어떻게 다양한 질병이나 장애로 이어질 수 있는지 더 잘 이해하기 위해 게놈을 연구한다. 개인의 게놈을 시퀀싱하여 특정 건강 상태에 기여하거나 개인화된 치료 계획을 알려줄 수 있는 유전적 돌연변이나 변이를 식별한다.

유전자는 단백질이나 RNA 분자와 같은 특정 기능적 생성물을 인코딩하는 DNA 시퀀스이다. 이러한 기능적 생성물은 세포 내 다양한 과정에 관여하며 유기체의 특성을 결정하는 데 중요한 역할을 한다. DNA 서열은 그것이 인코딩하는 단백질의 아미노산 서열이나 생성된 RNA 분자의 뉴클레오타이드 서열을 결정한다. 유전자는 메신저 RNA (mRNA)로 전사된 다음 유전자 발현을 통해 단백질로 번역된다. 각 유전자는 염색체의 특정 위치에 위치하고 있으며, 유전자의 수와 배열은 유기체마다 다를 수 있다. 인간의 유전자 수는 약 20,000~25,000개로 추정된다.

유전자 DNA 서열의 돌연변이 또는 변화는 유전자의 기능에 영향을 미쳐 잠재적으로 유전적 질환이나 질병으로 이어질 수 있다. 유전자를 연구하여 다양한 생물학적 과정에서 유전자의 역할을 더 잘 이해하고, 질병과 관련된 유전적 변이를 식별하고, 유전적 질환에 대한 새로운 치료법을 개발한다.

유전형과 표현형은 유전학의 두 가지 기본 개념으로, 생물체의 특성과 특징의 다양한 측면을 설명한다. 유전자형은 유기체의 유전적 구성을 말하며, 여기에는 유전된 모든 유전자와 그 변이가 포함된다. 이 정보는 유기체의 DNA에 인코딩 되어 있으며 특정 특성과 특징에 대한 잠재력을 결정한다. 표현형은 신체적 특성뿐만 아니라 대사나 질병 감수성과 같은 행동적, 생리적 특성을 포함한 유기체의 관찰 가능한 특성을 나타낸다. 표현형은 유기체의 유전형과 환경 간의 상호 작용에서 발생한다. 유전자형은 수정 단계에서 결정되고 개인의 일생 동안 비교적 고정된 상태를 유지하는 반면, 표현형은 영양, 독소 노출 또는 질병과 같은 환경 요인에 따라 변화할 수

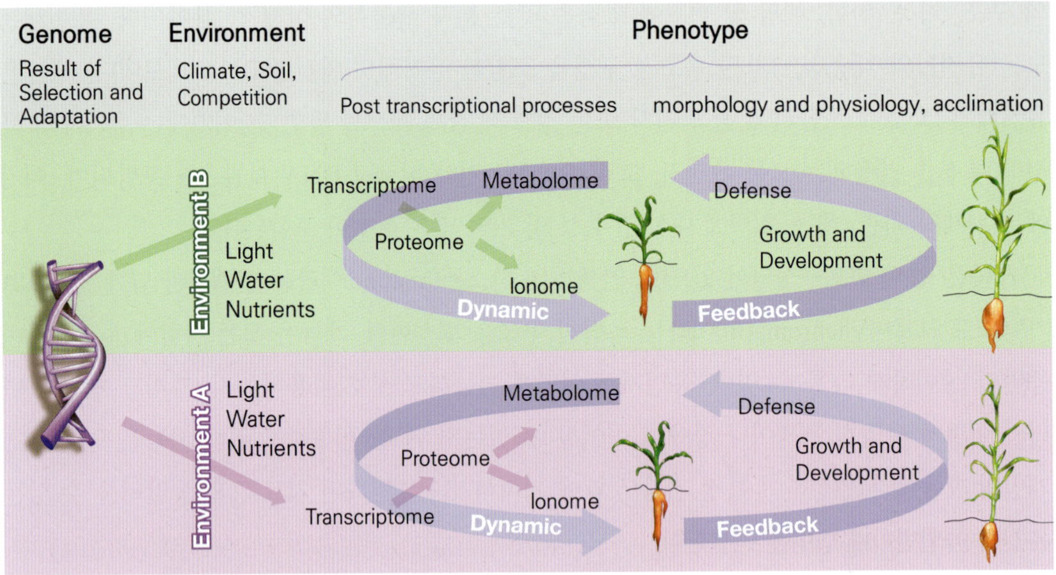

그림 12-28. **유전자형과 표현형의 관계.** 표현형은 성장과 발달 중에 변화하는 과정으로 기능 및 구조로 특징지어진다. 유전자 정보의 해석은 환경의 영향을 받으며, 제한된 자원과 같은 환경적 트리거에 다르게 반응할 수 있다. 유전자형-환경 상호 작용은 다양한 조직 수준에서 관찰할 수 있는 다른 표현형을 초래한다. 표현형은 전사된 유전자(전사체)와 그 결과 생성되는 단백질(프로테옴)의 구성을 순차적으로 변경하는 일련의 과정을 포함한다. 이는 다시 대사산물과 이온에 영향을 미치고 식물의 발달에 영향을 미쳐 작물의 생리학 및 형태에 눈에 띄는 차이를 초래한다.

있다. 전반적으로 유전자형과 표현형의 구분은 유전학 연구에서 중요한데, 이는 유전 정보와 생물체에서 관찰 가능한 특성 간의 관계를 연구할 수 있기 때문이다(그림 12-28).

유전학과 유전체학은 생물체의 유전 정보와 구조에 초점을 맞춘 관련 연구 분야인데, 이 두 분야 사이에는 몇 가지 주요 차이점이 있다. 유전학은 가족이나 집단 내에서 개별 유전자와 그 유전 패턴을 연구한다. 유전자의 분자 구조와 기능, 그리고 돌연변이와 다른 유전적 메커니즘을 통해 시간이 지나면서 어떻게 변할 수 있는지 다루며, 전통적으로 단일 유전자와 관심 있는 특성에 미치는 영향을 분석하는 데 중점을 둔다. 반면, 유전체학은 모든 유전자와 유전자 간 상호 작용, 환경과의 상호 작용을 포함한 유기체의 전체 유전적 구성을 연구한다. 여기에는 다양한 종에 걸친 유전체의 조직, 기능 및 진화를 이해하기 위해 대규모 유전 데이터를 분석하는 것이 포함된다. 유전체학 연구는 DNA 시퀀싱, 유전자 발현 분석 및 계산 방법과 같은 기술을 사용하여 전체 유전체와 다른 생물학적 시스템과의 상호 작용을 연구한다. 유전학은 개별 유전자와 그 유전 패턴을 연구하지만, 유전체학은 전체 유전체와 환경과의 상호 작용을 연구하는 데 중점을 두며, 유전체학은 유전학을 연구하는 데 있어 보다 포괄적으로 접근하여 의학 및 생명공학과 같은 분야에 광범위하게 적용된다.

게놈학 분야는 1990년대 인간 게놈 프로젝트(HGP)가 시작된 이래로 상당히 발전했다. HGP는 2003년에 완료된 전체 인간 게놈을 시퀀싱하는 것을 목표로 한 획기적인 프로젝트였으며, 이후로 게놈학 연구에서 주목할 만한 발전이 있었다.

차세대 시퀀싱(NGS) 및 3세대 염기서열 분석법(long-read sequencing)과 같은 새로운 DNA 시퀀싱 기술의 개발로 인해 유전체 시퀀싱의 속도, 정확도 및 비용 효율성이 획기적으로 향상되었다. 고처리량 시퀀싱 기술의 발전으로 연구자들은 많은 수의 유전체를 빠르고 효율적으로 시퀀싱할 수 있게 되었다. 이로 인해 1000 Genomes Project 및 Genome Aggregation Database (gnomAD)와 같은 대규모 유전체 데이터베이스가 만들어졌으며, 여기에는 여러 집단에 걸쳐 수천 명의 개인의 유전체 데이터가 포함되어 있다. DNA 서열의 변화로 인해 발생하지 않는 유전자 발현의 변화를 의미하는 에피제네틱스(epigenetics) 연구는 유전체학 연구에서 점점 더 중요해지고 있다. DNA 메틸화 및 히스톤 변형과 같은 에피게네틱 변형은 유전자 발현에 상당한 영향을 미칠 수 있으며 광범위한 질병에 연관된다. 유전체학 연구의 발전으로 유전자 발현과 조절에 중요한 역할을 하는 조절 요소 및 비코딩 RNA와 같은 유전체의 비코딩 영역을 식별하고 특성화할 수 있게 되었다. 이를 통해 CRISPR−Cas9(유전자가위) 유전체 편집과 같은 유전체 기능을 연구하는 새로운 기술이 개발되었다.

유전체학 분야는 HGP가 시작된 이래로 상당히 발전했으며, 새로운 기술과 기법 덕분에 연구자들은 유전체를 더 자세하고 정확하게 연구할 수 있게 되었다. 이러한 발전으로 특정 질병의 유전적 기초에 대한 이해가 더 깊어졌고, 개인화된 의학과 표적 치료에 대한 새로운 기회가 열렸다.

유전체학은 개인화된 의학을 발전시키는 데 중요한 역할을 하는데, 이는 개인의 유전적 구성에 맞춰 의료 치료와 요법을 맞춤화하는 것이 주된 목표다. 게놈 시퀀싱은 유전적 질환을 진단하고 질병 위험을 예측하는 데 사용한다. 이는 치료 및 모니터링에 대해 보다 정보에 입각한 결정을 내리는 데 도움이 될 수 있으며, 특정 유형의 암 발병 위험을 증가시키는 유전자 돌연변이를 식별하는 데 사용할 수 있다.

유전체 정보는 개인의 유전적 구성에 맞는 표적 치료를 개발하는 데 사용한다. 암 치료에 있어 환자의 종양 세포에 존재하는 특정 유전적 돌연변이에 맞게 조정할 수 있으며, 이를 통해 치료 효과를 높여 부작용을 줄일 수 있다. 유전체 정보를 사용하면 개인이 다양한 약물에 어떻게 반응할지 예측할 수 있고 이를 통해 임상의가 가장 효과적인 치료법을 선택하고 부작용을 피하

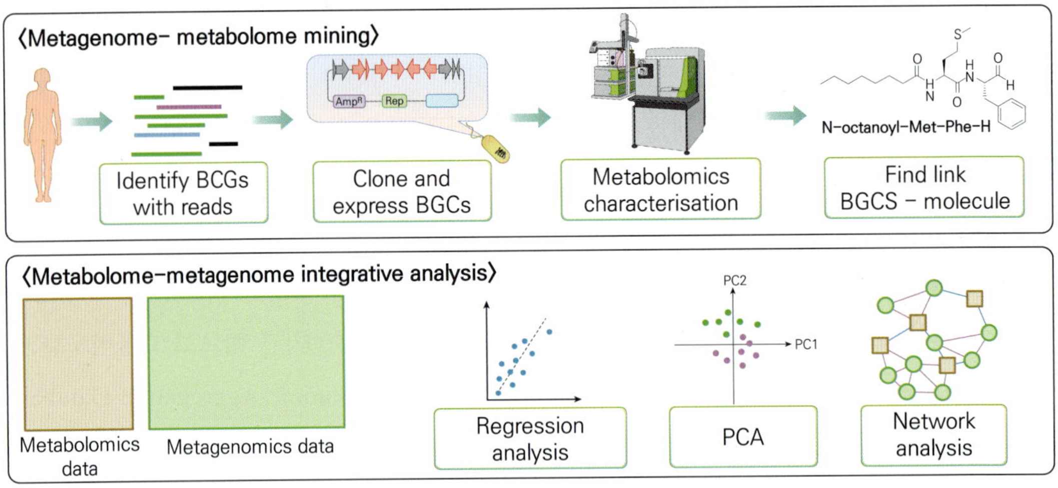

그림 12-29. **메타게놈 데이터와 대사체학 데이터는 유전자 주석을 개선하고 BGC-대사산물 쌍을 특성화하여 미생물 분자 기능에 대한 미생물의 역할을 연구하기 위해 통합될 수 있다.**

는 데 도움이 될 수 있으며, 특정 질병에 걸릴 위험이 높은 개인을 식별하는 데 사용할 수 있으며, 이는 라이프스타일 변화나 조기 검진과 같은 예방 조치를 안내하는 데 도움이 될 수 있다. 또한 개인의 유전적 구성에 대한 풍부한 정보를 제공하여 의학적 의사 결정을 안내하고 표적 치료법과 요법을 개발하는 데 사용할 수 있는 개인화 의학을 선도하고 있다(그림 12-29).

(3) 단백질체학

단백질체학(프로테오믹스; proteomics)는 단백체(프로테옴; proteome)에 대한 대규모 연구로 유기체, 시스템 또는 생물학적 맥락에서 생성되는 단백질 집합이다. 단백질은 언제, 어디서 발현되는가, 단백질 생산·분해 속도 및 정상 상태 발현 정도, 단백질 변형 요인, 세포 내 구획 사이의 단백질 이동, 대사 경로에서 단백질의 참여, 단백질이 서로 상호 작용하는 방식 등 단백질체학은 생물학적 문제에 대해 중요한 생물학적 정보를 제공할 수 있다.

발현 프로테오믹스(expression proteomics)는 단백질의 양적 및 질적 발현을 연구하는 새로운 접근법으로, 환자와 대조군과 같은 두 가지 상태 간의 단백질 발현 차이를 지정하는 것을 목표로 한다. 또한 신호 전달에서 질병 특이적 단백질과 새로운 단백질을 식별할 수 있다. 다양한 세포에서 단백질 발현 패턴을 연구하는 데 사용되는데, 종양 조직 샘플은 정상 조직 샘플과 비교하여 단백질 수준의 차이를 식별하며 이를 통해 질병의 유무를 판별할 수 있다.

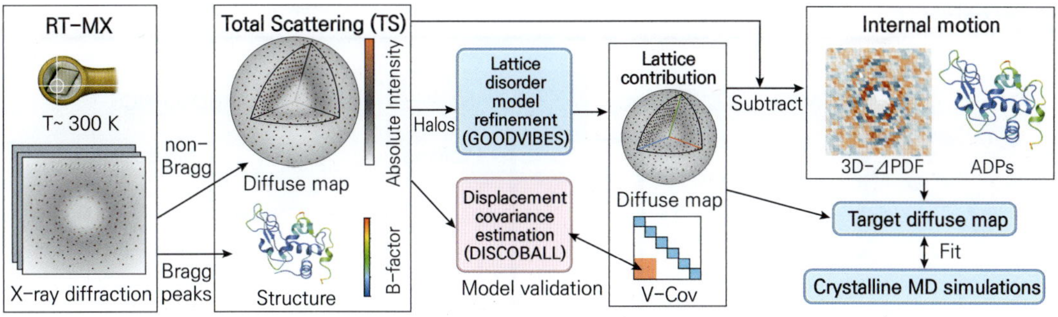

그림 12-30. **X선과 NMR 데이터를 이용한 구조모델 분석.** 단백질 결정으로부터 X선 회절 이미지 확보, 확산 산란 분석을 위한 일반적인 작업모델로 실험 데이터로부터 상관관계를 유추하여 구조 분석에 활용한다.

핵자기공명분광법과 X선결정학은 구조적 프로테오믹스에서 기능성 단백질의 3차원 구조와 구조적 복잡성을 결정하는 데 사용된다. 이는 막, 세포 소기관, 리보솜과 같은 모든 단백질 상호 작용을 지정한다(그림 12-30).

프로테오믹스는 세포 내 단백질 기능과 분자 메커니즘을 연구하고 단백질 파트너의 상호 작용을 결정한다. 특정 프로세스에 관련된 특정 단백질 복합체의 파트너와 알려지지 않은 단백질의 상호 작용을 조사하여 단백질의 생물학적 역할을 나타낼 수 있다. 생체 내 단백질-단백질 상호 작용을 밝히면 세포 신호 전달 경로에 대한 포괄적인 설명도 가능하다.

(4) 대사체학

대사체학은 세포, 생체액, 조직 또는 유기체 내의 소분자 등 일반적인 대사물질에 대한 대규모 연구이며, 이러한 소분자와 생물학적 시스템 내의 상호 작용을 통틀어 대사체라고 한다. 대사체학은 대사체(세포, 조직 또는 생물학적 체액과 같은 생물학적 샘플 내의 작은 분자 모음)에 대한 고처리량 분석이다. 대사체는 대사반응의 중간 생성물이며 세포가 기능하는 데 필요하다. 대사체는 일반적으로 크기가 1,500 Da 미만이며 아미노산, 지질, 지방산, 스테로이드, 비타민, 미네랄, 약물 및 탄수화물과 같은 다양한 화합물을 포함한다. 대사체학은 유전체학, 전사체학, 단백체학과 달리 생화학적 활동의 직접적인 바이오마커 역할을 하므로 표현형과 직접 상관관계를 맺기가 더 용이하다(그림 12-31).

대사체학은 인간의 건강과 질병에 대한 귀중한 정보를 제공한다. 영양학, 생화학, 제약 개발 및 약물 독성검사, 진단, 미생물학, 법의학 등 건강과 의학 분야에서 다양한 응용 분야가 있다.

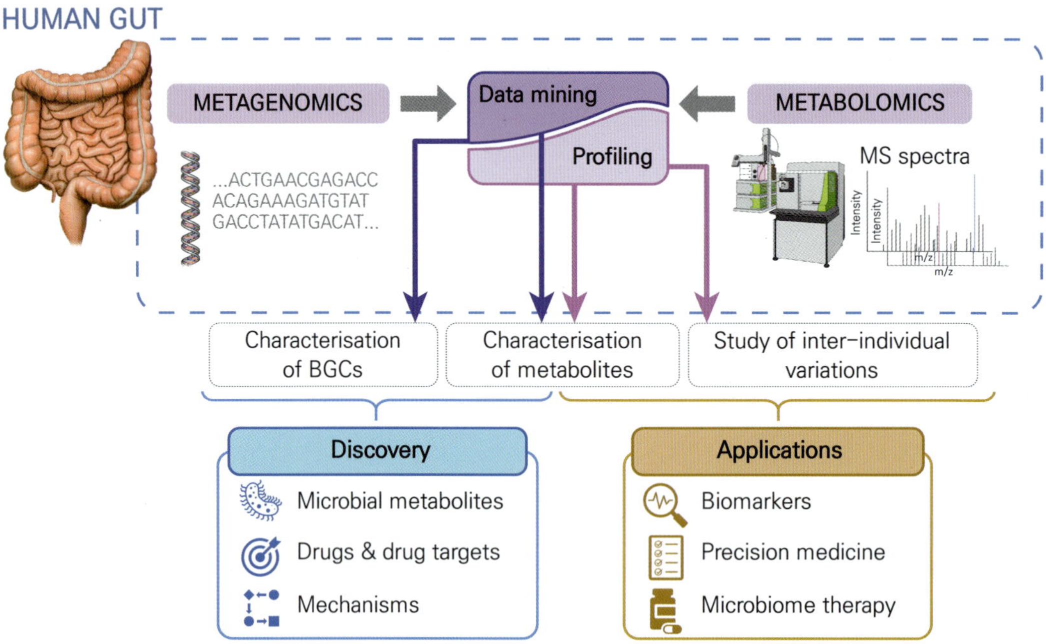

그림 12-31. **장내 미생물군 연구를 위한 대사체학 및 메타게놈학.** 데이터 분석의 최근 발전은 현대 의학의 발전과 개선, 천연물 및 약물 개발을 크게 촉진했다. 각 개인이 고유한 '미생물 지문'을 가지고 있다는 점을 감안할 때, 장내 미생물군은 정밀의학에 상당한 잠재력을 가지고 있다. 프로바이오틱스 및 분변이식술(fecal microbiota transplantation, FMT)과 같은 장내 미생물군을 표적으로 하는 개입은 미생물군 의학의 일부로 질병을 치료하거나 예방하는 데 사용될 수 있다.

당뇨병과 같은 대사질환의 병인학 연구에서 표적 대사체학을 사용하여 질병 위험과 관련된 혈청 대사산물을 식별하며, 당뇨병 위험이 더 높은 식이 패턴을 식별할 수 있다. 종양 바이오마커 발견, 약물 발견, 독성학 테스트 및 영양 연구에 적용할 수 있으며, 알츠하이머병(Alzheimer's disease, AD) 연구에 대사체학을 적용하여 혈액 샘플에서 경미한 인지장애와 미래에 AD가 발생할 위험 간의 연관성을 보이는 대사 경로를 확인할 수 있다.

대사체 분석을 통해 인체에 서식하는 미생물 군집에서 생성되는 대사산물을 탐지, 식별, 정량화하고 이러한 대사산물과 인체 건강 간의 관계를 파악할 수 있다. 대사체학 접근 방식이 계속 발전하고 새로운 대사산물이 추가로 발견되면서 인간 질병 연구와 생물 의학 분야에서 대사체학 응용 분야가 점점 더 늘어날 것이다.

(5) 시스템 생물학(Systems biology)과 오믹스(Omics)

시스템 생물학은 분자, 세포, 기관, 생물체 등 생물학적 개체의 구성요소들 간의 상호 작용과 행동을 연구한다. 오믹스는 대규모 데이터가 풍부한 생물학 분야를 설명하기 위해 등장한 새로운 용어이다. 게놈, 엑솜, 에피게놈, 전사체, 단백체 및 대사체를 포함한다(그림 12-32).

시스템 생물학은 복잡한 생명체의 생명현상을 풀기 위해 여러 유형의 정량적 분자 측정과 잘 설계된 수학적 모델을 통합하기 위해 화학자, 생물학자, 수학자, 물리학자 및 엔지니어의 공동 기여가 필요한 학제 간 연구 분야이다. 시스템 생물학은 여러 오믹스 접근 방식(예: 유전체학, 전사체학, 단백체학 및 대사체학)에서 생성된 데이터를 결합하여 세포, 유기체 및 커뮤니티에 대한 보다 전체적인 이해를 창출하고 성장, 적응, 발달 및 질병으로의 진행과 관련된 보다 전체적인 이해를 창출한다(그림 12-33).

각 유형의 오믹스 데이터는 그 자체로 일반적으로 질병과 관련하여 차이나는 특징을 제공한다. 이러한 데이터는 질병의 마커로 유용할 수 있으며 질병과 대조군 간에 어떤 생물학적 경로 또는 프로세스가 다른지에 대한 통찰력을 제공할 수 있다. 그러나 한 가지 데이터 유형에 대한

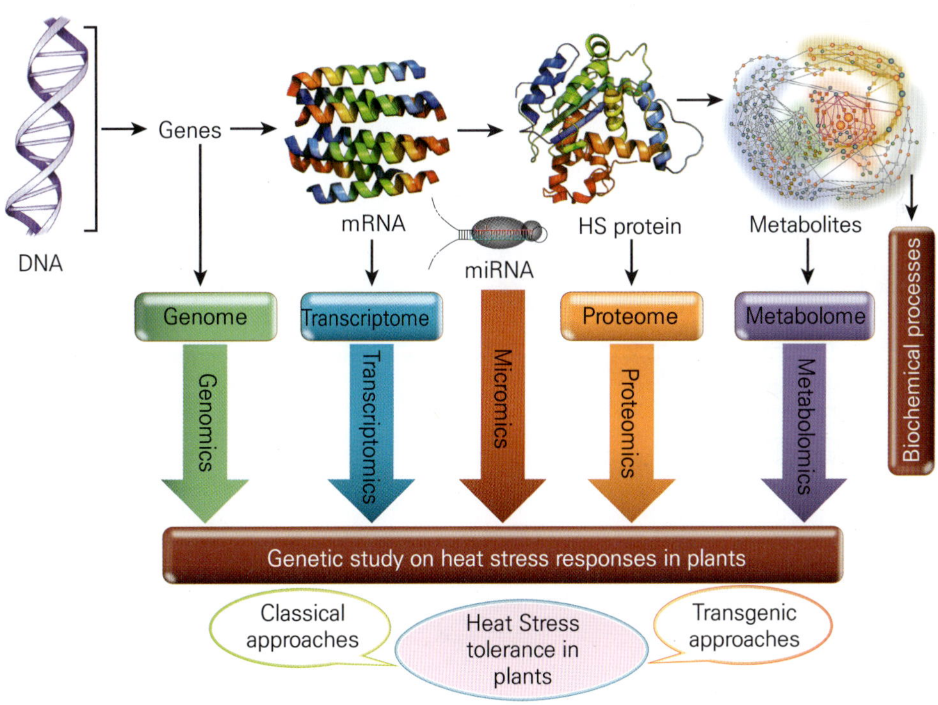

그림 12-32. 식물의 열 스트레스 내성과 관련된 분자 유전학적 수준에서 서로 연결된 다양한 '오믹스' 접근 방식을 나타내는 다이어그램

분석은 상관관계로 제한되며, 주로 인과적 프로세스보다는 반응적 프로세스를 반영한다. 다양한 오믹스 데이터 유형을 통합하는 것은 종종 질병으로 이어지는 잠재적인 인과적 변화 또는 치료 목표를 밝히는 데 사용된다(그림 12-34).

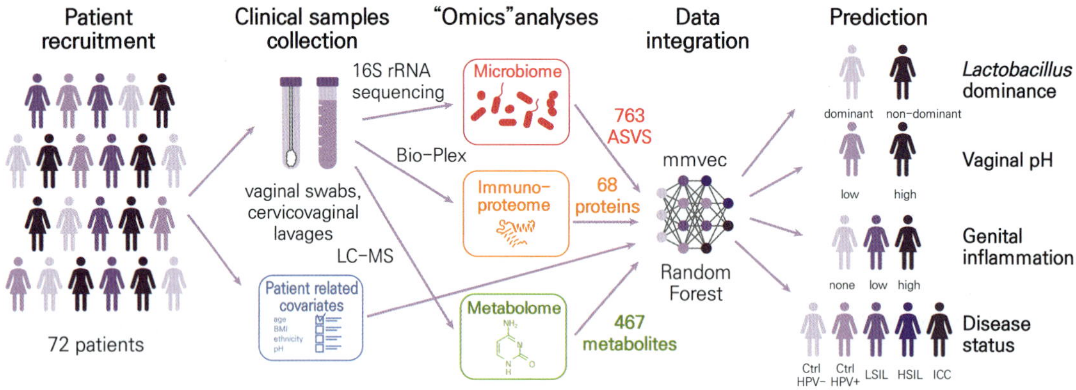

그림 12-33. **자궁 경부암에 걸린 여성의 HPV, 숙주 및 미생물군 간의 복잡한 상호 작용을 연구하기 위한 다중 오믹스 접근법의 개략도.** 주성분, 계층적 클러스터링, 신경망(mmvec) 및 랜덤 포레스트 분석을 사용하여 다중 오믹스 데이터 세트 간의 연관성을 탐색하여 Lactobacillus 우세도(우세 대 비우세), 질 pH(낮음 ≤5 대 높음 >5), 생식기 염증 정도(높음, 낮음, 없음) 및 질병 상태(Ctrl HPV-, Ctrl HPV+, LSIL, HSIL, ICC)를 예측한다.

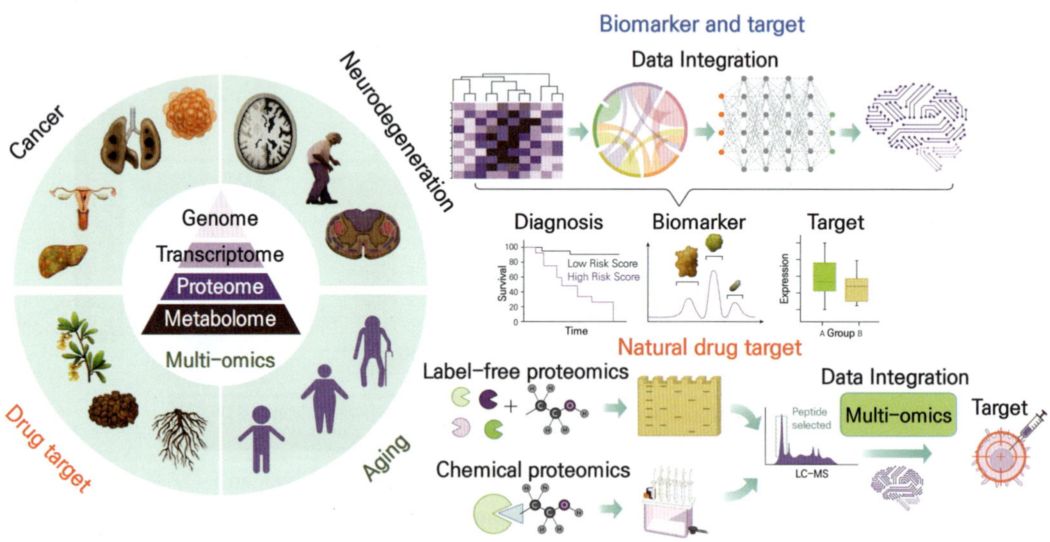

그림 12-34. **질병, 노화 및 천연 약물 표적 식별에 대한 다중 오믹스의 응용.** 암(간암, 폐암, 난소암 및 악성 림프구 종양) 및 신경 퇴행(알츠하이머 병, 파킨슨병, 근위축성 측삭 경화증)에서 다중 오믹스는 차등 발현 분석, 상관 분석 및 네트워크 구축을 통해 분석한 다음 머신 러닝을 사용하여 진단 바이오마커 또는 치료 표적을 확보할 수 있다.

03 생물정보학 전망

1) 초기 생물정보학

1960년대에 계산생물학이 등장한 것은 세 가지 핵심적인 기술적, 개념적 발전에서 기인할 수 있다. 첫째, 단백질과 아미노산 서열의 확장된 저장소는 정량적 분석을 위한 새로운 길을 제공했으나 이러한 초기 데이터 세트에서 통찰력을 도출하기 위해 계산 능력이 필요했다. 둘째, DNA와 RNA와 같은 거대 분자가 생물학적 정보를 담고 있다는 분자생물학의 핵심 아이디어가 유전정보를 해석하기 위해 계산을 사용할 수 있는 이론적 틀이 확립되었다. 마지막으로, 제2차 세계대전 중 코드를 해독하기 위해 개발된 고속 디지털 컴퓨터는 한때 희소했던 기계를 생물학자들이 더 널리 이용할 수 있게 만들었다. 컴퓨팅 능력은 생물학적 데이터를 분석하고 기본 알고리즘을 개발할 수 있는 능력을 제공했다. 이러한 요소들은 데이터 리소스를 가공하고, 개념적 기초를 정립했으며, 과학자들이 생물학의 가장 시급한 질문과 계산을 결합할 수 있게 해주는 필수적인 컴퓨팅 도구로 자리 잡았다.

1970년에 생물 시스템의 정보 프로세스를 연구하는 것을 의미하는 '생물정보학'이라는 용어를 만들어냈으며, 계산 생물학과 생물정보학의 초기 단계 발전에 크게 기여하여 생물정보학이 분자 생물학에 대한 정량적 접근법으로 부상할 수 있는 토대를 마련했다.

1980년대에 걸쳐 생물정보학은 중요한 학제 간 분야로 계속 발전하여 분자생물학을 발전시키는 데 중추적인 역할을 했다. 미국 국립보건원의 GenBank와 같은 핵산 및 단백질 서열 데이터베이스의 구축, 휴먼 게놈 프로젝트 등은 대규모 데이터 세트를 조립하고 분석하기 위한 계산 도구의 시작이었다.

1990년대에 걸쳐 고처리량 시퀀싱은 생물정보학의 급속한 성장과 혁신의 시대를 알렸다. 휴먼 게놈 프로젝트는 엄청난 양의 게놈 데이터를 저장, 구성 및 분석하기 위한 알고리즘과 데이터베이스의 필요성을 주도했다. 이 과정에서 새로운 시퀀스 정렬 도구, 분자 모델링 기술, DNA의 유전자와 조절 영역을 식별하는 접근 방식을 개발했다.

생물정보학의 획기적인 성과는 2003년 휴먼 게놈 프로젝트의 완료였다. 오믹스 데이터의 홍수에서 의미 있는 분석을 위해 통계 및 머신러닝 분석 알고리즘을 개발했다. 클라우드 컴퓨팅은 대규모 게놈 데이터 세트를 저장하고 분석할 수 있게 했다. 이는 생물정보학이 분자 생물학 및 약물 발견을 포함한 광범위한 분야에서 필수적인 부분이 되었고, 생물정보학에 힘입은 데이터 중심 생물학이 21세기의 특징이 되었다.

2) 현대의 생물정보학

지난 수십 년 동안 계산 리소스와 컴퓨터 과학의 발전은 차세대 시퀀싱 및 기타 새로운 오믹스 기술과 결합되어 생물학의 새로운 시대를 열었으며, 복잡한 생물학적 데이터의 정교한 분석이 가능해졌다. 생물정보학은 컴퓨터 과학과 생물학의 통합 분야로 발전하고 있으며, 다양한 알고리즘과 계산 도구를 사용하여 수많은 데이터 유형을 표현, 저장, 관리, 분석 및 조사할 수 있다. 생물정보학 접근 방식에는 시퀀스 분석, 비교 유전체학, 분자진화연구 및 계통발생학, 단백질 및 RNA 구조 예측, 유전자 발현 및 조절 분석, 생물학적 네트워크 분석, 특히 암과 같은 인간 질병의 유전학 및 의료 영상 분석이 포함된다.

머신러닝은 데이터 패턴을 탐색하고 자기개선을 적용하여 학습 과제의 성과를 지속적으로 향상시켜 인간의 학습을 시뮬레이션하기 위해 연구하는 컴퓨터 과학 분야이다. 머신러닝 알고리즘은 입력 예제를 각각의 출력으로 매핑하는 방법을 학습하는 지도 학습 알고리즘과 레이블이 지정되지 않은 데이터에서 숨겨진 패턴을 식별하는 비지도 학습 알고리즘으로 나눌 수 있다. 지난 10년 동안 머신 러닝에서 이루어진 발전은 데이터 분석의 배경을 변화시켰다. 지난 몇 년 동안 머신러닝과 딥러닝은 생물학에서 널리 쓰이게 되었다. 그러나 임상적 적용은 제한적이었고, 이러한 기술로 얻은 결과를 해석하는 데 어려움이 있기 때문에 머신러닝 기반 예측에 대한 후속 부분의 실질적인 연구가 부족한 실정이다. 이러한 문제를 극복하기 위해 머신러닝과 딥러닝을 확립된 생물정보학 프레임워크에 통합하여 데이터 선택 및 준비, 정보적 특징 식별 또는 데이터 통합을 위한 수많은 접근 방식이 개발되었다. 이러한 통합 프레임워크를 활용하여 예측의 해석 및 재현성을 제공한다(그림 12-35).

기계 학습 기술은 기존 단백질 데이터베이스에 존재하는 패턴과 관계를 활용하여 단백질 구조를 예측하는 대안적인 접근 방식을 제공한다. CNN (convolutional neural network) 및 RNN (recurrent neural network)과 같은 딥러닝 아키텍처는 단백질 서열의 복잡한 특징을 포착하고 구조를 예측한다. 아미노산 시퀀스는 모델의 입력 기능이며 RNN과 같은 방법은 순차적 종속성을 확인할 수 있다. PSSM (position specific score matrix)과 같은 기술을 통해 상동 단백질 서열의 진화 정보를 통합하고 단백질의 알려진 구조를 토대로 단백질의 구조 예측을 위한 템플릿으로 활용한다. 정확한 단백질 구조 예측은 약물 발견에 필수적인 단백질 기능을 이해하는 데 매우 중요하다. 예측된 단백질 구조는 생물학적 과정, 효소 기능 및 상호 작용에 대한 분석, 약물-표적 상호 작용, 약물 화합물의 물리화학적 특성 및 구조적 특징, 약물 효과에 대한 예측에 활용된다. 기계 학습을 통한 DNA 및 RNA 서열 분석, 유전자 예측, 변이 추출(variant call-

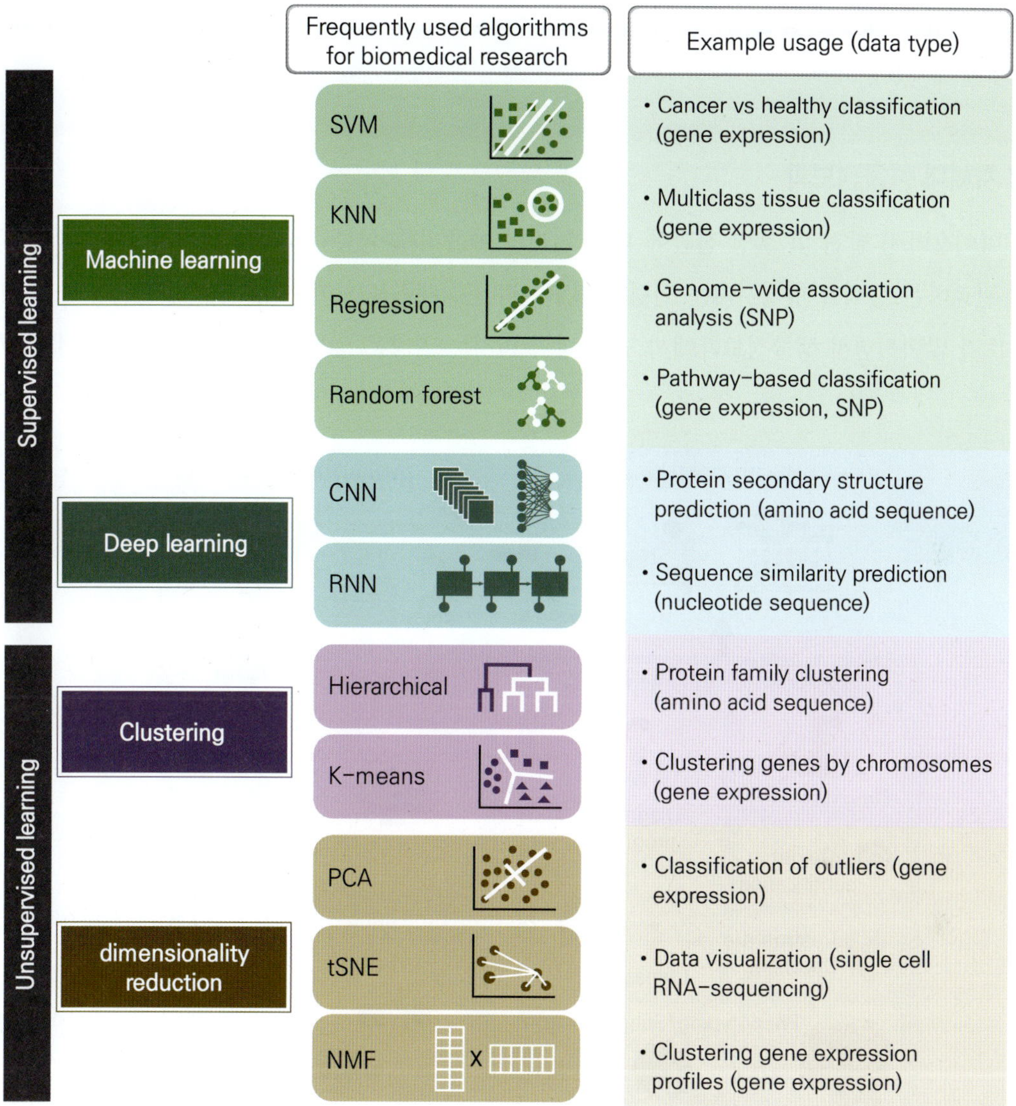

그림 12-35. **생물정보학 연구에 자주 사용되는 머신러닝 알고리즘.** 각 알고리즘의 사용 예와 해당 입력 데이터(Abbreviations: SVM, support vector machines; KNN, K-nearest neighbors; CNN, convolutional neural networks; RNN, recurrent neural networks; PCA, principal component analysis; t-SNE, t-distributed stochastic neighbor embedding, NMF, non-negative matrix factorization)

ing), 기능적 요소 예측, 단백질 서열 예측 및 분류, 특징 표현(feature representation), 구조 예측, 등에 활용 가능하다. 병리학 및 조직학을 위한 이미지 기반 분석, 암 진단, 종양 등급 지정, 바이오마커 식별, 진단 가속화, 병리학적 평가의 객관성 향상, 현미경 이미지의 세포 계수 및 분류, 딥러닝을 사용한 질병 바이오마커 식별, Omics 데이터 통합, 질병 진단의 정확성 향상 등을 기대할 수 있다.

3) 차세대 생물정보학

바이오마커 발견 및 질병 진단에 대한 딥러닝 애플리케이션은 복잡한 의학적 상태를 이해하고 관리하는 능력을 향상시키는 신경망의 혁신적인 잠재력을 보여준다. 기술이 발전하고 데이터 세트가 많아지면서 생물정보학에서 딥 러닝이 미치는 영향은 임상 실습과 맞춤형 의학에 꽤 혁

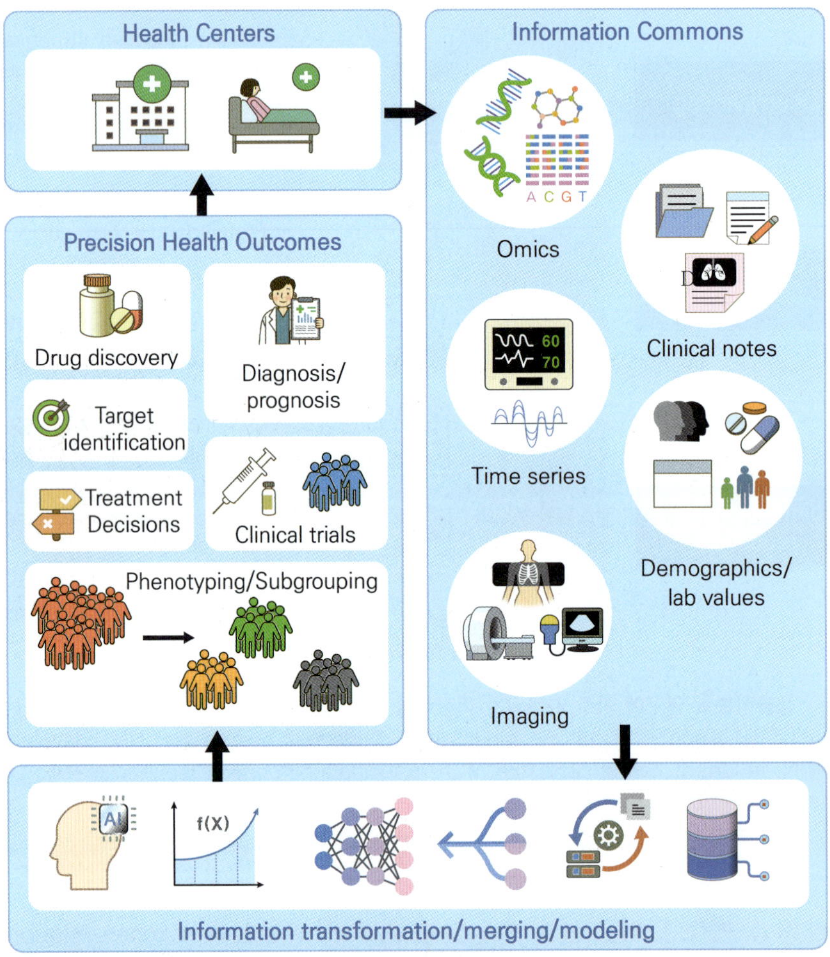

그림 12-36. **정밀 의학으로 가는 길의 이정표.** 빅 데이터, 전자 건강 기록, 바이오뱅크의 대량 생물학적 샘플 컬렉션, 고처리량 오믹스 분석과 연결된 머신러닝 정보는 변환되고 알고리즘 모델링이 수행된다. 이러한 알고리즘은 임상 시험, 표현형, 약물 발견 등과 같은 다양한 건강 결과에 대한 판단을 제공한다.

명적일 것으로 예상된다.

정밀 의학의 궁극적인 목표는 유전적 및 기저 분자적 병원성 요인의 차이와 환자 간의 환경적 스트레스에 대한 반응에 대한 전체적인 이해에 의존하는 정밀 치료 전략을 개발하는 것이다. 수천 명의 환자의 전자건강기록에서 얻은 정보로 구성된 빅데이터와 이러한 복잡한 정보를 결합하고 디코딩하기 위한 알고리즘 개발을 지원하는 인공지능과 같은 기계학습 전략이 포함된다. 또한 환자 데이터와 연결된 대규모 바이오뱅크의 생물학적 샘플 수집은 오믹스의 최첨단 접근 방식에서 파생된 강력한 질병을 찾아낼 가능성이 높다. 이는 지식 통합, 데이터 모델링 및 분석은 약물 발견과 관련된 인터페이스에서 중요한 프로세스이다(그림 12-36).

04 생물정보학의 미래

생물정보학 분야는 끊임없이 변화하고 있다. 생물학적 데이터 분석, 해석 및 저장을 보다 접근 가능하고 효율적으로 만들기 위해 새로운 도구, 새로운 데이터베이스, 새로운 언어가 개발되고 있다.

생물정보학은 끊임없이 변화하는 분야이며 미래를 예측하는 것은 어렵다. 문제를 해결하고 데이터 분석을 용이하게 하기 위해 새로운 도구, 언어, 데이터베이스 및 방법이 개발되고 있으며, 끊임없이 진화하고 있다. 유전체학과 단백체학의 성장으로 생성되는 데이터의 양이 기하급수적으로 증가하면서 머신러닝 및 딥러닝과 같은 새로운 도구는 이 모든 데이터에 주석을 달고, 저장하고, 해석하는 과제를 해결하는 데 도움이 되도록 개발되고 있다.

생물정보학의 미래는 매우 밝아 보이며, 점점 더 빠른 속도로 계속 성장할 가능성이 높다. 텍스트의 맥락을 이해하고 보다 현실적인 응답을 생성하는 데 도움이 되는 엔드투엔드(end-to-end) 텍스트 분석과 같은 새로운 AI 도구도 개발되고 있으며, 로봇공학, AI, 유전체학은 약물 발견, 생물정보학, 머신 러닝과 같은 다양한 응용 분야에 사용되고 있다. 미래에는 이러한 기술이 더욱 통합되고 더욱 큰 역량을 제공할 것이다.

빅데이터 통합을 통해서 생성되는 생물학적 데이터의 양은 기하급수적으로 증가하고 있다. 생물정보학은 유전체학, 전사체학, 단백체학, 대사체학, 후성유전체학 등 다양한 데이터 세트를 관리, 분석, 통합하는 데 중요한 역할을 계속할 것이다. 다중 오믹스 데이터를 통합하면 생물학적 시스템과 질병 메커니즘에 대해 보다 포괄적인 이해가 제공된다.

머신 러닝과 AI는 바이오인포매틱스에서 머신러닝과 인공지능(AI)의 적용이 빠르게 확대되고 있다. 이러한 기술은 데이터 분석, 패턴 인식, 예측 모델링 및 약물 발견을 위한 고급 알고리즘 개발을 가능하게 한다. AI 기반 접근 방식은 개인화된 의학, 바이오마커 발견 및 치료 개발에 혁명을 일으킬 잠재력이 있다.

단일세포 분석기술은 각 세포에 대한 분석을 가능하게 하고 세포 이질성을 밝혀내면서 두각을 나타냈다. 단일 세포 RNA 시퀀싱(scRNA-seq) 데이터 분석, 공간 전사체학, 단일 세포 에피게놈학을 위한 생물정보학적 방법은 계속 발전하여 전례 없는 해상도로 세포 유형, 질병 메커니즘에 대한 통찰력을 제공할 것이다.

멀티모달(multi modal) 데이터 통합은 유전체, 영상, 임상 및 환경 데이터와 같은 다양한 유형의 생물학적 데이터를 통합하는 것으로 복잡한 질병과 개인화된 의학에 대한 전체적인 이해에 매우 중요하다. 이러한 멀티모달 데이터 세트를 효과적으로 통합하고 분석할 수 있는 생물정보학적 접근 방식은 의미 있는 통찰력을 추출하는 데 필수적이다.

생물정보학은 대규모 데이터 공유와 분석에 의존하기 때문에 데이터 프라이버시, 보안 및 윤리적 고려 사항을 보장하는 것이 가장 중요하다. 이를 해결하기 위해 프라이버시 보호 기술과 책임 있는 데이터 공유 프로토콜에 대한 표준이 개발되어야 한다.

생물학적 데이터의 복잡성이 증가함에 따라 효과적인 시각화 및 해석 방법이 중요해질 것이다. 상호 작용적이고 직관적인 시각화와 데이터 통합 도구는 연구자와 임상의가 의미 있는 통찰력을 추출하고 정보에 입각한 결정을 내리는 데 도움이 될 것이다.

생물정보학에서 재현성과 오픈 사이언스에 대한 강조가 커지고 있다. 방법의 표준화, 프로토콜, 코드 및 데이터의 공유, 커뮤니티 중심 리소스 및 플랫폼의 개발은 연구에서 협업, 투명성 및 재현성을 촉진할 것이다.

생물정보학은 질병 진단, 예후, 위험 평가 및 치료 선택을 포함한 임상 응용 분야에 계속 기여할 것이다. 게놈 및 임상 데이터 분석에 의해 주도되는 정밀 의학 접근 방식은 개인에게 맞춤화된 치료 및 개입을 가능하게 할 것이다.

생물정보학의 미래는 변혁적 발견, 향상된 의료 결과, 그리고 생명의 복잡성에 대한 더 깊은 통찰력에 대한 엄청난 잠재력을 가지고 있다. 이 분야는 기술, 데이터 통합, 학제 간 협업의 발전에 의해 계속 진화하여 생물학적 시스템에 대한 더 깊은 이해와 의료 및 그 너머의 긴급한 과제를 해결할 수 있는 혁신적인 솔루션의 개발을 위한 길을 열 것이다.

연습문제

1. DNA 서열 AGCTTAGCTA에서 염기 쌍을 구하시오.
2. 주어진 RNA 서열 AUGCCGUAA를 단백질 아미노산 서열로 번역하시오.
3. 다음 DNA 서열의 상보적 서열을 작성하시오: ATGCCGTA.
4. Python으로 AGCAGGGTGT CACGCTTCTC CGAAGACTGG의 서열의 상보적 서열을 반환하는 함수를 작성하시오.
5. 두 DNA 서열 ACGTACGT와 ACGTCGTT를 비교하여 일치하는 염기개수를 생물정보학 도구를 이용하여 계산하시오.
6. NCBI의 GenBank에서 인간의 TP53 유전자 서열을 검색하고, 엑손(EXON)수를 구하시오.
7. GenBank에서 1종의 유전자를 선택하여 DNA, RNA 서열을 확인하고, 단백질 구조를 예측하시오.
8. TP53 유전자와 p53 유전자의 차이를 설명하고 두 유전자의 관계를 설명하시오.
9. UniProt에서 암 연계 단백질 1종을 선택하여 기능과 3차원 구조 정보를 찾으시오.
10. BLAST 도구를 사용해 특정 단백질(예, p53 mRNA) 서열에 대해 인간 유전자와 마우스 유전자의 차이를 비율로 나타내시오.
11. 유방암 유전자 BRCA1, BRCA2 유전자에 있는 돌연변이를 분석하시오.
12. FASTA 형식은 텍스트 기반의 파일 형식으로 아미노산 서열을 나타내는 데 사용된다. FASTA 형식으로 저장된 1종의 DNA 데이터를 R을 이용하여 DNA 서열상의 염기구성을 분석하시오.
13. KEGG (Kyoto Encyclopedia of Genes and Genomes) 데이터베이스는 대사 경로 정보를 확인하고, 특정 대사물질의 역할을 분석할 수 있다. KEGG 네트워크에서 암억제에 대한 대사 경로 정보를 확인하고, 1종의 단백질을 선정하여 대사물질의 역할을 분석하시오.
14. 생물정보학 도구를 이용하여 1종의 리셉터(receptor), 리간드(ligand)를 선택, 상호작용에 대한 결과와 네트워크를 표현하시오.
15. Protein Data Bank(PDB 데이터베이스)에서 RANKL-RANK 단백질 구조 파일을 확인하고, 단백질의 사슬(chain) 구조를 확인하시오.

용어정리

Alternative splicing 선택적 스플라이싱, DNA의 전사 과정에서 특정 엑손(exon)을 건너뛰고 접합하는 과정

Convolutional Neural Networks (CNN) 인간의 시신경을 모방하여 만든 딥러닝 구조

CRISPR-Cas9 유전자가위, 유전자의 특정 염기서열을 정확하게 절단하고 잘려진 유전자를 제거하거나, 잘려진 부위에 유전자를 추가하거나 새로운 유전자로 교정하는 유전자 편집기술

Differentially expressed genes (DGE) 차등 유전자 발현, 두 실험 조건 하에서 샘플 집합의 유전자 발현량이 많이 차이나는 유전자를 의미

Dual RNA-Seq 박테리아 병원균과 진핵 숙주 세포에 대한 병렬 전사체 분석으로, 일반적으로 RNA 추출, rRNA 제거, 라이브러리 제조, 시퀀싱, 데이터 분석 및 해석을 포함한 전형적인 워크플로를 포함

Expressed Sequence Tag (EST) 세포에서 발현되는 유전자를 식별하는 데 사용할 수 있는 짧은 DNA 시퀀스

GenBank 최신의 포괄적인 DNA 시퀀스 정보에 대한 액세스를 제공

Genome Aggregation Database, gnomAD 광범위한 분야에서 엑손과 유전체 데이터를 분류하고 관리하는 국제 연구자 연합이 개발한 리소스

Human Genome Project (HGP) 인간 게놈 프로젝트, 인간 DNA를 구성하는 염기쌍을 결정하고 모든 인간 유전자를 식별하고 매핑하며 추가 연구를 위해 데이터에 액세스할 수 있도록 함. 1984년에 계획이 시작되었고, 1990년에 프로젝트가 시작되었으며, 2003년에 완료

Next-generation sequencing (NGS) 차세대시퀀싱, 초고처리량(ultra-high throughput), 확장성 및 빠른 속도를 제공하는 대규모 병렬형 시퀀싱(massively parallel sequencing) 기술

Position specific score matrix (PSSM) 시퀀스 정렬에서 주어진 위치에 특정 아미노산이나 뉴클레오타이드가 발생할 가능성을 보여준다. 단백질이나 DNA 서열 간의 서열 유사성을 평가하고 기능적 관계를 추론

Principal component analysis (PCA) 주성분 분석, 고차원의 데이터를 저차원의 데이터로 환원시키는 기법

Recurrent neural network (RNN) 순차적 데이터 또는 시계열 데이터로 훈련된 심층 신경망으로, 순차적 입력을 기반으로 순차적 예측 또는 결론을 내릴 수 있는 머신 러닝 모델

Serial analysis of gene expression (SAGE) cDNA 당 짧은 태그 영역 (짧은 SAGE 방법의 경우 15 bp 및 긴 SAGE 방법의 경우 21 bp만 서열화

Shotgun sequencing 샷건 시퀀싱, DNA를 잘게 토막 낸 후 염기서열을 분석한 뒤, 이 서열 자료들을 컴퓨터에 넣으면 서로 겹치는 부분을 컴퓨터가 찾아내어 순서를 짜맞춰주는 방식

Single nucleotide polymorphism (SNP) 단일 염기 다형성, DNA 염기서열에서 하나의 염기서열 (A,T,G,C)의 차이를 보이는 유전적 변화 또는 변이

참고 문헌

1. Helmy, M., et al., GeneCloudOmics: A Data Analytic Cloud Platform for High-Throughput Gene Expression Analysis. Frontiers in Bioinformatics, 2021. 1.
2. Samad, G.H.A., et al., Molecular Characteristic and Insilico Analysis of ⟨i⟩KatG ⟨/i⟩Gene in Isoniazid Resistance ⟨i⟩Mycobacterium Tuberculosis⟨/i⟩ Isolate from Sudan. American Journal of Microbiological Research, 2014. 2(6): p. 227-233.
3. Kozlovskii, I., Popov, P. Spatiotemporal identification of druggable binding sites using deep learning. Commun Biol 3, 618 (2020). https://doi.org/10.1038/s42003-020-01350-0
4. Yang, J., et al., Histone modification signature at myeloperoxidase and proteinase 3 in patients with anti-neutrophil cytoplasmic autoantibody-associated vasculitis. Clinical Epigenetics, 2016. 8(1): p. 85.
5. Hossain, M.A., et al., Bioinformatics and In silico approaches to identify novel biomarkers and key pathways for cancers that are linked to the progression of female infertility: A comprehensive approach for drug discovery. PLOS ONE, 2023. 18(1): p. e0265746.
6. Tan, Y.C., et al., Bioinformatics approaches and applications in plant biotechnology. Journal of Genetic Engineering and Biotechnology, 2022. 20(1): p. 106.
7. Steffen, P., et al., OmixLitMiner: A Bioinformatics Tool for Prioritizing Biological Leads from 'Omics Data Using Literature Retrieval and Data Mining. International Journal of Molecular Sciences, 2020. 21(4): p. 1374.
8. Wong DCJ and Peakall R (2022) Orchid Phylotranscriptomics: The Prospects of Repurposing Multi-Tissue Transcriptomes for Phylogenetic Analysis and Beyond. Front. Plant Sci. 13:910362. doi: 10.3389/fpls.2022.910362
9. Chen, C., et al., Applications of multi-omics analysis in human diseases. MedComm, 2023. 4(4): p. e315.
10. Lin, CY., Chang, KW., Lin, CY. et al. Allele-specific expression in a family quartet with autism reveals mono-to-biallelic switch and novel transcriptional processes of autism susceptibility genes. Sci Rep 8, 4277 (2018). https://doi.org/10.1038/s41598-018-22753-4
11. Basharat, A.R., et al., SPECTRUM - A MATLAB Toolbox for Proteoform Identification from Top-Down Proteomics Data. Scientific Reports, 2019. 9(1): p. 11267.
12. Sen, P. and M. Orešič, Integrating Omics Data in Genome-Scale Metabolic Modeling: A Methodological Perspective for Precision Medicine. Metabolites, 2023. 13(7): p. 855.
13. Hamamoto, R., et al., Epigenetics Analysis and Integrated Analysis of Multiomics Data, Including Epigenetic Data, Using Artificial Intelligence in the Era of Precision Medicine. Biomolecules, 2020. 10(1): p. 62.
14. Li, Y., G. Li, and K. Chen, Principal Amalgamation Analysis for Microbiome Data. Genes, 2022. 13(7): p. 1139.
15. Jacobsen, J.O.B., et al., The GA4GH Phenopacket schema: A computable representation of clinical data for precision medicine. medRxiv, 2021: p. 2021.11.27.21266944.

16. Brunk, E., et al., Systems biology of the structural proteome. BMC Systems Biology, 2016. 10(1): p. 26.
17. Upham, N.S., J.A. Esselstyn, and W. Jetz, Inferring the mammal tree: Species-level sets of phylogenies for questions in ecology, evolution, and conservation. PLOS Biology, 2019. 17(12): p. e3000494.
18. Auslander, N., A.B. Gussow, and E.V. Koonin, Incorporating Machine Learning into Established Bioinformatics Frameworks. International Journal of Molecular Sciences, 2021. 22(6): p. 2903.
19. Ma, Y., et al., Background Augmentation Generative Adversarial Networks (BAGANs): Effective Data Generation Based on GAN-Augmented 3D Synthesizing. Symmetry, 2018. 10(12): p. 734.
20. Ammar Tareen et al. Biophysical models of cis-regulation as interpretable neural networks, bioRxiv (2019). DOI: 10.1101/835942
21. Bokulich, N.A., et al., Multi-omics data integration reveals metabolome as the top predictor of the cervicovaginal microenvironment. PLOS Computational Biology, 2022. 18(2): p. e1009876.
22. Feng, C., et al., Dimension Reduction and Clustering Models for Single-Cell RNA Sequencing Data: A Comparative Study. International Journal of Molecular Sciences, 2020. 21(6): p. 2181.
23. Soguero-Ruiz, C., et al., Visually guided classification trees for analyzing chronic patients. BMC Bioinformatics, 2020. 21(2): p. 92.
24. Adil, A., et al., Single-Cell Transcriptomics: Current Methods and Challenges in Data Acquisition and Analysis. Frontiers in Neuroscience, 2021. 15.
25. Walter, A., F. Liebisch, and A. Hund, Plant phenotyping: from bean weighing to image analysis. Plant Methods, 2015. 11(1): p. 14.
26. Puig-Castellví, F., et al., Advances in the integration of metabolomics and metagenomics for human gut microbiome and their clinical applications. TrAC Trends in Analytical Chemistry, 2023. 167: p. 117248.
27. Meisburger, S.P., Case, D.A. & Ando, N. Robust total X-ray scattering workflow to study correlated motion of proteins in crystals. Nat Commun 14, 1228 (2023). https://doi.org/10.1038/s41467-023-36734-3
28. Hasanuzzaman, M., et al., Physiological, Biochemical, and Molecular Mechanisms of Heat Stress Tolerance in Plants. International Journal of Molecular Sciences, 2013. 14(5): p. 9643-9684.
29. Kline, A., Wang, H., Li, Y. et al. Multimodal machine learning in precision health: A scoping review. npj Digit. Med. 5, 171 (2022). https://doi.org/10.1038/s41746-022-00712-8

INDEX

국문

ㄱ

ㄴ

ㄷ

ㄹ

ㅁ

ㅂ

ㅅ

ㅇ

ㅈ

ㅊ

ㅋ

ㅌ

ㅍ

ㅎ

영문

A

B

C

F

G

H

I

N

O

P

Q

R

S

T

U

V

W

X